AF618635

Matthias Eugen Rausch

Zur Geschichte der Hochschuldisziplin Pharmazie an der Julius-Maximilians-Universität Würzburg von 1782 bis zur Verselbstständigung des Faches mit Etablierung des 'Pharmazeutischen Institutes' 1906

Quellen und Studien zur Geschichte der Pharmazie

Begründet von Rudolf Schmitz †
Herausgegeben von Christoph Friedrich
und Tanja Pommerening

Band 134

Matthias Eugen Rausch

Zur Geschichte der Hochschuldisziplin Pharmazie an der Julius-Maximilians-Universität Würzburg von 1782 bis zur Verselbstständigung des Faches mit Etablierung des 'Pharmazeutischen Institutes' 1906

Mit einem Geleitwort von Christoph Friedrich

In Kommission:
Wissenschaftliche Verlagsgesellschaft mbH Stuttgart
2024

Verantwortlicher Herausgeber: Prof. Dr. Christoph Friedrich

Bibliografische Information der Deutschen Nationalbibliothek:
Die Deutsche Nationalbibliothek verzeichnet diese Publikation in der Deutschen Nationalbibliografie; detaillierte bibliografische Daten sind im Internet über http://portal.dnb.de abrufbar.

RAUSCH, Matthias Eugen: Zur Geschichte der Hochschuldisziplin Pharmazie an der Julius-Maximilians-Universität Würzburg von 1782 bis zur Verselbstständigung des Faches mit Etablierung des 'Pharmazeutischen Institutes' 1906. Stuttgart 2024 (Quellen und Studien zur Geschichte der Pharmazie; 134); ursprünglich Diss. rer. nat. Marburg 2024.

ISBN 978-3-8047-4571-1

(Ursprünglich Naturwissenschaftliche Dissertation, Fachbereich Pharmazie Marburg 2024.
Hochschulkennziffer: 1180)

Gedruckt mit finanzieller Unterstützung des
Vereins zur Förderung des Instituts für Geschichte der Pharmazie und Medizin der Philipps-Universität Marburg e.V.

Umschlaggestaltung: Matthias Rausch
unter Verwendung der Bilder (von links nach rechts, obere Reihe):
Ludwig Rumpf (1793–1862); das Originalbild befindet sich im Museum für Franken [früher Mainfränkisches Museum]; siehe hierzu P. BAUMGART (1982), S. 1056.
Johann Joseph von Scherer (1814–1869); Detailausschnitt aus einem bisher unbekannten Gruppenbild der 'Physikalisch-Medizinischen Gesellschaft zu Würzburg' aus den 1850/60er-Jahren; siehe hierzu StadtAWürzburg, Biographische Mappe Gottfried Wilhelm Osann [ohne Paginierung].
Johann Rudolph von Wagner (1822–1880); Porträtsammlung des Deutschen Museums, München, Foto ca. 1875–1880; Sig. PT 03876/01.
Ludwig Medicus (1847–1915); gemeinfreies Bild ca. 1913;
http://commons.wikimedia.org/wiki/File:Ludwig_Medicus_ca1913.jpg; letzter Zugriff 13. August 2024;
sowie der Bilder (von links nach rechts, untere Reihe):
Ansicht des Juliusspitals in Würzburg kurz nach 1800 mit dem Botanischen Garten; Stich von Johann Bitthäuser, Sammlung Museum für Franken [ehemals Mainfränkisches Museum].
Johann Georg Pickel (1751–1838): Medaille zum 50. Doktorjubiläum Pickels, Privatarchiv des Stadtrates Willy Dürrnagel, Würzburg.
Blick in das erste Laboratorium Johann Georg Pickels im Gebäude des Juliusspitals, Kopie eines Ölgemäldes Willy Jacobs (1895–1967) von 1936. Der Gasbeleuchtungsversuch Pickels von 1786 wurde hier hineinkomponiert. Postkarte aus dem Privatarchiv des Stadtrates Willy Dürrnagel, Würzburg.

Satz: Johannes Müller, Berlin

Meiner Partnerin Dr. Ariane Maria Löhnert gewidmet

Geleitwort

Spätestens seit Erscheinen der Monografie des Marburger Pharmaziehistorikers und Gründers des einzigen Institutes für Geschichte der Pharmazie Rudolf Schmitz (1918–1992) im Jahre 1969 ist die Entwicklung der Hochschulpharmazie ein wichtiges und immer wieder bearbeitetes Thema der Marburger Pharmaziegeschichte. Die hier entstandenen Dissertationen von Iris Renner (1982), Ulrike Thomas (1985), Michaela Kollmann-Hess (1988), Berthold Beyerlein (1991), Christine Billig (1994), Heinz Rankenburg (1996), Lisa Hedrich-Trimborn (2018) und Amalia-Sophia Sakkas (2021), aber auch Arbeiten, die in Braunschweig, Heidelberg, Halle, Greifswald und Berlin angefertigt wurden, zeigen die Bedeutung dieses Themas, das fern von einer „Nabelschau" auch der gegenwärtigen Entwicklung der Hochschulpharmazie Anregungen und Impulse geben kann. Zu den noch vorhandenen Desideraten zählte auch die Geschichte der Entwicklung des Faches Pharmazie an der Universität Würzburg, die bisher noch nicht im Rahmen einer größeren Arbeit untersucht worden war. Die teilweise unglückliche Quellenlage – vor einigen Jahren wurden Akten des Institutsarchivs in Würzburg entsorgt – veranlasste den Autor der vorliegenden Arbeit, sich vor allem der Frühgeschichte des Faches Pharmazie in Würzburg zuzuwenden, die, obwohl viele der ersten Lehrer dieses Faches diese Tätigkeit neben Lehraufträgen für Chemie, Technologie etc. übernommen hatten, sich als besonders interessant erweist. Die Tatsache, dass Würzburg seit Anfang des 19. Jahrhunderts zu Bayern gehörte, das als erster deutscher Staat bereits 1808 ein obligatorisches Studium für alle Pharmazeuten einführte, was in Preußen und in den anderen deutschen Staaten erst 1875 erfolgen sollte, macht Würzburg auch zu einem Vorreiter des Pharmaziestudiums in Deutschland.

Die vorliegende Dissertation, die sich auf ein umfangreiches Quellenmaterial aus sechs Archiven stützt und zudem sehr gründlich die vorhandene Literatur auswertet, bietet einen Einblick in die wissenschaftliche Ausbildung und die Entwicklung einer pharmazeutischen Forschung an der fränkischen Universität Würzburg. Dabei folgt der Autor einer in Greifswald 1983 entwickelten Methode zur Untersuchung der Hochschulpharmazie, bei der die wissenschaftsorganisatorische und personelle Struktur, die materiell-technischen Bedingungen, die Lehre und die Forschung Untersuchungsschwerpunkte bilden.

Im ersten Hauptkapitel gibt der Autor einen Einblick in die wissenschaftliche Ausbildung von Apothekern in Preußen, wo es seit 1725 studierte Apotheker Erster Klasse gab, sowie in Privatinstitute, um dann die Struktur der Universität Würzburg an der Wende vom 18. zum 19. Jahrhundert zu schildern. Obwohl man im Königreich Bayern, zu dem Würzburg seit 1814 gehörte, ein Studium für alle Apotheker forderte, sprach sich der Senat der Universität Würzburg 1877 zunächst gegen einen eigenen Lehrstuhl für Pharmazie aus. Erst ab 1900 wurde die Pharmazie in Würzburg dauerhaft von einem Ordinarius vertreten. Herr Rausch konnte dazu interessante Quellen auffinden wie eine Gegenargumentation, die in der Pharmazeutischen Zeitung erschien und darauf hinwies, dass die Chemie von der wissenschaftlichen Pharmazie, etwa der

Entdeckung des ersten Alkaloids durch Friedrich Wilhelm Sertürner (1783–1841), profitiert habe.

Mit der ihm eigenen Akribie kann der Autor eine Reihe von Irrtümern in der Literatur korrigieren. Sehr genau schildert er die jeweilige organisatorische Stellung des Faches Pharmazie, das seit Johann Georg Pickel (1751–1838) in Würzburg regelmäßig gelehrt wurde. Erst 1900 erhielt Ludwig Medicus (1847–1915) in Würzburg ein Ordinariat für Pharmazie außerhalb der persönlichen Ordinariate.

Das zweite Hauptkapitel untersucht die personelle Struktur, untergliedert in Professoren, wissenschaftliche Mitarbeiter und weitere Beschäftigte sowie Studierende. Der Autor vermittelt hier interessante Einzelheiten zu den Biografien der Professoren, so über Pickel, der nebenher eine chemische Fabrik betrieb und einen Rettungsapparat zur Wiederbelebung Scheintoter entwickelte. Sein Nachfolger Ludwig Rumpf (1793–1862) widmete sich vor allem der Mineralogie. Johann Joseph von Scherer (1814–1869) war der Schüler bedeutender Chemiker wie Justus von Liebig (1803–1873) oder Heinrich August Vogel (1778–1867). Herr Rausch teilt sehr viele Einzelheiten, auch zur Genealogie der jeweiligen Lehrer mit und gibt Einblicke in ihre Karriere. Ein Ruf Scherers nach Gießen führte zu dessen Ernennung zum Extraordinarius in Würzburg, und ein Ruf nach Dorpat schließlich zu seiner Beförderung zum Ordinarius. 1862 übernahm von Scherer als Nachfolger Rumpfs Lehrveranstaltungen zur Pharmazie. Rudolph von Wagner (1822–1880) erwarb sich vor allem als Technologe einen bedeutenden Ruf und gehörte der Jury zahlreicher Weltausstellungen an. Ab 1863 las er Pharmazeutische Chemie und übernahm 1872 die weitere Betreuung der Pharmaziestudenten. Ludwig Medicus war Schüler von Carl Remigius Fresenius (1818–1897) und Adolph Friedrich Strecker (1822–1871). Ausführlich erläutert Herr Rausch die akademischen Gepflogenheiten bei einer Habilitation und bietet so interessante Einblicke in den akademischen Betrieb.

Mit großer Akribie untersucht er die Einstellung von wissenschaftlichen Mitarbeitern und Dienern, bei denen er nicht nur ihre Aufgaben charakterisiert, sondern auch ihre zum Teil prekären Lebensverhältnisse beschreibt. In seine Analyse bezieht er die Mitarbeiter der Untersuchungsanstalt für Nahrungs- und Genussmittel mit ein.

Zur Erfassung der Studierenden widmete sich Herr Rausch der zeitaufwendigen Auswertung der Matrikel, die es ihm erlaubt, Angaben namhafter Pharmaziehistoriker wie Armin Wankmüller zu korrigieren. Erste Pharmaziestudenten lassen sich seit 1800 nachweisen, wobei Herr Rausch die bis 1830 in Würzburg Studierenden namentlich erfasst und, soweit es die Quellen erlauben, ihren weiteren Lebensweg verfolgt. Nur Fachhistoriker erahnen, wie viel Arbeit in diesen Tabellen steckt. Die weiteren Studierenden werden dann numerisch erfasst, aber auch einzelne, vor allem die aus dem Ausland, besonders herausgehoben.

Im dritten Hauptkapitel wird die Entwicklung der materiell-technischen Ausstattung der Institutionen, in denen der pharmazeutische Unterricht durchgeführt wurde, dargestellt. Das umfangreiche Kapitel spiegelt die Ausbeute eines überaus sorgfältigen und mühsamen Studiums der Quellen wider. So werden die in den Instituten angeschafften Geräte zum Teil dann auch in Tabellen aufgezählt. Diese wie auch der Abdruck eines sechsseitigen Inventars ermöglichen einen detaillierten Einblick in die Ausstattung naturwissenschaftlicher Laboratorien und vermitteln in den Fußnoten

Informationen über die Erfinder mancher heute längst vergessener Geräte. Gerade dieses Kapitel bietet für Untersuchungen zur Entwicklung chemischer Laboratorien, wie sie beispielsweise von dem Chemiehistoriker Christoph Meinel durchgeführt wurden, wertvolles Material. Streitigkeiten um die Nutzung eines Laboratoriums, wie sie zwischen Pickel und Rumpf geschildert werden, gibt es auch heute gelegentlich.

Ebenso genau analysiert der Autor die räumlichen Verhältnisse und zeigt, dass schon damals Raumnot in naturwissenschaftlichen Fächern herrschte. Die von Herrn Rausch gelieferte Beschreibung des umgebauten Institutes von 1904 erlaubt einen Einblick in die räumlichen und apparativen Verhältnisse zur Ausbildung von immerhin rund 90 Studierenden. Dagegen müssen die Angaben zu den pekuniären Bedingungen der Institute lückenhaft bleiben, da nur für die frühe Zeit Angaben vorliegen. Besondere Erwähnung verdienen die von Herrn Rausch erschlossenen und wiedergegebenen historischen Abbildungen der Gebäude und Laboratorien. Auch in diesem Kapitel gelingt es dem Autor, eine Reihe von in der Literatur überlieferten Irrtümern zu korrigieren, was für seine sorgfältige Quellenanalyse spricht.

Im vierten Hauptkapitel wird die pharmazeutische Lehre näher analysiert, beginnend mit einer kurzen Übersicht über die Entwicklung des Studiums der Pharmazie seit dem 18. Jahrhundert. Als Würzburg 1814 Teil des Bayerischen Königreiches wurde, gab es auch hier ein obligatorisches zweijähriges Studium, das 1837 aber auf Grundlage der neuen Apothekerordnung auf ein Jahr verkürzt wurde. Die Prüfungsordnung für das Deutsche Reich von 1875 führte ein dreisemestriges und die von 1904 ein viersemestriges Studium ein.

Die von Pickel gehaltene Einladungsrede zu seinen chemischen Vorlesungen, die Herr Rausch auswertete, zeigt, dass er diese als Experimentalvorlesung hielt. Anhand aller verfügbaren Quellen, insbesondere der gedruckten Vorlesungsverzeichnisse, erstellt der Autor eine Übersicht über die für Pharmazeuten gehaltenen Lehrveranstaltungen, so Vorlesungen zur Pharmazeutischen und Analytischen Chemie, zu den Hilfswissenschaften der Pharmazie wie Mineralogie, Botanik und Toxikologie, aber auch zur Pharmakognosie.

Herr Rausch weist zudem nach, dass nicht nur die ausdrücklich für das Fach Pharmazie berufenen Hochschullehrer Lehrveranstaltungen für Pharmazeuten anboten, sondern auch andere Naturwissenschaftler und Mediziner, deren Lehrtätigkeit für Pharmazeuten in Würzburg bisher nicht bekannt war. Sofern sich in den Vorlesungsverzeichnissen Angaben finden, welche wissenschaftlichen Werke die betreffenden Dozenten ihren Lehrveranstaltungen zugrunde legten, gibt Herr Rausch in Anmerkungen ausführliche Informationen dazu, beispielsweise im Falle von Ludwig Rumpf, bei dem die Fußnoten geradezu ein „who is who?" der Pharmazie- und Naturwissenschaftsgeschichte darstellen. Diese Anmerkungen geben dem Leser genauere Informationen über damalige Standardwerke der pharmazeutischen Wissenschaft. Ergänzt werden diese durch zeitgenössische Aussagen, die Herr Rausch in den Akten des Universitätsarchives auffinden konnte. Er weist zudem anhand der Quellen nach, dass Ludwig Medicus bereits frühzeitig der Pharmazeutischen Analytik in der Lehre besondere Aufmerksamkeit schenkte. Kurze Zeit unterrichtete dieser auch Pharmakognosie und erweiterte die pharmazeutischen Praktika entsprechend seiner Intentionen. Die geradezu minutiös aufgelisteten Lehrveranstaltungen, die ausführlich in den

Anlagen zusammengefasst sind, stellen eine wichtige Quelle für die Entwicklung des Studienfaches Pharmazie dar.

Das letzte Hauptkapitel widmet sich der Analyse der Forschungsarbeiten auf dem Gebiet der Pharmazie in Würzburg. Hierzu hat Herr Rausch anhand einschlägiger Nachschlagewerke, Bibliothekskataloge und Datenbanken möglichst vollständig alle von den Lehrern der Pharmazie veröffentlichten Bücher und Aufsätze erfasst und nach Forschungsgebieten geordnet. Zusätzlich wurde auch eine Reihe von Zeitschriften nach Publikationen der betreffenden Autoren durchsucht. Die Einführung in das Kapitel bietet eine Auflistung der Titel der betreffenden Periodika, wobei der Autor in den Fußnoten akribisch die wechselnden Titel nennt und damit anderen Historikern methodische Hinweise bietet.

Wie Herr Rausch nachweist, blieb die Anzahl der Arbeiten von Johann Georg Pickel relativ gering und beschränkte sich auf kleinere Hefte der Universitätsdruckerei sowie wenige Aufsätze in Fachzeitschriften. Sie betrafen nur wenige Arbeiten zur Pharmazie, sondern vor allem solche zur Önologie und Meteorologie. Ludwig Rumpf setzte sich auch mit der Naturphilosophie auseinander, widmete sich neben pharmazeutischen Themen aber besonders der Mineralogie, die damals eine Hilfswissenschaft der Pharmazie darstellte. Johann von Scherer verfasste Lehrbücher, die ebenso für Pharmazeuten von Bedeutung waren und gab pharmazeutische Zeitschriften heraus. Mit von Wagner kam es zu einem bedeutenden Anstieg der Publikationstätigkeit. So gab er eine auch für Apotheker relevante Zeitschrift heraus und verfasste Monografien, vor allem aber zahlreiche Aufsätze. Insgesamt konnte Herr Rausch 372 Zeitschriftenbeiträge von ihm nachweisen. Von diesen betrafen 70 pharmazeutische Themen, weitere sind vor allem der chemischen Technologie gewidmet. Von Wagner war ein Hochschullehrer, der im Sinne des damals sehr verbreiteten Utilitarismus wirkte. Schließlich untersuchte Herr Rausch das wissenschaftliche Werk von Ludwig Medicus, der Zeitschriftenbeiträge und Bücher zur Pharmazeutischen Analytik verfasste, die z. T. später von Walter Poethke (1900–1990) in Jena weitergeführt wurden. Auch in diesem Kapitel kann der Autor einige Angaben in der Literatur korrigieren bzw. ergänzen. Hier erweist sich die Studie als eine Bereicherung der Geschichte der Hochschulpharmazie, speziell der Untersuchung der Frühgeschichte des Faches.

Der Anlagenteil enthält eine Liste der Pharmaziestudierenden vom Wintersemester 1830/31 bis 1915, wobei eine Unterteilung in Bayern und Nichtbayern sowie das Verhältnis zu den Studierenden der Medizin, Chirurgie und der Zahnmedizin angegeben wird. Eine weitere wertvolle Anlage gibt Auskunft über Namen und Funktionen der wissenschaftlichen Mitarbeiter und weiterer Beschäftigter von 1830/31 bis 1915. Nur Historiker können ermessen, wie viel Arbeit in einer solchen Liste, die z. T. aus den handschriftlichen Quellen erstellt wurde, steckt und die sich als wertvolles Nachschlagewerk für weiterführende Studien erweisen wird. Andere bemerkenswerte Anlagen betreffen Instruktionen im Nachgang zu einem Streit der beiden Professoren Rumpf und Pickel sowie eine Komposition für zwei Männerchöre anlässlich des 50-jährigen Doktorjubiläums für Georg Pickel.

Insgesamt stellt die nun gedruckte Dissertation eine wertvolle Bereicherung zum Forschungskomplex Hochschulpharmazie dar und sollte in keiner pharmaziegeschichtlichen Bibliothek fehlen.

Marburg, im Juli 2024 | Prof. Dr. Christoph Friedrich

Inhaltsverzeichnis

1 Einleitung

> „Der Professor Chymiae ist mit seiner Kunst dem Arzte keineswegs schädlich, vielmehr nützlich; darum liegt nichts im Wege, einen solchen am Juliushospital anzustellen und ihm ein weites Feld zu eröffnen, sich in chemischen Operationibus zu betätigen. Er soll aber auch manchmal die Studiosi zum einen oder anderen Apotheker begleiten, mindestens einmal in der Woche, und dort alle Simplicia, Praeparata und Chymica erklären."[1]

Diese Verordnung erließ der Würzburger Fürstbischof Karl Philipp von Greiffenclau zu Vollraths (1690–1754)[2] im Jahre 1749.[3] Zu dieser Zeit war die Pharmazie noch integraler Bestandteil der Medizinischen Fakultät. Den Weg und insbesondere die Verselbstständigung der Pharmazie in Würzburg möchte die vorliegende Studie anhand eines Untersuchungsschemas von Christoph Friedrich analysieren.

Der im Aufklärungszeitalter geprägte Erziehungswille sollte dem Menschen zu sozialer und gewerblicher Nützlichkeit verhelfen.[4] Mit diesem Erziehungswillen verbunden war auch die Herausbildung und später die Verselbstständigung der Pharmazie als Hochschulfach. Die Botanik wurde bereits frühzeitig in enger Verbindung zur *Materia medica* an der Medizinischen Fakultät gelehrt.[5] Die Entwicklung der Pharmazie und ihr Emanzipationsprozess in der ersten Hälfte des 19. Jahrhunderts lösten aber dieses Fach aus der jahrhundertelangen Vereinigung mit der Medizinischen Fakultät heraus, für die sie nur als eine Hilfswissenschaft existiert hatte.[6]

Bei der Differenzierung der Pharmazie spielen laut Müller-Benedict folgende Kriterien eine Rolle:

- Promotionen, die unter diesem Begriff geschrieben und angenommen werden,
- Habilitationen, deren Venia diesen Begriff enthält,
- dic Aufnahme als Lehrfach
- Dozenten, Lehrbeauftragte oder apl. Prof. der Universität, die Spezialisten für dieses Fach waren,
- Extraordinariate (bzw. einfache Professuren),
- Ordinariate (bzw. Lehrstühle),
- Institute,
- Studiengänge,

---

1 R. SCHMITZ (1969), S. 333.

2 Siehe hierzu P. KOLB (2004), S. 553; H. SCHOTT (2004), S. 147f.; sowie A. METTENLEITER (2001), S. 1 und S. 826. Während Kolb und Schott 1754 als Sterbejahr angeben, schreibt Mettenleiter 1755. Tatsächlich starb Fürstbischof Karl Philipp aber am 25. November 1754, wie Schott ausführt. Die Wahl des Nachfolgers erfolgte 1755.

3 Siehe hierzu S. BERNSCHNEIDER-REIF (2004), S. 63f.; sowie R. SCHMITZ (1969), S. 333. Schmitz schrieb „Greiffenklau".

4 Siehe hierzu B. BEYERLEIN (1991), S. 39; B. BEYERLEIN (2002), S. 17; sowie A. WANKMÜLLER (1973), S. 1771.

5 Siehe hierzu B. BEYERLEIN (1991), S. 44.

6 Siehe hierzu R. SCHMITZ / B. BEYERLEIN (1990), S. 2307f.; sowie B. BEYERLEIN (1991), S. 213.

- und zuletzt Fakultäten unter diesem Begriff.[7]

Dabei ist die Entwicklung eigener, selbstständiger, von der Chemie losgelöster Institute im 19. Jahrhundert abhängig von den jeweiligen Wissenschaftlerpersönlichkeiten und ihrer Kreativität, wie bereits an Beispielen der bayerischen Landesuniversität Ingolstadt / Landshut / München, der Breslauer sowie der Marburger Universität belegt werden konnte. Eine Zwischenstufe mit entscheidendem Anteil dabei war allerdings die Institution des „Privatinstitutes".[8]

An der Universität nahm die Pharmazie oftmals eine Zwitterstellung zwischen Philosophischer und Medizinischer Fakultät ein.[9] Mit der Einführung der Habilitation als Zulassungsvoraussetzung zum Hochschullehrer im 19. Jahrhundert fiel indes das Anciennitätenprinzip weg.[10] Berthold Beyerlein betrachtet in seiner Dissertation die Genese des Studienfaches Pharmazie aus der Medizinischen Fakultät zu einem selbstständigen Fach in der Mitte des 19. Jahrhunderts. Die Verhältnisse in Würzburg behandelt er allerdings nur am Rande.[11]

Erst 1876 hatte der Deutsche Apothekerverein eine Denkschrift zur Trennung des Studienganges Pharmazie von der Chemie und die Einrichtung eigener Ordinarien verfasst.[12] Eine Stellungnahme des Würzburger Akademischen Senat von 1877, bekannt und in Folge heiß diskutiert als „Würzburger Gutachten", stellte eine Zwischenetappe zur Verselbstständigung der Pharmazie dar.[13] Heinz Rankenburg beschäftigte sich in seiner Dissertation mit der Apothekerausbildung von 1875 bis 1989, die 1875 erstmals nach einer reichseinheitlichen Prüfungs- und Approbationsordnung erfolgte und drei Studiensemester forderte. Für Bayern und damit auch für Würzburg ab 1814 bedeutete diese erste im gesamten Deutschen Reich gültige Studienordnung allerdings eine zeitliche Verbesserung, da hier das Organische Edikt von 1808 erstmals ein zweijähriges Studium vorschrieb, das allerdings bereits 1837 auf zwei Semester verkürzt wurde.[14]

Christoph Friedrich beschreibt in seinem Aufsatz „Vor 200 Jahren. Wissenschaftliche Apothekerausbildung in Bayern" die Geschichte der universitären Apothekerausbildung in Bayern. Simon von Häberl (1772–1831)[15] war der Urheber des *Organischen Edikts* von 1808. In Paragraph 4 wird die Studiendauer für Apotheker auf zwei Jahre festgelegt. Die folgende Institutionalisierung der Pharmazie geht nach Friedrich maßgeblich auf diese bayerischen Bestimmungen zurück.[16]

In seinem Werk „Die Deutschen Pharmazeutisch-Chemischen Hochschulinstitute" beschreibt Rudolf Schmitz (1918–1992)[17] ausführlich die Entstehung des Würzburger

7 Siehe hierzu V. MÜLLER-BENEDICT (2014), S. 14.

8 Siehe hierzu C. FRIEDRICH (1990), S. 368; sowie C. FRIEDRICH (1992), S. 541–546.

9 Siehe hierzu R. SCHMITZ / U. THOMAS (1985), S. 2168.

10 Siehe hierzu B. BEYERLEIN (2002), S. 24.

11 Siehe hierzu B. BEYERLEIN (1991).

12 Siehe hierzu H. SCHADEWALDT (1981), S. 2339.

13 Siehe hierzu B. BEYERLEIN (1991), S. 224; sowie N. N. (1877), S. 747 [Pharm. Zeitung].

14 Siehe hierzu H. RANKENBURG (1996); sowie B. BEYERLEIN (1991), S. 176.

15 Siehe hierzu C. FRIEDRICH (2008), S. 3927.

16 Siehe hierzu C. FRIEDRICH (2008), S. 3926–3930.

17 Siehe hierzu C. FRIEDRICH / W.-D. MÜLLER-JAHNCKE (2005), S. 690; sowie A. M. LÖHNERT (2021).

Institutes beginnend mit der Studienordnung von 1734 und dem ersten Professor für Chemie und Pharmazie Johann Georg Pickel (1751–1838)[18]. Er setzt seine Betrachtungen mit Ludwig Rumpf (1793–1862)[19] fort und schildert den Werdegang des Institutes einschließlich der räumlichen Ausstattung bis zur Berufung des ersten Extraordinarius für Pharmazeutische Technologie 1965 Josef Riehl (1926–2016)[20]. Dabei geht er auch auf die räumlichen und baulichen Gegebenheiten ein. Er listet die Hochschullehrer auf und bietet eine chronologische Übersicht zur Entwicklung des Pharmaziestudiums in Würzburg. Wichtige Arbeitsfelder und Veröffentlichungen der jeweiligen Hochschullehrer werden von Schmitz genannt.[21]

Einen interessanten zeitgenössischen Beitrag zu Johann Georg Pickel fanden wir in Gregor Schöpfs (1772–1820)[22] „Historisch-statistische Beschreibung des Hochstifts Wirzburg [!]" von 1802. Schöpf liefert einen kurzen Lebenslauf und beschreibt Pickels Leistungen für die Wissenschaft, aber auch für das Gewerbe und die Ausbeutung heimischer Rohstoffe im Fürstbistum Würzburg.[23]

Im Nachgang eines historischen Symposiums der DPhG-Jahrestagung am 8. Oktober 2003 in Würzburg gaben Peter Dilg und Karlheinz Bartels (1937–2016)[24] den Sammelband „Pharmazie in Würzburg, Historische und aktuelle Aspekte" mit Aufsätzen u. a. von Sabine Bernschneider-Reif und Werner Dressendörfer heraus. Sie bieten eine Übersichtsliteratur zur Entwicklung des Pharmaziestudiums in Würzburg.[25]

Sabine Bernschneider-Reif geht in ihrem Aufsatz über die Apotheke des Juliusspitals Würzburg, das vom Fürstbischof Julius Echter von Mespelbrunn (1545–1617)[26] gegründet wurde, zudem auf die dort durchgeführte pharmazeutische Ausbildung beginnend mit den Bestimmungen der Fundationsurkunde vom 12. März 1579 ein. Sie schildert die Beziehung zwischen Spital und Universität und widmet sich außerdem der Geschichte des Botanischen Gartens. Erste Apothekergehilfen, die in Würzburg studierten, lassen sich laut Autorin seit Beginn des 19. Jahrhunderts nachweisen. Sie erhielten ihre Ausbildung u. a. bei Pickel. Auf das Apothekerstudium im Detail und das Organische Edikt von 1808 geht Bernschneider-Reif jedoch nicht ein.[27]

Zeitlich daran anschließend beschreibt Werner Dressendörfer das Studium der Pharmazie an der Universität Würzburg seit 1836. Nach Rumpfs Tod 1862 gab es in Würzburg keine eigenständige Pharmazeutische Chemie mehr. Sie war nach seinen Angaben bis 1878 mit der Chemie verbunden. Dressendörfer geht dabei auf die weiteren Dozenten ein und erwähnt die durch die Nationalsozialisten angeordnete

---

18 Siehe hierzu W. DRESSENDÖRFER (2004), S. 76.

19 Siehe hierzu K. KOSCHEL (1982), S. 714.

20 Siehe hierzu DApoBio (2021), Ergbd. 3, S. 462f.

21 Siehe hierzu R. SCHMITZ (1969), S. 333–343; R. SCHMITZ (1986/b), S. 61; sowie W. DRESSENDÖRFER (2004), S. 86. Dressendörfer gibt 1966 als Jahr der Ernennung Riehls zum Extraordinarius an. 1971 wurde Riehl Ordinarius.

22 Siehe hierzu A. METTENLEITER (2001), S. 840.

23 Siehe hierzu G. SCHÖPF (1802), S. 419–421.

24 Siehe hierzu DApoBio (2021), Ergbd. 3, S. 27f.

25 Siehe hierzu P. DILG / K. BARTELS (2004).

26 Siehe hierzu A. METTENLEITER (2001), S. 823.

27 Siehe hierzu S. BERNSCHNEIDER-REIF (2004), S. 54–75.

Schließung des Institutes im Wintersemester 1938/39. Er behandelt im Anschluss etwas ausführlicher als Schmitz den Wiederaufbau und die Neugründung nach der nahezu vollständigen Zerstörung der Gebäude in der Bombennacht vom 16. März 1945. Mit den jeweiligen Hochschullehrern und ihren Verdiensten befasst er sich knapp. Die Pharmakologie betrachtet er dabei nicht. Dressendörfer bietet einen kurzen, chronologischen Abriss der Pharmazeutenausbildung in Würzburg nach Pickels Tod.[28]

In Würzburg gelang die Einrichtung eines [an den Lehrstuhl gebundenen] Ordinariats für Angewandte Chemie und Pharmazie im Jahre 1900, wie der ordentliche Professor Ludwig Medicus (1847–1915)[29] selbst berichtete. Die Einrichtung des Pharmazeutischen Institutes führte er auf die kurze, kurbayerische Zeit Würzburgs von 1803 zurück.[30]

Karl Heinz [auch: Karlheinz][31] Bartels schrieb in der Würzburger Stadtchronik, dass es in der Juliusspital-Apotheke mindestens seit 1734 „demonstrationes botanicae, anatomicae et chymicae" gab. Für die Zeit vor 1750 belegt er öffentliche Vorlesungen in Arzneimittellehre in Würzburg.[32] In einem zweiten Beitrag über das Apothekenwesen der Stadt Würzburg im dritten Band der Würzburger Stadtchronik ging er kurz auf die Apothekengesetzgebung und die Ausbildung der Apotheker ein. Etwas näher betrachtete er die Apotheken selbst und die Apothekerfamilien in Würzburg.[33]

In der Universitätschronik von 1932 *Aus der Vergangenheit der Universität Würzburg* ist ein Beitrag des Medizinhistorikers Georg Sticker (1860–1960)[34] über die *Entwicklungsgeschichte der Medizinischen Fakultät an der Alma Mater Julia* enthalten, der das Wirken der Professoren Pickel, Rumpf und Johann Joseph Scherer (1814–1869)[35], die alle zumindest zeitweise der Medizinischen Fakultät angehörten, sowie der beiden Professoren Wagner und Medicus behandelt.[36] Außerdem wird der Weg des Pharmazeutischen Instituts ausgehend vom Technologischen Institut nachgezeichnet.[37]

Ein kleinerer Beitrag, der die Kuriositäten, aber auch das wissenschaftliche Wirken Johann Georg Pickels würdigt, stammt von Hans Franke (1911–2000)[38]. Er ist betitelt mit *Wer den Schaden hat, braucht für den Spott nicht zu sorgen*. Einige Abbildungen und Informationen hierin sind für uns interessant.[39]

---

28 Siehe hierzu W. DRESSENDÖRFER (2004), S. 76–95.

29 Siehe hierzu W. DRESSENDÖRFER (2004), S. 80.

30 Siehe hierzu L. MEDICUS (1914), S. 113–116.

31 Nach persönlicher Mitteilung Bartels an Christoph Friedrich sind beide Schreibweisen des Vornamens möglich.

32 Siehe hierzu K. BARTELS (2004/b), S. 574.

33 Siehe hierzu K. BARTELS (2007/a), S. 790–799.

34 Siehe hierzu A. METTENLEITER (2001), S. 842.

35 Siehe hierzu W. DRESSENDÖRFER (2004), S. 77; sowie A. METTENLEITER (2001), S. 839.

36 Siehe hierzu G. STICKER (1932), S. 383–790.

37 Siehe hierzu G. STICKER (1932), S. 744. Der hier beschriebene Werdegang des Pharmazeutischen Institutes ist nicht richtig!

38 Siehe hierzu A. METTENLEITER (2001), S. 824.

39 Siehe hierzu H. FRANKE (1984), S. 32–39.

Holm-Dietmar Schwarz (1928–2007)[40] berichtete in seinem Aufsatz zum *250. Geburtstag von Johann Georg Pickel* (1751–1838)[41] von ersten Studenten der Pharmazie zu dieser Zeit. Pickel wurde 1782 als Ordinarius für Chemie und Pharmazie an die Medizinischen Fakultät berufen. Er veröffentlichte seine Forschungen vornehmlich in *Crells Chemischen Annalen*, *Grens Journal*, im *Göttingischen Magazin* sowie in den *Würzburger gelehrten Anzeigen*. Auf ihn geht das „Pickelgrün" zurück.[42] Eine kurze Biographie Pickels und eine knappe Aufstellung seiner wissenschaftlichen Arbeiten und Aufsätze veröffentlichte Heinrich Friede (1901–1990)[43] in seinem Beitrag *Zur Geschichte der Pharmazie an der Universität Würzburg*.[44]

Margarete Wagner (1902–1995)[45] beschrieb in ihrem Aufsatz von 1931 die Verbindung zwischen Juliusspital und der Universität. Fast alle Institute der Würzburger Universität seien aus dem Juliusspital hervorgegangen. Pickel hatte zunächst die Spital-Apotheke als Laboratorium zugewiesen bekommen, bevor er im Spitalgarten ein eigenes Gebäude erhielt.[46] Der Spitalapotheker Franz Mayer[47] (geb. 1777)[48] assistierte bei Pickels Experimentalvorlesungen, wie Helmut Becker (1932–2009)[49] und Andreas Mettenleiter nachwiesen.[50] Mettenleiter beschäftigte sich ausführlich, umfangreich und detailiert mit der Einrichtung des Juliusspitals in Würzburg. Dabei untersuchte er auch die Geschichte der Juliusspitals-Apotheke und des Botanischen Gartens. Beides waren erste wichtige Einrichtungen für den Pharmaziestudentenunterricht. Mettenleiter weist auch Verbindungen zwischen Spital und Universität nach. Er behandelt u. a. die Professoren Pickel, Rumpf und Scherer.[51] Daneben liefert er zwei für uns interessante Abbildungen in Farbe zum ersten Labor Pickels sowie vom Medizinischen Kollegienhaus.[52]

Peter A. Süß erwähnt Pickel und sein Wirken kurz in seiner *Kleinen Geschichte der Würzburger Julius-Maximilians-Universität*.[53]

---

40 Siehe hierzu DApoBio (2021), Ergbd. 3, S. 516f.

41 Siehe hierzu A. METTENLEITER (2000), S. 501.

42 Siehe hierzu H.-D. SCHWARZ (2001), S. 5602–5604.

43 Siehe hierzu K. H. BARTELS (2007/b), S. 37–43. Friede bestand sein Pharmazeutisches Staatsexamen am 13. Mai 1925. Wegen seiner jüdischen Abstammung musste er 1936 nach Südafrika emigrieren, wo sein Apothekerexamen nicht anerkannt wurde. Bartels beschreibt ihn als fränkischen Pharmaziehistoriker und nennt Publikationen aus seiner Hand. Die Aufnahme in die Deutsche Apotheker-Biographie steht noch aus.

44 Siehe hierzu H. FRIEDE (1927/a), S. 369f.

45 Siehe hierzu K. H. BARTELS (2007/b), S. 37–43. Margarete Wagner war die spätere Ehefrau von Heinrich Friede (1901–1990). Nach Bartels war sie ebenso Apothekerin und folgte 1937 ihrem Ehemann in die Emigration nach Südafrika. Auch ihr Examen wurde dort nicht anerkannt. Bartels listet sechs Veröffentlichungen von ihr auf. Die Aufnahme in die Deutsche Apotheker-Biographie steht noch aus.

46 Siehe hierzu M. WAGNER (1931), S. 509f.

47 Siehe hierzu R. SCHMITZ (1969), S. 334. Schmitz schreibt fälschlich „Meyer".

48 Siehe hierzu A. METTENLEITER (2001), S. 833.

49 Siehe hierzu DApoBio (2021), Ergbd. 3, S. 35f.

50 Siehe hierzu H. BECKER (1996), S. 186–190; sowie A. METTENLEITER (2001), S. 500.

51 Siehe hierzu A. METTENLEITER (2001), S. 384–515.

52 Siehe hierzu A. METTENLEITER (2001). S. vor S. 117 (nicht paginiert), Abb. 19 und Abb. 20.

53 Siehe hierzu P. A. SÜSS (2002), S. 71f.

Zum Pharmaziestudium in Würzburg existieren einige wichtige Aufsätze Armin Wankmüllers (1924–2016)[54] sowohl in der *Deutschen Apotheker-Zeitung* als auch in der *Pharmazeutischen Zeitung*. Er beginnt mit den Anfängen des Apothekerstudiums in Würzburg im Jahr 1800. Dazu wertete er u. a. Dissertationsverzeichnisse und Examensakten aus. Das Bamberger Medizinalkomitee war für die damaligen Examina zuständig. Mit dem *Organischen Edikt* von 1808 wurde in Bayern ein obligatorisches Studium für Pharmazeuten eingeführt.[55] Wankmüller berichtet jedoch, dass die Bestimmungen für die Examenskandidaten zwischen 1800 und 1817 noch sehr großzügig gehandhabt wurden. Er geht auch auf Johann Georg Pickel ein. 1814, im Jahr der neuerlichen Einführung von Klassen statt der klassischen Fakultäten an der Würzburger Universität, wurde die Pharmazie den „Besonderen Wissenschaften“[56] zugeordnet, wie Klaus Koschel nachwies. Das bestätigen auch die gedruckten Vorlesungsverzeichnisse. Pickels Nachfolger war 1836 Ludwig Rumpf (1793–1862). Dieser las u. a. Pharmazeutische Warenkunde beziehungsweise Pharmakognosie. 1838 kehrte die Universität Würzburg wieder zum Fakultätenprinzip zurück, wie Wankmüller ausführt.[57]

Klaus Koschel schilderte in der Chronik *Vierhundert Jahre Universität Würzburg. Eine Festschrift* die Geschichte der Chemie an der Universität Würzburg. Dabei geht er auch ausführlich auf die für Chemie zuständigen Professoren Johann Georg Pickel, Franz Lothar August Raimund Sorg (1773–1827)[58], Johann Joseph von Scherer, Adolph Friedrich Ludwig Strecker (1822–1871)[59] sowie auf Ludwig Rumpf, der allerdings nur für Mineralogie und Pharmazeutische Chemie einen Lehrauftrag erhalten hatte, ein. Koschel behandelte sehr detailreich ihr Wirken in Würzburg und lieferte einige für uns interessante Bilder.[60]

Hildegunde Flurschütz erwähnt in ihrer Dissertation *Die Verwaltung des Hochstifts Würzburg unter Franz Ludwig von Erthal* [regierend] *(1779–1795)* [(1730–1795)] kurz die Beteiligung Pickels an der Entdeckung der Oberthulbaer Tonvorkommen.[61] Sie gibt

---

[54] Siehe hierzu DApoBio (2021), Ergbd. 3, S. 614–616.

[55] Siehe hierzu A. HELMSTÄDTER / J. HERMANN / E. WOLF (2001), S. 104.

[56] K. KOSCHEL (1982), S. 713. Nach der Säkularisation des Hochstiftes Würzburg und der Zuschlagung an Bayern kam es durch die Organisationsakte vom 3. November 1803 zu einer internen Umstrukturierung der Universität. Die vier klassischen Fakultäten wurden aufgelöst, und es entstanden zwei Klassen. I. Klasse: Allgemeine oder philosophische Wissenschaften (Philosophie, Mathematik, Physik, Historie, Philologie); II. Klasse: Bildung des religiösen Volkslehrers, Recht, Staatswissenschaften und Heilkunde. Im Großherzogtum Würzburg, das Folge des Pressburger Friedens 1806 war, wurden die Fakultäten wieder eingeführt und beim neuerlichen Übergang an Bayern 1814 erneut abgeschafft; siehe auch die gedruckten Vorlesungsverzeichnisse in Abschrift für die Professoren Pickel und Rumpf im Anlagenteil.

[57] Siehe hierzu A. WANKMÜLLER (1957), S. 1019–1022; A. WANKMÜLLER (1962), S. 1533 bis 1535; sowie A. WANKMÜLLER (1973), S. 1771–1775.

[58] Siehe hierzu K. KOSCHEL (1982), S. 713; sowie UniBibWürzburg, Sig. 63/T 16.16 Totenzettel Sorg, Franz Lothar August Raimund. Sorg wurde am 31. August 1773 in Würzburg geboren. Er starb am 4. März 1827.

[59] Siehe hierzu C. R. GRUND (2002), S. 656.

[60] Siehe hierzu K. KOSCHEL (1982).

[61] Siehe hierzu H. FLURSCHÜTZ (1965), S. 155.

auch einen Hinweis auf eine Abhandlung Pickels in den *Würzburger Gelehrten Anzeigen* von 1786 über die Heilquellen in Bad Bocklet und Bad Kissingen.[62]

Im Begleitbuch zur Ausstellung *Franz Ludwig von Erthal, Fürstbischof von Bamberg und Würzburg* von 1995, herausgegeben von Renate Baumgärtel-Fleischmann (1937–2010)[63], geht Gabriele Polster kurz auf die Ernennung Johann Georg Pickels zum außerordentlichen Professor für Chemie und Pharmazie durch den Fürstbischof ein. Einige seiner Entdeckungen werden von ihr genannt. Als neu ernannter Beauftragter des Bergwerkswesens im Hochstift gelang es Pickel 1791, aus einer Höhle bei Homburg am Main natürlichen Salpeter zu fördern.[64] Zum Pharmaziestudium in Würzburg im Allgemeinen macht Gabriele Polster jedoch keine Ausführungen.

Mit Julius von Sachs (1832–1897)[65] beschäftigte sich Franz-Christian Czygan (1934 bis 2012)[66]. Sachs lehrte von 1868 bis 1897 als ordentlicher Professor Botanik und forschte über sekundäre Pflanzeninhaltsstoffe als potenzielle Arzneistoffe.[67] Andreas Mettenleiter war mit einer weiteren Publikation, *Vom Luitpoldkrankenhaus zum Luitpold-Campus. 1921–2021. Bd. 1*, für Informationen über die späteren Medizinprofessoren, die oft Hilfswissenschaften der Pharmazie wie Arzneimittellehre oder Pharmakologie vertraten, sowie zum Universitätsbaumeister Rudolf von Horstig (1858–1936)[68] für uns von Interesse.[69]

Umfangreiche Informationen lieferte Christina Renata Grund in ihrer Dissertation *Der Würzburger Chemiker Johann Joseph von Scherer und die Begründung der Klinischen Chemie im 19. Jahrhundert*. Dort werden zu Leben und Werk viele Details beschrieben. Es finden sich zahlreiche Quellen, Abschriften in Anlagen und Lebensbeschreibungen zu Persönlichkeiten der damaligen Zeit.[70]

Die Herausbildung der einzelnen Zweigdisziplinen der Pharmazie ist im Lehrbuch *Geschichte der Pharmazie* von Christoph Friedrich und Wolf-Dieter Müller-Jahncke ausführlich behandelt. Würzburg wird dabei indes nur mit der Gründung des Extraordinariats für Pharmazeutische Technologie 1965 erwähnt.[71]

Horst Remane (1941–2018)[72] und Peter Nuhn widmen sich in ihrem Aufsatz *Pharmazeutische Chemie – Entstehung, Entwicklung und Wandel* der Genese der Pharmazeutischen Chemie an den deutschen Universitäten im 19. Jahrhundert. In der tabellarischen Aufstellung der Pharmazeutisch-chemischen Institutsgründungen fehlt allerdings die Würzburger Errichtung im Jahre 1906. Zum Schluss erwähnt der Beitrag

---

62 Siehe hierzu H. FLURSCHÜTZ (1965), S. 168.
63 Siehe hierzu W. TAEGERT (2010), S. 18–22.
64 Siehe hierzu G. POLSTER (1995), S. 186f.
65 Siehe hierzu H. GIMMLER (1995), S. 128–156.
66 Siehe hierzu DApoBio (2021), Ergbd. 3, S. 98f.
67 Siehe hierzu F.-C. CZYGAN (1991), S. 2118–2120; sowie W. DRESSENDÖRFER (2004), S. 87.
68 Siehe hierzu A. METTENLEITER (2021), S. 105.
69 Siehe hierzu A. METTENLEITER (2021).
70 Siehe hierzu C. R. GRUND (2002).
71 Siehe hierzu C. FRIEDRICH / W.-D. MÜLLER-JAHNCKE (2005), S. 661–699.
72 Siehe hierzu C. FRIEDRICH (2019/b), S. 302.

u. a. Siegfried Ebel (1934–2019)[73] als Ordinarius für Pharmazeutische Chemie in Würzburg, der aus der Marburger Schule von Horst Böhme (1908–1996)[74] hervorging.[75]

Einen interessanten Überblick über die Entwicklung und Spezialisierung der aus der Botanik stammenden Pharmazeutischen Biologie bietet der Aufsatz von Sabine Anagnostou *Von der Pharmakognosie zur Pharmazeutischen Biologie.* In Deutschland verlief im Gegensatz zu Österreich dieser Prozess in mehreren Etappen. An den meisten Universitäten gelang die Errichtung eigener Lehrstühle erst nach dem Zweiten Weltkrieg. Anagnostou, die die Entwicklung des Faches seit dem 18. Jahrhundert behandelt, geht jedoch nicht auf die Entwicklung in Würzburg mit dem Pflanzenphysiologen Julius von Sachs als maßgeblichen Forscher über sekundäre Pflanzeninhaltsstoffe als potenzielle Arzneimittel ein.[76]

Christoph Friedrich befasste sich in dem Beitrag *Von der Galenik zur Pharmazeutischen Technologie* mit der Entwicklung des Faches *Angewandte Pharmazie* beginnend mit den Privatinstituten. Die späte Etablierung an den Universitäten in der zweiten Hälfte des 19. Jahrhunderts war vor allem eine Folge des rasanten Aufstiegs der Chemie. Zwar sah die Prüfungsordnung von 1934 Vorlesungen über Grundzüge der Bakteriologie und Hygiene sowie über Sterilisationsverfahren vor und führte vereinzelt zur Einrichtung von Professuren wie 1937 in Braunschweig oder 1941 in Posen. Der eigentliche Aufschwung gelang aber erst nach 1945, in der DDR 1951, etwas früher als in der Bundesrepublik 1971. Würzburg wird hier nicht berücksichtigt.[77]

Die Pharmakologie war nur an wenigen pharmazeutischen Einrichtungen als pharmazieeigenes Fach etabliert, wie Ulrich Meyer in seinem Aufsatz *'Zwischen den Mühlsteinen' – Die Entwicklung der Pharmakologie zu einer Pharmazeutischen Zweigdisziplin* schildert. Unterricht in der *Pharmakologie* wurde erstmals in der Approbationsordnung von 1934 gefordert. Ab 1958 wurde dieses Fach in der DDR eingeführt, während dies erst 1971 in der Bundesrepublik gelang. Die Situation in Würzburg bleibt auch in diesem Beitrag unbeleuchtet.[78]

Friedrich untersuchte in seiner Dissertation die Entwicklung der Pharmazie an der Universität Greifswald als Modellstudie, die für unsere Studie Vorbild war. Für ihn sind dabei folgende fünf Untersuchungskriterien wichtig:[79]

Die wissenschaftsorganisatorische Entwicklung war gekennzeichnet durch den gesetzmäßigen Verlauf der Wissenschaft. Der Weg der Pharmazie vom Extraordinariat

---

73 Siehe hierzu DApoBio (2021), Ergbd. 3, S. 124f.
74 Siehe hierzu DApoBio (1997), Ergbd. 2, S. 24f.
75 Siehe hierzu H. REMANE / P. NUHN (2013).
76 Siehe hierzu S. ANAGNOSTOU (2013).
77 Siehe hierzu C. FRIEDRICH (2013/a); sowie L. HEDRICH-TRIMBORN (2018). Weitergehende Ausführungen zur Entwicklung der pharmazeutischen Zweigdisziplin Pharmazeutische Technologie bis 1980 sind in der gleichlautenden Dissertation von Hedrich-Trimborn zu finden. Der Hochschulstandort Würzburg wird dort allerdings nicht thematisiert.
78 Siehe hierzu U. MEYER (2013).
79 Siehe hierzu C. FRIEDRICH (1982).

zum Ordinariat bzw. die Genese zur selbstständigen Disziplin sollte hierbei betrachtet werden.[80]

Im zweiten Schritt untersuchte er die Entwicklung der personellen Struktur, nach den Berufsgruppen des Hochschullehrers, des wissenschaftlichen Mitarbeiters, weiterer Beschäftigte und der Studenten.[81]

Die wissenschaftlichen Entwicklung wurde ebenfalls durch die materiell-technischen Bedingungen geprägt.[82]

Ein weiterer Aspekt der Untersuchung war die Entwicklung der Lehre – Lehrinhalte sowie Ziele, Formen und Methoden der Erziehung.[83]

Als fünften und letzten Punkt analysierte Friedrich das Forschungsprofil der Fachvertreter, das durch die wissenschaftliche Gesamtleistung der Wissenschaftler gekennzeichnet war.[84]

Wie gezeigt werden konnte, existieren zahlreiche Aufsätze zum Pharmaziestudium in Würzburg, die jedoch nur einzelne Aspekte, zudem überwiegend vor der Etablierung eines eigenen pharmazeutischen Institutes, behandeln. Eine Studie, die die Entwicklung des Faches von 1800 bis 1906, dem Jahr der Umbenennung des Technologischen Instituts in 'Pharmazeutisches Institut und Laboratorium für Angewandte Chemie', im Zusammenhang berücksichtigt und dabei auf die fünf für die Wissenschaftsentwicklung wichtigen Aspekte eingeht, fehlte bisher.

---

80 Siehe hierzu C. FRIEDRICH / H.-J. SEIDLEIN / H. LANGER (1986/a), S. 272–276.

81 Siehe hierzu C. FRIEDRICH / H.-J. SEIDLEIN / H. LANGER (1986/b), S. 423–429.

82 Siehe hierzu C. FRIEDRICH / H.-J. SEIDLEIN / H. LANGER (1986/c), S. 730–732.

83 Siehe hierzu C. FRIEDRICH / H.-J. SEIDLEIN / H. LANGER (1986/d), S. 874–878.

84 Siehe hierzu C. FRIEDRICH / H.-J. SEIDLEIN / H. LANGER (1987), S. 122–126.

2 Zielstellung

Die Zielstellung der vorliegenden Studie besteht in Folgendem:

- Die Studie soll einen Überblick über die pharmazeutische Ausbildung an der Universität Würzburg von Beginn 1782 bis zur Etablierung des 'Pharmazeutischen Institutes' 1906 geben.
- Die Geschichte der Universität soll kurz darin eingebunden werden.
- Dabei werden auch die Institutionalisierung und die mit dem Fach der Pharmazie beauftragten Professoren an der Julius-Maximilians-Universität Würzburg untersucht.
- Hierbei soll beachtet werden, ab wann Studienfächer angeboten und gelesen wurden und ob diese verpflichtend vorgeschrieben waren.
- Desweiteren wird untersucht, ob die Lehrveranstaltungen theoretisch oder in Verbindung mit Praktika gelehrt wurden.
- Das Leben und Wirken der Hochschullehrer, die Zahl der Mitarbeiter und Studierenden werden in der vorliegenden Studie im Einzelnen untersucht.
- Außerdem von Bedeutung sind die Forschung und Lehre des wissenschaftlichen Personals, aber auch die zur Verfügung gestellten Gebäude und Einrichtungsgegenstände.
- Die vorliegende Dissertation leistet zugleich einen Beitrag zur Wissenschaftsgeschichte der Pharmazie und zur Geschichte der Julius-Maximilians-Universität Würzburg.

3 Material und Methodik

Grundlage der vorliegenden Studie war die in Kapitel 1 erwähnte Übersichtsliteratur, aus der sich weiterführende Sekundärliteratur, besonders Veröffentlichungen aus dem Marburger Institut für die Geschichte der Pharmazie und Medizin ergaben.[1]

Des Weiteren wurden Analysen gedruckter Quellen wie Vorlesungsverzeichnisse, Dissertationsverzeichnisse und Festschriften angestellt sowie Akten aus Bibliotheken und Archiven transkribiert und ausgewertet. Zu den Archiven gehörten Universitäts-, Stadt- und Staatsarchive. Auch die digitale Recherche im Internet und auf Internetplattformen bezogen wir in unsere Forschungen ein. Friedhöfe wurden ebenfalls besucht und wichtige Details als Bild und damit als Quelle festgehalten.

Unsere Untersuchung sollte ursprünglich auch die neuere Zeit berücksichtigen. Allerdings zeigte sich schon bald, dass über die 'Vorgeschichte' bis zur Etablierung der Pharmazie ein überaus umfangreiches und zum Teil bisher kaum bearbeitetes Quellenmaterial vorhanden ist, das sich zu verwerten lohnte. Da solche Untersuchungen momentan für nur wenige Universitäten wie beispielsweise Marburg vorliegen, erschien es vielversprechend, diese genauer vorzustellen. Hingegen wäre eine Fortführung des Themas bis in die 1970er- oder 1980er-Jahre schwierig gewesen, da große Teile des Institutsarchives der Pharmazie in Würzburg im Zuge des Institutneubaues, der 2009 eröffnet werden konnte, vernichtet wurden. Die wissenschaftlich anerkannte Methode der 'oral history' war zudem vonseiten eines ehemaligen Direktors des Institutes abgelehnt worden, sodass gravierende Lücken in der Überlieferung bestanden.[2] Daher wurde nun als Endpunkt der vorliegenden Studie die Verselbstständigung des Studienfaches Pharmazie mit der Etablierung beziehungsweise Umbenennung des Technologischen Institutes in 'Pharmazeutisches Institut und Laboratorium für Angewandte Chemie' im Jahr 1906 gewählt.[3]

Die Untersuchung erfolgte anhand des von Friedrich entwickelten Modells zur Untersuchung des Hochschulfaches Pharmazie, das sich in folgende Untersuchungsschwerpunkte gliedert:[4]

---

1 Siehe hierzu C. FRIEDRICH / W.-D. MÜLLER-JAHNCKE (2005), S. 661–699.

2 Siehe hierzu persönliche Mitteilungen von U. Ebel 2016. Mehrere Anfragen nach eventuell noch bei ihm vorhandenem Daten- oder Aktenmaterial, Vorlesungsentwürfen usw. blieben erfolglos. Weitere ehemalige Mitarbeiter verwiesen auf die Zustimmungsvoraussetzung des ehemaligen Institutsleiters zur Veröffentlichung eventuell noch existierender Informationen. Von dieser Seite wurde allerdings eine Verwertung und Publizierung ausdrücklich untersagt.

3 Siehe hierzu R. SCHMITZ (1969), S. 340; UniAWürzburg, ARS 656 [ohne Paginierung]. Ernennungsdekret unterzeichnet von Luitpold von Bayern vom 8. Juli 1900; NDB (1990), Bd. 16, S. 599; L. MEDICUS (1914), S. 114; sowie F. REITZENSTEIN (1915), S. 1746. Bereits 1900 wurde Medicus zum Ordinarius befördert. Alle folgenden Direktoren des Pharmazeutischen Institutes wurden direkt als Ordinarii nach Würzburg berufen. Ludwig Medicus bestätigte selbst, dass „die Professur" ab 1900 ein Ordinariat wurde; siehe auch Anlage 10 ab Wintersemester 1906/07. Die Umbenennung des Institutes erfolgte 1906, was die gedruckten Verzeichnisse des Personalbestandes der Universität ebenfalls belegen.

4 Siehe hierzu C. FRIEDRICH (1983), sowie C. FRIEDRICH (1989), S. 657–666.

1. Wissenschaftsorganisatorische Struktur:

Unter der wissenschaftsorganisatorischen Struktur verstehen wir im Sinne unserer Untersuchung die Genese des Faches zu einer selbstständigen Wissenschaft und die dabei stattfindende Loslösung von eventuell bestehenden Abhängigkeiten zu anderen Studienfächern bzw. Fakultäten.

Bei der Analyse der wissenschaftsorganisatorischen Entwicklung gilt es, den Verlauf einer Wissenschaft zu untersuchen. Die Entwicklung der Pharmazie zur selbstständigen Disziplin und die Errichtung von Extra- bzw. Ordinariaten soll hierbei gezeigt werden.[5]

- Dabei wird die vorhandene Literatur ausgewertet.
- Das Studium der Quellen, die sich in Universitäts-, Instituts-, Privat- und Staatsarchiven ergeben, sowie die Aussagen von Zeitzeugen stellen die zweite Etappe dar.
- In der dritten Etappe soll das gefundene Material systematisiert, ausgewertet und interpretiert werden.

2. Personelle Struktur:

Zur weiteren Untersuchung im Sinne der Modellstudie von Friedrich gehört die Entwicklung personeller Strukturen, die für die Wissenschaftsvermittlung und Forschung notwendig sind.

Die personelle Struktur umfasst zum einen das Lehrpersonal, also die Hochschullehrer, wissenschaftlichen Mitarbeiter aber auch weitere Beschäftigte sowie die Studenten. Das Vorgehen gliedert sich hier in drei Abschnitte:[6]

- Zuerst sollen alle an diesem Prozess Beteiligten namentlich und numerisch erfasst werden.
- Die Erarbeitung von Biographien der jeweiligen Hochschullehrers bildet die zweite Etappe.
- Letztendlich erfolgt eine Systematisierung, Auswertung und die Interpretation der vorangegangenen Etappen.

---

5 Siehe hierzu C. FRIEDRICH / H.-J. SEIDLEIN / H. LANGER (1986/a), S. 273.

6 Siehe hierzu C. FRIEDRICH / H.-J. SEIDLEIN / H. LANGER (1986/b), S. 423.

3. Materiell-technische Ausstattung:

Die Betrachtung der materiell-technischen Ausstattung als Grad der Eigenständigkeit und wissenschaftlichen Entwicklung gehört nach dem Modell von Friedrich gleichfalls zur Untersuchung. Wir verstehen darunter u. a. Gebäude, Räumlichkeiten (Hörsäle, Labore, Büros, etc.), Einrichtungsgegenstände, Geräte, Chemikalien, Finanzetat und Kommunikationsmittel. Das Vorgehen der Untersuchung ist unterteilt in drei Etappen:[7]

- Zu Beginn steht eine Grobdisposition, die anhand der zur Verfügung stehenden Übersichtsliteratur wie Festschriften u. ä. erarbeitet wurde.
- Danach sollen diese Angaben durch das Studium von Akten des Universitätsarchivs oder durch Befragung von Zeitzeugen ergänzt werden.
- Das gewonnene Material soll im letzten Schritt analysiert, systematisiert und ausgewertet werden.

4. Lehre:

Die Entwicklung der Lehre – Lehrinhalte sowie Ziele, Formen und Methoden der Wissensvermittlung stellen einen weiteren Aspekt der Untersuchung dar. Es handelt sich hierbei um eine genuine Aufgabe der Universität. Bildungs- und Erziehungsinhalte sollen im Sinne unserer Untersuchung jene Fakten, Begriffe, gesetzmäßigen Zusammenhänge, Theorien, Arbeitstätigkeiten und -abläufe, Methoden, Verfahren und Techniken sein, die im betrachteten Zeitraum angewendet und vermittelt wurden. Diese Untersuchung erfolgt in drei Schritten:[8]

- In der ersten Etappe werden die Studienpläne, die sich aus den gesetzlichen Bestimmungen der akademischen Apothekerausbildung ergeben, unter den genannten Gesichtspunkten analysiert.
- Weitere Quellen wie Personalakten, Vorlesungsverzeichnisse sowie Veröffentlichungen des jeweiligen Hochschullehrers sowie oral history sollen die Betrachtung ergänzen.
- Die dritte Etappe beinhaltet die Analyse, Systematisierung und Auswertung des gewonnenen Materials.

---

[7] Siehe hierzu C. FRIEDRICH / H.-J. SEIDLEIN / H. LANGER (1986/c), S. 730.

[8] Siehe hierzu C. FRIEDRICH / H.-J. SEIDLEIN / H. LANGER (1986/d), S. 874.

5. Forschungsschwerpunkte:

Als Forschungsschwerpunkte definieren wir im Sinne von Friedrich all jene Untersuchungsgegenstände, wissenschaftlichen Fragestellungen und Probleme, mit denen sich die Wissenschaftler befassen.

Das Forschungsprofil der Pharmazie an der Universität Würzburg ist geprägt durch die wissenschaftliche Gesamtleistung der Wissenschaftler sowie durch ihre Qualifikationsarbeiten. Quantitativ erfassbar ist das Forschungprofil des jeweiligen Wissenschaftlers mit seinen Publikationen, Dissertationen, Monographien und Lehrmateralien. In vier Etappen soll diese Untersuchung erfolgen:[9]

- Zunächst wird nach bibliographischen Angaben über den jeweiligen Wissenschaftler anhand biographischer Primärliteratur gesucht.
- Um diese Betrachtung zu komplettieren, werden in einem folgenden Schritt möglichst alle Publikationen der Wissenschaftler erfasst, indem einschlägige deutschsprachige pharmazeutische, chemische, gegebenenfalls biologische sowie weitere naturwissenschaftliche Fachzeitschriften ausgewertet werden.
- Anschließend sollen die Ergebnisse in einem zeitlichen Bezug gesetzt und inhaltlich nach Untersuchungsgegenständen und Problemkreisen erschlossen werden, um in Fachgebieten, Zweigdisziplinen bzw. Arbeitsgebieten zu differenzieren.
- In der vierten Etappe erfolgt die Auswertung nach den qualitativen und quantitativen Kriterien:

    - Anzahl der Publikationen nach Gesamtzeitraum, Jahresanteilen und Personen
    - Differenzierung und Systematisierung der Publikationen nach Fachgebieten, Zweigdisziplinen, Aufgabengebieten und Problemkreisen
    - Entwicklungstendenzen zu pharmazeutischen Zweigdisziplinen
    - Bedingungen und Faktoren auf die Effektivität der wissenschaftlichen Arbeit.

[9] Siehe hierzu C. FRIEDRICH / H.-J. SEIDLEIN / H. LANGER (1987/e), S. 122–126.

4 Wissenschaftsorganisatorische Struktur

Unter der Wissenschaftsorganisatorischen Struktur verstehen wir „die unterschiedlichen Organisationsformen sowie die Institutionalisierung und die Etablierung“[1] des Faches Pharmazie einschließlich der Loslösung von eventuell bestehenden Abhängigkeiten zu anderen Studienfächern bzw. Fakultäten. Hierbei spielt die Stellung der Pharmazie innerhalb der Universität, in unserem Fall der Julius-Maximilians-Universität Würzburg, eine entscheidende Rolle.

Schon Johann Bartholomäus Trommsdorff (1770–1837)[2] forderte die Reform der damaligen Apothekerausbildung.[3] Eine Reform im 18. Jahrhundert bewirkte zum Beispiel das ‘Allgemeine und neugeschärffte Medizinal-Edict und [die] Verordnung’ vom 27. September 1725 in Preußen, nach der eine siebenjährige Servierzeit[4] vorgeschrieben wurde, die sich an die Lehrzeit anschloss. Der Kandidat konnte danach eine Approbation als Apotheker II. Klasse beantragen, die allerdings keine Gültigkeit in größeren Städten besaß. Wollte er dort eine Apotheke betreiben, musste er zuvor Kurse am ‘Collegium medico-chirurgicum’ und in der Hofapotheke in Berlin einen sogenannten ‘Processus Pharmaceutico-Chirurgicus’ absolvieren. Nach erfolgreicher Prüfung durch das Obercollegium medicum erhielt er die Approbation I. Klasse, die ihn zur Niederlassung in größeren Städten berechtigte. Mit Order des Königs vom 26. November 1853 beziehungsweise durch ministerielle Verfügung vom 15. Dezember 1853 wurde zum 1. Januar 1854 der Apotheker II. Klasse abgeschafft.[5]

In der Regel absolvierte man bis zum 18. Jahrhundert vier bis sechs Jahre Lehrzeit und fünf bis sieben Jahre Gehilfenzeit in einer Apotheke, bevor man Apotheker werden konnte.[6]

Unabhängig von den Universitäten entstanden Ende des 18. Jahrhunderts Privatinstitute auf Eigeninitiative einiger forschungsinteressierter und gelehrter Apotheker wie zum Beispiel in Langensalza 1779 unter Johann Christian Wiegleb (1732–1800),[7] in Erfurt 1795 unter Johann Bartholomäus Trommsdorff, in Halle 1829 unter Franz Wilhelm Schweigger-Seidel (1795–1838)[8], das später nach dessen Suizid erst 1847 von Carl Steinberg (1812–1852)[9] weitergeführt wurde, in Jena unter Carl Christoph Traugott

---

1 C. FRIEDRICH / H.-J. SEIDLEIN / H. LANGER (1986/a), S. 273.

2 Siehe hierzu H. BETTIN / C. FRIEDRICH / W. GÖTZ (2004), Lebensdaten auf Titelseite; sowie C. FRIEDRICH (2013/b), S. 61–67.

3 Siehe hierzu B. ORLAND (2019), S. 124.

4 Siehe hierzu C. FRIEDRICH (2005), S. 42f. ‘Servierzeit’ ist ein Synonym für die Gesellenzeit. Sie folgte der Lehrzeit in einer Apotheke und war Voraussetzung u. a. für die Aufnahme in das Collegium medico-chirurgicum in Berlin, wenn der Apotheker I. Klasse angestrebt wurde, oder zur Erteilung der Approbation als Apotheker II. Klasse nach einer Prüfung vor dem Provincial-Collegium.

5 Siehe hierzu C. FRIEDRICH / W.-D. MÜLLER-JAHNCKE (2005), S. 408–415; B. BEYERLEIN (1991), S. 59f.; C. FRIEDRICH (2005), S. 35–52; sowie C. FRIEDRICH (2008), S. 3926.

6 Siehe hierzu B. BEYERLEIN (1991). S. 95.

7 Siehe hierzu C. SCHÜMANN (1997), S. 24; C. FRIEDRICH (2013/b), S. 35–41; sowie A. KLOSA (2009).

8 Siehe hierzu ADB (1891), Bd. 33, S. 340–342; sowie C. FRIEDRICH (2013/b), S. 77–80.

9 Siehe hierzu C. FRIEDRICH (2002), S. 22.

Friedemann Göbel (1794–1851)[10], das nach dessen Weggang an die Universität Dorpat von Heinrich Wilhelm Wackenroder (1798–1854)[11] fortgeführt wurde, in Bonn 1838/39 von Ludwig Clamor Marquart (1804–1881)[12], in Gießen 1826 von Justus von Liebig (1803–1873)[13] gemeinsam mit Hermann Umpfenbach (1798–1862)[14], Professor der Mathematik und Physik, und Friedrich Wernekin(c)k (1798–1835)[15], Professor der Mineralogie, sowie 1830 in München von Johann Andreas Buchner (1783–1852)[16], einem Schüler Trommdorffs, um nur einige zu nennen.[17] Das Betreiben dieser Anstalten war abhängig vom Zulauf der Schüler und deren Hörergelder und erforderte nicht zuletzt eine gutgehende Apotheke oder andere Einnahmen wie Professorengehälter an Universitäten.[18]

Johann Georg Pickel (1751–1838)[19] in Würzburg bemerkte selbst bei seinen Verhandlungen um ein neues Budget mit der Großherzoglichen Universitätskuratel, dass sein Chemisches Kabinett „nicht eine […] nur etablirte PrivatAnstalt, sondern eine auf Kosten der Universität errichtete bisher unterhaltene und nothwendig ferner zu erhaltene Anstalt ist".[20]

---

10 Siehe hierzu ADB (1879), Bd. 9, S. 299; sowie C. FRIEDRICH / W.-D. MÜLLER-JAHNCKE (2005), S. 611. Friedrich und Müller-Jahncke schrieben „Christoph", während die ADB „Christian" angab.

11 Siehe hierzu C. FRIEDRICH / W.-D. MÜLLER-JAHNCKE (2005), S. 611.

12 Siehe hierzu B. BEYERLEIN (1991), S. 243.

13 Siehe hierzu C. FRIEDRICH (2003), S. 1634–1638; C. FRIEDRICH (2023), S. 1256–1260; sowie C. R. GRUND (2002), S. 651.

14 Siehe hierzu ADB (1895), Bd. 39, S. 278.

15 Siehe hierzu C. FRIEDRICH / W.-D. MÜLLER-JAHNCKE (2005), S. 613.

16 Siehe hierzu C. R. GRUND (2002), S. 645; sowie M. SPRINGER (1978).

17 Siehe hierzu D. POHL (1972).

18 Siehe hierzu C. FRIEDRICH / W.-D. MÜLLER-JAHNCKE (2005), S. 608–614. Schweigger-Seidel scheiterte am Mangel von beidem und beging deswegen, nachdem sein Erbe aufgebraucht war, Selbstmord. Die Hörer waren bereits 1832 vor einer Choleraepidemie in Halle geflohen, eine Apotheke besaß er nicht und eine Erhöhung seines Dozentengehaltes an der Universität wurde zudem abgelehnt; siehe B. BEYERLEIN (1991), S. 112. Schweigger-Seidel erwähnte zwar in einem Brief an Trommsdorff vom 15. Juni 1828, dass ihm staatlicherseits eine jährliche Unterstützung neben einer ersten Bezuschussung zu seinem Institut in Aussicht gestellt worden wäre, wenn er mit seiner Lehranstalt einen Erfolg beweisen könne, seinen Freitod konnte dies allerdings nicht verhindern; siehe auch D. POHL (1972), S. 109–120.

19 Siehe hierzu B. BEYERLEIN (1991), S. 223.

20 UniAWürzburg, ARS 3218 [ohne Paginierung]. Schreiben Pickels an die „Großherzogliche UniversitätsCuratel" betreffs „Die nöthige Auslagen für den chemischen Lehrvortrag" vom 2. November 1806. Die Formulierung mit den Worten „[…] nur etablirte […]" brachte seine geringe Meinung über die Pharmazeutischen Privatinstitute zum Ausdruck, während er selbst als Lehrstuhlinhaber der Chemie und Pharmazie sein „Chemisches Laboratorium" in der Trägerschaft der Universität Würzburg unterhalten konnte.

4.1 Struktur der Pharmazie an der Würzburger Universität

Im fürstbischöflichen Würzburg regelte zum Beispiel die Studienordnung von 1734 die Bedingung für einen Apothekenprovisor, der als Gesell den Apotheker bei Abwesenheit vertrat:[21]

> „dass, wan ein Apotheckers-Gesell einen Provisoren abzugeben gewidmet ist, er vorhero von unserer Facultate medica solle examiniret, und, wofern er nicht gnug tauglich und geschickt gefunden würde, zu Vertrettung solcher Stelle mit des Nächsten Gefahr und Beschädigung ihme nicht erlaubet werden“.[22]

In Würzburg fand die Ausbildung der Mediziner am Juliusspital statt. In Zusammenarbeit mit der Universität wurden hier auch chemisch-pharmazeutische Kurse gegeben und „Materia medica“ gelesen. Nach dem Tod von Joseph Ignaz Stang (1743–1782)[23] erhielt der „erste echte Experimentalchemiker“[24] Johann Georg Pickel (1751–1838)[25] die Erlaubnis des Fürstbischofs von Würzburg „collegia privata medica, chemicam, theoreticam et practicam“[26] zu geben. Dies war der Beginn der universitären Entwicklung des Lehrfaches Pharmazie in Würzburg, an deren Ende die Etablierung als eigenständige Disziplin in Form eines Ordinariats stand. Berthold Beyerlein stellte bezugnehmend auf Rudolf Schmitz (1918–1992)[27] und Heinrich Wackenroder (1798–1854)[28] fest, dass die

> „Entwicklung zu einem obligatorischen Pharmaziestudium [...] auf das Phänomen zurückzuführen [sei], daß im 19. Jahrhundert sehr viele Pharmazeuten freiwillig ein akademisches Studium absolvierten. Der Synergismus aus wachsenden Studentenzahlen und administrativen Anforderungen bewirkte letztendlich das auch institutionelle Selbstständigwerden der Pharmazie.“[29]

Dies traf in kleinerem Maßstab in den ersten Jahren des 19. Jahrhunderts während der fürstbischöflichen und großherzoglichen Zeit auch für die Landesuniversität Würzburg zu.

---

21 Siehe hierzu C. FRIEDRICH / W.-D. MÜLLER-JAHNCKE (2005), S. 247. Ein Provisor vertrat einen Apotheker bei dessen Abwesenheit.

22 B. BEYERLEIN (1991), S. 60f.

23 Siehe hierzu A. METTENLEITER (2001), S. 842; sowie R. SCHMITZ (1969), S. 333. 1772 wurde Stang als Professor der Materia medica berufen und hielt Vorlesungen über Pharmakologie und Rezeptierkunst.

24 A. METTENLEITER (2001), S. 506.

25 Siehe hierzu W. DRESSENDÖRFER (2004), S. 76.

26 K. KOSCHEL (1982), S. 709; sowie UniAWürzburg, ARS 3218 [ohne Paginierung]. Schreiben Pickels an den „Churfürstlichen Academischen Senat“ mit Betreff das „Personale des chemischen Cabinets“ vom 18. Dezember 1804. Hier gibt Pickel selbst an, dass er im Jahr 1782 den „errichten [errichteten] ausübenden chemischen Lehrstuhl dahier“ übernommen hat.

27 Siehe hierzu C. FRIEDRICH / W.-D. MÜLLER-JAHNCKE (2005), S. 690; sowie A. M. LÖHNERT (2021).

28 Siehe hierzu B. BEYERLEIN (1991), S. 198.

29 B. BEYERLEIN (1991), S. 198, dort besonders Fußnote 42.

Wenngleich im Nachgang der Regierungsübergabe an Bayern 1814 hier das bayerische Organische Edikt von 1808[30] eingeführt wurde, das ein Pharmaziestudium erstmalig vorschrieb, blieb das Studium in Preußen und anderen deutschen Staaten noch bis in die 1860er-Jahre fakultativ.[31] Die Ausbildung konnte dort auch traditionell u. U. mit Einschränkungen in Bezug auf die Niederlassungsfreiheit in der Abfolge „Lehrling-Geselle-Apotheker"[32] erfolgen.

Die Dozenten der Pharmazie im 18. und 19. Jahrhunderts waren stets persönlich und individuell vom Landesherrn zum Privat-(dozent), Extraordinarius oder Ordinarius ernannt. Zum einen erfolgte dies sicher aus finanziellen Gründen, wie die Berufungen von Johann Joseph von Scherer (1814–1869)[33] und Ludwig Medicus (1847–1915)[34] für Würzburg belegen, zum anderen waren so besondere Titulierungen der Lehraufträge und Zuteilungen zu den Fakultäten möglich. 1836 wurde zum Beispiel Ludwig Rumpf (1793–1862)[35] unter Beibehaltung seines bisherigen Ordinariats in der Philosophischen Fakultät für das Lehrfach Mineralogie zusätzlich das Lehrfach Pharmazeutischen Chemie übertragen, wobei er die ersten Jahre auch parallel der Medizinischen Fakultät „adjungi[e]rt" war. Dies hatte sicherlich mit der nur zögerlichen Trennung der Pharmazie von der Medizin zu Beginn des 19. Jahrhunderts zu tun.

Zudem konnte es vorkommen, dass zum Beispiel Georg Pickel als ordentlicher Professor der Chemie und Pharmazie und gleichzeitig ab 1809 sein ehemaliger Schüler[36] Franz Lothar August Raimund Sorg (1773–1827)[37], vom Großherzog

---

30 Siehe hierzu C. R. GRUND (2002), S. 655; sowie UniAWürzburg, ARS 1632 [ohne Paginierung]. Bericht der Medizinischen Fakultät an den Akademischen Senat mit Betreff „das Bedürfnis eines zweyten Lehrers für Chemie u. Pharmacie an der hiesigen Universität" vom 28. Februar 1826. In diesem von Georg Pickel immer wieder kritisierten und nicht objektiven Schreiben des Dekans Johann Lukas Schoenlein (1793–1864) wurde die Aufenthaltsdauer der Pharmaziestudenten an den Universitäten im Königreich Bayern nach den Bestimmungen des Organischen Edikts mit zwei Jahren angegeben und bestätigt. Mit diesem Bericht wurde nach späterer Meinung Pickels der Freund Schoenleins Ludwig Rumpf protegiert. Die Lebensdaten Schoenleins wurden von Grund übernommen.

31 Siehe hierzu B. BEYERLEIN (1991), S. 161.

32 C. FRIEDRICH / W.-D. MÜLLER-JAHNCKE (2005), S. 409.

33 Siehe hierzu A. METTENLEITER (2001), S. 839.

34 Siehe hierzu W. DRESSENDÖRFER (2004), S. 80.

35 Siehe hierzu A. METTENLEITER (2001), S. 838.

36 UniAWürzburg, ARS 3226 [ohne Paginierung]. Schreiben Pickels an den Akademischen Senat vom 13. September 1808 mit Betreff Besuch des Physikalischen Kabinetts. Darin bezeichnete sich Pickel gegenüber Professor Sorg als seinen ehemaligen Lehrer.

37 Siehe hierzu K. KOSCHEL (1982), S. 713; sowie UniBibWürzburg, Sig. 63/T 16.16 Totenzettel Sorg, Franz Lothar August Raimund. Geboren wurde Sorg in Würzburg am 31. August 1773. Er wurde am 25. August 1798 promoviert und heiratete am 11. November 1798. Am 16. September 1802 avancierte er zum Professor der Physik [Extraordinarius]. Den Titel „Wirklicher Medizinalrat" erhielt er am 24. Mai 1814. Sorg starb am 4. März 1827 früh um 2 Uhr an Lungenentzündung.

Ferdinand von Toskana (1769–1824)[38] zum Ordinarius der „Physik und der gesamten Chemie“[39] berufen, an der Alma Julia Wirceburgensis unterrichteten.

Nach dem Grundsatz der Wissenschafts- und Lehrfreiheit, der auf den griechischen Philosophen Platon (427–347 v. Chr.)[40] und seine Akademie zurückgeht, lehrten zeitweise parallel in Würzburg Georg Pickel, Ludwig Rumpf (1793–1862)[41] und Gottfried Wilhelm Osann (1797–1866)[42] Pharmazie, letzterer „Chemie mit besonderer Berücksichtigung der Pharmazie“.[43] Rumpf hatte nach Auflösung der Mitbenutzung des Chemischen Kabinetts zumindest die Erlaubnis des Akademischen Senates dazu erhalten,[44] während Osann, der 1828 berufen worden war, an der Julius-Maximilians-Universität Physik und Experimentalchemie,[45] ab 1836 nach der Pensionierung Pickels Allgemeine Chemie unterrichtete. In Dorpat hatte er noch einen Lehrauftrag für Chemie und Pharmazie wahrgenommen.[46]

---

38 Siehe hierzu W. ENGELHORN (1982), S. 142.

39 UniAWürzburg, ARS 1632 [ohne Paginierung]. Abschrift einer Abschrift „Wir Ferdinand etc. etc.“ „Dekret für den Professor der Physik und Chemie Franz Lothar Sorg“ vom 7. September 1809.

40 Vgl. R. SCHMITZ (1998), S. 111 und S. 139–144.

41 Siehe hierzu B. BEYERLEIN (1991), S. 224.

42 Siehe hierzu C. OSANN (2014), S. 62, S. 66 und S. 109f. Durch unser Auffinden der Familienchronik Osann in der Universitätsbibliothek Würzburg im Jahr 2017 konnten die Lebensdaten von Gottfried Wilhelm Osann korrigiert werden; siehe Dankschreiben von Amalia-Sophia Sakkas vom 5. Februar 2019; A.-S. SAKKAS (2021), S. 149 und S. 175; sowie UniBibWürzburg, Sig. 63/T 6.171 Totenzettel Osann, Gottfried Wilhelm. Am 26. Oktober 1797 wurde Gottfried Wilhelm Osann in Weimar geboren. Er starb am 10. September 1866 in Würzburg; siehe StadtA Würzburg: Biographische Mappe Gottfried Wilhelm Osann [ohne Paginierung]. Sterbeattest ausgestellt am 2. Januar 1872 und beglaubigt am 4. Januar 1872; sowie StadtA Würzburg Einwohnermeldebogen jüngere Linie Gottfried Wilhelm Osann.

43 Siehe hierzu UniAWürzburg, ARS 1635 [ohne Paginierung]. Schriftliches Abstimmungsschreiben [„Circular“] des Akademischen Senats vom 13. März 1833.

44 Siehe hierzu UniAWürzburg, ARS 1635 [ohne Paginierung]. „Gehorsamste Anzeige des Prof. Dr. Rumpf in Betreff der in dem Sommersemester 1831 zu haltenden Vorträge über Chemie u. Pharmazie“ an den Akademischen Senat vom 9. April 1831; sowie Antwortschreiben des Akademischen Senats an Rumpf vom 9. April 1831. Darin erhielt Rumpf die Erlaubnis, weiterhin Vorträge über Chemie und Pharmazie zu halten.

45 Siehe hierzu K. KOSCHEL (1982), S. 714f.; UniAWürzburg, ARS 1635 [ohne Paginierung]. Schriftliches Abstimmungsschreiben [„Circular“] des Akademischen Senats vom 13. März 1833. Für einige begrenzte Teile der Chemie wurde das Physikalische Kabinett Osanns genutzt, da ja auch Osann Chemie mit besonderer Berücksichtigung der Pharmazie gelesen hatte; sowie „Gehorsamstes Bittgesuch“ des Prof. Osann an den Akademischen Senat vom 28. Oktober 1836. Osann selbst hielt sein Labor für Vorlesungen der „Allgemeinen Chemie“ ungeeignet. Vermutlich diente seine Argumentation aber nur dazu, ein eigenes Aversum [Budget] für das nach der Pensionierung Pickels neu für ihn hinzugekommene Lehrfach „Allgemeine Chemie“ zu erhalten.

46 Siehe hierzu O. VOLK (1982), S. 782f.; sowie UniAWürzburg, ARS 3226 [ohne Paginierung]. Volk bemerkte, dass in Würzburg in der Zeit 1803 bis 1814 die Experimentalphysik vernachlässigt worden wäre, ließ aber die komplette Akte [ARS 3226] des Universitätsarchivs „Physikalisches Cabinet v. J[ahr] 1804 mit 1827“ unberücksichtigt.

4.1.1 Professoren mit Lehrauftrag für Pharmazie

Mit der Berufung von Johann Georg Pickel (1751–1838)[47] 1782 gehörte die Pharmazie zur Medizinischen Fakultät. Dieser erhielt die Erlaubnis des Würzburger Fürstbischofs, „collegia privata medica, chemicam, theoreticam et practicam“[48] zu halten.

Der Unterricht für angehende Ärzte und Apotheker beinhaltete u. a. Materia Medica sowie Arzneimittelkunde. Dies blieb auch so, als Ludwig Rumpf (1793–1862)[49] zur Unterstützung Pickels 1826 nach Würzburg kam, obwohl er in Landshut nur als Privatdozent Mineralogie gelehrt hatte.[50] Erst als Rumpf 1830 zum Professor und Extraordinarius der Mineralogie berufen worden war, wechselte er an der Julius-Maximilians-Universität in die Philosophische Fakultät. Bei seiner Berufung für das Lehrfach der Pharmazeutischen Chemie 1836 ergab sich die besondere Konstellation, dass er unter „Beibehaltung seines Ordinariats in der Philosophischen Fakultät“ gleichzeitig der Medizinischen Fakultät angehörte,[51] was in den folgenden Jahren zu Problemen führte. Bereits ein Jahr später gab es Streit bezüglich der Rangfolge der Professoren innerhalb der Medizinischen Fakultät, da am

---

47 Siehe hierzu W. DRESSENDÖRFER (2004), S. 76; sowie K.-P. KELBER / M. OKRUSCH (2006), S. 81.

48 K. KOSCHEL (1982), S. 709; sowie UniAWürzburg, ARS 3218 [ohne Paginierung]. Schreiben Pickels an den „Churfürstlichen Academischen Senat“ mit Betreff das „Personale des chemischen Cabinets“ vom 18. Dezember 1804. Hier gibt Pickel selbst an, dass er im Jahr 1782 den „errichten [errichteten] ausübenden chemischen Lehrstuhl dahier“ übernommen hat; sowie C. FRIEDRICH / W.-D. MÜLLER-JAHNCKE (2005), S. 167. Friedrich und Müller-Jahncke geben fälschlich das Jahr 1786 zur Übernahme des Lehrstuhls an Johann Georg Pickel an.

49 Siehe hierzu B. BEYERLEIN (1991), S. 224.

50 Siehe hierzu UniAWürzburg, ARS 1632 [ohne Paginierung]. „Bitte des Doctor der Philosophie Ludwig Rumpf aus Bamberg“ an die „Koenigliche Universitäts Curatel“ undatiert mit weiterleitendem Vermerk der Kuratel an den Akademischen Senat zum gutachtlichen Bericht vom 12. Juli 1820 mit angefügten Zeugnissen „I, II, III, III [!, gemeint hier „IV“, wie im Anschreiben vermerkt]“; Anstellungsdekret Rumpfs ausgestellt von der „Königliche[n] Curatel der Universität Würzburg“ an den Akademischen Senat vom 14. Juni 1826; sowie „Auszug aus der an den akademischen Senat der k. Universität zu Landshut unterm 4ten July 1826 erlaßenen Entschließung“.

51 Siehe hierzu UniAWürzburg, ARS 755 [ohne Paginierung]. Schreiben des Staatsministeriums des Innern vom 29. März 1838; sowie UniAWürzburg, ARS 704 [ohne Paginierung]. Pensionierungsdekret Pickels mit Nachfolgeregelungen adressiert an den Akademischen Senat vom 10. September 1836.

31. März 1837 das Lehrfach „Medicinische Polizey etc." dem „Regierungs- und Kreis-Medicinalrath" Dr. Carl Friedrich Anton [manchmal „Adolph"] Schmidt (geb. 1802)[52] als ordentlichem Professor der Medizin übertragen wurde. Der Dekan der Medizinischen Fakultät richtete eine Anfrage an den Akademischen Senat, welcher der Professoren mit „Sitz und Stimme de[n] Vorzug" verdient hätte?[53] Letztlich wurde am 29. März 1838 Rumpf aus der Medizinischen Fakultät mit Schreiben des Ministeriums des Innern ausgegliedert. Die Pharmazie verblieb mit ihm bis zu seinem Tod 1862 aber in der Philosophischen Fakultät.[54]

---

52 Siehe hierzu G. STICKER (1932), S. 632f.; sowie gedruckte Verzeichnisse: „Verzeichniß des Personals und der Studierenden an der Julius-Maximilians-Universität zu Würzburg Sommer-Semester 1837" und „Personalbestand der Königlich-bayerischen Julius-Maximilians-Universität Würzburg im Sommer-Semester 1869" Schmidt soll am 12. November in Schweinfurt geboren sein. Ein genaues Ermitteln der Lebensdaten war nicht möglich. Nach den gedruckten Verzeichnissen des Personalbestandes der Universität trat er im Sommersemester 1837 als Ordinarius in den Dienst der Universität. Ab dem Sommersemester 1869 wurde er nicht mehr aufgeführt. Er wird in den Verzeichnissen und der Literatur als Carl [manchmal „Karl"] Friedrich Anton [in den letzten Jahren „Adolph" statt „Anton"] Schmidt [im Adressbuch der Stadt „Schmitt"] geführt. Er war Doktor der Medizin und Chirurgie, k[öniglicher] Regierungs- und Kreismedizinalrat, öffentlich ordentlicher Professor der „medicinischen Policey". Später wird er als öffentlich ordentlicher Professor der „Staatsarzneikunde und der Veterinärmedizin" bezeichnet. Laut Sticker war er 1824 mit dem Thema „Organisationsmetamorphose des Menschen" promoviert worden und in Würzburg der letzte Vertreter der Veterinärmedizin, obwohl Rudolf Virchow (1821–1902) seine Examenskandidaten darin prüfte.

53 Siehe hierzu UniAWürzburg, ARS 755 [ohne Paginierung]. „gehorsamste Anfrage" der Medizinischen Fakultät an den Akademischen Senat vom 11. Mai 1837. Rumpf war am 11. [10. laut Dekret des Staatsministeriums] September 1836 in Nachfolge Georg Pickels in die Medizinische Fakultät eingetreten und hatte damit die älteren Rechte. Allerdings war ein Fall der „Adjungi[e]rung" noch niemals vorgekommen; sowie UniAWürzburg, ARS 704 [ohne Paginierung]. Pensionierungsdekret Pickels mit Nachfolgeregelungen adressiert an den Akademischen Senat vom 10. September 1836.

54 Siehe hierzu gedruckte Verzeichnisse: 'Verzeichniß des Personals und der Studierenden an der Julius-Maximilians-Universität zu Würzburg Sommer-Semester' und 'Personalbestand der Königlich-bayerischen Julius-Maximilians-Universität Würzburg im Sommer-Semester'; UniAWürzburg, ARS 755 [ohne Paginierung]. Schreiben des Staatsministeriums des Innern „an den Senat der k. Universität Würzburg" vom 29. März 1838; sowie Schreiben des Ministeriums des Innern an den „Senat der k. Universität Würzburg" vom 24. November 1838. Rumpf hatte „allerhöchsten Orts" [beim bayerischen König] ein Gesuch am 30. Oktober 1838 eingereicht und um Beibehaltung als Mitglied der Medizinischen Fakultät gebeten, was aber endgültig abgelehnt wurde.

Nach der Zeit der Mitverwaltung des Studienfaches Pharmazie unter den Professoren Johann Joseph von Scherer (1814–1869), Adolph Friedrich Ludwig Strecker (1822 bis 1871)[55] und bis 1876 Johann Rudolph Wagner (1822–1880)[56] übernahm dieser dann offiziell neben seinem bisherigen Lehrfach „Technologie“ das „Nominalfach Chemische-Pharmazeutische Präparatenlehre“.[57] 1878 wechselte Wagner nach Auflösung der Staatswirtschaftlichen Fakultät in die Philosophische,[58] wo die Pharmazie in der mathematisch-naturwissenschaftlichen Sektion bis zur Gründung der Naturwissenschaftlichen Fakultät im Wintersemester 1937/38 in Würzburg verblieb.[59]

In Wagners Ägide erfolgte im März 1877 eine Anfrage des Deutschen Apothekervereins an das Bayerische Staatsministerium, wobei diese die Gründung selbstständiger „Pharmazeutischer Institute“ und deren Leitung durch studierte Pharmazeuten angeregt hatte.[60] Obwohl Wagner ausgebildeter Apotheker war[61] und an der Sorbonne in Paris sowie in Leipzig bei Otto Linné Erdmann (1804–1869)[62] studiert hatte,[63] fiel das Urteil des Akademischen Senats bezüglich der Institutionalisierung der Pharmazie als eigenes Lehrfach vernichtend aus:

> „Diese wissenschaftlichen Grundlagen seiner Fachbildung würde dem jungen Pharmazeuten ein als Professor der Pharmazie angestellter Apotheker gewiß nur in sehr mangelhafter Form, wenn überhaupt, darbieten können, jedenfalls würde der studirende Pharmazeut auf diese Art die Wissenschaft aus zweiter Hand, statt aus der ersten, der des wissenschaftlichen Fachmannes empfangen; selbst die für die praktische Thätigkeit des Apothekers nothwendigen Hinweise auf bestimmte Anwendungen wissenschaftlicher Sätze und die Uebungen im chemischen Laboratorium wie am Mikroskop werden die Professoren für Chemie und Botanik in einfacherer und leicht verständlicher Form gewähren können, als ein Professor der Pharmazie. […] Aus diesen […] Gründen beehrt sich der Senat an das Königliche Ministerium ganz gehorsamst den Antrag zu stellen: ‚Die verlangte Einrichtung von Lehrstühlen der Pharmazie wolle als überflüssig und sogar als dem Studium der Pharmazeuten schädlich abgelehnt werden.‘ “[64]

---

55 Siehe hierzu C. R. Grund (2002), S. 656.

56 Siehe hierzu R. Schmitz (1969), S. 336.

57 Siehe hierzu UniAWürzburg, ARS 880 [ohne Paginierung]. Ministerieller Erlass vom 23. Mai 1876.

58 Siehe hierzu UniAWürzburg, ARS 880 [ohne Paginierung]. Abschriftliches Schreiben des Staatsministeriums des Innern an den Akademischen Senat vom 5. November 1878 bezüglich der Auflösung der Staatswirtschaftlichen Fakultät. Wagners Lehrstuhl der Technologie und Chemisch-pharmazeutischen Präparatenlehre wechselte in die Mathematisch-naturwissenschaftliche Sektion der Philosophischen Fakultät.

59 Siehe hierzu W. Dressendörfer (2004), S. 81.

60 Siehe hierzu C. Friedrich / W.-D. Müller-Jahncke (2005), S. 635.

61 Siehe hierzu ADB (1896), Bd. 40, S. 574f.

62 Siehe hierzu Lehrstuhl für neuere und neueste Geschichte. Historisches Seminar der Universität Leipzig (2020); sowie C. Schümann (1997), S. 80. Erdmann war in Leipzig Professor der Technologie und gründete dort 1828 das „Journal für technische und ökonomische Chemie“.

63 Siehe hierzu UniALeipzig, Rektor M 23 [Matrikelbuch]. Wagner erhielt hier die Nummer 160 [mit Bleistift ausgebessert zu 157]. Er kam direkt von Paris als letztem Aufenthaltsort nach Leipzig, um sich für das Fach Chemie einzuschreiben.

64 B. Beyerlein (1991), S. 224.

Der Akademische Senat der Julius-Maximilian-Universität bestand im Wintersemester 1876/77 und Sommersemester 1877 aus folgenden Personen:[65]

- Franz von Rinecker (1811–1883)[66], Medizinische Fakultät
- Carl Franz Wilhelm Edel (1806–1890)[67], Staatswirtschaftliche Fakultät
- Friedrich Wilhelm Scanzoni von Lichtenfels (1821–1891)[68], Medizinische Fakultät
- Carl Ludwig Urlichs (1813–1889)[69], Philosophische Fakultät
- Carl Adolph Jacob Christian Gerhardt (1833–1902)[70], Medizinische Fakultät
- Carl Risch (1834–1895)[71], Juristische Fakultät
- Ludwig Joseph Gerstner (1830–1883)[72], Staatswirtschaftliche Fakultät
- Julius Sachs (1832–1897)[73], Philosophische Fakultät
- Richard Karl Heinrich Schröder (1838–1917)[74], Juristische Fakultät
- Johann Joseph Stein (1832–1909)[75], Theologische Fakultät
- Joseph Grimm (1827–1896)[76], Theologische Fakultät
- Eduard Mall (1843–1892)[77], Philosophische Fakultät
- Friedrich Kohlrausch (1840–1910)[78], Philosophische Fakultät

Rektor der Universität war im Wintersemester 1876/77 und Sommersemester 1877 der Germanist Matthias Lexer (1830–1892)[79] aus der Philosophischen Fakultät. Der 1876 offiziell für Chemisch-Pharmazeutische Präparatenlehre berufene Technologe Johann Rudolph von Wagner gehörte zu diesem Zeitpunkt dem Akademischen Senat nicht an.

In der Pharmazeutischen Zeitung wurde dieses Gutachten des Würzburger Akademischen Senats heftig kritisiert und widerlegt. Argumente dazu lieferten die beiden

---

65 Siehe hierzu gedruckte Verzeichnisse 'Personalbestand der Königlich Bayerischen Julius-Maximilians-Universität Würzburg im Wintersemester 1876/77'; sowie 'Personalbestand der Königlich Bayerischen Julius-Maximilians-Universität Würzburg im Sommer-Semester 1877'.

66 Siehe hierzu A. METTENLEITER (2001), S. 837.

67 Siehe hierzu C. R. GRUND (2002), S. 646.

68 Siehe hierzu C. R. GRUND (2002), S. 655.

69 Siehe hierzu C. R. GRUND (2002), S. 656.

70 Siehe hierzu C. R. GRUND (2002), S. 648; sowie E. MUTSCHLER / C. FRIEDRICH (2020), S. 29.

71 Siehe hierzu Totenzettel Carl von Risch, UniBibWürzburg, Sig. 63/T 6.209; Sterbejahr dort entnommen.

72 Geburts- und Sterbejahr sind dem Grabstein der „Ehrengrabstätte der Universität Würzburg" an der Nordmauer des Würzburger Hauptfriedhofs entnommen.

73 Siehe hierzu H. GIMMLER (1995), S. 128–156; sowie Ehrengrabstätte der Universität Würzburg an der Nordmauer des Würzburger Hauptfriedhofs.

74 Siehe hierzu NDB (2007), Bd. 23, S. 572–574.

75 Siehe hierzu W. WEISS (2007), S. 446.

76 Siehe hierzu ADB (1904), Bd. 49, S. 550f.; sowie Ehrengrabstätte der Universität Würzburg an der Nordmauer des Würzburger Hauptfriedhofs.

77 Siehe hierzu A. HÄMEL (1932), S. 258.

78 Siehe hierzu NDB (1980), Bd. 12, S. 430f.

79 Vgl. A. METTENLEITER (2001), S. 832; sowie H. BRUNNER (1995), S. 112–126. Bei Brunner finden sich ausführliche Angaben zu Lexers Leben und Werk.

Liebig-Schüler, der Breslauer Professor für Pharmazeutische Chemie Theodor Poleck (1821–1906)[80] und der Chemiehistoriograph Hermann Kopp (1817–1892)[81]. Letzter schrieb 1844:

> „Und so eng hat sich die Pharmacie mit der Chemie jetzt verschmolzen, dass der Standpunkt der ersteren in einem Lande nicht mit Unrecht als der Massstab der Verbreitung rein chemischer Kenntnisse betrachtet wird, dass jeder Fortschritt der Pharmacie zugleich als ein Fortschritt der rein wissenschaftlichen Chemie gilt, dass jeder Versuch zur Hebung der Pharmacie zugleich die Beförderung der chemischen Wissenschaft in sich schliesst."[82]

Weiter hieß es in der Pharmazeutischen Zeitung:

> „In den Laboratorien der Apotheken trat die chemische Thätigkeit immer mehr in den Vordergrund, namentlich als die im Jahre 1799 von Klaproth redigirte erste preussische Pharmacopoe vollständig mit dem ‚Mischmasch' der alten galenischen Mittel brach und in ihrem chemischen Theil die Grundsätze des von Lavoisier proclamirte[n] Systems der antiphlogistischen Chemie, das Fundament der heutigen Chemie, in Deutschland zuerst vertrat [...]. Die Laboratorien der deutschen Apotheker waren damals die Stätten einer ungemein furchtbaren [!; gemeint war „fruchtbaren"] chemischen Arbeit [...], um nur eine zu nennen, jene des Morphiums, des ersten Pflanzen-Alkaloids durch Apotheker [Friedrich Wilhelm Adam] Sertürner [(1783–1841)[83]] 1805, welche im Jahre 1831 von dem Institut de France mit einem Preise von 2000 Franken gekrönt wurde. Man kann ohne Uebertreibung behaupten, dass die Pharmacie vorzugsweise in Deutschland die Bausteine zum Aufbau der wissenschaftlichen Chemie lieferte."[84]

Als Aufgabe eines universitären Studiums der Pharmazie bezeichnete man damals „die rein pharmaceutische Ausbildung des Pharmaceuten zu vollenden, [...] ihn mit der Lösung der gerichtlich-chemischen und [...] hygienischen Aufgaben vertraut zu machen mit beständiger Rücksicht auf die Abrundung seiner naturwissenschaftlichen Bildung".[85] Das Bayerische Kultusministerium antwortete mit der Bemerkung, dass es an den Universitäten Erlangen und München bereits Lehrstühle für Pharmazie gäbe, deren Lehrstuhlinhaber ordentliche Professoren und approbierte Pharmazeuten waren.[86] Es wurde zudem auf die neue Prüfungsordnung von 1875 Bezug genommen, in der ein dreisemestriges Studium und eine höhere Gymnasialbildung vorgeschrieben waren.[87]

Nach dem Tod Wagners wurde zum 1. März 1881 der bereits mit Strecker nach Würzburg gekommene Ludwig Medicus (1847–1915)[88] zum Extraordinarius in der Philosophischen Fakultät ernannt. Er hatte den Auftrag, Vorlesungen über Chemische Technologie, Chemisch-pharmazeutische Präparatenlehre und Gerichtlich-analytische Chemie mit Einschluss der Lebensmitteluntersuchungen zu halten.[89] Der 1. August

---

80 Siehe hierzu B. Beyerlein (1991), S. 272.

81 Siehe hierzu B. Beyerlein (1991), S. 152.

82 N. N. (1877), S. 747 [Pharm. Zeitung].

83 Siehe hierzu M. R. Kesselmeier (2008); sowie C. Friedrich (2013/b), S. 68–76.

84 N. N. (1877), S. 747 [Pharm. Zeitung].

85 N. N. (1877), S. 757 [Pharm. Zeitung].

86 N. N. (1877), S. 763 [Pharm. Zeitung].

87 N. N. (1877), S. 771 [Pharm. Zeitung].

88 Siehe hierzu W. Dressendörfer (2004), S. 80.

89 Siehe hierzu UniAWürzburg, ARS 656 [ohne Paginierung]. Ernennungsdekret zum außerordentlichen Professor ausgestellt in Hohenschwangau am 7. Februar 1881; NDB (1990), Bd. 16, S. 599; sowie F. Reitzenstein (1915), S. 1744–1748.

1900 bedeutete eine Zeitenwende, da Ludwig Medicus zum ordentlichen Professor befördert wurde.[90] Von da ab wurde die Pharmazie in Würzburg immer von einem Ordinarius geleitet. Medicus' Nachfolger Alfred Heiduschka (1875–1957)[91], der am 1. April 1916 berufen worden war, und Rudolf Weinland (1865–1936)[92], der ihm 1920 nachfolgte, waren jeweils als Ordinarii nach Würzburg berufen worden. 1906 erfolgte schließlich noch die Umbenennung in 'Pharmazeutisches Institut und Laboratorium für Angewandte Chemie'.[93]

Der Pharmazie in Würzburg war nur ein Jahr in der 1937/38 neugegründeten Naturwissenschaftlichen Fakultät vergönnt, denn durch den Beschluss des Reichserziehungsministeriums vom 14. Februar 1938 wurde sie zum Ende des Wintersemesters 1938/39 neben neun anderen Hochschulstandorten im Deutschen Reich geschlossen. Zum vorangegangenen Wintersemester studierten noch 64 Pharmaziestudenten an der Julius-Maximilians-Universität.[94]

4.1.2 Professoren, die die Pharmazie neben ihrem Lehrauftrag mitbetreuten

1862 kehrte die Pharmazie für kurze Zeit durch die Übernahme von Johann Joseph von Scherer (1814–1869)[95], der in Würzburg als erster Klinischer Chemiker gilt, in die Medizinische Fakultät zurück. Sie wurde von ihm mitbetreut, da er einerseits für die Ausbildung der Mediziner und andererseits für das Studium der Chemie zuständig war. In diese Zeit fiel 1866 die allgemeine Umfrage des damaligen Prorektors der Marburger Universität, ob es an der Julius-Maximilians-Universität ein selbstständiges Pharmazeutisches Institut gäbe, die mit Nein beantwortet werden musste. Allerdings studierten bei Scherer ca. 30 Studenten pro Semester, wobei der überwiegende Teil hiervon Studenten der Pharmazie waren.[96]

---

90 Siehe hierzu UniAWürzburg, ARS 656 [ohne Paginierung]. Ernennungsdekret unterzeichnet von Luitpold von Bayern vom 8. Juli 1900; NDB (1990), Bd. 16, S. 599; sowie F. REITZENSTEIN (1915), S. 1746.

91 Siehe hierzu R. SCHMITZ (1969), S. 340.

92 Siehe hierzu W. DRESSENDÖRFER (2004), S. 80.

93 Siehe hierzu R. SCHMITZ (1969), S. 340.

94 Siehe hierzu C. FRIEDRICH / W.-D. MÜLLER-JAHNCKE (2005), S. 645; sowie R. SCHMITZ (1969), S. 342.

95 Siehe hierzu A. METTENLEITER (2001), S. 839.

96 Siehe hierzu R. SCHMITZ (1969), S. 336.

Nach Scherers Tod übernahm Adolph Friedrich Ludwig Strecker (1822–1871)[97] die Mitbetreuung der Pharmaziestudenten. Er war am 1. April 1870 der Philosophischen Fakultät zugeordnet worden, während bei der Medizinischen Fakultät ein Vorschlagsrecht im Fall einer Neubesetzung verblieb.[98] Nach seinem raschen Tod 1871 war die Pharmazie verwaist und wurde 1872 als Pharmazeutische Präparatenlehre von Johann Rudolph von Wagner (1822–1880)[99] aus der Staatswirtschaftlichen Fakultät weiterbetreut.

Johann Rudolph Wagner wurde 1856 zum außerordentlichen Professor für das Lehrfach Technologie[100] und Landwirtschaft in der Staatswirtschaftlichen[101] Fakultät berufen. Nachdem die eigentlichen Nominalfächer „Landwirtschaft sowie Forstencyklopädie und bayerische Forststatistik" 1862 dem Revierförster von Grünau übertragen wurden und 1869 mit diesem nach Aschaffenburg verlagert worden waren,[102] prüfte Wagner nach einer interimistischen Vertretung bei Scherers Tod ab 1872 Chemisch-Pharmazeutische Präparatenlehre,[103] die er offiziell aber erst 1876 vom

---

97 Siehe hierzu C. R. GRUND (2002), S. 656.

98 Siehe hierzu K. KOSCHEL / G. SAUER (1968), S. 23. Hier ist die Angabe falsch, dass mit Strecker zum ersten Mal für die Chemie ein ordentlicher Lehrstuhl in der Philosophischen Fakultät existierte, denn Sorg war bereits 1809 vom Großherzog Ferdinand zum Ordinarius der Physik und allgemeinen Chemie ernannt worden. Siehe UniAWürzburg, ARS 1632 [ohne Paginierung]. Abschrift einer Abschrift „Wir Ferdinand etc. etc." „Dekret für den Professor der Physik und Chemie Franz Lothar Sorg" vom 7. September 1809; sowie M. REINDL (1966), S. 40.

99 Siehe hierzu C. R. GRUND (2002), S. 657.

100 Siehe hierzu C. SCHÜMANN (1997). Schümann weist in seiner Dissertation den entscheidenden Anteil deutscher Apotheker an der Entwicklung der Technischen Chemie zwischen 1750 und 1850 nach. Auch Johann Rudolph Wagners Werdegang als ausgebildeter Apotheker, der in Leipzig beim Technologen Otto Linné Erdmann (1804–1869) studiert hatte, danach 1851 Lehrer an der Gewerbeschule für Land- und Forstwirtschaft in Nürnberg und 1856 Universitätsprofessor der Technologie in Würzburg wurde, entspricht ganz den Ausführungen Schümanns; siehe auch R. SCHMITZ (1969), S. 336. Technologie bedeutete im 19. Jahrhundert die Umwandlung roher Naturprodukte in Gebrauchsgegenstände ganz allgemein. Hier unterschied man zwischen mechanischer und chemischer Technologie.

101 Siehe hierzu L. MEDICUS (1914), S. 114. Ludwig Medicus schreibt hier fälschlicherweise „staatswissenschaftliche Fakultät". Siehe hierzu UniAWürzburg, ARS 880 [ohne Paginierung]. Abschriftliches Schreiben des Staatsministeriums des Innern an den Akademischen Senat vom 5. November 1878 bezüglich der Auflösung der Staatswirtschaftlichen Fakultät. Wagners Lehrstuhl der Technologie und Chemisch-pharmazeutischen Präparatenlehre wurde der Mathematisch-naturwissenschaftlichen Sektion der Philosophischen Fakultät zugeordnet. In diesem Schreiben heißt es auch, dass die Juristenfakultät in Zukunft die Benennung „Rechts- und staatswissenschaftliche Fakultät" erhält.

102 Siehe hierzu UniAWürzburg, ARS 880 [ohne Paginierung]: „Bericht der staatswirthschaftlichen Facultät zum k[öniglichen] Universitäts-Senat" vom 10. April 1876.

103 Siehe hierzu UniAWürzburg, ARS 880 [ohne Paginierung]. Schreiben des Staatsministeriums des Innern an den Akademischen Senat vom 26. Februar 1869; sowie abschriftliches Genehmigungsschreiben des Staatsministeriums des Innern an den Akademischen Senat vom 24. Dezember 1871 gleichen Inhalts. Interimistisch wurde Wagner in beiden Jahren die Prüfungen der naturwissenschaftlichen Fächern sowie Chemie in der Pharmazeutischen Prüfungskommission übertragen.

bayerischen König als Lehrfach zugewiesen bekam.[104] Vorlesungen über Pharmazeutische Chemie[105] bot er freiwillig erstmals zum Sommersemester 1863 an, wie aus den gedruckten Vorlesungsverzeichnissen ersichtlich ist.

4.2 Diskussion

Wir konnten an der Julius-Maximilians-Universität die wissenschaftsorganisatorische Struktur des Lehrfaches Pharmazie durch die Fakultäten in ununterbrochener Linie bis zur Auflösung der Pharmazie durch das Reichserziehungsministerium mit Beschluss vom 14. Februar 1938 darlegen. Anfänglich war die Pharmazie noch Teil der Medizinischen Fakultät, wie der Medizinhistoriker Georg Sticker (1860–1960)[106] mit der Zuschreibung des nachmaligen Pharmazeutischen Institutes an Georg Pickel bestätigt.[107]

Widerlegen konnten wir jedoch seine Aussage, dass das Pharmazeutische Institut direkt auf das Technologische Institut unter der Leitung von Peter Philipp Geier (1792 bis 1847)[108] zurückzuführen ist.[109] In der Nachfolge Johann Eduard Herbergers (1809 bis 1855)[110], der als Universitätsprofessor 1848 zugleich Professor an der Gewerbeschule für Land- und Forstwirtschaft sowie Technologie wurde,[111] übernahm zwar 1856 Johann Rudolph Wagner (1822–1880)[112] das Technologische Attribut, aber die Pharmazie beziehungsweise die Betreuung der Pharmaziestudenten wurde ihm

---

[104] Siehe hierzu UniAWürzburg, ARS 880 [ohne Paginierung]. Ministerieller Erlass vom 23. Mai 1876.

[105] Pharmazeutische Chemie, später auch Chemisch pharmazeutische oder Pharmazeutisch-chemische Präparatenlehre wurden damals synonym verwendet.

[106] Siehe hierzu A. METTENLEITER (2001), S. 842.

[107] Siehe hierzu G. STICKER (1932), S. 744.

[108] Siehe hierzu UniBibWürzburg, Sig. 63/T 15.51 Totenzettel Geier, Peter Philipp. Im universitären Bereich wird er häufig im Unterschied zu Prof. Georg Franz Geier (1773–1834) mit „Geier junior" bezeichnet. Geier junior war Ordinarius für Kameral-Enzyklopädie, Landwirtschaftslehre, Forstwissenschaft, Bergbaukunde, Technologie und Handelswissenschaft an der Julius-Maximilians-Universität, wie der Totenzettel Auskunft gab. Auch die Schreibweise „Geyer" fand sich in den Akten des Öfteren.

[109] Siehe hierzu G. STICKER (1932), S. 744.

[110] Siehe hierzu J. D. F. NEIGEBAUR (1860), S. 268, L. A. BUCHNER (1855), S. 140–144. Herberger war am 31. Juli 1809 in Kempten geboren worden. 1848 wurde er vom bayerischen König als ordentlicher Professor auf den Lehrstuhl der Technologie, der Land- und Forstwirtschaft an der Julius-Maximilians-Universität in Würzburg berufen. Am 14. März starb Herberger infolge eines Blutsturzes. Vgl. W. GUTTMANN (1909), Sp. 147. Ein Blutsturz ist eine starke Blutung, besonders aus der Lunge, confer Pneumorrhagie; siehe auch DApoBio (1975), Bd. 1, S. 264. Herberger, der seit 1848 an der Gewerbeschule Würzburg tätig war, wurde dort 1851 auch Rektor.

[111] Siehe hierzu C. SCHÜMANN (1997), S. 36.

[112] Siehe hierzu W. DRESSENDÖRFER (2004), S. 79.

nach 1869, als er provisorisch die Konservation des Chemischen Institutes bei Scherers Tod erhielt,[113] erst 1872[114] beziehungsweise offiziell erst 1876 übertragen. Wie wir nachweisen können, war der direkte Nachfolger Geiers Johann Eduard Herberger und nicht Wagner, wie Sticker behauptete. Auch seine Angabe, die „Staatswissenschaftliche" Fakultät sei 1881 mit der Juristischen Fakultät vereinigt worden, ist falsch. Ein Zusammenschluss der „Staatswirtschaftlichen Fakultät" mit der Juristischen fand 1878 statt. Sie hieß fortan „Rechts- und staatswissenschaftliche Fakultät".[115]

Sticker schien die Argumentationsweise von Ludwig Medicus (1847–1915)[116] übernommen zu haben, da sich die Abschnitte inhaltlich und wörtlich stark ähnlich sind. Auch Medicus schrieb fälschlicherweise „Staatswissenschaftliche Fakultät". Er hingegen erwähnte Herberger als Nachfolger von Geier junior, während er Ludwig Rumpf (1793–1862)[117] unerwähnt ließ.[118]

Ebenso falsch stellte Maria Reindl unter Berufung auf Sticker und Medicus die Pharmazie ausgehend vom Technologischen Lehrstuhl unter Peter Philipp Geier dar. Nach ihren Ausführungen wurde 1878 die „Staatswissenschaftliche Fakultät" aufgehoben, bei der es sich aber um die „Staatswirtschaftliche Fakultät" handelte.[119] Ludwig Rumpf wurde bei der Übernahme der Pharmazeutischen Chemie zwar der Medizinischen Fakultät „adjungi[e]rt",[120] schon zwei Jahre später hob man indes seine

[113] Siehe UniAWürzburg, ARS 880 [ohne Paginierung]. Aktenvermerk vom 23. Februar 1869; sowie UniAWürzburg, ARS 795 [ohne Paginierung]. Schreiben des „Kgl. Universitäts-Senates" an die Herrn Hofrat Dr. von Bamberger, Hofrat Dr. Wagner und Prof. Dr. Wirsing mit Betreff „Die Vertretung des verlebten der[maligen] Professors Hofrathes Dr. v. Scherer" vom 12. April 1869. Laut Ministerieller Entschließung vom 9. April 1869 No. 2970 bekamen Bamberger und Wagner die provisorische Bewahrung des Chemischen Institutes, während Wagner die Vorlesungen über Organische Chemie und die Leitung der Arbeiten im chemischen Laboratorium übernommen hatte.

[114] Siehe hierzu UniAWürzburg, ARS 880 [ohne Paginierung]. Handschriftliche Auflistungen eines Senators aus dem „Circulare" höchstwahrscheinlich vom 28. März 1876.

[115] Siehe hierzu G. STICKER (1932), S. 744; sowie UniAWürzburg, ARS 880 [ohne Paginierung]. Abschriftliches Schreiben des Staatsministeriums des Innern an den Akademischen Senat vom 5. November 1878 bezüglich der Auflösung der Staatswirtschaftlichen Fakultät. Wagners Lehrstuhl der Technologie und Chemisch-pharmazeutischen Präparatenlehre wird der Mathematisch-naturwissenschaftlichen Sektion der Philosophischen Fakultät eingereiht. In diesem Schreiben heißt es auch, dass die Juristenfakultät in Zukunft den Namen „Rechts- und staatswissenschaftliche Fakultät" erhält.

[116] Siehe hierzu R. SCHMITZ (1969), S. 337.

[117] Siehe hierzu A. METTENLEITER (2001), S. 838.

[118] Siehe hierzu L. MEDICUS (1914), S. 113f.

[119] Siehe hierzu M. REINDL (1966), S. 131f.

[120] UniAWürzburg, ARS 755 [ohne Paginierung]. Schreiben des Staatsministeriums des Innern vom 29. März 1838; sowie UniAWürzburg, ARS 704 [ohne Paginierung]. Pensionierungsdekret Pickels mit Nachfolgeregelungen, adressiert an den Akademischen Senat, vom 10. September 1836.

Mitgliedschaft in der Medizinischen Fakultät auf.[121] Reindl behauptete fälschlicherweise, dass die Pharmazeutische Chemie „unter L[udwig] Rumpf" in der Medizinischen Fakultät verblieb.[122]

Die Pharmazeutische Chemie war, wie wir anhand der Quellen nachweisen konnten, neben der Mineralogie Lehrfach von Ludwig Rumpf bis zu seinem Tod 1862.[123] Somit kann die „Pharmazeutische Chemie" als solche nicht 1842 mit Johann Joseph Scherer (1814–1869)[124] in die Medizinische Fakultät zurückgekehrt sein, wie Mettenleiter angibt.[125] In Scherers Personalakte fanden wir ein Dekret des Staatsministeriums des Innern vom 20. April 1842, wonach dieser die Bewilligung erhielt, als Privatdozent angestellt zu werden.[126] Seine Ernennungsurkunde zum Extraordinarius an der Medizinischen Fakultät vom 17. Juli 1842 beauftragte ihn mit „Lehrvorträge[n] der Organischen Chemie in Verbindung mit den für die Kliniken des Juliusspitals nöthigen chemischen Untersuchungen" beginnend mit dem 1. August desselben Jahres.[127] Auch

---

121 Siehe hierzu UniAWürzburg, ARS 755 [ohne Paginierung]. Schreiben des Staatsministeriums des Innern „an den Senat der k. Universität Würzburg" vom 29. März 1838; sowie Schreiben des Ministeriums des Innern an den „Senat der k. Universität Würzburg" vom 24. November 1838. Rumpf hatte „allerhöchsten Orts" [beim bayerischen König] ein Gesuch am 30. Oktober 1838 eingereicht und um Beibehaltung als Mitglied der Medizinischen Fakultät gebeten, was aber endgültig abgelehnt wurde.

122 Siehe hierzu M. REINDL (1966), S. 38.

123 Siehe hierzu K. KOSCHEL / G. SAUER (1968), S. 14; C. R. GRUND (2002), S. 646; sowie UniAWürzburg, ARS 880 [ohne Paginierung]. Bericht der „staatswirthschaftlichen Facultät zum k[öniglichen] Universitäts-Senat" vom 10. April 1876. Hierin erwähnt der Dekan der Staatswirtschaftlichen Fakultät, Carl Franz Wilhelm Edel (1806–1890), in Bezug auf die geplante offizielle Übertragung des Lehrfaches der Pharmazeutischen Präparatenkunde an Johann Rudolph Wagner, dass Ludwig Rumpf bis zu seinem Tode das Nominalfach „pharmaceutische Chemie" innegehabt hatte. Die Lebensdaten von Edel sind C. R. Grund entnommen.

124 Siehe hierzu R. SCHMITZ (1969), S. 336.

125 Siehe hierzu A. METTENLEITER (2001), S. 512; G. STICKER (1932), S. 637; C. VON DEUSTER (1982), S. 876; C. R. GRUND (2002), S. 392; sowie UniBibWürzburg, Sig. 63/T 1.160. Ferdinand Schubert (1812–1875) [Nach Sticker und von Deuster wurde Schubert 1810 geboren.] habilitierte sich zum Wintersemester 1841/42 für Medizin und war nach den gedruckten Verzeichnissen des Personals bis zu seinem Tod Privatdozent, später mit dem persönlichen Titel eines „k[öniglichen] Professors". Er war über den ganzen Zeitraum nie in leitender Position einer Anstalt, Klinik oder Attributes. Nach von Deuster hielt er Lehrveranstaltungen über Pharmazeutische Chemie, Physiologische Chemie, Analytische Chemie, Technische Chemie, Experimentalchemie, Pharmakognosie, Chemische Prüfung der Arzneimittel, Toxikologie und Polizeilich-Gerichtliche Chemie. Er wohnte u. a. in der Sandgasse 5/2 in Würzburg; sowie UniAWürzburg, ARS 2395 [ohne Paginierung] s. v. „Dieterich, Nicol[aus]", ARS 2400 [ohne Paginierung] s. v. „v. Hertlein, Franz", ARS 2401 [ohne Paginierung] s. v. „Heckenlauer, Georg". Alle drei Examenskandidaten der Pharmazie der Sommersemester 1860, 1865, 1866 belegten bei Schubert nur die Toxikologie. Pharmazeutische Chemie hörten sie bei Rumpf und nach dessen Tod bei Wagner.

126 Siehe hierzu UniAWürzburg, ARS 795 [ohne Paginierung]. Schreiben des Ministeriums des Innern an den Senat der Universität Würzburg mit Betreff „Das Gesuch des Dr. Scherer um Anstellung als Professor für organische Chemie" vom 20. April 1842.

127 Siehe hierzu UniAWürzburg, ARS 795 [ohne Paginierung]. Ernennungsdekret zum außerordentlichen Professor mit der originalen Unterschrift des Königs Ludwig I. (1786–1868), ausgestellt zu Bad Brückenau am 17. Juli 1842.

bei seiner Beförderung zum ordentlichen Professor wurde 1847 nur Chemie als Lehrfach genannt.[128] Unterricht u. a. der Medizinstudenten in diesem Fach erfolgte vermutlich durch den Privatdozenten Ferdinand Schubert (1812–1875).[129]

Dressendörfer behauptete ebenfalls fälschlich, dass Scherer seit 1842 das Extraordinariat für „Pharmazeutische Chemie" innegehabt habe und die „Pharmazie" über dieses „Extraordinariat verfüg[en]" würde.[130] Wir konnten dagegen den Aktenvermerk zum Originaldekret 4. Februar 1863 auffinden, in dem es heißt „Die Widerbesetzung d[es] Prof. der Mineral[ogie] und pharmaceut[ischen] Chemie […] hier die Uebertrag[un]g der Lehrsparte an den k[öniglichen] ord[entlichen] Prof. Dr. Scherer […] s[iehe] Akt ‚Wiederbesetzung der durch den Tod des Prof. Dr. Rumpf erledigten Professur' "[131] und nachweisen, dass Johann Joseph von Scherer mit der Betreuung der Pharmaziestudenten beauftragt wurde, was auch die gedruckten Verzeichnisse des Personals beweisen. Dort wird Scherers Institut ab Wintersemester 1863/64 als „Laboratorium für Organische und Pharmaceutische Chemie" bezeichnet.[132]

Auch Koschel und Sauer behaupteten irrtümlich, dass „bis etwa 1842, dem Jahre der Berufung J[ohann] J[oseph] Scherers, […] Rumpf offenbar den Lehrstuhl verwaltet"[133] habe.

Zudem konnten keine Angaben zu einer bereits 1833 erfolgten Emeritierung Johann Georg Pickels gefunden werden, wie Bärmig in seinen Personalbibliographien behauptete.[134] Auch Holm-Dietmar Schwarz (1928–2007)[135] irrte, indem er 1833 als Jahr für Pickels Emeritierung angab.[136]

---

[128] Siehe hierzu UniAWürzburg, ARS 795 [ohne Paginierung]. Ernennungsdekret zum ordentlichen Professor mit der originalen Unterschrift des Königs Ludwig I. (1786–1868) ausgestellt in München am 8. Juni 1847.

[129] Siehe hierzu C. VON DEUSTER (1982), S. 876; C. R. GRUND (2002), S. 392; G. STICKER (1932), S. 637; K. KOSCHEL / G. SAUER (1968), S. 23; sowie UniBibWürzburg, Sig. 63/T 1.160. Nach Sticker und von Deuster war Schubert 1810 geboren. Schubert hielt übergangsweise nach dem Tod Scherers dessen Vorlesungen. Er ist identisch mit dem Privatdozent Dr. Ferdinand Schubert, der sich um die Nachfolge Herbergers 1855 an der Universität Würzburg bewarb. Vgl. Kap. 5.1.4. Nach Sticker veröffentlichte er 1841 eine „Dissertatio de methodi endermaticae ratione nec non applicatione". Für das Sommersemester 1842 kündigte er ein Repetitorium über sämtliche pharmazeutische Wissenschaften an. Vgl. auch Fußnote 125.

[130] Siehe hierzu W. DRESSENDÖRFER (2004), S. 77.

[131] UniAWürzburg, ARS 795 [ohne Paginierung]. Interner Aktenvermerk zur Wiederbesetzung der Professur der Mineralogie und pharmazeutischen Chemie an der königlichen Universität Würzburg – hier die Übertragung der Lehrsparte an den ordentlichen Professor Scherer. Das Originaldekret ist laut Vermerk auf den 4. Februar 1863 datiert.

[132] Siehe hierzu 'Personalbestand der Königlich Bayerischen Julius-Maximilians-Universität Würzburg im Winter-Semester 1863/64'; sowie 'Personalbestand der Königlich Bayerischen Julius-Maximilians-Universität Würzburg im Sommer-Semester 1872'. Ab Sommersemester 1872 hieß das Attribut nur noch 'Chemisches Laboratorium nebst einschlägigen Sammlungen'.

[133] K. KOSCHEL / G. SAUER (1968), S. 11.

[134] Siehe hierzu H. BÄRMIG (1969), S. 57.

[135] Siehe hierzu DApoBio (2021), Ergbd. 3, S. 516f.

[136] Siehe hierzu H.-D. SCHWARZ (2001), S. 5602–5604.

Wie wir nachweisen können, erfolgte 1838 die Trennung der Parallelmitgliedschaft Rumpfs in der Medizinischen und Philosophischen Fakultät.[137] Langhans behauptet fälschlich, Rumpf wäre 1838 erst Mitglied der Medizinischen Fakultät geworden.[138] Außerdem bemerkte Koschel irrtümlich, dass Ludwig Rumpf von 1826 bis 1846 lehrte.[139] Tatsächlich unterrichtete Rumpf aber bis zu seinem Tod 1862 in Würzburg, wie aus den Quellen zweifelsfrei hervorgeht.

Mit der Ernennung von Franz Lothar August Raimund Sorg (1773–1827)[140] 1809 zum Ordinarius für die gesamte Chemie[141] in der Philosophischen Fakultät,[142] war bereits vor Adolph Friedrich Ludwig Strecker (1822–1871)[143] ein ordentlicher Professor der Chemie in der Philosophischen Fakultät vorhanden. Koschel und Sauer behaupteten fälschlich, dass unter Strecker 1869 zum ersten Mal ein ordentlicher Lehrstuhl der Chemie in der Philosophischen Fakultät bestand.[144] Koschel selbst schrieb aber 14 Jahre später, dass nach der Umorganisation der Fakultäten, Sorg in der Philosophischen und Pickel in der Medizinischen Fakultät Chemie lehrten, was wir bestätigen konnten.[145]

Unsere Arbeit bestätigt ferner die Ausführungen von Rudolf Schmitz (1918 bis 1992)[146] zum Institut für Pharmazie und Lebensmittelchemie der Universität Würzburg. Er zeichnete erstmals ein korrektes Bild zum Verlauf der Pharmazie an der Julius-Maximilians-Universität in der richtigen Abfolge der Lehrstuhlinhaber beziehungsweise der Verwalter des Faches Pharmazie ausgehend von Johann Georg Pickel über Ludwig Rumpf, Johann Joseph von Scherer, Johann Rudolph von Wagner bis hin zu Ludwig Medicus. Adolf Friedrich Ludwig Strecker ließ er wahrscheinlich auf Grund der kurzen Lehrtätigkeit in Würzburg vom Sommersemester 1870 bis zu seinem überraschenden Tod 1871 unerwähnt. Schmitz geht in seinen Ausführungen bis in die 1960er-Jahre, während wir uns auf den Verlauf bis zur Verselbstständigung des Studienfaches

---

137 Siehe hierzu UniAWürzburg, ARS 755 [ohne Paginierung]. Schreiben des Staatsministeriums des Innern „an den Senat der k. Universität Würzburg" vom 29. März 1838; sowie Schreiben des Ministeriums des Innern an den „Senat der k. Universität Würzburg" vom 24. November 1838.

138 Siehe P. M. LANGHANS (1971), S. 204.

139 Siehe hierzu K. KOSCHEL (1982), S. 714. Etwas weiter oben führte Koschel richtig aus, dass die Professur der Pharmazie bis 1862, dem Todesjahr Rumpfs, bei diesem verblieb.

140 Siehe hierzu UniBibWürzburg, Sig. 63/T 16.16 Totenzettel Sorg, Franz Lothar August Raimund.

141 Siehe hierzu UniAWürzburg, ARS 1632 [ohne Paginierung]. Abschrift „Erklärung des Medizinalrathes und Professors Sorg über seine Amtsverhältniße als ö. o. Lehrer der Chemie" an die Medizinische Fakultät gerichtet vom 30. November 1819. Ein akademischer Lebenslauf von Sorg selbst ist hier abschriftlich zu finden. Anliegend ist das Ernennungsdekret des Großherzogs in einer Abschrift der Abschrift erhalten.

142 Siehe hierzu UniAWürzburg, ARS 1632 [ohne Paginierung]. Abschrift einer Abschrift „Wir Ferdinand etc. etc." „Dekret für den Professor der Physik und Chemie Franz Lothar Sorg" vom 7. September 1809.

143 Siehe hierzu K. KOSCHEL / G. SAUER (1968), S. 23.

144 Siehe hierzu K. KOSCHEL / G. SAUER (1968), S. 23.

145 Siehe hierzu K. KOSCHEL (1982), S. 713.

146 Siehe hierzu C. FRIEDRICH / W.-D. MÜLLER-JAHNCKE (2005), S. 690; sowie A. M. LÖHNERT (2021).

Pharmazie beginnend mit Georg Pickel und endend mit Ludwig Medicus konzentriert haben.[147]

Die umfängliche Dissertation von Christina Renata Grund und ihre Angaben über Johann Joseph von Scherer bezüglich seiner Sonderstellung als Mediziner, der den offiziellen Lehrauftrag für Organische Chemie bis zu seinem Tod 1869 wahrnahm, konnten wir anhand der Quellen bestätigen.[148] Beim Tod Rumpfs übernahm Scherer dessen Lehrfach für Pharmazeutische Chemie. Die Allgemeine Chemie gehörte zu diesem Zeitpunkt allerdings nicht dazu, wie Grund behauptete.[149] Sie wurde bereits bei der Pensionierung Pickels abgetrennt und Gottfried Wilhelm Osann (1797–1866)[150] aus der Philosophischen Fakultät übertragen.[151]

Somit konnten wir die Stellung der Pharmazie an der Julius-Maximilians-Universität Würzburg seit der Berufung Pickels 1782 in ununterbrochener Linie bis zur eigenständigen Wissenschaft mit der Umbenennung des Technologischen Attributes in das „Pharmazeutische Institut und Laboratorium für Angewandte Chemie" 1906 darlegen. Nach Ludwig Medicus wurden die Direktoren dieses Institutes dann jeweils als ordentliche Professoren mit dem Lehrauftrag für Pharmazeutische Chemie an die Würzburger Universität berufen. Auch in der kurzen Zeit der Mitbetreuung des Faches Pharmazie unter Scherer, Strecker und anfänglich unter Wagner von 1862 bis 1876 konnten wir den Weg der Pharmazie nachverfolgen. Es gelang uns, einige Richtigstellungen zur Verselbstständigung der Pharmazie in Würzburg vorzunehmen.

---

147 Siehe hierzu R. SCHMITZ (1969), S. 333–343.

148 Siehe hierzu C. R. GRUND (2002).

149 Siehe hierzu C. R. GRUND (2002), S. 309.

150 Siehe hierzu W. DRESSENDÖRFER (2004), S. 76; sowie C. R. GRUND (2002), S. 94. Hier gibt Grund das Geburtsjahr Osanns falsch mit 1726 an.

151 Siehe hierzu UniAWürzburg, ARS 704 [ohne Paginierung]. Pensionierungsdekret Pickels ausgestellt in Berchtesgaden am 10. September 1836; UniAWürzburg, ARS 795 [ohne Paginierung] Aktenvermerk vom 4. Februar 1863; sowie C. R. GRUND (2002), S. 309. Der Aktenvermerk, auf den sich Grund bezog, nennt keine einzelnen Lehrfächer.

Außerdem konnten wir den Vergleich zu Preußen ziehen, wo die Pharmazie bis in die zweite Hälfte des 19. Jahrhunderts ein fakultatives Studium blieb, während in Würzburg schon zu fürstbischöflichen Zeiten ein Ordinarius die Pharmazie vertrat. Das Pharmaziestudium war dann in Würzburg verpflichtend wenn auch leicht verzögert durch die Regierungsverhältnisse 1814 eingeführt worden, wo es noch 22 Jahre unter der Ägide des ersten Ordinarius Johann Georg Pickel verblieb, was wir erstmalig belegen können. Auch auf die Pharmazeutischen Privatinstitute, die parallel zur Etablierung des Studiums an den Universitäten entstanden, konnten wir hinweisen. In Würzburg existierte eine solche Privatanstalt allerdings nicht.[152]

Das Würzburger Gutachten des Akademischen Senats von 1877 zur Einrichtung eigener Lehrstühle der Pharmazie an den Universitäten und deren Leitung durch Apotheker, das im ganzen deutschen Wissenschaftsbereich heiß diskutiert wurde, konnten wir in unserer Betrachtung berücksichtigen und erstmalig die Zusammensetzung der damaligen Entscheidungsträger aufzeigen.

---

[152] Siehe hierzu UniAWürzburg, ARS 3218 [ohne Paginierung]. Schreiben Pickels an die „Großherzogliche UniversitätsCuratel" betreffs „Die nöthige Auslagen für den chemischen Lehrvortrag" vom 2. November 1806. Pickel selbst behauptet darin, dass sein Chemisches Kabinett „nicht eine von nur etablirte PrivatAnstalt, sondern eine auf Kosten der Universität errichtete bisher unterhaltene und nothwendig ferner zu erhaltene Anstalt ist"; A. WANKMÜLLER (1962), S. 1533–1535; A. WANKMÜLLER (1973), S. 1771–1775; S. MERKLE (1922); sowie C. STOLL (2000), S. 232–234. Stoll führte aus, dass der spätere Apotheker Johann Baptist Happel bei Pickel in dessen Privatinstitut ausgebildet worden sei, da sein Name von Wankmüller in den Matrikellisten nicht erwähnt wurde. Wankmüller selbst bezog sich aber in seinem ersten Aufsatz über „Die Anfänge des Apothekerstudiums in Würzburg" auf Merkle, der sich durch unsere Untersuchung im Kapitel 5.3 als nicht ganz zuverlässig erwies, da er einige Personen nicht aufführte. Wir hingegen bezogen uns auf das handgeschriebene Matrikelbuch der Universität Würzburg Bd. 2, das Wankmüller 1962 nicht aber 1973 unberücksichtigt ließ. Eine einfache Eintragung des Studentennamens ohne Studienfach, wie es oftmals im handgeschriebenen Matrikelbuch der Universität Würzburg Bd. 2 vorkam, konnte Wankmüller auch nicht in seinen beiden Aufsätzen berücksichtigen. Ob in den 12 Jahren zwischen 1806 und 1818, den Jahren zwischen Pickels Aussage und von Happels Gesuch um die Errichtung einer Apotheke in Alzenau, das Privatlabor von Pickel als parallel zur Universität geführtes Privatinstitut von staatlicher Seite anerkannt wurde, muss offen bleiben. Belege dazu fanden wir nicht. Eventuell war Happel eine Einzelfallentscheidung. In dem originalen, handgeschriebenen Matrikelbuch Bd. 2 gibt es für den Zeitraum von 8. November 1805 bis 28. Dezember 1818 keinen Hinweis auf seinen Namen oder irgendein anderes Studienfach, wie wir nachweisen können; K. BARTELS (2004/a), S. 25. Karlheinz Bartels bemerkte, dass „in den ersten zwei Jahrzehnten nach Erlaß des Edikts [von 1808] die Medizinalbehörden den Nachweis eines Studiums ‚recht großzügig' handhaben". Happel konnte wohl belegte Kollegien bei Pickel vorweisen. Unter Umständen war es den Medizinalbehörden in Ausdehnung von Bartels Feststellung nicht wichtig, ob Happel eingeschriebener Student der Universität Würzburg oder ob er nur Gasthörer war, um die Einschreibungsgebühren zu sparen. Hörergeld musste Happel höchstwahrscheinlich dennoch entrichten; sowie D. POHL (1972), S. 172–175. Pohl erwähnt in seiner Dissertation über die deutschen pharmazeutischen Privatinstitute Würzburg als Standort eines solchen nicht. Er weist jedoch auf die Möglichkeit einer Approbationserteilung nach mehrjähriger Apothekentätigkeit, einem Privatstudium und einer „Probeprüfung" bei einem Medizinalkomitee in den ersten zwei Jahrzehnten nach 1808 in Bayern hin.

5 Personelle Struktur

Die Entwicklung der Pharmazie an der Julius-Maximilians-Universität Würzburg als Hochschuldisziplin wurde maßgeblich durch die zu diesem Fach in Bezug stehenden Personen geprägt. Zur personellen Struktur gehören zum einen das Lehrpersonal, also die Hochschullehrer und wissenschaftlichen Mitarbeiter, aber auch weitere Beschäftigte sowie die Studenten.[1]

In Würzburg begann diese Entwicklung sehr früh mit der Berufung Johann Georg Pickels (1751–1838) zum Professor der Chemie und Pharmazie durch den vorletzten regierenden Fürstbischof Franz Ludwig von Erthal (1730–1795)[2] im Jahr 1782. Sie setzte sich fort mit den Professoren Ludwig Rumpf (1793–1862), Johann Joseph von Scherer (1814–1869), Johann Rudolph von Wagner (1822–1880) und Ludwig Medicus (1847–1915). Ihnen zur Seite standen wissenschaftliche Mitarbeiter wie Assistenten, die sich um die Mitbetreuung der Studenten und die Labortätigkeiten kümmerten. Weitere Beschäftigte waren die Diener und Hausmeister sowie im Fall der Königlichen Untersuchungsanstalt für Nahrungs- und Genussmittel ab 1884 die Inspektoren, Diener, Kanzlisten und Weinkontrolleure. Die Ansiedelung dieser staatlichen Kontrollbehörden an den Technologischen beziehungsweise Pharmazeutischen Instituten war ein bayerischer Sonderweg, der wiederum die Bedeutung der Hochschulinstitute erhöhte. Zu Beginn wurden die Inspektoren auch entsprechend der Universität als Assistenten bezeichnet.

Als weiterer Untersuchungspunkt galt es, die Entwicklung der Studenten quantitativ und qualitativ hinsichtlich der Unterscheidung von Nationalitäten aufzuzeigen. Eine Internationalisierung weist zugleich einen Bedeutungsgewinn für das Fach und den Standort der Pharmazie aus. Dabei mussten die wechselnden politischen Gegebenheiten und Regierungszugehörigkeiten berücksichtigt werden.

5.1 Professoren

Um die Entwicklung des Hochschulfaches Pharmazie an der Julius-Maximilians-Universität Würzburg aufzeigen zu können, sollen nun zunächst die Professoren in Kurzbiographien vorgestellt werden. Da nach den Ausführungen von Rudolf Schmitz (1918–1992)[3] die ersten Pharmaziestudenten um das Jahr 1800 an der Alma Julia nachzuweisen waren,[4] beginnt unsere Betrachtung 1782 mit der Berufung Johann Georg Pickels (1751–1838). Im Folgenden werden die Hochschullehrer, die für das Fach der Pharmazie an der Universität Würzburg zuständig waren oder einen Lehrauftrag dazu

---

1 Siehe hierzu C. FRIEDRICH / H.-J. SEIDLEIN / H. LANGER (1986/b), S. 423.

2 Siehe hierzu H. FLURSCHÜTZ (1965), S. 7; sowie H. SCHOTT (2004), S. 153.

3 Siehe hierzu C. FRIEDRICH / W.-D. MÜLLER-JAHNCKE (2005), S. 690; sowie A. M. LÖHNERT (2021).

4 Siehe hierzu R. SCHMITZ (1969), S. 335.

erhielten, biographisch erfasst. Es waren dies Johann Georg Josef Pickel, Ludwig Rumpf (1793–1862), Johann Joseph von Scherer (1814–1869), Johann Rudolph von Wagner (1822–1880) und Ludwig Medicus (1847–1915). Sie waren gleichzeitig mit der Leitung der für den Unterricht der Studenten zur Verfügung stehenden Pharmazeutischen Kabinette, Sammlungen und Laboratorien beauftragt und versuchten diese nach ihren Möglichkeiten zu erhalten und zu mehren.

Schon in den Kurzbiographien wird deutlich, welchen Weg das Fach Pharmazie ausgehend von der Medizin am Ende des 18. Jahrhunderts bis zum Ende unseres Untersuchungszeitraumes durch den Tod von Ludwig Medicus 1915 in Würzburg genommen hat, der in der Nachfolge von Johann Rudolph von Wagner als Vertreter der „chemischen Technologie und Pharmazeutischen Präparatenlehre" und später der „Pharmazie und angewandten Chemie" der Philosophischen Fakultät angehörte. 1900 wurde in Würzburg die Professur für Pharmazie und Angewandte Chemie zum Ordinariat erhoben[5] und markierte das Ende eines „über hundertjährigen Reifungsprozesses"[6]. Medicus' Nachfolger Alfred Robert Heiduschka (1875–1957) und Rudolf Heinrich Friedrich Weinland (1865–1936) wurden direkt als Ordinarii für Pharmazeutische und Angewandte Chemie sowie zu Vorständen des Pharmazeutischen Institutes berufen.[7] Außer Johann Rudolph von Wagner stammten alle Professoren, die die Pharmazie an der Julius-Maximilians-Universität Würzburg vertraten, aus den nachmaligen bayerischen Landesteilen.

---

5 Siehe hierzu L. MEDICUS (1914), S. 114; sowie UniA Würzburg, ARS 656 [ohne Paginierung]. Gutachtliches Schreiben der Philosophischen Fakultät an den Akademischen Senat vom 9. Mai 1899 Betreff „Budget-Aufstellung zur XXV. Finanz-Periode, hier Ernennung des außerordentlichen Professors Dr. Medicus zum ordentlichen Professor für angewandte Chemie". Die Fakultät verwies auf die schon seit Längerem eingerichteten Ordinarien für „practisch-chemische Fächer in München und Erlangen". Sie sah Medicus in der Nachfolge von Johann Rudolph von Wagner, der die Stellung eines ordentlichen Professors allerdings in der inzwischen aufgelösten staatswirtschaftlichen [!] Fakultät innehatte. In dem Schreiben wurde auch auf die gestiegene Bedeutung des Faches für angewandte Chemie hingewiesen.

6 R. SCHMITZ (1969), S. 338.

7 Siehe hierzu R. SCHMITZ (1969), S. 340; DApoBio (1986), Ergbd. 1, S. 177f.; sowie DApoBio (1978), Bd. 2, S. 730f. Heiduschka habilitierte sich 1909 in München und avancierte dort 1915 zum außerordentlichen Professor. Seine Berufung nach Würzburg erfolgte 1916 als ordentlicher Professor. Er wechselte aber bereits 1920 an die Technische Hochschule Dresden. Auch Weinland habilitierte sich 1899 in München. In Tübingen wurde er 1902 außerordentlicher Professor für Pharmazeutische Chemie. 1920 folgte er Heiduschka als Ordinarius für Pharmazeutische und Angewandte Chemie in Würzburg nach.

5.1.1 Johann Georg Pickel (1751–1838)

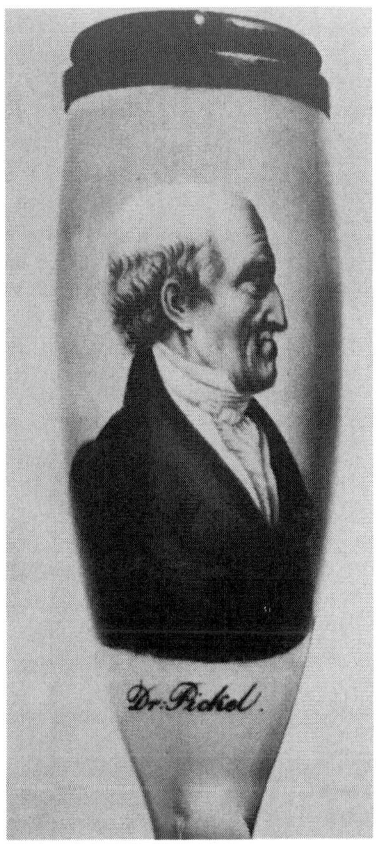

Abb. 1: Pfeifenkopf mit Bild von Johann Georg Pickel.[8]

Johann Georg Josef Pickel[9] (1751–1838) wurde am 20. November 1751 in Sommerach am Main in eine Kaufmannsfamilie geboren. Er wuchs mit acht Geschwistern auf.[10] Im

[8] Siehe hierzu H. FRANKE (1984), S. 35; sowie StadtA Würzburg, Biographische Mappe Georg Pickel [ohne Paginierung]. Im Stadtarchiv ist ebenfalls ein Bild als Zeitungsausschnitt mit dem Portrait Johann Georg Pickels auf dem Pfeifenkopf, allerdings in minderer Bildqualität, zu finden. Nach persönlicher Mitteilung von Dr. Andreas Mettenleiter, Mailverkehr vom 4. bis 9. Dezember 2019, konnte der originale Pfeifenkopf mit dem Abbild Georg Pickels im Museum für Franken [früher Mainfränkisches Museum] sowie im Würzburger Institut für Hochschulkunde nicht aufgefunden werden. Er gilt als verschollen.

[9] In der heutigen Literatur wird er fast durchgängig als *Johann Georg Pickel* geführt, während Pickel selbst in seinen eigenen Veröffentlichungen nur den Namen *Georg* verwendete. Laut Fußnote 71 von Winfried Kraus in dessen Chronik zu Sommerach war nach einem Hinweis des Ortsarchivars Dr. Elmar Hochholzer der Name *Johann* der Leitname aller männlichen Familienmitglieder; siehe hierzu W. KRAUS (2007), S. 578. Elmar Hochholzer sowie Winfried Kraus verwenden daher die Namen *Georg Josef*.

[10] Vgl. W. KRAUS (2007), S. 59f.

Alter von sieben Jahren musste bei ihm im Würzburger Juliusspital stationär ein Armgeschwür behandelt werden. Dort wurde der geistliche Leiter auf den intelligenten Knaben aufmerksam und verhalf ihm zu einem Platz am Gymnasium des Stifts Haug in Würzburg.[11] Hier half er mit großem Talent seinem Lehrer Ambrosius Egell (1732 bis 1801)[12] bei der Herstellung von Thermometern, Barometern und Elektrisiermaschinen.[13]

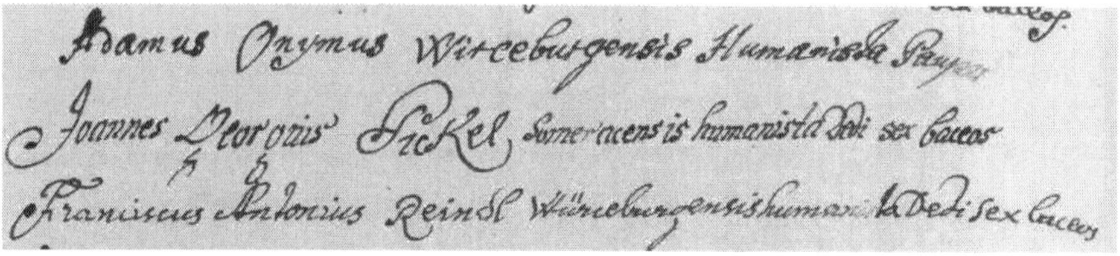

Abb. 2: Originaler handschriftlicher Studenteneintrag des aus Sommerach am Main stammenden Johann Georg Pickel, zweite Zeile von oben. Der Eintrag ist unter dem 26. November 1767 vermerkt.[14]

Pickel studierte auf Wunsch des Fürstbischofs Adam Friedrich von Seinsheim (1708 bis 1779)[15], reg. 1755 bis 1779,[16] an der Universität Würzburg Arzneikunde, Medizin, Naturwissenschaft und Philosophie. 1778 wurde er an der Alma Julia mit der Arbeit

---

[11] Vgl. H.-D. SCHWARZ (2001), S. 5602–5604; sowie G. SCHÖPF (1802), S. 419–421.

[12] Vgl. NDB (1959), Bd. 4 , S. 322; sowie J. B. SCHAROLD (1824), S. 57. Das Geburtsdatum ist der Neuen Deutschen Biographie entnommen, das Sterbedatum konnten wir in dem Werk *Geschichte des gesamten Medizinalwesens im ehemaligen Fürstenthum Würzburg während des Mittelalters und des sechszehnten Jahrhunderts* von Scharold ausfindig machen. In der Neuen Deutschen Biographie werden die Lebensdaten Egells genannt; siehe auch A. METTENLEITER (2001), S. 823.

[13] Siehe hierzu UniAWürzburg, ARS 3226 [ohne Paginierung]. Abschriftliches Schreiben Pickels an die „Churfürstl. Studien-Curatel“ vom 25. Februar 1806. Darin erbot sich Pickel nach dem Wegzug des Professors Konrad Dietrich Martin Stahl (1771–1833) an die Universität Landshut mit Beschreibung seiner Ausbildung, für das Sommersemester 1806 die Experimentalphysik zu übernehmen. Nach seinen Angaben hatte er bereits die letzten zwei Semester 40 bis 47 Hörer der Physik im eigenen Laboratorium mit seinen Geräten und Instrumenten der Physik unterrichten können. Pickel war nach eigener Angabe Egell bei vielen Arbeiten zu den Instrumenten behilflich gewesen; siehe auch W. ENGELHORN (1982), S. 143. Die Lebensdaten von Stahl wurden Engelhorn entnommen.

[14] Siehe hierzu Matrikel der Universität Würzburg, Bd. 2. Der Eintrag lautet: „Joannes Georgius Pickel Someracensis humanista dedi sex baceos“. Darüber hatte sich der spätere Rektor der Universität Würzburg Adam Joseph Onymus (1754–1836) eingetragen. Dessen Lebensdaten wurden dem im Jahr 2014 restaurierten Grabmal auf dem Oberdürrbacher Friedhof bei Würzburg entnommen.

[15] Siehe hierzu A. METTENLEITER (2001), S. 840; sowie H. SCHOTT (2004), S. 148. Schott gibt hier 1708 als Geburtsjahr von Adam Friedrich von Seinsheim an.

[16] Vgl. H. SCHOTT (2004), S. 130; sowie B. JANZ (2004), S. 754.

„De electricitate et calore animali“[17] bei Andreas Adam Senfft (1740–1795)[18] promoviert[19] und erhielt den Doktor der Medizin.[20]

Wien und Göttingen waren weitere Stationen, an denen er seine naturwissenschaftlichen Kenntnisse erweiterte. Jan Ingenhousz (1730–1799)[21] und J[oseph] von Herbert (1725–1794)[22] waren in Wien auf dem Gebiet der Experimentalphysiologie und Physik seine Mentoren. In Göttingen studierte er bei G[eorg] Chr[istoph] Lichtenberg (1742 bis 1799)[23], der ihn bei den physikalischen Vorlesungen als Experimentator einsetzte. Nach seiner Rückkehr nach Würzburg 1782 erhielt Pickel von Fürstbischof Franz Ludwig von Erthal (1730–1795)[24] die schon vor seinen Studien im Ausland versprochene Professur[25] für Chemie und Pharmazie in der Medizinischen Fakultät, zunächst als außerordentlicher Professor ohne Gehalt. Anlässlich der zweiten Säkularfeier der Universität im

---

17 StadtA Würzburg: Biographische Mappe Johann Georg Pickel [ohne Paginierung]. Kleiner Zettel auf altem Papier mit zeittypischer Handschrift. Das Jahr 1778 wird hier als Erscheinungsjahr der Dissertation angegeben; siehe A. WANKMÜLLER (1962), S. 1533–1535. Auch Wankmüller erwähnte die Dissertation; siehe G. PICKEL (1778).

18 Siehe hierzu A. METTENLEITER (2001), S. 840.

19 Siehe hierzu G. PICKEL (1778); H.-D. SCHWARZ (2001), S. 5602–5604; H. BÄRMIG (1969), S. 56; A. METTENLEITER (2001), S. 823 und S. 840; G. SCHÖPF (1802), S. 419; sowie G. STICKER (1932), S. 512. Das Deckblatt der Dissertation gibt neben Pickel den Dekan der Medizinischen Fakultät Andreas Adam Senfft (1740–1795) als „praeside Andrea Adamo Senfft“ an. Einen Hinweis auf die Betreuung der Doktorarbeit durch Johann Peter Ehlen (1715–1785), wie Holm-Dietmar Schwarz (1928–2007), Henning Bärmig und Georg Sticker (1860–1960) angaben, konnten wir nicht finden. Sticker behauptete, Pickels Dissertation „Experimenta Physico-Medica de Electricitate et calore animali“ fand unter „praeside Ehlen“ statt. Die Lebensdaten von Ehlen und Senfft stammen aus der Monographie von A. Mettenleiter. Gregor Schöpf erwähnt als zeitgenössische Quelle keinen Betreuer von Pickels Promotion. Er befasste sich jedoch kurz mit dem Inhalt der Dissertation; vgl. A. METTENLEITER (2001), S. 842; sowie DApoBio (2021), Ergbd. 3, S. 516f. Die Lebensdaten von Sticker wurden A. METTENLEITER (2001), die von Schwarz der Deutschen Apotheker-Biographie entnommen.

20 Siehe hierzu H.-D. SCHWARZ (2001), S. 5602–5604.

21 Siehe hierzu NDB (1974), Bd. 10, S. 171f.

22 Siehe hierzu C. VON WURZBACH (1862), S. 351f.

23 Siehe hierzu NDB (1985), Bd. 14, S. 449–464.

24 Vgl. H. FLURSCHÜTZ (1965), S. 7; sowie H. SCHOTT (2004), S. 153.

25 Siehe hierzu UniAWürzburg, ARS 3226 [ohne Paginierung]. Abschriftliches Schreiben Pickels zur Übernahme der Vorlesungen in Experimentalphysik an die „Churf. StudienCuratel“ vom 25. Februar 1806. Hier wird das „expectanz decret“ von Fürstbischof Adam Friedrich von Seinsheim (1708–1779) vom 14. September 1778 erwähnt; H. SCHOTT (2004), S. 130 und S. 148. Die Lebensdaten von Adam Friedrich von Seinsheim sind aus H. SCHOTT (2004) entnommen; sowie C. FRIEDRICH / W.-D. MÜLLER-JAHNCKE (2005), S. 167. Friedrich und Müller-Jahncke geben fälschlich das Jahr 1786 zur Übernahme des Lehrstuhls an Johann Georg Pickel an.

selben Jahr stellte er seine auf eigene Kosten angeschafften oder auch selbst angefertigten Instrumente dem staunenden Publikum vor.[26] Am 20. November 1782[27] wurde er zum ordentlichen Professor mit dem Recht „collegia privata medica, chemicam, theoreticam et practicam“[28] zu lesen ernannt. Mit Schreiben des Fürstbischofs Franz Ludwig von Erthal vom 3. April 1783 erhielt Pickel jährlich 150 Taler für sein Kabinett, wovon er einen „Gehilfen“,[29] einen „Famulus“[30] und alle anderen Kosten zur Anschaffung und Betrieb des Laboratoriums bestreiten konnte.[31] Für seinen Unterricht benutzte er bis 1787 das Laboratorium der Julius-Spital-Apotheke. 1786 beleuchtete er dieses Laboratorium mit Gas, das er durch Verkohlen von Knochen erzeugte.[32]

---

[26] Vgl. K. KOSCHEL (1982), S. 708f.; S. BERNSCHNEIDER-REIF (2004), S. 67; sowie J. J. SCHERER (1852), S. 21f.

[27] Siehe hierzu K. KOSCHEL (1982), S. 709; V. HOFFMANN (1982), S. 254; G. PICKEL (1785), S. 16; sowie H.-D. SCHWARZ (2001), S. 5602–5604. Koschel gab das Jahr 1785 für Pickels Ernennung zum ordentlichen Professor an, während Schwarz den 20. November 1782 nannte. Koschel bezog sich vermutlich auf die 1785 gedruckte Einladungsrede von Pickel, in der dieser „einen neuen von unserm gnädigsten Landesfürsten zu errichtenden Lehrstuhl“ ankündigte, wo man „zuvor die superficielle [oberflächliche] Körperkenntniß in der Naturgeschichte werde erwerben können“. Ob damit sein eigener Lehrstuhl der Chemie gemeint war, bleibt offen; siehe auch S. MATTHES (1982), S. 684. Es könnte sich um den 1792 vom Fürstbischof gegründeten Lehrstuhl für Josef Anton Bruno [Klostername Bonavita] Blank (1740–1827), nunmehriger ordentlicher Professor der Philosophie und Naturgeschichte gehandelt haben. Die Lebensdaten von Blank wurden V. HOFFMANN (1982) entnommen.

[28] K. KOSCHEL (1982), S. 709; sowie UniAWürzburg, ARS 3218 [ohne Paginierung]. Schreiben Pickels an den „Churfürstlichen Academischen Senat“ mit Betreff das „Personale des chemischen Cabinets“ vom 18. Dezember 1804. Hier gibt Pickel selbst an, dass er im Jahr 1782 den „errichten [errichteten] ausübenden chemischen Lehrstuhl dahier“ übernommen habe.

[29] Siehe hierzu UniAWürzburg. ARS 3218 [ohne Paginierung]. Schreiben Pickels an den „Churfürstliche[n] Academische[n] Senat“ vom 18. Dezember 1804. Gemeint war hier ein Helfer, in Pickels Fall meist der Juliusspitalapotheker.

[30] Siehe hierzu UniAWürzburg. ARS 3218 [ohne Paginierung]. Schreiben Pickels an den „Churfürstliche[n] Academische[n] Senat“ vom 18. Dezember 1804; sowie UniAWürzburg. ARS 3218 [ohne Paginierung]. Schreiben Pickels an die „Churfürstliche oberste Studien-Curatel“ vom 15. März 1804. Gemeint war hier ein „Stößer“ oder Zurichter, der bei Handdiensten behilflich war. Er musste sich auch um die Versorgung der Öfen und das Heizmaterial kümmern.

[31] Siehe hierzu UniAWürzburg. ARS 3218 [ohne Paginierung]. Schreiben Pickels an die „Churfürstliche oberste StudienCuratel“ um weitere Bezahlung der 150 Taler vom 15. März 1804. Hier erwähnt Pickel das fürstbischöfliche Schreiben mit Datum.

[32] Siehe hierzu O. ZEKERT (1942), S. 80; M. WAGNER (1931), S. 510; sowie H.-D. SCHWARZ (2001), S. 5602–5604.

Einer seiner Schüler war der spätere Marburger Professor der Chemie und Medizin Ferdinand Wurzer (1765–1844).[33]

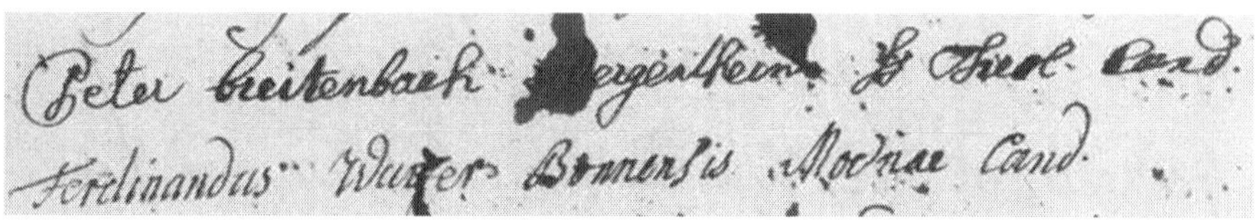

Abb. 3: Originaler handschriftlicher Studenteneintrag unter dem 26. November 1784 (untere Zeile) des aus Bonn kommenden Ferdinand Wurzer, später Professor der Chemie und Medizin in Marburg.[34]

1784 gründete Pickel mit fürstbischöflicher Erlaubnis im Stadtteil Sanderau in Würzburg eine Fabrik, wo er Chemikalien, medizinische Verbandsmaterialien, Apparate sowie Instrumente herstellte. Der erste biegsame und lackierte Katheter, der in Europa große Anerkennung fand, entstand so neben lackierten Bougies[35], Sonden, Klistierröhren und vielem mehr. 1799 war die chemische Fabrik „Pickel & Seitz" eine der größten und bekanntesten ihrer Art in Deutschland. Sie bot ein enorm breites Sortiment an.[36] Mit landesherrlicher Genehmigung „zur Benutzung der vaterländischen Salzlaugen"[37], die er 1784 vom Fürstbischof bekam, stellte er in seiner Fabrik auch Glaubersalz, Bittersalz, Duplikatsalz[38], Mineralalcali[39] und das sog. „Pickelgrün"[40]

[33] Siehe hierzu H.-D. SCHWARZ (2001), S. 5602–5604; sowie J. K. P. ELWERT (1799), S. 676–678. 1784 kam Wurzer zum weiteren Studium nach Würzburg, wo er u. a. bei seinem späteren Freund und Kollegen Georg Pickel Vorlesungen besuchte. Elwert berichtete allerdings, dass Wurzer bereits im Oktober 1784 nach Würzburg gekommen wäre, wo er bis zum Herbst 1786 verblieb; F. WURZER (1818), S. 344f. Wurzer bezeichnete sich selbst als Freund Pickels; siehe auch I. R. LAUTERBACH (2015), S. 13–19. Lauterbach erwähnte den zweijährigen Studienaufenthalt Ferdinand Wurzers in Würzburg ohne nähere Zeitangabe. Zu Johann Georg Pickel machte sie keine Aussage. Zur Biographie Wurzers siehe auch C. MEINEL (1978), S. 515f.

[34] Siehe hierzu Matrikel der Universität Würzburg, Bd. 2.

[35] Siehe hierzu PSCHYREMBEL (1969), S. 162. Bougies sind stabförmige Instrumente verschiedener Dicke zum Aufdehnen und Weiten von Verengungen, zum Beispiel zur Dehnung der Harnröhre.

[36] Siehe hierzu C. SCHÜMANN (1997), S. 329 und S. 338. Nähere Angaben zu Pickel und seiner Fabrik sind hier zu finden; sowie C. FRIEDRICH / W.-D. MÜLLER-JAHNCKE (2005), S. 982. Schümann, Friedrich und Müller-Jahncke schreiben hier versehentlich „Sonderau" als Entstehungsort der Fabrik. Tatsächlich war es der Würzburger Stadtteil „Sanderau".

[37] G. SCHÖPF (1802), S. 420.

[38] Siehe hierzu W. GUTTMANN (1909), Sp. 315. Duplicatsalz entspricht Kalium sulfuricum.

[39] Siehe hierzu W. GUTTMANN (1909), Sp. 765f. und Sp. 1175. Mineralalkali entspricht Soda. Soda ist fester Bestandteil beim Verbrennen, Aschenrückstand: Kohlensaures Natrium, Na_2CO_3; sowie W. GUTTMANN (1909), Sp. 634. Kohlensäure kommt in Salzform zum Beispiel als Kohlensaures Natrium, Na_2CO_3 vor.

[40] Siehe hierzu J. J. SCHNEIDER (1831), S. 405 und S. 419. Schneider verwendet den Begriff „arsenichtsaures Kupferoxyd" für Schweinfurter- oder Pickelgrün, synonym auch für Wiener Grün und Mitis-Grün. Er erkannte bereits die hohe Giftigkeit dieser Farbe.

her, das identisch mit dem bekannten Schweinfurter Grün war.[41]

Seine Auffassung als Wissenschaftler und *Lehrer*, wie Georg Pickel sich oft selbst bezeichnete,[42] dem Staate und dem Menschen nützlich zu sein, spiegelte sich bereits in seinem Werk über „Nutzen und Einflusse in Chemie auf das Wohl eines Staates und auf verschiedene Künste und Wissenschaften“[43] wider, das er 1785 als Einladungsrede zu seinen chemischen Vorlesungen in Würzburg drucken ließ. Sein Ideal entsprach dem Utilitarismus.[44]

Johann Georg Pickel widmete sich intensiv der Untersuchung und Ausbeutung vieler Mineralquellen, so in Bocklet, Neustadt an der Saale, Kissingen und im thüringischen Lindenau der Saline Friedrichshall. Dort baute er 1787 eine Fabrik, in der er jährlich 20 Tonnen Bittersalz[45] herstellte.[46] 1791 entdeckte er bei Homburg am Main[47] Salpetervorkommen im Kalktuff einer Höhle.[48] Mit landesherrlicher Weisung war Pickel fortan für das Bergwesen im Fürstentum Würzburg zuständig.[49]

---

41 Siehe hierzu H.-D. SCHWARZ (2001), S. 5602–5604; R. SCHAAFF / J. RIEDERER (1992); sowie K. STOCKERT (1922), S. 303. Als 'Schweinfurter Grün' wurde Kupfer(II)-arsenitacetat bezeichnet, $Cu(CH_3COO)_2 \cdot 3\ Cu(AsO_2)_2$. Es gab etwa 70 verschiedene Namen für das Schweinfurter Grün, das – in mehreren Fabriken hergestellt – die große Nachfrage der Zeit befriedigte. Auch die Bezeichnung 'Würzburger Grün' war gebräuchlich. Nach Schaff und Riederer wurden wegen der bekannten Giftigkeit der Farbe Decknamen in der Literatur eingeführt. Sie geben als Erstnennung des Synonyms Pickelgrün das *Handbuch der Allgemeinen Warenkunde* von Karl und Moritz Seubert aus dem Jahr 1866 an. Unterschiedliche Herstellungsmethoden führten zu verschiedenen Farbnuancen. Bei Schaaff und Riederer finden sich detaillierte geschichtliche und naturwissenschaftliche Informationen zum Schweinfurter Grün und dessen Verwendung.

42 Siehe hierzu UniAWürzburg, ARS 1634, Akt des Rektorats und Senats der königl. Universität Würzburg [ohne Paginierung]. Brief von Georg Pickel an den Königlich akademischen Senat vom 26. [November] 1829. Der schwer zu entziffernde angegebene Monat November wurde aus dem Inhalt des Briefes und dem Eingangsdatum des Schreibens an den königlichen Akademischen Senat erschlossen.

43 G. PICKEL (1785).

44 Siehe hierzu HERDER (1950), Sp. 4595. Utilitarismus kommt vom Lateinischen „utilis“ für „nützlich“. Die Nützlichkeitsmoral setzt das Gute dem Nützlichen und das Böse dem Schädlichen gleich. Der Nutzen des Einzelnen sowie der Nutzen für die Gemeinschaft, die sich als Familie, Volk, Staat oder Menschheit definieren lässt, bilden den Wertmaßstab.

45 Siehe hierzu W. GUTTMANN (1909), Sp. 142; sowie PSCHYREMBEL (1969), S. 138. Bittersalz ist Magnesium sulfuricum. In der Form des Heptahydrats $MgSO_4 \cdot 7\ H_2O$ kommt es als Mineral vor. Es fand als Abführmittel Verwendung.

46 Siehe hierzu UniAWürzburg, ARS 704 [ohne Paginierung]. Schreiben der Medizinischen Fakultät an den Akademischen Senat anlässlich des 50. Doktorjubiläums vom 6. Juni 1828 [abschriftlich im Anlagenteil]. Hier wird er als Gesellschafter der Fabrik genannt. Den Verdienst behielt er anscheinend zum Staatswohl nicht.

47 Siehe hierzu H.-D. SCHWARZ (2001), S. 5602–5604. Holm-Dietmar Schwarz schreibt versehentlich „Homberg“.

48 Durch die Angabe des Vorkommens im Kalktuff einer Höhle können wir wohl auf Kalksalpeter $Ca(NO_3)_2$ schließen.

49 Vgl. H.-D. SCHWARZ (2001), S. 5602–5604; sowie Deutsche Biographische Enzyklopädie (1998), S. 664.

Auf dem Gebiet des Weinbaus gelang es ihm durch spezielle Rauchfeuer die Reben vor Nachtfrösten zu schützen. Hierzu feuerte er eine Kanone als Zeichen eines beginnenden Frostes für die Winzer ab, die im Weingarten Holz- und Reisighaufen bereithielten.[50] Gescheitert war dagegen sein Versuch, den Heißluftballonflug der Gebrüder Montgolfier in Würzburg auf dem Residenzplatz vor Publikum nachzubauen.[51] Mit Illuminationen wie zum Beispiel anlässlich des Geburtstages des bayerischen Kurfürsten Maximilian IV. Joseph (1756–1825)[52] im Mai 1806 hatte er hingegen mehr Erfolg und begeisterte die Würzburger Bevölkerung.[53]

Pickel bot sich zudem an, die Vorlesungen in dem „physikalischen Instrumentensaal" über Experimentalphysik für das Sommersemester 1806 zu halten, nachdem Professor Konrad Dietrich Martin Stahl (1771–1833)[54] nach nur zwei Jahren an der Universität Würzburg an die Landshuter Hochschule gewechselt war. Nach Angaben Pickels hatte er selbst die letzten zwei Sommersemester bereits Physik, die als Hilfswissenschaft der Pharmazie galt, gelehrt und dabei 40 bis 47 Zuhörer gehabt.

---

50 Vgl. G. PICKEL (1804), S. 53–56.

51 Vgl. H. FRANKE (1984), S. 37–39; sowie A. METTENLEITER (2001), S. 509. Die Gebrüder Joseph Michel Montgolfier (1740–1810) und Jacques Étienne Montgolfier (1745–1799) unternahmen vor den Augen des französischen Königs und dessen Hofstaat am 19. September 1783 einen erfolgreichen Aufstieg ihres selbst entwickelten Heißluftballons. Franke und auch Mettenleiter erwähnen ein anonymes „Schreiben aus Würzburg an einen Freund", das über den misslungenen Ballonflug berichtete. Franke gibt das Jahr mit 1804 und den Aufbewahrungsort des Schreibens mit der Universitätsbibliothek Würzburg an, während Mettenleiter sich neben dem anonymen Schreiben auf eine Reaktion Pickels in der „Würzburger Sammlung inländischer Neuigkeiten" vom 24. September 1784 beruft.

52 Siehe hierzu HERDER (1950), Sp. 2666; sowie C. R. GRUND (2002), S. 652. Grund erwähnt den Kurfürst Max IV. Joseph unter seinem späteren von Napoleon Bonaparte verliehenen Titel Max I. Joseph, König von Bayern; siehe auch A. METTENLEITER (2001), S. 833. Hier gibt Mettenleiter versehentlich 1765 als Geburtsdatum an. Der Kurfürst und spätere König wird dort mit beiden Titeln genannt.

53 Vgl. H.-D. SCHWARZ (2001), S. 5602–5604.

54 Siehe hierzu ADB (1893), Bd. 35, S. 402f.; sowie UniAWürzburg, ARS 3226 [ohne Paginierung]. Schreiben des Professors Sorg als Extraordinarius der Chemie und Naturlehre an die „Churfürstliche oberste StudienCuratel" vom 28. Februar 1806. Professor Sorg gab hier an, dass ihm die „Direktion des physikalischen Apparates" anvertraut war und er schon bisher die physikalischen „Lehrgegenstände" vortrug. Die Kuratel sollte ihm das Ordinariat der Physik nach seinem Bittgesuch übertragen.

Eigentlich war dafür in diesem Zeitraum Professor Stahl beauftragt.[55] Der bereits etablierte Extraordinarius für dieses Fach, Professor Franz Lothar August Raimund Sorg (1773–1827)[56], bot ebenfalls an, die Betreuung des Physikalischen Kabinetts und die Vorlesung über Experimentelle Physik als zukünftiger ordentlicher Professor zu übernehmen, was ihm auf Grund eines Gutachtens des Akademischen Senats von der Kurfürstlichen Kuratel so jedoch nicht genehmigt wurde. Stattdessen erhielt Sorg bis zu einer allerhöchsten Bestimmung des Kurfürsten nur in provisorischer Weise die Aufsicht über das Physikalische Labor[57] und die Vorlesungen übertragen. Professor Dr. Andreas Metz (1767–1839)[58] übernahm, wie es bereits in der Vergangenheit geschehen war, auch in Ergänzung dazu die „mathematische oder reine"[59] Physik. Pickel wurde, da er ein eigenes Labor besaß und die benötigten Gerätschaften nach seiner Aussage selbst zur Verfügung hatte, nicht berücksichtigt. Seine „allenfalls älteren Ansprüche"[60] auf den Lehrstuhl würden durch die provisorische Vergabe nicht beeinträchtigt, wie die Studienkuratel als oberste lokale Aufsichtsbehörde feststellte.[61]

---

55 Siehe hierzu UniAWürzburg, ARS 3226 [ohne Paginierung]. Abschrift des Bittgesuchs von Pickel an die „Churfürstliche StudienCuratel" vom 25. Februar 1806. Hier erbot sich Pickel, da er auf Grund seines Werdeganges mit der Experimentalphysik vertraut wäre, für das Sommersemester 1806 die Vorlesung in diesem Fach zu halten. Der eigentliche Ordinarius hierfür, Professor Stahl, wechselte nach nur zwei Jahren nach Landshut; sowie UniAWürzburg, ARS 3226 [ohne Paginierung]. Bericht des Akademischen Senats an die „Großherzogliche Univ. Kuratel expediert 9. Juni 1808". Im Jahre 1808 hatte Pickel immer noch in der Physik eine „bedeutende Anzahl von Zuhörern", während Sorg keine Studenten aufweisen konnte.

56 Siehe hierzu K. KOSCHEL (1982), S. 713; sowie UniBibWürzburg, Sig. 63/T 16.16 Totenzettel Sorg, Franz Lothar August Raimund. Geboren wurde Sorg am 31. August 1773 in Würzburg. Am 25. August 1798 erfolgte seine Promotion. Hierauf heiratete er am 11. November 1798. Am 16. September 1802 wurde er Professor der Physik [Extraordinarius]. Den Titel „Wirklicher Medizinalrat" erhielt er am 24. Mai 1814. Sorg starb am 4. März 1827 nachts um 2 Uhr an Lungenentzündung.

57 Siehe hierzu UniAWürzburg, ARS 3226 [ohne Paginierung]. Bericht des Akademischen Senates an die „Churfürstl. Univ.Curatel expedirt 13. März 1806". „Ein vorzüglicher Bestimmungsgrund für uns ist die traurige existenz [!] des prof. [!] Sorg, welcher den Willen und die Fähigkeit hat über dieses fach [!] zu lesen, aber ohne den Gebrauch des Univ. Cabinetes, aus Abgang eines eigenen, wieder in der vorigen Unthätigkeit zu bleiben gedrungen wäre, denn auch zur theoretischen Chemie [!] fand er, aus sehr begreiflichen Ursachen, bisher keine Zuhörer." Allerdings wurde in gleichem Schreiben darauf aufmerksam gemacht, dass der Akademische Senat Professor Sorg auf Grund „neuere[r] Theorien", die man ihm zutraute, besser als Pickel für die Betreuung des Kabinettes geeignet fand.

58 Siehe hierzu O. VOLK (1982), S. 461.

59 UniAWürzburg, ARS 3226 [ohne Paginierung]. Schreiben der „Kurfürstlichen Universitäts Curatel" an den kurfürstlichen Akademischen Senat den „Gebrauch des physikalischen Kabinets betreffend" vom 17. März 1806.

60 Siehe hierzu UniAWürzburg, ARS 3226 [ohne Paginierung]. Schreiben des Prorektors und des Akademischen Senats an Professor Pickel „Beylage 15" expediert am 21. März 1806.

61 Siehe hierzu UniAWürzburg, ARS 3226 [ohne Paginierung]. Schreiben der „Kurfürstlichen Universitäts Curatel" an den kurfürstlichen Akademischen Senat den „Gebrauch des physikalischen Kabinets betreffend" vom 17. März 1806.

In der Folge kam es von Pickel immer wieder zu Eingaben und Beschwerden, das Physikalische Labor von seinen Studenten und Hörern mitbenutzen oder ihnen wenigstens zeigen und Geräte vorführen zu dürfen.[62] Zudem wurde Pickel einige Male als Gutachter zum Physikalischen Kabinett bestimmt.[63] Großherzog Ferdinand (1769–1824)[64] ernannte schließlich Professor Franz Lothar August Sorg mit einem Dekret ausgestellt in Werneck am 7. September 1809 zum „öffentlichen Lehrer der Physik und der gesammten [!] Chemie [...] und zum Professor ordinarius" an der Universität Würzburg.[65]

Die wohl ungewöhnlichste Erfindung ist der 1812 von Johann Georg Pickel entwickelte Rettungsapparat zur Wiederbelebung von Scheintoten, den er als Konservator des Chemischen Kabinetts diesem eingliederte, wie eine Inventarliste von 1830, die er selbst verfasste, beweist.[66]

1828 bekam er von der Universität Würzburg anlässlich seines 50-jährigen Doktorjubiläums eine Gedenkmünze verliehen, die der König von Bayern bewilligt hatte. Eine ausführliche Würdigung seiner Person ist zusammen mit einer Abschrift des Vorbereitungsschreibens der Medizinischen Fakultät an den Akademischen Senat zu

---

62 Siehe hierzu UniAWürzburg, ARS 3226 [ohne Paginierung]. Bittgesuch Pickels an den Großherzoglichen Akademischen Senat vom 11. April 1808; UniAWürzburg, ARS 3226 [ohne Paginierung]. Schreiben Pickels direkt an den „Durchlauchtigsten Erzherzog, Allergnädigste[n] Großherzog und Herr[n]" vom 9. Juli 1808 mit mehreren Beilagen; UniAWürzburg, ARS 3226 [ohne Paginierung]. Schreiben Pickels an den Akademischen Senat vom 13. September 1808 mit Betreff Besuch des Physikalischen Kabinetts. Professor Sorg war ehemaliger Schüler von Pickel; sowie UniAWürzburg, ARS 3226 [ohne Paginierung]. Schreiben der Großherzoglichen Universitätskuratel an den Akademischen Senat vom 2. August 1808 und vom 22. Dezember 1808. In Letzterem wurde nochmal auf die Erlaubnis des Großherzog Ferdinands vom 1. August 1808 hingewiesen, dass Pickel das Physikalische Kabinett unter einigen Bedingungen seinen Hörern zeigen und vorführen konnte. Professor Sorg hatte mit Hinterlist versucht, Pickel am Zugang zum Physikalischen Kabinett zu hindern.

63 Siehe hierzu UniAWürzburg, ARS 3226 [ohne Paginierung]. Schreiben Pickels an den Akademischen Senat vom 13. September 1808 mit Betreff „Visitation des Physikalischen Kabinets" zusammen mit Professor Metz; sowie Gutachten Pickels undatiert im Anschluss an ein abschriftliches Schreiben Prof. Sorgs an die Großherzogliche Universitätskuratel vom 2. März 1809 wegen einer Abgabe eines großen Magneten und einer Elektrisiermaschine zu medizinischen Zwecken aus dem Physikalischen Kabinett.

64 Siehe hierzu W. ENGELHORN (1982), S. 142.

65 Siehe hierzu UniAWürzburg, ARS 1632 [ohne Paginierung]. Abschrift einer Abschrift „Wir Ferdinand etc. etc." „Dekret für den Professor der Physik und Chemie Franz Lothar Sorg" vom 7. September 1809. Sorg erhielt ein neues Jahresgehalt von 1200 Gulden zugesprochen. Diese Abschrift ist im Anschluss an einen von Sorg selbstverfasste[n] [akademischen Lebenslauf] „Erklärung des Medizinalrathes und Professors Sorg über seine Amtsverhältnisse als ö. o. Lehrer der Chemie" vom 30. November 1819 zu finden; sowie UniBibWürzburg, Sig. 63/T 16.16 Totenzettel Sorg, Franz Lothar August Raimund.

66 Siehe hierzu UniAWürzburg, ARS 1634 [ohne Paginierung]. Inventarliste von Johann Georg Pickel dem Akademischen Senat zugestellt am 10. April 1830; sowie StadtA Würzburg, Biographische Mappe Johann Georg Pickel [ohne Paginierung]. Darin ist das Buch über den Rettungsapparat für die Wiederbelebung der Scheintoten aus dem Jahr 1812 komplett enthalten. Das Titelblatt ist im Anlagenteil, Anlage 18, S. 409 abgebildet.

seinem Doktorjubiläum im Anlagenteil zu finden.[67] Seine Majestät der König von Bayern ehrte ihn 1832 mit der Verleihung des Ludwigkreuzes zu seinem goldenen Professorenjubiläum.[68] Die 'Gesellschaft zur Vervollkommnung der Künste und Gewerbe zu Würzburg' gab zu Ehren ihres ältesten Mitgliedes Johann Georg Pickel am 12. August 1832 eine Festschrift heraus. Es kam hierbei eine eigens dafür gedichtete Chorkomposition zur Aufführung.[69] Als Ehrengabe erhielt er zu diesem Jubiläum von den „Doktoren" der Stadt Würzburg[70] und seinen „Schülern"[71] einen Silberbecher, gearbeitet vom Silberschmiedemeister Andreas Kaspar Dörffer (1807–1836)[72] aus Würzburg, mit der Inschrift:

> „Georgio Pickel, Chemiae Professori p. o. de scientiis naturalibus meritissimo solemnia semisaecularia ex animo gratulantur medici Herbipolenses iidemque maximam partem ejus Discipuli XXIV. Juli. MDCCCXXXII."[73]

---

67 Siehe hierzu UniAWürzburg, ARS 704 [ohne Paginierung]. Schreiben des Staatsministeriums des Innern an den Akademischen Senat der „k. Universität Würzburg, das Doctorats-Jubiläum des p. [!] Pickel betreffend" vom 22. März 1828; sowie Schreiben der Medizinischen Fakultät an den Akademischen Senat anlässlich des 50. Doktorjubiläums vom 6. Juni 1828 [abschriftlich im Anlagenteil, Anlage 16].

68 Siehe hierzu J. A. EISENMANN / K. F. HOHN (1832), S. 242; sowie UniAWürzburg, ARS 704 [ohne Paginierung]. Verleihungsdekret des Ehrenkreuzes des Ludwigs-Ordens ausgestellt vom Staatsministerium des Innern vom 14. Juli 1832. Das Kreuz des Ludwigsordens wurde an Diener im Hof-, Staats-, Kriegs- und Kirchendienst für 50 Jahre Treue verliehen und am 25. August 1827 von König Ludwig I. (1786–1868) gestiftet. Im Gegensatz dazu blieb die Ehrenmünze Angehörigen niederen Standes für 50 Jahre treue Dienste vorbehalten; vgl. Verleihung an den Hausmeister des Medizinischen Kollegienhauses Nikolaus Ritter im Jahre 1898, Kap. 5.2.6.

69 Siehe hierzu StadtA Würzburg, Biographische Mappe Johann Georg Pickel [ohne Paginierung]. Die Noten und der Chortext für zwei Männerchöre [Tenor, Baß achtstimmig!] sind im Anlagenteil, Anlage 19 abgedruckt. Die Monographie „Ein Fest der Freude und dem Verdienste gewidmet Sr. Hochwohlgeboren dem Herrn Dr. Georg Pickel, von Sommerach, Ritter des königl. Bayer. Ludwigs-Ordens, [...]" mit den angefügten Noten ist in der Biographischen Mappe enthalten.

70 Gemeint ist hier sicherlich die Ärzteschaft der Stadt Würzburg.

71 Gemeint sind sicherlich Pickels Studenten.

72 Siehe hierzu H. BRAUNGARDT (2021), S. 451f.

73 Siehe hierzu P. F. HORN (1832), S. 25; sowie H. BRAUNGARDT (2021), S. 755. In der kunsthistorischen Dissertation von Braungardt wird dieser Silberbecher als nicht erhaltene Ehrengabe zu Pickels Professorenjubiläum beschrieben. Als Quelle gibt der Autor ein gedrucktes Verzeichnis einer Kunst- und Gewerbeausstellung des Polytechnischen Vereins [früher: *„Gesellschaft zur Vervollkommnung der mechanischen Künste und Gewerbe Würzburg"*] an, das sich im Stadtarchiv StadtAWü[rzburg], Nachlaß Ziegler, N. 268, Regierungsabgabe 1943/45, Akt. Nr. 12653, [S. 25] befindet. Horn und diese Quelle sind identisch. Andreas Kaspar Dörffer war der Sohn des kunsthistorisch bedeutenden Würzburger Silberschmiedes Georg Stephan Dörffer (1771–1824). Die freie Übersetzung lautet: „Die Würzburger Ärzte und ebenso der Großteil seiner Studenten gratulieren dem Chemieprofessor Georg Pickel, p[rofessor] o[rdinarius] der Naturwissenschaften zur verdienstvollen 50-Jahrfeier. 24. Juli 1832."

Am 10. September 1836 wurde Johann Georg Pickel als Medizinalrat und Professor pensioniert, wobei er noch den Titel „k[öniglich] bair[ischer] geheimer Medicinalrath [!]“[74] erhielt.[75] Seine Pension betrug 1400 Gulden.[76]

Er starb am 20. Juli 1838 als Senior der Medizinischen Fakultät an einem Schlaganfall. Der Verfasser der Chronik von Sommerach, Winfried Kraus, gibt fälschlicherweise den 24. Juli 1838 an, während der Totenzettel und der handschriftliche Eintrag im Einwohnermeldebogen den 20. Juli vermerken.[77] Pickel war zum Zeitpunkt seines Todes Witwer und hinterließ vier Kinder, von denen der Sohn Kaspar[78] namentlich mit einer Akte im Universitätsarchiv Würzburg nachweisbar ist.[79] Dieser war seit seinem 16. Lebensjahr einfacher Soldat und nahm 1815 am Feldzug gegen Frankreich teil.[80] Pickels unversorgte Kinder hätten bei seinem Tod ein Anrecht auf eine einmalige

---

74 StadtA Würzburg, Totenzettel von Johann Georg Pickel in Biographische Mappe Johann Georg Pickel [ohne Paginierung].

75 Vgl. H.-D. SCHWARZ (2001), S. 5602–5604. Schwarz nennt 1833 als Jahr der Emeritierung; H. BÄRMIG (1969), S. 56–58. Bärmig gibt ebenfalls 1833 für Pickels Emeritierung und den 10. September 1836 als Datum der endgültigen Versetzung in den Ruhestand an; K. KOSCHEL (1982), S. 710; StadtA Würzburg: Einwohnermeldebogen ältere Linie und Biographische Mappe Johann Georg Pickel [ohne Paginierung]; sowie UniAWürzburg, ARS 704 [ohne Paginierung]. Pensionierungsdekret von König Ludwig I., ausgestellt am 10. September 1836 in Berchtesgaden. Da hier das Schreiben an den Akademischen Senat gerichtet ist und die Zweiteilung der Chemie in Folge der Pensionierung des bisherigen Medizinalrath[es] und Professor[s] Pickel in Allgemeine Chemie an Professor Osann und Pharmazeutische Chemie an Professor Rumpf explizit ausgesprochen wurde, kann eine Pensionierung Pickels höchstwahrscheinlich 1833 nicht stattgefunden haben. Ebenfalls mit diesem Dekret erhielt Pickel den Titel eines „Geheimen Medzinialrathes“ tax- und siegelfrei verliehen.

76 Siehe hierzu UniAWürzburg, ARS 2709 [ohne Paginierung]. Schreiben des Akademischen Senats an das k. Ministerium des Innern vom 13. Juni 1846.

77 Vgl. W. KRAUS (2007), S. 60; Kraus stützt sich nach eigenen Angaben in einer Fußnote, S. 578, auf einen Beitrag des Ortsarchivars Dr. Elmar Hochholzer aus der Main-Post im August 2001. Seine Fußnote 74 gibt aber eine andere Quelle mit dem richtigen Sterbedatum 20. Juli an; UniAWürzburg, ARS 2709 [ohne Paginierung]. Amtliches Schreiben ohne Absender und Adressat allerdings nach einem Kuvert mit dem Poststempel vom 2. Juni 1846. Hier wird ebenfalls das Sterbedatum Georg Pickels mit 20. Juli 1838 angegeben; sowie A. METTENLEITER (2000), S. 501. Auch hier wird ebenso der 20. Juli 1838 als Sterbetag genannt.

78 Siehe hierzu UniAWürzburg, ARS 2709 [ohne Paginierung]. Schreiben des Akademischen Senats an das k. Ministerium des Innern vom 13. Juni 1846. Kaspar Pickel war 1846, zur Zeit seines Gesuches um finanzielle Unterstützung fast 50 Jahre alt; sowie UniAWürzburg, ARS 2709 [ohne Paginierung]. „erneutes Gesuch Kaspar Pickels an den Hohen Koeniglichen Universitätssenat“ vom 22. Dezember 1848. Hier gibt er an, bereits das 50. Lebensjahr überschritten zu haben.

79 Vgl. W. KRAUS (2007), S. 578. Kraus schrieb in Fußnote 73, dass Pickel mit Catharina Josepha Crescentia, geborene Sulzbeck, Tochter des Medizinalrats Dr. med. Dr. phil. Josef August Sulzbeck, verheiratet war. Aus dieser Ehe waren laut seinen Angaben mindestens elf Kinder hervorgegangen, was in der Taufmatrikel der Würzburger Dompfarrei belegt ist.

80 Siehe hierzu UniAWürzburg, ARS 2709 [ohne Paginierung]. Schreiben des Akademischen Senats an das „k. Ministerium des Innern“ vom 13. Juli 1846. Ihm wird als Soldat attestiert, dass er mittelmäßig qualifiziert sei und 31 Dienststrafen erhalten habe. Seit zwei Jahren war sein Verhalten aber sehr gut und „frei von Spiel- und Trunksucht“. Zuweilen bekam er Unterstützung von seinen Verwandten.

Zahlung von 84 Gulden aus der Universitätskasse gehabt, die nur Kaspar Pickel 1846 im Nachhinein als Soldat der Festung Rosenberg bei Kulmbach beanspruchte und die ihm auch gewährt wurde.[81] Pickels Tochter Josephine (1807–1903)[82] heiratete 1836 Ernst Freiherr von Bibra (1806–1878)[83], der später auf den akademischen Werdegang Johann Joseph Scherers (1814–1869) maßgeblichen Einfluss hatte, indem er ihn für die Naturwissenschaften und insbesondere für Chemie begeistern konnte.[84] Ein weiterer Sohn Pickels, Franz Ignaz (1801–1840)[85], war 1837 Oberapotheker in griechischen Diensten, wie aus einer Bekanntmachung des Würzburger Tagblattes zu entnehmen ist.[86] Er besuchte seinen Vater im Jahr vor dessen Tod in Würzburg.

---

81 Siehe hierzu UniAWürzburg, ARS 2709 [ohne Paginierung]. Schreiben des Akademischen Senats an das „k. Ministerium des Innern" vom 13. Juni 1846. Vermerk der erledigten Auszahlung zum Schluss des Schreibens!

82 Siehe hierzu A. METTENLEITER (2001), S. 511; sowie Familiengrab der freiherrlichen Familie von Bibra auf dem Friedhof von Schwebheim bei Schweinfurt. Das Geburtsdatum wird mit 3. Oktober 1807, das Sterbedatum mit 25. Oktober 1903 angegeben. Mettenleiter nennt keine Lebensdaten.

83 Siehe hierzu NDB, Bd. 2 (1955), S. 216. Christina Renata Grund gibt als Todesjahr 1872 an. Vgl. C. R. GRUND (2002), S. 7 und S. 645; sowie F. VON KOBELL (1879).

84 Siehe hierzu A. METTENLEITER (2001), S. 511f.; sowie Kap. 5.1.3.

85 Siehe hierzu J. GUTENÄCKER (1841), S. 77; Kap. 5.3.1.2; sowie Intelligenzblatt für den Unter-Mainkreis des Königreichs Baiern 1825, Sp. 1311, Sp. 1359 und Sp. 1375f. Franz Ignaz Pickel wurde am 1. Mai 1801 geboren. Nach erfolgter Gymnasialzeit studierte er ab 5. März 1819 Pharmazie in Würzburg. 1825 musste sein Vater in der Zeitung bekanntgeben, dass er für etwaige Schulden und Verbindlichkeiten seines Sohnes nicht haften würde. Der zweite Vorname Ignaz ist aus dieser Quelle entnommen. 1833 wanderte er nach Griechenland aus und betätigte sich dort u. a. als Botaniker. 1840 starb er als Militärapotheker in Patras auf der Peloponnes.

86 Siehe hierzu Würzburger Tagblatt vom 7. Januar 1837 Nro. 7, s. v. „Tagsneuigkeiten", S. 27. Von 1832–1862 herrschte Otto Friedrich Ludwig (1815–1867), Sohn König Ludwigs I. von Bayern, als König in Griechenland. Er brachte viele Bayern als Beamte und Wissenschaftler zum Aufbau und zur Neuorganisation des griechischen Staates mit.

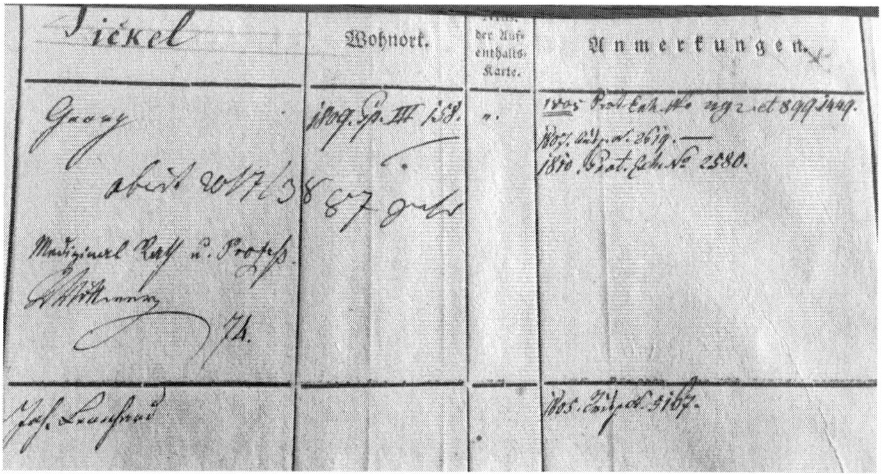

Abb. 4: Eintrag zu Johann Georg Pickel im Einwohnermeldebogen.[87]

[87] StadtA Würzburg: Einwohnermeldebogen ältere Linie Johann Georg Pickel.

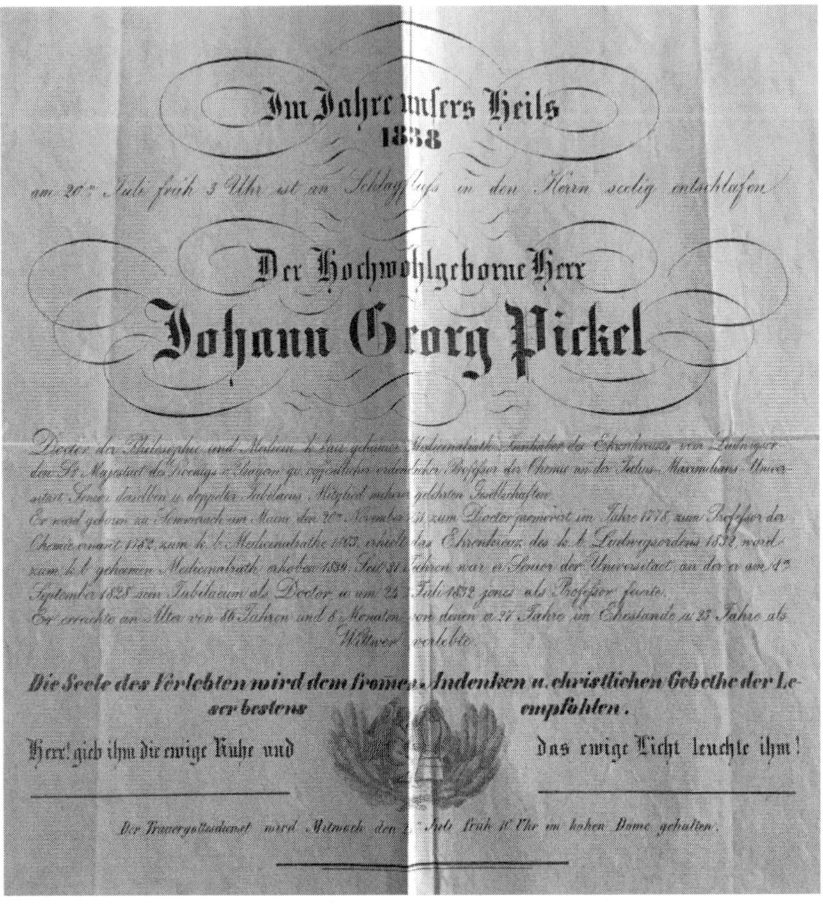

Im Jahre unsers Heils
1838

am 20ten Juli früh 3 Uhr ist an Schlagfluß in dem Herrn seelig entschlafen

Der Hochwohlgeborne Herr
Johann Georg Pickel

Doctor der Philosophie und Medicin, k. bair. geheimer Medicinalrath, Inhaber des Ehrenkreuzes vom Ludwigsorden, Sr. Majestät des Königs v. Bayern quiescirter öffentlicher ordentlicher Professor der Chemie an der Julius-Maximilians-Universität, Senior derselben u. doppelter Jubilarius, Mitglied mehrerer gelehrten Gesellschaften.
Er ward geboren zu Sommerach am Maine den 20ten November [illegible], zum Doctor promovirt im Jahre 1778, zum Professor der Chemie ernannt 1782, zum k. b. Medicinalrathe 1803, erhielt das Ehrenkreuz des k. b. Ludwigsordens 1832, ward zum k. b. geheimen Medicinalrath erhoben 1830. Seit 31 Jahren war er Senior der Universitaet, an der er am 1ten September 1828 sein Jubilaeum als Doctor u. am 24 Juli 1832 jenes als Professor feierte.
Er erreichte ein Alter von 86 Jahren und 8 Monaten, von denen er 27 Jahre im Ehestande u. 23 Jahre als Wittwer verlebte.

Die Seele des Verlebten wird dem frommen Andenken u. christlichen Gebethe der Leser bestens empfohlen.

Herr! gieb ihm die ewige Ruhe und das ewige Licht leuchte ihm!

Der Trauergottesdienst wird Mittwoch den [illegible] Juli früh 10 Uhr im hohen Dome gehalten.

Abb. 5: Totenzettel von Johann Georg Pickel.[88]

88 StadtA Würzburg: Biographische Mappe Johann Georg Pickel [ohne Paginierung].

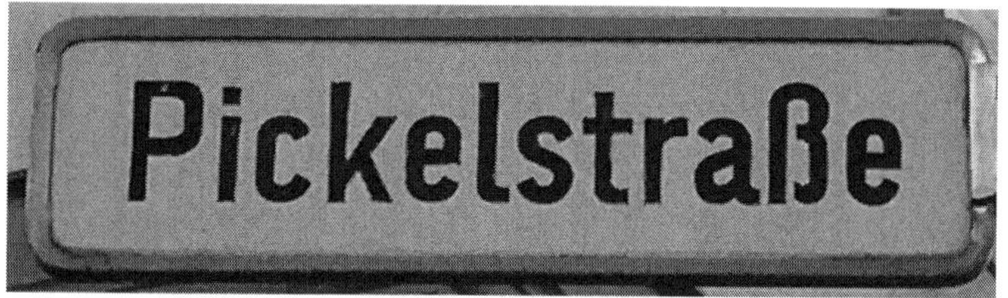

Abb. 6: Straßenschild der Würzburger Pickelstraße, die nach Johann Georg Pickel (1751–1838) benannt wurde.[89]

[89] Siehe hierzu T. MEMMINGER (1921), S. 302; sowie UNIVERSITÄTSARCHIV WÜRZBURG (2021). Die Straße befindet sich im Gebiet des Alten Hafens und im Bereich schräg gegenüber des „Museum[s] im Kulturspeicher", Stadtteil Äußere Pleich. In der Pickelstraße 2 [/2, u. U. eine Stockwerksangabe, da Schrift nach unten versetzt] wohnte zum Beginn ihres Medizinstudiums im Sommersemester 1916 die erste Frau, die in der Türkei als Ärztin praktizieren und lehren durfte. Safiye Ale wurde laut „Studierendenkartei UAWue StK [Safiye Ale]" am 2. Februar 1895 in Konstantinopel geboren. In den Quellen des Universitätsarchivs kann man auch 1894 als Geburtsjahr finden. Sie war muslimischen Glaubens. Ihre Dissertation aus dem Jahr 1921 trägt den Tiel „Über Pachymeningitis haemorrhagica interna im Säuglingsalter". 1921 kehrte sie in die Türkei zurück. Dort lehrte sie Medizin und praktizierte als Gynäkologin und Kinderärztin. Sie starb am 5. Juli 1952 in Deutschland. Aus diesen beiden Quellen ist ersichtlich, dass die Pickelstraße bereits zu Beginn des 20. Jahrhunderts bestand.

5.1.2 Ludwig Rumpf (1793–1862)

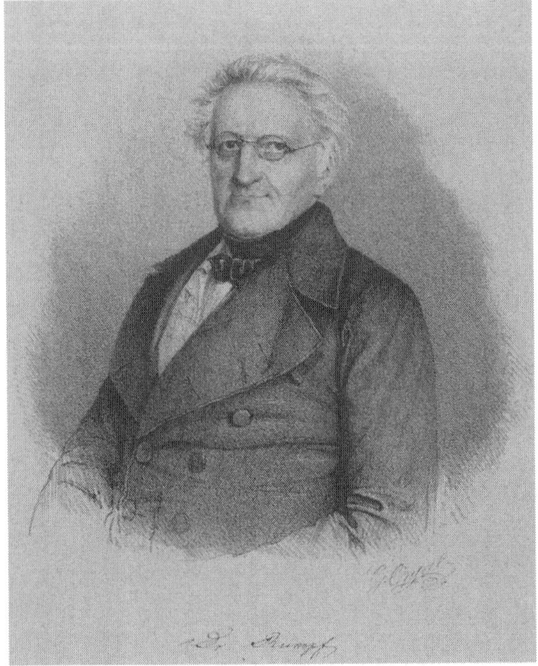

Abb. 7: Bildnis Ludwig Rumpf.[90]

Ludwig Rumpf wurde am 22. November 1793 in Bamberg geboren.[91] Er stammte aus einer Apothekerfamilie. Sein Vater Ernst Friedrich Felix Rumpf (1764–1849) besaß die dortige Adler-Apotheke.[92] Die Mutter Kunigunde Seraphine war eine geborene Richter

[90] Entnommen aus einem Beitrag in der von Peter Baumgart publizierten Festschrift *Vierhundert Jahre Universität Würzburg*, siehe K. KOSCHEL (1982). Das Originalbild befindet sich laut Angabe in dieser Festschrift im Museum für Franken [früher Mainfränkisches Museum], siehe hierzu P. BAUMGART (1982), S. 1056.

[91] In der Deutschen Biographischen Enzyklopädie wird als weiterer Vorname Rumpfs Daniel genannt. Siehe hierzu DBE, Bd. 8, S. 464.

[92] Vgl. W. DRESSENDÖRFER (2004), S. 76; A. W.-O. SCHMIDT (2003), S. 48–50; sowie N. N. (1852), S. 94–96. Der Inhalt des 10. Bandes, Heft 6, des Pharmaceutischen Correspondenz-Blatt für Süddeutschland ist mit Beiträgen aus dem Jahr 1849 versehen und auch der erste Beitrag des 10. Bandes Heft 1 mit einem Beitrag der Redaktion über die Zukunft des Blattes ist auf 1849 datiert. Ernst Friedrich Felix Rumpf wurde am 7. November 1764 in Ober-Roßbach (Oberhessen) geboren und starb am 27. März 1849. 1795 erhielt er die Stelle eines ordentlichen Revisors der Landapotheken bei der „fürstbischöflichen Obereinnahme". Im Jahr 1800 wurde er außerordentlicher Professor der Chemie und Pharmazie an der Universität Bamberg. Nach deren Aufhebung 1803 wechselte er als außerordentlicher Professor der Chemie und Pharmazie zum Lyzeum des Fürstentums Bamberg und wurde außerordent-

und Tochter des verstorbenen Adler-Apothekers.[93] Die Schulzeit und Jugend verbrachte Ludwig Rumpf ebenfalls im oberfränkischen Bamberg. Schon 1817 zeigte ein Brief an den Stifter und Direktor der Mineralogischen Gesellschaft zu Jena Johann Georg Lenz (1748–1832)[94] sein Interesse an der Mineralogie. Hier unterschrieb er mit „Ludwig Rumpf[,] Apotheker", was wir als Beweis seiner Ausbildung zum Apotheker ansehen können.

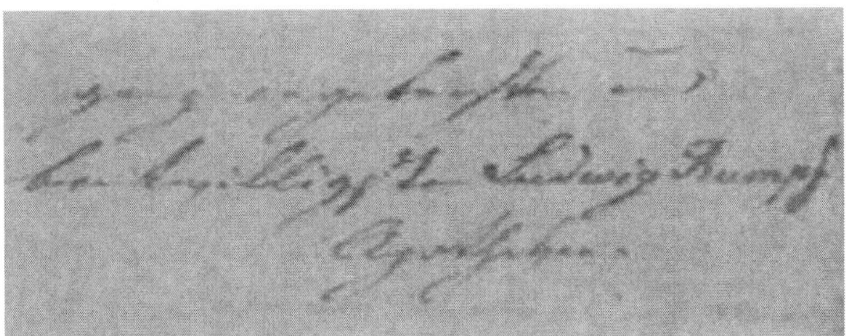

Abb. 8: Unterschrift Ludwig Rumpfs als Apotheker. Der Brief ist datiert mit „Bamberg, den 30sten Jan[uar] 1817". Hier zeichnete Rumpf mit „ganz ergebenster und bereitwilligster Ludwig Rumpf[,] Apotheker".[95]

Nach seinen Bamberger Jahren studierte er an den Universitäten Göttingen, Erlangen und Landshut Medizin und Naturwissenschaften. In biographischen Werken ist zu lesen, dass sich Rumpf 1824 in Landshut für Mineralogie habilitierte.[96] Dort übernahm er als Privatdozent die Vorlesungen für dieses Fach, wie unter anderem aus einer gedruckten

licher Beisitzer beim Collegium Medicum. Seine Professur für Chemie und Pharmazie behielt er ab 1809 an der Schule für Landärzte bei. 1823 bekam er die „Professur der Vorbereitungslehre" an der neu errichteten Chirurgischen Schule in Bamberg.

93 Siehe hierzu G. KIRCHHOFF (1964), S. 13; sowie N. N. (1852), S. 94–96.

94 Siehe hierzu ADB (1883), Bd. 18, S. 276f.

95 Siehe hierzu UniAJena, Sig. U Abt. IX, Nr. 23,2417; sowie A. WANKMÜLLER (1973), S. 1771–1775. Der Brief ist adressiert an Johann Georg Lenz (1748–1832), den Stifter und Direktor der Mineralogischen Gesellschaft zu Jena. Auf Grund seiner Herkunft aus einer Apothekerfamilie und der Tatsache, dass sein Vater Universitätsprofessor der Chemie und Pharmazie bis zur Auflösung der Bamberger Universität 1803 war, ist es nicht verwunderlich, dass Rumpf zunächst auch diesen Weg der Berufsausbildung einschlug. Nach Armin Wankmüller ging Rumpf zwei Jahre bei seinem Vater in die Lehre. Es folgten zwei Studienjahre an den Universitäten Erlangen, wo er sich am 3. November 1814 immatrikulierte, und Landshut. Am 31. August 1816 legte Rumpf in München das Apothekerexamen ab; sowie W. DRESSENDÖRFER (2004), S. 76f. Dressendörfers Behauptung, dass Rumpf „selbst also kein Apotheker" war, konnten wir damit widerlegen und Wankmüller bestätigen. Seine Aufnahme in die Deutsche Apotheker-Biographie steht noch aus.

96 Vgl. W. DRESSENDÖRFER (2004), S. 76; DBE, Bd. 8, S. 464; A. WANKMÜLLER (1973), S. 1772; sowie L. RUMPF (1824). Wankmüller gab an, dass Rumpf am 25. April 1822 in Erlangen zum Dr. phil. et med. promoviert wurde. Die von uns gefundene Dissertation Rumpfs zum Doktor der Medizin, Chirurgie und Geburtshilfe trägt aber das Datum vom 8. Mai 1824; sowie ADB (1889), Bd. 29, S. 667. Den Titel zu einer vorher erfolgten Promotion in den Naturwissenschaften beziehungsweise der Philosophie konnten wir trotz Bemühen nicht ausfindig machen.

Trauerrede ersichtlich ist.[97] Zudem wurde er bei seinem Freund[98] Johann Lukas Schönlein (1793–1864)[99] 1824 an der Würzburger Universität mit dem Thema „De sanguinis mixtione chemica in statu sano et morboso" zum Doktor der Medizin, Chirurgie und Geburtshilfe promoviert.[100] 1826 kam er als Adjunkt des dortigen Ordinarius für Chemie und Pharmazie, Johann Georg Pickel (1751–1838)[101] an die Medizinische Fakultät der Universität Würzburg.[102] 1830 wurde er zum Extraordinarius für Mineralogie und 1836 „mit Beibehaltung seines Ordinariats in der philosophischen Fakultät [zum ordentlichen Professor der] pharmaceutischen Chemie"[103] ernannt.[104]

---

97 Vgl. UniAWürzburg, ARS 755 [ohne Paginierung]. Der Anfang der gedruckten Trauerrede wurde in dem Akt mit dem handschriftlichen Vermerk „Auctore lectore [...] P[ro]f. Dr. Hettinger" gefunden. Es handelt sich hierbei um den damaligen Rektor Professor Franz Seraph Hettinger (1819–1890).

98 Siehe hierzu UniAWürzburg, ARS 1632 [ohne Paginierung]. Schreiben Pickels an den Akademischen Senat und Prorektor vom 29. Januar 1827. Darin legt Pickel die Freundschaftsbeziehung zwischen Rumpf und Schönlein offen. Schönlein, der ein Gutachten für die Anstellung Rumpfs als Adjunkt Pickels erstellt hatte, habe Rumpf, als „seinen Lands Freund und Jugendcameraden" während dessen Promotion „per Du" angesprochen. Beider Vaterstadt war Bamberg. Schoenlein war nur acht Tage jünger als Rumpf; UniAWürzburg, ARS 1632 [ohne Paginierung]. Schreiben des Dekans der Medizinischen Fakultät Schoenlein an den Akademischen Senat vom 28. Februar 1826. Hier wird auf die Notwendigkeit eines Adjunkten für Pickel auch im Zuge des Organischen Edikts von 1808 und den Neuerungen in der Wissenschaft für die Ausbildung der Pharmazeuten hingewiesen; sowie Schreiben Schoenleins als Dekan der Medizinischen Fakultät an den Akademischen Senat vom 30. Oktober 1826. Schoenlein empfahl im Namen der Fakultät die Anstellung Rumpfs als außerordentlichen Professor der Chemie mit einem Jahresgehalt von 600 Gulden. Dieser Empfehlung wurde aber nicht stattgegeben.

99 Siehe hierzu A. METTENLEITER (2001), S. 840.

100 Vgl. L. RUMPF (1824); sowie A. METTENLEITER (2001), S. 822. Das Deckblatt nennt neben dem einladenden Dekan der Medizinischen Fakultät, Joseph d'Outrepont (1775–1845), den Betreuer Johann Lukas Schönlein „praeside Joanne Luca Schoenlein" und Ludwig Rumpf, der als Doktor der Philosophie und als Dozent der Ludwigs-Universität in Landshut ausgewiesen wird. Die Lebensdaten von d'Outrepont sind Mettenleiter entnommen. Die Inauguraldissertation konnten wir in der Staatsbibliothek Bamberg finden. Das Datum ist mit 8. Mai 1824 angegeben.

101 Siehe hierzu S. BERNSCHNEIDER-REIF (2004), S. 75, Anmerkung 58.

102 Vgl. UniAWürzburg, ARS 1632; ARS 1634; sowie ARS 1635 [ohne Paginierung]. Insbesondere UniAWürzburg, ARS 1632 [ohne Paginierung]. Anstellungsschreiben Rumpfs ausgestellt von der „Koenigliche[n] Curatel der Universität Würzburg" an den Akademischen Senat vom 14. Juni 1826.

103 UniAWürzburg, ARS 704 [ohne Paginierung]. Pensionierungsdekret Pickels von König Ludwig I. (1786–1868) adressiert an den Akademischen Senat und ausgestellt in Berchtesgaden am 10. September 1836. Rumpf war also vor dieser Ernennung bereits Ordinarius. Im 19. Jahrhundert waren die Professoren, die u. a. das Fach Pharmazie vertraten, stets als Person zum „Privatdozenten, Extraordinarius oder Ordinarius" ernannt worden; sowie R. SCHMITZ (1969), S. 340. Diese Handlungsweise änderte sich für die Universität Würzburg erst nach Ludwig Medicus, als Alfred Heiduschka (1875–1957) bei seiner Berufung am 1. April 1916 ordentlicher Professor für Pharmazie und Angewandte Chemie in Würzburg wurde.

Nachdem der bisherige Ordinarius für Chemie und Pharmazie, Johann Georg Pickel, im Jahr 1836 in den „wohlverdienten Ruhestand“[105] versetzt worden war, übernahm Rumpf neben seinem eigentlichen Lehrfach der Mineralogie damit ebenso den Lehrauftrag für Pharmazeutische Chemie gemäß Dekret des Staatsministeriums des Inneren vom 10. September 1836.[106] Er war der Philosophischen Fakultät zugeordnet, sollte aber auch parallel der Medizinischen Fakultät „adjungi[e]rt“[107] sein, was in der Folge bei Wahlen und Abstimmungen in der Medizinischen Fakultät zu Problemen führte. Der König beschloss daraufhin am 29. März 1838, dass Rumpf nur noch der Ersteren angehöre.[108] Rumpfs Interessen lagen jedoch zunehmend in der Mineralogie und der Betreuung des Mineralogischen Kabinetts.[109] Heute ist das Mineralogische Kabinett Teil der universitären Sammlungen.[110]

---

104 Vgl. W. DRESSENDÖRFER (2004), S. 76f.; ADB (1889), Bd. 29, S. 667; UniAWürzburg, ARS 755 [ohne Paginierung], u. a. gedruckte Trauerrede zum Tode Ludwig Rumpf; sowie UniAWürzburg, ARS 1635 [ohne Paginierung]. Abschrift der Abschrift eines Dekretes König Ludwigs I. aus der Villa Colombella bei Perugia vom 27. Mai 1830. Die Rechtmäßigkeit der Abschrift wird am 23. November 1831 beurkundet. Der bisherige Privatdozent Dr. Rumpf wurde am 27. Mai 1830 zum außerordentlichen Professor für das Lehrfach der Mineralogie mit einem Standesgehalt von 500 Gulden und einem Dienstgehalt von 225 Gulden ernannt. Daneben erhielt er ein „Naturalnebenbezug“ von zwei Schäffel Weizen und fünf Schäffel Korn.

105 UniAWürzburg, ARS 755 [ohne Paginierung]. Abschrift des an Rumpf gerichteten Schreibens einer königlichen Entschließung die Vorträge über pharmazeutische Chemie betreffend vom 6. Oktober 1836.

106 Vgl. A. WANKMÜLLER (1973), S. 1771–1775; sowie UniAWürzburg ARS 755 [ohne Paginierung]. „Abschrift der an den H. Prof. Dr. Rumpf unterm 6. Octob. 1836 ergangenen Entschließung“

107 UniAWürzburg, ARS 755 [ohne Paginierung]. Schreiben des Staatsministeriums des Innern vom 29. März 1838; sowie UniAWürzburg, ARS 704 [ohne Paginierung]. Pensionierungsdekret Pickels mit Nachfolgeregelungen adressiert an den Akademischen Senat vom 10. September 1836.

108 Siehe hierzu UniAWürzburg, ARS 755 [ohne Paginierung]. Schreiben des Staatsministeriums des Innern „an den Senat der k. Universität Würzburg“ vom 29. März 1838; sowie Schreiben des Ministeriums des Innern an den „Senat der k. Universität Würzburg“ vom 24. November 1838. Rumpf hatte „allerhöchsten Orts“ [beim bayerischen König] ein Gesuch am 30. Oktober 1838 eingereicht und um Beibehaltung als Mitglied der Medizinischen Fakultät gebeten, was aber endgültig abgelehnt wurde.

109 Siehe hierzu B. BEYERLEIN (1991), S. 224, Fußnote 5.

110 Vgl. W. DRESSENDÖRFER (2004), S. 79.

Eine beglaubigte Abschrift des Trauscheins aus dem katholischen Pfarramt zu St. Gangolf in Bamberg bestätigt die Heirat Ludwig Rumpfs mit Carolina Christina Charlotte[111] Zehelein[112], preußische Justizamtmannstochter, am 24. Mai 1831.[113] Mit seiner Frau, die aus Neustadt am Kulm bei Bayreuth stammte,[114] hatte er drei Kinder, Ernst Martin Ludwig (geb. 1833)[115], Kunigunde Susanne (1835–1911)[116] und Friedrich Karl (geb. 1839)[117]. Rumpfs Neffe Ernst Schmidt (1830–1900)[118], Gründer der Würzburger Burschenschaft Arminia, übergab vor seiner politisch bedingten Auswanderung nach Amerika Teile seiner eigenen Mineralogischen Sammlung der

---

111 Siehe hierzu UniAWürzburg, ARS 755 [ohne Paginierung]. Auszug aus dem Geburts- und Taufregister der Katholischen Pfarrei St. Peter und Paul in Würzburg vom 28. Januar 1862 zur Attestierung seiner Kinder. In dieser Beglaubigung wird der Name der Witwe Ludwig Rumpfs mit Charlotte, geb. Zehelein, angegeben; Bittschreiben der Witwe „Carolina Rumpf" um „gebührende Pension" der Kinder an den „Königlichen Universitäts-Senat vom 9. Februar 1862. Unterschrieben hatte die Witwe mit „Charlotte Rumpf[,] geborene Zehelein[,] Professors Wittwe". Ihr Rufname war demnach „Charlotte". In der Betreffzeile dieses Bittschreibens gab die Witwe Rumpf selbst „Carolina" als Vorname an; sowie Trauschein ausgestellt vom katholischen Pfarramt St. Gangolph zu Bamberg vom 29. Januar 1862. Dieser nennt die Namen „Carolina Christina".

112 Siehe hierzu UniAWürzburg, ARS 755 [ohne Paginierung]. Trotz Bemühen ließen sich die Lebensdaten nicht ermitteln. Es konnte eine Erklärung auf Alimentationsverzicht der Witwe Rumpf für ihren Sohn Friedrich aus dem Jahr 1864 gefunden werden. In einem Gesuch desselben um Wiedergewährung der Alimentation vom 3. März 1866 wird der Tod der Mutter erwähnt.

113 Siehe hierzu UniAWürzburg, ARS 755 [ohne Paginierung]. Die Ortsangabe stammt aus einer beglaubigten Abschrift des Trauscheines aus der Katholischen „Pfarrei St. Gangolph [!]" in Bamberg vom 29. Januar 1862.

114 Siehe hierzu UniAWürzburg, ARS 755 [ohne Paginierung]. Die Angabe Neustadt am Kulm bestätigt ein Auszug aus dem Geburts- und Taufregister der Katholischen Pfarrei St. Peter und Paul in Würzburg vom 28. Januar 1862 zur Attestierung seiner Kinder.

115 Vgl. UniAWürzburg, ARS 755 [ohne Paginierung]. Auszug aus dem Geburts- und Taufregister der Pfarrei St. Peter und Paul in Würzburg vom 28. Januar 1862. Hier wird als Geburtsdatum für Ernst Martin Ludwig der 5. Juni 1833 angegeben. Trotz Bemühen ließ sich das Sterbedatum nicht ermitteln; Beglaubigung des „Stadt-Magistrat[s]" von Würzburg vom 7. März 1862. Der ältere Sohn Ernst Martin Ludwig war zu diesem Zeitpunkt „Accessist" beim Bezirksgericht zu Neustadt an der Saale; sowie K. UHDE (2021), S. 41. „Ein ‚Accessist' ist ein Anwärter auf eine besoldete Stelle, auf welcher der Kandidat voll arbeitet, aber dafür noch keinen Lohn bekommt."

116 Der Grabstein von Kunigunde von Braun, geborene Rumpf, ist auf dem Würzburger Hauptfriedhof erhalten. Das Geburtsdatum ist mit 26. April 1835 angegeben, was dem Auszug aus dem Geburts- und Taufregister der Pfarrei St. Peter und Paul vom 28. Januar 1862 entspricht. Der Grabstein gibt den 3. Oktober 1911 als Sterbedatum der Tochter Rumpfs an.

117 Siehe hierzu UniAWürzburg, ARS 755; Auszug aus dem Geburts- und Taufregister der Katholischen Pfarrei St. Peter und Paul in Würzburg vom 28. Januar 1862. Trotz Bemühen ließ sich das Sterbedatum nicht herausfinden; sowie Beglaubigung des „Stadt-Magistrat[s]" von Würzburg vom 7. März 1862. Der jüngere Sohn Friedrich Karl war zu diesem Zeitpunkt „Apothekergehilfe" in Hanau.

118 Siehe hierzu A. W.-O. SCHMIDT (2003). Die Lebensdaten werden bereits im Titel des Werkes genannt.

Sammlung der Universität.[119] Der Anatom Martin Münz (1779–1849)[120], Professor in Würzburg, heiratete die Schwester von Ludwig Rumpf.[121] 1831 kaufte Rumpf aus eigenen Mitteln die Sammlung des Oberbergrates Kleinschrod für 350 Gulden für das Mineralogische Kabinett der Universität an.[122]

Das Präsidium der königlichen Regierung des Untermainkreises ernannte Ludwig Rumpf im Namen des Königs nach dem freiwilligen Entlassungsgesuch des Juliusspital-Apothekers Maier[123] zum Mitglied des Kreismedizinalausschusses für die Stelle eines Chemikers.[124] In der Folgezeit lassen sich auch immer wieder Beantragungen von Visitations- und Untersuchungsreisen u. a. zu den Quellen in Bad Orb[125], in Bad Brückenau [Stahlquelle][126] oder in Bad Kissingen [Rakoczyquelle][127] in den Akten finden, die der Akademische Senat der Universität in der Regel gewährt hatte.[128]

---

119 Vgl. A. W.-O. SCHMIDT (2003), S. 48–50.

120 Siehe hierzu G. KIRCHHOFF (1964), S. 5 und S. 22.

121 Siehe hierzu G. KIRCHHOFF (1964), S. 13; sowie A. W.-O. SCHMIDT (2003), S. 48. Maria Kunigunde Susanne Rumpf, geboren am 13. August 1800 als Tochter von Ernst Friedrich Felix Rumpf (1764–1849), Apotheker und Professor der Chemie in Bamberg, war die Schwester und nicht die Tochter von Ludwig Rumpf, Professor der Mineralogie und Pharmazie in Würzburg, wie Schmidt fälschlicherweise schrieb.

122 Vgl. UniAWürzburg, ARS 755 [ohne Paginierung]. Ein Lebenslauf ist hier vom 31. August 1833 erhalten. Rumpf bat hiermit um Ernennung zum ordentlichen Professor beim bayerischen König; sowie UniAWürzburg, ARS 1635 [ohne Paginierung]. Schreiben Rumpfs an den Akademischen Senat vom 1. Dezember 1830 und darauffolgender Bericht des Akademischen Senats nach München vom 11. Dezember 1830. Hier bezifferte Rumpf den Wert der Sammlung Kleinschrod auf 400 Gulden, den Wert seiner eigenen Sammlung auf 500 Gulden. Er erbat aber im Gegenzug die ihm seit 1826 für dreieinhalb Jahre zugestandene Remuneration [Gehalt für geleistete Dienste] von 700 Gulden, die bisher vom Verwaltungsausschuß der Universität nicht bezahlt worden war. Die unentgeltliche Überlassung der Sammlung Kleinschrod schloss er hingegen aus, da sonst ein Wert von 700 Gulden einem von 900 Gulden gegenüberstehe. Rumpf ging also in Bezug auf die Sammlung des Obergrates Kleinschrod nur in Vorleistung.

123 Siehe hierzu UniAWürzburg, ARS 755 [ohne Paginierung]. Schreiben des „Präsidiums der königlich bayerischen Regierung des Untermainkreises" an den Akademischen Senat vom 7. April 1837; sowie nachfolgende Abschrift vom gleichen Tag an Prof. Rumpf. Hier wird der Apotheker der Juliusspitalapotheke „Meyer" geschrieben, wobei in den Unterlagen mehrere Schreibweisen z. B. mit „ai" oder „ay" zu finden sind; vgl. A. METTENLEITER (2001), S. 499–501.

124 Siehe hierzu UniAWürzburg, ARS 755 [ohne Paginierung]. Ernennungsschreiben der „Königlich Bayerischen Regierung des Untermainkreises, Kammer des Innern" an den Akademischen Senat vom 11. Juni 1837.

125 Siehe hierzu UniAWürzburg, ARS 755 [ohne Paginierung]. Schreiben des „Präsidiums der königlich bayerischen Regierung des Untermainkreises" an den Akademischen Senat vom 7. April 1837; sowie nachfolgende Abschrift vom gleichen Tag an Prof. Rumpf.

126 Siehe hierzu UniAWürzburg, ARS 755 [ohne Paginierung]. Schreiben der „Königl. Bayer. Regierung von Unterfranken und Aschaffenburg Kammer des Innern" an den Akademischen Senat vom 20. Februar 1841.

127 Siehe hierzu UniAWürzburg, ARS 755 [ohne Paginierung]. Schreiben der „Königl. Bayer. Regierung von Unterfranken und Aschaffenburg Kammer des Innern" an den Akademischen Senat vom 15. April 1843.

128 Siehe hierzu UniAWürzburg, ARS 755 [ohne Paginierung]. Schreiben der „Königl. Bayer. Regierung von Unterfranken und Aschaffenburg Kammer des Innern" an den Akademischen Senat vom 31. Oktober 1851 und 22. Januar 1852

Ludwig Rumpf war offenbar ein streitbarer Mensch, wie die zahlreichen Differenzen mit Johann Georg Pickel oder auch ein Bericht im Würzburger Tagblatt Nummer 22 vom 22. Januar 1837 belegen.[129] Trotzdem wurde er 1842 zum Vorstand des „Apotheker Gremium[s] von Unterfranken und Aschaffenburg“[130] gewählt.[131]

Rumpf war zudem Mitglied der

> „kaiserlich Leopoldinisch-Carolinischen Akademie der Naturforscher, der königlich preußischen Akademie gemeinnütziger Wissenschaften zu Erfurt, der naturforschenden Gesellschaft zu Halle, der wetterauischen Gesellschaft für die gesamte Naturkunde, der rheinischen naturforschenden Gesellschaft zu Mainz, der Sozietät für die gesamte Mineralogie zu Jena und der Senkenbergischen Gesellschaft zu Frankfurt am Main“[132],

deren sämtliche Diplome der bayerische König auf dessen Bitte durch ein Schreiben des Staatsministeriums des Innern vom 23. Januar 1845 anerkannt hatte.[133] Er entdeckte in der Umgebung von Estenfeld bei Würzburg eine versteinerte Pflanze des Trias aus der Familie der Cycadeen, die eine eigentümliche Gruppe aus der Klasse der Gymnospermen zwischen den Farnen und Palmen darstellt. Ihm zu Ehren wurde sie *Cycadites Rumpfii* genannt.[134]

---

[129] Siehe hierzu UniAWürzburg, ARS 1632; ARS 1634; ARS 1635; ARS 755 [ohne Paginierungen]; sowie Würzburger Tagblatt vom 22. Januar 1837, s. v. „Tagsneuigkeiten“, S. 37. Bei diesem Streit, den man in seiner Personalakte ARS 755 finden kann, beschimpfte Rumpf einen Teil der Hörer seiner mineralogischen Vorlesungen als „Hundsfott“, da bis zum Zeitpunkt der nächsten Vorlesung ein herumgereichtes Petrefakt [versteinertes Fossil] abhandengekommen war. Im Nachhinein versuchte er beim Rektor der Universität, der um schriftliche Aufklärung des Falles gebeten hatte, diesen Vorfall zu relativieren. Letzten Endes erhielt er vom Staatsministerium des Inneren im Namen des Königs eine schriftliche Missbilligung, da sein „Benehmen [...] in der Vorlesung vom 19. Januar, so wie der hiedurch [!] hervorgerufene Artikel im Tagblatt [...] der Würde des öffentlichen Lehramtes so nahe [trete], und [...] die Stellung eines Universitäts-Professors den Studierenden gegenüber in so hohem Grade [kompromittiere], daß dieser Vorfall nur als sehr betrübend erscheinen kann“. Den Empfang musste er mit Rückschein quittieren.

[130] UniAWürzburg, ARS 755 [ohne Paginierung]. Schreiben der Regierung von Unterfranken vom 7. November 1842.

[131] Siehe hierzu UniAWürzburg, ARS 755 [ohne Paginierung]. Ein Schreiben der „Königlich Bayerischen Regierung von Unterfranken, Kammer des Innern“ an den Akademischen Senat der Universität datiert auf den 7. November 1842 ist in seiner Personalakte erhalten.

[132] UniAWürzburg, ARS 755 [ohne Paginierung]. Schreiben des Ministeriums des Innern vom 23. Januar 1845.

[133] Siehe hierzu UniAWürzburg, ARS 755 [ohne Paginierung]. Schreiben des Ministeriums des Innern vom 23. Januar 1845.

[134] Siehe hierzu A. SCHENK (1864), S. 111.

Rumpfs Mitteilung an das Rektorat vom 11. September 1845, dass von ihm das Fakultätssiegel und die Fakultätsakten dem Professor Denzinger während seiner ungefähr 14-tägigen Abwesenheit übergeben worden seien, kann als Beleg für sein Amt als Dekan der Philosophischen Fakultät gelten.[135] Vom bayerischen König erhielt Ludwig Rumpf das Ritterkreuz I. Klasse vom Heiligen Michael.[136] Am 17. Januar 1862 verstarb er noch vor der geplanten Herausgabe seiner gesamten Forschungsergebnisse vermutlich an Peritonitis[137] in seinem Wohnhaus in der Würzburger Sandergasse 153 um zwei Uhr nachmittags.[138] Zur Teilnahme am Trauerzug wurden vom Rektorat sämtliche Professoren, Privatdozenten, Universitätsbeamten in Uniform, die Studenten aller Fakultäten,[139] das Präsidium der königlichen Kreisregierung, das hohe Ordinariat des Bistums, das königliche Bezirksgericht, der Stadtmagistrat, das Direktorium der Universitäts- und Stadtpolizei, das königliche Oberpost- und Bahnamt, das königliche Oberpflegamt des Juliusspitals, das Rektorat der königlichen Studienanstalt, das königliche Generalkommando, sowie die königliche Stadt- und Festungskommandantschaft aufgefordert.[140]

---

135 Siehe hierzu UniAWürzburg, ARS 755 [ohne Paginierung]. Brief Rumpf an das Rektorat vom 11. September 1845.

136 Siehe hierzu UniAWürzburg, ARS 755 [ohne Paginierung]. Wie bei manchen Ordensverleihungen durchaus üblich, musste die Dekoration nach dem Ableben zurückgesandt werden. Hierüber ist u. a. ein Beleg des Staatsministeriums des Innern für Kirchen- und Schulangelegenheiten vom 23. Mai 1862 erhalten.

137 Siehe hierzu PSCHYREMBEL (1969), S. 924. Peritonitis war demnach eine Bauchfellentzündung; sowie UniAWürzburg, ARS 755 [ohne Paginierung]. Auszug aus dem Sterberegister der Pfarrei St. Peter und Paul in Würzburg beglaubigt am 28. Januar 1862. Hier wurde Peritonitis als Sterbeursache angegeben. Der in der Akte befindliche Totenzettel gibt als Todesursache Unterleibsentzündung an, während die Bekanntmachung des Rektorats über die zeitnahe Wiederbesetzung der erledigten Fächer vom 18. Januar 1862 von Schlagfluss spricht.

138 Siehe hierzu ADB (1889), Bd. 29, S. 667; sowie UniAWürzburg, ARS 755 [ohne Paginierung]. Auszug aus dem Sterberegister der Pfarrei St. Peter und Paul zu Würzburg vom 28. Januar 1862.

139 Siehe hierzu UniAWürzburg, ARS 755 [ohne Paginierung]. Die fünf damalig ansässigen Corps Rhenania, Bavaria, Franconia, Nassovia und Moenania riefen mit Bekanntmachung vom 18. Januar 1862 ihre Mitglieder auf, sich in Listen, die im Rektorat auslagen, für die Teilnahme an dem Begräbnis mit Fackelzug einzutragen. Anhand der zugehörigen Zirkel der Unterzeichner konnten die fünf Korporationen von uns verifiziert werden.

140 Siehe hierzu UniAWürzburg, ARS 755 [ohne Paginierung]. Bekanntmachung des Rektorats vom 18. Januar 1862, gezeichnet der Rektor, Professor Hettinger (1819–1890).

5.1.3 Johann Joseph von Scherer (1814–1869)

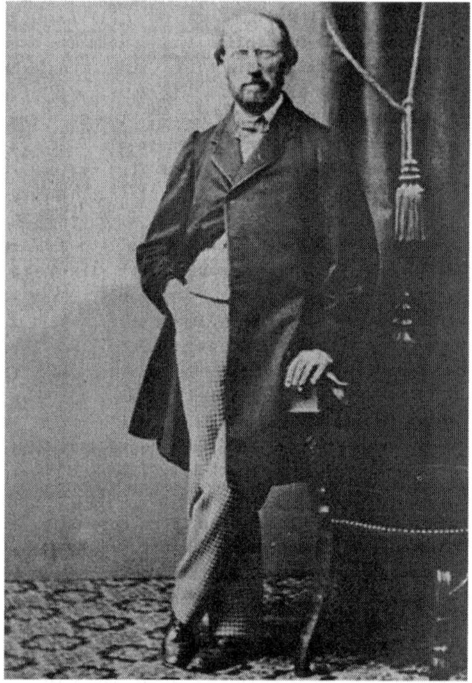

Abb. 9: Fotografie Johann Joseph Scherers.[141]

Nach dem Tod von Ludwig Rumpf übernahm offiziell Johann Joseph von Scherer (1814–1869) die Vorlesungen für Pharmazeutische Chemie und das Praktikum für die Studenten. Scherer wurde am 13. März 1814 in Aschaffenburg geboren.[142] Dort war sein Vater Johann Christoph Scherer (1784–1820/27)[143] Lehrer an einer katholischen Schule. Johann Joseph besuchte in seiner Heimatstadt das Gymnasium und Lyzeum.[144] In den Jahren 1833 bis 1836 studierte er Medizin an der Universität Würzburg, wo er sich bereits intensiver der Chemie und weiteren Naturwissenschaften widmete. Sein Studium schloss er am 23. Juni 1836 mit dem Doktor der Medizin und Chirurgie ab.[145]

[141] GDCh (Gesellschaft Deutscher Chemiker e. V.), Frankfurt.

[142] Siehe hierzu NDB (2005), Bd. 22, S. 691f.; sowie ADB (1890), Bd. 31, S. 115f. In der ADB ist der 14. März als Geburtsdatum angegeben. Der Totenzettel nennt wiederum den 13. März; siehe UniAWürzburg, ARS 795 [ohne Paginierung]. Totenzettel von Johann Joseph von Scherer.

[143] Siehe hierzu NDB (2005), Bd. 22, S. 691f.

[144] Siehe hierzu UniAWürzburg, ARS 795 [ohne Paginierung]. Gutachten Hofrat Professor von Marcus vom 9. März 1842; sowie ADB (1890), Bd. 31, S. 115f.

[145] Siehe hierzu C. R. GRUND (2002), S. 7.

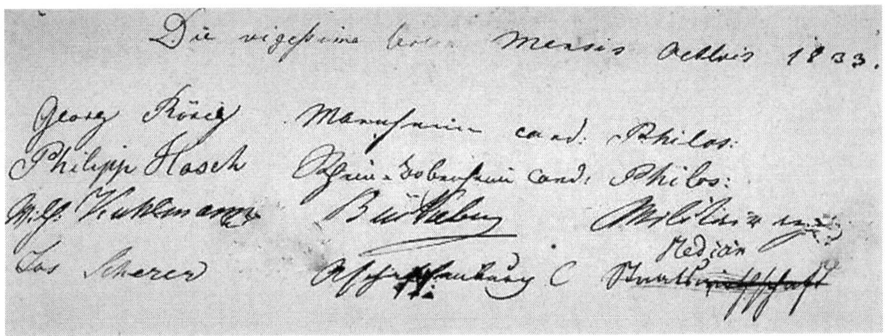

Abb. 10: Handschriftlicher Studenteneintrag des aus Aschaffenburg stammenden Jos[eph] Scherer, unterste Zeile. Der Eintrag ist unter dem 23. Oktober 1833 verzeichnet.[146]

Zunächst praktizierte Scherer zwei Jahre lang bis 1838 als Badearzt in Bad Wipfeld in Unterfranken.[147] Nach dem späteren Gutachten des Professors Carl Friedrich von Marcus (1802–1862)[148] erstand Scherer im Mai 1838 die Proberelation mit der Note Eminens.[149]

In seiner Zeit als praktischer Arzt wurde Scherer von Ernst Freiherr von Bibra (1806 bis 1878)[150] zu chemischen Studien in dessen Privatlabor angeregt. Hier erhielt er Anleitung und Bestätigung seiner Versuche. Seine Dissertation mit dem Titel „Versuche über die Wirkung einiger Gifte auf verschiedene Thierklassen als Beitrag zu einer vergleichenden Pharmakodynamik“ stammt aus dieser Zeit und wurde 1838 in Würzburg veröffentlicht.[151] Scherer analysierte auch die Mineralquelle in Bad Wipfeld. Durch diese chemischen Versuche und Forschungen veranlasst, studierte Scherer bis

---

146 Matrikel der Universität Würzburg, Bd. 2. Er trug sich zuerst als „C[andidat] [der] Staatswirthschaft“ ein, was er mit einem deutlichen Federstrich in „[Staats-] Medicin“ änderte.

147 Vgl. C. R. GRUND (2002), S. 7; sowie C. ZADEMACH (1972), S. 125. Christiane Zademach schrieb in ihrer Dissertation irrtümlicherweise 1826–1828.

148 Siehe hierzu A. METTENLEITER (2001), S. 833.

149 Siehe hierzu UniAWürzburg, ARS 795 [ohne Paginierung]. „Gutachten des Hofrath und Professor Dr. v. Markus als Mitglied des akademischen Senates“ adressiert an den Akademischen Senat vom 9. März 1842; sowie G. F. KRAMER (1832), S. 37–40. Nach den akademischen Studien und einer zweijährigen praktischen Zeit unter Aufsicht eines älteren Arztes fand eine Prüfung der Ärzte an den Medizinalkomiteen statt, die ‘Probe-Relation’ genannt wurde. Es gab dort drei Noten: ‘insignis’, ‘prorsus insignis’ oder ‘eminens’. Diese Prüfung war Voraussetzung, um mit einer zweiten Prüfung, genannt ‘Konkurs-Prüfung’, in den Staatsdienst übernommen zu werden. Die ‘Probe-Relation’ bestand aus einem schriftlichen, praktischen und mündlichen Teil. In der lateinisch-deutschen Übersetzung bedeuten ‘insignis’ ‘ausgezeichnet’, ‘prorsus insignis’ ‘ganz ausgezeichnet’ und ‘eminens’ ‘hervorragend’ oder ‘glänzend’. Die ‘Konkurs-Prüfung’ war nur schriftlich vorgesehen. Eine genaue Beschreibung der Medizinischen Prüfungen findet sich bei Georg Friedrich Kramer.

150 Siehe hierzu NDB (1955), Bd. 2, S. 216; C. R. GRUND (2002), S. 7 und S. 645; A. METTENLEITER (2001), S. 820; sowie F. VON KOBELL (1879). Christina Renata Grund gibt als Todesjahr 1872 an.

151 Vgl. C. R. GRUND (2002), S. 7; sowie J. J. SCHERER (1838).

1840 bei Johann Nepomuk von Fuchs (1774–1856)[152], Franz von Kobell (1803 bis 1882)[153] und Heinrich August Vogel (1778–1867)[154] in München.[155] Dort hatte er sich

---

[152] Vgl. C. R. GRUND (2002), S. 9–12 und S. 647. Johann Nepomuk Fuchs wurde am 15. Mai 1774 in Mattenzell bei Falkenstein im Bayerischen Wald geboren. Nach der Schule im Kloster Frauenzell ging er 1791 ans bischöfliche Gymnasium Regensburg. 1794 begann er in Ingolstadt Philosophie zu studieren, um Geistlicher zu werden, brach dieses Studium aber wieder ab. Hierauf schrieb er sich in Wien und anschließend in Heidelberg für Medizin ein, wo er zum Doktor der Medizin promoviert wurde. Sein Interesse galt den Naturwissenschaften, so dass er nach bestandener Prüfung an der Bayerischen Akademie der Wissenschaften ab 1805 erst als Lehrer und ab 1807 als ordentlicher Professor der Chemie und Mineralogie an der Landesuniversität in Landshut wirken konnte. Am 5. März 1856 starb Johann Nepomuk von Fuchs in München.

[153] Vgl. C. R. GRUND (2002), S. 12–15 und S. 650. Am 19. Juli 1803 wurde Franz Wolfgang Ritter von Kobell in München geboren. Nach Abschluss des Gymnasiums und durch seinen Mentor Heinrich August Vogel beeinflusst, unternahmen beide eine Bildungsreise nach Paris, die weniger der zuerst angedachten Vervollkommnung der französischen Sprachkenntnisse diente als vielmehr dem Interesse an Geologie und Mineralogie. Nach anfänglichem Jurastudium in Landshut wechselte er zur Chemie und Mineralogie. Seinem Lehrer Johann Nepomuk Fuchs folgte von Kobell nach dreijähriger Ausbildung als Adjunkt nach München. 1824 wurde er in Erlangen bei Carl Wilhelm Kastner (1783–1857) promoviert. 1826 erhielt er einen Ruf als außerordentlicher Professor für Mineralogie in München. Zum ordentlichen Professor avancierte er 1834 ebenfalls in München. Hier betreute er die mineralogische Sammlung bis zu seinem Tod am 11. November 1882. Die Lebensdaten von Kastner waren bei C. R. Grund enthalten.

[154] Vgl. C. R. GRUND (2002), S. 16–21, S. 645 und S. 657; DApoBio (1986), Ergbd. 1, S. 160f.; DApoBio (1978), Bd. 2, S. 569f.; DApoBio (1997), Ergbd. 2, S. 379; sowie DApoBio (1975), Bd. 1, S. 194. Heinrich August Vogel erblickte am 25. Juli 1778 in Westerhof im Kurfürstentum Braunschweig-Lüneburg das Licht der Welt. Im Alter von 11 bis 17 Jahren besuchte er die Domschule in Ratzeburg. Er entschied sich gegen Theologie, wandte sich den Naturwissenschaften insbesondere dem Berg- und Hüttenwesen zu und ging zum Studium an die Universitäten Rostock und Göttingen. Sein Großvater war Rudolph August Vogel (1724–1774), sein Onkel Samuel Gottlieb Vogel (1750–1837). Weitere Stationen seiner Ausbildung waren Hannover bei [Johann Ludwig Wilhelm] Gruner (1771–1849), Kassel bei [Johannes] Schaub (1770–1819) und Paris bei [Edmonde-Jean-Baptiste] Bouillon-Lagrange (1764–1844). In seiner französischen Zeit und darüber hinaus kam ihm eine bedeutende Rolle im deutsch-französischen Wissenstransfer zu. Zahlreiche Übersetzungen in beide Sprachen und umfangreiche Kontakte zu namhaften in- und ausländischen Wissenschaftlern der damaligen Zeit belegen dies eindrucksvoll. Nach knapp 14 Jahren in Frankreich nahm er 1816 die verwaiste Stelle von Adolph Ferdinand Gehlen (1775–1815) an der Akademie und den Posten eines Konservators des chemischen Laboratoriums in München an. Nach Umzug der Universität von Landshut nach München 1826 wurde Vogel ordentlicher Professor der Chemie. 1850 erhielt er den Verdienstorden der bayerischen Krone. Mit 74 Jahren ging er in den Ruhestand und verstarb am 24. November 1867 mit 89 Jahren; siehe C. SCHÜMANN (1997), S. 35. Von 1827 bis 1852 war Vogel zusätzlich Professor für Allgemeine und Technische Chemie an der Polytechnischen Centralschule in München. Die Vornamen und Lebensdaten von Gruner, Gehlen und Schaub wurden der Deutschen Apotheker-Biographie entnommen. Bei C. R. Grund fanden wir die Vornamen und Lebensdaten zu Bouillon-Lagrange. Ebenso wurden von Grund die Lebensdaten zu Großvater und Onkel Vogel übernommen.

[155] Vgl. ADB (1890), Bd. 31, S. 115f.; sowie C. R. GRUND (2002), S. 9–21.

überwiegend der Anorganischen Chemie gewidmet. Scherer reiste mit einem Reisestipendium 1840 nach Gießen zu Justus von Liebig (1803–1873)[156], um sich mit der Organischen Chemie zu beschäftigen. Er wollte seinem Vaterland Bayern dienen und beschloss, an die Würzburger Universität zu gehen.[157] Carl Friedrich von Marcus (1802–1862)[158] empfahl in seinem Gutachten von 1842 die Berufung Scherers als außerordentlicher Professor an die Julius-Maximilians-Universität. In dieser Zeitepoche kam das neue Fach für chemische Untersuchungen klinischer Fälle in der Medizin hinzu.[159] Diesem Gesuch folgte der bayerische König zunächst nicht, ernannte Scherer aber zum Privatdozenten.[160]

Scherer erhielt indes noch im gleichen Jahr einen Ruf an die Gießener Universität.[161] Dadurch sah sich der bayerische König Ludwig I. (1786–1868)[162] am 17. Juli 1842 in Bad Brückenau veranlasst, ihn als Extraordinarius an die Medizinische Fakultät der Würzburger Hochschule „für die Lehrvorträge der organischen Chemie in Verbindung mit den für die Kliniken des Juliusspitals nöthigen [!] chemischen Untersuchungen“[163] zu berufen.[164]

Bereits mit Schreiben vom 18. März 1845 bemühte sich die Medizinische Fakultät um Scherers Anstellung als Ordinarius. Dabei sollte er zusätzlich die damals noch aushilfsweise von Ludwig Rumpf aus der Philosophischen Fakultät gelesenen Kollegien über Toxikologie übernehmen. Zur gleichen Zeit wurden ihm die Lehrveranstaltungen an der Kreis- und Gewerbeschule über Chemie nicht mehr übertragen, sodass er mit 400 Gulden weniger im Jahr auskommen musste. Es bedurfte mehrerer Eingaben von amtlichen und privaten Stellen, ehe er, wohl auch einem gleichzeitigen Ruf an die Universität Dorpat verdankend, mit königlichem Ernennungsschreiben, ausgestellt zu

---

156 Vgl. C. R. GRUND (2002), S. 24 und S. 651; C. FRIEDRICH (2003), S. 1634–1638; sowie C. FRIEDRICH (2023), S. 1256–1260.

157 Siehe hierzu UniAWürzburg, ARS 795 [ohne Paginierung]. Bericht von Johann Joseph Scherer, ohne genaues Datum, vermutlich aus dem Jahr 1841. Ein beiliegendes Zeugnis Justus von Liebigs ist datiert auf den 8. Dezember 1841. Darin wird von einer zeitnahen Bewerbung Scherers auf eine „Lehrstelle der Chemie in seinem Vaterlande“ Bezug genommen.

158 Siehe hierzu C. R. GRUND (2002), S. 652.

159 Vgl. UniAWürzburg, ARS 795 [ohne Paginierung]. Gutachten Hofrat Professor von Marcus vom 9. März 1842.

160 Siehe hierzu UniAWürzburg, ARS 795 [ohne Paginierung]. Schreiben des Staatsministeriums des Innern an den Akademischen Senat vom 20. April 1842.

161 Siehe hierzu UniAWürzburg, ARS 795 [ohne Paginierung]. Schreiben der Medizinischen Fakultät an den Akademischen Senat vom 4. Juli 1842. Die Berufung nach Gießen hatte Scherer der Vermittlung seines Lehrers Justus Liebig zu verdanken.

162 Siehe hierzu A. METTENLEITER (2001), S. 832; sowie HERDER (1950), Sp. 2510. Mettenleiter gibt in seiner Veröffentlichung von 2001 versehentlich 1768 als Geburtsjahr für König Ludwig I. von Bayern an; siehe auch A. METTENLEITER (2021), S. 106. Hier wurden von Mettenleiter die richtigen Lebensdaten Ludwigs I., König von Bayern, genannt.

163 UniAWürzburg, ARS 795 [ohne Paginierung]. Ernennungsdekret ausgestellt und unterschrieben vom bayerischen König Ludwig I. (1786–1868) in Bad Brückenau vom 17. Juli 1842.

164 Siehe hierzu C. R. GRUND (2002), S. 44f.; sowie C. ZADEMACH (1972), S. 125.

München am 8. Juni 1847, zum Ordinarius ernannt wurde.[165] Einmal übernahm 1858/59 Johann Joseph von Scherer das Amt des „Rector vicarius“ und 1851/52 sowie 1860/61 das Rektorenamt. 1859 und 1863 versah er die Funktion des Dekans der Medizinischen Fakultät. Von Herbst 1852 bis 1859 war Scherer Mitglied im Akademischen Senat der Universität Würzburg.[166]

Am 20. Oktober 1842 wurde von ihm in Aschaffenburg das Aufgebot für die Heirat mit Rosina Schlereth (1819–1846)[167], Rentamtmannstochter aus Hammelburg, bestellt. Aus dieser ersten Ehe sind die Söhne Rudolph (1843–1849)[168] und Hugo (geb. 1845)[169] namentlich bekannt. Seine erste Frau Rosina starb indes am 1. August 1846 an Pneumopleuritis.[170] Am 4. Oktober 1847 bat Scherer den bayerischen König, einer erneuten Heirat zuzustimmen, die am 20. Oktober des gleichen Jahres mit Eva Franzisca Josepha Klinger (1827–1903)[171], Tochter des königlichen Stadtgerichtsarztes in Würzburg Johann Adam Joseph Klinger (1795–1861)[172] erfolgte.[173] Aus dieser Ehe

165 Vgl. UniAWürzburg, ARS 795 [ohne Paginierung]. Privatschreiben des Professors Rinecker vom 25. November 1846 an Staatsminister von Abel, München; sowie Ernennungsdekret des bayerischen Königs Ludwig I. (1786–1868) vom 8. Juni 1847. Siehe hierzu auch C. R. GRUND (2002), S. 84–86.

166 Siehe hierzu C. R. GRUND (2002), S. 308; sowie K. KOSCHEL (1982), S. 717.

167 Siehe hierzu C. R. GRUND (2002), S. 655.

168 Zu den Lebensdaten siehe C. R. GRUND (2002), S. 157 und S. 159.

169 Zu den Lebensdaten siehe C. R. GRUND (2002), S. 157. Siehe hierzu auch UniAWürzburg, ARS 795 [ohne Paginierung]. Auszug aus den Trauungs- und Taufmatrikeln der Dompfarrei Würzburg vom 7. März 1869. Das Geburtsdatum von Johann Nepomuk Christoph Hugo wird mit dem 8. April 1845 angegeben. Das Sterbedatum ließ sich nicht feststellen.

170 Siehe hierzu PSCHYREMBEL (1969), S. 953 und S. 959. Eine Pneumopleuritis stellt eine Brustfellentzündung bei Pneumonie dar; siehe auch C. R. GRUND (2002), S. 157.

171 Siehe hierzu C. R. GRUND (2002), S. 158. Franzisca Scherer ist laut Taufzeugnis am 26. Oktober 1827 in Eltmann geboren worden. Siehe hierzu auch UniAWürzburg, ARS 795 [ohne Paginierung]. Schreiben des Staatsministeriums des Innern vom 30. Juli 1903 an den Akademischen Senat betreffs der Pensionsregulierung für die Tochter Franziska Scherer. Das Sterbedatum der Mutter wird hier mit 28. Mai 1903 angegeben.

172 Siehe hierzu NDB (2005), Bd. 22, S. 691f.

173 Siehe hierzu UniAWürzburg, ARS 795 [ohne Paginierung]. Gesuch Scherers um Wiederverehelichung an den Akademischen Senat mit Bitte um Weiterleitung an allerhöchstem Ort vom 4. Oktober 1847. In damaliger Zeit musste man den Arbeitgeber um Erlaubnis bei einer Verheiratung bitten; sowie C. R. GRUND (2002), S. 157–159. Auch Angestellte Diener mussten hierfür den Arbeitgeber um Erlaubnis bitten, wie zum Beispiel der Diener Georg Schneider. Siehe hierzu UniAWürzburg, ARS 810 [ohne Paginierung]. Schreiben des königl. Oberbibliothekariats an den königl. Universitäts-Senat Betreff Verehelichungsgesuch des Bibliothek-Dieners Georg Schneider vom 15. Februar 1875; sowie Kap. 5.2.6, S. 102.

gingen die Kinder Franziska Theresia (geb. 1848)[174] und Karl Johann Adam Joseph (geb. 1852)[175] hervor.[176] Nach einem Schreiben des Staatsministeriums des Inneren vom 28. Januar 1857 wurde Scherer in eine Kommission von Sachverständigen zur Prüfung eines Entwurfs einer neuen Schulordnung für die technischen Lehranstalten des Königreichs vom Staatsministerium des Handels und der öffentlichen Arbeiten in München berufen.[177] Ebenfalls am 28. Januar 1857 berief der bayerische König Scherer als Beisitzer in das Medizinalkomitee von Würzburg für chemische Untersuchungen in gerichtlichen Fällen.[178] In einer eigenhändigen Mitteilung Scherers vom 5. Mai 1858 gab er dem Rektorat der Universität bekannt, dass er als „Experte zu den Verhandlungen des oberfränkischen Schwurgerichtes zu Baireuth"[179] geladen sei.

Die Bayerische Akademie der Wissenschaften in München erwählte Scherer im Sommer 1858 zum korrespondierenden Mitglied. Dies wurde am 27. November desselben Jahres anlässlich einer Sitzung zur Vorfeier des Geburtstages Seiner Majestät des König Max II. (1811–1864)[180] bekanntgegeben.[181]

---

174 Siehe hierzu UniAWürzburg, ARS 795 [ohne Paginierung]. Auszug aus den Trauungs- und Taufmatrikeln der Dompfarrei Würzburg vom 7. März 1869. Das Geburtsdatum der Tochter Franziska Theresia wird mit dem 28. August 1848 angegeben. Das Sterbedatum ließ sich trotz Bemühens nicht ermitteln.

175 Siehe hierzu UniAWürzburg, ARS 795 [ohne Paginierung]. Auszug aus den Trauungs- und Taufmatrikeln der Dompfarrei Würzburg vom 7. März 1869. Das Geburtsdatum von Karl Johann Adam Joseph wird mit dem 6. Oktober 1852 angegeben. Das Sterbedatum ließ sich trotz Bemühens nicht ermitteln.

176 Siehe hierzu C. R. GRUND (2002), S. 158f.

177 Siehe hierzu UniAWürzburg, ARS 795 [ohne Paginierung]. Schreiben vom 28. Januar 1857 des Staatsministerium des Inneren an den Senat der königlichen Universität Würzburg, inhaltlich über die Reorganisation der technischen Lehranstalten betreffend.

178 Siehe hierzu N. N. (1857), S. 47f.

179 Siehe hierzu UniAWürzburg, ARS 795 [ohne Paginierung]. Brief Scherers vom 5. Mai 1858 an das Rektorat.

180 Siehe hierzu HERDER (1950), Sp. 2666. Es handelt sich hier um König Maximilian II. von Bayern.

181 Siehe hierzu N. N. (1858), S. 527f.; HERDER (1950), Sp. 3250; sowie C. R. GRUND (2002), S. 385. Grund ermittelte das Jahr 1858 aus persönlichen Briefen Scherers und gab den 17. Juli 1858 als Wahltag für ihn zum korrespondierenden Mitglied der Bayerischen Akademie der Wissenschaften in der Mathematisch-Physikalischen Klasse nach einem Vorschlag Max von Pettenkofers (1818–1901) an. Die Lebensdaten Pettenkofers sind HERDER (1950) entnommen; siehe auch UniAWürzburg, ARS 795 [ohne Paginierung]. Totenzettel Scherers im Personalakt.

Nach dem Tod von Ludwig Rumpf 1862 übernahm Scherer auch dessen Vorlesungen und Position bei den Pharmazeutischen Examen. Somit bekam er neben seinen eigentlichen Fächern zusätzlich die Pharmazeutische Chemie.[182] Die Allgemeine Chemie gehörte allerdings noch nicht dazu, da sie bereits bei der Pensionierung Pickels 1836 abgetrennt und Gottfried Wilhelm Osann (1797–1866)[183] aus der Philosophischen Fakultät übertragen worden war.[184]

Laut Bekanntmachung des Akademischen Senates vom 28. Januar 1862 übernahm Scherer ebenso die Vorlesung zur Mineralogie von Rumpf. Das Fach Pharmakognosie las weiterhin der Botanikprofessor Joseph August Schenk (1815–1891).[185] In Scherers Personalakte findet sich eine eigenhändige Empfangsbestätigung des Dekretes, datiert auf den 18. April 1864, zur Erteilung des Hofrattitels, den er zusammen mit

[182] Siehe hierzu UniAWürzburg, ARS 795 [ohne Paginierung]. Interner Aktenvermerk zur Wiederbesetzung der Professur für Mineralogie und Pharmazeutischen Chemie an der königlichen Universität Würzburg – hier die Übertragung der Lehrsparte an den ordentlichen Professor Scherer. Das Originaldekret ist laut Vermerk auf den 4. Februar 1863 datiert; sowie UniAWürzburg, ARS 755 [ohne Paginierung]. Dekret des Staatsministeriums des Innern für Kirchen- und Schulangelegenheiten vom 28. Februar 1862. Hier sollte Scherer die Vorlesungen für Mineralogie und die Funktion eines Prüfers in diesem Fach bei den Approbationsprüfungen übernehmen. Pharmakognosie bekam der Botanikprofessor Schenk zugeteilt.

[183] Siehe hierzu W. DRESSENDÖRFER (2004), S. 76; sowie C. R. GRUND (2002), S. 94. Hier gibt Grund das Geburtsjahr Osanns falsch mit 1726 an.

[184] Siehe hierzu UniAWürzburg, ARS 704 [ohne Paginierung]. Pensionierungsdekret Pickels ausgestellt in Berchtesgaden am 10. September 1836; UniAWürzburg, ARS 795 [ohne Paginierung] Aktenvermerk vom 4. Februar 1863; sowie C. R. GRUND (2002), S. 309 und S. 656. Grund nennt hier fälschlich die Allgemeine, Anorganische und Pharmazeutische Chemie. Der Aktenvermerk, auf den sich Grund bezog, benennt keine einzelnen Lehrfächer; siehe hierzu „Verzeichnis der Vorlesungen welche an der königlich-bayerischen Julius-Maximilians-Universität zu Würzburg im […] gehalten werden"; sowie K. KOSCHEL (1982), S. 716f. Koschel gab an, dass Scherer ab Wintersemester 1868/69 „Allgemeine anorganische Experimentalchemie mit Analyse organischer Körper" las. 1866 war Osann gestorben. Allerdings konnten wir anhand der gedruckten Vorlesungsverzeichnisse feststellen, dass Scherer meist im Sommer ab 1850 „Allgemeine Chemie der organischen Körper" und winters ab Wintersemester 1855/56 „Allgemeine anorganische Experimentalchemie in Verbindung mit Analyse anorganischer Substanzen" unterrichtete. In der Zeit davor lehrte er auch die „Analytische Chemie". Eine offizielle Beauftragung Scherers für Allgemeine Chemie konnten wir in der Personalakte nicht finden. Nach Scherers Tod übernahm offiziell Adolf Friedrich Ludwig Strecker (1822–1871) diese Lehraufgabe dann wieder in der Philosophischen Fakultät. Streckers Lebensdaten wurden C. R. GRUND (2002) entnommen.

[185] Siehe hierzu UniAWürzburg, ARS 755 [ohne Paginierung]. Bekanntmachung des Akademischen Senates vom 28. Januar 1862; sowie Schreiben des Staatsministerium des Innern an den Akademischen Senat vom 28. Februar 1862. Darin bestätigte das Staatsministerium diese Regelung. Zu den Lebensdaten Schenks siehe A. METTENLEITER (2001), S. 839.

Franz Rinecker (1811–1883)[186] am 14. April erhalten hatte.[187]

Als Anerkennung für seine Arbeit bekam Scherer mehrere in- und ausländische Auszeichnungen. Bereits 1854 verlieh ihm der bayerische König das Ritterkreuz I. Klasse des Verdienstordens vom Heiligen Michael,[188] im Jahr 1865 folgte der kaiserlich-russische Stanislaus-Orden II. Klasse.[189] Für seine Verdienste um das Heilbad Kissingen zeichnete ihn der König von Bayern am 25. Februar 1866 mit dem Verdienstorden der bayerischen Krone und damit verbunden mit dem persönlichen Adelsprädikat „von“ aus.[190] Scherer zählte zudem zu den Gründungsmitgliedern der Physikalisch-Medizinischen Gesellschaft zu Würzburg.[191] Am 17. Februar 1869 starb Johann Joseph von Scherer an einem Brustleiden.[192]

---

186 Siehe hierzu C. R. GRUND (2002), S. 654.

187 Siehe hierzu UniAWürzburg, ARS 738. Dekret des bayerischen Königs vom 14. April 1864; G. KEIL (1995), S. 28; sowie UniAWürzburg, ARS 795 [ohne Paginierung]. Undatierter Aktenvermerk „2. acta personalia des k. b. Professor Rinecker: Ernennung desselben und Hr. Prof. Dr. Scherer zu k. Hofräthen“ vor der Empfangsbestätigung des Hofratstitels aus Scherers Hand vom 18. April 1864; siehe auch N. N. (1864), S. 144.

188 Siehe hierzu C. R. GRUND (2002), S. 382. Siehe hierzu auch UniAWürzburg, ARS 795 [ohne Paginierung]. Totenzettel Scherers aus dem Jahr 1869.

189 Siehe hierzu UniAWürzburg, ARS 795 [ohne Paginierung]. Beglaubigungsschreiben des Staatsministeriums des Inneren vom 7. Dezember 1865, Ordensverleihung des russischen Stanislaus-Ordens II. Klasse an die Professoren Johann Joseph Scherer und Albert Kölliker. Nach einem Erklärungsschreiben Scherers vom 16. Dezember 1865 bekam er den Stanislaus-Orden II. Klasse in Anerkennung der Dienste um die wissenschaftliche Ausbildung junger russischer Ärzte.

190 Siehe hierzu UniAWürzburg, ARS 795 [ohne Paginierung]. Abschrift der ministeriellen Entschließung zusammen mit einem Schreiben an den Akademischen Senat vom 11. März 1866.

191 Siehe hierzu C. R. GRUND (2002), S. 147–156.

192 Siehe hierzu C. R. GRUND (2002), S. 386 und S. 389. Scherer hatte offenbar mehrmals mit katarrhalischen und rheumatischen Affektionen zu tun. Sein Arzt diagnostizierte „Tuberculosis“ als Todesursache; siehe A. METTENLEITER (2001), S. 840; sowie R. ARNHOLDT (1978), S. 704. Dieses Krankheitsbild erforschte schon Johann Lukas Schönlein (1793–1864). Er bezeichnete „in pathologisch-anatomischer Hinsicht […] mit dem Begriff 'Tuberculosis' die Gesamtheit aller [durch] Knoten und Knötchen gekennzeichneten Veränderungen, die in Organen und Geweben vorkommen.“ Die Lebensdaten Schönleins sind A. METTENLEITER (2001) entnommen.

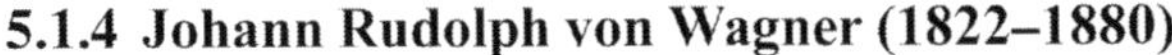

5.1.4 Johann Rudolph von Wagner (1822–1880)

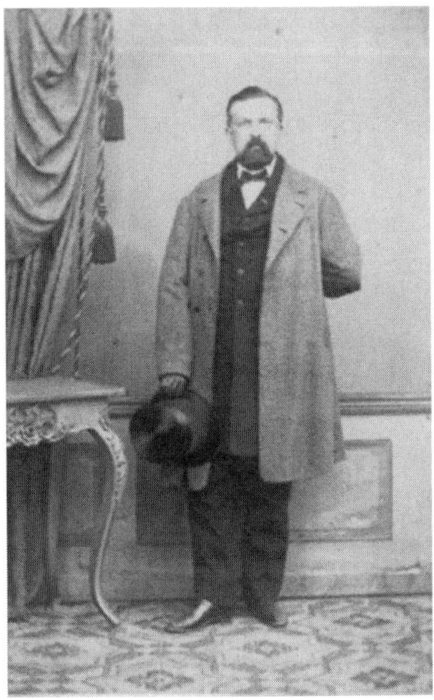

Abb. 11: Fotografie Johann Rudolph von Wagner vom 30. April 1864.[193]

Rudolph von Wagner (1822–1880) wurde am 13. Februar 1822[194] in Leipzig als Sohn des Hofbuchhändlers J[ohann] G[ottlieb] Wagner (gest. 1839)[195] und dessen Frau Karoline geboren. Seine Schulzeit verbrachte er in der dortigen Realschule, wo er erstes Interesse für die Naturwissenschaften zeigte. Hierauf absolvierte er eine Lehre als Apotheker zuerst in Moritzburg bei Dresden, danach ging er zur weiteren Ausbildung nach Zwickau, Zeitz, Erfurt und Aachen.[196]

---

193 UniAWürzburg, FS 198.

194 Siehe hierzu UniAWürzburg, ARS 880 [ohne Paginierung]. Senatsbericht zum vorgesetzten k. Staatsministerium, Ableben des ord. Universitätsprofessors k. Hofrates Dr. Joh. Rudolph von Wagner vom 5. Oktober 1880. Hier wurde als Geburtsdatum der 13. Februar 1822 angegeben.

195 Siehe hierzu E. GOTTWALD (1840), S. 108; sowie R. SCHMIDT (1902). Gottwald gibt als Todestag des Buchhändlers Gottlieb Wagner den 9. April 1839 an. Dessen Geburtsdatum ließ sich trotz Bemühens nicht ermitteln. Schmidt erwähnt den Vornamen „Johann".

196 Siehe hierzu ADB (1896), Bd. 40, S. 574f.

Wagner studierte von 1844 bis 1846 an der Sorbonne in Paris, wo er Chemievorlesungen belegte.[197] Als Assistent von Professor Otto Linné Erdmann (1804–1869)[198] wirkte er anschließend an der Universität Leipzig. Dort hatte er sich am 23. Mai 1846 immatrikuliert.[199] In seiner Leipziger Zeit wurde er am 18. April 1848[200] zum Doktor der Philosophie promoviert und bekam am 30. April 1851 die venia legendi für die Fächer Chemie und Technologie.[201] Er verfasste hier seine Lehrbücher der „Chemie" und „chemischen Technologie", die mehrere Auflagen erlebten.[202] In Leipzig wendete er sich mehr und mehr der praktischen und chemischen Technologie zu.[203]

1851 brachte einen entscheidenden Wechsel in seinem Leben, indem er eine Anstellung an der Gewerbeschule für Land- und Forstwirtschaft in Nürnberg[204] erhielt. Auch hier erwarb er sich durch seine Vorlesungen einen ausgezeichneten Ruf und stellte Kontakte zu Industriellen her.[205] Schon 1854 wurde er in die Jury und zum Mitglied der Ausstellungskommission der Industrieausstellung in München berufen.[206] Die Aufgabe eines Preisrichters und Kommissionsmitgliedes übernahm er auch später noch sehr oft.

---

197 Siehe hierzu ADB (1896), Bd. 40, S. 574f.

198 Siehe hierzu LEHRSTUHL FÜR NEUERE UND NEUESTE GESCHICHTE. HISTORISCHES SEMINAR DER UNIVERSITÄT LEIPZIG (2020).

199 Siehe hierzu UniALeipzig, Rektor M 23 [Matrikelbuch]. Wagner erhielt hier die Nummer 160 [mit Bleistift ausgebessert 157]. Er war Protestant und am Tag seiner Immatrikulation, 23. Mai 1846, 24 Jahre alt und nicht 23 Jahre, wie er selbst handschriftlich irrtümlich vermerkte. Sein Vater, der Hofbuchhändler J. G. Wagner war zu dieser Zeit bereits verstorben. Er kam direkt von Paris als letzten Aufenthaltsort nach Leipzig, um sich für das Fach Chemie einzuschreiben.

200 Siehe hierzu UniALeipzig, Phil. Fak. Urkundliche Quellen, 128 a [Promotion 1848]. Hier wird Wagner als Adjunkt des Chemischen Labors bezeichnet.

201 Siehe hierzu UniALeipzig, Phil. Fak. Urkundliche Quellen 128 a [Wagner, S. 176, Abs. 29]. Seine Habilitierungsschrift, die Wagner öffentlich verteidigte, hatte den Titel „Ueber die Zersetzungsproducte der Moringerbsäure".

202 Siehe hierzu ADB (1896), Bd. 40, S. 574f.; sowie R. WAGNER (1850): „Die Chemie faßlich dargestellt nach dem neuesten Standpunkte der Wissenschaft, zum Schulgebrauche und Selbstunterrichte, namentlich für Studirende der Naturwissenschaften". Hiervon gab es 1851 bereits eine zweite, vermehrte und verbesserte Auflage: R. WAGNER (1871), S. IV, „Handbuch der chemischen Technologie zum Gebrauche bei Vorlesungen an Universitäten, technischen Hoch- und Mittelschulen sowie zum Selbstunterrichte für Chemiker, Techniker, Apotheker, Verwaltungsbeamte und Gerichtsärzte", hier achte Auflage; siehe auch Kap. 8.4, S. 267.

203 Siehe hierzu ADB (1896), Bd. 40, S. 574f.

204 Siehe hierzu UniAWürzburg, ARS 880 [ohne Paginierung]. Bericht der Staatswirtschaftlichen Fakultät an den Akademischen Senat vom 26. März 1856 inhaltlich die Wiederbesetzung der Professur der Land- und Forstwirtschaft, dann der Technologie an der königlichen Universität Würzburg.

205 Siehe hierzu ADB (1896), Bd. 40, S. 574f.

206 Siehe hierzu UniAWürzburg, ARS 880 [ohne Paginierung]. Gutachten des Professor Dr. Scherer über Dr. Kerndt und Dr. Wagner vom 23. Mai 1855; sowie ADB (1896), Bd. 40, S. 574f.

Nach Johann Eduard Herbergers (1809–1855)[207] Tod war der verwaiste Lehrstuhl der Land- und Forstwirtschaft und Technologie an der Universität Würzburg wiederzubesetzen.[208] Neben Rudolph Wagner hatten sich auch Dr. Carl Huldreich Theodor Kerndt (1821–1888)[209], Dozent der Technologie und Chemie an der Universität Leipzig, Dr. Johann Baptist Riederer (1805–1871)[210], Rektor der Landwirtschafts- und Gewerbeschule zu Freising, Dr. Ferdinand Schubert (1812–1875)[211], Privatdozent der Universität Würzburg und Lehrer der Würzburger Kreislandwirtschafts- und Gewerbeschule sowie Dr. Franz Keller (geb. 1821)[212], Lehrer der Chemie und Technologie an der Gewerbeschule zu Speyer beworben.[213] Nach Christoph Schümann waren ab dem Jahr 1820 häufig Lehrerstellen an Gewerbeschulen

---

207 Siehe hierzu J. D. F. NEIGEBAUR (1860), S. 268; sowie L. A. BUCHNER (1855), S. 140–144. Herberger wurde am 31. Juli 1809 in Kempten geboren. Nach abgeschlossenem Gymnasium begann er seine Ausbildung zum Apotheker zunächst bei dem Würzburger Juliusspitalapotheker Franz Mayer als Lehrling. Hierauf ging er nach Straßburg zum Apotheker Oberlin, um die französische Sprache zu erlernen und dort zu konditionieren. Zu dieser Zeit trat er auch mit Pierre-Jean Robiquet (1780–1840) in Paris und Johann Andreas Buchner (1783 bis 1852) in München in wissenschaftlichen Kontakt. 1830 ging er zum Studium der Pharmazie nach München und wurde danach Assistent bei Buchner am Pharmazeutischen Institut der Universität. Zum Doktor der Philosophie promoviert, ging er nach Rheinzabern, um dort bis 1836 mit Erlaubnis der bayerischen Regierung eine Apotheke zu betreiben. Danach leitete er eine Apotheke in Kaiserslautern und wurde dort Lehrer für Chemie und Technologie sowie Rektor an der Kreis-, Landwirtschaft- und Gewerbeschule. 1848 berief ihn der bayerische König zum ordentlichen Professor auf den Lehrstuhl der Technologie, der Land- und Forstwirtschaft an der Julius-Maximilians-Universität in Würzburg berufen. Die Gründung der Würzburger Handelsschule sowie der Baugewerksschule gehen maßgeblich auf ihn zurück. Im Laufe seines Lebens erhielt er die goldene Medaille des Verdienstordens der bayerischen Krone, war Ritter des k. bayerischen Verdienstordens vom Hl. Michael und des k. griechischen Erlöserordens. Die griechische Auszeichnung bekam er auf Grund der detaillierten Ausarbeitung eines Planes zur Gründung einer polytechnischen Schule in Athen. Am 14. März 1855 starb Herberger infolge eines Blutsturzes. Vgl. W. GUTTMANN (1909), Sp. 147. Blutsturz ist eine starke Blutung, besonders aus der Lunge, confer Pneumorrhagie; W. MÜLLER (1989/j), S. 366; sowie M. SPRINGER (1978). Die Lebensdaten von Robiquet sind Müller und die von Buchner sind Springer entnommen.

208 Siehe hierzu UniAWürzburg, ARS 880 [ohne Paginierung]. Bericht der Staatswirtschaftlichen Fakultät an den Akademischen Senat vom 26. März 1856.

209 Siehe hierzu F. KÖSSLER (2008), s. v. Kerndt, Theodor Karl Huldreich.

210 Siehe hierzu DEUTSCHE NATIONALBIBLIOTHEK (2020).

211 Siehe hierzu UniAWürzburg, ARS 880 [ohne Paginierung]. „Zeugnis Rektoratsverwesers Lampert der Kreis-Landwirtschaft- und Gewerbeschule Würzburg" vom 24. April 1855 betreffend des Privatdozenten der Universität Würzburg Dr. Ferdinand Schubert; C. VON DEUSTER (1982), S. 876; Totenzettel Ferdinand Schubert, UniBibWürzburg, Sig. 63/T 1.160 sowie C. R. GRUND (2002), S. 655. Von Deuster gibt 1810 als Geburtsjahr an, während Grund und der Totenzettel 1812 nennen. Todesursache war Herzlähmung (Paralysis cordis).

212 Siehe hierzu UniAWürzburg, ARS 880 [ohne Paginierung]. Bewerbungsgesuch Dr. Keller inhaltlich Vita und Werk vom 10. Mai 1855. Das Sterbedatum ließ sich trotz Bemühens nicht ermitteln.

213 Siehe hierzu UniAWürzburg, ARS 880 [ohne Paginierung]. Bericht der Staatswirtschaftlichen Fakultät an den Akademischen Senat vom 26. März 1856.

an junge Apotheker vergeben worden. Diese Entwicklung zeigte sich besonders im Königreich Bayern.[214]

Einem Gutachten Johann Joseph von Scherers hat Wagner es zu verdanken, dass die Wahl auf ihn fiel. Scherer nannte ihn einen „tüchtigen und talentvollen Chemiker und Technologen“[215] und attestierte ihm ein „sehr gutes Lehrtalent“[216]. Am 25. Juli 1856 ernannte der bayerische König Wagner mit Wirkung zum 1. Oktober 1856 zum außerordentlichen Professor an der Staatswirtschaftlichen Fakultät[217] der Universität Würzburg mit einem „Standes- und Dienstesgehalt“ von 1000 Gulden für Vorlesungen über Technologie und Landwirtschaft.[218] Zur Unterstützung seiner Vorlesungen und Praktika beantragte er am 2. November 1856 die Stelle eines Konservators des Technologischen Kabinetts,[219] die ihm, obwohl er noch Extraordinarius war, am 12. November des gleichen Jahres mit Erlass des Staatsministeriums genehmigt wurde.[220] Der erste Assistent Kneutinger hatte hierfür bereits eine Inventarisierung durchgeführt.[221]

Bereits am 5. Dezember 1857 empfahl der Akademische Senat dem Staatsministerium des Innern, Professor Wagner solle aufgrund seiner umfassenden Tätigkeit auf dem Gebiet der Technologie, seiner vortrefflichen Lehre und der Qualität seiner Vorträge, die eine weitgereiste Hörerschaft nach sich zog, zum Ordinarius berufen werden. Die finanziellen Mittel dafür wären vorhanden.[222] Der bayerische König folgte diesem Vorschlag mit Dekret vom 27. Januar 1858, verbunden mit der Auflage „Vorlesungen über Landwirtschaft und nach Bedürfnis über Forstencyklopädie und

214 Siehe hierzu C. SCHÜMANN (1997), S. 39.

215 UniAWürzburg, ARS 880 [ohne Paginierung]. Gutachten von Professor Scherer vom 23. Mai 1855.

216 UniAWürzburg, ARS 880 [ohne Paginierung]. Gutachten von Professor Scherer vom 23. Mai 1855.

217 Vgl. L. MEDICUS (1914), S. 114. Ludwig Medicus schreibt hier fälschlicherweise „staatswissenschaftliche Fakultät“. Siehe hierzu UniAWürzburg, ARS 880 [ohne Paginierung]. Abschriftliches Schreiben des Staatsministeriums des Innern an den Akademischen Senat vom 5. November 1878 bezüglich der Auflösung der Staatswirtschaftlichen Fakultät. Wagners Lehrstuhl der Technologie und Chemisch-pharmazeutischen Präparatenlehre gehörte ab diesem Zeitpunkt zur Mathematisch-naturwissenschaftlichen Sektion der Philosophischen Fakultät. In diesem Schreiben heißt es ferner, dass die Juristenfakultät in Zukunft die Benennung „Rechts- und staatswissenschaftliche Fakultät“ erhält.

218 Siehe hierzu UniAWürzburg, ARS 880 [ohne Paginierung]. Ernennungsdekret des bayerischen Königs Maximilian II. vom 25. Juli 1856.

219 Siehe hierzu UniAWürzburg, ARS 880 [ohne Paginierung]. Bittgesuch Wagners an den Akademischen Senat vom 2. November 1856.

220 Siehe hierzu UniAWürzburg, ARS 880 [ohne Paginierung]. Schreiben des Staatsministeriums des Innern vom 12. November 1856 an den Akademischen Senat.

221 Siehe hierzu UniAWürzburg, ARS 880 [ohne Paginierung]. Schreiben des Akademischen Senats an Wagner vom 14. November 1856.

222 Vgl. UniAWürzburg, ARS 880 [ohne Paginierung]. Bericht des Akademischen Senats an das Staatsministerium des Innern vom 5. Dezember 1857.

bayerische Forststatistik zu halten"[223]. Des Weiteren wurden Wagner endgültig das Konservatorium[224] über das Technologische Kabinett übertragen.[225]

Sein ausgezeichneter Ruf lässt sich dadurch belegen, dass er mehrere Male zum Preisrichter und Jurymitglied verschiedener Weltausstellungen berufen wurde. So hatte ihn das Staatsministerium des Handels als stellvertretenden Kommissar und Preisjurymitglied zur Weltausstellung 1862 in London angefordert. Eine tägliche Aufwandsentschädigung von 12 Gulden war inbegriffen.[226] Ebenso wurde Rudolph Wagner 1867 als Mitglied der internationalen Jury der Industrieausstellung nach Paris berufen.[227]

Am 9. Juni 1873 teilte Wagner dem Akademischen Senat mit, dass er vom Ministerium als Vertreter Bayerns für die Zentralkommission des Deutschen Reiches der im selben Jahr in Wien stattfindenden Weltausstellung ausgewählt worden war.[228] 1876 sollte Wagner als Preisrichter zur internationalen Weltausstellung nach Philadelphia reisen,[229] was allerdings zu einigen Komplikationen führte, da nach Meinung des Akademischen Senats im Gegensatz zur Ansicht der Staatswirtschaftlichen Fakultät, der er als Technologe angehörte, eine Vertretung der für das Sommersemester angekündigten Vorlesungen über Pharmazeutische Präparatenlehre erforderlich war.[230] Wagner wollte die von ihm auf zwei Semester ausgelegte Vorlesung im Wintersemester nachholen.[231] Im gleichem Schreiben wies er darauf hin, dass die Pharmazeutische Präparatenlehre keinesfalls eines seiner Nominalfächer war.[232] Am 5. April genehmigte das Staatsministerium des Innern die Reise und das Urlaubsgesuch von Wagner.[233]

---

223 UniAWürzburg, ARS 880 [ohne Paginierung]. Ernennungsdekret König Maximilians II. (1811–1864) für Rudolph Wagner zum Ordinarius vom 27. Januar 1858.

224 Unter dem 'Konservatorium' eines Kabinettes oder einer Sammlung verstand man zu damaliger Zeit deren Betreuung oder Leitung. Der 'Conservator' war demnach der Leiter, später der Direktor.

225 Siehe hierzu UniAWürzburg, ARS 880 [ohne Paginierung]. Ernennungsdekret König Maximilians II. (1811–1864) für Rudolph Wagner zum Ordinarius vom 27. Januar 1858.

226 Siehe hierzu UniAWürzburg, ARS 880 [ohne Paginierung]. Abschrift des „Staatsministeriums des Handels an den Central-Verwaltungs-Ausschuß des polytechnischen Vereins" ursprünglich datiert zum 13. Januar 1862.

227 Siehe hierzu UniAWürzburg, ARS 880 [ohne Paginierung]. Handschriftliche Schreiben Wagners an den Akademischen Senat vom 11. März 1867 und 6. Oktober 1867. Den Beginn seiner Vorlesungen des Sommersemesters 1867 und des Wintersemesters 1867/68 konnte Wagner nach seiner eigenen Aussage jeweils einhalten.

228 Siehe hierzu UniAWürzburg, ARS 880 [ohne Paginierung]. Schreiben Wagners an den Akademischen Senat datiert am 9. Juni 1873.

229 Siehe hierzu UniAWürzburg, ARS 880 [ohne Paginierung]. Wagners Schreiben an den Rektor der Universität vom 26. März 1876.

230 Siehe hierzu UniAWürzburg, ARS 880 [ohne Paginierung]. Bericht des Akademischen Senats an das Staatsministerium des Innern vom 29. März 1876.

231 Siehe hierzu UniAWürzburg, ARS 880 [ohne Paginierung]. Schreiben Wagners an die Staatswirtschaftliche Fakultät vom 28. März 1876.

232 Siehe hierzu UniAWürzburg, ARS 880 [ohne Paginierung]. Brief Wagners an die Staatswirtschaftliche Fakultät vom 28. März 1876.

233 Siehe hierzu UniAWürzburg, ARS 880 [ohne Paginierung]. Schreiben des Staatsministeriums des Innern an den Akademischen Senat vom 5. April 1876.

Letztendlich wurde vom Staatsministerium des Innern bewilligt, die Vorlesungen im Sommersemester 1876 vertretungsweise vom Privatdozenten Dr. Max Conrad (1848–1920)[234] aus der Naturwissenschaftlich-mathematischen Sektion der Philosophischen Fakultät halten zu lassen. Diese sollten dreimal wöchentlich gegen eine Aufwandsentschädigung erfolgen.[235]

Rudolph Wagner wurde auch national als Fachmann geschätzt. Laut eines Aktenvermerks vom 15. August 1863 wurde ihm eine ministerielle Entscheidung nach Speyer nachgesandt, wo er gerade als königlicher Ministerialprüfungskommissär weilte.[236] 1871 forderte ihn das königlich preußische statistische Büro in Berlin für die Ausarbeitung einer deutschen Gewerbestatistik an.[237] Zur Ausarbeitung einer Deutschen Pharmakopöe wurde Wagner vom König von Bayern am 15. Juni 1871 als Ersatzmitglied der bayerischen Kommission berufen.[238]

Seine Tätigkeiten als Preisrichter und fachkundiger Berater sowie seine Verdienste als Professor und Lehrer, der der Universität Würzburg trotz einiger Berufungen nach auswärts treu blieb, fanden ihren Ausdruck in der Verleihung mehrerer in- und ausländischer Orden, ministerieller Belobigungen und Gehaltserhöhungen.

Wagner erhielt am 13. August 1863 vom bayerischen König die Genehmigung zur Annahme und zum Tragen des Ritterkreuzes des Friedrichsordens, das ihm der württembergische König verliehen hatte.[239] In Anerkennung seines Jury-Amtes bei der Weltausstellung in Paris bekam er vom österreichischen Kaiser 1867 das Ritterkreuz des Franz-Joseph-Ordens,[240] was ihm vom bayerischen König mit „Brevet“[241] vom 4. September 1867 bestätigt wurde.[242]

---

234 Siehe hierzu B. LEPSIUS (1921), S. 92f.; sowie K. KOSCHEL / G. SAUER (1968), S. 33. Conrad wurde 1878 Professor an der Forstakademie in Aschaffenburg. Einige Arbeiten von Max Conrad, auch aus seiner Aschaffenburger Zeit, konnten wir in Justus Liebig's Annalen der Chemie finden.

235 Siehe hierzu UniAWürzburg, ARS 880 [ohne Paginierung]. Schreiben des Staatsministeriums des Innern an den Akademischen Senat vom 21. April 1876.

236 Vgl. UniAWürzburg, ARS 880 [ohne Paginierung]. Aktenvermerk vom 15. August 1863.

237 Siehe hierzu UniAWürzburg, ARS 880 [ohne Paginierung]. Urlaubsgesuch Wagners an das Rektorat vom 17. Juli 1871.

238 Siehe hierzu N. N. (1871), S. 384.

239 Siehe hierzu UniAWürzburg, ARS 880 [ohne Paginierung]. Schreiben des Staatsministeriums des Innern an den Akademischen Senat, datiert am 13. August 1863.

240 Siehe hierzu UniAWürzburg, ARS 880 [ohne Paginierung]. Eigenhändiges Bittgesuch Wagners an den Akademischen Senat vom 13. August 1867.

241 Siehe hierzu HERDER (1950), Sp. 498. Brevet, das (: brewä), in Frankreich Regierungserlass, Patent, Diplom, Konzession.

242 Siehe hierzu UniAWürzburg, ARS 880 [ohne Paginierung]. Schreiben des Staatsministeriums des Innern an den Akademischen Senat vom 4. September 1867.

Nach einem Senatsbericht vom 14. Dezember 1868 hatte Rudolph Wagner außer diesen beiden ausländischen Orden bereits den bayerischen Orden vom Heiligen Michael I. Klasse erhalten.[243] Diesen bekam er schon 1863 als erste seiner vielfältigen Auszeichnungen von König Max II. (1811–1864)[244] von Bayern.[245] 1872 nahm er an der Polytechnischen Ausstellung in Moskau teil, die die Gründung des Polytechnikums in dieser Stadt zur Folge hatte. Der Zar verlieh ihm als Zeichen seiner Anerkennung den Kaiserlich-russischen St. Anna-Orden II. Klasse.[246]

Auf Grund seiner Funktion als Sektionspräsident und internationales Jury-Mitglied der Weltausstellung 1873 in Wien bedankte sich der österreichische Kaiser mit dem Komturkreuz des k. und k. Franz-Joseph-Ordens.[247] Aus gleichem Anlass bekam Rudolph Wagner vom Großherzog von Baden am 6. Dezember 1873 das Ritterkreuz I. Klasse mit Eichenlaub des Ordens vom Zähringer Löwen.[248] In einem Begleitschreiben des Präsidenten des Großherzoglich-badischen Handelsministeriums heißt es, dass er den Orden „in Anerkennung [...] [seiner] verdienstvollen Bemühungen um die Interessen Badens und seiner Aussteller“[249] auf der Wiener Weltausstellung erhalten habe.[250] Ebenfalls anlässlich dieser internationalen Ausstellung verlieh der deutsche Kaiser und preußische König Wagner den Königlich-preußischen Kronenorden III. Klasse.[251]

Rudolph Wagner selbst gab am 5. Januar 1875 dem Akademischen Senat bekannt, dass er mit dem Diplom vom 31. Dezember 1874 zum auswärtigen Mitglied der Königlich Schwedischen Akademie der Wissenschaften zu Stockholm ernannt worden war.[252] Er kündigte dem Rektorat der Universität Würzburg mit eigenhändigem Schreiben, datiert auf den 26. März 1876, die Teilnahme an der Weltausstellung in

[243] Siehe hierzu UniAWürzburg, ARS 880 [ohne Paginierung]. Senatsbericht an das Staatsministerium des Innern vom 14. Dezember 1868; sowie ADB (1896), Bd. 40, S. 574f.

[244] Siehe hierzu HERDER (1950), Sp. 2666.

[245] Siehe hierzu N. N. (1863), S. 288.

[246] Siehe hierzu UniAWürzburg, ARS 880 [ohne Paginierung]. Schreiben der russischen Gesandtschaft in München, verfasst in französischer Sprache, vom 14. April 1873.

[247] Siehe hierzu UniAWürzburg, ARS 880 [ohne Paginierung]. Eigenhändiges Bittgesuch Wagners zur Annahme und zum Tragen eines fremden Ordens vom 23. November 1873.

[248] Siehe hierzu UniAWürzburg, ARS 880 [ohne Paginierung]. Abschrift des Ordenspatents vom 8. Dezember 1873.

[249] UniAWürzburg, ARS 880 [ohne Paginierung]. Abschrift eines Begleitschreibens des Präsidenten des badischen Handelsministeriums vom 8. Dezember 1873.

[250] Siehe hierzu UniAWürzburg, ARS 880 [ohne Paginierung]. Abschrift eines Begleitschreibens des Präsidenten des badischen Handelsministeriums vom 8. Dezember 1873.

[251] Siehe hierzu UniAWürzburg, ARS 880 [ohne Paginierung]. Anerkennungsschreiben des Staatsministeriums des Innern zur Annahme und zum Tragen eines fremden Ordens vom 23. Februar 1874.

[252] Siehe hierzu UniAWürzburg, ARS 880 [ohne Paginierung]. Eigenhändige Anzeige Wagners an den Akademischen Senat vom 5 Januar 1875.

Philadelphia an.[253] Zwischen diesen beiden Briefen muss die Verleihung des Verdienstordens der bayerischen Krone verbunden mit dem persönlichen Adelsprädikat stattgefunden haben.[254]

Wagner erhielt mehrere Rufe, die er alle ablehnte. Am 19. September 1866 bot ihm das bayerische Staatsministerium des Handels und der öffentlichen Arbeiten die Vorstandschaft der Würzburger Technischen Unterrichtsanstalten verbunden mit einer Amtswohnung und 400 Gulden Remuneration an.[255] Die Staatswirtschaftliche Fakultät schlug beim Akademischen Senat ein Dankschreiben und eine Gehaltserhöhung für seinen Verzicht vor.[256] Einen Ruf nach Wien soll Wagner 1867 erhalten haben.[257] 1868 fragte das Staatsministerium des Innern den Akademischen Senat, wie ein Weggang des Professors Wagner an das Polytechnikum nach Aachen zu verhindern sei,[258] was dieser mit einer Gehaltserhöhung und einer Ehrenauszeichnung beantwortete. Ihm wurde ein anziehender und die Zuhörer fesselnder Vortrag attestiert. Er sei zudem einer der beliebtesten Lehrer und ein loyaler Kollege.[259] Der bayerische König verlieh ihm daraufhin mit Dekret vom 29. Dezember 1868 den Titel eines königlichen Hofrates und genehmigt eine Gehaltserhöhung, womit sich sein jährliches Entgelt auf 2300 Gulden erhöhte.[260]

Mit einem Brief an den bayerischen Ministerpräsidenten Dr. Johannes von Lutz (1826–1890)[261] vom 28. Dezember 1870 gab Rudolph Wagner bekannt, dass er einen Ruf auf die Professur der Chemischen Technologie am eidgenössischen Polytechnikum in Zürich erhalten habe. Es wurden 8000 Franken[262] in Aussicht gestellt.[263] Wagner musste sich mit einem neuerlichen Schreiben vom 18. Januar 1871 genauestens erklären, wie es zu dieser Berufung gekommen sei.[264] Als Beleg für seine Ablehnung fügte er einen Zeitungsausschnitt der Augsburger Allgemeinen Zeitung Nr. 363 vom 29. Dezember 1870 bei, nach dem die Professur für Technische Chemie und Chemische

---

253 Siehe hierzu UniAWürzburg, ARS 880 [ohne Paginierung]. Eigenhändiges Schreiben Wagners an den Rektor der Universität vom 26. März 1876. Hier unterzeichnet er mit „Dr. Rudolf von Wagner";

254 Siehe hierzu ADB (1896), Bd. 40, S. 574f.

255 Siehe hierzu UniAWürzburg, ARS 880 [ohne Paginierung]. Eigenhändiger Brief an das Rektorat der Universität vom 23. Oktober 1866.

256 Siehe hierzu UniAWürzburg, ARS 880 [ohne Paginierung]. Bericht der Staatswirtschaftlichen Fakultät an den Akademischen Senat vom 10. Dezember 1866.

257 Vgl. ADB (1896), Bd. 40, S. 574f.

258 Siehe hierzu UniAWürzburg, ARS 880 [ohne Paginierung]. Schreiben des Staatsministeriums des Innern an den Akademischen Senat vom 8. Dezember 1868.

259 Vgl. UniAWürzburg, ARS 880 [ohne Paginierung]. Senatsbericht an das Staatsministerium des Innern vom 14. Dezember 1868.

260 Siehe hierzu UniAWürzburg, ARS 880 [ohne Paginierung]. Dekret des Staatsministeriums des Innern vom 29. Dezember 1868.

261 Siehe hierzu A. METTENLEITER (2001), S. 832.

262 Siehe hierzu UniAWürzburg, ARS 880 [ohne Paginierung]. Brief Wagners an Excellenz Johannes von Lutz vom 28. Dezember 1870. Von Rudolph Wagner wird hier eine Umrechnungssumme nach damaligem Wert von 3733 Gulden angegeben.

263 Siehe hierzu UniAWürzburg, ARS 880 [ohne Paginierung]. Brief Wagners an Excellenz Johannes von Lutz vom 28. Dezember 1870.

264 Siehe hierzu UniAWürzburg, ARS 880 [ohne Paginierung]. Bericht Wagners an den Akademischen Senat vom 18. Januar 1871.

Technologie sowie die Direktion des Chemisch-technischen Laboratoriums an Professor Dr. Emil Kopp (1817–1875)[265] aus Turin gegangen war.[266] Er erhielt daraufhin vom Staatsministerium des Innern einen Dank für seine Ablehnung und die Aussicht auf eine Gehaltserhöhung bei besseren Verhältnissen des Universitätsetats.[267] Nach einem Schreiben des Akademischen Senats mit tabellarischer Auflistung der Gehälter der Staatsdiener vom 14. Juni 1872 an Rudolph Wagner erhielt er zu diesem Zeitpunkt bereits eine Summe von 2300 Gulden jährlich.[268] Am 1. Februar 1873 erhöhte der bayerische König das Gehalt um 100 Gulden auf 2400 Gulden pro Jahr.[269]

Im gleichen Jahr erhielt Wagner einen Ruf an das Polytechnikum nach Prag, den er gleichfalls ablehnte.[270] Dafür bekam er wieder einen ministeriellen Dank.[271]

Für die Pharmazie wurde Rudolph Wagner, der nach gedruckten Vorlesungsverzeichnissen u. a. im Wintersemester 1858/59 ein „Examinatorium" zur Pharmazeutischen Chemie anbot, in offizieller Weise 1869 wichtig, indem er nach dem Tode Johann Joseph von Scherers (1814–1869) die provisorische Betreuung des Chemischen Institutes und die Fortsetzung der Vorlesungen im Wintersemester 1868/69 übernahm.[272] Mit ministeriellem Schreiben wurde er am 26. Februar 1869 interimistisch bis zur Wiederbesetzung der Professur von Scherer in die Prüfungskommission der naturwissenschaftlichen Fächer sowie der pharmazeutischen Approbationsprüfung im Fach Chemie bestellt.[273] Nach einer senatsinternen Aufstellung über Wagners Vorlesungen seit seiner Berufung nach Würzburg las er seit 1872 Pharmazeutische

---

265 Siehe hierzu DEUTSCHE NATIONALBIBLIOTHEK (2020).

266 Siehe hierzu UniAWürzburg, ARS 880 [ohne Paginierung]. Teil der Allgemeinen Zeitung aus Augsburg Nr. 363 vom 29. Dezember 1870, S. 5787.

267 Siehe hierzu UniAWürzburg, ARS 880 [ohne Paginierung]. Schreiben des Staatsministeriums des Innern an den Akademischen Senat vom 7. Februar 1871. Hierin wird Rudolph Wagner als „wohlverdient[...] und in der Literatur rühmlich bekannt" gelobt.

268 Siehe hierzu UniAWürzburg, ARS 880 [ohne Paginierung]. Beglaubigung des Universitätssekretariats vom 14. Juni 1872.

269 Siehe hierzu UniAWürzburg, ARS 880 [ohne Paginierung]. Schreiben des Akademischen Senats an Professor Wagner vom 6. Januar 1873.

270 Siehe hierzu Anfrage zur Berichterstattung des Staatsministeriums des Innern an den Akademischen Senat vom 4. März 1873.

271 Siehe hierzu UniAWürzburg, ARS 880 [ohne Paginierung]. Schreiben des Staatsministeriums des Innern an den Akademischen Senat vom 20. März 1873.

272 Siehe UniAWürzburg, ARS 880 [ohne Paginierung]. Aktenvermerk vom 23. Februar 1869; sowie UniAWürzburg, ARS 795 [ohne Paginierung]. Schreiben des „Kgl. Universitäts-Senates" an die Herrn Hofrat Dr. von Bamberger, Hofrat Dr. Wagner und Prof. Dr. Wirsing mit Betreff „Die Vertretung des verlebten der[maligen] Professors Hofrathes Dr. v. Scherer" vom 12. April 1869. Laut Ministerieller Entschließung vom 9. April 1869 No. 2970 bekamen Bamberger und Wagner die provisorische Bewahrung des Chemischen Institutes, während Wagner die Vorlesungen über organische Chemie und die Leitung der Arbeiten im chemischen Laboratorium übernommen hatte.

273 Siehe hierzu UniAWürzburg, ARS 880 [ohne Paginierung]. Schreiben des Staatsministeriums des Innern an den Akademischen Senat vom 26. Februar 1869; sowie abschriftliches Genehmigungsschreiben des Staatsministeriums des Innern an den Akademischen Senat vom 24. Dezember 1871 gleichen Inhalts.

Präparatenlehre. Die Agrikulturchemie war offenbar weggefallen.[274] Die gedruckten Vorlesungsverzeichnisse belegen bereits ab dem Sommersemester 1863 freiwillige Kollegien zur Pharmazeutischen Chemie. Wagners eigentliche Nominalfächer der Landwirtschaft sowie Forstenzyklopädie und bayerischen Forststatistik waren nach einem Bericht der Staatswirtschaftlichen Fakultät an den Akademischen Senat vom 23. Oktober 1862 entfallen und dem früheren Revierförster in Grünau, Dr. Joseph Albert,[275] der der Staatswirtschaftlichen Fakultät angeschlossen war, übertragen worden. Dieser wechselte im Jahr 1869 als Professor an die Königliche Forstlehranstalt nach Aschaffenburg. Der forstwirtschaftliche Unterricht erlosch mit Beschluss vom 13. Oktober 1869 an der Universität Würzburg.[276] Dadurch trat auch das Fach der Agrikulturchemie in den Hintergrund, da es nur von Forstamtskandidaten oder Schülern der Landwirtschaft gehört wurde. Das Dekanat der Staatswirtschaftlichen Fakultät beantragte deshalb, dass Wagner das Fach Agrikulturchemie entzogen werde. Für die Pharmazeutisch-chemische Präparatenlehre war nominell seit dem Tode Ludwig Rumpfs 1862 kein Lehrer vorhanden. Wagner übernahm nun diese Vorlesung.[277]

Der bayerische König entband Wagner am 23. Mai 1876 von der Verpflichtung, Vorlesungen über Agrikulturchemie zu halten, und übertrug ihm dafür als Nominalfach die Chemisch-pharmazeutische Präparatenlehre. Die Vorlesungen hierüber sollten auf ein Semester zusammengefasst werden, was der neuen Studienordnung für Pharmazeuten entsprach.[278]

---

274 Siehe hierzu UniAWürzburg, ARS 880 [ohne Paginierung]. Handschriftliche Auflistungen eines Senators aus dem „Circulare" höchstwahrscheinlich vom 28. März 1876.

275 Lebensdaten konnten trotz Bemühens nicht ermittelt werden. Es existiert ein Lehrbuch mit dem Titel „Lehrbuch der Staatsforstwissenschaft für Forst- und Landwirthe, Verwaltungs- und Justizbeamte" von Professor Dr. Joseph Albert an der „königlichen Centralforstlehranstalt Aschaffenburg", das 1875 in Wien bei Wilhelm Braumüller herausgegeben wurde.

276 Vgl. UniAWürzburg, ARS 880 [ohne Paginierung]. Bericht der Staatswirtschaftlichen Fakultät an den Akademischen Senat vom 10. April 1876.

277 Siehe hierzu UniAWürzburg, ARS 880 [ohne Paginierung]. Bericht der Staatswirtschaftlichen Fakultät an den Akademischen Senat vom 10. April 1876.

278 Siehe hierzu UniAWürzburg, ARS 880 [ohne Paginierung]. Ministerieller Erlass vom 23. Mai 1876.

Johann Rudolph von Wagner war mit Maria Louise Wilhelmine Wagner[279], geborene Scharrer verheiratet. Aus dieser Ehe gingen vier Kinder hervor, Johanna,[280] geboren am 23. Juni 1854 und verheiratet mit dem Second-Leutnant Rudolph Freiherr Schenk von Geyern (geb. 1846)[281], Georg, geboren am 12. April 1856,[282] Franz August, geboren am 14. August 1860[283] und Anna Wilhelmina, geboren am 5. Februar 1864.[284]

Er starb am 4. Oktober 1880 abends um 5.30 Uhr in Folge einer plötzlichen Herzlähmung.[285] Zur feierlichen Beerdigung am 7. Oktober nachmittags um 5 Uhr waren alle Professoren, Dozenten und Beamten der Universität sowie die Honoratioren der Stadt, u. a. „Seine bischöfliche Gnaden, Exzellenz Dr. Johann Joseph von Stein" (1832–1909)[286] geladen.[287]

---

279 Lebensdaten konnten trotz Bemühens nicht ermittelt werden.

280 Siehe hierzu UniAWürzburg, ARS 880 [ohne Paginierung]. Senatsbericht an das Staatsministerium des Innern vom 10. November 1880.

281 Siehe hierzu N. N. (1862), S. 133. Das Sterbedatum konnte trotz Bemühens nicht ermittelt werden; siehe hierzu UniAWürzburg, ARS 880 [ohne Paginierung]. Senatsbericht an das Staatsministerium des Innern vom 10. November 1880.

282 Siehe hierzu UniAWürzburg, ARS 880 [ohne Paginierung]. Senatsbericht an das Staatsministerium des Innern vom 10. November 1880.

283 Siehe hierzu UniAWürzburg, ARS 880 [ohne Paginierung]. Senatsbericht an das Staatsministerium des Innern vom 10. November 1880.

284 Siehe hierzu UniAWürzburg, ARS 880 [ohne Paginierung]. Senatsbericht an das Staatsministerium des Innern vom 10. November 1880.

285 Siehe hierzu UniAWürzburg, ARS 880 [ohne Paginierung]. Senatsbericht an das Staatsministerium des Innern vom 5. Oktober 1880; sowie ADB (1896), Bd. 40, S. 574f.; siehe auch N. N. (1888), S. 460f. Im damaligen Sprachgebrauch bedeutete 'Herzlähmung', einen Herzschlag oder plötzlicher Herztod zu erleiden.

286 Siehe hierzu W. WEISS (2007), S. 446.

287 Siehe hierzu UniAWürzburg, ARS 880, Schreiben des Akademischen Senats vom 5. Oktober 1880.

5.1.5 Ludwig Medicus (1847–1915)

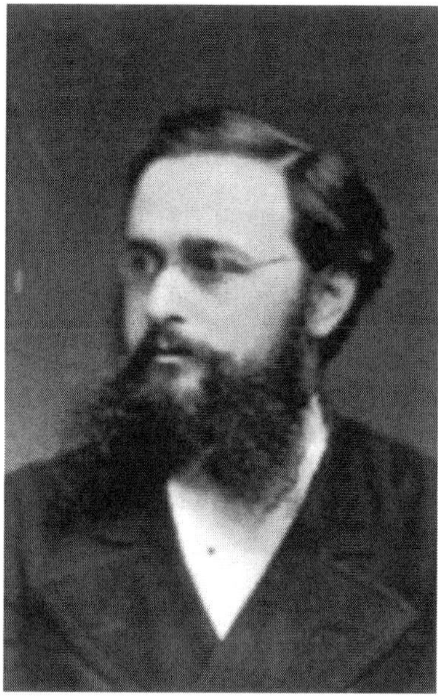

Abb. 12: Fotografie Ludwig Medicus.[288]

Ludwig Medicus (1847–1915)[289] wurde am 1. Dezember 1847 als Sohn des Landkommissariatsaktuars[290] Carl Ludwig Ferdinand Medicus (1818–1900)[291] in Kaiserslautern, das zur damals bayerischen Pfalz gehörte, geboren.[292] 1865 beendete er seine Schulausbildung am Gymnasium in Zweibrücken.[293] Bei Hofrat Carl Remigius Fresenius (1818–1897)[294] in Wiesbaden begann Medicus an dessen Privatinstitut das Studium der Chemie, wechselte jedoch bereits im Frühjahr 1866 nach Tübingen zu Adolph Friedrich Ludwig Strecker (1822–1871).[295] 1867 wurde er dort an der

288 GDCh (Gesellschaft Deutscher Chemiker e. V.), Frankfurt.

289 Siehe hierzu UniAWürzburg, ARS 656 [ohne Paginierung]. Personalliste Ludwig Medicus.

290 Siehe hierzu HERDER (1950), Sp. 52. Ein 'Aktuar' war ein Gerichtsschreiber; siehe auch DUDEN (1961), S. 108. 'Aktuar' (lateinisch) kann in manchen Regionen wie der Schweiz auch für 'Schriftführer' stehen.

291 Siehe hierzu NDB (1990), Bd. 16, S. 599.

292 Siehe hierzu UniAWürzburg, ARS 656 [ohne Paginierung]. Eigenhändiges Curriculum vitae höchstwahrscheinlich nach dem Inhalt zu schließen als Beilage zum Habilitationsgesuch aus dem Jahre 1874. Der Vater wird hier als nachmaliger Regierungsrat und Bezirksamtmann ausgegeben.

293 F. REITZENSTEIN (1915), S. 1744.

294 Siehe hierzu A. FISCHER (1989), S. 155f.; sowie C. FRIEDRICH / W.-D. MÜLLER-JAHNCKE (2005), S. 613. Carl Remigius Fresenius war Schüler von Ludwig Clamor Marquart (1804–1881) im Bonner Privatinstitut; siehe auch C. SCHÜMANN (1997), S. 36. Nach Schümann war Karl Remegius [!] Fresenius ein Schüler Justus von Liebigs (1803–1873).

295 Siehe hierzu UniAWürzburg, ARS 656 [ohne Paginierung]. Eigenhändiges Curriculum vitae, höchstwahrscheinlich von 1874. Zu den Lebensdaten von Strecker siehe K. KOSCHEL / G. SAUER (1968), S. 23.

Naturwissenschaftlichen Fakultät zum Dr. sc. nat.[296] promoviert, konnte jedoch seine Dissertation mit dem Titel „Einwirkung der Aldehyde auf Amide"[297] wegen seiner einjährigen Militärzeit erst 1870 verteidigen.[298] In den beiden Jahren 1868/69 studierte er in München. 1869/70 ist wieder ein Aufenthalt in Tübingen nachweisbar.[299]

Ludwig Medicus folgte seinem Mentor Strecker an die Universität Würzburg und war hier als erster Assistent angestellt.[300] Am Frankreichfeldzug 1870/71 nahm er als Landwehrleutnant teil.[301] Nach Adolph Friedrich Ludwig Streckers Tod im Jahre 1871 blieb er erster Assistent unter dem Nachfolger Johannes Wislicenus (1835–1902)[302]. 1874 habilitierte sich Medicus mit einer Schrift über eine hypothetische Ableitung der Harnsäurestruktur. Zusätzlich gab er Strukturformeln für mehrere Purinderivate wie Xanthin, Coffein und Guanin an, die erst nach Jahren von dem zeitweise in Würzburg forschenden und lehrenden Nobelpreisträger der Chemie Emil Fischer (1852–1919)[303]

---

[296] Siehe hierzu DUDEN (1961), S. 208 und S. 214. 'Dr. sc. nat.' steht für 'doctor scientiae naturalis'; Doktor der Naturwissenschaften.

[297] Siehe hierzu NDB (1990), Bd. 16, S. 599; sowie F. REITZENSTEIN (1915), S. 1744.

[298] Siehe hierzu NDB (1990), Bd. 16, S. 599; sowie UniAWürzburg, ARS 656 [ohne Paginierung]. Eigenhändiges Curriculum vitae, höchstwahrscheinlich von 1874.

[299] Siehe hierzu NDB (1990), Bd. 16, S. 599; sowie UniAWürzburg, ARS 656 [ohne Paginierung]. Eigenhändiges Curriculum vitae, höchstwahrscheinlich von 1874.

[300] Siehe hierzu NDB (1990), Bd. 16, S. 599; sowie UniAWürzburg, ARS 656 [ohne Paginierung]. Eigenhändiges Curriculum vitae, höchstwahrscheinlich von 1874.

[301] Siehe hierzu NDB (1990), Bd. 16, S. 599; sowie UniAWürzburg, ARS 656 [ohne Paginierung]. Vormerkungsbogen ausgestellt am 3. Dezember 1910; sowie UniAWürzburg, ARS 656 [ohne Paginierung]. Eigenhändiges Curriculum vitae, höchstwahrscheinlich von 1874. Bei den Treffen von Orleans am 11. Oktober 1870 und Coulmiers am 9. November 1870 war er mit dem Feind in Berührung gekommen. Die NDB gibt an, dass Medicus verwundet und gefangengenommen wurde. Ein weiterer Einsatz zwischen 27. April 1871 und 1. Mai 1871 blieb ohne Verwundung.

[302] Siehe hierzu W. MÜLLER (1989/a), S. 458f.

[303] Siehe hierzu E. MUTSCHLER / C. FRIEDRICH (2020), S. 24–28.

experimentell bestätigt werden konnten.[304]

Medicus hielt am 8. August 1874 einen Habilitierungsvortrag zum Thema „Die historische Entwicklung der Anthracenformel“. Diesen Vorlesungstitel hatte er am 4. August mitgeteilt bekommen.[305] Ihm wurde dabei eine „befriedigende[...] Klarheit und Gewandtheit“[306] und außerdem Gründlichkeit bescheinigt. Nach dem halbstündigen Vortrag folgte eine Verteidigung der aufgestellten Thesen, in der Medicus zeigen konnte, dass er seine Wissenschaft beherrsche, wie der Referent Wislicenus in der Fakultätssitzung ausführte.[307] Das Habilitationsgesuch wurde nun, befürwortend von der Mathematisch-naturwissenschaftlichen Sektion der Philosophischen Fakultät, an den Akademischen Senat weitergeleitet. Auch die Senatskommission zum Habilitationsakt vom 8. August 1874 gelangte zu einem sehr positiven Ergebnis.[308]

Einen Monat später ernannte der bayerische König den ehemaligen I. Assistenten am Chemischen Laboratorium Ludwig Medicus zum Privatdozenten der Philosophischen Fakultät.[309] Am 29. Oktober erfolgte die Vereidigung vor dem Rektor Friedrich Wilhelm Scanzoni von Lichtenfels (1821–1891),[310] wobei Wislicenus einer der beiden Zeugen war. Auch Medicus musste u. a. nach einer Ministerialentschließung vom 14. Januar 1858 Nr. 205 schwören, keinem auswärtigen Ruf ohne Anzeige an die

---

304 Vgl. NDB (1990), Bd. 16, S. 599; siehe auch F. REITZENSTEIN (1915), S. 1744–1748; S. HÜNIG (1995), S. 204–214; sowie E. MUTSCHLER / C. FRIEDRICH (2020), S. 24–28. Emil Fischer wurde am 9. Oktober 1852 in Euskirchen im Rheinland geboren. Das Gymnasium besuchte er von 1865 bis 1869 in Bonn und Wetzlar. 1870/71 brach er seine Lehre als Kaufmann krankheitsbedingt ab und ging zum Studium der Chemie zuerst an die Bonner und danach an die Straßburger Universität, wo er bei Adolf von Baeyer (1835–1917) promoviert wurde und die Funktion eines wissenschaftlichen Assistenten übernahm. 1875 folgte er Baeyer nach München und wirkte dort ebenfalls als Assistent. 1878 habilitierte er sich. Im Jahr darauf erfolgte seine Ernennung zum etatmäßigen außerordentlichen Professor und Vorstand der Analytischen Abteilung des Chemischen Institutes der Münchner Ludwigs-Maximilians-Universität. 1882 trat er als Ordinarius die Nachfolge von Jacob Volhard (1834–1910) in Erlangen und 1885 die Nachfolge von Johannes Wislicenus (1835 bis 1902) in Würzburg an. In Berlin wurde er 1892 Ordinarius und Direktor des Ersten Chemischen Institutes. 1902 erhielt er den Nobelpreis für Chemie für seine Arbeiten über Zucker und Purinkörper. Infolge einer bösartigen Darmerkrankung starb er in der Reichshauptstadt am 15. Juli 1919.

305 Siehe hierzu UniAWürzburg, ARS 656 [ohne Paginierung]. Schreiben der Mathematisch-naturwissenschaftlichen Sektion der Philosophischen Fakultät an den Akademischen Senat, höchstwahrscheinlich falsch datiert auf den 7. August 1874, denn der Inhalt nimmt auf die am 8. August 1874 gehaltene Habilitationsvorlesung gutachtlichen Bezug.

306 UniAWürzburg, ARS 656 [ohne Paginierung]. Schreiben der Mathematisch-naturwissenschaftlichen Sektion der Philosophischen Fakultät, höchstwahrscheinlich falsch auf den 7. August 1874 datiert.

307 Vgl. UniAWürzburg, ARS 656 [ohne Paginierung]. Schreiben der Mathematisch-naturwissenschaftlichen Sektion der Philosophischen Fakultät, höchstwahrscheinlich falsch auf den 7. August 1874 datiert.

308 Siehe hierzu UniAWürzburg, ARS 656 [ohne Paginierung]. Senatskommissionsbericht zum Habilitierungsakt vom 8. August 1874.

309 Siehe hierzu UniAWürzburg, ARS 656 [ohne Paginierung]. Ministerielles Ernennungsschreiben an den Akademischen Senat vom 8. September 1874.

310 Siehe hierzu C. R. GRUND (2002), S. 94.

inländischen Behörden zu folgen.[311] Bereits 1876 erhielt er eine Berufung nach Florenz, die er ablehnte, obwohl ihm dort sogar ein neues Institut zugesagt worden war.[312]

Am 6. April 1875 heiratete er Franziska Vogt (geb. 1852).[313] Der Ehe entsprangen vier Kinder, drei Töchter, Therese (geb. 1875), Marie (geb. 1877) und Elisabeth (1882 bis 1945)[314] sowie der Sohn Ferdinand (gest. 1914)[315], der im Ersten Weltkrieg fiel.[316] Die Tochter Elisabeth war später Fachärztin für Hals-, Nasen- und Ohrenkrankheiten. Sie behielt den Namen Dr. med. Elisabeth Medicus bis zu ihrem Tod.[317]

---

311 Siehe hierzu UniAWürzburg, ARS 656 [ohne Paginierung]. Protokoll über die Verpflichtung des Privatdozenten in der Philosophischen Fakultät Dr. Ludwig Medicus mit genauem Wortlaut der Eidesformeln vom 29. Oktober 1874.

312 Siehe hierzu NDB (1990), Bd. 16, S. 599; sowie F. REITZENSTEIN (1915), S. 1745.

313 Siehe hierzu F. REITZENSTEIN (1915), S. 1744–1748; UniAWürzburg, ARS 656 [ohne Paginierung]. Schreiben des Universitätssekretariats zur Regelung der Witwenpension und damit verbundener Anfrage zum Geburtsdatum vom 12. August 1921; sowie UniAWürzburg, ARS 656 [ohne Paginierung]. Schreiben des Staatsministerium des Innern an den Akademischen Senat zur Festsetzung der Hinterbliebenenbezüge vom 21. Januar 1916. Medicus heiratete am 6. April 1875. Seine Frau war am 16. Dezember 1852 geboren worden. Das Sterbedatum konnte trotz Bemühens nicht ermittelt werden; siehe auch UniAWürzburg, ARS 656 [ohne Paginierung]. Dankschreiben Franziska Medicus, geborene Vogt an den Rektor der Universität für die Teilnahme am Tode ihres Mannes vom 20. Oktober 1915.

314 Siehe hierzu INSTITUT FÜR GESCHICHTE DER MEDIZIN UND ETHIK IN DER MEDIZIN, CHARITÉ, BERLIN (2015).

315 Siehe hierzu F. REITZENSTEIN (1915), S. 1748.

316 Siehe hierzu F. REITZENSTEIN (1915), S. 1744–1748; UniAWürzburg, ARS 656 [ohne Paginierung]. Personalliste Ludwig Medicus; sowie L. OELENHEINZ (1905), S. 116, s. v. § 42 Ludwig Medicus. Hier ist das Geburtsdatum der Ehefrau falsch mit 15. Dezember 1852 angegeben; siehe UniAWürzburg, ARS 656 [ohne Paginierung]. Schreiben des Universitätssekretariats zur Regelung der Witwenpension und damit verbundener Anfrage zum Geburtsdatum vom 12. August 1921. Dort ist das handgeschriebene Geburtsdatum der Ehefrau Franziska, geb. Vogt, durch Rücksendung von ihr selbst mit 16. Dezember 1852 nachweisbar. Oelenheinz gibt weiterhin falsch das Geburtsdatum der Tochter Elisabeth mit dem 11. August 1882 an. Die Tochter Therese, geboren am 23. Dezember 1875, war verheiratet mit Dr. Emmert, Arzt in Klingenberg, die andere Tochter Marie, geboren am 15. Mai 1877, war mit dem Bezirksamtsassessor Wogele in Alzenau verehelicht. Über den Sohn Ferdinand gibt Oelenheinz keine Auskunft zur Geburt. 1905 war er nach seinen Angaben Universitätsstudent.

317 Siehe hierzu INSTITUT FÜR GESCHICHTE DER MEDIZIN UND ETHIK IN DER MEDIZIN, CHARITÉ, BERLIN (2015). Elisabeth Medicus wurde am 2. August 1882 in Würzburg als Tochter des Universitätsprofessors Ludwig Medicus geboren. Laut des gedruckten Verzeichnisses „Personalbestand der Königlich Bayerischen Julius-Maximilians-Universität Würzburg im Sommer-Semester 1915“, war ihr Vater Professor für Pharmazie und angewandte Chemie in der Philosophischen Fakultät und nicht, wie irrtümlich im Katalog ‘Ärztinnen im Kaiserreich’ der Charité behauptet wird, „Universitätsprofessor (Anglistik)“. Nach dem Besuch der Volkssschule und höheren Töchterschule in Würzburg bestand Elisabeth Medicus 1900 das Lehrerinnenexamen und besuchte danach als Hospitantin die Universität. 1904 ging sie ans ‘Gymnase de jeunes filles’ in Lausanne und an das ‘Krausesche Privatgymnasium’ in Halle an der Saale. Im Juli 1908 bekam sie das Reifezeugnis des Realgymnasiums Würzburg und begann ab dem Wintersemester 1908/09 zehn Semester

Nach Rudolph von Wagners Tod 1880 wurde ein ausführliches Gutachten von der Mathematisch-naturwissenschaftlichen Sektion der Philosophischen Fakultät eingeholt. Darin heißt es, dass Medicus u. a. für die Pharmaziestudierenden und künftigen Gerichts- und Lebensmittelchemiker die notwendige Vertretung bisher in „befriedigenster Weise“[318] übernommen hatte, es ihm aber nicht mehr möglich sein würde, diese Tätigkeit eines unbesoldeten Privatdozenten auf Dauer weiterzuführen. Seit seiner Habilitation hielt Medicus laut Sektionsbericht der Philosophischen Fakultät „Repetitorien der unorganischen und organischen Chemie, analytischen Chemie, gerichtlichen Analyse und Untersuchung von Luft, Wasser und Nahrungsmitteln“[319]. Die begrenzte Anzahl seiner bisherigen Veröffentlichungen wurde mit der über Jahre dauernden Vollendung der Arbeiten seines Lehrers Strecker über Harnsäurederivate sowie mit den vorwiegend praktischen und sich auf Lebensmitteluntersuchungen beziehenden Arbeiten entschuldigt. Zudem war Medicus durch seine Heirat gezwungen gewesen, sich den Lebensunterhalt als Autor von Fachliteratur zu verdienen, zum Beispiel durch Verfassen der „Kurze[n] Anleitung zur qualitativen Analyse“ oder „Gerichtlich-chemische[n] Prüfung der Nahrungs- und Genußmittel“. Beide Schriften enthielten zahlreiche auf ihn zurückgehende Verbesserungen. Er redigierte und gab zudem mit einem Tübinger Kollegen die „Jahresberichte über die Fortschritte auf dem Gebiete der reinen Chemie“ heraus. An einer nichtbayerischen Universität wäre er nach Auffassung der Fakultät schon lange zum außerordentlichen Professor ernannt worden.[320] Als Beleg für das ihm zugedachte allgemeine Wohlwollen und die Hochachtung, die Medicus genoss, wurde die Wahl zum zweiten Vorsitzenden der Physikalisch-medizinischen Gesellschaft Würzburg angeführt. Seine Ernennung zum außerordentlichen Professor könne ihm mehr Freiheit lassen, seine literarische Tätigkeit bei den Jahresberichten einzustellen und sich stärker der Forschung zu widmen. Eine Beförderung Medicus’ zum außerordentlichen Professor wurde von der Mathematisch-naturwissenschaftlichen Sektion der Philosophischen Fakultät mit Nachdruck befürwortet.[321] Die Empfehlung begründete man hauptsächlich mit dem exzellenten

Medizin in Würzburg und zwei Semester Medizin in München zu studieren. Sie war Mitglied im Verein studierender Frauen Würzburg und 1910 deren Vorsitzende. Die Ärztliche Prüfung mit Staatsexamen und Approbation erfolgte 1914 in Würzburg. 1919 erhielt Elisabeth Medicus den Doktor der Medizin und ging anschließend nach Berlin. In den Jahren 1926–29, 1931 und 1933 ist sie in Eisenach als Ärztin nachweisbar. Weitere Stationen waren 1937 Berlin-Schlachtensee und Lichterfelde-West sowie ab Dezember 1942 Meitingen bei Würzburg. Sie starb dort am 3. Oktober 1945.

[318] UniAWürzburg, ARS 656 [ohne Paginierung]. Sektionsbericht der Philosophischen Fakultät an den Akademischen Senat vom 14. Januar 1881.

[319] UniAWürzburg, ARS 656 [ohne Paginierung]. Sektionsbericht der Philosophischen Fakultät an den Akademischen Senat vom 14. Januar 1881.

[320] Siehe hierzu UniAWürzburg, ARS 656 [ohne Paginierung]. Sektionsbericht der Philosophischen Fakultät an den Akademischen Senat vom 14. Januar 1881.

[321] Siehe hierzu UniAWürzburg, ARS 656 [ohne Paginierung]. Sektionsbericht der Philosophischen Fakultät an den Akademischen Senat vom 14. Januar 1881.

Zeugnis, das ihm Johannes Wislicenus als Professor und Vorstand des Chemischen Institutes ausgestellt hatte.[322]

Am 7. Februar 1881 ernannte König Ludwig II. (1845–1886)[323] mit einem in Hohenschwangau ausgestellten Dekret Ludwig Medicus zum 1. März 1881 in provisorischer Weise zum außerordentlichen Professor innerhalb der Philosophischen Fakultät der Universität Würzburg mit einem Anfangsgehalt von 3180 Mark pro Jahr. Ihm wurde zugleich die provisorische Verwaltung des Technologischen Kabinetts übertragen. Zudem sollte er Vorlesungen über Chemische Technologie, Chemisch-pharmazeutische Präparatenlehre und Gerichtlich-analytische Chemie mit Einschluss der Lebensmitteluntersuchungen halten.[324]

Das Staatsministerium des Innern beauftragte Medicus mit Schreiben vom 19. Dezember 1881, die bisher vom Professor der Botanik Hofrat Dr. Julius von Sachs (1832–1897)[325] gehaltenen Vorlesungen über Pharmakognosie sowie die pharmakognostische Sammlung und die dazugehörige Bibliothek zu übernehmen.[326] Medicus wurde auch vom Staatsministerium des Innern, Abteilung für Landwirtschaft, Gewerbe und Handel zum Jury-Mitglied und Preisrichter für die in Nürnberg stattfindende bayerische Landesausstellung in der Zeit vom 19. bis 23. Juni und vom 1. bis 15. Juli 1882 angefordert.[327]

Drei Schriftstücke belegen seine Tätigkeit als Sachverständiger und Gutachter in Gerichtsprozessen des Schwurgerichtes Bayreuth. Es handelte sich zweimal um Mordversuch.[328] Am 16. November 1905 wurde er von der Staatsanwaltschaft in einer Sitzung des Schwurgerichts Würzburg als Sachverständiger zu einer Brandstiftung und anderen Delikten befragt.[329] Daneben lässt sich ein Gesuch von seiner Hand zur Kostenübernahme als Vertreter der Universität Würzburg bei der Sitzung des

---

[322] Siehe hierzu UniAWürzburg, ARS 656 [ohne Paginierung]. Zeugnis von Wislicenus höchstwahrscheinlich falsch datiert auf den 9. Januar 1880, da es sich im Anhang des Sektionsbericht der Philosophischen Fakultät an den Akademischen Senat vom 14. Januar 1881 befindet und sich in Inhalt und Formulierung dem Sektionsbericht gleicht.

[323] Siehe hierzu A. METTENLEITER (2001), S. 832; sowie HERDER (1950), Sp. 2510f.

[324] Siehe hierzu UniAWürzburg, ARS 656 [ohne Paginierung]. Ernennungsdekret zum außerordentlichen Professor ausgestellt in Hohenschwangau am 7. Februar 1881; sowie NDB (1990), Bd. 16, S. 599 und F. REITZENSTEIN (1915), S. 1744–1748.

[325] Siehe hierzu H. GIMMLER (1995), S. 128–156.

[326] Siehe hierzu UniAWürzburg, ARS 656 [ohne Paginierung]. Schreiben des Staatsministeriums des Innern an den Akademischen Senat vom 19. Dezember 1881; sowie Schreiben des Akademischen Senats an das Staatsministerium des Innern vom 19. Juli 1898, aus dem hervorgeht, dass Geheimrat Professor Dr. Julius von Sachs die Abgabe der Pharmakognosievorlesungen wünschte.

[327] Siehe UniAWürzburg, ARS 656 [ohne Paginierung]. Urlaubsgesuch Medicus' an den Akademischen Senat vom 9. Juni 1882.

[328] Siehe hierzu UniAWürzburg, ARS 656 [ohne Paginierung]. Schreiben der Staatsanwaltschaft Bayreuth an den Rektor bzw. die Universität Würzburg vom 1. März 1884 und 17. Oktober 1884.

[329] Siehe hierzu UniAWürzburg, ARS 656 [ohne Paginierung]. Schreiben der Staatsanwaltschaft Würzburg an das Rektorat der Universität Würzburg vom 4. November 1905.

Obermedizinalausschusses am 14. Juli 1891 nachweisen.[330] Im Jahr 1895 beantragte Medicus offenbar beim Staatsministerium des Innern die Beförderung zum Ordinarius. Die Philosophische Fakultät und infolgedessen auch der Akademische Senat befürworteten dies jedoch nicht.[331]

Ludwig Medicus bat die Philosophische Fakultät der Julius-Maximilians-Universität am 5. Juli 1898 um Entpflichtung von den Vorlesungen über Pharmakognosie und diese dem neuen Vertreter des Faches Botanik an der Universität Würzburg, Professor Gregor Kraus[332] (1841–1915)[333] zu übertragen, der sich dazu bereit erklärt hatte.[334] Prinzregent Luitpold von Bayern (1821–1912)[335] genehmigte diese Bitte am 25. Juli 1898.[336]

1899 erfolgte auf Initiative der Philosophischen Fakultät erneut ein Antrag an den Akademischen Senat zur Beförderung von Ludwig Medicus zum Ordinarius. Da es sich hierbei um eine Budgetaufstellung zur XXV. Finanzperiode handelte und darin erwähnt wurde, dass sein Gesuch eigeninitiativ und vorausschauend „mit Rücksicht auf dringende Bedürfnisse" im Bericht vom 27. Mai 1895 abschlägig beurteilt worden war, ist davon auszugehen, dass 1895 finanzielle Gründe gegen seine Ernennung zum Ordinarius gesprochen hatten. In München und Erlangen gab es bereits seit längerer Zeit Ordinarien für die praktisch-chemischen Fächer. Auch der Vorgänger Rudolph von Wagner (1822–1880) war ordentlicher Professor gewesen. Es wurde weiter auf die wissenschaftlichen Leistungen von Ludwig Medicus eingegangen und darauf hingewiesen, dass eine Gehaltserhöhung um 300 Mark im Rahmen der finanziellen Möglichkeiten läge.[337]

Zum 1. August 1900 wurde Ludwig Medicus vom Prinzregenten Luitpold von Bayern schließlich zum ordentlichen Professor der Pharmazie und der angewandten Chemie sowie zum Vorstand des Technologischen Instituts in der Philosophischen Fakultät mit einem Jahresgehalt von 4560 Mark ernannt.[338]

---

330 Siehe hierzu UniAWürzburg, ARS 656 [ohne Paginierung]. Kostenliquidationsgesuch von Medicus an den Akademischen Senat vom 20. Juli 1891.

331 Siehe hierzu UniAWürzburg, ARS 656 [ohne Paginierung]. Schreiben der Philosophischen Fakultät an den Akademischen Senat vom 10. Mai 1895, des Akademischen Senats an das Staatsministerium des Innern vom 31. Mai 1895, des Rektorats an das Staatsministeriums des Innern vom 10. Juli 1895 und vom Staatsministerium des Innern an das Rektorat vom 17. Juli 1895. Eine Begründung der Ablehnung ist hieraus nicht ersichtlich.

332 Siehe hierzu H. GIMMLER (1995), S. 145 und S. 361. Im Verzeichnis wird der Vorname „Gregor" genannt. Kraus war Schüler und direkter Nachfolger von Julius von Sachs in Würzburg.

333 Siehe hierzu NDB (1979), Bd. 12, S. 686f.

334 Siehe hierzu UniAWürzburg, ARS 656 [ohne Paginierung]. Gesuch des außerordentlichen Professors Dr. Ludwig Medicus um Enthebung der Vertretung des Faches Pharmakognosie vom 5. Juli 1898.

335 Siehe hierzu H.-P. BAUM (2007), Bd. 3/1, S. 173.

336 Siehe hierzu UniAWürzburg, ARS 656 [ohne Paginierung]. Schreiben des Staatsministeriums des Innern an den Akademischen Senat vom 25. Juli 1898.

337 Vgl. UniAWürzburg, ARS 656 [ohne Paginierung]. Bericht der Philosophischen Fakultät an den Akademischen Senat vom 9. Mai 1899.

338 Siehe hierzu UniAWürzburg, ARS 656 [ohne Paginierung]. Ernennungsdekret unterzeichnet von Luitpold von Bayern vom 8. Juli 1900; NDB (1990), Bd. 16, S. 599; sowie F. REITZENSTEIN (1915), S. 1746.

Medicus erhielt mehrere Orden. So war er Inhaber des Königlich-bayerischen Verdienstordens vom Hl. Michael III. Klasse mit der Krone, des Luitpoldkreuzes und Ritter des Militär-Verdienstordens II. Klasse.[339]

Am 11. Oktober 1915 um 16.30 Uhr verstarb er als Vorstand des Pharmazeutischen Institutes und erster Direktor der königlichen Untersuchungsanstalt für Nahrungs- und Genussmittel.[340]

5.2 Wissenschaftliche Mitarbeiter und weitere Beschäftigte

Angaben zu Assistenten und Dienern der jeweiligen Institute fanden sich in den gedruckten Verzeichnissen des Personals und der Studierenden der Julius-Maximilians-Universität zu Würzburg, die seit dem Wintersemester 1830/31 semesterweise erschienen. Bis Wintersemester 1840/41 verlegte Becker in Würzburg diese Listen. Ab Sommersemester 1841 lautet der Titel „Amtliches Verzeichnis des Personals und der Studirenden an der Julius-Maximilians-Universität zu Würzburg für das Sommer-Semester 1841“ und wurde jedes Semester neu bei Thein in Würzburg gedruckt.[341]

Daneben konnten in den Akten der jeweiligen Institutsleiter im Universitätsarchiv Würzburg Hinweise auf Assistenten, wie zum Beispiel beim plötzlichen Tod des Professors Johann Joseph von Scherer (1814–1869), gefunden werden. Gelegentlich waren im gleichen Archiv Akten zu einzelnen Assistenten und Dienern vorhanden und konnten in unserer Untersuchung ausgewertet werden. Für den Rest der in den gedruckten Verzeichnissen erwähnten Mitarbeiter erfassten wir jeweils den Namen und den Zeitraum ihres Dienstes. In einigen Fällen war eine Zuordnung als Student in einem gewissen Zeitraum möglich. Hierzu sei besonders auf den Anlagenteil verwiesen.

5.2.1 Wissenschaftliche Mitarbeiter in den Jahren 1800–1836 unter Johann Georg Pickel

Zu Beginn unserer Untersuchung fanden wir einzelne Hinweise auf Mitarbeiter in den Kabinetten, Laboratorien oder Attributen in den Akten zu den Professoren und Institutionen des Universitätsarchivs Würzburg. So berichtete Professor Johann Georg

---

339 Siehe hierzu UniAWürzburg, ARS 656 [ohne Paginierung]. Traueranzeige des Rektors und des Senats der Universität zu Ludwig Medicus vom 12. Oktober 1915.

340 Siehe hierzu UniAWürzburg, ARS 656 [ohne Paginierung]. Traueranzeige der Witwe an den Rektor der Universität vom 11. Oktober 1915; Traueranzeige des Rektors und des Senats der Universität zu Ludwig Medicus vom 12. Oktober 1915; sowie F. REITZENSTEIN (1915), S. 1744–1748. Hier berichtet Reitzenstein vom Ableben ohne Todeskampf. Eine genaue Todesursache konnte nicht ermittelt werden.

341 Vom Wintersemester 1853/54 an sind diese Auflistungen unter dem Titel „Personalbestand der K. B. Julius-Maximilians-Universität Würzburg im Wintersemester 1853/54“ ebenfalls bei Thein in Würzburg erschienen. Ab Wintersemester 1862/63 wurde *Königlich Bayerisch* für *K. B.* ausgeschrieben. In folgenden Jahren firmierte Thein mit *Thein (Stürtz)*, später nur noch mit *Stürtz*.

Pickel anlässlich des Übergangs des Hochstiftes Würzburg an das Kurfürstentum Bayern von seinem Gehilfen, dem Juliusspital-Apotheker Johann Wilhelm Levermann (1739–1821)[342] und einem Stößer beziehungsweise Famulus, dessen Name aber nicht genannt wird. Pickel bemerkte ferner, dass er jährlich für die Arbeiten an den Apotheker Levermann 50 Taler von den 150 Talern für Gehilfenarbeit gezahlt habe, die ihm laut einem Dekret vom 3. April 1783 des Fürstbischofs Franz Ludwig von Erthal (1730 bis 1795)[343] pro Jahr für chemische Materialien, Instrumente, Gehilfen und Anschaffungen bis 1804 zur Verfügung standen. Auch den Famulus bezahlte Pickel von dieser Summe.[344]

In den Listen erschien Prof. Johann Georg Pickel nur als Konservator seines Chemisch-Pharmazeutischen Labors ohne Assistenten oder Diener bis zu seinem Eintritt in den Ruhestand nach dem Sommersemester 1836. Allerdings wurde ihm von offizieller Seite und auf eigenen Wunsch[345] der spätere Professor Ludwig Rumpf als Adjunkt zur Seite gestellt. Doch da dieser wiederum eigene Vorlesungen und Experimente anstellen durfte,[346] war er Pickel keine echte und ständige Hilfe. Es kam zudem zu massiven Auseinandersetzungen und Streitigkeiten über die Nutzung des Labors, des Hörsaals, der Chemikalien und Artefakte.[347] Dabei spielten auch die Zeiten der angekündigten Vorlesungen eine erhebliche Rolle.[348] Dies wird durch eine Fülle von Akten eindrucksvoll belegt.[349]

---

342 Siehe hierzu A. METTENLEITER (2001), S. 497 und S. 832. In der Literatur findet man auch 'Lebermann' anstelle 'Levermann'.

343 Siehe hierzu H. SCHOTT (2004), S. 153; sowie H. FLURSCHÜTZ (1965), S. 7.

344 Siehe hierzu UniAWürzburg, ARS 3218 [ohne Paginierung]. Schreiben Pickels an die Churfürstliche oberste Studien-Curatel vom 15. März 1804, betreffend die weitere Zahlung von 150 Thalern zur Bestreitung der chemischen Materialien, Instrumente und „Gehülfen"; sowie UniAWürzburg, ARS 3218 [ohne Paginierung]. Schreiben Pickels an den Churfürstlichen Academischen Senat vom 18. Dezember 1804; sowie UniAWürzburg ARS 1632 Erklärungsschreiben Pickels an den „Königlichen Academischen Senat betreffs der Streitigkeiten mit Privatdocent Dr. Rumpf" vom 27. Dezember 1826; sowie A. METTENLEITER (2001), S. 497.

345 Siehe hierzu UniAWürzburg, ARS 1632 [ohne Paginierung]. Schreiben der Medizinischen Fakultät an den Königlichen Akademischen Senat vom 28. Februar 1826. Pickel gab hier zu Protokoll, dass er bei seinem hohen Alter einen jungen und tüchtigen Mann für das Lehrfach der pharmazeutischen Chemie als Adjunkt zugeteilt wünsche.

346 Siehe hierzu UniAWürzburg, ARS 1632 [ohne Paginierung]. Anstellungsdekret des Privatdozenten an der Universität Landshut Dr. Ludwig Rumpf ausgestellt am 14. Juni 1826 von der „Königlichen Curatel" aufgrund einer Königlichen Entschließung vom 5. Juni 1826. Rumpf wurde mit diesem Schreiben Pickel als Adjunkt mit der Befugnis beigegeben, über Allgemeine Chemie und Pharmazie mit Benützung des Laboratoriums zu lesen.

347 Siehe hierzu UniAWürzburg ARS 1632 [ohne Paginierung]. Erstes Beschwerdeschreiben Pickels an den „Academischen Senat und Prorektor" vom 10. Dezember 1826.

348 Siehe hierzu UniAWürzburg, ARS 1632 [ohne Paginierung]. Abschrift der unterm 20. März 1827 an den Adjunkten Dr. Rumpf erlassenen Verfügung beiliegend in einem Schreiben der „Königlichen Curatel" an den Akademischen Senat vom 20. März 1827.

349 Siehe hierzu UniAWürzburg, ARS 1632 [ohne Paginierung] und 1634 [ohne Paginierung]; sowie StArchiv Wü, Universitätskuratel 14 und 17.

5.2.2 Wissenschaftliche Mitarbeiter in den Jahren 1832–1862 unter Ludwig Rumpf

Nachdem das Chemisch-Pharmazeutische Laboratorium an Ludwig Rumpf übergegangen war, wurde im Wintersemester 1847/48 Max Beyschlag der erste Assistent. Im Wintersemester 1846/47 und im Sommersemester 1847 war er noch Student der Pharmazie gewesen. In der Regel waren unter Ludwig Rumpf regelmäßig Assistenten über ein oder mehrere Semester am Chemisch-Pharmazeutischen Laboratorium tätig. In den meisten Fällen hatten diese vor oder während ihrer Assistentenzeit Pharmazie, Medizin oder Chemie studiert. Auf Max Beyschlag folgten im Wintersemester 1848/49 und darauffolgendem Sommersemester Jacob Pfister. Gallus Werr war im Wintersemester 1849/50 bis Wintersemester 1850/51 Assistent am Chemisch-Pharmazeutischen Laboratorium. Er übernahm noch einmal im Wintersemester 1852/53 diese Aufgabe. Im Sommersemester 1851 waren Anton Fritz und vom Wintersemester 1851/52 bis Sommersemester 1852 Christian Leininger als Assistent angestellt. Unbesetzt blieb die Assistentenstelle jedoch im Sommersemester 1853. Im Wintersemester 1853/54 konnte Wilhelm Hammer nachgewiesen werden. Im darauf folgenden Sommersemester versah Franz Bangert die Aufgabe als Assistent. Anschließend war über einen längeren Zeitraum bis Sommersemester 1860 Dr. Michael Ach in der Position eines Assistenten am Chemisch-Pharmazeutischen Laboratorium tätig.

Nikolaus Dieterich wirkte von Wintersemester 1860/61 bis Sommersemester 1861 als Assistent. Es fand sich auch eine Akte der „Pharmaceutischen Prüfungscommission" des Jahrganges 1859/60, in dem nähere Angaben über ihn erhalten sind. Nikolaus Dieterich stammte aus Randersacker und besuchte die Lateinschule in Würzburg. Von 1853 bis 1856 war er bei Apotheker Werr in der Lehre. Vom 1. Oktober 1856 bis 1859 konditionierte er bei den Apothekern Sonntag in Gernsbach und Finner in Staufen im Breisgau. Im Jahr 1859/60 studierte er Pharmazie an der Julius-Maximilians-Universität in Würzburg.[350]

350 Siehe hierzu UniAWürzburg, ARS 2395 [ohne Paginierung], s. v. „Dieterich Nicol. v. Randersacker". Universitäts-Schlußzeugnis für den Candidaten der Pharmacie Herrn Nikolaus Dieterich von Randersacker, ausgestellt am 14. Juli 1860. Nach einer beiliegenden Aufstellung, unterschrieben von Nikolaus Dieterich, hatte er im Wintersemester 1859/60 bei Prof. Osann Physik, bei Prof. Scherer Anorganische Chemie und das chem. Praktikum, bei Prof. Rumpf Mineralogie und Pharmakognosie, bei Prof. Leiblein Zoologie, bei Prof. Schenk Pflanzenhistologie und bei Prof. Wagner Stöchiometrie belegt, während er im Sommersemester 1860 bei Prof. Osann Physik, Repetitorium der Physik und Mathematik, bei Prof. Scherer organische Chemie und chem. Praktikum, bei Prof. Wagner Technologische Chemie, Repetitorium der Chemie und „Titriranalyse" [!], bei Prof. Schenk Allgemeine und Medizinische Botanik, bei Prof. Rumpf Pharmazeutische Chemie und bei Prof. Schubert Toxikologie absolvierte. Die mündliche Prüfung fand am 6. August 1860 statt. Das praktische Prüfungszeugnis ist datiert auf den 17. August 1860. Für die Erstellung der praktischen Prüfung war er vom 8. bis 12. August im Organischen Laboratorium erschienen. Ein schriftlicher Bericht über die angestellten Versuche ist erhalten.

Ihm folgte Caspar Schedel im Wintersemester 1861/62. Eine genaue Aufstellung aller Assistenten befindet sich im Anlagenteil. Angaben über Gehälter und exakte Aufgaben ließen sich aus den gedruckten Verzeichnissen nicht ermitteln.

5.2.3 Wissenschaftliche Mitarbeiter in den Jahren 1862–1869 unter Johann Joseph von Scherer

Mit dem Übergang der Pharmaziestudenten zu Johann Joseph Scherer in das Laboratorium für Organische und Pharmaceutische Chemie, wie es ab Wintersemester 1863/64 genannt wurde, nahm auch die Anzahl der Assistenten zu. Bis zu Scherers Tod und darüber hinaus bis Sommersemester 1872, in dem das Labor als „Chemisches Laboratorium nebst einschlägigen Sammlungen", also ohne die Pharmazie im Namen, bezeichnet wurde, waren jeweils zwei Assistenten und ein Diener als Mitarbeiter aufgeführt.

Im selben Jahr begann Johann Rudolph Wagner Pharmaceutische Präparatenlehre – zunächst unter der Bezeichnung „technische Chemie mit besonderer Berücksichtigung der pharmac[eutischen] Präparate"[351] – zu lesen.[352] Schon als er die provisorische Betreuung des Laboratoriums für Organische und Pharmazeutische Chemie zum Sommersemester 1870[353] an Adolph Friedrich Ludwig Strecker (1822–1871)[354] abgab, hatte er den ehemaligen zweiten Assistenten dieses Institutes Wilhelm Schenk mit in sein Technologisches Kabinett übernommen, wo dieser bis einschließlich Wintersemester 1870/71 blieb.

---

351 „Verzeichnis der Vorlesungen [...] Würzburg im Winter-Semester 1872/73".

352 Siehe hierzu UniAWürzburg, ARS 880 [ohne Paginierung]. Schreiben Wagners an das Dekanat der Staatswirtschaftlichen Fakultät vom 28. März 1876; H. RANKENBURG (1996), S. 22f.; sowie UniAWürzburg, ARS 880 [ohne Paginierung]. Bericht der Philosophischen Fakultät an den Akademischen Senat vom 1. April 1876. Wagner las Pharmazeutische Präparatenlehre über zwei Semester fünf Stunden. Wagner selbst bemerkte in seinem Schreiben, dass er im Sommersemester 1873 diese Vorlesung bereits ausfallen ließ und diejenigen Studenten, die sein Kolleg noch nicht im vorigen Semester [WS 1872/73] gehört hätten, im darauffolgenden Wintersemester die Gelegenheit dazu hätten. 1876 wären nach seiner Angabe die Studenten ein Semester länger auf der Universität als im erwähnten Fall vom Sommersemester 1873, was mit den neuen Bestimmungen der reichseinheitlichen Studienordnung von 1875 übereinstimmt; sowie UniAWürzburg, ARS 880 [ohne Paginierung]. Skizzierte Aufstellung der Zahl der Pharmaziestudenten im Anschluss an ein „Circulare" des Rektors Prof. Franz Joseph Stein vom 28. März 1876 inhaltlich beginnend mit dem SS 1872 mit 18 Personen in Bezug auf die Vorlesung zur Pharmazeutischen Präparatenlehre. Vermutlich sind diese skizzierten Aufstellungen von der Hand von Prof. Albert Kölliker, wenn man die Handschriften aus dem „Circulare" vergleicht.

353 Siehe hierzu M. REINDL (1966), S. 119.

354 Siehe hierzu K. KOSCHEL / G. SAUER (1968), S. 23.

Erster Assistent im Laboratorium für Organische und Pharmazeutische Chemie war von Sommersemester 1863 bis Sommersemester 1867 der promovierte Dr. phil. Albert Hilger (1839–1905)[355].

Er wurde am 2. Mai 1839 in Homburg, das damals zur bayerischen Rheinpfalz gehörte, geboren. 1854 beendete er die Lateinschule in Germersheim mit der Note II.[356] Seine Lehre absolvierte er bei Apotheker Johannes Hoffmann in Langenkandel. Hilger konditionierte danach in Mannheim, Karlsruhe und Saarbrücken.[357] Von 1857 bis 1859 besuchte er Vorlesungen, vornehmlich der Mathematik, aber auch weitere naturwissenschaftliche Fächer, wie Physik, Chemie, Mineralogie und Geologie,[358] am Polytechnikum in Karlsruhe. Von Wintersemester 1860/61 bis 1862 studierte er die vorgeschriebenen pharmazeutischen Fächer an der Julius-Maximilians-Universität Würzburg und bestand die Approbationsprüfung dort mit der Note 'sehr gut'. 1862 wurde Hilger in Heidelberg zum Doktor der Philosophie promoviert.[359] Anschließend ging er als erster Assistent nach Würzburg an das „Laboratorium für Organische und Pharmaceutische Chemie nebst einschlägigen Sammlungen" zu Johann Joseph von Scherer zurück und blieb dort bis 1869. In dieser Zeit arbeitete er auch als Lehrer der Naturwissenschaften am Königlichen Realgymnasium und einer privaten Handelsschule. Anfang 1868 gründete er ein Privatlaboratorium.[360] Nachdem Albert Hilger 1865 das Gymnasialabsolutorium am Gymnasium in Speyer nachgeholt hatte, bat er

[355] Vgl. DApoBio (1975), Bd. 1, S. 275f.; G. KALLINICH (1960), S. 49–51; sowie UniAWürzburg, ARS 548 [ohne Paginierung]. Kallinich erwähnt in seinen Quellenangaben zur Deutschen Apotheker-Biographie sowie in seinem Beitrag „200 Jahre Pharmazie an der Universität Ingolstadt-Landshut-München 1760–1960. Das Erbe von Georg Ludwig Claudius Rousseau. Festreden und Ansprachen gehalten am 14. Januar 1960", S. 49–51 nicht die Akte des Universitätsarchivs Würzburg. Hier ist ein von Hilger handgeschriebener, in Latein verfasstes „Curriculum vitae" als Anhang zum Gesuch auf Zulassung als Privatdozent, ausgestellt vom „Decan der philosophischen Fakultät" und adressiert an den „Königlichen Universitäts-Senat" vom 14. Juli 1869, enthalten. Der Lebenslauf selbst ist undatiert.

[356] Siehe hierzu UniAWürzburg, ARS 548 [ohne Paginierung]. Schreiben des „Decans der philosophischen Fakultät an den Königlichen Universitäts-Senat" vom 14. Juli 1869, präsentiert am 16. Juli 1869 und im Anhang das undatierte „Curriculum vitae" aus Hilgers Hand.

[357] Siehe hierzu DApoBio (1975), Bd. 1, S. 275f., sowie A. RHEIN (1988), S. 22–35.

[358] Vgl. DApoBio (1975), Bd. 1, S. 275f.

[359] Siehe hierzu UniAWürzburg, ARS 548 [ohne Paginierung]. Schreiben des „Decans der philosophischen Fakultät an den Königlichen Universitäts-Senat" vom 14. Juli 1869 und im Anhang das undatierte „Curriculum vitae" aus Hilgers Hand. Der Dekan der Philosophischen Fakultät schreibt als Promotionsjahr versehentlich 1863. Hilger selbst gibt in seinem lateinischen Lebenslauf aber 1862 an; DApoBio (1975), Bd. 1, S. 275f.; sowie A. RHEIN (1988), S. 22. Kallinich bestätigt in der Deutschen Apotheker-Biographie 1862 als Jahr der Promotion, während Rhein, die sich auf einen Bericht im Todesjahr Hilgers in der Chemischen Zeitung beruft, 1863 schreibt.

[360] Siehe hierzu UniAWürzburg, ARS 548 [ohne Paginierung]. Schreiben des „Decans der Philosophischen Fakultät an den Königlichen Universitäts-Senat" vom 14. Juli 1869 präsentiert am 16. Juli 1869 und im Anhang das undatierte „Curriculum vitae" aus Hilgers Hand.

1869 um Habilitation an der Philosophischen Fakultät der Universität Würzburg mit der Schrift „Über die Verbindungen des Jod mit den Pflanzenalkaloiden“[361]. Für seine Probevorlesung erhielt er das Thema: „Über die thatsächlichen Grundlagen der Thypentheorie“.[362] Die Senatsmitglieder und Professoren Joseph Hergenröther (1824–1890)[363] und Johann Rudolph Wagner (1822–1880)[364] lobten seine freie Rede über die Typentheorie der Chemie, die eine Entwicklungsgeschichte der Organischen Chemie beinhaltete. Hilger erwähnte Arbeiten von [Charles Frédéric] Gerhardt (1816–1856)[365], [Charles Adolphe] Wurtz (1817–1884)[366] und [Alexander William] Williamson (1824–1904)[367], die epochalen Arbeiten eines A[ugust] W[ilhelm] Hofmann (1818–1892)[368], [Adolf Wilhelm Hermann] Kolbe (1818–1884)[369], [August] Kekulé [von Stradonitz] (1829–1896)[370] vermisste die Prüfungskommission hingegen. Nach einer Dreiviertelstunde Vortrag folgte eine Stunde Verteidigung der von ihm aufgestellten Thesen, die er mit Gewandtheit und Sachkenntnis bestand. Störend fanden die Fachvertreter, dass die Thesen lateinisch verfasst worden waren und die mündliche Disputatio deutsch erfolgte, was zu Missverständnissen führte. Die gesamte Habilitationsverteidigung schloss mit einem guten und befriedigenden Eindruck der Gutachter.[371] Mit Schreiben des Bayerischen Staatsministeriums des Innern an den Senat der Königlichen Universität Würzburg vom 5. September 1869 wurde Dr. phil. Albert Hilger zum Privatdozenten in der Philosophischen Fakultät ernannt.[372] Am 13. November 1869 legte er den Verfassungseid, den Diensteid, den Eid gegen verbotene Verbindungen und das Berufungshandgelübde vor dem Rektor der Würzburger Universität und zwei Senatsmitgliedern als Zeugen ab.[373] Als Privatdozent hielt Hilger Vorlesungen über Pflanzenchemie, theoretische Organik und Anorganik,

---

[361] Vgl. UniAWürzburg, ARS 548 [ohne Paginierung]. Schreiben des „Decans der philosophischen Fakultät an den Königlichen Universitäts-Senat“ vom 14. Juli 1869. Im Anhang des Schreibens und des Lebenslaufes sind das gedruckte Titelblatt der Habilitation und die 17 von Hilger formulierten lateinischen Thesen beigelegt.

[362] Vgl. UniAWürzburg, ARS 548 [ohne Paginierung]. Schreiben des „Decans“ der Philosophischen Fakultät an den „Königlichen Universitäts-Senat“ vom 14. Juli 1869 präsentiert am 16. Juli 1869.

[363] Siehe hierzu A. RHEIN (1988), S. 23.

[364] Siehe hierzu Kap. 5.1.4, S. 70.

[365] Siehe hierzu W. MÜLLER (1989/b), S. 167; sowie E. MUTSCHLER / C. FRIEDRICH (2020), S. 51.

[366] Siehe hierzu C. R. GRUND (2002), S. 657.

[367] Siehe hierzu W. MÜLLER (1989/c), S. 455f.

[368] Siehe hierzu W. MÜLLER (1989/d), S. 207f.

[369] Siehe hierzu W. MÜLLER (1989/e), S. 244; sowie E. MUTSCHLER / C. FRIEDRICH (2020), S. 49.

[370] Siehe hierzu W. R. PÖTSCH (1989/b), S. 231f.; sowie E. MUTSCHLER / C. FRIEDRICH (2020), S. 24.

[371] Vgl. UniAWürzburg, ARS 548 [ohne Paginierung]. „Commissions-Bericht“ der Senatsmitglieder Hergenröther und Wagner an den Königlichen Universitäts-Senat vom 10. Juli 1869, präsentiert am 13. Juli 1869; sowie A. RHEIN (1988), S. 23.

[372] Siehe hierzu UniAWürzburg, ARS 548 [ohne Paginierung]. Ernennungsschreiben des Bayerischen Staatsministeriums des Innern adressiert an den „Senat der Königlichen Universität Würzburg“ vom 5. September 1869.

[373] Vgl. UniAWürzburg, ARS 548 [ohne Paginierung]. Aktenvermerk vom 13. November 1869.

Analytische und Physiologische Chemie, Agrikulturchemie mit besonderer Berücksichtigung der Bodenkunde, Toxikologie sowie die Entwicklung der Chemie im 19. Jahrhundert.[374]

In einem Senatsbericht an das Königliche Staatsministerium des Innern wurde gebeten, Dr. Hilger als Privatdozent für die Vorlesungen Organischer Chemie und die Arbeiten im Chemischen Labor noch für das Sommersemester 1872 mit einer dafür zu zahlenden Remuneration an der Julius-Maximilians-Universität zu belassen, da eine Vertretung des Lehrfaches durch Prof. Wagner unwahrscheinlich erscheine.[375] Hilger erklärte sich dazu bereit.[376] Professor Fridolin Sandberger (1826–1898)[377] wurde auf eigene Bitte hin bereits per Dekret des Staatsministeriums des Innern vom 14. März 1872 von der interimistischen Oberaufsicht des Chemischen Labors entbunden.[378] Professor Johannes Wislicenus (1835–1902)[379] konnte erst zum 1. Oktober 1872 den Lehrstuhl für Chemie in Würzburg und damit die Nachfolge von Adolf Strecker (1822–1871)[380] übernehmen.[381]

Durch ein von König Ludwig II. (1845–1886)[382] unterschriebenes Dekret wurde Albert Hilger mit Wirkung zum 1. August 1872 zum außerordentlichen Professor an der Philosophischen Fakultät der Universität Erlangen mit der Verpflichtung ernannt, Vorlesungen über Pharmazie abzuhalten. Sein Anfangsjahresgehalt in Erlangen betrug 1500 Gulden.[383] 1875 wurde Hilger dort ordentlicher Professor, bevor er 1892 einem Ruf nach München als Vorstand des Pharmazeutischen Instituts folgte.[384]

Im Wintersemester 1867/68 betraute man mit der Position des Ersten Assistenten bis Wintersemester 1869/70 den vormaligen Zweiten Assistenten, Georg Heckenlauer, der auch nach dem plötzlichen Tod Scherers am 17. Februar 1869 bis zum Ende des

---

374 Siehe hierzu A. RHEIN (1988), S. 24.

375 Siehe hierzu UniAWürzburg, ARS 548 [ohne Paginierung]. „Senatsbericht zum vorgesetzten Kl. Staatsministerium“, datiert auf den 8. März 1872.

376 Siehe hierzu UniAWürzburg, ARS 548 [ohne Paginierung]. Dank- und Quittierungsbrief des Dr. Albert Hilgers an den Senat der Kgl. Universität Würzburg über die erhaltene Remuneration von 400 Gulden für die interimistische Vertretung des chemischen Lehrstuhles in Würzburg datiert auf den 7. August 1872.

377 Siehe hierzu C. R. GRUND (2002), S. 655.

378 Siehe hierzu UniAWürzburg, ARS 548 [ohne Paginierung]. Schreiben des Königlichen Staatsministeriums des Innern an den Senat der Kgl. Universität Würzburg vom 14. März 1872.

379 Siehe hierzu K. KOSCHEL (1982), S. 720.

380 Siehe hierzu W. R. PÖTSCH (1989/a), S. 410f.

381 Siehe hierzu A. RHEIN (1988), S. 24f.; sowie UniAWürzburg, ARS 548 [ohne Paginierung]. Schreiben des Königlichen Staatsministeriums des Innern an den Senat der Königlichen Universität Würzburg vom 1. März 1872 zur Wiederbesetzung des durch den Weggang des Professor Dr. Zöller in Erlangen erledigten Lehrstuhls.

382 Siehe hierzu A. METTENLEITER (2001), S. 832; sowie HERDER (1950), Sp. 2510f.

383 Siehe hierzu UniAWürzburg, ARS 548 [ohne Paginierung]. Abschrift des ausgestellten Ernennungsdekretes für den Privatdozenten Dr. Albert Hilger zum außerordentlichen Professor für Pharmazie an der Universität Erlangen, datiert auf den 28. Mai 1872.

384 Vgl. DApoBio (1975), Bd. 1, S. 275f.

Wintersemesters mit Sondergenehmigung das Labor mit den Kursen zu Ende führte.[385] Es folgten in der Funktion des Ersten Assistenten Dr. Ludwig Medicus (Sommersemester 1870), Dr. Carl Bender (Wintersemester 1870/71) und wieder Dr. Ludwig Medicus (Sommersemester 1871 bis Sommersemester 1872).

Die Position des Zweiten Assistenten nahm von Sommersemester 1863 bis Wintersemester 1864/65 der Pharmazeut Anton Anselm, von Sommersemester 1865 bis Wintersemester 1865/66 Franz von Hertlein und von Sommersemester 1866 bis Sommersemester 1867 Georg Heckenlauer ein.

Franz von Hertlein hatte die Lateinschule in Metten besucht, die er am 27. Juli 1857 mit Note II „gut befähigt" bestand. Bei seinem Bruder, dem Apotheker Ferdinand von Hertlein, ging er in Würzburg in die Lehre. Die Aufnahme in den Gehilfenstand erfolgte nach Prüfung mit Note I „vorzüglich". Vom 1. April 1861 bis 1862 war er zunächst bei seinem Bruder Ferdinand von Hertlein und von 1. April 1862 bis 24. Oktober 1862 bei Apotheker Fritz in Straubing als Gehilfe tätig. Danach konditionierte er vom 1. November 1862 bis 21. April 1864 sowie vom 1. Mai desselben Jahres bis 1. November 1864 abermals bei seinem Bruder.[386]

Georg Heckenlauer, der im Wintersemester 1867/68 die Erste Assistentenstelle übernahm, stammte aus Leutershausen und besuchte im Studienjahr 1854/55 die dritte Klasse der Lateinschule in Münnerstadt. Er wurde von dem Nachweis des Absolutoriums der Lateinschule nach einem Entschluss des Königlichen Staatsministeriums des Innern für Kirchen- und Schulangelegenheiten vom 31. Juli 1866 No. 5905 sowie des

[385] Siehe hierzu UniAWürzburg, ARS 795 [ohne Paginierung]. Schreiben der Medizinischen Fakultät an den „Königlichen Academischen Senat" vom 20. Februar 1869; Bericht der Medizinischen Fakultät an den Königlichen Academischen Senat vom 24. Februar 1869; Darin wird darauf hingewiesen, dass Georg Heckenlauer die Pharmazeutische Prüfung mit der Note 1 bestanden habe, allerdings kein Abitur vorweisen könne. Sowie Schreiben des Staatsministeriums des Innern aufgrund Königlichen Befehls an den Senat der Königlichen Universität Würzburg vom 2. März 1869.

[386] Siehe hierzu UniAWürzburg, ARS 2400 [ohne Paginierung] s. v. „v. Hertlein Franz"; „Universitäts-Schlußzeugnis für den Candidaten der Pharmacie Herrn Franz Mathias von Hertlein aus Würzburg" datiert am 17. Juli 1865. Die Beilage gibt Auskunft zu den inskribierten Vorlesungen. Franz von Hertlein besuchte im Wintersemester 1863/64 Physik bei Prof. Osann, Anorganische Chemie und das chemische Praktikum bei Prof. Scherer, Pharmakognosie und Histologie bei Prof. Schenk, Stöchiometrie und Titriranalyse [!] bei Prof. Wagner, Mineralogie bei Prof. Sandberger. Im Sommersemester 1864 folgten Organische Chemie und chem. Praktikum bei Prof. Scherer, Pharmazeutische Chemie bei Prof. Wagner, Medizinische Botanik bei Prof. Schenk, Physik bei Prof. Osann und Toxikologie bei Prof. Schubert. Für das Wintersemester 1864/65 belegte er bei Prof. Scherer Anorganische Chemie und chem. Praktikum, bei Prof. Osann Physik, bei Prof. Sandberger Mineralogie und mineralogische Übungen, bei Prof. Leiblein Zoologie, Pflanzen-Histologie bei Histologie [!] [eigentlich war in diesem Zeitraum auch im Vergleich anderer Kandidaten Prof. Schenk für dieses Fach verantwortlich]. Von Hertlein inskribierte sich im Sommersemester 1865 noch bei Prof. Schenk für Allgemeine Botanik und bei Prof. Osann für Mathematik und das Repetitorium der Physik. Die mündliche Prüfung zur Pharmazeutischen Approbation fand am 31. Juli 1865 statt. Er bestand alle Fächer mit Note I. Für die praktische Prüfung erschien er vom 2. bis 7. August 1865 im Chemischen Laboratorium. Ein Zeugnisdatum fehlt hier. Franz von Hertlein erhielt hier ebenfalls von allen Prüfern die Note I. Ein handschriftlicher Bericht über den Versuchsaufbau liegt bei.

Königlichen Staatsministeriums des Handels und der Öffentlichen Arbeiten befreit.[387] Vom 7. Juni 1858 bis 1. Oktober 1860 war Heckenlauer bei Apotheker Carl Stickel in Kaltennordheim und anschließend bis 24. März 1862 bei Apotheker A. Heym in Ostheim in der Lehre. Das Zeugnis über die Prüfung als Gehilfe bestand er am 8. März 1862 in Ostheim mit der Note „gut". Danach arbeitete er vom 1. April 1862 bis 1. Januar 1863 bei A. Müller in Altstädten, dann bis Ende März 1863 bei Theodor Gerster in Kleinheubach, anschließend vom 1. April bis 18. Mai 1863 bei H[ermann] Münch in „Attenstadt" [!][388] [gemeint ist hier wohl Altenstadt im Großherzogtum Hessen], vom 1. Juli 1863 bis 1864 bei G. W. Kühn in Lauterbach und schließlich bis April 1865 bei Springmühl in Hildburghausen. Im Wintersemester 1865/66 und Sommersemester 1866 studierte er Pharmazie an der Julius-Maximilians-Universität Würzburg.[389]

Von Wintersemester 1867/68 bis Wintersemester 1868/69 folgten am Laboratorium als Zweite Assistenten Hugo Bischoff, im Sommersemester 1869 Carl Edel, im Wintersemester 1869/70 Wilhelm Schenk, im Sommersemester 1870 Dr. Johannes Skalweit und von Wintersemester 1870/71 bis Sommersemester 1872 Theodor Hauser. Es konnte festgestellt werden, dass in der Funktion des Zweiten Assistenten fast durchwegs Pharmazeuten und Pharmaziestudenten, Studenten der Naturwissenschaften, der Chemie und einmal der Medizin eingesetzt wurden.

---

387 Siehe hierzu UniAWürzburg, ARS 2401 [ohne Paginierung], s. v. „Heckenlauer Georg", „Universitäts-Schlußzeugnis für den Candidaten der Pharmacie Herrn Georg Heckenlauer", datiert auf den 4. August 1866.

388 Vgl. A. WANKMÜLLER (1982), S. 148. Armin Wankmüller weist einen Hermann Münch aus Altenstadt im Großherzogtum Hessen als eingeschriebenen Studenten an der Universität Gießen im Wintersemester 1847/48 nach. Höchstwahrscheinlich ist er identisch mit dem Apotheker H. Münch aus Attenstadt [!], wobei es richtig Altenstadt heißen müsste.

389 Siehe hierzu UniAWürzburg, ARS 2401 [ohne Paginierung] s. v. „Heckenlauer Georg", „Universitäts-Schlußzeugnis für den Candidaten der Pharmacie Herrn Georg Heckenlauer" datiert am 4. August 1866 und Beilage zu den inskribierten Vorlesungen. Im Wintersemester 1865/66 belegte er Mathematik und das Repetitorium der Physik bei Prof. Osann, Anorganische Chemie und das chem. Praktikum bei Prof. Scherer, Stöchiometrie bei Prof. Wagner, Pharmakognosie und Pflanzenhistologie bei Prof. Schenk, Mineralogie bei Prof. Sandberger, Zoologie bei Prof. Leiblein. Zum Sommersemester 1866 studierte er Physik bei Prof. Osann, Allgemeine und Medizinische Botanik bei Prof. Schenk, Pharmazeutische und Technische Chemie bei Prof. Wagner, Organische Chemie bei Prof. Scherer, Zoologie bei Prof. Leiblein und Toxikologie bei Prof. Schubert. Die mündliche Prüfung bestand er mit der Note I „durch Stimmenmehrheit" am 16. Juli 1866. Das Datum der praktischen Prüfung ist nicht genau bekannt, allerdings existieren handschriftliche Berichte zum Probenaufbau vom 17. und 18. Juli 1866.

5.2.4 Wissenschaftliche Mitarbeiter in den Jahren 1869–1880 unter Johann Rudolph von Wagner

Im Technologischen Kabinett (zeitweise Attribut genannt), das von Johann Rudolph Wagner geleitet wurde, waren als Assistenten fast ausschließlich Studenten der Pharmazie oder Chemie tätig. Über deren Verweildauer am Institut und zu Informationen über ihren Status geben die Listen und Tabellen im Anlagenteil Auskunft. Im Einzelnen konnten folgende Personen als Assistenten von Sommersemester 1870 bis Sommersemester 1880 ermittelt werden. Wilhelm Schenk war ab Sommersemester 1870 bis Wintersemester 1870/71 im Technologischen Kabinett Assistent. Es folgte Georg Eckert vom Sommersemester 1871 bis zum Wintersemester 1871/72. Otto Pohl übernahm diese Aufgabe für das Sommersemester 1872. Im Wintersemester 1872/73 war Hans Scheidemandel Assistent bei Wagner. Berthold Sutter folgte im Sommersemester 1873. Eduard Neumann wirkte vom Wintersemester 1873/74 bis Wintersemester 1874/75 als Assistent im Technologischen Kabinett. Sein Nachfolger war vom darauffolgenden Sommersemester an bis zum Sommersemester 1876 Georg Warnecke. Carl Reichelt wurde im Wintersemester 1876/77 Assistent bei Wagner und blieb drei Semester. Friedrich Rheingruber übernahm von Sommersemester 1878 für zwei Semester diese Tätigkeit. Vom Sommersemester 1879 bis Wintersemester 1879/80 folgten Carl Schuster und im Sommersemester 1880 Rudolf Will als Assistenten im Technologischen Attribut.[390]

Weiterführende Quellen zu den wissenschaftlichen Mitarbeitern unter der Betreuung von Wagner konnten leider nicht gefunden werden.

[390] Siehe hierzu die gedruckten Verzeichnisse „Personalbestand der Königlich Bayerischen Julius-Maximilians-Universität Würzburg im [...]“ aus der Universitätsbibliothek Würzburg.

5.2.5 Wissenschaftliche Mitarbeiter in den Jahren 1880–1915 unter Ludwig Medicus

Von Sommersemester 1881 bis Wintersemester 1883/84 wurde das Technologische Attribut zunächst provisorisch und danach hauptamtlich von Ludwig Medicus (1847 bis 1915) geleitet.

Im Wintersemester 1880/81 war die Assistentenstelle im Technologischen Attribut vakant. Vom Sommersemester 1881 bis Sommersemester 1882 wirkte der Student der Naturwissenschaften Carl Wilhelm Gentil als Assistent und war danach vom Wintersemester 1883/84 bis Sommersemester 1886 ein weiteres Mal mit dieser Aufgabe betraut. Im Wintersemester 1882/83 und Sommersemester 1883, ist als Assistent der Chemiestudent Sigmund Metzger nachweisbar. Dr. Anton Roder versah vom Wintersemester 1886/87 bis Sommersemester 1888 dieses Amt. Er war im Semester seines Antritts noch Student der Chemie. Ihm folgte bis Wintersemester 1890/91 Dr. Eduard Arnold. Im Sommersemester 1891 blieb die Assistentenstelle des Technologischen Attributs und der Pharmakognostischen Sammlung vakant.

Ab dem Wintersemester 1891/92 bis zum Ende unseres Untersuchungszeitraums im Sommersemester 1915 versah Heinrich Bauch (1863–1936)[391] zunächst als Student der Naturwissenschaft beziehungsweise der Chemie, dann als I. und *etatsmässiger* Assistent diese Aufgabe.

Vom 1. Oktober 1884 bis 30. September 1885 leistete er seinen Militärdienst. Sein Studium begann Bauch am 1. November 1885, das er laut Personalakte am 15. September 1891 beendete.[392] Seit 1891 war Heinrich Bauch als Assistent am Pharmazeutischen Institut angestellt.[393] Es gab mehrere Eingaben des Vorstandes des Pharmazeutischen Institutes, Ludwig Medicus, den Assistenten Bauch, der ihm unentbehrlich für seinen Unterricht erschien, als Assistent mit Beamteneigenschaft ans Institut zu binden. Da Bauch erst Assistent III. Ordnung war, wurde dies 1908 abgelehnt. Das Staatsministerium des Innern bestand darauf, nur Assistenten I. und II.

---

[391] Siehe hierzu UniAWürzburg, PA 6 [ohne Paginierung]. In dem Vormerkungsbogen für den Assistenten mit Beamteneigenschaft Heinrich Bauch, ausgestellt und von ihm selbst unterschrieben, wird als Geburtsdatum der 4. Juli 1863 und als Geburtsort Würzburg angegeben. Die Traueranzeige mit dem Vermerk des „heutigen Sterbetages“ ist datiert auf den 17. Februar 1936. In einem der Todesanzeige beigefügten Zeitungsausschnitt ohne Angabe der Zeitung und des Datums wird erwähnt, dass der Vater Ludwig Bauch Gastwirt und Besitzer des jetzigen „Franziskaner“ in Würzburg war.

[392] Siehe hierzu UniAWürzburg, PA 6 [ohne Paginierung]. Vormerkungsbogen für den Assistenten mit Beamteneigenschaft Heinrich Bauch, ausgestellt und von ihm selbst unterschrieben, datiert am 12. Oktober 1910.

[393] Siehe hierzu UniAWürzburg, PA 6 [ohne Paginierung]. Vormerkungsbogen für den Assistenten mit Beamteneigenschaft Heinrich Bauch ausgestellt und von ihm selbst unterschrieben datiert am 12. Oktober 1910; sowie Bestätigung des Kgl. Universitäts-Syndikats ausgestellt am 7. Oktober 1910. Bauch war seit 16. September 1891 als Assistent angestellt.

Ordnung zu verbeamten. Zudem musste zuvor eine beamtete Assistentenstelle, egal aus welcher Fakultät, frei werden.[394]

Einem Antrag von Medicus verdanken wir die Aufgabenbeschreibung des Assistenten Bauch. Unter Oberleitung des Vorstandes des Instituts hatte er den praktischen Unterricht im Laboratorium, später mit Ausnahme der speziell pharmazeutisch-chemischen Arbeiten, die dann dem II. Assistenten mit der Approbation als Apotheker oblagen, zu betreuen. Dazu zählten toxikologische Analysen, Analysen der Nahrungsmittel, Anfertigen von Präparaten, technisch-chemische Analysen wie Gasuntersuchungen und elektrolytische Bestimmungen sowie Unterstützung der Praktikanten. Bauch half Medicus zudem bei den forensisch-chemischen Untersuchungen des Medizinalcomitees der Universität. Außerdem erteilte er Unterricht für die Examenskandidaten der Nahrungsmittelchemie und half bei der Kontrolle der Examensarbeiten.[395] Am 31. Mai 1910 wurde schließlich Heinrich Bauch mit Wirkung zum 1. Juni des gleichen Jahres zum Assistenten mit Beamteneigenschaft mit einem Jahresgehalt von 3000 Mark ernannt.[396]

Der Amtsanwalt des Amtsgerichts Würzburg forderte Bauch als Zeugen zum 1. Juli 1912 an.[397] Bauch unterrichtete zudem an der höheren Mädchenschule, der Sophienschule in Würzburg, Chemie, wobei ihm das Königliche Staatsministerium des Innern die staatliche Prüfung als Lehrer in widerruflicher Weise erlassen hatte.[398] Nach dem Tod von Ludwig Medicus war er im Wintersemester 1915/16 laut einer Aktennotiz durch ministeriellen Entschluss vom 14. April 1916 als dessen Stellvertreter für die Ausbildung der Pharmazeuten zuständig.[399]

Die Verleihung der Goldenen Jubiläumsmedaille zum 25. Dienstjubiläum an Bauch, die der Vorstand des Pharmazeutischen Institutes und des Laboratoriums für angewandte Chemie Alfred Heiduschka (1875–1957) vorgeschlagen hatte, wurde aus Goldmangel und Unverhältnismäßigkeit vom Akademischen Senat der Universität

---

394 Siehe hierzu UniAWürzburg, PA 6 [ohne Paginierung]. Antrag des Vorstandes des Pharmazeutischen Instituts Prof. Medicus an die Philosophische Fakultät datiert auf den 20. März 1910 mit Berichtsbeilage.

395 Siehe hierzu UniAWürzburg, PA 6 [ohne Paginierung]. Antrag des Vorstandes des Pharmazeutischen Instituts Prof. Medicus an die Philosophische Fakultät vom 20. März 1910 mit Berichtsbeilage. Medicus erwähnt hierbei auch, dass er die Beförderung Bauchs einige Zeit wegen der Umbaumaßnahmen des Instituts aufschieben musste.

396 Siehe hierzu UniAWürzburg, PA 6 [ohne Paginierung]. Ernennungsdekret des Prinzregenten Luitpold von Bayern mit originaler Unterschrift vom 31. Mai 1910 an den Senat der K. Universität Würzburg. Im gleichen Zuge wurde dem Assistenten mit Beamteneigenschaft Prof. Dr. Ludwig Burkhardt auf sein eigenes Ansuchen wegen Ausscheidens diese Stelle entzogen.

397 Siehe hierzu UniAWürzburg, PA 6 [ohne Paginierung]. Schreiben des „Amtsanwalts des Amtsgerichtes Würzburg“ an den „Senat der Kgl. Universität Würzburg“ vom 17. Juni 1912.

398 Siehe hierzu UniAWürzburg, PA 6 [ohne Paginierung]. Abschrift des „K. bayerischen Staatsministeriums des Innern für Kirchen- und Schulangelegenheiten“ an die „K. Regierung, Kammer des Innern von Unterfranken und Aschaffenburg“ zur Kenntnisnahme an den Senat der K. Universität Würzburg vom 28. Oktober 1914.

399 Siehe hierzu UniAWürzburg, PA 6 [ohne Paginierung]. Aktennotiz bezeichnet mit dem Datum des ministeriellen Entschlusses vom 14. April 1916 Nr. 7211.

abgelehnt. Dafür erhielt Heinrich Bauch ein Dankschreiben des Rektors.[400] Im „Circulare" des Akademischen Senats, beendet am 31. Juli 1916, wird Bauch erstmals in den Akten als Doktor tituliert.[401] Am 25. August 1917 erhielt er das König-Ludwig-Kreuz.[402] Zudem wurde Dr. Heinrich Bauch vom Staatsministerium für Unterricht und Kultus am 6. Dezember 1919 der Titel eines Professors verliehen.[403] Laut eines Formulars des Universitäts-Verwaltungs-Ausschuss über eine vorläufige Festsetzung der Besoldung erhielt Bauch zum 1. Juni 1920 ein Jahresgehalt von 23.130 Mark. Mit gleichem Schreiben bekam er die Amtsbezeichnung *Konservator*.[404] Er war verheiratet[405] und hatte zwei Kinder, Heinrich (geb. 1899)[406] und Walter (geb. 1903)[407].

---

400 Siehe hierzu UniAWürzburg, PA 6 [ohne Paginierung]. Antrag des Vorstandes des Pharmazeutischen Institutes und des Laboratoriums für Angewandte Chemie an den Akademischen Senat der Julius-Maximilians-Universität in Würzburg vom 20. Juli 1916; „Circulare" des Akademischen Senats beendet am 31. Juli 1916 mit gutachtlichen Bemerkungen des Prof. Schanz vom 25. Juli 1916, wonach die vier namentlich genannten Personen, die bisher die Goldene Jubiläums-Medaille verliehen bekamen, keine akademisch gebildete Mitglieder der Universität waren; Schreiben des Rektors Mayer an Prof. Dr. Heiduschka vom 18. August 1916; sowie Schreiben des Rektors Mayer anlässlich des 25-jährigen Dienstjubiläums an Heinrich Bauch datiert am 14. September 1916.

401 Vgl. UniAWürzburg, PA 6 [ohne Paginierung]. „Circulare" des Akademischen Senats beendet am 31. Juli 1916.

402 Siehe hierzu UniAWürzburg, PA 6 [ohne Paginierung]. Personalliste mit dem letzten Eintrag der Ordensverleihung zum 25. August 1917.

403 Siehe hierzu UniAWürzburg, PA 6 [ohne Paginierung]. Schreiben des Staatsministeriums für Unterricht und Kultus an den Senat der Universität Würzburg vom 6. Dezember 1916.

404 Siehe hierzu UniAWürzburg, PA 6 [ohne Paginierung]. Vorläufige Festsetzung der Besoldung nach dem B.Bef.G v. 2.6.20 Formular des Universitäts-Verwaltungs-Aussschuß, ausgestellt am 6. August 1920.

405 Siehe hierzu UniAWürzburg, PA 6 [ohne Paginierung]. Formblatt B. Das Geburtsdatum der Ehefrau ist mit 6. Januar 1877 angegeben. Ein Sterbedatum und der Name konnten trotz Bemühens nicht eruiert werden.

406 Siehe hierzu UniAWürzburg, PA 6 [ohne Paginierung]. Formblatt B. Das Geburtsdatum des Sohnes Heinrich ist mit 2. Dezember 1899 angegeben. Das Sterbedatum konnte nicht ermittelt werden.

407 Siehe hierzu UniAWürzburg, PA 6 [ohne Paginierung]. Formblatt B, Das Geburtsdatum des Sohnes Walter ist mit 29. November 1903 angegeben. Das Sterbedatum konnte nicht ermittelt werden.

Heinrich Bauch wurde mit Wirkung zum 1. Juli 1927 zum Hauptkonservator mit einem jährlichen Grundgehalt von 6300 Reichsmark befördert,[408] doch schon am 29. Oktober des gleichen Jahres musste er sich mit einem ärztlichen Attest wegen eines Fußleidens krankmelden. Der Vollassistent Apotheker Josef Lindner übernahm auch seinen Dienst.[409] Am 19. April 1928 bat Bauch wegen Abnahme des rechten Beines infolge einer Schlagaderverkalkung um Versetzung in den Ruhestand.[410] Zum 1. Mai 1928 wurde er mit einem Ruhestandsgehalt von 7584 Reichsmark pro Jahr pensioniert.[411] Heinrich Bauch verstarb am 17. Februar 1936 im Alter von 72 Jahren.[412]

Ab Sommersemester 1906 wurde am Technologischen Institut laut gedrucktem Verzeichnis eine neue Assistentenstelle eingerichtet. Für ein Semester war der approbierte Apotheker und cand. chem. Heinrich Glasmacher als Hilfsassistent tätig. Danach blieb er am Institut bis Sommersemester 1907 als II. Assistent. Er wurde im Wintersemester 1907/08 vom approbierten Apotheker und cand. chem. Franz Sieber abgelöst, der bis Sommersemester 1909 blieb. Im Wintersemester 1909/10 übernahm die II. Assistentenstelle der approbierte Apotheker Alfred Schubert und blieb bis Sommersemester 1911. Im folgenden Semester übernahm die Aufgabe der Apotheker und cand. chem. Adolf Stöhr. Dieser war bis Sommersemester 1913 als II. Assistent am Institut. Vom Wintersemester 1913/14 bis Sommersemester 1915 wirkte Apotheker und cand. chem. Karl Lüft als II. Assistent. Dem Pharmazeutischen Institut direkt unterstanden im Jahr 1914 zwei Assistenten und ein Diener. Es verfügte zu diesem Zeitpunkt über einen Etat von 4600 Mark.[413]

---

[408] Siehe hierzu UniAWürzburg, PA 6 [ohne Paginierung]. Ernennungsschreiben des Bayerischen Staatsministeriums für Unterricht und Kultus an den Senat der Universität Würzburg vom 6. September 1927.

[409] Siehe hierzu UniAWürzburg, PA 6 [ohne Paginierung]. Schreiben des Pharmazeutischen Institutes und Laboratorium für Angewandte Chemie der Universität Würzburg an das Akademische Rektoramt der Universität Würzburg betreffs Erkrankung des Hauptkonservators Prof. Dr. Bauch vom 29. Oktober 1927; Sanitätsrat Dr. M. Brod aus Würzburg wird hierbei als Urheber des Attestes genannt.

[410] Siehe hierzu UniAWürzburg, PA 6 [ohne Paginierung]. Senatsbericht zum Ministerium Nr. 480, Entwurf vom 20. April 1928. In diesem Schreiben wird auch auf seinen beruflichen Werdegang Bezug genommen.

[411] Siehe hierzu UniAWürzburg, PA 6 [ohne Paginierung]. Schreiben des Bayerischen Staatsministeriums für Unterricht und Kultus an den Senat der Universität Würzburg Nr. V 17639 vom 2. Mai 1928 Betreff: Ruhestandsversetzung mit Abschrift der Berechnung und Übersicht seiner Versorgungsbezüge.

[412] Vgl. UniAWürzburg, PA 6 [ohne Paginierung]. Traueranzeige Professor Dr. Heinrich Bauch; ein beigefügter Zeitungsausschnitt berichtet, dass Bauch etwa acht Jahre vor seinem Tod wegen schweren Leidens beide Beine abgenommen werden mussten.

[413] Vgl. L. MEDICUS (1914), S. 115.

5.2.6 Diener der Laboratorien und Institute bis 1915

Ab Wintersemester 1832/33 ließen sich in den gedruckten Verzeichnissen des Personals und der Studierenden erstmals Diener, zunächst nur für die Mineralogische Abteilung des Naturhistorischen Kabinetts, das von Professor Ludwig Rumpf betreut wurde, nachweisen.

Erstmals konnte durch die gedruckten Listen und Verzeichnisse ab dem Wintersemester 1832/33 ein Diener namens Andreas Dosch (1779/1780–1851)[414] im Mineralogischen Kabinett ermittelt werden. Nach seinen Angaben wurden im Jahre 1833 die Mineralogische Abteilung aus dem Naturalienkabinett als eigenständiges „Attribut" begründet und die Zoologische Abteilung durch Aufstellung einer größeren Zahl von Vögeln, Insekten und Schmetterlingen reformiert.[415] Dosch schrieb am 25. August 1832, dass die Mineralogische Sammlung von Professor Rumpf neu aufgestellt werden solle.[416] Er erhielt laut Verweis auf ein Anstellungsdekret vom 12. Mai 1814 von Großherzog Ferdinand von Toskana (1769–1824)[417] jährlich einen Gesamtgeldbetrag von 243 Gulden 20 Kreuzer für seine Arbeiten am Naturalien-Kabinett.[418] Daneben erhielt er laut einem Gutachten des Professors Dr. Valentin Leiblein (1799–1869) vom 14. September 1832 eine jährliche Remuneration von 56 Gulden 40 Kreuzer für seine Arbeiten an der Würzburger Sternwarte und 6 Kreuzer täglich für Dienstleistungen im Technologischen Kabinett, die sich jährlich auf 36 Gulden summierte. Professor Leiblein ermittelte einen Jahresbezug von 336 Gulden. Der Diener durfte nach alter Tradition außerdem Trinkgelder von Besuchern des Naturalienkabinettes annehmen, die allerdings laut des Gutachtens aus dem Jahr 1832 im Vergleich zu früheren Jahren immer weniger wurden.[419] 1840 betreute Andreas

---

414 Siehe hierzu UniAWürzburg, ARS 3176 [ohne Paginierung]. Todesanzeige wonach Andreas Dosch am 23. Januar 1851 abends um 8 Uhr an einer Unterleibskrankheit gestorben war und ein Alter von 71 Jahren erreichte; sowie eigenhändiges Bittschreiben an den „Königlich Academischen Senat" um eine Remuneration ausgestellt am 20. Februar 1840, in dem er angibt, dass er über 60 Jahre alt sei. Aus beiden Schriftstücken ergibt sich ein Geburtsdatum im Jahr 1779 und vor dem 24. Januar 1780. Als Geburtsort wird Grünsfeld im Großherzogtum Baden angegeben.

415 Siehe hierzu UniAWürzburg, ARS 3176 [ohne Paginierung]. Bittschreiben des Dieners Dosch um eine Remuneration an den Königlichen Akademischen Senat vom 4. Juli 1833, sowie lobendes Gutachten Professor Leibleins vom 5. August 1833 im Anschluss des vorherigen Bittschreibens. Hier bestätigt der Vorstand des Naturalienkabinetts Prof. Dr. Leiblein die Aussonderung der Mineralogischen Sammlung im Jahr 1833.

416 Siehe hierzu UniAWürzburg, ARS 3176 [ohne Paginierung]. Bittschreiben des Dieners Dosch um Gehaltszulage an den Königlichen Akademischen Senat vom 25. August 1832; Die bevorstehende Aufstellung des Kunstkabinetts unter Professor Geier jun. und der Mineralogischen Sammlung unter Professor Rumpf wurde hier angekündigt.

417 Siehe hierzu W. ENGELHORN (1982), S. 142.

418 Siehe hierzu UniAWürzburg, ARS 3176 [ohne Paginierung]. Gutachten des „Conservators des Naturalien-Kabinets" Prof. Dr. Leiblein um eine Gehaltsverbesserung des Dieners Dosch vom 14. September 1832.

419 Siehe hierzu UniAWürzburg, ARS 3176 [ohne Paginierung]. Gutachten des Professors Dr. Leiblein vom 14. September 1832.

Dosch nach eigener Angabe fünf Attribute, das Zoologische, das Mineralogische und das Technologische Kabinett sowie die Sternwarte und die Münzsammlung der Universität.[420] Dosch machte aus Geldmangel mehrere Eingaben um Gratifikationen, Remunerationen oder auch Brennholz für den Winter, wie ein reger Schriftverkehr in seiner Akte mit dem Königlich Akademischen Senat zeigt.[421] Seine reguläre Dienstzeit, vormittags von 8 bis 11 Uhr und nachmittags von 2 bis 6 Uhr, erhöhte sich zum Beispiel im Jahr 1827 früh von 6 bis 12 Uhr und am Nachmittag von 1 bis 7 Uhr, manchmal auch bis 8 Uhr.[422] Professor Ludwig Rumpf stellte ihm als Konservator des Mineralogischen Kabinetts mehrfach, wie auch die anderen Vorständen der von Dosch betreuten Attribute ein lobendes Zeugnis aus[423] und bestätigte,

> „daß A. Dosch die Dienste bei den mineralogischen Sammlungen sowohl als bei den Vorträgen über Mineralogie mit musterhaften Fleiße und zwar in Folge seiner langjährigen Dienstleistungen größtentheils aus eigenem Antrieb besorgt[e], besonders auch [...] [dass er sich] durch Aufrechterhaltung der bei naturhistorischen Sammlungen so nöthigen Reinlichkeit ausgezeichnet [habe]."[424]

Bei der Einrichtung zweier Zimmer, die Professor Rumpf an die Produkten- und Fabrikatensammlung des Kreises Unterfranken und Aschaffenburg abtreten musste, half Dosch tatkräftig mit.[425] 1849 unterstütze Dosch den Vorstand bei der neuen Katalogisierung der Mineralogischen Sammlung, wofür er sehr gelobt wurde.[426] Zu den familiären Verhältnissen ließ sich in der Personalakte von Andreas Dosch nur wenig finden.

---

420 Siehe hierzu UniAWürzburg, ARS 3176 [ohne Paginierung]. Bittgesuch des Dieners Andreas Dosch um Erteilung einer Remuneration an den „Königlich Academischem Senat" vom 20. Februar 1840.

421 Siehe hierzu UniAWürzburg, ARS 3176 [ohne Paginierung]. „Bittgesuch des Andreas Dosch, Diener bey dem Naturalien-Kabinet der Königlichen Universität dahier an den Senat um gnädige Ertheilung einer Gratification" vom 4. November 1827. Hier gab Andreas Dosch unter vielen Gründen auch den Verschleiß von Kleidern an, den er durch das viele Herumtragen der Exponate des Naturalienkabinettes vom Augustinerkloster in das Universitätsgebäude erlitten habe, Bittgesuch des „Naturalien-Kabinets-Dieners Andreas Dosch um gnädige Gehaltszulage" an den Königlichen Akademischen Senat vom 25. August 1832, „Bittgesuch des Kabinettsdieners Andreas Dosch um gnädige Remuneration an den königlich akademischen Senat" vom 4. Juli 1833, Bittschreiben des „Naturalien-Kabinets-Dieners Andreas Dosch um gnädige Unterstützung mit Brennholz" an den Königlichen Akademischen Senat vom 19. Dezember 1834, Bittschreiben des Kabinettsdieners Andreas Dosch betreffs gnädigste Unterstützung an Brennholz an den Königlichen Akademischen Senat vom 20. Januar 1838.

422 Siehe hierzu UniAWürzburg, ARS 3176 [ohne Paginierung]. „Bittgesuch des Andreas Dosch, Diener bey dem Naturalien-Kabinet der Königlichen Universität dahier an den Senat um gnädige Ertheilung einer Gratification" vom 4. November 1827.

423 Siehe hierzu UniAWürzburg, ARS 3176 [ohne Paginierung]. Gutachtlicher Bericht des Professors Rumpf an den Königlichen Akademischen Senat vom 29. Dezember 1834.

424 UniAWürzburg, ARS 3176 [ohne Paginierung]. Gutachtlicher Bericht des Professors Rumpf an den Königlichen Akademischen Senat vom 29. Dezember 1834.

425 Siehe hierzu UniAWürzburg, ARS 3176 [ohne Paginierung]. Lobendes Gutachten des Prof. Dr. Geier jun., „Conservator des technologischen Cabinetes", vom 19. Januar 1838 im Anhang eines Bittgesuches um Brennholz.

426 Siehe hierzu UniAWürzburg, ARS 3176 [ohne Paginierung]. Durch den „Senat d. k. U. W. an höhere Stelle weitergeleitetes Bittgesuch des Kabinettsdieners Dosch um eine Gratification" vom 14. Oktober 1849.

Einem Bittgesuch um eine Unterstützung seiner Witwe Barbara Dosch verdanken wir ihren Namen und den Hinweis auf zwei Söhne.[427] Am 23. Januar 1851 starb der Diener Andreas Dosch in Würzburg.[428]

Im Sommersemester 1851 wechselte der Diener im Mineralogischen Kabinett. Jacob Hahn war bis zum Ende unseres Untersuchungszeitraums im Sommersemester 1862 und dann darüber hinaus bis Sommersemester 1863 als Diener angestellt. Auf ihn konnten nur einige Hinweise aus dem Personalakt von Andreas Dosch gefunden werden. Er war nach einem Schreiben von Valentin Leiblein, dem Vorstand des „Zoologisch-Botanischen Cabinets" vom 6. Oktober 1850 als Aushilfe für den immer wieder erkrankten Andreas Dosch bereits seit fünf Jahren zum Ausstopfen von Tieren und für die Reparatur von Ausstellungsstücken für 100 Gulden beschäftigt. Sonst erbat er keine extra Vergütung für die Vertretung von Dosch, wie er mitteilen ließ. Allerdings empfahl er sich für eine Nachfolge der Dienerstelle.[429]

> „1) Derselbe ist als ein früher gelernter Sattler in den technischen Manipulationen des Zurichtens frischer Häute von Thieren und der Aufweichung trockener Bälge sowie im Ausstopfen, Polstern, Vernähen und in Kleb-Arbeiten vorzüglich geübt.
>
> 2) Als Maler hat er die Haltung der Thiere studirt und weiß so den Exemplaren beym Prepariren eine gute Stellung zu geben. Dabey kommt uns diese seine Eigenschaft als Maler mit Gemälden zweckmäßig umgehen zu können auch bey der Conservation der [...] Moràu-Bilder, welche bekanntlich von der Blankschen Sammlung[430] her im Museum aufbewahrt sind, sehr gut zu statten.
>
> 3) für die Zukunft könnte [...] J. Hahn die Stelle eines Gehülfen zum Thierausstopfen und eines Dieners beym Naturalien-Cabinet zusammenfallen und dadurch eine Ersparniß im Etat erzielt werden.

---

427 Siehe hierzu UniAWürzburg, ARS 3176 [ohne Paginierung]. Bittgesuch der Witwe Barbara Dosch um Unterstützung an den Königlichen Akademischen Senat vom 13. Mai 1851. Zum Zeitpunkt des Bittgesuchs war sie nach eigenen Angaben 68 Jahre alt und gebrechlich, bezog eine bisherige Pension von 4 Gulden monatlich, musste 5 Gulden vierteljährlich an Miete für ein Zimmer bezahlen und konnte keine Nahrungsmittel kaufen. Durch die lange Krankheit ihres Mannes war sie gezwungen, Hausrat u. ä. zu verkaufen. Nähere Angaben zu ihren Lebensdaten und den ihrer Söhne konnten nicht gefunden werden; siehe auch „Bittgesuch des Andreas Dosch, Diener bey dem Naturalien-Kabinett der Königlichen Universität dahier an den Senat um gnädige Ertheilung einer Gratification" vom 4. November 1827. Hier schrieb Dosch von drei Knaben, die er zu diesem Zeitpunkt hatte, sowie „Bittgesuch Andreas Dosch um Ertheilung einer Besoldungszulage an den Königlichen academischen Senat" vom 29. April 1842. Hier berichtet Dosch von zwei Söhnen, so dass der dritte wohl bereits verstorben gewesen sein muss.

428 Siehe hierzu UniAWürzburg, ARS 3176 [ohne Paginierung]. Totenzettel Andreas Dosch.

429 Siehe hierzu UniAWürzburg, ARS 3176 [ohne Paginierung]. Bericht des Professor Dr. Leiblein an den Akademischen Senat vom 6. Oktober 1850.

430 Siehe hierzu V. HOFFMANN (1982), S. 254; sowie S. MATTHES (1982), S. 684. Die Universitätssammlung wurde nach Josef Anton Bruno [Klostername Bonavita] Blank (1740–1827) benannt. Die Lebensdaten sind V. HOFFMANN (1982) entnommen.

> 4) J. Hahn ist sonst gesund und stark. Im kräftigsten Mannesalter der 40er Jahre, auch Bürger dahier und Unteroffizier-Sergeant beym hiesigen Landwehrregimente, dabey von unbescholdenem und zuverlässigem Character."[431]

Ludwig Rumpf schloss sich als Vorstand des Mineralogischen Kabinetts dem Antrag seines Kollegen an.[432] Jacob Hahn wurde laut den gedruckten Verzeichnissen zum Sommersemester 1851 auch tatsächlich der Nachfolger des verstorbenen Dieners Andreas Dosch und blieb bis Sommersemester 1863 dort.

Eine Aufstellung sämtlicher Diener und später auch Hausmeister ist im Anlagenteil zu finden. Auch für das Chemisch-Pharmazeutische Laboratorium mit der Pharmakognostischen Sammlung wurde ab Wintersemester 1859/60 ein Diener angestellt. Er hieß Sebastian Freitag und blieb ebenfalls bis zum Ende dieses Untersuchungszeitraumes bis Sommersemester 1862 in dieser Funktion.

Von Sommersemester 1863 bis Sommersemester 1866 wirkte Jacob Schätzlein als Diener des von Professor Johann Joseph von Scherer betreuten Laboratoriums für Organische und Pharmazeutische Chemie, das ab dem Wintersemester die zusätzliche Bezeichnung „nebst einschlägigen Sammlungen" im Namen führte. Sein Nachfolger Joseph Derleth betreute anschließend in der Funktion eines Dieners und mit neu hinzugekommener Aufgabe eines Hausmeisters das „Laboratorium für Organische und Pharmaceutische Chemie nebst der einschlägigen Sammlungen" bis zum Ende unseres Untersuchungszeitraumes im Sommersemester 1872.

Im Technologischen Attribut unter Professor Johann Rudolph von Wagner ließ sich nach den gedruckten Verzeichnissen erstmals im Sommersemester 1878 ein Diener, Georg Schneider (1845–1888)[433], nachweisen. Dieser hatte von 1867 bis 1870 beim Militär gedient und wurde am 19. Februar 1874 [!] aus dem Heeresdienst entlassen. Das Jahr 1874 stimmt offenbar nicht, da mit gleichem Schreiben angeben wurde, dass er nach 1870 an verschiedenen Stellen besonders im bischöflichen Consistorium als Diener gearbeitet hatte.[434] 1874 bewarb er sich auf eine durch den Tod des bisherigen Universitäts-Bibliotheks-Dieners Simon Weismantel erledigte Dienerstelle. Diese bekam aber zum 1. Mai 1874 der bisherige zweite Bibliotheksdiener Adolph Krapf, und Georg Schneider wurde neu als zweiter Diener der Bibliothek mit 400 Gulden

---

431 UniAWürzburg, ARS 3176 [ohne Paginierung]. Bericht des Professor Dr. Leiblein an den Akademischen Senat vom 6. Oktober 1850.

432 Siehe hierzu UniAWürzburg, ARS 3176 [ohne Paginierung]. Direkt an den Bericht des Prof. Dr. Leiblein an den Akademischen Senat vom 6. Oktober 1850 anschließende Bemerkung Ludwig Rumpfs ohne eigene Datierung.

433 Siehe hierzu UniAWürzburg, ARS 297 [ohne Paginierung]. Personal-Liste s. v. Schneider, Georg. Das Geburtsdatum wird hier mit 27. November 1845, der Geburtsort mit Unterpleichfeld angegeben; sowie UniAWürzburg, ARS 810 [ohne Paginierung]. „Schreiben des kgl. Ober-Bibliothekariats an den kgl. Universitäts-Senat" vom 21. Februar 1888. Am 21. Februar 1888 starb um 7 Uhr früh nach achtmonatiger Krankheit der „I. Diener und Hausmeister der kgl. Universitäts-Bibliothek".

434 Siehe hierzu UniAWürzburg, ARS 810 [ohne Paginierung]. „Schreiben des königl. Oberbibliothekariats an den königl. Universitäts-Senat Betreff Verehelichungsgesuch des Bibliothek-Dieners Georg Schneider" vom 15. Februar 1875.

Jahresbezug und einer Zulage von 100 Gulden angestellt.[435] Am 7. April 1878 starb Krapf, und der Senat schlug nun Schneider als dessen Nachfolger unter fünf Bewerbungen vor.[436] In einem Beschluss des Universitäts-Senats an das Oberbibliothekariat vom 4. oder 8. Mai 1878 wurden Krapfs bisherige Nebenfunktionen genannt, die nun mit den Erträgen vom 1. Juni 1878 an Schneider übergehen sollten. Er war Diener am Technologischen Kabinett mit einem jährlichen Funktionsbezug von 126 Mark und einer Zulage von 28,32 Mark gewesen. Zudem wirkte er als Diener am Astronomischen Kabinett mit einem Gehalt von jährlich 79,20 Mark und der Zulage von 17,76 Mark sowie als Kirchendiener an der Universitätskirche mit einem Jahresgehalt von 78 Mark. Schneider übernahm die letztgenannte Aufgabe ohne die bisher geleistete Zulage. Als I. Diener und Hausmeister der Bibliothek erhielt Georg Schneider vom 1. Juni 1878 an 800 Mark Gehalt pro Jahr und eine Zulage von 180 Mark. Dazu bekam er eine freie Wohnung mit freiem Holz- und Lichtbezug. Die II. Dienerstelle an der Bibliothek wurde vorübergehend nicht besetzt.[437] Verheiratet war Schneider mit Margaretha Schweer aus Zeckendorf, Tochter der verstorbenen Schlossereheleute Friedrich Johann und Anna Maria Schweer, geborene Hertel.[438] Für die Verehelichung erhielt er am 15. Februar die dienstliche Erlaubnis. Aus der Ehe entstammten drei Kinder,

[435] Siehe hierzu UniAWürzburg, ARS 810 [ohne Paginierung]. „Schreiben des Senates an das kgl. Oberbibliothekariat" vom 25. April 1876 und Schreiben gleichen Datums an höhere Stelle mit Anrede „Allerdurchl."; sowie Ernennungsdekret des „Staatsministeriums des Innern für Kirchen- und Schulangelegenheiten an den Senat der k. Universität Würzburg" vom 3. Mai 1874.

[436] Siehe hierzu UniAWürzburg, ARS 810 [ohne Paginierung]. „Schreiben des Oberbibliothekars Dr. G. Laubmann an den kgl. Universitäts-Senat" vom 8. April 1878, präsentiert am gleichen Tag; auf gleichem Schreiben notierte Anmerkungen des Senats vom 29. April 1878; sowie „Schreiben des kgl. Oberbibliothekariats an den kgl. Universitäts-Senat Betreff das Ableben des Bibliotheks-Hausmeisters Adolf Krapf" vom 29. April 1878, präsentiert am 1. Mai 1878. Hier gibt der neue Oberbibliothekar Dietrich Kerler ein umfassendes Gutachten über die Aufgaben des in Frage kommenden Georg Schneiders und die Nicht-Wiederbesetzung seiner bisherigen Stelle als II. Bibliotheksdiener.

[437] Siehe hierzu UniAWürzburg, ARS 810 [ohne Paginierung]. „Beschluss des Univ. Senats an das Oberbibliothekariat" vom 4. oder 8. Mai 1878.

[438] Siehe hierzu UniAWürzburg, ARS 810 [ohne Paginierung]. „Verehelichungsgesuch Georg Schneiders an den Academischen Senat der Kgl. Universität Würzburg" vom 12. Februar 1875. Die Lebensdaten der Ehefrau Margaretha konnten nicht ermittelt werden.

Philipp Johann Georg (geb. 1876), Joseph Konrad (geb. 1877) und Lorenz Otto (geb. 1880).[439] Zum Zeitpunkt seines Todes am 21. Februar 1888 erhielt Schneider ein Gehalt von jährlich 1093 Mark und 20 Pfennigen ohne Zulagen. Dieses setzte sich zusammen aus 864 Mark Gehalt als Bibliotheksdiener, 79 Mark 20 Pfennige als Diener des Astronomischen Kabinetts und 150 Mark als Kirchendiener.[440]

Schneider blieb im „technologischen Cabinet" bis zum Wintersemester 1880/81 und wurde im Sommersemester 1881 laut gedrucktes Verzeichnis von Georg Pfister abgelöst. Die Akte PA 160 im Universitätsarchiv Würzburg über ihn konnte nach Auskunft des Archivpersonals nicht mehr aufgefunden werden. Georg Pfister bekam aber im Laufe seines langjährigen Dienstes zum 25-jährigen Jubiläum die Silberne Jubiläums-Medaille der Universität Würzburg.[441] Außerdem bewarb er sich am 3. Juli 1900 für die freigewordene Hausmeisterstelle im Medizinischen Kollegienhaus, die allerdings Georg Wirthmann erhielt.[442]

5.2.7 Wissenschaftliche Mitarbeiter der Königlichen Untersuchungsanstalt für Nahrungs- und Genussmittel

Eine Sonderstellung nimmt die Königliche Untersuchungsanstalt für Nahrungs- und Genussmittel ein, die im Jahr 1884 nach Angaben von Ludwig Medicus (1847–1915) im Institut selbst untergebracht wurde.[443] Der in Bayern beschrittene Weg, die Untersuchungsanstalten an den Hochschulorten anzusiedeln, war sicher finanziellen Gesichtspunkten geschuldet.[444] Laut Allerhöchster Verordnung vom 27. Januar 1884 König Ludwigs II. (1845–1886)[445], die Untersuchungsanstalten für Nahrungs- und

---

439 Siehe hierzu UniAWürzburg, ARS 810 [ohne Paginierung]. „Senatsbericht zum vorgesetzten kgl. Staatsministerium" vom 8. März 1888. Das Geburtsdatum von Philipp Johann Georg wird mit 1. März 1876, das von Joseph Konrad mit 31. August 1877 und das von Lorenz Otto mit 10. März 1880 angegeben. Zum Sterbedatum des Vaters waren die Kinder unversorgt.

440 Siehe hierzu UniAWürzburg, ARS 810 [ohne Paginierung]. „Senatsbericht zum vorgesetzten kgl. Staatsministerium" vom 8. März 1888.

441 Siehe hierzu UniAWürzburg, PA 6 [ohne Paginierung]. Antrag des Vorstandes des Pharmazeutischen Institutes und des Laboratoriums für Angewandte Chemie Prof. Heiduschka an den Akademischen Senat der Julius-Maximilians-Universität in Würzburg vom 20. Juli 1916. Hier verweist Heiduschka im Zuge der beantragten Verleihung der Goldenen Jubiläums-Medaille der Universität an Heinrich Bauch auf den Träger der Silbernen Jubiläumsmedaille der Universität Oberdiener Georg Pfister; sowie „Circulare" des Akademischen Senates mit Schlussdatum 31. Juli 1916; darin gutachtlichen Bemerkung des Prof. Schanz vom 25. Juli 1916 betreffs der angedachten Verleihung der Goldenen Jubiläums-Medaille an den Assistenten Dr. Heinrich Bauch.

442 Siehe hierzu UniAWürzburg, ARS 3254 [ohne Paginierung]. Schreiben Georg Pfisters „an den hohen Senat der kgl. Universität Würzburg" vom 3. Juli 1900, präsentiert am gleichen Tag.

443 Siehe hierzu L. MEDICUS (1914), S. 114–116. Am Anfang musste sich die Königliche Untersuchungsanstalt für Nahrungs- und Genussmittel den viel zu kleinen Raum mit dem Technologischen Attribut teilen. Erst 1904 konnte die Königliche Untersuchungsanstalt für Nahrungs- und Genussmittel eigene Räumlichkeiten im Hof des Kollegienhauses beziehen.

444 Siehe hierzu O. PAPPE (1975), S. 117, S. 130 und S. 136.

445 Siehe hierzu A. METTENLEITER (2001), S. 832; sowie HERDER (1950), Sp. 2510f.

Genussmitteln betreffend, wurde „in Verbindung mit […] dem Technologischen Attribut der Julius-Maximilians-Universität zu Würzburg […] eine Untersuchungsanstalt für Nahrungs-und Genußmittel errichtet.“[446] Der Vorstand des Technologischen Attributs, das später den Namen Pharmazeutisches Institut erhielt, war von Anfang bis zur Auflösung des Studienganges und Lehrstuhles Pharmazie in Würzburg im Jahr 1936 immer auch der I. Direktor der Königlichen, später Staatlichen Untersuchungsanstalt.[447]

Es gab auch schon vor 1884 in Würzburg einige Initiativen zur Lebensmitteluntersuchung. So gründete Albert Hilger (1839–1905)[448] 1867 ein chemisches Privatlaboratorium, das mit dem Landwirtschaftlichen Verein Würzburg zusammen arbeitete.[449] Hilger selbst gab als Gründungsjahr 1868 an.[450]

Am 1. April 1877 entstand ebenfalls die *Versuchsanstalt des unterfränkischen Weinbauvereins sowie des Landwirtschaftlichen Vereins für Unterfranken.*[451] Bei der 1884 erfolgten Neuorganisation entschied man sich von staatlicher Seite aber explizit für die Ansiedelung der künftigen Untersuchungsanstalten für Nahrungs- und Genussmittel direkt bei den Pharmazeutischen Instituten in Erlangen, München und Würzburg.[452]

Die Mitarbeiter wurden in den ersten Jahren im Technologischen Attribute bis zum Sommersemester 1909 als Assistenten bezeichnet und nummeriert, worüber die gedruckten Verzeichnisse des Personals und der Studierenden der Königlich Bayerischen Julius-Maximilians-Universität Würzburg Auskunft geben.[453] Im Wintersemester 1909/10 war noch, eventuell durch einen Druckfehler, der III. Assistent Dr. Karl Amberger als solcher bezeichnet, was ebenfalls auf eine ähnliche Organisationsstruktur der Universität schließen lässt. Dabei gingen die amtlichen Schreiben des Prinzregenten oder des Königlich Bayerischen Staatsministeriums des Innern immer bei Ernennungen, Neubesetzungen oder Gehaltsanweisungen an den Akademischen Senat der Königlichen

---

[446] Vgl. J[oseph] KÖNIG / A[dolf] JUCKENACK (1907), S. 159f.; sowie O. PAPPE (1975), S. 136.

[447] Siehe hierzu O. PAPPE (1975), S. 152; sowie K. HILDENBRAND (1984), S. 313.

[448] Vgl. DApoBio (1975), Bd. 1, S. 275f. Verwiesen sei hier auf Albert Hilger im Kapitel 5.2.3.

[449] Vgl. K. HILDENBRAND (1984), S. 313.

[450] Siehe hierzu UniAWürzburg, ARS 548 [ohne Paginierung]. Schreiben des „Decans der philosophischen Fakultät an den Königlichen Universitäts-Senat“ vom 14. Juli 1869 und im Anhang das undatierte „Curriculum vitae“ in lateinischer Sprache aus Hilgers Hand.

[451] Siehe hierzu O. PAPPE (1975), S. 124; sowie K. HILDENBRAND (1984), S. 313.

[452] Siehe hierzu K. HILDENBRAND (1984), S. 313; sowie O. PAPPE (1975), S. 129 und S. 136. Das Innenministerium bestätigte der Regierung von Unterfranken schon anfangs August 1881, dass die Versuchungsanstalt in Würzburg nicht als öffentliche Anstalt anerkannt werde.

[453] Siehe hierzu O. PAPPE (1975), S. 149. 1891 wurde der Gedanke Prof. Dr. Albert Hilgers, Vorstand der Untersuchungsanstalt in Erlangen, durch das Innenministerium aufgegriffen, den jeweils I. Assistenten der Untersuchungsanstalten in das Beamtenverhältnis zu übernehmen, um einen häufigen Wechsel des qualifizierten Personals zu vermeiden.

Universität Würzburg, der dann Weiteres zu veranlassen hatte.[454] Letzten Endes wurde u. a. von den drei bayerischen Landesuniversitäten eine Lebensmittelchemikerprüfung gefordert, die bereits im Deutschen Bundesrat auf Vorschlag der Reichsregierung diskutiert worden war und der sich das bayerische Innenministerium anschloss. Voraussetzung war das Abitur, das bei Pharmazeuten, die auch Lebensmittelchemie studieren wollten, jedoch nicht verlangt wurde.[455]

Im Sommersemester 1884 bis zum darauffolgenden Sommersemester war Franz Joseph Herz (1855–1920)[456] alleiniger Assistent der Untersuchungsanstalt. Er blieb bis Wintersemester 1887/88 I. Assistent und wurde auch während des gesamten Zeitraums seiner Tätigkeit als Assistent in den Listen der Studierenden als stud. chem. geführt. Herz absolvierte von 1867 bis 1871 die Lateinschule in Kempten.[457] Von 1877 bis 1879 studierte er in München Pharmazie, wo er sich mit Leidenschaft der Botanik widmete, und ist dann von 1884 bis 1887 als Student der Chemie und Lebensmittelchemie in Würzburg nachweisbar. Hier wurde er unter Medicus mit der Arbeit „Die Erkennung und Bestimmung einer stattgehabten Wässerung und Entrahmung der Kuhmilch" 1889 zum Dr. phil. promoviert. Von 1890 bis 1898 war er an der Milchwirtschaftlichen Untersuchungsanstalt Memmingen erst als Assistent und später als Vorstand tätig. Am 1. Juli 1898 avancierte er zum 1. Landesinspektor für Milchwirtschaft im Staatsministerium des Innern von Bayern.[458] Seine wissenschaftlichen Werke beschäftigten sich hauptsächlich mit Milch und Milchprodukten. In seiner Zeit in Memmingen entstanden zum Beispiel die Schriften „Die Milch und ihre Erzeugnisse für die Volksernährung", „Die Milch als Nahrungsmittel und Getränk" und „Milch, Butter, Käse". Ab 1909 gab er den „Milchwirtschaftlichen Kalender" heraus. 1910 erhielt er den Titel Landesökonomierat und wurde von der Deutschen Landwirtschafts-Gesellschaft mit der Silbernen Eyth-Gedenkmünze geehrt. Nach dem Ersten Weltkrieg wurde ihm zu Ehren die „Dr.-Herz-Medaille" geprägt, die für besondere Verdienste um die Milchwirtschaft verliehen wird.[459]

---

[454] Siehe hierzu UniAWürzburg, ARS 746 [ohne Paginierung]. Schreiben des „Königlich bayerischen Staatsministeriums des Innern" an den Akademischen Senat vom 3. Juli 1898 „die Personalverhältnisse der K. Untersuchungsanstalt für Nahrungs- und Genußmittel betreffend"; sowie Schreiben des Prinzregenten Luitpold an den Akademischen Senat datiert 25. Juli 1898 ebenfalls die „Personalverhältnisse an der kgl. Untersuchungsanstalt für Nahrungs- und Genußmittel" hier die Ernennung Dr. Röttgers zum Oberinspektor mit einem Jahresgehalt von 3900 Mark und die Ernennung Dr. Wirthles zum Inspektor mit einem Jahresbezug von 2820 Mark.

[455] Siehe hierzu O. PAPPE (1975), S. 171–173. Hier setzte sich ebenfalls Albert Hilger ein. Die bayerische Regierung übernahm den Vorschlag Hilgers, den Pharmazeuten das Abitur zu erlassen, und konnte dies in Zusammenarbeit mit Württemberg und Hessen im Bundesrat durchsetzen.

[456] Siehe hierzu DApoBio (1986), Ergbd. 1, S. 190, sowie C. FRIEDRICH (2020), S. 2622–2624. Franz Josef Herz wurde am 22. April 1856 in Obergünzburg als Sohn des Hammerschmiedbesitzers und Eisenhändlers Johann Michael Herz (1823–1888) geboren und starb am 23. Juni 1920 an einer Herzerkrankung in Pasing bei München, wo er auch bestattet wurde.

[457] Siehe hierzu C. FRIEDRICH (2020), S. 2622.

[458] Siehe hierzu DApoBio (1986), Ergbd. 1, S. 190; sowie C. FRIEDRICH (2020), S. 2622–2624.

[459] Siehe hierzu C. FRIEDRICH (2020), S. 2622–2624.

Sein Nachfolger war Dr. Hermann Röttger (1853–1910),[460] der ab Sommersemester 1891 neben seiner I. Assistentenstelle die Funktion des stellvertretenden Vorstandes der Anstalt übernahm. Ab Sommersemester 1892 war er Königlicher Inspektor und stellvertretender Vorstand. Von diesem Sommersemester an wurde der stellvertretende Vorstand der Anstalt nicht mehr als Assistent gezählt. Die Nummerierung erfolgte dann nachrangig. Zum 1. August 1898 wurde Röttger mit Wirkung zum Königlichen Ober-Inspektor ernannt.[461] In den Verzeichnissen ist er ab Sommersemester 1905 als Professor aufgeführt. Ab 16. September 1906 war Röttger zweiter Direktor der Untersuchungsanstalt mit einem Jahresgehalt von 4920 Mark.[462] Er wurde auch als Sachverständiger in Gerichtsprozessen herangezogen.[463] Hermann Röttger starb am 19. Dezember 1910.[464]

Der II. Direktor der Untersuchungsanstalt wurde im Sommersemester 1911 Professor Dr. Carl Albert Neufeld (1865–1914),[465] der bis zu seinem Tod mit dieser Aufgabe betraut war. Die Arbeit von Neufeld „Die Schwefelsäure in deutschen und ausländischen Weinen, ihre Herkunft und Beurteilung" erschien im November 1913.[466]

---

[460] Siehe hierzu K. HILDENBRAND (1984), S. 313. Hildenbrand gibt als Geburtsdatum den 23. Mai 1853 und als Sterbedatum den 18. Dezember 1910 an; sowie UniAWürzburg, ARS 746 [ohne Paginierung]. Schreiben Professors Medicus' an den „Senat der K. Julius-Maximilians-Universität Würzburg bezüglich des Ablebens Professor Röttgers" vom 19. Dezember 1910. Dort schreibt er, dass „heute früh" der II. Direktor der Anstalt, Prof. Dr. H. Röttger, verschieden sei.

[461] Siehe hierzu UniAWürzburg ARS 746 [ohne Paginierung]. Ernennungsurkunde ausgestellt vom Prinzregenten Luitpold am 25. Juli 1898 in München und adressiert an den Akademischen Senat der Königlichen Universität Würzburg. Dem Oberinspektor Dr. Hermann Röttger wird darin ein Jahresgehalt von 3900 Mark zugesprochen.

[462] Siehe hierzu UniAWürzburg, ARS 746 [ohne Paginierung]. vom Prinzregent Luitpold unterschriebenes Dekret vom 11. September 1906 an den Akademischen Senat der Königlichen Universität Würzburg. Die Ernennung erfolgte nach Tit. II § 18 der Verfassungsurkunde.

[463] Siehe hierzu UniAWürzburg, ARS 746 [ohne Paginierung]. Schreiben der Staatsanwaltschaft an das „Rektorat der Königlichen Universität Würzburg" vom 26. Oktober 1904, vom 9. August 1909 und vom 16. August 1909.

[464] Siehe hierzu UniAWürzburg, ARS 746 [ohne Paginierung]. Professor Ludwig Medicus zeigte am 19. Dezember 1910 dem Senat der „Königlichen Julius-Maximilians-Universität" den am Morgen desselben Tages eingetretenen Tod seines Stellvertreters an; sowie K. HILDENBRAND (1984), S. 313. Hildenbrand gibt im Gegensatz zu Professor Medicus den 18. Dezember 1910 als Sterbetag an!

[465] Siehe hierzu K. HILDENBRAND (1984), S. 313. Hildenbrand gibt als Geburtsdatum den 7. August 1865 und als Sterbedatum den 13. Januar 1914 an.

[466] Siehe hierzu K. HILDENBRAND (1984); sowie A. NEUFELD (1888). Eine weitere Arbeit Neufelds konnten wir in *Justus Liebig's Annalen der Chemie* mit dem Titel „Ueber Halogenderivate des Phenylhydrazins" nachweisen.

Ihm folgte als II. Direktor der seit dem Wintersemester 1890/91 erst als II. Assistent mit einem Jahresgehalt von 1500 Mark,[467] dann ab Sommersemester 1892 als I. Assistent angestellte Dr. Ferdinand Wirthle (geb. 1863)[468], der in dieser Funktion bis zum Ende unserer Untersuchung im Sommersemester 1915 blieb. Mit Wirkung zum 21. November 1890 übernahm der aus Tiengen in Baden stammende Dr. Ferdinand Wirthle die II. Assistentenstelle an der Untersuchungsanstalt. Zuvor war er am Chemischen Laboratorium der Julius-Maximilians-Universität beschäftigt gewesen. Diese Position war ihm zunächst in widerruflicher Weise und ohne Anspruch auf eine Pension, wie es im Schreiben des Staatsministeriums des Innern vom 20. November 1890 heißt, übertragen worden.[469] Er verfasste die Arbeit „Über den Nachweis und die Bestimmung des Methylalkohols".[470]

Im Wintersemester 1885/86 wurde eine II. Assistentenstelle an der Untersuchungsanstalt für Nahrungs- und Genussmittel eingerichtet und mit dem Studenten der Chemie Erich Kürschner besetzt. Schon im folgenden Sommersemester 1886 übernahm Carl Immerheiser seine Aufgabe, der bis Sommersemester 1890 blieb. Er wurde in den Listen der Studenten bis Wintersemester 1889/90 als stud. chem. aufgeführt.

Sein Nachfolger als II. Assistent wurde im Wintersemester 1890/91 Dr. Ferdinand Wirthle.[471] Ab Sommersemester 1892 vertrat er die Position des I. Assistenten nach dem neu ernannten Königlichen Inspektor und stellvertretenden Vorstand der Anstalt. Zum 1. August 1898 beförderte man ihn zum „Königlichen Inspektor" mit einem Jahresgehalt von 2820 Mark[472] und zum Wintersemester 1904/05 zum „Königlichen Oberinspektor". Im Ernennungsdekret des Prinzregenten Luitpolds von Bayern (1821 bis 1912) wurde der „Königlichen Untersuchungsanstalt für Nahrungs- und Genußmittel" eine zweite Oberinspektorenstelle, eingeordnet in die Klasse VII b der Allerhöchsten Verordnung vom 11. Juni 1892, inhaltlich die Gehälter der pragmatischen Staatsdiener betreffend, gewährt. Mit der Urkunde ausgestellt in München am

---

467 Siehe hierzu UniAWürzburg, ARS 901 [ohne Paginierung]. Abschriftliches Schreiben des Staatsministeriums des Innern vom 20. November 1890 an den „Akademischen Senat der K. Universität Würzburg" mit dem Betreff der Besetzung der II. Assistentenstelle an der K. Untersuchungsanstalt für Nahrungs- und Genussmittel in Würzburg.

468 Siehe hierzu K. HILDENBRAND (1984), S. 313. Der 30. September 1863 wird von Hildenbrand als Geburtsdatum angeben. Ein Strebedatum konnte nicht ermittelt werden. Nach Hildenbrand ging Wirthle am 1. November 1928 in Ruhestand.

469 Siehe hierzu UniAWürzburg, ARS 901 [ohne Paginierung]. Abschriftliches Schreiben des Staatsministeriums des Innern an den Akademischen Senat vom 20. November 1890. Eine Anweisung ging folglich an den I. Vorstand der K. Untersuchungsanstalt, Prof. Medicus, sowie an die k. Universitätskassenverwaltung.

470 Siehe hierzu K. HILDENBRAND (1984), S. 314.

471 Siehe hierzu den Personalbestand der Königlich Bayerischen Julius-Maximilians-Universität im Winter-Semester 1890/91, hier fälschlicherweise Friedrich genannt, und ab Sommersemester 1891, sowie UniAWürzburg, ARS 901 [ohne Paginierung]. Personalakt des Dr. Ferdinand Wirthle, Oberinspektor.

472 Siehe hierzu UniAWürzburg, ARS 746 [ohne Paginierung]. Dekret des Prinzregenten Luitpolds zur Ernennung Hermann Röttgers zum Oberinspektor und Ferdinand Wirthles zum Inspektor der „Königlichen Untersuchungsanstalt für Nahrungs- und Genußmittel" vom 25. Juli 1898 ausgestellt in München und adressiert an den Akademischen Senat der „Königlichen Universität Würzburg".

29. Juli 1904 übernahm Wirthle diese Funktion. Sein Jahresgehalt betrug 3900 Mark.[473] Als Professor bezeichnet wurde er in den gedruckten Verzeichnissen ab Sommersemester 1907. Er blieb bis Wintersemester 1913/14 in dieser Position und bekam anschließend die Aufgabe des II. Direktors der Untersuchungsanstalt. Auch Prof. Dr. Wirthle wurde als Zeuge und Sachverständiger gerichtlich angefordert, wie ein erhaltenes Schreiben des Amtsanwaltes des Amtsgerichtes Stadtprozelten vom 20. Juli 1910 belegt.[474] Er ging am 1. November 1928 in den Ruhestand.[475]

Neben dem Vorstand, stellvertretenden Vorstand und I. Assistenten kam die Stelle eines weiteren Assistenten im Wintersemester 1897/98 hinzu, die für ein Semester Dr. Paul Rave und ab Sommersemester 1898 Dr. Friedrich Tretzel übernahm. Ab Wintersemester 1909/10 wirkte dieser bis zum Schluss unseres Untersuchungszeitraumes im Sommersemester 1915 als Inspektor beziehungsweise als Königlicher Inspektor.

Zum Wintersemester 1902/03 beschäftigte man als zusätzlichen Assistenten Dr. Christoph Mebold, der bis Sommersemester 1905 blieb. Danach blieb die Stelle ein Semester lang unbesetzt. Es rückte im Sommersemester 1906 der bis dahin eingeführte III. Assistent Dr. Richard Schmitt auf und versah diese Position, im Wintersemester 1909/10 zum Inspektor beziehungsweise Königlichen Inspektor befördert, bis zum Schluss unserer Untersuchung im Sommersemester 1915.

Erstmals zum Sommersemester 1904 war eine III. Assistentenstelle eingeführt und mit Richard Schmitt besetzt worden, der erst im Wintersemester 1904/05 als Doktor verzeichnet ist. Sein Nachfolger als III. Assistent war im Sommersemester 1906 Dr. Alfred Wirth, der im Sommersemester 1907 von Dr. Karl Amberger abgelöst wurde. Dieser wiederum wurde im Sommersemester 1910 zum Inspektor ernannt. Als Königlicher Inspektor war er bis einschließlich Sommersemester 1915 nachweisbar.

Wegen des Ausfalls des II. Direktors der Untersuchungsanstalt für Nahrungs- und Genussmittel, Professor Dr. Carl Albert Neufeld, und der Beförderung des bisherigen Oberinspektors Professor Dr. Ferdinand Wirthle zum II. Direktor im Sommersemester 1914, trat Dr. Eugen Rheinberger die freie Stelle eines „Königlichen Inspektors“ an. Er war bis Sommersemester 1915, dem Ende unseres Untersuchungszeitraumes, nachweisbar.

---

473 Siehe hierzu UniAWürzburg, ARS 901 [ohne Paginierung]. Allerhöchstes Schreiben des Prinzregenten Luitpold von Bayern an den Akademischen Senat der „K. Universität Würzburg“ vom 29. Juli 1904.

474 Siehe hierzu UniAWürzburg, ARS 901 [ohne Paginierung]. Anforderungsschreiben der „Amtsanwaltschaft des Amtsgerichtes Stadtprozelten an die Kgl. Universität Würzburg“ vom 20. Juli 1910.

475 Vgl. K. HILDENBRAND (1984), S. 313.

5.2.8 Weitere Beschäftigte der Königlichen Untersuchungsanstalt bis 1915

Die Königliche Untersuchungsanstalt für Nahrungs- und Genussmittel verfügte seit 1884 auch über einen Diener. Dies war Georg Pfister,[476] der gleichzeitig als Diener des Technologischen Attributes und der Pharmakognostischen Sammlung wirkte. Ab Wintersemester 1902/03 bis Sommersemester 1905 wurde ihm der Hilfsdiener Georg Köhler zugeordnet, um danach wieder allein im Technologischen Institut in dieser Funktion zu verbleiben. Georg Köhler wurde zum Sommersemester 1905 Diener der Untersuchungsanstalt und nahm diese Aufgabe bis zum Untersuchungsende im Sommersemester 1915 wahr.

Im Wintersemester 1911/12 taucht in den gedruckten Verzeichnissen zusätzlich Friedrich Krämer als Weinkontrolleur auf, der bis Sommersemester 1915 nachweisbar ist. Dieser war Kaufmann und wurde am 14. Dezember 1909 als „Sachverständiger gemäß §21 Abs. 2 des Weingesetzes vom 7. April 1909“ vereidigt „und gemäß § 22 des gl[eichen] Ges[etzes] befugt in den drei fränkischen Kreisen Weinkontrollen vorzunehmen.“[477]

Zudem war im Untersuchungszeitraum von Sommersemester 1914 bis Sommersemester 1915 die Kanzlistin Luise Limpert für die Untersuchungsanstalt tätig. Somit gab es 1914 zwei Direktoren, wobei der zweite den Rang und das Gehalt eines Regierungsrates innehatte und geschäftsführend war, vier Königliche Inspektoren, eine Kanzleiassistentin, einen Diener und teilweise ein Weinkontrolleur an der Untersuchungsanstalt für Nahrungs- und Genussmittel, wie Medicus selbst 1914 berichtete. Der Erste Direktor war zugleich Vorstand des Pharmazeutischen Institutes. Aus kleinen Anfängen entwickelte sich ein Labor mit 39.000 untersuchten Proben im Jahr 1912. Große Bedeutung hatte hier die Untersuchung des Weines.[478]

Als 1888 in das Medizinische Kollegienhaus umgezogen werden konnte, waren dort ein Professor als Hausvorstand und ein Hausmeister vorhanden. Letzterer zeichnete für den Betrieb des Hauses mit Gas, Heizung und Beleuchtung verantwortlich.[479] Hausmeister war zum Zeitpunkt des Umzuges Nikolaus Ritter (1826–1901)[480], der bis zum Wintersemester 1897/98 blieb.

---

476 Nach Angaben des Universitätsarchivs Würzburg gab es über den Diener Georg Pfister eine Akte PA 160, die im Universitätsarchiv leider unauffindbar ist.

477 Vgl. K. HILDENBRAND (1984), S. 313–315.

478 Vgl. L. MEDICUS (1914), S. 116.

479 Siehe hierzu L. MEDICUS, S. 114f.

480 Siehe hierzu UniAWürzburg, ARS 3254 [ohne Paginierung]. Schreiben des „K. bayerischen Staatsministeriums des Innern für Kirchen- und Schulangelegenheiten betreffs die Hausmeisterstelle im medizinischen Kollegienhauses der K. Universität Würzburg“ vom 7. April 1898. Als Geburtsdatum Ritters wird der 22. September 1826 angegeben; siehe auch Schreiben des Stadtmagistrats Würzburg wegen Pensionsregulierung der Witwe. Nikolaus Ritter starb am 10. August 1901; sowie Schreiben des Senats an das vorgesetzte „Kgl. Staatsministerium betreffs die Hausmeisterstelle im medizinischen Collegienhaus der Universität Würzburg“ vom 10. März 1898. Nach diesem Bericht wurde das Geburtsdatum Ritters laut Auskunft des Pfarramtes Volkach ermittelt.

Aus einer Akte im Universitätsarchiv geht hervor, dass Ritter vor der Anstellung als Hausmeister im neuen Anatomiegebäude 15 Jahre u. a. als Korporal und Sergeant im 9. Infanterie Regiment Wrede in Würzburg gedient hatte. Er übernahm die Funktion des Hausmeisters per Ernennungsschreiben am 16. Januar 1863 und erhielt ein Funktionsgehalt von jährlich 400 Gulden sowie freie Wohnung im neuen Anatomiegebäude, die für den Portier bestimmt war.[481] Daneben sollte er sich für diese Wohnung Brenn- und Beleuchtungsmaterial aus den für das Gebäude bestimmten Vorräten nehmen dürfen, was aber scheinbar nicht geschah, da er immer wieder um Sonderzahlungen für den Unterhalt für sich und seine Familie bat. Ritter selbst hatte im neuen Anatomiegebäude nur ein kleines Zimmer erhalten.[482] Als außerordentliche Unterstützung erhielt er 1868 60 Gulden.[483] 1871 waren es 40 Gulden.[484] Ab 1872 betrug sein neues Jahresgehalt 480 Gulden.[485] Nach einer Übersicht seiner Bezüge erhielt er bei der Umstellung im Jahr 1876 864 Mark. Zu diesem Zeitpunkt gab es für ihn außerdem eine Zulage von 194 Mark 40 Pfennige.[486]

Zu Beginn seines Dienstes im Anatomiegebäude 1863 musste er 22 Öfen teilweise oder immer beheizen, während 1871 durch Umbauten am Haus 32 Feuerstellen mit Ausnahme des Ofens und der beiden Kesselherde in der anatomischen Küche zu beschicken waren. In früheren Jahren brauchte man dazu 80 bis 90 Karren Holz. 1871 waren es bereits 115 bis 120 Karren Holz und 115 bis 130 Zentner[487] Steinkohlen. Das Material wurde in zwei Remisen über dem Hof gelagert und musste täglich bei jeder Witterung von Ritter zu den Öfen verbracht werden.[488] Es existiert auch eine genaue *Dienstes-Instruction* für den Hausmeister des Anatomiegebäudes vom 28. Februar

---

[481] Siehe hierzu UniAWürzburg, ARS 3254 [ohne Paginierung]. Schreiben des K. bayerischen Staatsministeriums des Innern für Kirchen- und Schulangelegenheiten an den Akademischen Senat vom 9. Januar 1863.

[482] Siehe hierzu UniAWürzburg, ARS 3254 [ohne Paginierung]. Anstellungsschreiben des „Bayerischen Staatsministeriums des Innern für Kirchen- und Schulangelegenheiten an den Senat der K. Universität Würzburg"; sowie Bittschreiben Ritters an den „Hohen Senat" vom 10. März 1871, darin Aufgaben und Situationsbeschreibung Ritters und biographische Angaben. Ritter besaß das Denkzeichen von 1849, gestiftet von König Maximilian II. (1811 bis 1864) für seine militärischen Verdienste.

[483] Siehe hierzu UniAWürzburg, ARS 3254 [ohne Paginierung]. Schreiben des Staatsministeriums des Innern an den Senat der K. Universität Würzburg vom 24. Mai 1868.

[484] Siehe hierzu UniAWürzburg, ARS 3254 [ohne Paginierung]. Schreiben des Staatsministeriums des Innern an den Senat der K. Universität Würzburg vom 21. April 1871.

[485] Siehe hierzu UniAWürzburg, ARS 3254 [ohne Paginierung]. Schreiben Nr. E 610 des „Kgl. Universitäts-Senats an den Hausmeister im Anatomiegeb[äude] Nic[olaus] Ritter betreffs die Aufbesserung der nicht stabilen Bediensteten" vom 18. Juni 1872".

[486] Siehe hierzu UniAWürzburg, ARS 3254 [ohne Paginierung]. Am 31. August 1876 „beglaubigte Abschrift der Uebersicht der Bezüge" Ritters ursprünglich vom „Kgl. Staatsministerium des Innern für Kirchen- und Schul-Angelegenheiten" vom 21. August 1876.

[487] Siehe hierzu HERDER (1950), Sp. 5002. Ein Zentner entspricht 100 Pfund bzw. 50 Kilogramm.

[488] Siehe hierzu UniAWürzburg, ARS 3254 [ohne Paginierung]. Bittschreiben Nikolaus Ritters an den Hohen Senat vom 10. März 1871, präsentiert am 12. März 1871.

1880,[489] eine Arbeitsbeschreibung der *Reinigung und Beheizung der Räumlichkeiten im medicinischen Collegienhause*[490] und eine *Instruction für die Benützung des Verbrennungsofens im medizinischen Collegienhause.*[491] Letztere wurde nötig, da sich der Hausvorstand des benachbarten Physikalischen Institutes Prof. Dr. Wilhelm Conrad Röntgen (1845–1923) wegen übler Gerüche beim Verbrennen von Tierleichen beschwerte.[492]

Zu den Instruktionen sei hier auf den Anlagenteil verwiesen. Die Dienstinstruktion in der Anlage 13 für den Hausmeister Ritter im Anatomiegebäude wurde explizit an dieser Stelle mit aufgenommen, da sich die darauffolgende Arbeitsanweisung im Medizinischen Kollegienhaus, das vorher von der Anatomie genutzt wurde, darauf bezog.

In Anerkennung seiner Verdienste wurde Nikolaus Ritter vom Akademischen Senat die Silberne Jubiläumsgedenkmünze der Universität verliehen.[493] Zudem erhielt er am 17. Juli 1898 vom Prinzregenten Luitpold von Bayern die Ehrenmünze des Ludwigsordens aufgrund seiner über 50 Jahre treu geleisteten Dienste als Soldat und Hausmeister am Medizinischen Kollegienhauses der Universität Würzburg.[494] Am 23. Januar 1898 bat er selbst wegen hohen Alters von 72 Jahren um seine Pensionierung, die

---

489 Siehe hierzu UniAWürzburg, ARS 3254 [ohne Paginierung]. „Dienstes-Instruction“ für den Hausmeister des Anatomie-Gebäudes an der kgl. Universität Würzburg vom 28. Februar 1880; sowie in Abschrift Anlage 13.

490 Siehe hierzu UniAWürzburg, ARS 3254 [ohne Paginierung]. Abschrift des „Verwaltungs Ausschuß der K. Universität Würzburg einer Arbeitsanweisung betreffs Reinigung und Beheizung der Räumlichkeiten im medicinischen Collegienhauses“ vom 25. Oktober 1888 ursprünglich an den „Hausvorstand des medicinischen Collegienhauses Herrn Professor Dr. Michel“ gerichtet; sowie in Abschrift Anlage 14, S. 399.

491 Siehe hierzu UniAWürzburg, ARS 3254 [ohne Paginierung]. Undatierte „Instruction für die Benützung des Verbrennungsofens im medizinischen Collegienhauses“ im Anschluss einer am 26. Juli 1892 datierten Abschrift des „V[erwaltungs] A[usschusses] d[er] K[öniglichen] U[niversität] W[ürzburg]“ ursprünglich an die „Kgl. Universitäts-Bauinspektion dahier“ gerichtet; sowie in Abschrift Anlage 15.

492 Siehe hierzu UniAWürzburg, ARS 3254 [ohne Paginierung]. Schreiben des „Verwaltungsausschußes der königl. Universität Würzburg an den kgl. Universitäts-Senat“ vom 26. Juli 1892.

493 Siehe hierzu UniAWürzburg, ARS 3254 [ohne Paginierung]. Schreiben des „Universitäts-Senats an den kgl. Univ. Verwaltungs-Ausschuß“ vom 18. Juni 1895 betreffs Gewährung einer Anerkennung an den Hausmeister Ritter.

494 Siehe hierzu UniAWürzburg, ARS 3254 [ohne Paginierung]. „Antragsschreiben des Nikolaus Ritter an einen hohen Senat der kgl. Julius-Maximilians-Universität Würzburg“ im Juni 1898 präsentiert am 10. Juni 1898; sowie Verleihungsschreiben des „K. bayerischen Staatsministeriums des Innern für Kirchen- und Schulangelegenheiten“ an den Senat der „K. Universität Würzburg“ vom 17. Juli 1898. Der Ludwigsorden selbst wurde an höhere Staatsbeamte für 50 Jahre Dienste verliehen; vgl. Kurzbiographie Georg Pickel Kap. 5.1.1, S. 39; sowie J. A. EISENMANN / C.F. HOHN (1832), S. 242. Die Ehrenmünze galt Personen niederen Ranges wie Bediensteten.

wegen attestierter Dienstunfähigkeit mit Entschließung zum 1. Mai 1898 erfolgte.[495] Er erhielt eine jährliche Rente von 1470 Mark.[496] Nikolaus Ritter war verheiratet mit Margaretha Ritter (geb. 1830)[497], geborene Reuter aus Reckertshausen. Der Ehe entstammten drei überlebende Kinder, Paulus Theodor (geb. 1867)[498], der später verheiratet als Gärtner arbeitete und Ludwig (geb. 1869)[499], der später ebenfalls verheiratet als Schwertfeger tätig war. Ein dritter Sohn, der in einem Bittgesuch Ritters nicht namentlich erwähnt wurde, scheint zum Zeitpunkt der Pensionsregulierung für die Witwe Margaretha Ritter bereits verstorben gewesen zu sein.[500]

Auf Ritter folgte für kurze Zeit bis Sommersemester 1900 Martin Flach (1849–1922)[501]. Bis zum Herbst 1863 hatte er die Volksschule in Aschaffenburg besucht. Nach der Schule trat er vier Jahre als Lehrling und drei Jahre als Geselle beim Messerschmiedemeister Anton Ackermann in Frankfurt am Main in die Lehre. Zum Militärdienst wurde er am 14. Mai 1870 eingeschrieben und am 4. Oktober 1870 dem K. 9. Infanterie Regiment „Wrede" 1. Ersatz-Kompanie zugeteilt. Nach dem Feldzug von 1870/71 kam er zur 11. Kompanie. Seine militärische Laufbahn stellte sich folgendermaßen dar: Am 1. September 1871 wurde er Gefreiter, am 1. November 1871 Vizekorporal, am 1. Februar 1872 Korporal, am 1. Mai 1873 Sergenten [!], am 1. November 1876 Vizefeldwebel und am 21. Juni 1883 Feldwebel. Er hatte somit

---

495 Siehe hierzu UniAWürzburg, ARS 3254 [ohne Paginierung]. Bittschreiben Nikolaus Ritters um „Enthebung seines Dienstes" vom 23. Januar 1898 gerichtet „an einen hohen Senat der kgl. Julius-Maximilians-Universität Würzburg"; sowie Schreiben des Senats an das „vorgesetzte Kgl. Staatsministerium betreff Pensionsregulierung für die Hinterbliebenen des verstorbenen Hausmeisters Nikolaus Ritter" vom 11. Oktober 1901.

496 Siehe hierzu UniAWürzburg, ARS 3254 [ohne Paginierung]. Schreiben des „K. bayerischen Staatsministeriums des Innern für Kirchen- und Schulangelegenheiten an den Senat der K. Universität Würzburg" vom 26. Oktober 1901 präsentiert am 3. November 1901.

497 Siehe hierzu UniAWürzburg, ARS 3254 [ohne Paginierung]. Beglaubigtes Schreiben des Stadtmagistrats Würzburg wegen Pensionsregulierung vom 9. Oktober 1901. Margaretha Ritter wurde am 13. März 1830 geboren. Das Sterbedatum konnte trotz Bemühens nicht ermittelt werden.

498 Siehe hierzu UniAWürzburg, ARS 3254 [ohne Paginierung]. Beglaubigtes Schreiben des Stadtmagistrats Würzburg wegen Pensionsregulierung vom 9. Oktober 1901. Paulus Theodor wurde am 10. Juli 1867 in Würzburg geboren. Das Sterbedatum konnte trotz Bemühens nicht ermittelt werden.

499 Siehe hierzu UniAWürzburg, ARS 3254 [ohne Paginierung]. Beglaubigtes Schreiben des Stadtmagistrats Würzburg wegen Pensionsregulierung vom 9. Oktober 1901. Ludwig wurde am 4. August 1869 in Würzburg geboren. Das Sterbedatum konnte trotz Bemühens nicht ermittelt werden.

500 Siehe hierzu UniAWürzburg, ARS 3254 [ohne Paginierung]. Bittgesuch Nikolaus Ritters an den Hohen Senat um eine den Verhältnissen entsprechende Aufbesserung" seines Gehaltes vom 10. März 1871 präsentiert am 12. März 1871; sowie beglaubigtes Schreiben des Stadtmagistrats Würzburg wegen Pensionsregulierung vom 9. Oktober 1901.

501 Siehe hierzu UniAWürzburg, ARS 453 [ohne Paginierung]. Lebensbeschreibung aus eigener Hand datiert am 17. Februar 1887. Flach wurde am 10. März 1849 in Aschaffenburg als unehelicher Sohn der Metzgermeisterstochter Klara Flach geboren, katholisch getauft und erzogen; sowie Senatsbericht zum „Staatsministerium für Unterricht und Kultus" vom 17. Januar 1922. Das Sterbedatum wird mit 7. Januar 1922 angegeben.

16 Jahre und fünf Monate straffrei im 1. Bataillon K. 9. Infanterie Regiment „Wrede" gedient.[502]

Von zwei Bewerbern erschien Flach dem Vorstand der Augenklinik Prof. Dr. Julius Michel (1843–1911)[503] als der geeignetere Kandidat, da er ein Handwerk erlernte und während seiner Militärzeit straffrei blieb.[504] Die endgültige Ernennung zum Diener an der Universitätsaugenklinik erfolgte zum 1. April 1887 mit einem Jahresgehalt von 489 Mark und 96 Pfennigen, einer Zulage von 110 Mark und vier Pfennigen und freier Dienstwohnung bestehend aus einem Zimmer,[505] nachdem er vorher probeweise zum 1. März auf diese Funktion berufen worden war.[506]

Der Diener Martin Flach bewarb sich am 30. Januar 1898 auf die freiwerdende Hausmeisterstelle im Medizinischen Kollegienhaus. Bei einer Zweiteilung der Augenklinik verblieb er nach eigenen Angaben im Teil des Medizinischen Kollegienhauses. Eine Hausmeisterstelle parallel zu seiner Dienerfunktion in der Universitäts-Augenklinik würde er nur so lange ausführen wollen, wie ein geplanter Neubau der Augenklinik noch nicht entstanden sei.[507] Auch der Vorstand der Universitäts-Augenklinik und des Medizinischen Kollegienhauses Prof. Dr. Julius von Michel (1843–1911) befürwortete mit sehr anerkennenden Worten und Lob dieses Anliegen mit

502 Vgl. UniAWürzburg, ARS 453 [ohne Paginierung]. Eigenhändige Lebensbeschreibung vom 17. Februar 1887; sowie UniAWürzburg, ARS 453 [ohne Paginierung]. Militärdienstkarteikarte „Nationale" des K. 9. Infanterie Regiments „Wrede" mit Unterschrift des Hauptmanns und Kompanie-Chefs Fischer vom 17. Februar 1887. Eine sehr umfangreiche und detaillierte Aufstellung seines militärischen Werdegangs ist hieraus zu entnehmen.

503 Siehe hierzu A. METTENLEITER (2001), S. 834.

504 Siehe hierzu UniAWürzburg, ARS 453 [ohne Paginierung]. Schreiben des Vorstandes der Universitäts-Augenklinik an den Senat der kgl. Universität vom 22. Februar 1887 betreffs Besetzung der Dienerstelle an der Universitat-Augenklinik; sowie UniAWürzburg, ARS 453 [ohne Paginierung]. Schreiben des Vorstandes der Universitäts-Augenklinik an den „Senat der kgl. Universität" vom 2. April 1887 betreffs Wiederbesetzung der Dienerstelle an der Universität-Augenklinik.

505 Siehe hierzu UniAWürzburg, ARS 453 [ohne Paginierung]. Ernennungsschreiben des Feldwebels Martin Flach, ausgestellt vom „K. bayerischen Staatsministeriums des Innern für Kirchen- und Schulangelegenheiten an den Senat der K. Universität Würzburg", vom 17. April 1887.

506 Siehe hierzu UniAWürzburg, ARS 453 [ohne Paginierung]. Schreiben des Akademischen Senats an den Vorstand der Augenklinik Prof. Michel vom 25. Februar 1887.

507 Vgl. UniAWürzburg, ARS 3254 [ohne Paginierung]. Bittgesuch Martin Flachs um die „freiwerdende Hausmeisterstelle im Medizinischen Collegienhaus an den hohen academischen Senat der kgl. Universität Würzburg" vom 30. Januar 1898, präsentiert 31. Januar 1898. Seine Aufgaben in der Augenklinik waren die Vorbereitung für Vorlesungen, auszuführende Augenoperationen, Herstellung zum Unterricht dienender mikroskopischer und anderer Präparate sowie die Reinigung der Räume. Hauptgrund für seine Bewerbung schien der Mangel von Geld und einer Dienstwohnung für sich und seine damalige Frau zu sein, da er seine bisherige Wohnung in der Stadt mit 400 Mark jährlich als unvorteilhaft für die Erledigung seines Dienstes empfand. Zu Nacht und Essenszeiten war er so nicht erreichbar. Zukünftig sei er Tag und Nacht durch den Telefonanschluss im Kollegienhaus für alle Dienstleistungen verfügbar.

der Auflage, dass seine bisherigen Aufgaben nicht darunter zu leiden hätten.[508] Mit Schreiben des Bayerischen Staatsministeriums des Innern wurde die Stelle eines Dieners der Augenklinik mit der eines Hausmeisters am Medizinischen Kollegienhaus vereinigt und Martin Flach zugeteilt. Er erhielt ein Jahresgehalt von 1230 Mark sowie eine unentgeltliche Dienstwohnung im Gebäude in widerruflicher Weise.[509]

Martin Flach bat mit einem Schreiben ans Rektorat der Universität vom 25. August 1890 um Erlaubnis der Verehelichung mit der Witwe Katharina Wißinger.[510] Dieses Ansuchen wurde am 26. August von der Universität positiv beschieden.[511]

Flach bewarb sich schon am 25. Juni 1900 um Verleihung der freiwerdenden Pedellstelle an der Universität in Nachfolge von Andreas Hahn, was ihm am 1. Oktober des gleichen Jahres gewährt wurde. Er behielt sein Jahresgehalt von 1230 Mark mit einer Zulage von 90 Mark pro Jahr.[512] Eine weitere Verehelichungserlaubnis auf sein Gesuch vom 26. August 1901 wurde ihm mit Aktenvermerk des Rektors gewährt. Diesmal heiratete er die Ökonomentochter Regina Baier (geb. 1868)[513] aus Kerbfeld.[514] Dieser Ehe entstammte die Tochter Margareta (geb. 1902).[515] Im Namen der Regierung des Freistaates Bayern wurde der inzwischen zum Oberdiener beförderte II. Pedell Martin Flach auf sein Ansuchen hin mit 75 % seines bisherigen Gehaltes von 2400 Mark, also 1800 Mark, in den dauernden Ruhestand versetzt. Er erhielt eine Zulage von

---

508 Siehe hierzu UniAWürzburg, ARS 3254 [ohne Paginierung]. Bericht des „Vorstandes der Universitäts-Augenklinik und des medicinischen Kollegienhauses an den kgl. Akademischen Senat" vom 30. Januar 1898. Hier werden noch weitere Tätigkeiten Flachs in Bezug auf den Unterricht und die dabei zu versehenden Arbeiten an den Kranken aufgezählt.

509 Siehe hierzu UniAWürzburg, ARS 3254 [ohne Paginierung]. Schreiben des „K. bayerischen Staatsministeriums des Innern für Kirchen- und Schulangelegenheiten an den Senat der k. Universität Würzburg" vom 7. April 1898.

510 Siehe hierzu UniAWürzburg, ARS 453 [ohne Paginierung]. Bittschreiben um „Verehelichungserlaubnis an das Rektorat der Julius-Maximilians-Universität Würzburg" vom 25. August 1890; sowie UniAWürzburg, ARS 3254 [ohne Paginierung]. Bewerbungsschreiben um die „Verleihung der Hausmeisterstelle im Medizinischen Collegienhaus an den hohen academischen Senat der kgl. Universität Würzburg" vom 30. Januar 1898.

511 Siehe hierzu UniAWürzburg, ARS 453 [ohne Paginierung]. Schreiben Nr. 796 wahrscheinlich des Rektorats an Martin Flach vom 26. August 1890.

512 Siehe hierzu UniAWürzburg, ARS 453 [ohne Paginierung]. Bewerbungsschreiben Flachs um „Verleihung der Pedellstelle" adressiert „an den hohen Senat der Kgl. Universität Würzburg" vom 25. August 1900; sowie Abschrift des Schreibens vom „K. bayerischen Staatsministerium des Innern für Kirchen- und Schulangelegenheiten" vom 20. September 1900 Nr. 15371 betreffs Pensionierung des Pedells Andreas Hahn in Würzburg und inhaltlich ebenfalls die Ernennung Martin Flachs zum neuen Pedell.

513 Siehe hierzu UniAWürzburg, ARS 453 [ohne Paginierung]. Senatsbericht zum Staatsministerium für Unterricht und Kultus vom 17. Januar 1922. Das Geburtsdatum der Ehefrau Regina wird mit 23. Dezember 1868 angegeben.

514 Siehe hierzu UniAWürzburg, ARS 453 [ohne Paginierung]. Verehelichungsgesuch an das Rektorat der Universität Würzburg vom 26. August 1901.

515 Siehe hierzu UniAWürzburg, ARS 453 [ohne Paginierung]. Senatsbericht zum Staatsministerium für Unterricht und Kultus vom 17. Januar 1922. Das Geburtsdatum der unversorgten Tochter Margareta wird mit 13. Februar 1902 angegeben.

300 Mark, da er das 65. Lebensjahr überschritten hatte.[516] Martin Flach starb am 7. Januar 1922.[517]

Nach den gedruckten Verzeichnissen war ab Wintersemester 1900/01 bis zum Ende unserer Untersuchung im Sommersemester 1915 Georg Wirthmann Hausmeister des Medizinischen Kollegienhauses. Er bewarb sich bereits am 12. März 1898 mit einem befürwortenden und lobenden Begleitschreiben seines bisherigen Vorgesetzten Prof. Dr. K[arl] B[ernhard] Lehmann (1858–1940)[518], Vorstand des Hygienischen Institutes, um diese Stelle, wurde aber nicht berücksichtigt. Hierbei gab er an, dass er ab 1885 im Dienst der Universität erst als Hilfsdiener am Pharmakologischen Institut, dann am Ophthalmologischen Institut und darauf fast zehn Jahre als Diener am Hygienischen Institut tätig gewesen war. Er beklagte die Arbeitsbedingungen am Hygienischen Institut. So musste er mit Schwefelwasserstoff und anderen Gasen experimentieren, die er als gesundheitsschädlich ansah. Außerdem war sein Arbeitsplatz sehr beengt. Er hatte daneben ständig sieben Katzen zu beobachten und zu versorgen.[519] Dieser Bewerbung folgte am 6. Juli 1900 eine neuerliche. Hier gab Wirthmann an, er sei mit seiner Situation sehr unzufrieden. Mit seinem bisherigen Gehalt von 1260 Mark pro Jahr musste er sieben Kinder unterhalten. Zudem wolle er eine Dienstwohnung im Arbeitsgebäude und könne dann seine Frau und ein Dienstmädchen zu helfenden Arbeiten ebenfalls heranziehen. Sein Vorgesetzter habe ihm zugesichert, nicht mehr mit Schwefelwasserstoff arbeiten zu müssen. Allerdings bewarb sich Georg Wirthmann mit gleichem Schreiben auf die freie Hausmeisterstelle an der neu erbauten Augenklinik, die ebenfalls eine freie Dienerwohnung vorsah. Diese Stelle zog er der am Medizinischen Kollegienhaus vor.[520] Ein ärztliches Zeugnis attestierte ihm keinerlei organische Fehler und für den Posten des Hausmeisters am Medizinischen Kollegienhaus tauglich zu sein.[521] Ein weiteres amtsärztliches Gutachten für den 40-jährigen Georg Wirthmann bestätigte u. a. blasse Hautfarbe, einen kaum mittelguten Ernährungszustand, dennoch körperliche Rüstigkeit. Seh- und Hörvermögen waren normal, Herztätigkeit regelmäßig und von normaler Frequenz, Unterleibsorgan eher krankhaft verändert.[522]

---

516 Siehe hierzu UniAWürzburg, ARS 453 [ohne Paginierung]. Schreiben des „Bayer. Staatsministeriums für Unterricht und Kultus" an den Senat der Universität Würzburg vom 23. Dezember 1919 Nr. 45650.

517 Siehe hierzu UniAWürzburg, ARS 453 [ohne Paginierung]. Senatsbericht zum Staatsministerium für Unterricht und Kultus, Entwurf vom 17. Januar 1922.

518 Siehe hierzu A. METTENLEITER (2001), S. 831.

519 Siehe hierzu UniAWürzburg, ARS 3254 [ohne Paginierung]. Bewerbungsschreiben um eine „Verleihung der Hausmeisterstelle am medizinischen Collegienhaus an den hohen Senat der Kgl. Universität Würzburg" vom 12. März 1898, präsentiert am 22. März 1898; sowie befürwortender Brief des „Vorstandes des hygienischen Institutes" Prof. Dr. Lehmann vom 24. oder 27. März 1898.

520 Vgl. UniAWürzburg, ARS 3254 [ohne Paginierung]. Bewerbungsschreiben um eine „Verleihung der Hausmeisterstelle an der neu erbauten Augenklinik oder am medizinischen Collegienhaus an den hohen Senat der Kgl. Universität Würzburg" vom 6. Juni 1900.

521 Siehe hierzu UniAWürzburg, ARS 3254 [ohne Paginierung]. Ärztliches Gutachten von Dr. Johannes Müller, „Privatdocent der inneren Medicin", vom 20. Juli 1900.

522 Siehe hierzu UniAWürzburg, ARS 3254 [ohne Paginierung]. „Amtsärztliches Zeugniß" vom 27. Juli 1900.

Dennoch gab es einige Komplikationen, da der Diener der Poliklinik Bayerlipp diese Position bekommen sollte. Er war aber erst seit ein bis zwei Jahren im Dienst der Universität. Außerdem gab es Ungereimtheiten im Abstimmungsverhalten des Akademischen Senats, sodass dem erfahreneren Diener Georg Wirthmann der Vorzug gegeben wurde. Der langjährige Diener Georg Pfister im Technologischen Institut, der sich ebenfalls auf diese Stelle beworben hatte, dem es aber laut Schreiben des Senats vom 31. Juli 1900 an wichtigen Eigenschaften wie „peinliche[m] Ordnungs- und Reinlichkeitssinn“[523] mangele, erhielt ein höheres Gehalt, 1230 Mark pro Jahr, und wurde nun Diener II. Ordnung.[524] Georg Wirthmann behielt seine Stellung am Hygienischen Institut und auch sein bisheriges Entgelt, bekam aber unter Einzug der Gehaltszulage eine freie Dienstwohnung im Medizinischen Kollegienhaus ab 1. Oktober 1900. Er versuchte bis 1915 noch zweimal, seine Gehaltssituation zu verbessern. Ein Gesuch an den Senat vom 30. November 1902 wurde von diesem abgelehnt.[525] 1908 sandte Wirthmann ein Gesuch um Gehaltsverbesserung an den Senat, das Staatsministerium und an die Kammer der Abgeordneten in München. Dieses Vorgehen missbilligte der Senat und erteilte ihm eine ernste Rüge.[526] Letzten Endes wurde Georg Wirthmann doch laut einem Aktenvermerk mit ministerieller Entscheidung vom 16. oder 17. Dezember 1908 zum Diener I. Ordnung (Kl. 25) befördert.[527]

---

[523] UniAWürzburg, ARS 3254 [ohne Paginierung]. Schreiben des Senats an das „vorgesetzte K. Staatsministerium“ vom 31. Juli 1900.

[524] Siehe hierzu UniAWürzburg, ARS 3254 [ohne Paginierung]. Schreiben des Professors Lehmann an den „k. Senat der Universität Würzburg“ vom 30. Juli 1900; Schreiben des „Hausvorstandes im med. Collegienhause und derzeitiger Senator Prof. Kunkel an Seine Magnifizenz den Herrn Rektor der Kgl. Universität Würzburg“ vom 14. Juli 1900; sowie Schreiben des „Prof. Dr. K[arl] B[ernhard] Lehmann an S. Magnifizenz Herrn Professor Dr. Hofmeier zu Händen des Senates der kgl. Universität Würzburg“ vom 16. Juli 1900. Hier wird der erst kürzlich angestellte Diener Bayerlipp mit „ei“, also Beierlipp [!] geschrieben; siehe auch Schreiben vom Senat an das vorgesetzte Staatsministerium vom 31. Juli 1900; sowie Ernennungs- und Beförderungsdekret des „K. Staatsministerium des Innern für Kirchen- und Schulangelegenheiten Betreff die Hausmeisterfunktion am medizinischen Kollegienhause und die Dienerstellen am hygienischen Institute und an der Augenklinik“ vom 18. September 1900.

[525] Siehe hierzu UniAWürzburg, ARS 3254 [ohne Paginierung]. Bitte des Hausmeisters des „medizinischen Collegienhauses und I. Diener des hygienischen Institutes der kgl. Universität dahier Georg Wirthmann um Einreihung in die Klasse IX des Gehaltsregulativs der instabilen Bediensteten als Diener II. Ordnung“ vom 30. November 1902; sowie „Senats-Circulare“ vom 15. Dezember 1902.

[526] Siehe hierzu UniAWürzburg, ARS 3254 [ohne Paginierung]. „Senats-Zirkulare“ vom 29. Januar 1908; Schreiben des „akademischen Senats der k. b. Julius-Maximilians-Universität Würzburg an den Herrn Vorstand des hygienischen Instituts Professor Dr. Lehmann“ vom 6. Februar 1908 Nro. 160; sowie Senatsschreiben an Wirthmann vom 4. Februar 1908 E. Nr. 90 und Nr. 160.

[527] Siehe hierzu UniAWürzburg, ARS 3254 [ohne Paginierung]. Undatierter Aktenvermerk der letzten Seite im Akt. Ministerieller Entschluß vom 16. oder 17. Dezember 1908 Nr. 29737.

5.3 Studierende

Bei der Analyse der Studierenden begannen wir mit dem Jahr 1800, da laut Rudolf Schmitz (1918–1992)[528] die ersten Immatrikulationen für Pharmazie in diesem Jahr nachzuweisen sind.[529] Auch Armin Wankmüller (1924–2016)[530] beginnt seine Untersuchungen mit der Jahrhundertwende. Wir werteten im Unterschied zu Armin Wankmüller[531] für den komplett betrachteten Zeitraum 1800 bis 1830 das handschriftliche Matrikelbuch der Universität Würzburg, Band 2 aus. Ab Wintersemester 1830/31 liegen dann gedruckte Verzeichnisse der Studierenden und des Personals der Julius-Maximilians-Universität vor. Unsere Auswertung endet mit dem Tod Ludwig Medicus' (1847–1915) im Jahre 1915.

Allerdings fanden wir im handgeschriebenen Matrikelbuch der Universität auch Immatrikulationen nur mit Namen ohne Nennung des Studienfaches. Bei der Nennung des Faches gab es die unterschiedlichsten Wendungen, so u. a. „Stud. Pharm., Candidatus Pharmacie, Pharmazeut, der Arzneikunde beflissen [oder] Beflissener, Militärapotheker“[532].

Armin Wankmüller verwendete im Gegensatz zu uns für seine Forschungen von 1800 bis 1820 eine Sekundärquelle. Er bezog sich bei seinen Untersuchungen auf die von Sebastian Merkle (1862–1945)[533] herausgegebene „Matrikel der Universität Würzburg“.[534] Merkle erfasste erstmals die Studenten der Würzburger Universität anhand ihrer Erstimmatrikulation in gedruckter Weise auf Grundlage des handgeschriebenen Matrikelbuchs. Wir konnten sowohl Armin Wankmüller als auch Sebastian Merkle bei einigen Immatrikulationen korrigieren und ergänzen, deswegen nennen wir in den folgenden Unterkapiteln alle Studenten namentlich mit ihrer Erstimmatrikulation bis 1830. Unsere Betrachtung und Einteilung der Unterkapitel richtet sich nach der Amtszeit der jeweils lehrenden Professoren.

---

[528] Siehe hierzu C. FRIEDRICH / W.-D. MÜLLER-JAHNCKE (2005), S. 690; sowie A. M. LÖHNERT (2021).

[529] Siehe hierzu R. SCHMITZ (1969), S. 335.

[530] Siehe hierzu DApoBio (2021), Ergbd. 3, S. 614–617.

[531] Siehe hierzu A. WANKMÜLLER (1962), S. 1535.

[532] Siehe hierzu Matrikel der Universität Würzburg, Bd. 2.

[533] Siehe hierzu K. WITTSTADT (1982), S. 408–413.

[534] Siehe hierzu S. MERKLE (1922).

IURAMENTUM RECTORI
UNIVERSITATIS
ERAT APUD DEUM ET DEUS ERAT
VERBUM

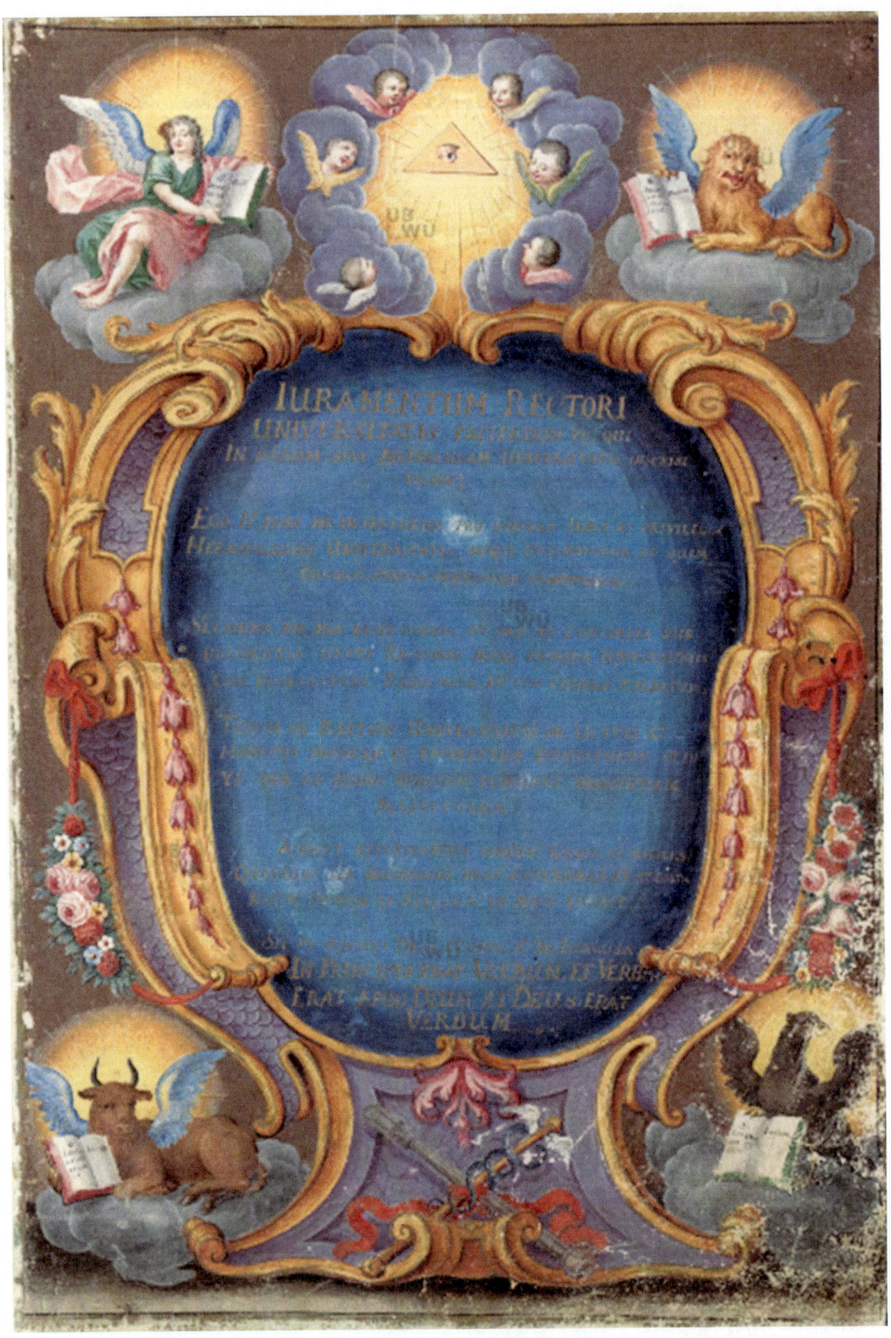

Abb. 13: Titelseite aus dem Matrikelbuch der Universität Würzburg, Bd. 2.

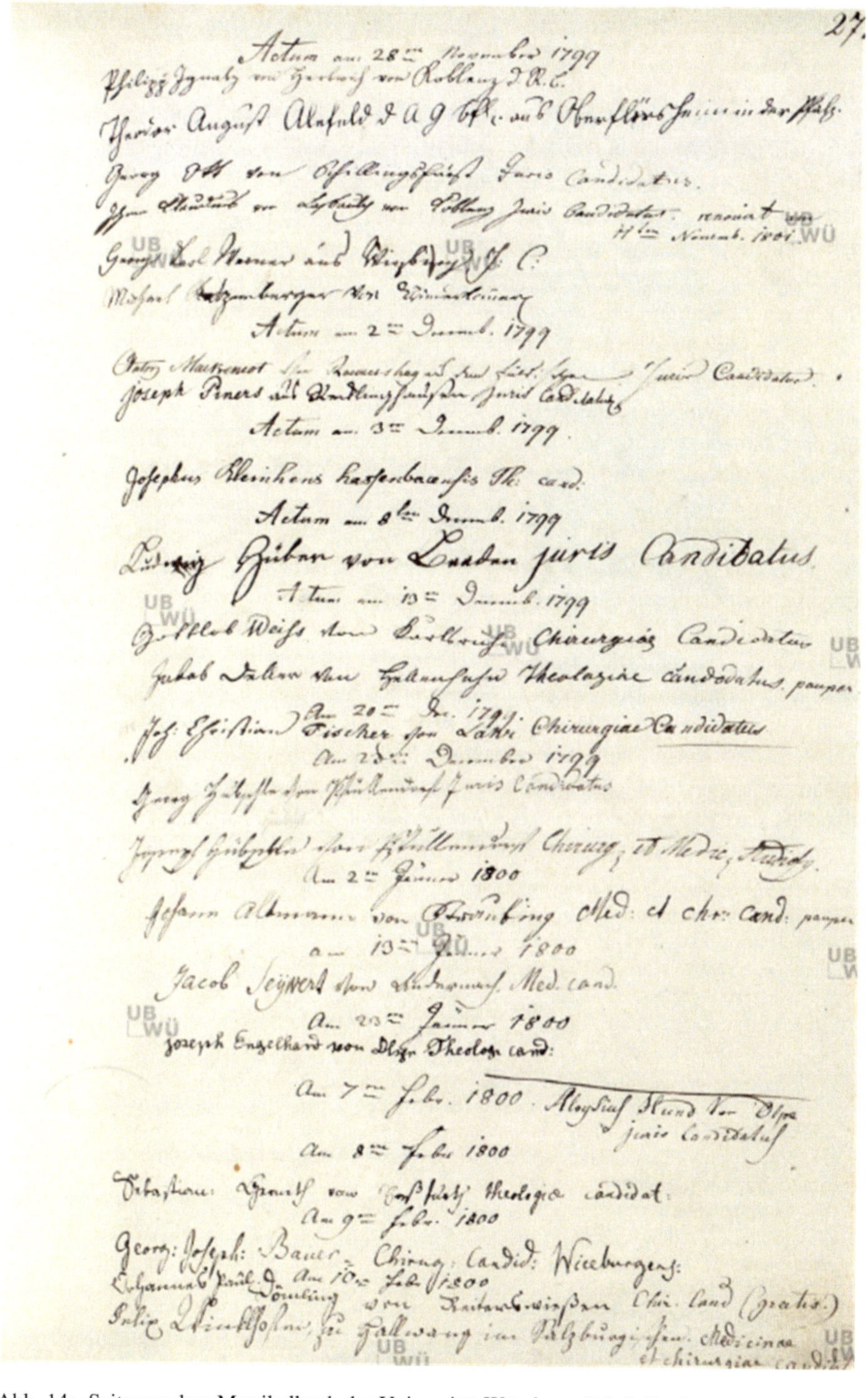

Abb. 14: Seite aus dem Matrikelbuch der Universität Würzburg, Bd. 2, Beginn unserer Untersuchung mit dem 2. Januar 1800.

5.3.1 Studenten in den Jahren 1800 bis 1836 unter Johann Georg Pickel

Unter Johann Georg Pickel (1751–1838) begann die Ausdifferenzierung der Pharmazie als eigenständige Hochschuldisziplin. Die Pharmazie war in der Medizinischen Fakultät etabliert.[535] Zu Beginn blieb die Zahl der Pharmaziestudenten noch gering. Das handgeschriebene Matrikelbuch der Universität Würzburg, Band 2 enthielt u. a. auch Immatrikulationen ohne Angabe des Studienfaches. Hier konnte daher keine Zuordnung vorgenommen werden.

Während Armin Wankmüller (1924–2016)[536] sich bei seinen Auswertungen für die Jahre 1800–1820 auf Sebastian Merkle[537] (1862–1945)[538] bezieht,[539] nennt er für seine Untersuchung der Jahre 1821–1840 auch die handschriftlichen Matrikelbände.[540]

Seit dem Wintersemsemester 1830/31 stehen gedruckte Verzeichnisse des Personals und der Studierenden zur Verfügung, die eine genauere Auswertung der Pharmaziestudenten pro Semester zulassen.[541] Diese gedruckten Quellen schließt Wankmüller in seine Auswertungen ein.[542] Zudem konnte er einige Apothekerexamensakten nachweisen, die Auskunft über Studienlänge und Verweildauer des jeweiligen Studenten an einem oder mehreren Hochschulorten geben. Diese Informationen berücksichtigten wir bei unserer Betrachtung nicht, da sie nur von wenigen Studenten überliefert sind und ein verzerrtes Gesamtbild der Studentenzahlen der Jahre 1800 bis 1830 geben würden. Die handgeschriebenen Matrikelbände lassen lediglich eine Aussage der Erstimmatrikulation zu. Gelegentlich findet man dort einen Eintrag wie „renovavit matriculam"[543] Die im Matrikelbuch, Band 2 der Universität Würzburg gefundenen Pharmaziestudenten von 1800 bis 1830 wurden namentlich mit der Deutschen Apotheker-Biographie abgeglichen. Ab Wintersemester 1831 konnten durch die gedruckten Verzeichnisse exaktere Auswertungen zu den Pharmaziestudentenzahlen des jeweiligen Semesters vorgenommen werden.

---

[535] Siehe hierzu Kap. 4, S. 17. Dieses Kapitel beschäftigt sich mit der wissenschafts-organisatorischen Struktur.

[536] Siehe hierzu DApoBio (2021), Ergbd. 3, S. 614–616.

[537] Siehe hierzu S. MERKLE (1922).

[538] Siehe hierzu K. WITTSTADT (1982), S. 408–413.

[539] Vgl. A. WANKMÜLLER (1962), S. 1535.

[540] Vgl. A. WANKMÜLLER (1973), S. 1775.

[541] Siehe hierzu die Verzeichnisse pro Semester „Verzeichniß des Personals und der Studirenden an der Julius-Maximilians-Universität zu Würzburg…" Wintersemester 1830/31 bis Wintersemester 1840/41; „Amtliches Verzeichniss des Personals und der Studirenden an der Julius-Maximilians-Universität zu Würzburg…" Sommersemester 1841 bis Sommersemester 1853; „Personalbestand der K. B. Julius-Maximilians-Universität Würzburg…" Wintersemester 1853/54 bis Sommersemester 1862; sowie „Personalbestand der Königlich Bayerischen Julius-Maximilians-Universität Würzburg…" Wintersemester 1862/63 bis Sommersemester 1915.

[542] Siehe hierzu A. WANKMÜLLER (1973), S. 1775.

[543] Matrikel der Universität Würzburg Bd. 2, zum Beispiel Eintrag unter dem 27. November 1802 von Eulenhaupt, Valentin.

5.3.1.1 Pharmaziestudenten bis Mai 1814

Die folgende Tabelle listet die Erstimmatrikulationen der Pharmaziestudenten vor dem Organischen Edikt von 1808 bis zum Jahre 1814 auf. Diese gesetzliche Festlegung schrieb ein Studium für Apotheker in Bayern vor. Würzburg wurde am 5. Juni 1814 zum zweiten Mal Teil Bayerns.[544] Erst danach galt für Würzburg das Organische Edikt, das ein Studium für die Ausbildung der Pharmazeuten vorsah.

Tab. 1: Pharmaziestudenten der Julius-Maximilians-Universität Würzburg von 1800 bis Mai 1814.

Immatrikulationsdatum	Name	Herkunft[545]	Fach / Besonderheiten[546]
3. März 1800[547]	Hochmuth, Antonius	Salisburgensis [Salzburg]	der Pharmacie und Chemie beflißener
?	Semmelbauer, Jakob Wilhelm[548]	Karlstadt	–
26. November 1802	Aennel, Heinrich	Mannheim	der Arzneywissenschaft beflißen[549]
27. November 1802	Eulenhaupt, Valentin	Würzburg	Pharmac. Cand. renovavit matriculam 10. Dec. 1812
27. November 1802	Werner, Valentin	Würzburg	Pharmaciam
06. Dezember 1802	Hartmann, Josephus	Lauingen	Pharmacie candidatus
17. April 1804	Weiß, Joh. Dan. Conr. Leonh. Carl[550]	Marburg	der Arzneyk. befl.
17. August 1804	Adelmann, Joseph	Würzburg	Pharmaciae für dieses Fach

544 Zum Organischen Edikt siehe C. FRIEDRICH / W.-D. MÜLLER-JAHNCKE (2005), S. 616–618; sowie C. FRIEDRICH (2008), S. 3926–3930. Von 1802/1803 bis 1805 stand Würzburg erstmalig unter bayerischer Herrschaft. Danach bekam das ehemalige Hochstift Würzburg der Großherzog Ferdinand von Toskana zugesprochen. Dieser verließ am 5. Juni 1814 Würzburg, das somit wieder bayerisch wurde.

545 Eintragungen wie in der originalen handschriftlichen Immatrikulation.

546 Eintragungen wie in der originalen handschriftlichen Immatrikulation.

547 Vgl. A. WANKMÜLLER (1962), S. 1534; sowie S. MERKLE (1922).

548 Jakob Wilhelm Semmelbauer wird nur von Armin Wankmüller aufgelistet. Er fehlt in der Matrikel von 1800. Siehe hierzu A. WANKMÜLLER (1962), S. 1534.

549 Ein Student der Medizin ist im Gegensatz dazu „der Heilkunst beflissen". Diese Redewendung hatten wir ebenso im handgeschriebenen Matrikelbuch Bd. 2 der Universität Würzburg gefunden.

550 Siehe Abb. 15, S. 128.

12. September 1804	Willudori, Ludwig Herrmann[551]	Königsberg	Cand. d. Artzney-kunde
05. Dezember 1804	Baur, Maurus[552]	Thierhaupten	Pharmasiae candidat.
21. Dezember 1804	Freudensprung, Johann Paul	München	Candid. pharmaciae
15. Oktober 1805	Jäger, Ernst Traugott[553]	Hettstadt in Cuhrsachsen	Candit. der Arzneikunde
11. Dezember 1805	von Eyb, Franz Anton[554]	Neuburg an der Donau	der Pharmazie kanditat
18. April 1806	Giese, Gerh.[555]	Recke im Amt Lingen in Westfalen	Candidat der Arzneykunde
28. April 1806	Löwen, Nikolaus[556]	Detzem bei Trier	Candidat der Arzneykunde renovavit 4. Maji 1809
16. Juni 1806	Braun, Philippus	Karlstadt	Cand. der Pharmac.
09. Juni 1807	Rückert, Joseph	Würtzburg [Würzburg]	Candidatus Pharmaciae renovavit matriculam 9. Mart. [Mai] 1809
10. Juni 1807	Vornberger, Georg	Karlstadt	Candidatus Pharmaciae
13. November 1807	Wiskemann, Michael[557]	Lohr	cand. Pharmac.

551 Dieser Student fehlt in der Auflistung von Armin Wankmüller; siehe hierzu A. WANKMÜLLER (1962), S. 1534.

552 Armin Wankmüller verwendet hier versehentlich den Vornamen Louis des darunter stehenden Immatrikulenten Louis Thorien, Cand. der Heilkunde, was dem heutigen Studienfach Medizin entspricht; siehe hierzu A. WANKMÜLLER (1962), S. 1534.

553 Den Studenten Jäger nennt Armin Wankmüller nicht. Siehe hierzu A. WANKMÜLLER (1962), S. 1534.

554 Den Studenten von Eyb erwähnt Wankmüller nicht. Siehe hierzu A. WANKMÜLLER (1962), S. 1534.

555 Den Studenten Giese zählt Wankmüller nicht auf. Siehe hierzu A. WANKMÜLLER (1962), S. 1534.

556 Der Student Löwen ist nicht von Wankmüller aufgelistet. Siehe hierzu A. WANKMÜLLER (1962), S. 1534.

557 Siehe hierzu K. BARTELS / W. LOIBL (2000), S. 16–20; H. FRIEDE (1927/b), S. 321; sowie DApoBio (1975), Bd. 1, S. 357. Die Apothekerfamilien Wiskemann und Kurz waren verwandt und weitverzweigt. Johann Jakob Wiskemann (geb. 1753) war der Schwiegervater

16. November 1807	Sinner, August	Stadtochsenfurt [Ochsenfurt]	der Pharmacie
09. Mai 1808	Zinckhan, Johann Peter	Schlüchtern	Cand. d. Pharmacie
01. November 1808	Molitor, Valentin Joseph	Würtzburg [Würzburg]	Candidat der Pharmacie
14. November 1808	de Fercher, Ludwig	München	Pharmac. candidatus
16. November 1808	Hinterkircher, Franz	–	Pharmacie Candidatus
17. November 1808	Grandjean, Sebast Jos.	–	Candidatus Pharmaciae
10. Januar 1810	Schedel, Philipp	Dettelbach	Pharmacie candidatus
18. März 1810	Cammerer, Anton	Miltenberg	Candidat d. Pharmazie
20. April 1810	Bissing, Franz	Karlstadt	Candidat Pharmacie
03. Mai 1810	Murmann, Andreas	Bischofsheim	Canditat der Pharmacie
06. Mai 1810	Scharffenberg, Joseph	Wurzburg [Würzburg]	canditat Pharmacie
09. Juli 1811	Schwarzmann, Franz	Miltenberg a./M.	Pharmacie Candidat
29. November 1811	Sixt., Michael	Schweinfurt	Pharmac. Cand.
13. März 1812	Freystaetter, Friedrich E.	Aub	Pharmacia Candidat
29. April 1812	Hofmeister, Georg	Marktbreit	candidat de Pharmac.
12. Oktober 1812	Meyer, Johann Philipp Christoph	Mainbernheim	Kandidat der Pharmazie
24. Oktober 1812	Weigand, August	Oxovius [Ochsenfurt][558]	Pharmaciae Candidatus
27. Oktober 1812	Stößel, Alexander	vonda [Würzburg]	Cand. der Pharmazie
19. November 1812	Kirchgeßner, Anton	Sulzfeld in Grabfeld	pharmac. candidat
01. Januar 1813	Friedrich, J. F.	Würzburg	candidatus der Pharmac.

des Lohrer Apothekers Georg Anton Kurz (1777–1837) und kaufte 1797 die Löwen-Apotheke in Würzburg. Heinrich Friede gibt als Jahr der Apothekenübernahme 1798 an. 1830 übernahm Michael Wiskemann die Löwen-Apotheke seines Vaters in Würzburg.

558 Die Ortsangabe Oxovius fehlt bei Armin Wankmüller. Vgl. A. WANKMÜLLER (1962), S. 1535.

01. Mai 1813	Baumann, Carl	Dettelbach	Candidat der Pharmacie
13. Mai 1813	Wehenkel, Carl	Arnstein	Cand. Pharm.
25. Juni 1813	Heckler, Joseph	Eltvill.	Candidat der Pharmazie
22. Mai 1814	Altenkirch, Franz[559]	Lorch	Candidat der Pharmacie

Im Gegensatz zu Armin Wankmüllers Auflistung taucht der Student Christian Philipp Eberhard Kliensieck aus Lemgo in Westfalen im handgeschriebenen Matrikelbuch, Band 2 als „Medic. Stud" mit Erstimmatrikulation am 29. Oktober 1814 auf.[560] Da die Pharmazie innerhalb der Medizinischen Fakultät gelehrt wurde, lässt sich nicht einwandfrei feststellen, ob es sich bei diesem um einen Pharmaziestudenten handelt. Armin Wankmüller beschreibt ihn jedoch als „Apotheker zum Stern i[n] Nürnberg, genannt 1838"[561]

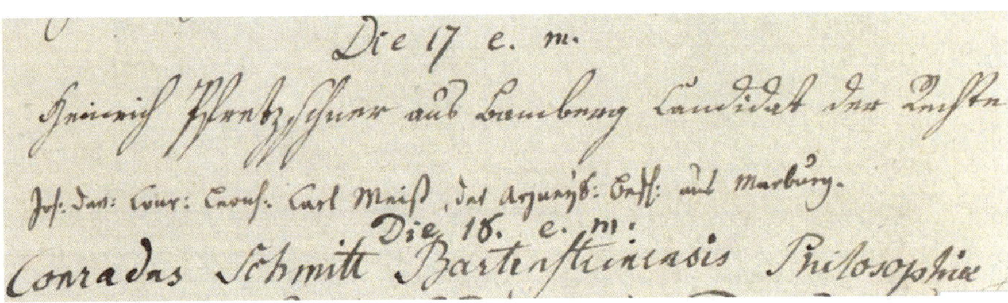

Abb. 15: Originaler handschriftlicher Studenteneintrag des aus Marburg stammenden Joh. Dan. Conr. Leonh. Carl Weiß, zweite Zeile von oben am 17. April 1804.[562]

559 Armin Wankmüller schreibt fälschlicherweise als Nachname „Altenkirchen", siehe A. WANKMÜLLER (1962), S. 1535.

560 Siehe hierzu Matrikel der Universität Würzburg, Bd. 2.

561 A. WANKMÜLLER (1962), S. 1535.

562 Matrikel der Universität Würzburg, Bd. 2.

5.3.1.2 Pharmaziestudenten von November 1814 bis 1830

Mit Bayerns Übernahme des ehemaligen Großherzogtums Würzburg galt nun das Organische Edikt von 1808 auch für diesen neuen Landesteil.[563] Wir betrachten die Erstimmatrikulationen bis zum Jahre 1830 aus dem handschriftlichen Matrikelbuch der Julius-Maximilians-Universität, Band 2. Ab dem Jahr 1831 beziehen wir uns auf die gedruckten Verzeichnisse des Personals und der Studenten.

Tab. 2: Pharmaziestudenten der Julius-Maximilians-Universität Würzburg von November 1814 bis 1830.

Immatrikulationsdatum	Name	Herkunft[564]	Fach / Besonderheiten[565]
04. November 1814	Beyschlag, Carl Leopold	Augsburg	Stud. Pharmacie
07. November 1814	Reuß, Joannes Nicolaus	Hassfurth	Candidat der Pharmazie
10. April 1815	Schreiner, Franz Jacob	Mainsondheim	Candid Pharmac.
04. Mai 1815	Richter, Franziskus	Wurzeburgensis [Würzburg]	cand. Pharmaziee [!]
15. November 1815	Sorg, Nep.	Illertißen	Cand der Pharmacie
24. April 1816	Gresser, Florian[566]	Frickenhausen bey Ochsenfurth	Pharmazie candidat.
01. Juni 1816	Hummel, Nepomuc	Legau	Studiosus Pharmaciae
04. November 1816	Hoffmann, Georg Th.	–	k. b. Militair Apotheker
04. November 1816	Sixtus, Johann	Würzburg	Candidat der Pharmacie
08. November 1816	Dennler, Friedrich[567]	Langenthal in der Schweiz	Pharmacie candidat

563 Siehe hierzu K. BARTELS (2004/a), S. 25; K. BARTELS (2007/a), S. 790; sowie C. FRIEDRICH (2008), S. 3926–3930. Das „Organische Edikt über das Medizinalwesen" wurde im Königreich Bayern am 8. September 1808 verabschiedet.

564 Eintragungen wie in der originalen handschriftlichen Immatrikulation.

565 Eintragungen wie in der originalen handschriftlichen Immatrikulation.

566 Wankmüller schreibt fälschlicherweise den Nachnamen „Greser". Siehe hierzu A. WANKMÜLLER (1962), S. 1535.

567 Vgl. DApoBio (1997), Ergbd. 2, S. 52. August Friedrich Dennler (1833–1892) könnte ein Nachfahre des Friedrich Dennler sein, da der Herkunftsort des Friedrich mit dem Geburtsort des Friedrich August übereinstimmt. Friedrich August wurde später berühmt wegen seines ersten Magenbitters der Schweiz.

12. November 1816	Schmitt, Franz	aus Würz[burg]	stud pharm.
03. Februar 1817	Scheuer, Anton	–	Pharmac. Cand.
25. April 1817	Leixl, Pius	Illertißen	Pharmac. Cand.
09. Mai 1817	Bomhard, Friedrich	Gundelsheim	studios. pharmac.
05. November 1817	Strober, Joseph	Oettingen	Cand pharmac.
05. November 1817	Kaiserswerth, Joseph[568]	Dinkelsbühl	Cand pharm.
11. November 1817	Wirsching, Heinrich	Würzburg	Pharmatie [!]
05. März 1818	Blum, Carl	Würzburg	Pharmaciae Candid.
29. März 1818	Dupertuis, Herrmann	–	pharm candit.
07. April 1818	Haas, Richard	Dillingen	Pharmaciae Candidat.
16. April 1818	Marx, Arnold	München	Cand. d. Pharmacie
12. September 1818	Fey, Adam	Würzburg	Candid. Pharm.
30. Oktober 1818	Seyfried, Andreas	Nürnberg	Cand. Pharmaciae
08. November 1818	Fritz, Franz	Würzburg	pharmac. candit.
08. November 1818	Schlott, Franz	Würzburg	Pharmac. candid.
18. November 1818	Bestlen, Gottfried	–	Pharmaceut
15. Februar 1819	Keller, Joh. Adam Rudolf Carl[569]		Studiosus Pharmaciae
05. März 1819	Pickel, Franziskus[570]	Wirceburgensis [Würzburg]	pharmaceuta

568 Armin Wankmüller schreibt fälschlicherweise den Ort „Kaiserwerth“. Siehe hierzu A. WANKMÜLLER (1962), S. 1535.

569 Armin Wankmüller schreibt den Vornamen fälschlicherweise „Karl“. Siehe hierzu A. WANKMÜLLER (1962), S. 1535.

570 Siehe hierzu J. GUTENÄCKER (1841), S. 77; sowie Intelligenzblatt für den Unter-Mainkreis des Königreichs Baiern 1825, Sp. 1311, Sp. 1359 und Sp. 1375f. Franz Ignaz Pickel wurde am 1. Mai 1801 als Sohn des Universitätsprofessors und späteren Medizinalrats Johann Georg Pickel (1751–1838) geboren. 1825 musste sein Vater in der Zeitung bekanntgeben, dass er für Schulden seines Sohnes nicht haften würde. Der zweite Vorname Ignaz wurde aus dieser Quelle entnommen. Er zog 1833 als „Freiwilliger“ nach der Thronbesteigung

27. April 1819	v. Zwehl, Jacob[571]	Koblenz	Stud. Pharmaz.
16. Mai 1819	Macke, Peter Adam	Krautheim an der Jagst im badischen [!]	Pharmaceuta
16. Mai 1819	Geisler, Joseph	Bischofsheim von der Röhn [!]	Pharmaceut
10. September 1819	Rau, Johann Adam	Würzburg	Pharmac Cand.
01. November 1819	Klos, Alois	Landsberg im Isarkreis	pharm. cand.
03. November 1819	Bruch, Ludwig Jacob	Blieskastel	Cand. der Pharmacie
05. November 1819	Carl, Franz Karl	Wallerstein	Cand Pharmaciae
06. November 1819	Leo, Franz	Aschaffenburg	Cand Pharm
16. November 1819	Kirnberger, Franz Daniel[572]	Ottersheim	Canditat der Arzneikunde
25. November 1819	Sorg, Karl	Illertissen	Candidat der Pharmazie
30. November 1819	Lohbauer, Carl A. F.	Augsburg	Cand Pharmaciae
06. Dezember 1819	Hereth, Philipp Anton	Neustadt an der Saal[e]	Cand. Pharmzie [!]
10. Dezember 1819	Henkel, Peter Joseph[573]	Frankfurt a / M	Cand. Pharmaciae
29. April 1820	Neumeister, Georg	Hildburghausen	Candidat der Pharmazie
28. Juni 1820	Wittmann, Joh. Gotthard	Speyer	Cand Pharmaciae
30. Oktober 1820	Zeitler, Karl	Aub	Cand. Pharmazie
31. Oktober 1820	Foertsch, Joh.	Würzburg	Canditat der Pharmacae [!]
31. Oktober 1820	Dittmar, Wilhelm	Pappenheim Rezartkreise	Cand. d. Pharmac.

König Ottos I. (1815–1867) 1832 nach Griechenland. Dort machte er sich auch als Botaniker einen Namen und starb 1840 als Militärapotheker in Patras auf der Peloponnes.

571 Armin Wankmüller lässt den Adelstitel „v." unerwähnt. Siehe hierzu A. WANKMÜLLER (1962), S. 1535.

572 Den Studenten Kirnberger erwähnt Armin Wankmüller nicht. Siehe hierzu A. WANKMÜLLER (1962), S. 1535.

573 Siehe hierzu H. FRIEDE (1927/b), S. 321; sowie DApoBio (1975), Bd. 1, S. 261f. Johann Baptist Henkel (1825–1871) ist der Sohn von Peter Johann Henkel, der 1837 die Engel-Apotheke in Würzburg übernahm und 1851 an diesen übergab.

02. November 1820	Oehl, Conrad Jacob[574]	Bamberg	Cand. Pharmaciae
03. November 1820	Munch, Sebastian	Heydingsfeldensis [Heidingsfeld bei Würzburg]	Pharmaciae Cand.
07. November 1820	Diehl, Balthasar	Lorch	Pharmac. cand
09. November 1820	v Hertlein, Ferdinand[575]	Würzburg	Pharmaceut
16. November 1820[576]	Herbst, Adam Joseph	Daubach	Cand Pharm.
20. November 1820	Raupp, Philipp	Münnerstadt	Candidatus Pharmaciae
29. Dezember 1820	Reicheneder, Franz	Eichstaedt [Eichstätt?]	Candidat der Pharmacie
01. März 1821	Sendner, Karl	Wiesentheid	Candidat Pharmacie
09. März 1821	Herzing, Georg Joseph	Karlstadt[577]	Candidat der Pharmacie
23. März 1821	Mang, Franz Joseph	Herrieden	Cand. der Pharmacie
05. April 1821	Hierl, Mathias	München	Cand. der Pharmacie
07. Mai 1821	Seyfried, Franz	Würzburg	Stud Pharmac.
01. Juni 1821	Lindner, Jos. Mich.	Waldsassen	Pharmaceut
20. Juni 1821	Noethig, Carl	Miltenberg a. M.	Pharmazie Candit.
20. Juni 1821	Greser, Florian[578]	Frickenhausen	Pharm. cand.

[574] Armin Wankmüller schrieb „Jakob". Siehe hierzu A. WANKMÜLLER (1962), S. 1535.

[575] Armin Wankmüller ergänzt hinter dem abgekürzten Adelstitel „v" einen Punkt. Siehe hierzu A. WANKMÜLLER (1962), S. 1535; sowie H. FRIEDE (1927/b), S. 321–323. Nach Angabe von Heinrich Friede kaufte 1845 Ferdinand von Hertlein die Apotheke zum Stern in Würzburg und gab ihr den Namen „Zum Adler" [Adler-Apotheke].

[576] Armin Wankmüller nennt fälschlicherweise den 15. November 1820. Siehe hierzu A. WANKMÜLLER (1962), S. 1535.

[577] Armin Wankmüller schreibt versehentlich „Karlsstadt"; Siehe hierzu A. WANKMÜLLER (1973), S. 1773.

[578] A. Wankmüller schrieb fälschlicherweise „Geser". Siehe hierzu A. WANKMÜLLER (1973), S. 1773.

12. Oktober 1821	Beck, Christian Friedrich	Prichsenstadt	Candidat. Pharm.
31. Oktober 1821	Friedrich, Erbin	Volkach	Candid der Pharmacie
31. Oktober 1821	Staiger, Ferdinand	Ichenhausen	Cand. Pharmacie
02. November 1821	Raupp, Georg	Münnerstadt	Cand. Pharmaciae
05. November 1821	Mack, Andr.	Ullstadt	Cand Phar.
05. November 1821	Gottmann, G. Ch. O.	Ansbach	Pharm. Cand.
07. November 1821	Schäfer, Wilhelm	Allenheim	Cand Pharmac.
30. November 1821	Habersack, E. Alexander	Würzburg	Pharmaceute
12. April 1822	Schubert, Heinrich	Pirna in Sachsen	Cand pharm
23. April 1822	Broili, Ferdinand	Wurzburg [!] [Würzburg]	Candit. pharmacie
23. April 1822	Riedl, Joseph[579]	Dinkelsbühl	stud. pharmacie
30. April 1822	Zeitler, Seb.	Aub	Pharmaceut
30. April 1822	Arzt, Joseph	Fulda	C. Pharm.
07. Mai 1822	Engel, Js. [Joseph] Louis	Neustadt a. d. / Waldnaab	Cand. Pharmac
23. Mai 1822	Besch, C.	Nekarelz[580] [Neckarelz]	Cand. phar.
13. Juni 1822	Nacowitzky, Joh. Bapt.	Montabaur	candid. der Pharmacie
28. Oktober 1822	Fortenbach, Wenzel	Bamberg	Cand Phamacie
28. Oktober 1822	Saymisch, Ludwig	Dierdorf	Stud. Pharmac.
05. November 1822	Siegerist, Philipp Franz[581]	Mt [Markt] Scheinfeld	Cand Pharmacie

579 A. Wankmüller schrieb „Riedt". Ein Vergleich des handgeschriebenen Buchstaben „l" bei „Riedl" und „Dinkelsbühl" ergibt den Nachnamen „Riedl". Vgl. A. WANKMÜLLER (1973), S. 1773.

580 A. Wankmüller schrieb in heutiger Weise richtig „Neckarelz". Siehe hierzu A. WANKMÜLLER (1973), S. 1773.

581 A. Wankmüller schrieb fälschlich „Stegerist". Siehe hierzu A. WANKMÜLLER (1973), S. 1773.

09. November 1822	Brigelius, Joh. Ad.	Kempten	Cand. d. Pharmacie
03. Dezember 1822	Leixl, Pius	Illertissen	Pharmacie Cand.
14. April 1823	Schreich, Arnold	Gamberg	stud Pharmacie
17. April 1823	Kühnlein, Carl	Sulzbach	Stud. Pharm.
28. Juni 1823	Leimbach, Sebast.[582]	Steinheim	candid. Pharmaz. renovat.
30. Oktober 1823	Feuchter, Joseph[583]	Gersfeld	Pharmac. Candidat
31. Oktober 1823	Lindner, Jos. M.	Waldsassen	Pharmacie
03. November 1823	v. Hertlein, Ferdinand[584]	Würzburg	Cand. d. Pharmac.
08. November 1823	Hayn, Baptist	Höchstädt	Pharmaceut
17. November 1823	Paur, Nep.		Pharmaz. Cand.
27. November 1823	Keller, Ig. P. H.[585]	Haid in Boehmen Domicil [!] in Dillingen	Cand. Pharmaciae
27. April 1824[586]	Kornmaul, Carl Ludwig Wilhelm		Cand. pharmac.
19. Mai 1824	Schäffer, Gustav	Würzburg	Cand. pharmaciae
22. Juli 1824	Bindewald, Heinrich[587]	Weilburg im Nassauischen	Cand Pharm.

582 Dieser Student fehlt bei Armin Wankmüller eventuell wegen des Zusatzes „renovat.“? Es interessiert uns aber die tatsächliche Studentenanzahl im Semester, weswegen wir Sebast[ian] Leimbach anführen. Siehe hierzu A. WANKMÜLLER (1973), S. 1773; sowie Matrikelbuch der Universität Würzburg, Bd. 2.

583 Dieser Student fehlt bei Armin Wankmüller. Siehe hierzu A. WANKMÜLLER (1973), S. 1773; sowie Matrikelbuch der Universität Würzburg, Bd. 2.

584 Siehe hierzu H. FRIEDE (1927/b), S. 321–323. Nach Angabe von Heinrich Friede kaufte 1845 Ferdinand von Hertlein die Apotheke zum Stern in Würzburg und gab ihr den Namen „Zum Adler“ [Adler-Apotheke].

585 Armin Wankmüller schrieb fälschlich „Johann Baptist“. Vgl. A. WANKMÜLLER (1973), S. 1773; sowie Matrikelbuch der Universität Würzburg, Bd. 2. Richtig wäre hier der Name Ignaz Paul Keller. Siehe hierzu DApoBio (1975), Bd. 1, S. 315; W. CAESAR (2003), S. 6455–6458, sowie H.-D. SCHWARZ (2003), S. 4544f.

586 Armin Wankmüller gibt hier versehentlich den 19. April 1824 an. Vgl. A. WANKMÜLLER (1973), S. 1774; sowie Matrikelbuch der Universität Würzburg, Bd. 2.

587 Armin Wankmüller schreibt fälschlich „Bindenwald“. Siehe hierzu A. WANKMÜLLER (1973), S. 1774; sowie Matrikelbuch der Universität Würzburg, Bd. 2.

26. Oktober 1824	Kurz, Jacob[588]	Lohr	Cand. d. Pharmazie
02. November 1824	Biechele, Carl[589]	Ansbach	Pharmac. Candid.
02. November 1824	Back, Joh. Mich.	Kaeswasser	Pharmac. Candid.
02. November 1824	Lümmers, Wilhelm		Candit. Pharmac.
08. November 1824	Rigel, Jacob	Miltenberg	Cand der Pharmazie
08. November 1824	Ott, Nic.	Oberndorf bey [!] Donauwörth	Cand. Pharmac.
17. April 1825	Wimmer, Franz[590]	Höchstadt an der Aisch	Cand. Pharmaciae
20. April 1825	Friedmann, Carl	Bamberg	stud. Pharmac.
21. Juli 1825	Wildt, Joseph	Salzburg	Pharmac. Cand.
31. Oktober 1825	Fränzel, August Wilhelm	Belzig	stud. pharmaciae
01. November 1825	Arnold, Friedrich	Würzburg	Cand. Pharmacie
04. November 1825	Steiert, Thaddaeus	Schwanfeld	Cand Pharmacie
22. Februar 1826	Seyfried, Carl	Würzburg	Cand. Phamac.
02. April 1826	Keller Jos.	Hilders	Candidat der Pharmacie
03. April 1826	Frey, Karl	Pleinfeld	Candit Pharmac.

588 Siehe hierzu DApoBio (1975), Bd. 1, S. 357; sowie K. BARTELS / W. LOIBL (2000), S. 16–23. Der hier gelistete Jacob Kurz (geb. 1804) war der Sohn des Georg Anton Kurz (1777–1837) und sein Nachfolger in der nachmaligen Marien-Apotheke des Pharmaziehistorikers Dr. Karlheinz Bartels in Lohr am Main. Johann Jakob Kurz wurde 1804 geboren. Er verkaufte 1857 die Apotheke, die er 1837 von seinem Vater übernommen hatte. Sein Großvater war der spätere Löwen-Apotheker in Würzburg Johann Jakob Wiskemann (geb. 1753).

589 Siehe hierzu DONAUKURIER (2018); sowie C. FRIEDRICH (2022), S. 3644–3647. Karl Josef Ignaz Willibald Borromäus Biechele (1801–1881) heiratete 1829 die Tochter des Eichstätter Hof-Apothekers Ignaz Weinkammer (1779–1833) und begründete mit seinem Sohn Ignaz Karl Jakob (1833–1893) eine bis 2016 dauernde Apothekertradition der Familie Biechele in der Marien-Apotheke Eichstätt. Der in der DApoBio (1997), Ergbd. 2, S. 18f. erwähnte Karl Biechele (1892–1978) ist ein Nachfahre. Die Lebensdaten von Karl Josef Ignaz Willibald Borromäus Biechele, Ignaz Karl Jakob Biechele und Ignaz Weinkammer sind dem Aufsatz von Christoph Friedrich entnommen.

590 Dieser Student fehlt bei Armin Wankmüller. Siehe hierzu A. WANKMÜLLER (1973), S. 1774; sowie Matrikelbuch der Universität Würzburg, Bd. 2.

05. April 1826	Hoffmann, Johann	Waldheim	Stud. Pharmac.
06. April 1826	Thomann, Carl	Würzburg	Stud. Pharm.
11. April 1826	Wenzel, Georg	Wiesentheid	Candidatus Pharmaciae
28. Oktober 1826	Then, [Johannes] Ludwig[591]	Langenprozelten	Cand Pharm
31. Oktober 1826	Weber, Franz Mart.	Kl. Heubach [Kleinheubach]	Cand Pharmacie
04. November 1826	Dilg, Theodor	Miltenberg	Cand Pharmac.
30. April 1827	Fortenbach, Wenzeslaus[592]	Bamberg	Candid. Pharmaciae
24. Oktober 1827	Christen. [!], Karl	Bartenstein Würtemberg [!]	cand. pharmaciae
29. Oktober 1827	Friedrich, Herrmann[593]	Würzburg	Pharmaceut
03. November 1827	Ernstberger, Aloys	Waldsassen	cand. Pharmac
05. November 1827	Heinbeck, Conrad Jos.[594]	Dettelbach	Pharmac Candidatus
11. Dezember 1827	Beyerlein, Karl	Mergentheim	Candidat der Pharmacie
22. Dezember 1827	Brand, Carl	Würzburg	candid. Pharmac
21. Januar 1828	Hendel, Moritz Heinrich Adolph	Dresden	Cand pharmaciae
12. April 1828	Walter, Joh.	Orb	Pharmacie
29. April 1828	Reim[n?]sch, Hugo[595]	Treuefreundschaft	Pharmazeut

[591] Siehe hierzu A. WANKMÜLLER (1973), S. 1774; Matrikelbuch der Universität Würzburg Bd. 2; sowie DApoBio (1997), Ergbd. 2, S. 321. Hier gibt Karlheinz Bartels irrtümlich an, Ludwig Then (1807–1877) habe ab 1828 in Würzburg Pharmazie studiert. Tatsächlich war seine Erstimmatrikulation am 28. Oktober 1826. Dies bestätigt auch Armin Wankmüller, den Bartels als Quelle zu seinem Beitrag in der Deutschen Apotheker-Biographie zitiert.

[592] Armin Wankmüller schrieb fälschlich „Wenzelslaus". Siehe hierzu A. WANKMÜLLER (1973), S. 1774; sowie Matrikelbuch der Universität Würzburg, Bd. 2.

[593] Armin Wankmüller schrieb „Hermann" statt „Herrmann". Siehe hierzu A. WANKMÜLLER (1973), S. 1774; sowie Matrikelbuch der Universität Würzburg Bd. 2.

[594] Armin Wankmüller schrieb fälschlich „Heimbeck". Vgl. A. WANKMÜLLER (1973), S. 1774; sowie Matrikelbuch der Universität Würzburg Bd. 2.

31. Mai 1828	Stryck, Johann Caspar[596]	Kirchberg	Arzneikunde
16. Oktober 1828	Frantz, Georg	Würzburg	Pharmacie Cand.
17. Oktober 1828	Klöffel, Joh.	Seubrigshausen[597] [bei Münnerstadt]	Candidat der Pharmacie
03. November 1828	Meilhaus, Heinrich	Aschaffenburg	Pharmaciae studio.
07. November 1828	Reis, Johann	Baumholder in [!] Coburgischen [Exklave]	als Pharmaceut
08. November 1828	Huber, Joh. Jacob.[598]	Basel	Pharmaceut
10. Dezember 1828	Geisler, Joseph	Bischofsheim v. d. Rhoen	Cand Pharm.
27. April 1829	Vornberger, Matheus	Würzburg	Pharmaceut
28. April 1829	Ihl, J. B.	Orb	Pharmazie
14. Mai 1829	Warmuth, Edmund Friedrich	Würzburg	Pharmazeut
20. Oktober 1829	Rumpf, Friedrich Carl[599]	Bamberg	Pharmacie

595 Siehe hierzu DApoBio (1978), Bd. 2, S. 523f.; A. WANKMÜLLER (1973), S. 1774; sowie Matrikelbuch der Universität Würzburg, Bd. 2. Der handschriftliche Eintrag ins Matrikelbuch, Bd. 2 der Universität Würzburg liest sich eher „Reimsch", wie auch Armin Wankmüller schreibt. Der Student ist auf Grund der anderen Daten mit dem Edgar Hugo Emil Reinsch aus der Einöde „Treue Freundschaft" der Deutschen Apotheker-Biographie identisch. Sie muss aber mit dem Studienbeginn korrigiert werden, indem Reinsch sich am 29. April 1828 als Datum der Erstimmatrikulation ins Matrikelbuch der Universität Würzburg eintrug und nicht erst 1829, wie Holm-Dietmar Schwarz fälschlich schrieb; siehe auch C. SCHÜMANN (1997), S. 36. Hier gibt Schümann ebenfalls als Namen Edgar Hugo Emil Reinsch (1808–1884) an. Einige wissenschaftliche Arbeiten von Hugo Reinsch finden sich in „[Buchner's] Repertorium für die Pharmacie" und „Neues Jahrbuch für Pharmacie. Eine Zeitschrift des allgemeinen deutschen Apotheker-Vereins, Abtheilung Süddeutschland".

596 Dieser Student fehlt bei Armin Wankmüller. Vgl. A. WANKMÜLLER (1973), S. 1774; sowie Matrikelbuch der Universität Würzburg, Bd. 2.

597 Armin Wankmüller schrieb versehentlich „Sebubrigshausen". Siehe hierzu A. WANKMÜLLER (1973), S. 1774; sowie Matrikelbuch der Universität Würzburg Bd. 2.

598 Es finden sich auch Studenten mit einer Herkunft außerhalb des Deutschen Bundes, so ein Pharmaziestudent aus Basel in der Schweiz. Siehe hierzu DApoBio (1986), Ergbd. 1, S. 205f.; J. A. HÄFLIGER (1932), S. 427f.; sowie C. MÜLLER (2006). Johann Jacob Huber war der Vater des Albert Huber (1847–1917). Beide entstammten einer alteingesessenen Apothekerfamilie in Basel. Johann Jacob III. heiratete die Würzburgerin Karolina Molitor.

599 Dieser Student ist höchstwahrscheinlich mit dem späteren Professor Ludwig Rumpf (1793 bis 1862) verwandt. Armin Wankmüller schrieb „Apotheker zum schwarzen Adler in

21. Oktober 1829	Mahr, Heinrich	Bamberg	stud. pharmaciae
01. November 1829	Lieblein, Ignaz	Fulda	Pharmazeut
04. November 1829	Kober, Eduard	Mergentheim	Cand. Pharmaciae
13. Mai 1830	Roemer, Karl Wilhelm	Hammelburg	Pharz. [!]
03. Juni 1830	Oberndorffer, Johann	Stadt Kemnath [gemeint ist Kemnath in der Oberpfalz]	Pharmaceut
21. Oktober 1830	Kestler, Karl	Hammelburg	Pharmacie
22. Oktober 1830	Krais, Carl	Euerdorf[600]	Pharmazie
03. November 1830	Mainhard, Franz	Grünsfeld	Pharmacie
18. November 1830	Müller, Valentin	Fulda	pharmacia

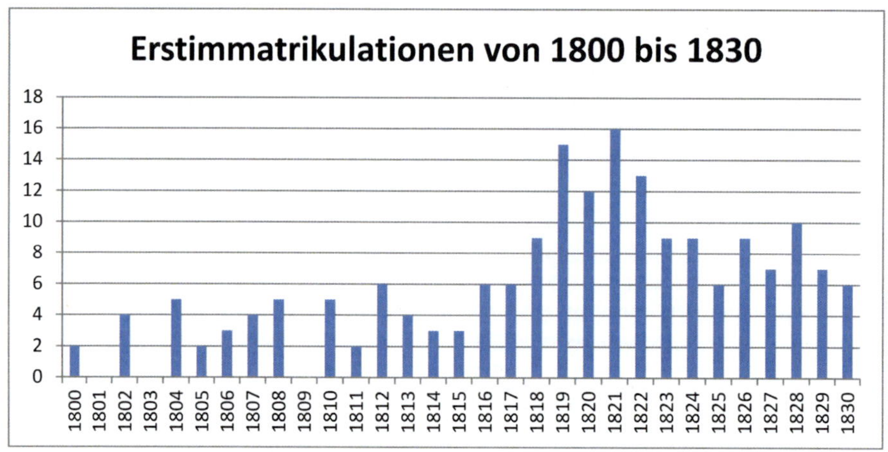

Abb. 16: Erstimmatrikulationen der Pharmaziestudenten in den Jahren 1800 bis 1830 aus dem handgeschriebenen Matrikelbuch, Band 2 der Universität Würzburg; Auswertung von Kapitel 5.3.1.1 und Kapitel 5.3.1.2.[601]

Bamberg“. Aus dieser entstammte auch Ludwig Rumpf. Siehe hierzu A. WANKMÜLLER (1973), S. 1774; sowie Kapitel 5.1.2, S. 54.

600 Armin Wankmüller schreibt fälschlich „Euerndorf“. Vgl. A. WANKMÜLLER (1973), S. 1774; sowie Matrikelbuch der Universität Würzburg, Bd. 2.

5.3.1.3 Pharmaziestudenten der Julius-Maximilians-Universität Würzburg vom Wintersemester 1830/31 bis zum Sommersemester 1836

Ab dem Wintersemester 1830/31 liegen gedruckte Verzeichnisse pro Semester vor.[602] Es wurden für diesen Zeitraum bis Sommersemester 1836, die noch unter der Amtszeit von Johann Georg Pickel standen, die Pharmaziestudenten numerisch erfasst, nach der Kategorie Bayern und Nicht-Bayern unterschieden und zur Summe Mediziner und Pharmazeuten ins Verhältnis gesetzt. Bis auf eine Ausnahme, steht im Verzeichnis diese Gesamtsumme extra.

Hierbei muss die politische Geschichte beachtet werden. Würzburg war ab 1814 Teil des Königreiches Bayern und für eine Landesuniversität erscheint deswegen die Unterscheidung in Landeskinder und Nicht-Bayern durchaus sinnvoll. Erstmals können wir mit den gedruckten Verzeichnissen eine exakte Pharmaziestudentenanzahl pro Semester nachweisen, was vorher bei der Auswertung der Erstimmatrikulationen aus dem handgeschriebenen Matrikelbuch der Universität Würzburg, Band 2 nicht möglich war.

Verschiedentlich konnten wir Druckfehler bei der Anzahl und Landeszuteilung korrigieren. Die Zeitangabe der Drucklegung bei Verzeichnissen des Wintersemesters wurde entgegen der Einteilung der Suchmaschinen der Bibliotheken mit der ersten Jahreszahl angegeben, da im Verzeichnis selbst auch Studenten mit Immatrikulation „in suspenso“ gelistet wurden.[603]

---

[601] In den Jahren 1820 und 1823 findet sich jeweils der Name „Ferdinand von Hertlein“ im Matrikelbuch, Bd. 2 der Universität Würzburg. Er wurde hier zweimal als Erstimmatrikulation aufgeführt.

[602] Siehe hierzu „Verzeichniß [!] des Personals und der Studirenden [!] an der Julius-Maximilians-Universität zu Würzburg Winter-Semester 1830/31 bis Sommer-Semester 1836“.

[603] Vgl. „Verzeichniß [!] des Personals und der Studirenden [!] an der Julius-Maximilians-Universität zu Würzburg Winter-Semester 1830/31, Würzburg 1830“.

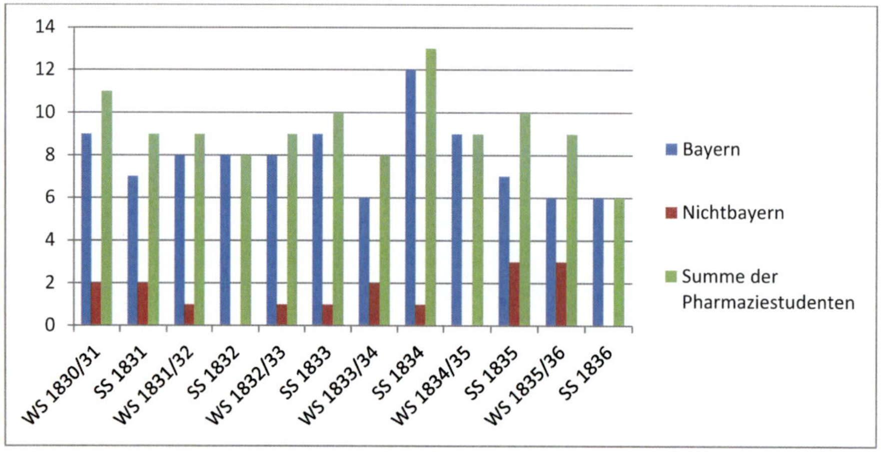

Abb. 17: Pharmaziestudenten WS 1830/31 bis SS 1836.[604]

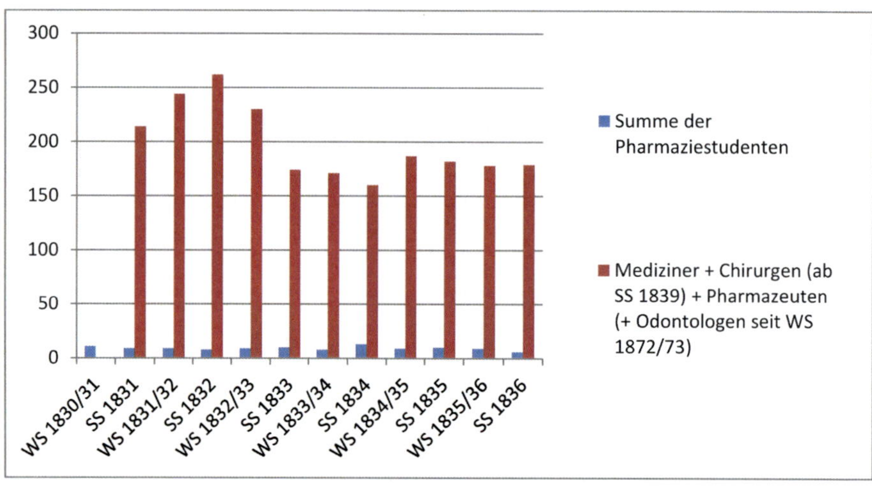

Abb. 18: Gesamtzahl aller Pharmaziestudenten pro Semester im Vergleich zur Gesamtzahl der innerhalb der Med. Fakultät Immatrikulierten vom WS 1830/31 bis SS 1836.[605]

[604] Zu den genauen Zahlen siehe Anlage 1.
[605] Zu den genauen Zahlen siehe Anlage 1.

5.3.2 Studenten in den Jahren 1836 bis 1862 unter Ludwig Rumpf

Für den Zeitraum vom Wintersemester 1836/37 bis zum Wintersemester 1861/62 wurden wieder die gedruckten Verzeichnisse statistisch ausgewertet.[606] Ab Sommersemester 1839 werden von amtlicher Seite zur Gesamtzahl aus Medizinern und Pharmazeuten die Chirurgen dazugerechnet.

Die Anzahl der deutsch-ausländischen Studenten blieb hierbei noch sehr gering. Allerdings konnten wir im Wintersemester 1841/41 und im Sommersemester 1842 jeweils zwei Schweizer als Pharmaziestudenten nachweisen. Vom Wintersemester 1849/50 bis Sommersemester 1850 studierte in Würzburg Leonhard Kollman aus Buitenzorg auf der Insel Java Pharmazie. Er kam zusammen mit seinen Brüdern Alexander und Oscar an die Julius-Maximilians-Universität. Diese studierten Medizin und zeitweise Philosophie.

Im Sommersemester 1855 und Wintersemester 1855/56 schrieb sich Juan Babtista Münch aus Matanzas / Cuba für Pharmazie an der Julius-Maximilians-Universität ein. Rudolph Besel aus Batavia auf der Insel Java immatrikulierte sich zum Wintersemester 1856/57 und blieb die zwei folgenden Semester in Würzburg.

Für das Wintersemester 1860/61 ist der Student der Pharmazie Joh. Math. Krim aus Louisville / Nordamerika nachweisbar und ab Sommersemester 1861 studierte August Stahl aus Portorico / Westindien drei Semester Arzneikunde in Würzburg. Er findet sich noch im Sommersemester 1862 in den Matrikellisten. Allerdings studierte er da schon Medizin.

Der Großteil der Pharmaziestudenten stammt in der Ära von Professor Ludwig Rumpf noch aus Bayern. Zunehmend konnten aber auch Pharmaziestudenten aus dem Königreich Preußen, dem Großherzogtum Baden, dem Großherzogtum Hessen, den kleineren Herzogtümern aus Sachsen, dem Königreichen Hannover und Württemberg, um nur einige Herkunftsländer aufzuzählen, nachgewiesen werden. Man muss aber berücksichtigen, dass im 19. Jahrhundert bis 1945 die Pfalz bayerisch war und auch diese Landeskinder an der Julius-Maximilians-Universität Würzburg studieren konnten.

---

[606] Siehe hierzu Verzeichniß des Personals und der Studirenden an der Julius-Maximilians-Universität zu Würzburg Winter-Semester 1836/37 bis Winter-Semester 1840/41; Amtliches Verzeichnis des Personals und der Studirenden an der Julius-Maximilians-Universität zu Würzburg für das Sommer-Semester 1841 bis Sommer-Semester 1853; sowie Personalbestand der K. B. Julius-Maximilians-Universität Würzburg im Winter-Semester 1853/54 bis Winter-Semester 1861/62.

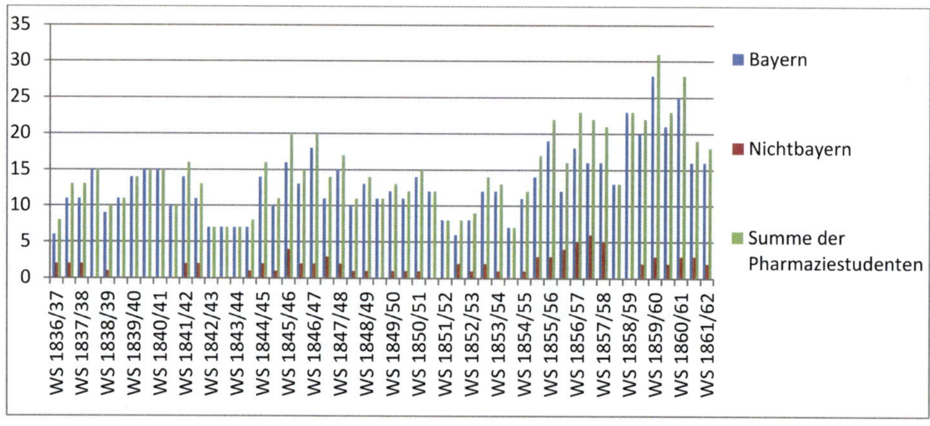

Abb. 19: Pharmaziestudenten WS 1836/37 bis WS 1861/62.[607]

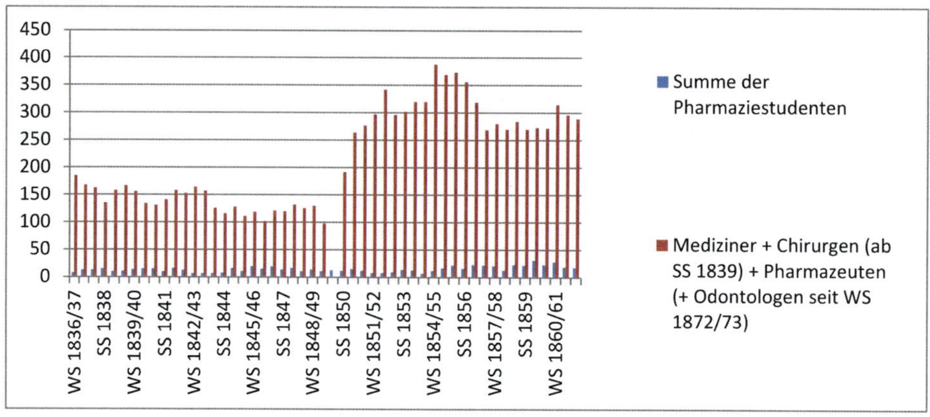

Abb. 20: Gesamtzahl aller Pharmaziestudenten pro Semester im Vergleich zur Gesamtzahl der innerhalb der Med. Fakultät Immatrikulierten von WS 1836/37 bis WS 1861/62.[608]

[607] Zu den genauen Zahlen siehe Anlage 2.
[608] Zu den genauen Zahlen siehe Anlage 2.

5.3.3 Studenten in den Jahren 1862 bis 1869 unter Johann Joseph von Scherer

Unter dem Liebigschüler Johann Joseph von Scherer nahm die Anzahl der Pharmaziestudenten an der Julius-Maximilians-Universität Würzburg zunächst leicht zu, ging aber gegen Ende seines Lebens wieder auf das Niveau seines Vorgängers Rumpf zurück. Allerdings sind sechseinhalb Jahre ein zu kurzer Zeitraum, um einen größeren Trend feststellen zu können.

Im Wintersemester 1868/69 studierte Albert Huber (1847–1917)[609] aus Basel in der Schweiz an der Würzburger Hochschule Pharmazie. Die Aufteilung der anderen, nichtbayerischen Studenten blieb vergleichbar wie unter Ludwig Rumpf. Die Pharmaziestudenten in Würzburg rekrutierten sich hauptsächlich aus Bayern, einige wenige stammten aber aus den Ländern des Deutschen Bundes, wie beispielsweise dem Herzogtum Nassau, Kurhessen, dem Fürstentum Reuss jüngere Linie, dem Fürstentum Schwarzburg-Rudolstadt, dem Königreich Sachsen, dem Großherzogtum Baden und der Freien Stadt Frankfurt am Main.

Im Wintersemester 1865/66 begann Georg Heckenlauer aus Leutershausen in Bayern das Studium der Pharmazie in Würzburg. In diesem Semester war er bereits als *Zweiter Assistent* in dem von Scherer geleiteten Laboratorium für Organische und Pharmazeutische Chemie tätig. Im Wintersemester 1867/68 vertrat er die Stelle des *Ersten Assistenten.* Er übernahm sogar mit Sondergenehmigung nach dem plötzlichen Tod Johann Joseph von Scherers das Semester und das Praktikum bis zum Ende des Wintersemesters 1868/69.[610]

---

609 Siehe hierzu DApoBio (1986), Ergbd. 1, S. 205f. Die Deutsche Apotheker-Biographie nennt Aufenthalte zum Studium der Pharmazie in Würzburg, Leipzig und Zürich ohne genauere Zeitangaben. Albert Huber erhielt das Apothekerdiplom 1870.

610 Siehe hierzu UniAWürzburg, ARS 795 [ohne Paginierung]. Bericht der Medizinischen Fakultät an den Akademischen Senat vom 24. Februar 1869 betreffs die Vertretung des Herrn Hofrath von Scherer; sowie Schreiben des Staatsministeriums des Innern aufgrund Königlichen Befehls an den Senat der Königlichen Universität Würzburg vom 2. März 1869.

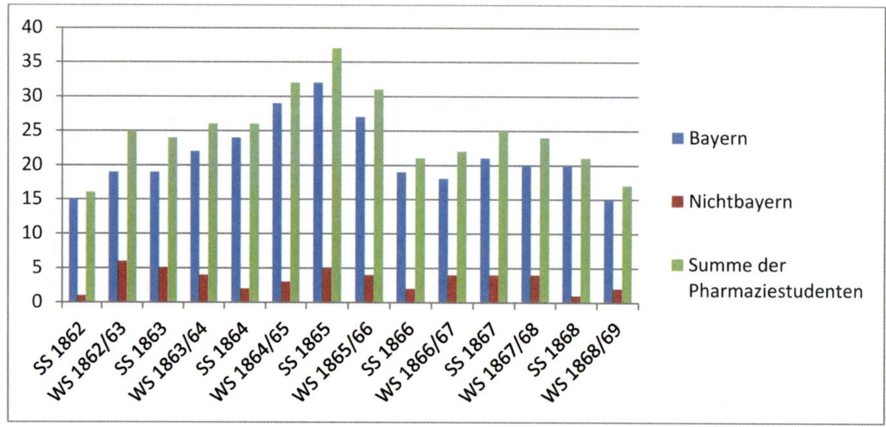

Abb. 21: Pharmaziestudenten SS 1862 bis WS 1868/69.[611]

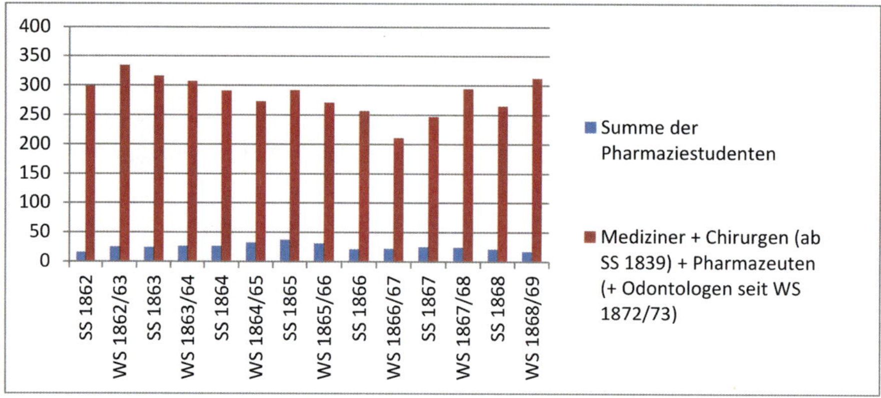

Abb. 22: Gesamtzahl aller Pharmaziestudenten pro Semester im Vergleich zur Gesamtzahl der innerhalb der Med. Fakultät Immatrikulierten von SS 1862 bis WS 1868/69.[612]

611 Zu den genauen Zahlen siehe Anlage 3.

612 Zu den genauen Zahlen siehe Anlage 3.

5.3.4 Studenten in den Jahren 1869 bis 1880 unter Johann Rudolph von Wagner

Unter dem Professor für Chemische Technologie[613] Johann Rudolph von Wagner nahm die Zahl der Pharmaziestudierenden an der Julius-Maximilians-Universität Würzburg stark zu. Der Höchststand mit 64 Studenten der Pharmazie konnte im Wintersemester 1877/78 erreicht werden. Ab dem Sommersemester 1873 übernahmen wir für unsere Untersuchung nur noch die Zahlen aus den statistischen Tabellen der gedruckten Verzeichnisse des Personals und der Studierenden.

Zu Beginn seiner Tätigkeit als Hochschullehrer der Pharmazeuten fand die Gründung des Deutschen Reiches 1871 statt. Während des Deutsch-Französischen Krieges waren keine nichtbayerischen Pharmaziestudenten an der Würzburger Universität immatrikuliert worden. Nach dem Krieg änderte sich dies jedoch wieder. Die Studenten kamen nun auch aus weiterer Entfernung nach Würzburg. Im Wintersemester 1872/73 studierte Wilhelm Ackermann aus Lützenburg im Herzogtum Holstein in Würzburg Pharmazie. Seine Kommilitonen Eduard Meyer aus Lenzburg und Dietrich Geerg aus Mattihofen kamen aus der Schweiz sowie aus dem Kaiserreich Österreich. Im Sommersemester ist Isidor Schaack aus Luxemburg nachweisbar. Er blieb für zwei Semester in Würzburg. Zum Wintersemester 1874/75 kam zum Studium der Pharmazie Ludwig Oberkoffer aus Luxemburg nach Würzburg.

Im Sommersemester 1875 studierte Franz Fresenius aus Metz im Reichsland Lothringen in Würzburg. Er blieb für zwei Semester an der Universität. Carl Raab aus Grawitsch / Mähren war vom Wintersemester 1874/75 an drei Semester in Würzburg. Wilhelm Studer aus Bern / Schweiz immatrikulierte sich zum Wintersemester 1874/75 an der Julius-Maximilians-Universität für das Fach Pharmazie und verbrachte zwei Semester an der Hochschule.

Im folgenden Wintersemester begannen Josef Fankhauser aus Kufstein / Tirol, Hubert Gusenberger aus Hemrich in Luxemburg und Paul [auch Raoul genannt][614] Weckbecker aus der Stadt Luxemburg in Würzburg ihr Pharmaziestudium. Fankhauser blieb drei Semester, die beiden anderen zwei Semester an der Universität Würzburg als Pharmaziestudenten. Im Sommersemester 1877 ist Clotaire Baudet aus Obergailbach im Reichsland Lothringen als Student nachweisbar.

613 Siehe hierzu R. SCHMITZ (1969), S. 336; C. FRIEDRICH / W.-D. MÜLLER-JAHNCKE (2005), S. 491–494; C. SCHÜMANN (1997); sowie R. WAGNER (1871), S. 2. Technologie bedeutete im 19. Jahrhundert die Umwandlung roher Naturprodukte in Gebrauchsgegenstände ganz allgemein. Hier unterschied man in mechanische und chemische Technologie. Unter Chemischer Technologie verstand man die Herstellung von chemischen Materialien wie Brenn- und Leuchtstoffen, Nahrungs-, Genuß- sowie Arzneimitteln. Der Begriff ist nicht gleichbedeutend mit „Pharmazeutischer Technologie" oder „Arzneiformenlehre". Wagner schreibt dazu: „Die chemische Technologie dagegen [im Gegensatz zur mechanischen Technologie, durch welche der „Rohstoff nur seiner Form nach verändert wird"] hat es mit jenen Gewerken zu thun, durch welche der Rohstoff seiner Natur (und selbstverständlich auch seiner Form) nach verändert wird, wie es der Fall ist bei der Extraction der Metalle aus ihren Erzen, der Umwandelung des Bleies in Bleiweiss und Bleizucker, [...] des Weingeistes in Essig, der Verarbeitung der Gerste und des Hopfens zu Bier, [...]."

614 Siehe hierzu Personalbestand der Königlichen Bayerischen Julius-Maximilians-Universität Würzburg Sommer-Semester 1877.

Im Wintersemester 1880/81 war ein niederländischer Pharmaziestudent immatrikuliert.

Die Zahl der Pharmaziestudenten aus dem Deutschen Reich nahm zum Wintersemester 1872/73 stark zu, sodass sie im folgenden Sommersemester bereits die Zahl der bayerischen Studenten überstieg. Sie erreichte im hier betrachteten Zeitraum einen Höhepunkt im Wintersemester 1877/78 mit 44 Studenten. Diese Zahl beinhaltete Reichsstudenten und Ausländer, während die bayerischen Studenten mit 20 angegeben wurden.

Im Wintersemester 1873/74 werden in der Gesamtsumme der Mediziner, Odontologen und Pharmazeuten ein einziges Mal auch die Veterinäre mit aufgelistet.

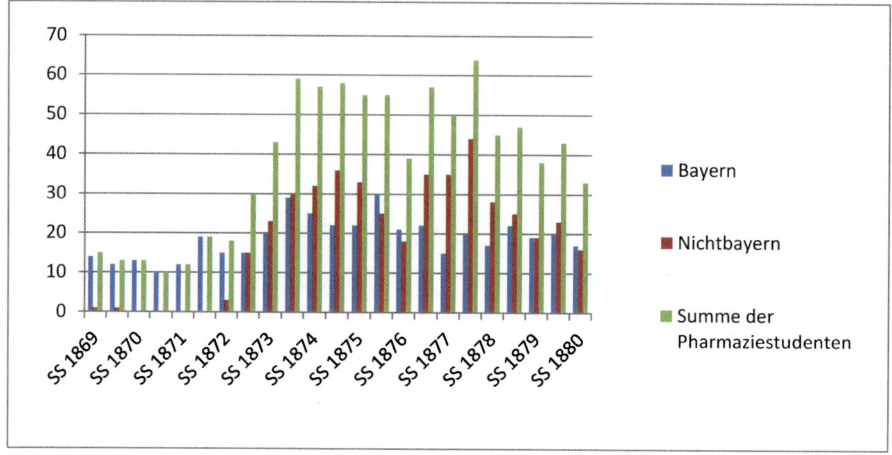

Abb. 23: Pharmaziestudenten SS 1869 bis SS 1880.[615]

615 Zu den genauen Zahlen siehe Anlage 4.

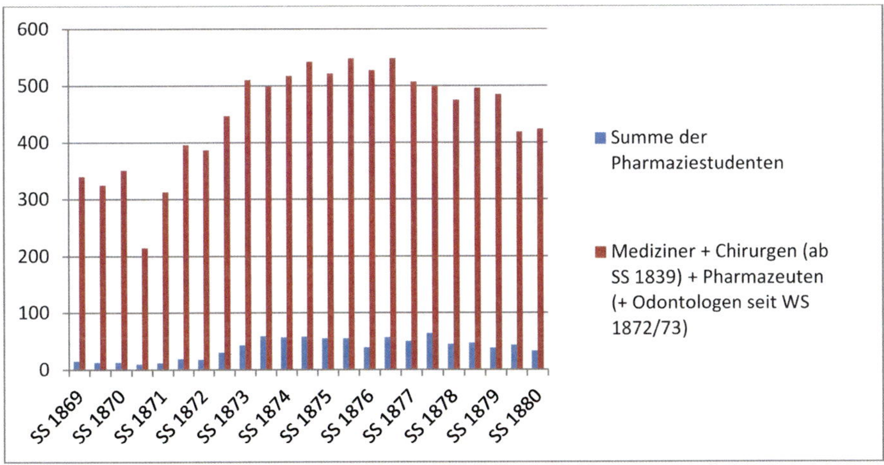

Abb. 24: Gesamtzahl aller Pharmaziestudenten pro Semester im Vergleich zur Gesamtzahl der innerhalb der Med. Fakultät Immatrikulierten von SS 1869 bis SS 1880.[616]

5.3.5 Studenten in den Jahren 1880 bis 1915 unter Ludwig Medicus

Ludwig Medicus begann seine Tätigkeit als Hochschullehrer im Sommersemester 1881 mit 19 Studenten der Pharmazie. Für den Untersuchungszeitraum übernahmen wir die in den Tabellen angeführten Zahlen der gedruckten Verzeichnisse des Personals und der Studierenden.

Interessant schien bei der Analyse auch ein Vergleich von Pharmazeuten zu Zahnmedizinern. Zu Beginn der 1880er-Jahre waren keine oder nur wenige Odontologen immatrikuliert. In den 1890er-Jahren nahm die Zahl stetig zu und war im Sommersemester 1903 [Zahnmediziner 41, Pharmazeuten 42] und im Wintersemester 1906/07 [Zahnmediziner 90, Pharmazeuten 91] fast identisch mit den Pharmazeuten. Im Wintersemester 1909/10 erreichten die Zahnmedizinstudenten ihren Höchststand mit 117 Immatrikulierten, während im gleichen Semester die Zahl der Pharmazeuten bei 69 Studenten lag.

Im Wintersemester 1904/05 tauchten erstmals unter den Zahlen der Medizinstudenten vier Damen auf. Bei den Pharmazeuten lassen sich bis zum Ende des Untersuchungszeitraumes keine Studentinnen nachweisen.[617]

Sicher spielten politische Ereignisse sowie der Ruf eines bestimmten Hochschullehrers eine Rolle bei der Wahl der Universität, wenn es sich nicht um bayerische Landeskinder handelte. Nach Gründung des eigenständigen Lehrstuhls für Angewandte Chemie und Pharmazie[618] im Jahr 1900 stiegen die Studentenzahlen und erreichten einen Höchststand von 93 im Sommersemester 1906.

---

[616] Zu den genauen Zahlen siehe Anlage 4.

[617] Zu Frauen in der Pharmazie siehe C. FRIEDRICH / W.-D. MÜLLER-JAHNCKE (2005), S. 637–640 und S. 761; sowie G. BEISSWANGER (2001).

[618] Siehe hierzu R. SCHMITZ (1969), S. 338.

Wir haben im Folgenden die Nationalitäten der Pharmaziestudenten in der Ära von Ludwig Medicus aus den gedruckten Verzeichnissen tabellarisch dargestellt.[619]

Tab. 3: Übersicht über die Nationalitäten der ausländischen Pharmaziestudenten von WS 1880/81 bis SS 1915.

Semester	Nationalität
WS 1880/81	1 Niederländer
WS 1882/83	1 Südamerikaner
SS 1883	1 Südamerikaner
WS 1883/84	1 Luxemburger
SS 1887	1 Schweizer
WS 1889/90	1 Nordamerikaner
SS 1890	1 Nordamerikaner
WS 1890/91	1 Nordamerikaner 1 Österreicher
SS 1891	1 Nordamerikaner 1 Österreicher
WS 1891/92	1 Österreicher 1 Russe
WS 1892/93	1 Luxemburger
SS 1894	1 Brite
SS 1895	1 Nordamerikaner
WS 1895/96	1 Nordamerikaner
SS 1897	1 Nordamerikaner
WS 1897/98	1 Nordamerikaner
SS 1898	1 Nordamerikaner
WS 1898/99	1 Nordamerikaner 1 Luxemburger
SS 1899	1 Luxemburger 1 Türke
SS 1903	1 Österreicher
SS 1903/04	1 Österreicher
SS 1904	1 Österreicher
WS 1904/05	1 Österreicher

619 Siehe hierzu Tab. 3.

SS 1905	1 Österreicher
WS 1905/06	1 Österreicher 1 Belgier
SS 1906	1 Belgier
WS 1906/07	1 Belgier
SS 1907	1 Belgier
WS 1907/08	1 Belgier

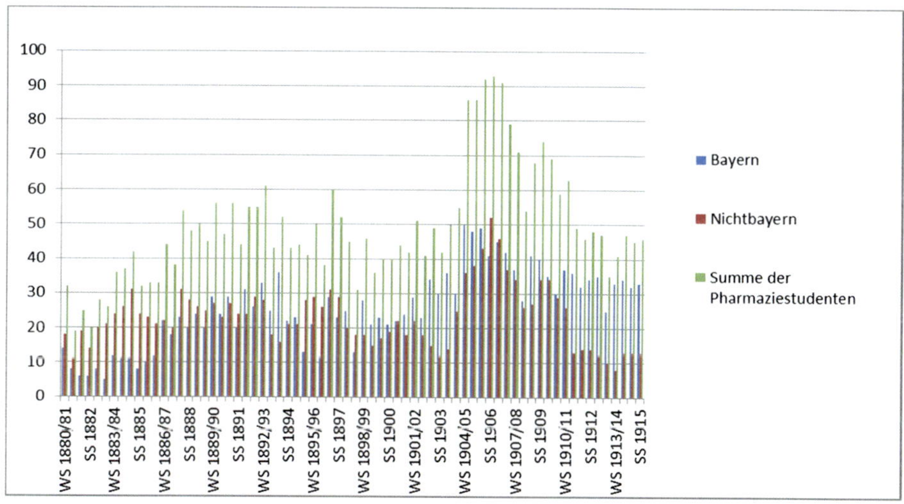

Abb. 25: Pharmaziestudenten WS 1880/81 bis SS 1915.[620]

620 Zu den genauen Zahlen siehe Anlage 5.

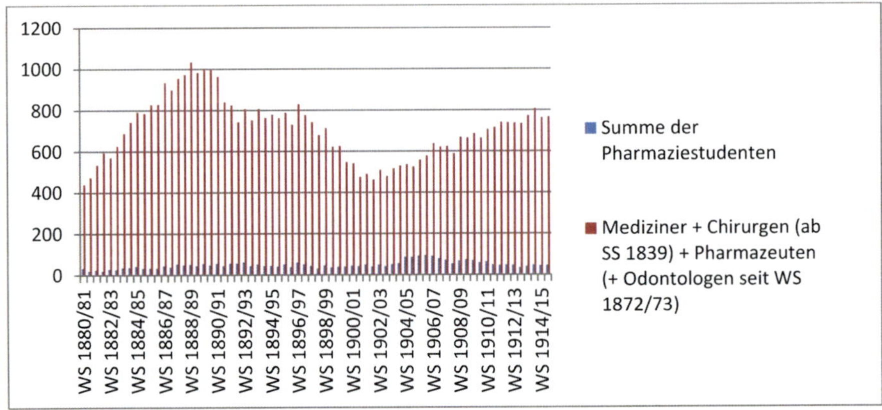

Abb. 26: Gesamtzahl aller Pharmaziestudenten pro Semester im Vergleich zur Gesamtzahl der innerhalb der Med. Fakultät Immatrikulierten von WS 1880/81 bis SS 1915.[621]

5.4 Diskussion

Wir konnten erstmals den Matrikeleintrag von Johann Georg Pickel (1751–1838) im handgeschriebenen Matrikelbuch der Universität Würzburg, Band 2 finden.[622] Er ist mit dem 26. November 1767 sehr früh.[623] Zudem konnten wir Winfried Kraus mit einem Eintrag im Einwohnermeldebogen ältere Linie, aufgefunden im Würzburger Stadtarchiv, korrigieren. Der Todestag von Johann Georg Pickel war somit der 20. Juli 1838 und nicht der 24. Juli 1838, wie Kraus fälschlich angibt.[624]

Die Immatrikulation von Ferdinand Wurzer (1742–1812), späterer Professor für Chemie und Medizin in Marburg, konnten wir erstmalig im Matrikelbuch, Band 2 der Universität Würzburg nachweisen. Er trug sich am 26. November 1784 an der Alma Julia ein und war Pickels Schüler.[625]

Familiär konnten wir Pickels Sohn Kaspar mit einer eigenen Akte im Universitätsarchiv Würzburg belegen.[626] Die Lebensdaten seiner Tochter Josephine (1807–1903)[627] fanden wir auf dem noch erhaltenen Grabstein der freiherrlichen Familie von Bibra.

621 Zu den genauen Zahlen siehe Anlage 5.

622 Siehe hierzu Matrikelbuch der Universität Würzburg, Bd. 2.

623 Siehe hierzu Kap. 5.1.1, S. 39.

624 Siehe hierzu W. KRAUS (2007), S. 40 und S. 578. Hier verweist Kraus auf eine andere Sekundärquelle, die ebenfalls den 20. Juli angibt; siehe auch Kap. 5.1.1, S. 39.

625 Siehe hierzu H.-D. SCHWARZ (2001).

626 Siehe hierzu UniAWürzburg, ARS 2709 [ohne Paginierung].

627 Siehe hierzu Familiengrab der freiherrlichen Familie von Bibra auf dem Friedhof von Schwebheim bei Schweinfurt. Das Geburtsdatum wird hier mit 3. Oktober 1807, das Sterbedatum mit 25. Oktober 1903 angegeben.

Den Lebensweg des Sohnes Franz Ignaz (1801–1840)[628] als Student der Pharmazie und ausgewanderter Militärapotheker in griechischen Diensten konnten wir erstmalig aufzeigen.

Einen zweiten Chemischen Lehrstuhl, allerdings in der Philosophischen Fakultät, und damit einen zusätzlichen Lehrauftrag zu Pickels Lehrsparte der Chemie und Pharmazie in der Medizinischen Fakultät, konnten wir anhand des abschriftlichen Ernennungsdekretes von Großherzog Ferdinand (1769–1824)[629] und eines akademischen Lebenslaufes für Franz Lothar August Raimund Sorg (1773–1827)[630] belegen und zeitlich einordnen.[631] Auch Pickels Bemühungen, die Direktion des Physikalischen Kabinettes und einen erneuten Lehrauftrag der Physik zu erhalten, konnten wir zum ersten Mal durch Aktenmaterial des Universitätsarchivs Würzburg beweisen.[632]

Die Würdigung Pickels in dem Warenangebot seiner Fabrik in der Sanderau konnten wir in seine Biographie einarbeiten.[633]

Hinsichtlich der Biographie Ludwig Rumpfs (1793–1862) konnten wir mit einem Autograph beweisen, dass er Apotheker war, und damit Werner Dressendörfer widerlegen.[634] Armin Wankmüllers (1924–2016)[635] Ausführungen zu Rumpf wurden von uns bestätigt.[636] In der Staatsbibliothek Bamberg konnten wir Rumpfs Inauguraldissertation für das Fach Medizin, Chirurgie und Geburtshilfe vom 8. Mai 1824 erstmalig nachweisen und so Wankmüller korrigieren, der angibt, dass Rumpf 1822 den Dr. phil. *et med.* erhalten hätte.[637] Eine Eintragung in die Deutsche Apotheker-

---

628 Siehe hierzu J. GUTENÄCKER (1841), S. 77; sowie Kap. 5.3.1.2, S. 129. Franz Ignaz Pickel wurde am 1. Mai 1801 geboren. Nach erfolgter Gymnasialzeit studierte er ab 5. März 1819 Pharmazie in Würzburg. 1833 wanderte er nach Griechenland aus und beschäftigte sich dort u. a. mit Botanik. 1840 starb er als Militärapotheker in Patras auf der Peloponnes.

629 Siehe hierzu W. ENGELHORN (1982), S. 142.

630 Siehe hierzu K. KOSCHEL (1982), S. 713; sowie UniBibWürzburg, Sig. 63/T 16.16 Totenzettel Sorg, Franz Lothar August Raimund.

631 Siehe hierzu UniAWürzburg, ARS 1632 [ohne Paginierung]. Abschrift einer Abschrift „Wir Ferdinand etc. etc." „Dekret für den Professor der Physik und Chemie Franz Lothar Sorg" vom 7. September 1809. Diese Abschrift ist im Anschluss an einen von Sorg selbstverfasste[n] [akademischen Lebenslauf] „Erklärung des Medizinalrathes und Professors Sorg über seine Amtsverhältnisse als ö. o. Lehrer der Chemie" vom 30. November 1819 zu finden; sowie UniBibWürzburg, Sig. 63/T 16.16 Totenzettel Sorg, Franz Lothar August Raimund.

632 Siehe hierzu UniAWürzburg, ARS 3226 [ohne Paginierung].

633 Siehe hierzu C. SCHÜMANN (1997), S. 329 und S. 338. Nähere Angaben zu Pickel und seiner Fabrik sind hier zu finden. Schümann schreibt hier versehentlich „Sonderau" als Entstehungsort der Fabrik. Tatsächlich war es der Würzburger Stadtteil „Sanderau".

634 Siehe hierzu UniAJena, Sig. U Abt. IX, Nr. 23,2417. Der Brief ist adressiert an Johann Georg Lenz (1748–1832), den Stifter und Direktor der Mineralogischen Gesellschaft zu Jena. Wegen seiner Herkunft aus einer Apothekerfamilie und der Tatsache, dass sein Vater Universitätsprofessor der Chemie und Pharmazie bis zur Auflösung der Bamberger Universität 1803 war, erscheint es nicht verwunderlich, dass Rumpf zunächst auch diesen Berufsweg einschlug; siehe auch W. DRESSENDÖRFER (2004), S. 76f. Dressendörfers Behauptung, dass Rumpf „selbst also kein Apotheker" war, konnten wir widerlegen.

635 Siehe hierzu DApoBio (2021), Ergbd. 3, S. 614–616.

636 Siehe hierzu A. WANKMÜLLER (1973), S. 1772f.

637 Siehe hierzu L. RUMPF (1824). Darin wird er als Doktor der Philosophie und Dozent an der Ludwigs-Universität Landshut ausgewiesen; siehe auch A. WANKMÜLLER (1973), S. 1771–1775.

Biographie fehlt bislang. Auch die biographischen Angaben zu seinem Schwager, dem Würzburger Anatomieprofessor Martin Münz (1779–1849)[638], konnten wir korrigieren und zugleich Grund, Altmann und Kirchhoff bestätigen.[639] Außerdem konnten wir belegen, dass Münz der Schwager und nicht, wie Schmidt behauptet, der Schwiegersohn Rumpfs war.[640]

Es gelang uns, zur Biographie Rumpfs eine große Anzahl Akten zu erschließen. Seine zahlreichen Mitgliedschaften in Fachgesellschaften ließen sich so zum ersten Mal nachweisen.[641] Rumpfs Tätigkeit als ordentlicher Professor der Mineralogie und Pharmazie konnten wir in den Archivalien zweifelsfrei bis zu seinem Tod 1862 nachweisen.[642]

Zu Johann Joseph Scherer (1814–1869)[643] fanden wir erstmalig den Eintrag im handgeschriebenen Matrikelbuch der Universität Würzburg unter dem 23. Oktober 1833. Zunächst hatte er sich für „Staatswirthschaft" immatrikuliert, was er aber durch einen Federstrich in Medizin verbesserte.[644] Christina Renata Grund können wir hinsichtlich ihrer Angaben zu Johann Joseph Scherer mit einer Ausnahme bestätigen. Für Allgemeine Chemie hatte Rumpf nie einen Lehrauftrag erhalten. Daher konnte dieses Nominalfach beim Tod Rumpfs auch nicht an Scherer übergehen.[645] Daneben

---

638 Siehe hierzu G. KIRCHHOFF (1964), S. 5 und S. 22.

639 Siehe hierzu C. R. GRUND (2002), S. 652; H.-W. ALTMANN (1982), S. 1011; G. KIRCHHOFF (1964), S. 5, S. 22, S. 13 und S. 21f.; sowie UniBibWürzburg Sig 63/T 15.145 Totenzettel Münz, Martin.

640 Siehe hierzu G. KIRCHHOFF (1964), S. 13; sowie A. W.-O. SCHMIDT (2003), S. 48. Maria Kunigunde Susanne Rumpf, geboren am 13. August 1800 als Tochter von Ernst Friedrich Felix Rumpf (1764–1849), Apotheker und Professor der Chemie und Pharmazie in Bamberg, war die Schwester und nicht die Tochter von Ludwig Rumpf, Professor der Mineralogie und Pharmazie in Würzburg, wie Schmidt fälschlicherweise schrieb.

641 Vgl. UniAWürzburg, ARS 755 [ohne Paginierung]. Schreiben des Ministeriums des Innern vom 23. Januar 1845.

642 Vgl. UniAWürzburg, ARS 795 [ohne Paginierung]. Interner Aktenvermerk zur Wiederbesetzung der Professur der Mineralogie und Pharmazeutischen Chemie an der königlichen Universität Würzburg / hier die Übertragung der Lehrsparte an den ordentlichen Professor Scherer, datiert auf den 4. Februar 1863.

643 Siehe hierzu A. METTENLEITER (2001), S. 839.

644 Siehe hierzu Matrikelbuch der Universität Würzburg, Bd. 2.

645 Vgl. C. R. GRUND (2002), S. 309.

hatte bis zu seinem Tod Gottfried Wilhelm Osann (1797–1866)[646] ein Ordinariat der Physik und Chemie inne. Die Ernennung Scherers zum Ordinarius 1847 belegt ihn für das Lehrfach Chemie, allerdings in der Medizinischen Fakultät.[647]

Die Betreuung der Pharmazeuten übernahm er erst nach dem Tod Rumpfs 1862. Grunds biographischen Angaben können wir voll und ganz zustimmen.

Dressendörfers etwas eigenartige Formulierung, „die Pharmazie verfüg[...]e seit 1842 über ein Extraordinariat für Pharmazeutische Chemie, das [...] Scherer [...] vertrat und das 1847 in ein chemisches Ordinariat innerhalb der Medizinischen Fakultät umgewandelt wurde“[648], konnten wir nicht bestätigen. Er bezog sich auf das Vorlesungsverzeichnis. Sicher gab es Unterricht u. a. für Medizinstudenten zur Pharmazeutischen Chemie bereits ab 1842, wie wir mit dem Privatdozenten Ferdinand Schubert (1812–1875)[649] nachweisen konnten, aber die Angaben aus der Personalakte Scherers zu seinen Ernennungen zum Extraordinarius und Ordinarius bezeugen allein 1842 „Lehrvorträge der organischen Chemie in Verbindung mit den für die Kliniken des Juliusspitals nöthigen chemischen Untersuchungen“ beginnend mit dem 1. August desselben Jahres beziehungsweise 1847 das Lehrfach der Chemie.[650] Somit wurden Pharmazeuten unter Scherer nur mitbetreut.

Zu Johann Rudolph Wagner (1822–1880)[651] konnten wir erstmalig Archivalien aus dem Universitätsarchiv Leipzig auswerten. Holm-Dietmar Schwarz (1928–2007)[652]

---

646 Siehe hierzu C. OSANN (2014), S. 62, S. 66 und S. 109f.; W. GUTTMANN (1909), Sp. 1345; sowie StadtA Würzburg Einwohnermeldebogen jüngere Linie Gottfried Wilhelm Osann und „Biographische Mappe Gottfried Wilhelm Osann“. Hier fanden wir ein amtliches „Sterbe-Attest“ der Eheleute Osann des protestantischen Pfarramtes Würzburg vom 2. Januar 1872 und nochmals beglaubigt am 4. Januar 1872 durch den rechtskundigen Bürgermeister der Stadt Würzburg. Als Sterbetag wird der 10. September 1866 angegeben. Der Geburtstag ist bei Rückrechnung der dort angegeben Lebenszeit um zehn Tage falsch errechnet. Er starb an vitium cordis. Nach Guttmann ist Vitium cordis ein „Herzfehler (im allgemeinen)“. Im Meldebogen finden sich auch nähere Angaben zu seiner Familie. In der Biographischen Mappe zu „Gottfried Wilhelm Osann“ lassen sich viele Angaben und die Gedächtnisrede von Rinecker aus der Jahreszeitung der „physikalisch-medicinischen Gesellschaft“ in Würzburg nachweisen. Allerdings stimmen Rineckers Aussagen zu Osanns Lebensdaten nicht. Ein unbekanntes Foto Osanns „im Kreise von Kollegen“, konnte dort ebenfalls gefunden werde.

647 Siehe hierzu UniAWürzburg, ARS 795 [ohne Paginierung]. Ernennungsdekret zum ordentlichen Professor mit der originalen Unterschrift des Königs Ludwig I. (1786–1868), ausgestellt in München am 8. Juni 1847.

648 W. DRESSENDÖRFER (2004), S. 77.

649 Siehe hierzu C. von DEUSTER (1982), S. 876; C. R. GRUND (2002), S. 392; G. STICKER (1932), S. 637; K. KOSCHEL / G. SAUER (1968), S. 23; sowie UniBibWürzburg, Sig. 63/T 1.160. Nach Sticker und von Deuster war Schubert 1810 geboren. Schubert hielt übergangsweise nach dem Tod Scherers dessen Vorlesungen. Er ist identisch mit dem Privatdozent Dr. Ferdinand Schubert, der sich um die Nachfolge Herbergers 1855 an der Universität Würzburg bewarb. Vgl. Kap. 5.1.4. Für das Sommersemester 1842 kündigte er ein Repetitorium über sämtliche pharmazeutische Wissenschaften an.

650 Siehe hierzu UniAWürzburg, ARS 795 [ohne Paginierung]. Ernennungsdekret zum außerordentlichen Professor mit der originalen Unterschrift des Königs Ludwig I. (1786–1868), ausgestellt in Bad Brückenau am 17. Juli 1842.

651 Siehe hierzu W. DRESSENDÖRFER (2004), S. 79.

652 Siehe hierzu DApoBio (2021), Ergbd. 3, S. 516f.

zitiert diese und die Personalakte des Universitätsarchivs Würzburg in der Deutschen Apotheker-Biographie nicht. Ebenso wenig erwähnt er die Übertragung der Pharmazeutischen Präparatenlehre an Wagner und seine Wichtigkeit für die Verselbstständigung des Lehrfaches Pharmazie in Würzburg.[653]

Wir konnten Wagner nach Rudolf Schmitz (1918–1992)[654] erstmalig in größerem Umfang biographisch bearbeiten, insbesondere was die universitäre Ausbildung der Pharmazeuten an der Julius-Maximilians-Universität angeht.[655] Dressendörfer erwähnte ihn nur kurz, gab aber die offizielle Übertragung der Pharmazeutisch-chemischen Präparatenlehre beziehungsweise Pharmazeutische Chemie mit 1878 an,[656] obwohl Wagner den Lehrauftrag dafür bereits 1876 erhalten hatte.[657]

Wagners internationale Bedeutung auf Grund seiner Tätigkeit als gefragtes Jurymitglied der Weltausstellungen in London 1862, Paris 1867, Wien 1873 und Philadelphia 1876, die auch in seinen vielfältigen Ordensdekorationen Ausdruck fand, konnten wir detailliert anhand der gefundenen Archivalien belegen. Seine Orden wurden in der Allgemeinen Deutschen Biographie zwar aufgezählt, allerdings nicht in Bezug zur ehrenvollen Betätigung Wagners als Preisrichter.[658] Die Deutsche Apotheker-Biographie erwähnt die Weltausstellungen nicht; als Orden gibt sie lediglich den königlich-bayerischen Verdienstorden verbunden mit der Standeserhöhung an.[659] Seine Berufungen nach auswärts, die nur in der Allgemeinen Deutschen Biographie Eingang fanden, haben wir chronologisch in seine Biographie und den akademischen Lebenslauf eingearbeitet. Die offizielle Übertragung des Lehrfaches Pharmazeutisch-chemische Präparatenlehre 1876 auf Grund des Wegfalles seines eigentlichen Nominalfaches „Landwirtschaft sowie Forstencyklopädie und bayerische Forststatistik“ 1862 blieb in der Allgemeinen Deutschen Biographie unerwähnt.[660]

Zu Ludwig Medicus (1847–1915)[661] konnten wir in der Personalakte des Universitätsarchivs erstmals einen eigenhändigen Lebenslauf finden.[662] Auch seine Teilnahme am Deutsch-Französischen Krieg verbunden mit seinen Einsatzorten haben wir erstmalig nachweisen können. Es ist uns zudem gelungen, sein Habilitationsverfahren beispielhaft für die zweite Hälfte des 19. Jahrhunderts zu analysieren. Wir konnten die Angaben zu seinen familiären Verhältnissen aus dem Nekrolog von Fritz Reitzenstein

[653] Siehe hierzu DApoBio (1997), Ergbd. 2, S. 336f.

[654] Siehe hierzu C. FRIEDRICH / W.-D. MÜLLER-JAHNCKE (2005), S. 690; sowie A. M. LÖHNERT (2021).

[655] Siehe hierzu R. SCHMITZ (1969), S. 336f.

[656] Siehe hierzu W. DRESSENDÖRFER (2004), S. 79f.

[657] Siehe hierzu UniAWürzburg, ARS 880 [ohne Paginierung]. Ministerieller Erlass vom 23. Mai 1876.

[658] Siehe hierzu ADB (1896), Bd. 40, S. 574f.

[659] Siehe hierzu DApoBio (1997), Ergbd. 2, S. 336f.

[660] Siehe hierzu ADB (1896), Bd. 40, S. 574f.

[661] Siehe hierzu R. SCHMITZ (1969), S. 337.

[662] Siehe hierzu UniAWürzburg, ARS 656 [ohne Paginierung]. „Curriculum vitae“ im Anschluss eines Schreibens der „mathematisch-naturwissenschaftlichen Section der philosophischen Facultät […]“ an den Akademischen Senat vom 7. August 1874.

ergänzen. Die Ausführungen in der Neuen Deutschen Biographie konnten wir bestätigen und mit Angaben aus der Personalakte vervollständigen.[663] Rudolf Schmitz' Aussagen zu Ludwig Medicus können wir vollumfänglich zustimmen.[664]

Den für das Königreich Bayern gewählten besonderen Weg der Angliederung der Untersuchungsanstalten für Nahrungs- und Genussmittel an die bestehenden Pharmazeutischen beziehungsweise Technologischen Hochschulinstitute, an dem Medicus zuerst als Gutachter und dann als I. Direktor maßgeblichen Anteil hatte, konnten wir in diesem größeren Zusammenhang nach Otmar Pappe und Konrad Hildenbrand (1930–2019)[665] erstmals aufzeigen.[666]

Mit dem Unterkapitel „Wissenschaftliche Mitarbeiter und weitere Beschäftigte" konnten wir zum ersten Mal die Untersuchung zur Verselbstständigung der Pharmazie an der Universität Würzburg ergänzen. Grundlage waren die amtlich gedruckten Verzeichnisse des Personals und der Studierenden der Universität.[667] Ergänzt wurden diese Angaben mit Hinweisen über Helfer wie dem Juliusspital-Apotheker Johann Wilhelm Lebermann oder Levermann (1739–1821)[668] sowie Stößer oder Famuli bei Pickel und Rumpf, deren Namen in den Akten nur selten überliefert wurden.

In der zweiten Hälfte des 19. Jahrhunderts konnten wir für einige wissenschaftliche Mitarbeiter Examensakten im Universitätsarchiv Würzburg nachweisen. Zudem untersuchten wir am Beispiel Albert Hilgers (1839–1905)[669] anhand seiner Personalakte den Ablauf eines universitären Habilitationsverfahrens, wie schon bei Medicus. Die Ausführungen in Annette Rheins Dissertation konnten wir bestätigen.[670]

Wir haben für Würzburg zum ersten Mal den beruflichen Werdegang des langjährigen und später verbeamteten Assistenten Heinrich Bauch (1863–1936)[671] untersucht,

---

663 Siehe hierzu NDB (1990), Bd. 16, S. 599; sowie F. REITZENSTEIN (1915), S. 1746.

664 Siehe hierzu R. SCHMITZ (1969), S. 337–340.

665 Siehe hierzu N. CHRISTOPH (2019), S. 31.

666 Siehe hierzu O. PAPPE (1975), S. 136; K. HILDENBRAND (1984), S. 313–315; J. KÖNIG / A. JUCKENACK (1907), S. 159f.; L. MEDICUS (1892), S. 130–133; sowie L. MEDICUS (1914), S. 113–116.

667 Siehe hierzu ab 1841 „Amtliches Verzeichnis des Personals und der Studirenden an der Julius-Maximilians-Universität zu Würzburg für das Sommer-Semester 1841" und ab Wintersemester 1853/54 „Personalsbestand der K[öniglich] B[ayerischen] Julius-Maximilians-Universität Würzburg im Winter-Semester 1853/54".

668 Siehe hierzu A. METTENLEITER (2001), S. 497.

669 Siehe hierzu DApoBio (1975), Bd. 1, S. 275f. Verwiesen sei hier auf Albert Hilger im Kap. 5.2.3, S. 92.

670 Siehe hierzu A. RHEIN (1988); DApoBio (1975), Bd. 1, S. 275f.; sowie UniAWürzburg, ARS 548 [ohne Paginierung]. Die Personalakte aus Würzburg blieb in der Deutschen Apotheker-Biographie unberücksichtigt, obwohl dort von uns ein handgeschriebener Lebenslauf Hilgers aufgefunden wurde.

671 Siehe hierzu UniAWürzburg, PA 6 [ohne Paginierung]. In dem Vormerkungsbogen für den Assistenten mit Beamteneigenschaft Heinrich Bauch, ausgestellt und von ihm selbst unterschrieben, wird als Geburtsdatum der 4. Juli 1863 und als Geburtsort Würzburg angegeben. Die Traueranzeige mit dem Vermerk des „heutigen Sterbetages" ist datiert auf den 17. Februar 1936.

der 1919 in der Ernennung zum Professor durch das Staatsministerium für Unterricht und Kultus seinen Höhepunkt fand.[672]

Nach damaligem Angestelltenrecht war es üblich, vor einer geplanten Verehelichung den Dienstherrn um Erlaubnis zu fragen, wie wir bei Johann Joseph Scherer sowie den Dienern Georg Schneider (1845–1888)[673] und Martin Flach (1849–1922)[674] anhand der Personalakten nachweisen konnten.[675]

Im Gesamtkontext gelang uns erstmalig die Eingliederung der Wissenschaftlichen Mitarbeiter und Diener der Laboratorien und Institute. Wir konnten erstmals die Arbeitsverhältnisse und das Personal der Königlichen Untersuchungsanstalt für Nahrungs- und Genussmittel ermitteln und zu einigen Assistenten und Inspektoren Akten im Universitätsarchiv Würzburg finden. Hildenbrands Angaben ergänzten unsere Betrachtung.[676] Unsere Untersuchung zu den Wissenschaftlichen Mitarbeitern, Dienern, Hausmeistern und anderen Angestellten leistet einen Beitrag zur Würzburger Universitätsgeschichte.

Nach Angabe von Rudolf Schmitz sind erste Matrikulationen für Pharmaziestudenten in Würzburg im Jahr 1800 nachweisbar, weshalb unsere Betrachtung zu den Studierenden der Pharmazie mit diesem Zeitpunkt beginnt. Ab Wintersemester 1830/31 standen uns die gedruckten Verzeichnisse des Personals und der Studierenden zur Verfügung. Eine große Schwierigkeit war, die Handschriften der Studenten zu lesen. Teils sind sie in ihren Angaben ungenau, da Studienfach oder andere wichtige Parameter wie Vornamen fehlen.

---

672 Siehe hierzu UniAWürzburg, PA 6 [ohne Paginierung].

673 Siehe hierzu UniAWürzburg, ARS 297 [ohne Paginierung]. Personal-Liste s. v. Schneider, Georg. Das Geburtsdatum wird hier mit 27. November 1845, der Geburtsort mit Unterpleichfeld angegeben; sowie UniAWürzburg, ARS 810 [ohne Paginierung]. Schreiben des „kgl. Ober-Bibliothekariats an den kgl. Universitäts-Senat“ vom 21. Februar 1888: „Am 21. Februar 1888 starb um 7 Uhr früh nach achtmonatiger Krankheit der I. Diener und Hausmeister der kgl. Universitäts-Bibliothek.”

674 Siehe hierzu UniAWürzburg, ARS 453 [ohne Paginierung]. Lebensbeschreibung aus eigener Hand, datiert auf den 17. Februar 1887. Flach wurde am 10. März 1849 in Aschaffenburg als unehelicher Sohn der Metzgermeisterstochter Klara Flach geboren, katholisch getauft und erzogen; siehe auch Senatsbericht zum Staatsministerium für Unterricht und Kultus vom 17. Januar 1922. Das Sterbedatum wird mit 7. Januar 1922 angegeben.

675 Siehe hierzu UniAWürzburg, ARS 795 [ohne Paginierung]. Gesuch Scherers um „Wiederverehelichung an den akademischen Senat mit Bitte um Weiterleitung an allerhöchstem Ort“ vom 4. Oktober 1847. In damaliger Zeit musste man den Arbeitgeber um Erlaubnis einer Verheiratung bitten; siehe C. R. GRUND (2002), S. 157–159. Auch angestellte Diener mussten hierfür den Arbeitgeber um Erlaubnis bitten, wie zum Beispiel der Diener Georg Schneider; siehe UniAWürzburg, ARS 810 [ohne Paginierung]. Schreiben des „königl. Oberbibliothekariats an den königl. Universitäts-Senat Betreff Verehelichungsgesuch des Bibliothek-Dieners Georg Schneider“ vom 15. Februar 1875; UniAWürzburg, ARS 453 [ohne Paginierung]. Bittschreiben Martin Flachs um „Verehelichungserlaubnis an das Rektorat der Julius-Maximilians-Universität Würzburg“ vom 25. August 1890; sowie Kap. 5.2.6, S. 102.

676 Siehe hierzu K. HILDENBRAND (1984), S. 313–315.

Armin Wankmüller stützt sich bis 1820 auf Sebastian Merkle (1862–1945).[677] Danach übernahm er erst die originalen Daten aus dem Matrikelbuch, Band 2 der Universität.[678] Wir nahmen die Einteilung in Unterkapitel nach der jeweiligen Zeitspanne der Professoren vor, in der diese für die Betreuung der Pharmaziestudenten zuständig waren. Man muss berücksichtigen, dass bis zur Einbeziehung der gedruckten Verzeichnisse ab Wintersemester 1830/31 nur Erstimmatrikulationen im Matrikelbuch Band 2 der Universität erfasst werden konnten. Wankmüllers tabellarische Namensnennung der Studierenden wurde von uns durch Angaben aus der Deutschen Apotheker-Biographie und zusätzlichen Quellen wie Beiträge in Zeitschriften und anderen Veröffentlichungen ergänzt und korrigiert. Von Wankmüller ausgelassene oder übersehene Studenten wurden in unserer Studie hinzugefügt.

Ab dem Wintersemester 1830/31 wurde in den gedruckten Verzeichnissen nach bayerischen und nichtbayerischen Studenten unterschieden. Wir konnten daher zum ersten Mal Diagramme erstellen und diese Zahlen ins Verhältnis zu den Gesamtstudierenden der Pharmazie pro Semester setzen. Alle genauen Zahlen hierzu sind tabellarisch im Anlagenteil hinterlegt. Daneben sollen weitere Diagramme das Verhältnis der Pharmazeuten zur Summe aus Pharmazeuten, Medizinern, Chirurgen und ab Wintersemester 1872/73 Odontologen aufzeigen. Interessant war hierbei auch mancher Vergleich der Zahlen zwischen den Studenten der Zahnmedizin und der Pharmazie.

Für das Renommee einer Universität sind auch besonders ausländische Studenten ein Indikator. Soweit es uns möglich war, haben wir diese einzeln oder später in Zahlenwerten gesondert ausgewiesen. Leonhard Kollman aus Buitenzorg auf der Insel Java studierte in den Jahren 1849 und 1850 als einer der ersten nachweisbaren Studenten an der Würzburger Universität aus Übersee.

Mit in die Betrachtung einbeziehen muss man die wechselnden politischen Herrschaftsverhältnisse in Würzburg. Während das Großherzogtum mit dem Hochstift Würzburg weitgehend identisch blieb, war das Kurfürstentum Bayern viel kleiner als das spätere Königreich Bayern mit seinen pfälzischen und fränkischen Besitzungen. Zum Deutschen Reich gehörten zum Beispiel nach 1871 auch das „Reichsland Elsaß-Lothringen“ sowie Schlesien, Pommern, West- und Ostpreußen.

Unter Ludwig Medicus gab es 1906 einen Höhepunkt der Pharmaziestudierenden mit 93. Interessant war auch der Vergleich im Wintersemester 1906/07 mit 90 Zahnmedizinstudenten und 91 Studenten der Pharmazie.

---

677 Siehe hierzu A. WANKMÜLLER (1962), S. 1533–1535; sowie S. MERKLE (1922). Zu Sebastian Merkle siehe K. WITTSTADT (1982), S. 408–413.

678 Siehe hierzu A. WANKMÜLLER (1973), S. 1771–1775.

6 Materiell-technische Ausstattung von 1782 bis 1915

Bei der Untersuchung der materiell-technischen Ausstattung werden die Entwicklung des Inventars, der Räumlichkeiten und Gebäude sowie die zur Verfügung stehenden Finanzmittel analysiert. Nicht für jeden Zeitraum konnten dazu Angaben in den Quellen gefunden werden. Direkte Bauakten waren nicht vorhanden. Es gelang indes, in den Personalakten und den Akten über Streitigkeiten zwischen den Professoren Johann Georg Pickel (1751–1838) und Ludwig Rumpf (1793–1862) einige Angaben zu Ausstattung und Neuanschaffung in den Laboratorien zu ermitteln. Professor Rumpf hatte in seiner Zeit als Adjunkt von Professor Pickel die Auflage, jede Neuanschaffung oder Änderung im Inventar schriftlich festzuhalten und von den universitären Behörden genehmigen zu lassen. Ältere Angaben zu Beginn der Lehrtätigkeit Pickels sind nur spärlich überliefert. Eine Fotografie eines 1936 von Willy Jakob (1895–1967)[1] angefertigten Ölgemäldes des Labors von Pickel blieb trotz Verlusten im Zweiten Weltkrieg erhalten. Es zeigt das erste Labor Pickels im Würzburger Juliusspital. Geräte aus Metall blieben unversehrt, während die übrige Ausstattung in der Würzburger Bombennacht am 16. März 1945 unterging.[2]

[1] Die Lebensdaten sind vom Grabstein des Künstlers am Friedhof Wenigumstadt, Gemeinde Großostheim im Landkreis Aschaffenburg entnommen.

[2] Siehe hierzu H. FRANKE (1984), S. 33 und S. 36; sowie K. KOSCHEL (1982), S. 709.

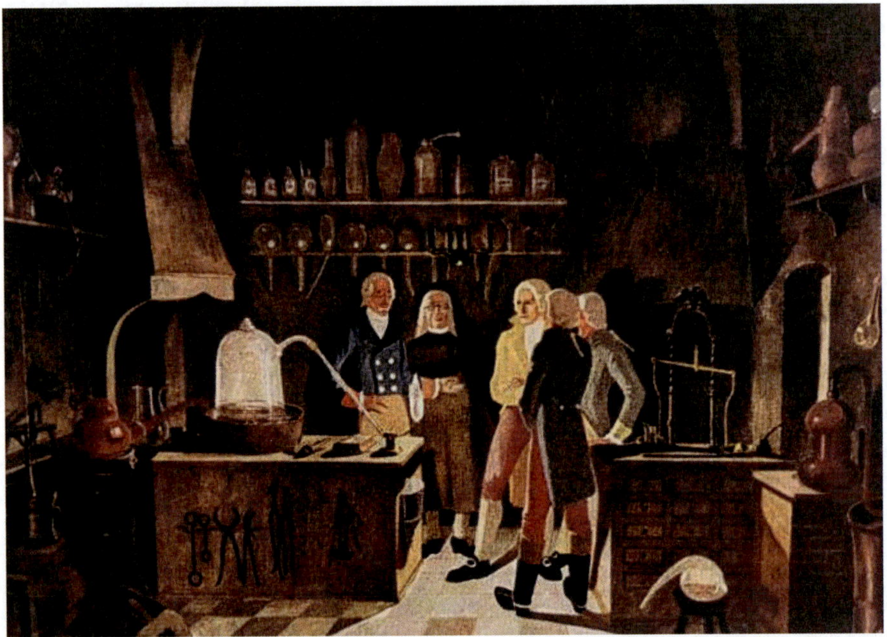

Abb. 27: Blick in das erste Laboratorium Johann Georg Pickels im Gebäude des Juliusspitals. Kopie eines Ölgemäldes Willy Jacobs von 1936. Der Gasbeleuchtungsversuch Pickels von 1786[3] wurde hier hineinkomponiert (Original verbrannt; Kopie Dr. Lindner privat.)[4]

Zu den Räumlichkeiten fanden wir Hinweise in den Personalakten der Hochschullehrer, aber auch in späterer Phase unseres Untersuchungszeitraumes von 1800 bis 1915 in den Akten der Diener und Hausmeister. Zudem konnten wir zur finanziellen Ausstattung teils in den Personalakten der Professoren Angaben finden, die aber nicht immer von deren persönlichen Gehalt zu trennen sind. Pickel hat sicher gemäß seinem Motto,

---

3 Siehe hierzu G. PICKEL (1785), S. 13. Hier berichtet Pickel selbst von dem Gasbeleuchtungsexperiment. Da seine Schrift schon 1785 entstand, mag der Versuch u. U. 1786 unter Zeugen wiederholt worden sein; siehe auch K. KOSCHEL (1982), S. 709.

4 Siehe hierzu A. METTENLEITER (2001), Abb. 19, Seite vor S. 117 [Abbildungsseiten nicht nummeriert]; K. KOSCHEL (1982), Abb. 56, Rückseite der folgenden Seite 710 [Abbildungsseiten nicht nummeriert], S. 1056 Nr. 56 [Abbildungsverzeichnis] und S. 709; sowie persönliche Mitteilung von W. Dürrnagel vom 25. und 26. Oktober 2022. Anlässlich der Feier „150 Jahre Gasbeleuchtung“ wurde dieses Gemälde von dem damals noch museal erhaltenen ersten Laboratorium Pickels geschaffen. Nach dem „Bildquellenverzeichnis“ von Mettenleiter stammte das abgedruckte Bild in Farbe aus dem Privatarchiv des Stadtrates Willy Dürrnagel, der den Besitz des Bildes in Form einer Postkarte bestätigen konnte.

„Diener des Staates“ zu sein, wie er es in seiner gedruckten Eröffnungsrede[5] ausführte, Teile seines persönlichen Gehalts zur Mehrung und Weiterentwicklung seines Kabinettes verwendet, wie eine Revision des Chemischen Kabinetts durch die Professoren Ignaz Döllinger (1770–1841)[6] und Ambrosius Rau (1784–1830)[7] im Jahr 1811 bestätigte.[8] Dies wurde auch in einem Bericht der Medizinischen Fakultät anlässlich seines Goldenen Doktorjubiläums gewürdigt, der als Abschrift im Anlagenteil zu finden ist.[9]

6.1 Ausstattung und Inventare von 1782 bis 1915

Die früheste Beschreibung einer Teilausstattung findet sich in einer Eingabe des Professors Johann Georg Pickel (1751–1838) an die damals Kurfürstliche Kuratel. Nachdem durch die Säkularisation des Hochstiftes Würzburg 1802[10] und den Reichsdeputationshauptschluss von 1803 Würzburg an das Kurfürstentum Bayern übergegangen war,[11] musste Pickel sein jährliches Budget, das er noch gemäß Festlegung im Jahr 1783 erhielt, neu verhandeln. Er schaffte 1804 und darüber hinaus bis 1806 Materialien für den Unterricht an, obwohl ihm die Kuratel nur 10 Taler neben den 50 Talern, die für den Gehilfen Apotheker Johann Wilhelm Lebermann oder Levermann (1739–1821)[12] bestimmt waren, zur Unterhaltung eines Famulus für Anheizen, Unterrichtsvorbereitung, Bringdienste und Materialkosten im Jahr genehmigte. Alle darüber hinausgehenden Materialien, die zum Gebrauch für die Vorlesungen bestimmt waren, hätte er vorher einzeln genehmigen lassen müssen. Pickel argumentierte stets mit dem bisherigen Budget von 150 Talern im Jahr und dem

5 Siehe hierzu G. PICKEL (1785), S. 13. In seiner Schrift „Einladungsrede des Professor Pickel zu seinen chemischen Vorlesungen von dem Nutzen und Einfluße der Chemie auf das Wohl eines Staats und auf verschiedene Künste und Wissenschaften“ erwähnt Pickel u. a. sein durch Destillation von Blut, Klauen und Hornabfällen erzeugtes Gas, das er auf „nichts kostende ökonomische Weise“ zur Beleuchtung seines Labors in der Nacht nutzte.

6 Siehe hierzu A. METTENLEITER (2001), S. 822.

7 Siehe hierzu W. SIMONIS (1982), S. 610.

8 Siehe hierzu UniAWürzburg, ARS 3218 [ohne Paginierung]. Protokoll der Revision mit dem Titel „Actum die 7ten Septembris anni 1811“; sowie nachfolgendes Schreiben der Kommission an die „Großherzogliche Universitäts Curatel“ datiert [ohne Tag] September 1811. Unter Punkt II. wurde nicht nur die komplette Ordnung und genaue Eintragung ins Inventar sondern auch ein von Pickel selbst bezahlter Überschuss festgehalten. Im nachfolgenden Schreiben wird der Überschuss mit Gläsern und Apparaten angegeben.

9 Siehe hierzu UniAWürzburg, ARS 704 [ohne Paginierung]. „Gehorsamste Anträge und bitten der medicinischen Fakultät, die Feier des Doktorats-Jubiläums des Medicinalrathes und Professors Dr. Pickel betreffend“ an den Akademischen Senat vom 6. Juni 1828; sowie in Abschrift Anlage 16.

10 Siehe hierzu W. WEISS (2004), S. 215. Durch den Immerwährenden Reichstag in Regensburg konnte Bayern bereits am 29. November 1802 vom Hochstift Würzburg Besitz ergreifen.

11 Siehe hierzu D. GÖTSCHMANN (2007), S. 26.

12 Siehe hierzu A. METTENLEITER (2001), S. 497.

Fortschritt in der Wissenschaft.[13] Eine Rechnung der Glashütte Schleichach im Steigerwald mit der Gesamtsumme von 83 Gulden und 28 Kreuzer vom 11. August 1804 gibt Auskunft über eine Lieferung an Johann Georg Pickel. Sie ist der erste Beleg über eine Bestellung Pickels und stellt somit eine erste Teilübersicht des vorhandenen Inventars dar.

Tab. 4: Rechnung der Glashütte Schleichach im Steigerwald für Anschaffungen des Chemischen Laboratoriums vom 11. August 1804.[14]

18 lange cilindrische Einmach Gläser	a 36 Kreuzer	10 Gulden[15]	48 Kreuzer
12 Stück gleichweite Rohr	a 27 Kreuzer	5 Gulden	24 Kreuzer
24 runde Einmach Gläslein	[a] 3 Kreuzer	1 Gulden	12 Kreuzer
24 runde Gläslein mit Einreib-Stöppeln	[a] 5 Kreuzer	2 Gulden	
24 Einmach Gläslein	a 4 Kreuzer	1 Gulden	36 Kreuzer
12 dergleichen viereckiche	[a] 4 Kreuzer		48 Kreuzer
12 Fläschlein mit Einreib Stöppeln	a [5] Kreuzer	1 Gulden	
12 runde Fläschlein mit Einreib Stöppeln	[a] 10 Kreuzer	2 Gulden	
14 gebogene Rohre	a 24 Kreuzer	5 Gulden	36 Kreuzer
4 Stück zweymäßige Flaschen mit Güssen und Stöppeln	a 30 Kreuzer	2 Gulden	
4 dergleichen 4mäßige	[a] 1 Gulden	4 Gulden	
4 cilinderförmige Kolben mit 2 Öffnungen zu 1 Gulden 12 Kreuzer		4 Gulden	48 Kreuzer
4 dergelichen kleinere	[a] 36 Kreuzer	2 Gulden	24 Kreuzer
6 retorten	a 48 Kreuzer	4 Gulden	48 Kreuzer
4 dergleichen kleine	a 18 Kreuzer	1 Gulden	12 Kreuzer

[13] Siehe hierzu UniAWürzburg, ARS 3218 [ohne Paginierung]. Schreiben Pickels an das „Churfürstliche GeneralLandCommissariat" vom 25. September 1804; Bericht des Akademischen Senats an die „Chufürstl. Oberste StudienCuratel expedirt" am 20. November 1804; Schreiben Pickels an den „Churfürstlichen Academischen Senat" vom 18. Dezember 1804; Bittgesuch Pickels an die „Churfürstliche StudienCuratel" vom 1. März 1806. Inzwischen waren die Auslagen auf 180 Taler in zwei Jahren angestiegen; sowie Schreiben der „Kurfürstlichen UniversitätsCuratel" an den Akademischen Senat vom 25. September 1806.

[14] UniAWürzburg, ARS 3218 [ohne Paginierung]. Verzeichnis in „3 Verschlägen" verpackten Gläsern der Glashütte Schleichach vom 11. August 1804, gezeichnet I. F. Horlacher.

[15] Siehe hierzu HERDER (1950), Sp. 1145. Der Floren[us], Abkürzung Fl. oder fl., war eine Goldmünze des Mittelalters aus Florenz und wurde später auch Gulden genannt; siehe K. DÜLFER / H.-E. KORN (2013), S. 38; sowie B. WOLLNER (1995), S. 310f. Nach der Münzkonvention von 1753 waren u. a. 1 Gulden rh. [rheinisch] 60 Kreuzer rh. [rheinisch]. „fl." [florenus] steht für rheinischer Gulden; siehe UniAWürzburg, ARS 3218 [ohne Paginierung]. Schreiben Pickels an das „Churfürstliche GeneralLandCommissariat" vom 25. September 1804. Hierin gibt Pickel eine Summe von 232 fl. rh[…] und 38 ½ Kr. an. Pickel bezog sich also stets auf den rheinischen Gulden.

4 noch kleinere dergleichen	[a] 12 Kreuzer	48 Kreuzer
6 retorten mit gläsernen Stöppeln	[a] 1 Gulden 12 Kreuzer	7 Gulden 12 Kreuzer
6 Stück dergleichen größere	[a] 1 Gulden 30 Kreuzer	9 Gulden
6 kleine phiolen mit Stöppeln	[a] 12 Kreuzer	1 Gulden 12 Kreuzer
4 starke von Glas verfertigte halbMaas Becher [a] 15 Kreuzer		1 Gulden
4 Schwere Schoppen Becher	[a] 10 Kreuzer	40 Kreuzer
3 Stück zweymäßige Gläschen mit 3 Öffnungen [a] 30 Kreuzer		1 Gulden 30 Kreuzer
2 Stück 4mäßige dergleichen	a 1 Gulden	2 Gulden
3 Stück dergleichen mit 2 Öffnungen und hohlen Stöppeln [a] 1 Gulden		3 Gulden
2 große ReibSchalen mit Reibern	[a] 1 Gulden 30 Kreuzer	3 Gulden
für die 3 Verschläge [Verpackung]		4 Gulden 30 Kreuzer
Summa		83 Gulden 28 Kreuzer

Ein Gewichtssatz, 1804 vom Julius-Spital-Apotheker Levermann aus Nürnberg[16] erworben, kostete 17 Gulden 12 Kreuzer.[17] 4 [Einheit nicht identifizierbar] Mercurum praecipitatum rubrum, ebenfalls vom Apotheker Levermann aus Nürnberg beschafft, kosteten 11 Gulden.[18] ¼ Pfund Phosphor, 3 Pfund Cinober, 3 Pfund Mercur. praecip. rub., [1] Schachtel beige Gläschen waren insgesamt 21 Gulden wert.[19] Ebenfalls 1804 stellte Pickel folgende chemische Stoffe in Rechnung:

Tab. 5: Rechnung für Anschaffungen des Chemischen Laboratoriums über Arzneiwaren, Chemikalien und Gegenstände vom 19. September 1804, insgesamt 20 Gulden 50 Kreuzer.[20]

18 Unzen[21] Acid. Nitri	1 Gulden 8 Kreuzer
3 Unzen Naphta vitrioli	3 Gulden
½ Unze Oleum Caryophill	1 Gulden 36 Kreuzer
Ein Schmelz Tiegel	24 Kreuzer
1 Unze Liq. Corn. Cervi succinat	1 Gulden 4 Kreuzer

16 Siehe hierzu UniAWürzburg, ARS 3218 [ohne Paginierung]. Verzeichnis Pickels der 1804/05 angeschafften Instrumente und Materialien undatiert im Anschluss an ein Schreiben Pickels an die „Churfürstliche StudienCuratel" vom 1. März 1806. Hier schrieb Pickel, dass der würzburgische Juliusspital-Apotheker den Gewichtssatz aus Nürnberg besorgt hatte. Die Ortsangabe ist identisch mit der Rechnung.

17 Siehe hierzu UniAWürzburg, ARS 3218 [ohne Paginierung]. Nota [Beilage C] vom 15. Juni [1804].

18 Siehe hierzu UniAWürzburg, ARS 3218 [ohne Paginierung]. Nota [Beilage D] vom 16. Juni 1804.

19 Siehe hierzu UniAWürzburg, ARS 3218 [ohne Paginierung]. Nota [Beilage E] vom 4. Dezember 1804.

20 UniAWürzburg, ARS 3218 [ohne Paginierung]. [Beilage F] vom 19. September 1804, ebenfalls vom Apotheker Levermann unterschrieben.

21 Siehe hierzu W. GUTTMANN (1909), Sp. 1311: „Unze [*uncia* der zwölfte Teil eines Ganzen]: Der zwölfte Teil eines (Medizinal-)Pfundes; 30 Gramm."

1 Unze Spirit Corn. Cervi rectif	12 Kreuzer
8 [nicht lesbar, Unzen?] Antimon crud., [?]Tart. Crud, 3 Unzen Nitr deparat	1 Gulden
½ Unze Opium	24 Kreuzer
½ Unze Alcali volatil sinum	12 Kreuzer
1 Pfund Sal. Ammoniae purum	2 Gulden
½ Eymer [!] Aqua destil.	3 Gulden
Schwarzen Senft	20 Kreuzer
4 Unzen Trochisci varia	24 Kreuzer
4 Unzen Symp. Robr Idoi	24 Kreuzer
¼ Pulvis[22] [alchimistisches Zeichen] fumalis	48 Kreuzer
Ferner	
1 Pfund Sal Ammoniae purum	2 Gulden
4 Unzen Liq. Orod [?]	1 Gulden 36 Kreuzer
6 Unzen Weinstein, 8 Unzen Antimon crud., 3 Unzen Natron	1 Gulden
4 ½ Unzen Sachar. Lactis	18 Kreuzer
Summa	20 Gulden 50 Kreuzer

Folgende Gegenstände wurden bis 1806 für das Chemisches Laboratorium angeschafft:[23]

Eine neue kleine Electrisirmaschin samt der Zugehorung nach dem chemischen Lehrbuch Hermstaedt als [da sind] Beladungsflaschen Isolirschemmel, Ketten	22 Gulden
Ein Electrophor	5 Gulden
Für Schmitt [Schmied] Kohlen in dem Jahr 1804 und 05	14 Gulden
Dem Famulus des Laboratoriums und die Gefäße zu säubern, im Winter einzuheitzen-das quartal 2 Gulden betrug im Jahr 1804 und 1805	16 Gulden
Für eine gläserne Weingeist Waag	1 Gulden [? Kreuzer][24]
Für eine Fayans [Fayence] Gumbe [vertieftes Auffanggefäß für Flüssigkeiten]	2 Gulden [? Kreuzer]

22 Vgl. J. SCHRÖDER / G. D. KOSCHWITZ (1709), Liste nach dem Register „Erklärung der Zeichen so in diesem u. Andern Büchern zu finden“; sowie H. HAGER (1890), S. 18f.

23 Siehe hierzu UniAWürzburg, ARS 3218 [ohne Paginierung]. Verzeichnis Pickels der 1804/05 angeschafften Instrumente und Materialien, undatiert, im Anschluss an ein Schreiben Pickels an die „Churfürstliche StudienCuratel“ vom 1. März 1806.

24 Siehe hierzu UniAWürzburg, ARS 3218 [ohne Paginierung]. Verzeichnis Pickels der 1804/05 angeschafften Instrumente und Materialien undatiert im Anschluss an ein Schreiben Pickels an die „Churfürstliche StudienCuratel“ vom 1. März 1806. Ab der „gläsernen Weingeist Waag“ konnten die Beträge nicht mehr genau ermittelt werden, da sie auf Grund der Aktenbindung nicht mehr im Kreuzerbereich lesbar waren.

Ein weites Glaß zu denen Luftarbeiten	2 Gulden [? Kreuzer]
Ein Krug Oleu Vitrioli zur Bereitung der rauchenden Salpetersäure, Salzsäure etc.	8 Gulden
Ein großer Thermometer mit deren Scalen von Reaumur, Fahrenheit, Du Cretz [gemeint ist Micheli du Crest!], De Lisle, Celsius, Christin	11 Gulden [? Kreuzer]
8 Maaß brandenwein zur rectification und Darstellung verschiedener versüßter Säuren	4 Gulden [? Kreuzer]
8 Pfund [Libra- oder Pfundzeichen] Zucker zur destillation, theils zur Bereitung der Zuckersäure, Emulsion, Syrup. 3 Pfund mandeln zu Öhl und Emulsionen 3 Pfund Cacao Bohnen zu Cacao Butter et 4 Pfund Bodaschen [Pottasche, fränkischer Dialekt]. 5 Pfund Soda; 2 Pfund Gumi Lacc, 2 Pfund Zinober 6 Pfund Salpeter und 2 Einsatz Schmelztiegel	27 Gulden [? Kreuzer]
Für Schwefel, Kochsalz, Silberglätt, Bley, Bleyzucker, Zink, Eisenfeilspäne, Betnuß[,] farnabut [gemeint ist wohl ein Farnabsud][,] Blauholz, Curcuma, Gallus, Gumi Arabicum[,] Borax, Zinn, Antimoniu, Weinstein, Braunstein, Lichter und Wachß	36 Gulden [? Kreuzer]
Summa der gemachten Auslagen in den Jahren 1804 und 05	303 Gulden [? Kreuzer]
Zur Aufnahme und Einschreibung in das chemische Cabinet für dieses Jahr 1806 stehen dermalen schon in der Bereitschaft 1) Der große von Wien [?] beschriebene Wiederbelebungs Apparat 2) das größere ProbirCabinet 3tens die französische filtrirmaschin	

Zudem gab Pickel in seinem Schreiben vom 2. November 1806 folgende ergänzenden Anschaffungen an:[25]

Für das Jahr 1806 vom Apotheker Levermann gemäß dem beyliegenden Conto G[26] für Salmiac, Spiesglanz, Weinstein, Salz, Salpeter, Terpentin et	21 Gulden 9 Kreuzer
Dem famulus, dem sogenannten Stöser der Spital Apotek in denen 3 verflossene Schuhljahren für gröbere zu besorgende Arbeiten – Die gefäße und das Laboratorium und Auditoriu zu säubern, einzuheitzen etc. das Jahr 8 Gulden	24 Gulden
Für Schmitt [Schmied] Kohlen in denen 3 verflossenen Jahren	24 Gulden
Für Oleu vitrioli zur Bereitung Salpetergeist Salzsgeist, Hoffmanischen Geist, Vitriole etc in denen 3 Jahren	13 Gulden
Für Essig und Brandwein zur Rectification und Darstellung verschieder [!] praeparaten in 3 Jahren	7 Gulden

[25] Siehe hierzu UniAWürzburg, ARS 3218 [ohne Paginierung]. Verzeichnis „deren in denen 3 lezt verflossenen Schuljahren 1804, 5, 6, für die ganze Chemie verwendeten Materialien etc.“ im Anhang eines Schreibens Pickels an die „Großherzogliche Universitaets Curatel“ vom 2. 9br [November] 1806.

[26] Siehe hierzu UniAWürzburg, ARS 3218 [ohne Paginierung]. Beilage G unterschrieben vom Apotheker Leverman ist in Folge an das Verzeichnis angefügt. Das Verzeichnis selbst befindet sich im Anschluss an das Schreiben Pickels an die „Großherzogliche Universitaets Curatel“ vom 2. 9br [November] 1806.

Zur Bereitung verschiedener Reagentien chemischer und pharmaceutischer praeparaten und experimenten hatte ich in denen 3 verflossenen Jahren folgende Gegenstände angeschafft und bezahlt. Rohen Salpeter, rohes Spiesglaß, rohen Weinstein, Zink, Bley, Silberglätte, Mening [Mennige], Bleyzucker, Grünspan, Kupferpän, Braunstein, etwas Silber und Gold zu Solutionen, Höllenstein, Knallgold, feilspäne Eisenoch[...] [?], Bodaschen [Pottasche, fränkischer Dialekt], Soda Borax, Bittersalz, Alaun, Gumi Lacc, Laccmus, Gallus, Fernambuc [Holz], Gumi arabicu, Mirrha, Jalapa Wurzel, Ben[...] [?] Campher, Succinu, Wachs, Honig, Zucker, Mandeln, Lichter, mehrere Einsätze von Schmelztiegeln, Probirtüten, Röstschalen, Mufflen[,] filtrirtücher etc hiezu kamen noch im 3ten Jahr mehrere Gläser mit blechenen Decklen [!] zu praeparaten im 10ten Glaßschrank	93 Gulden
[Summe]	234 Gulden 9 Kreuzer
Nachdem ich aber in denen 3 verflossenen Jahren zusammengenommen 30 Thaler, nemlich [!] 10 Thaler fürs Jahr zur Bestreitung der kleinern Auslagen schon bezahlt erhielte, so müßen jene 30 Thaler oder 45 fl. [Gulden] rhei [rheinisch][27] von obiger Summa von 234 Gulden 9 Kreuzer abgezogen werden und dan[n] sind mir nur noch für die 3 Jahre an gemachten Auslagen zu ersetzen	–45 Gulden
[Summe]	189 Gulden 9 Kreuzer

Eine Revision des Chemischen Kabinetts 1811 sollte nicht nur den Zustand und die ordnungsgemäße Führung des Inventars ermitteln, sondern auch eventuelle Wünsche zur Verbesserung erfassen. Die Kommission, bestehend aus dem Prorektor Gallus Aloys Caspar Kleinschrod (1762–1824)[28], den Professoren Ignaz Döllinger (1770–1841)[29] und Ambrosius Rau (1784–1830)[30], befürwortete das Anliegen Pickels, einen galvanischen Apparat mit drei Säulen, deren erste Säule aus 50, die zweite Säule aus 70 und die dritte aus 90 Platten bestehen sollte, für 350 rheinische Gulden zu kaufen, da in den vergangenen Jahren nichts von offizieller Seite angeschafft worden war.[31]

1817 beantragte Pickel beim Akademischen Senat eine Reparatur des Destillierapparates, da nach 20-jährigem Gebrauch zwei zinnerne Röhren im kupfernen Ständer für den hohen und niederen Destillierapparat kaputtgegangen waren. Daneben wollte er, nachdem seit vielen Jahren nichts Neues für das Chemische Laboratorium gekauft

---

27 „30 Taler" entsprachen im Jahr 1806 nach Georg Pickels Angabe „45 rheinische[n] Gulden".

28 Siehe hierzu A. METTENLEITER (2001), S. 830.

29 Siehe hierzu A. METTENLEITER (2001), S. 822.

30 Siehe hierzu W. SIMONIS (1982), S. 610.

31 Siehe hierzu UniAWürzburg, ARS 3218 [ohne Paginierung]. Protokoll der Revision mit dem Titel „Actum die 7ten Septembris anni 1811"; sowie nachfolgendes Schreiben der Kommission an die „Großherzogliche Universitäts Curatel", datiert [ohne Tag] auf September 1811.

worden war, von der Glashütte in Schleichach im Steigerwald mehrere Dutzend[32] kleine Gläser zur Aufbewahrung der chemisch-pharmazeutischen Präparate und dazu noch einige Retorten, Kolben und Phiolen erwerben.[33] Er veranschlagte dafür eine Summe von weniger als 50 Talern, die er mit 75 Gulden gleichsetzte. Dafür erhielt Pickel von der bayerischen Universitätskuratel am 17. Februar 1818 die Erlaubnis mit der Auflage, den Kostenvoranschlag nicht zu überschreiten. Die von ihm bezahlten Rechnungen in Höhe von 69 Gulden und 19 Kreuzer wurden erstattet.[34]

Nachdem mit Schreiben der Königlichen Kuratel der Universität Würzburg vom 14. Juni 1826 Dr. Ludwig Rumpf (1793–1862) aus Landshut zum Adjunkten des Professors Georg Pickel mit der Befugnis, Allgemeine Chemie und Pharmazie „mit Benützung des Laboratoriums“[35] lesen zu dürfen, ernannt worden war, kam es bereits am 27. Dezember 1826 zu einer Beschwerde Pickels an den Akademischen Senat und den Prorektor, weil sein „Adjunkt“ ihm Substanzen teilweise weggenommen oder ganz verbraucht hatte. Dies waren „Nordhäuser Vitriolöhl, den Weingeist, die rauchende Glauberische und auch gemeine Salpetersäure, die Salzsäure, das granulirte Blei, den EisenVitriol[,] den gepulverten Braunstein (Manganoxyd), die weise Gold[-] oder Platina[-] Auflösung etc. ja sogar [ihm] einige sehr werth gewesene, theils auch vaterländische Naturalien“[36]. Daneben wurde auch der von Rumpf und für Pickel viel

---

32 Siehe hierzu HERDER (1950), Sp. 832. Das Dutzend kommt aus dem Französischen ‘douzaine’, ‘etwa zwölf’ und vom Lateinischen ‘duodecim’ ‘zwölf’, ein Ganzes von 12 Stück als Maß.

33 Siehe hierzu H. P. CONRADI (1973); sowie R. SCHMITZ (1978), S. 144–156. Nähere Ausführungen zu den Apothekengläsern sind bei Helmut Peter Conradi zu finden. Rudolf Schmitz beschreibt in seinem Beitrag Herkunft, Form und Bestimmung der Retorte, Phiole und des Kolbens.

34 Siehe hierzu UniAWürzburg, ARS 3218 [ohne Paginierung]. Schreiben Pickels an den „Königlichen Academischen Senat” vom 17. 8ber [Oktober] 1817, Bericht des Akademischen Senats an die K[önigliche] U[niversitäts] C[uratel] vom 9. Januar 1818; Bewilligungsschreiben der Universitätskuratel an den Akademischen Senat „Im Namen Seiner Majestät des Königs von Baiern“ vom 17. Februar 1818; sowie Pickels Quittungseingabe an den „Prorector und akademischen Senat“ vom 5. November 1818. Darin gibt Pickel als Kosten 19 Gulden 44 Kreuzer für die kupferne Kühlwanne, 6 Gulden für „Stühl“ und 43 Gulden 35 Kreuzer für „Glaßwaaren“, in der Summe 69 Gulden 19 Kreuzer an; siehe auch Schreiben des Prorektors und Akademischen Senats an die K[önigliche] U[niversitäts] C[uratel] vom 28. November 1818.

35 UniAWürzburg, ARS 1632 [ohne Paginierung]. Schreiben der „Koeniglichen Curatel der Universität Wirzburg [!]“ an den Akademischen Senat mit Betreff der Vorlesungen über Chemie und Pharmazie vom 14. Juni 1826. Hier wird der Akademische Senat unter Rücksprache mit der Medizinischen Fakultät angewiesen, ein Aversum für Rumpf entsprechend der bisher in Landshut bezogenen 200 Gulden auszuloben.

36 UniAWürzburg, ARS 1632 [ohne Paginierung]. Beschwerdeschreiben Pickels an den „Königlichen Academischen Senat und ProRector“ vom 27. Dezember 1826.

zu hohe, extra angefertigte neue Tisch[37] im Auditorium bemängelt. Zudem war vom Adjunkten ein verschlossener Schrank mit Dingen, die Professor Pickel gehörten, aufgebrochen worden.[38] Am 25. Januar 1827 gab Rumpf in einer Beilage zu seiner Erklärung an den Akademischen Senat an, was seiner Meinung nach aus dem Chemischen Labor noch zu gebrauchen sei:

„1 Probierofen; 1 kupferne pneumatische Wanne; 1 großes kupfernes Refigatorium mit zinnernen Röhren; 1 kupferner Kessel zum Wasserbad; 1 zinnerner desgl[eichen][,] 3 kupferne Pfannen von mittlerer Größe; 2 eiserne _ _ _ _ [dergleichen][,] 2 messingene _ _ _ _ [dergleichen][,] 2 zinnerne _ _ _ _ [dergleichen][,] 5 messingene kleine Pfannen; 2 kupferne _ _ [dergleichen][,] 1 messingener Mörser; 1 eiserner _ [dergleichen][,] 1 Mönch nebst nonne von Messing; 1 Magnet in Hufeisenform; 1 Modell zur Schwefelsäure-Fabrikation; 1 Probierstein mit silbernen Nadeln. 2 eiserne Schaufeln; einige Sprengeisen von Eisen; 2 Einsätze von hessischen Schmelztiegeln; eine Pfundwage; 1 Kistchen mit 2 [Pfundzeichen] Apotheker-Gewicht; _ _ [dergleichen] kölnischen Mark-Gewicht. 1 [Pfundzeichen] bayer[isches] Einsatz-Gewicht; 1 [Pfundzeichen] nürnb[ergisches] _ _ [dergleichen][,] 500 Grammen _ _ [dergleichen][,] 7 steinerne Häfen. Einige Retorten, Kolben, Trichter, Glocken, Reibschaalen, Woulf´sche und andere Flaschen von Glas“[39]

Pickel verfasste wiederum am 19. Februar 1827 eine Beschwerde an den Akademischen Senat, da ihm sein Adjunkt Ludwig Rumpf durch seine Versuche nicht nur die Gerätschaften verdarb, sondern auch lebensgefährliche Situationen entstehen ließ. Auf einem Traggesims in der pneumatischen Wanne hatte Pickel in einer Glasglocke brennbares Gas, in der anderen Glasglocke „Salpetergas“ hergestellt. Am nächsten Tag waren die beiden Glasglocken aus der Wanne gehoben, und durch Hinzutritt von „gemeiner Luft“ [Sauerstoff] war „Knallluft“ entstanden. Weiterhin hatte Rumpf einen

---

37 Siehe hierzu UniAWürzburg, ARS 1634 [ohne Paginierung]. Bericht des Adjunkten Dr. Rumpf an die „Koenigliche medizinische Fakultät“ vom 21. März 1827. Der Tisch kostete demnach 54 Gulden; UniAWürzburg, ARS 1632 [ohne Paginierung]. Instruktion der Universitätskuratel im Anschluss eines Schreibens der „Koeniglichen Curatel der Universität Würzburg“ an den Akademischen Senat vom 20. März 1827. Diese Instruktion ist abschriftlich im Anlagenteil zu finden. Die ausgegebenen 54 Gulden wurden letzten Endes durch Entgegenkommen der Kuratel zum erwähnten Vorschuss von 100 Gulden auf das Aversum [Budget] des Dr. Rumpf dazugerechnet und damit übernommen; sowie UniAWürzburg, ARS 1634 [ohne Paginierung]. Rechnung vom [?] Februar 1827 im Anschluss eines Schreibens des Akademischen Senates an die „Koenigliche Universitäts-Curatel vom 22. Dezember 1827. Hier ist die originale Rechnung des Schreinermeisters Philipp Thalmayr aus Würzburg zu finden. Der Tisch war „10 Schuh lang, [Zahl durch Einbindung des Aktes und eventuell schlechte Kopie nicht lesbar] Schuh 6 z[oll] breit, 3 Schuh 3 zoll hoch mit 10 [Sch]ubladen, 2 Schränkchen[,]“. Philipp Thalmayr verlangte 60 Gulden, die Rumpf auf der Rechnung wegen Überschreitung des Kostenvoranschlages auf 54 Gulden kürzte.

38 Siehe hierzu UniAWürzburg, ARS 1632 [ohne Paginierung]. Beschwerdeschreiben Pickels an den „Königlichen Academischen Senat und ProRector“ vom 27. Dezember 1826.

39 UniAWürzburg, ARS 1632 [ohne Paginierung]. Beilage zum Schreiben Rumpfs an den Akademischen Senat vom 25. Januar 1827.

Versuchsaufbau Pickels zerstört. Er brannte zudem in einen zinnernen Kessel ein Loch, wie Pickels Nachforschungen bei seinem Zinngießer ergaben.[40]

Als größere Anschaffungen Rumpfs, die er in Vorkasse bezahlt hatte, wurden laut einer Aufstellung vom 9. August 1827 u. a. ein Döbereiner's Gasometer mit einer graduierten Glocke, ein Endiometer mit Halter, 2 Stative für das Gasometer und die Glasröhren, 1 Hope'sche Absorptionsflasche, 3 Reibschalen von Achat, 1 Platintiegel von 6 ½ Unzen Inhalt, 3 Laubthaler zum Ausscheiden chemisch reinen Silbers, 2 feine Feilen, 1 stählerne Pinzette, 2 Hammer mit 1 stählernen Ambos und Ring, verschiedene Gläser und mehrere Kosten für andere Zuarbeiten oder Warenlieferungen genannt.[41] Eine komplette Aufstellung der getätigten Auslagen von 200 Gulden aus dem Jahrgang 1826/27 ist von Rumpf überliefert. Er fügte darin auch die Orginalrechnungen des Würzburger Schreinermeisters und Möbelhändlers Philipp Thalmayr über 54 Gulden, des Schlossermeisters Franz Rauter [?] über 37 Gulden 29 Kreuzer, des „Zinngießer-Meisters" Jacob Metzger über 11 Gulden 3 Kreuzer, von Nickolaus [!] Hillenbrand u. a. über Kohlen, Lichter, Geschirr für 64 Gulden 19 Kreuzer und der Chemikalien- und Materialwarenhandlung C[arl] A[nton] Venino seelige Erben aus Würzburg über 33 Gulden und 9 Kreuzer an.[42]

Eine Rechnungsaufstellung Rumpfs zum bewilligten Aversum von 200 Gulden für das Studienjahr 1827/28 führt u. a. zwei Weingeistlampen nach Fuchs, zwei Luftpistolen, ein „Löthrohr" nach Gahn, Materialwaren der Firma Michel und Apel aus Schweinfurt, Papiere, Bindfaden, Lichter, Filtrierrahmen, einen eisernen Pistill im Austausch gegen den alten, gebrannten Kalk, Glasschleifer- und Glasbläserarbeiten, Mautgebühren für Instrumente aus Jena, ein halbes Pfund Kupferfeile, ein Dukat zur Goldausscheidung, Töpfergeschirr und für die Arbeit eines Famulus von November

---

40 Siehe hierzu UniAWürzburg, ARS 1632 [ohne Paginierung]. Beschwerde Pickels an den „Königlichen Academischen Senat und Prorector" vom 19. Februar 1827.

41 Siehe hierzu UniAWürzburg, ARS 1634 [ohne Paginierung]. Beilage „B Uebersicht" zum Schreiben Dr. Rumpfs an die „Koenigliche Universitäts-Curatel" vom 9. August 1827. Insgesamt belief sich die Kostenaufstellung seiner bisherigen Auslagen auf 297 Gulden 35 Kreuzer; sowie UniAWürzburg, ARS 1634 [ohne Paginierung]. Auf allerhöchsten Befehl war mit Schreiben des Staatsministeriums des Innern an die „kgl. Universitäts-Curatel" vom 7. Mai 1827 die gemeinsame Benutzung des Chemischen Laboratoriums mit Pickel zumindest vorübergehend aufgelöst. Die Vorlesungen Rumpfs über Pharmazeutische Chemie sollten in dem Laboratorium der Juliusspital-Apotheke fortgesetzt werden, was allerdings auf Grund der dortigen, mangelhaften Zustände unterblieb. Tatsächlich fand eine weitere Nutzung des Chemischen Laboratoriums durch Rumpf statt. Er musste viel Neues anschaffen, um zukünftig Kollisionen zu verhindern. Mit gleichem Dekret wurde darauf hingewiesen, dass eine Wiederbesetzung des Lehrstuhles für Physik nach dem Tod des Professor Lothar August Raimund Sorg (1773–1827) auch mit den neuesten Erkenntnissen des Nachfolgers in diesem und im Fach der Allgemeinen Chemie einhergehen sollte, das ja Sorg ebenfalls als Ordinarius lehrte.

42 Siehe hierzu UniAWürzburg, ARS 1634 [ohne Paginierung], Rechnungsaufstellung von Rumpf im Anschluss eines Schreibens des Akademischen Senates an die „Koenigliche Universitäts-Curatel" vom 22. Dezember 1827. Daran sind fünf Beilagen als Einzelrechnungen der Handwerker und Dienstleister angefügt.

1827 bis zum Rechnungsdatum [dem Akademischen Senat präsentiert am 2. Dezember 1828], der 36 Gulden bekam, auf.[43]

Für das Studienjahr 1828/29 besorgte im Auftrag Ludwig Rumpfs Hofrat Johann Wolfgang Döbereiner (1780–1849)[44] bei „Mechanicus [Johann Christian Friedrich] Körner“ (1778–1847)[45] in Jena einige Instrumente. Drei Reibschalen aus Achat hatte Rumpf bereits 1826 auf der Herbstmesse in Frankfurt erworben und integrierte sie ins Inventar. Die Rechnungsaufstellung ohne Originalbelege listete ein Endiometer mit Haltern für 8 Gulden 42 Kreuzer, Döbereiners Gasometer mit graduierter Glasglocke für 17 Gulden 32 Kreuzer, zwei graduierte Glasröhren für 3 Gulden 36 Kreuzer, zwei Stative für 7 Gulden 30 Kreuzer und drei Reibschalen von Achat für 22 Gulden auf, die den Gesamtbetrag von 59 Gulden 20 Kreuzer ergab.[46] Größere Ausgaben aus einer Aufstellung Rumpfs für das Studienjahr 1828/29 waren neben den Lieferungen aus Jena und Frankfurt Materialwaren im Wert von 36 Gulden 4 Kreuzer von der Firma Michel und Apel aus Schweinfurt, 17 Gulden 13 Kreuzer von „Veninos seelige Erben“ aus Würzburg, 30 Gulden 10 Kreuzer für Glaswaren von Gemünden in der Rhön und 27 Gulden an den Famulus für die im Chemischen Laboratorium im Studienjahr geleisteten Dienste. Die Gesamtrechnung belief sich wieder auf 200 Gulden.[47]

---

43 Siehe hierzu UniAWürzburg, ARS 1634 [ohne Paginierung]. Rechnungsaufstellung über die im Studienjahr bewilligten 200 Gulden mit der Handschrift von Ludwig Rumpf im Anschluss eines Schreibens des Akademischen Senats an Dr. Rumpf vom 26. November 1828. Die Auflistung selbst trägt nur das Präsentationsdatum vom 2. Dezember 1828.

44 Siehe hierzu NDB (1959), Bd. 4, S. 11f.; sowie DApoBio (1975), Bd. 1, S. 123–126 und DApoBio (1997), Ergbd. 2, S. 366. Johann Wolfgang Döbereiner war ausgebildeter Apotheker und erhielt zum Wintersemester 1810/11 einen Ruf an die Jenaer Universität. Ab 1819 gab er Kollegien für Pharmazie.

45 Die Lebensdaten sind dem Grabstein auf dem Jenaer Johannisfriedhof entnommen. Als Geburtsdatum wird der 2. September 1778 und als Sterbedatum der 2. Februar 1847 angegeben. Laut der Inschrift war Dr. Friedrich Körner Hof- und Universitätsmechaniker und Lehrmeister von Carl Zeiss (1816–1888). In Unterscheidung der Ziffer „8“ aus den Lebensdaten, die zweimal auf dem Grabstein steht, lässt sich die Ziffer „9“ für den September als Geburtsmonat eindeutig abgrenzen.

46 Siehe hierzu UniAWürzburg, ARS 1634 [ohne Paginierung]. Schreiben Rumpfs an den „Koeniglichen academischen Senat" vom 29. Oktober 1829; sowie Schreiben Rumpfs an den Akademischen Senat vom 14. November 1829 mit Anlagen. Hier die Originalrechnung Dr. Körners aus Jena vom 5. November 1826.

47 Siehe hierzu UniAWürzburg, ARS 1634 [ohne Paginierung]. Schreiben Rumpfs an den Akademischen Senat vom 14. November 1829 mit Anlagen. Diese Aufstellung wurde mit Vermerk des Rektors und Prof. Peter Richarz und der Unterschrift des Prof. Franz Joseph Fröhlich für den Akademischen Senat am 20. November 1829 genehmigt.

Auf Grund der andauernden Streitigkeiten und Differenzen zwischen Georg Pickel und Ludwig Rumpf blieb ein komplettes Inventar der Jahre 1829 und 1830 erhalten, das vom damaligen Rektor der Universität Professor Dr. Johann Peter Richarz (1781 oder 1783–1855)[48], Professor Dr. Franz Joseph Fröhlich (1780–1862)[49] und Pickel selbst unterschrieben wurde. Die Liste gibt die originale Einrichtung und zum Teil die Anordnung aus dem Hörsaal im Gärtnerhaus des Julius-Spitalgartens in Würzburg wieder.

Tab. 6: Inventarium des Chemischen Laboratoriums und Kabinetts der Universität Würzburg 1829/1830.[50]

1)	Ein Destilirofen mit einer kupfernen Blasen und zinnernen konischen Hahn,
2)	Ein Destilirofen mit dem hohen Apparat bestehend in einem kupfernen Waßerbadkeßel, hiezu die innere kupferne Destilirblase, ferner der schlangenförmige bis 5. Schuhe hohe zinnerne Aufsatz mit zinnernen konischen Hahn. Zu dem Waßerbad gehören auch sowohl der kupferne verzinnte, als wie auch der aus reinen Zinn verfertigte Keßel um im Waßerbad die Extracten sicher zu bereiten. Beyde Destilirapparate von Nro.1 und 2. haben zwischen sich eine große kupferne gemeinschaftliche Kühlwanne.
3), 4), 5)	sind dreyerlei in ihrer Größe verschiedene Sandbad Kapellenöfen, welche mit Eisen gegoßenen Kapellen versehen sind.
6)	Ein tubulirter eiserner Retorten-Ofen.
7)	Ein transportabler von Nürnberg beschriebener eiserner Probirofen.
8)	Ein transportabler dahier verfertigter eiserner Windofen mit einem eisenblechenen Aufsatz.
9)	Eine hölzerne Preß.
10)	Eine kupferne Wanne mit Traggesims zu den im Waßer zu behandelnden Luftarten.
11)	Eine kupferne Blasen mit Hahnen und Aufsatz zur Aufsammlung und Aufbewahrung verschiedenen Luftarten
12)	Ein großer eiserner Mörser
13)	Ein roth lackirter Tisch mit Schubladen und Einfaßung zu den Quecksilber Arbeiten.
14)	Zweyerley eiserne Kohlpfannen.
15)	Drey Laborirzwingen von Eisen.
16)	Eine detto zum Probirofen.

[48] Siehe hierzu G. HESS (2007), S. 963; sowie ADB (1889), Bd. 28, S. 424–426. Hier wird 1781 als Geburtsjahr angegeben. Andere Quellen wie NDB oder sein Bild in der „Bischofgalerie", die sich im Augsburger Dom befindet, geben als Geburtsjahr 1783 an. Siehe hierzu NDB (2003), Bd. 21, S. 510. Richarz war von 1836 bis 1855 Bischof von Augsburg.

[49] Siehe hierzu V. HOFFMANN (1982), S. 254.

[50] UniAWürzburg, ARS 3218 [ohne Paginierung]. Inventarliste nach einem Schreiben des Akademischen Senates an Prof. Pickel als „Conservator des Chemischen Cabinets" vom 12. Dezember 1829.

17)	Eine ordinäre Feuerzange.
18)	Viererley Sprengeisen.
19)	Ein Handblaßbalch.
20)	Zweyerley Kohlenschaufeln.
21)	Ein bleyernes Keßelchen.
22)	Dreyerley meßinge und ein zinnernes Keßelchen.
23)	Ein größeres und 3. kleine meßinge Pfännchen.
24)	drey dergleichen von Kupfer, wovon das eine verzinnt ist.
25)	Eine kupferne Maschine zum Bernsteinschmelzen nebst 2. darzu paßenden Aufsammlungsgefäßen.
26)	Eine zum Pumpbrunnen gehörige kupferne Wasserleitungsrohre.
27)	Ein messinger Gießpuckel.[51]
28)	Eine zinnerne Theekanne.
29)	Zwey große zinnerne Deller. [fränkischer Dialekt für Teller]
30)	Dreyerley zinnerne Mensuren.
31)	Eine metallene Windblaße nebst der Zugehörung
32)	Ein Lampenöfelchen.
33)	Eine Weingeist- und Oellampe.
34)	Zweyerley messinge Hand-Mörser nebst Piestillen
35)	Eine Mudgische Dampfmaschine.
36)	Sieben Paar porzellainene Schalen.
37)	Ein messinger Leuchter mit einer Putscherr [wahrscheinlich Putzschere].
38)	Vier große und drey kleine Trinkgläser.
39)	13. konische Gläser.
40)	Eine große fayance [fayence, keramische] Goumpe [Gumpe, Auffanggefäß für Flüssigkeiten]
41)	Ein großes weites Zuckerglaß.
42)	zwey große kupferne Platten.
43)	Ein Laborirschürtz nebst 6. Handtüchern u. Filtrirtücher.
44)	20 Stück theils gebrauchte theils neue Schmelztiegel.
45)	3. eiserne Spachtl, eine Raspel, eine Feile, Zange, Messer, Filtrirhölzer.

Weiterhin vermerkte Pickel in seiner Auflistung des Inventars:

„In dem obern Glasschrank des Auditorii [Hörsaal] Nro. 1, sind enthalten:

Ein stahlene und ein meßinger [aus Messing] Endiometer samt der zugehörig zweyerley elektrische Pistolen, eine kleine elektrische Nachtlampe, zweyerley Thermometer in Futteralen, 2. Stück ohne Futteral, ein großer Thermometer mit mehreren Authoren. Eine meßinge Geräthschaft um mit den Kohlen ein Vacum zu machen.

---

[51] Siehe hierzu J. J. BERZELIUS (1836), S. 129. Ein 'Gießpuckel' war ein konisch geformtes Metallblech.

Ein Hand microscop. Ein Göttlingscher Endiometer, 9. Stück zugerichtete Eisen- und Meßingdrähte zum Phosphor, Stahl und Schwefel; 2erley von ein in Pariser Würfelzoll abgetheilte Glasglocken mit metallenen Hahnen. Eine abgetheilte Glasglocke mit einer Wendeltreppe. 2erley Würfelzollgemäße. Eine Quecksilber Waag nebst der Zugehörung zur Höhe-Messung.

In dem untern Schrank sub Nro.1. ist in 7. starken Boutellinn das beym Universitäts Jubilaeo im Jahre 1782 angeschafft wordene Quecksilber nebst dem hölzernen lackirten Wännchen, nebst deren verschiedenen in Würfelzollen abgetheilte und zum Quecksilber Apparat gehörigen Luftsammlungs-Gefäßen enthalten.

In dem obern Glasschrank sub Nro. 2. sind enthalten 32. Gläser mit eingeschliffenen Stöpseln für verschiedene enthaltene zu theils mineralischen zu theils versüßten Säuren.

In dem sich darunter befindenen Schrank sind enthalten 13. Stück glaßerne Geräthschaften zur Entbindung verschiedener Gasarten.

In dem obern Glasschrank sub Nro. 3. sind enthalten in 36. Stück Gläßern die vorzüglich zum Mineralreiche gehörige Salze.

In dem sich darunter befindenden Schranke sind enthalten 17. Stück theils Entbindungs-Gläßer, theils Retorten[,] Trichter, Cylinder etc.

In dem obern Glasschranke sub Nro. 4. sind enthalten in etlichen und dreysig Gläßern, brennbare erdigte und zum Theile metallischen Körper.

Die übrigen nicht in Gläsern aufbewahrten Naturalien sowie auch jene im Schrank sub Nro. 5 et 6 aufbewahrten metall Muffen sind noch mein (des prof. Pickel) Eigenthum.

Ich machte aber gerne hievon im Verlauf der Chemie einen Gebrauch, um die Herkunft der chemischem Gegenstände dadurch um so sinnlicher zu machen, weilen über 7. Jahre lang keine Naturgeschichte gelehrt wurde.

In dem untern Schrank sub Nro. 4. ist enthalten das Probirkabinetchen nebst dem Wiederbelebungs-Apparat.

In dem Glaßschrank Nro. 5. sind enthalten 60. in Gläsern aufbewahrte chemisch-pharmaceutische Präparate von Quecksilber, Arsenic, Bley, Antimonium.

In deßen untern Schrank sind enthalten verschiedene gläserne Abrauchschalen, Retorten und Kolben.

In dem obern Glaßschranke sub Nro. 6. sind enthalten in 40. Gläsern chemisch-pharmaceutische Präparate von Gold, Silber, Kupfer, Eisen.

In deßen untern Schrank sind enthalten, Recipienten, Retorten, Phiolen, Kolben.

In dem obern Glaßschrank sub Nro. 7 sind enthalten, 67 in gläßernen und anderen Gefäßen aufbewahrte chemisch-pharmaceutische Gegenstände aus dem Pflanzenreiche.

In dem untern Schranke sind enthalten die chemische Tabellen, reagierende färbige Papiere.

In dem obern Glaßschrank sub Nro. 8. sind enthalten in 26. gläsernen und 3. blechenen Büchsen, sammt den sich darinnen befindenden Gläsern, die zum Thierreiche gehörigen Präparaten sammt einem großen Brodkuchen Salmiac.

In deßen untern Schrank sind enthalten verschiedene in irdene Gefäße als [da sind] Retorten, Muflen, Röstschalen, Probirtüten.

In dem Glaßschrank sub Nro. 9. sind eine Probirwag in einem Glaßkasten und hierinnen das Kölner Markgewicht mit Richtpfenning.

Das Kronen Gewicht, das Markgewicht, das Probir-Centner-Gewicht, das Probir-Silbergewicht, das Probir-Goldgewicht, das Apotheker Pfundgewicht, das neue französische Grom-Gewicht [vermutlich Gramm-Gewicht], ein Probirstein sammt denen Probirnadeln, Ein stahlernes Gestell mit messinger Waag, zwey elfenbeinerne Waagen.

Ein meßinger Mönch und Nonne. Ein hufeisenförmiger Magnet. [...] verschiedene eiserne Gewichtsteine.

In dessen untern Schrank sind enthalten, eine Elektrisirmaschine sammt Zugehörung. 2. kleinere und 1. größeres Electrophor, Beladungsfläschchen. Ein bleyernes Modelhäußchen zur Gewinnung der Schwefelsäure.

In dem Glaßschrank Nro. 10. sind enthalten verschiedene Gefäße mit verschiedenen Laugensalzen und den Auflösungen verschiedener Sorten Zucker.

Oben auf denen Glaßschränken herum liegen bis 70. Stück verschiedener gläßerner Geräthschaften als 2erley gläserne Porckenischen Geräthschaften.

Verschiedene von mir in Pariser [könnte ein individuelles, nicht alchimistisches Zeichen für „Würfel" sein?] Zoll abgetheilte Glaßglocken und Cylinder, Woulfianische Vorlagen, Hahn-Kolben, Phiolen, Retorten.

An der Wand des Auditoriums hängen verschiedene gebogene gläserne und metallene Röhren, ein Delucischer Barometer, und unter den Glaßschränken ein paar gläserne und ein paar serpenntinern [aus Serpentin, Gesteinsart] Reibschalen.

In dem zum Laboratorium chemicum gehörigen Kellerchen sind enthalten 10. Stück steinern Hütchen, Schüßeln, mehrere Fläschchen mit Luftarten, einige Fläschchen mit Weingeist, Eßigsäure, rauchender Salpetersäure, pequinischen Geist.

Vermöge der erhaltenen Weisung sind gewiße von Herrn Dr. Rumpf angeschaffte und von der Universitäts Kaße bezahlte Gegenstände als zum Laboratorio gehörig zu betrachten und einzuverleiben, wie folgt:

Im Jahre 1826/27. Vom H. Dr. Rumpf angeschaft[:]

Ein großer Tisch von Eichenholz, zwey tragbare eiserne Oefelchen, zwey englische Feilen, Eine stahlerne Pincette, zwey Hammer nebst stählernen Ambos und Ring [,] Sechs gestielte eiserne Löffelchen, Sechszehn Weidenkränze.

Im Jahre 1827/28 [:]

Zwei Weingeist Lampen nach Fuchs[,] zwey Luft-Pistolen, ein Luftrohr nach Hahn[,] zwey hölzerne Filtrirrahmen.

Im Jahre 1828/29 [:]

Ein Endiometer mit dem Halter[,] Döbereiners Gasometer mit graduirter Glasglocke. Zwey graduirte Glaßröhren[,] Zwei Stative. drey Reibschalen von Achat.

Daß Gegenwärtiges, in duplo ausgefertigtes Inventar über die im chemischen Laboratorium und Kabinete aufbewahrten Geräthschaften und Apparate, nach sorgsamer Vergleichung [...] wird amtlich beurkundet.

Würzburg den 12. Decemb. 1829. Königliches Universitäts Rectorat. P. Richarz

Fröhlich

ferner

Im J. 1829–30 angeschafft:

ein Apparat zur Waßerzersetzung[,] ein hölzerner hahn mit Leitungsrohr[,] eine galenische Lampe sammt Stativ von Messing. Drey meßingene Ringe mit Grannen. Eine Dochthalte mit Schrauben, ein kleiner Herd mit Füßen, zwey GayLassasche [!] [Gay-Lussac] Hande von Holz [,] vier Löffelchen und ein Spatel von Horn[,] ein eiserner Pillenmörser[,] eine große eiserne Retorte [,] ein meßingenes Seiherchen[52][,] ein rundes Eisenblech, ein Rohr von verzinntem Eisenblech, zwei Rattenschwanzfeilen. N[?]. [nota bene] der große hohe Receptirtisch und die eiserne Retorte sind von dem Univ. Rentamte [Finanzamt] entfernt u. in Verwahrung genommen worden.

G. Pickel M. D. [der Medizin Doktor] ch Prof. [Chemie-Professor]

Samhaber [Universitätssekretär und Quästor[53]]"[54]

Darüber hinaus wurden von Pickel dem Inventar für 1830/31 hinzugefügt:

Tab. 7: Nachtrag zum Inventar des Chemischen Laboratoriums und Kabinetts der Universität Würzburg 1830/1831[55]

1.	Eine kleine Döbereinische chemische Zundmaschine
2.	Eine größere Detto[56]
3.	Ein großer kupferner Ofenkeßel
4.	Eine große eiserne Pfanne mit 3 Füßen
5.	Ein großer langstieliger Löffel zu Explosivpulvern
6.	Ein großer langstieliger Eimer zu Explodirenden Gegenständen
7.	Eine kleine franzhößische Maschin zum tragbaren Cloringaß
8.	Eine Weingeistlampe samt der Zugehörung für Vexirpulvern
9.	Ein neuer vollständiger Rettungsapparat für Scheintodte samt der Beschreibung
10.	Ein Davisches Glaslampchen
11.	Eine kleine messinge Kohlpfanne
12.	Eine große Kohlpfanne von Eisenblech

52 Siehe hierzu DUDEN (1961), S. 617. Seiher (landsch.); [Seihtuch (landsch.)]. regionale Bezeichnung für Sieb; „Seiherchen" ist dann ein kleines Sieb.

53 Siehe hierzu DUDEN (1961), S. 549. Quästor steht für „altröm. Beamter; Schatzmeister an Hochschulen; schweiz. neben Rechnungsführer, Säckelmeister für: Kassenwart eines Vereins".

54 Siehe hierzu UniAWürzburg, ARS 1634 [ohne Paginierung]. „Inventarium über das chemische Laboratorium und Kabinet der Universität" beurkundet vom „Königlichen Universitäts-Rectorat" am 12. Dezember 1829 mit Nachtrag für das Studienjahr 1829/30.

55 Siehe hierzu UniAWürzburg, ARS 1634 [ohne Paginierung]. Inventarliste von Pickel unterschrieben und adressiert an den „Koeniglichen Academischen Senat", präsentiert am 10. April 1830 mit folgender Seite für das Sommersemester 1831.

56 Siehe hierzu DUDEN (1961), S. 198: (östr., bayr.) Bezeichnung für „dito", desgleichen.

13.	Eine Davische Sicherheitslampe
14.	Eine Ehrmanische Schmelzmaschine mit Lebensluft
15.	3erlei Häfen von Gußeisen
16.	Die Einrichtung zu einem Gebläßfeuer beim Demonstrirtisch
17.	einen Destillir-Aufsatz mit einem Mohrenkopf und Refrigeratorium zum Ofen No. 2
18.	einen großen Blasbalg zum Windofen des Laboratoriums
19.	eine Maschine nach Volta mit 2 Säulen aus zusammengelötheten 2zölligen Kupfer und Zinkplatten
20.	zwei gambonische Säulen[57] [!] mit Metall-Glöckchen
21.	zwölf pneumatische Gläser mit 3 und auch zwei Oeffnungen, nebst mehreren Glasretorten, Kolben und Trichtern.

Es fand sich noch eine Aufstellung Rumpfs über 200 Gulden für Anschaffungen im Studienjahr 1829/30, wobei die Rechnungen des Kupferschmiedes Peter Jäger über 6 Gulden 3 Kreuzer, des Drehermeisters Sebastian Gerster über 18 Gulden 22 Kreuzer, des Schreinermeisters Adam Ochs über 11 Gulden, der Materialwarenhandlung Michel und Apel aus Schweinfurt über 70 Gulden 2[...] [Einerstelle durch Aktenbindung verdeckt] Kreuzer und ebenfalls von Michel und Apel über 13 Gulden 20 Kreuzer, von „Venino seelige Erben" aus Würzburg über 6 Gulden 1 Kreuzer, für Dienste und Auslagen an den Famulus Feuerlein 74 Gulden 52 Kreuzer und für Postgeld, Mautgebühr und Palladium von Frankfurt am Main 2 Gulden 1 Kreuzer angefügt waren.[58]

Die anhaltenden Streitigkeiten zwischen Rumpf und Pickel nutzte ersterer am 9. Januar 1830 zu einer detaillierten Gegendarstellung in einem Schreiben an die Medizinische Fakultät, worin er u. a. bemerkte, dass er aus Würzburger Apotheken Substanzen bezogen und nach Erstellung pharmazeutischer Präparate diese wiederum an die Apotheken verkauft habe, damit der Etat der Universität nicht so stark belastet worden sei. Zudem legte er ein zehnseitiges, dicht beschriebenes Verzeichnis seiner in den vergangenen Jahren für die Vorlesungen selbst hergestellten Substanzen und Präparate bei, die er in eigenen Gläsern mit Stöpseln teils zu Hause lagern würde.[59]

---

57 Gemeint sind hier zambonische Säulen, die nach dem Physiker Giuseppe Zamboni (1776 bis 1846) benannt wurden; siehe W. GUTTMANN (1909), Sp. 1375. „Zamboni Säule (1812): Eine Art Volta'sche Säule, die aus mehreren tausend aufeinandergelegten Pappscheiben mit unechter Vergoldung (Kupfer) bzw. Versilberung (Zinn) besteht. Da diese stets Feuchtigkeit genug enthalten, so stellt die Z[amboni] S[äule] eine große Zahl hintereinandergeschalteter Zinn-Kupferelemente dar. Bes. zu Elektroskopen benutzt."; sowie POG (1863), Bd. 2, Sp. 1391f. Die Lebensdaten Zambonis sind Poggendorff entnommen.

58 Siehe hierzu UniAWürzburg, ARS 1635 [ohne Paginierung]. Ausgabenaufstellung Ludwig Rumpfs mit angefügten Einzelrechnungen und dem Vermerk der Genehmigung durch den Akademischen Senat, datiert auf den 30. Oktober 1830.

59 Siehe hierzu UniAWürzburg, ARS 1541 [ohne Paginierung]. Gegendarstellendes Schreiben Rumpfs an die Medizinische Fakultät vom 9. Januar 1830. Das zehnseitige Verzeichnis ist nach dem 12-seitigen Brief an die Medizinische Fakultät angefügt.

Im Hörsaal des Chemischen Laboratoriums im Gärtnerhaus des Juliusspitalgartens befand sich eine schwarze Tafel für den Unterricht, die Pickel und Rumpf in Berichten erwähnten. Außerdem wurde im Hörsaal Phosphor gelagert, wie aus einer Beschwerde Pickels beim Akademischen Senat hevorgeht, da Rumpf im Januar zwei Fenster offenstehen gelassen hatte und dadurch eine Brandgefahr provozierte, indem das Wasser zur Lagerung des Phosphors in den zwei Gläsern gefrieren, die Gläser zerspringen, dadurch der Phosphor durch Lufteinwirkung sich selbst entzünden und am Holzregalboden zu brennen anfangen hätte können.[60]

Am 27. Mai 1830 wurde Ludwig Rumpf zum außerordentlichen Professor der Mineralogie ernannt.[61] In diesem Zusammenhang erfolgte die Schenkung seiner eigenen Mineralogischen Sammlung an die Universität Würzburg mit über „1000 ausgesuchten Exemplaren"[62], die er um die mineralogische Privatsammlung des Oberbergrates Kleinschrod erweitern wollte. Für diese kleinere Sammlung bezifferte Rumpf einen Wert von 400 Gulden, den er allerdings von der Universität vergütet haben wollte. Ein achtseitiges Verzeichnis der Oryktognostischen und Geognostischen

60 Siehe hierzu UniAWürzburg, ARS 1541 [ohne Paginierung]. Schreiben Rumpfs an den „Koeniglichen academischen Senat" vom 30. Januar 1830; sowie Schreiben Pickels an den Akademischen Senat vom 14. Januar 1830. Hierin empfahl Pickel die Entfernung des Phosphors aus dem Hörsaal oder die Lagerung der Gläser in einem hessischen Schmelztiegel oder zweier metallener Büchsen, wie er es selbst handhaben würde. Gemeint war hier der Weiße Phosphor.

61 Siehe hierzu UniAWürzburg, ARS 1635 [ohne Paginierung]. Abschrift der Abschrift eines Dekretes König Ludwigs I. aus der Villa Colombella bei Perugia vom 27. Mai 1830. Die Rechtmäßigkeit der Abschrift wird am 23. November 1831 beurkundet. Der bisherige Privatdozent Dr. Rumpf wurde am 27. Mai 1830 zum außerordentlichen Professor über das Lehrfach der Mineralogie mit einem Standesgehalt von 500 Gulden und einem Dienstgehalt von 225 Gulden ernannt. Daneben erhielt er ein „Naturalnebenbezug" von zwei Schäffel Weizen und fünf Schäffel Korn.

62 UniAWürzburg, ARS 1635 [ohne Paginierung]. Schreiben Rumpfs an den Akademischen Senat vom 2. September 1830.

Sammlung mit insgesamt 808 Exemplaren fand sich in den Akten des Universitätsarchivs.[63] Rumpf betonte, dass die Mineralogie ein Teil der Chemie sei und diese Fächer sich einander bedingten. Deshalb bat er immer wieder, ihm ein eigenes Labor für seine Vorlesungen einzurichten oder die weitere Mitbenutzung des Chemischen Laboratoriums zu gestatten.[64]

Mit Dekret des Staatsministeriums des Innern an den Akademischen Senat der Universität vom 23. September 1830 wurde das bisherige Verhältnis der Professoren Pickel und Rumpf in Bezug auf die Vorlesungen über Chemie und Pharmazie mit der Mitbenützung des Laboratoriums gelöst.[65] Rumpf verzichtete daraufhin auf Experimentalvorlesungen, las aber weiterhin neben seiner Mineralogie auch Chemie und Pharmazie,[66] was ihm vom Akademischen Senat gestattet wurde.[67]

63 Siehe hierzu UniAWürzburg, ARS 1635 [ohne Paginierung]. Schreiben Rumpfs an den Akademischen Senat vom 2. September 1830. Dort bat er um Vergütung seiner siebensemestrigen Tätigkeit als Lehrer der Chemie und Pharmazie in Würzburg mit 700 Gulden. Im Anschluss an dieses Schriftstück ist ein Verzeichnis der Oryktognostischen und Geognostischen Sammlung zu finden; UniAWürzburg, ARS 1635 [ohne Paginierung]. Bittgesuch um Remuneration des Professor Rumpf an den Akademischen Senat vom 1. Dezember 1830. Hierin sicherte Rumpf die Schenkung seiner Mineralogischen Sammlung der Universität zu, wenn er nur eine ihm bei seiner Adjungierung für die Lehrvorträge der Chemie und Pharmazie versprochene, aber nie gezahlte gleichwertige Vergütung, wie zuvor von der Universität Landshut bezogen, nachgezahlt bekommen würde. Er bemerkte, dass er bereits zwei Semester Mineralogie für den erkrankten Prof. Ambrosius Rau (1784–1830) mithilfe seiner Sammlung gelesen habe. Bericht des Akademischen Senats nach München vom 11. Dezember 1830. Die Sammlung Rumpf wird hier mit 500 Gulden bewertet; sowie Schreiben des Staatsministeriums des Innern an den „akademischen Senat der k. Universität Würzburg" vom 28. April 1831. Es wurden Rumpf 200 Gulden pro Jahr für seine Tätigkeit als Privatdozent an der Universität Würzburg angewiesen.

64 Siehe hierzu UniAWürzburg, ARS 1635 [ohne Paginierung]. Bitte Rumpfs an den Akademischen Senat um weitere Benutzung des Chemischen Laboratoriums vom 27. September 1830. Darin ging er detailliert auf die andauernden Beschwerden des Professor Pickels ein und erklärte den Lehrinhalt des Faches Mineralogie; sowie Schreiben Rumpfs an den Akademischen Senat um weitere Benutzung des Chemischen Laboratoriums vom 28. April 1831. Er bezog sich auf die ministerielle Genehmigung, die bereits 1824 Johann Nepomuk Fuchs (1774–1856) zur Errichtung eines eigenen Laboratoriums in München für die Mineralogische Sammlung erhielt. Die Vorlesungen über Chemie und Pharmazie wollte Rumpf ohne weitere Vergütung halten.

65 Siehe hierzu UniAWürzburg, ARS 1635 [ohne Paginierung]. Schreiben des Staatsministeriums des Innern auf Grund einer „neuerlichen Eingabe des Professors Pickel" an den Akademischen Senat vom 23. September 1830.

66 Siehe hierzu UniAWürzburg, ARS 1635 [ohne Paginierung]. „Gehorsamste Anzeige des Prof. Rumpf in Betreff der in dem Sommersemester 1831 zu haltenden Vorträge über Chemie und Pharmazie" an den Akademischen Senat vom 9. April 1831. Hier erbot sich Rumpf auf Bitten von Studenten weiterhin Chemie und Pharmazie zu lesen.

67 Siehe hierzu UniAWürzburg, ARS 1635 [ohne Paginierung]. Schreiben des Akademischen Senats an Professor Rumpf vom 9. April 1831.

Die Gegenstände, die er in den vergangenen vier Jahren für das Chemische Kabinett angeschafft hatte, sollte Pickel ins Inventar übernehmen.[68] Am 4. Mai 1831 brachte Pickel dem Akademischen Senat zur Anzeige, dass Rumpf bei der Schlüsselübergabe am Tag zuvor sechs Glasschränke geöffnet und durch seine Dienerschaft leeren gelassen hatte, weil diese Gegenstände aus seinem Eigentum stammen würden. Als nun Pickel die Gegenstände mit dem Inventar verglich, bemerkte er, dass Rumpf 42 Objekte, die nach seinem Wunsch von der Universität in den vergangenen Jahren gekauft und bereits auf Weisung des Akademischen Senats ins Inventar des Chemischen Kabinettes eingetragen worden waren, entwendet hatte. Nur zwei „Öfelchen" und den Rezeptiertisch konnte Pickel von den 45 von Rumpf aufgelisteten Gegenständen zurückhalten.[69]

Rumpf wollte diese Gegenstände, die nach seiner Darstellung sein Eigentum waren oder von ihm aus der bewilligten Etatsumme angekauft worden waren, behalten, bis das Ministerium in München über seine Eingabe zur weiteren Mitbenutzung des Chemischen Laboratoriums entschieden oder er ausdrücklich den Befehl zur Herausgabe dieser erhalten hätte. Er gab aber zu, dass es insgesamt mehr als diese 42 Objekte seien. Dies wollte er bei einem Herausgabebefehl beweisen. Etwaige noch Pickel zu ersetzende Gegenstände,[70] die seit vier Jahren zur Wiederbeschaffung ausstanden und deren Wert Rumpf bar abgegolten hätte, wären nach seiner Aussage ursprünglich aus der Etatsumme der Universiät beschafft und zu Zwecken der Vorlesungen verbraucht worden. Einen jetzigen Wiederersatz, wie von Pickel neuerlich angemahnt, hielt Rumpf für verjährt. Es waren wohl nach Aussage Rumpfs von den sechs Glasschränken die Schlösser ausgetauscht worden, und dadurch seien in dieser Zeit eine „magnetische und silberne elektrische Nadel, Silber-Auflösung, Phosphorsäure, Platinblech u. s. w."[71] abhanden gekommen. Zu den noch im Labor ihm gehörigen Teile zählte Rumpf mehrere Glasretorten, Vorlagen und hölzerne Tenakel[72] auf.[73] Binnen acht Tagen sollten nach Weisung des Akademischen Senats an Rumpf die Gegenstände an den Konservator des Chemischen Laboratoriums zurückgeben werden.

---

68 Siehe hierzu UniAWürzburg, ARS 1635 [ohne Paginierung]. Schreiben des Akademischen Senats an Professor Pickel mit Betreff „Die Auflösung seines bisherigen Verhältnißes zu dem H. Prof. Rumpf" vom 28. September 1830.

69 Siehe hierzu UniAWürzburg, ARS 1635 [ohne Paginierung]. Schreiben Pickels an den „Königlichen Akademischen Senat" vom 4. Mai 1831.

70 Siehe hierzu UniAWürzburg, ARS 1541 [ohne Paginierung]. Erklärung Pickels „Der Ersatz der ihm abhandengekommenen Sachen betreff." an den Akademischen Senat vom 5. Mai 1830. Darin gab Pickel an: aus Glasschrank 1) und 2) „Metall-Stufe von Eisen, Quecksilber, Kobald, Bley und eine schöne große Zinngranade, die die Größe einer welschen Nuß hatte" aus Schrank 3) eine „Rubinschwefelstufe in der Größe einer starken Mannesfaust, welche in kleine Stücke zerschlagen wurde"; aus Schrank 4) das in einem Glas aufbewahrte „groß kristalisirte Bittersalz", welches ganz ausgeleert wurde; aus seinem „eigenthümlichen Schranke verschiedene mineralische Samen, Weingeist, Braunstein, Phosphor etc."

71 UniAWürzburg, ARS 1635 [ohne Paginierung]. Schreiben Rumpfs an den Akademischen Senat vom 9. Mai 1831.

72 Siehe hierzu H. HAGER (1890), S. 101. Für die Befestigung des Koliertuchs verwendete man ein rechteckiges Holzgestell mit vier Nägeln an den Ecken. Eine Abbildung des Tenakels ist bei Hager enthalten.

73 Siehe hierzu UniAWürzburg, ARS 1635 [ohne Paginierung]. Schreiben Rumpfs an den Akademischen Senat vom 9. Mai 1831.

Die tatsächlich Rumpf Gehörenden würde Pickel ihm aushändigen.[74] Am 16. Juni 1831 erfolgte die Übergabe der Gegenstände an Pickel.[75]

Pickel berichtete am 19. August 1831, dass er von den ihm überwiesenen 100 Gulden ein „Gebläßfeuer“ und für das verbliebene Geld einen neuen Destilieraufsatz mit einem „sogenannten Mohrenkopf und Refrigeratoriu“ angeschafft habe. Er wollte gerne für weitere 100 Gulden „ein paar Voltaische[76] und auch ein paar Gambonische Säulen[77] nebst denen Zugehörungen“ kaufen,[78] was ihm im nächsten „Etat“ genehmigt wurde.[79]

---

[74] Siehe hierzu UniAWürzburg, ARS 1635 [ohne Paginierung]. Schreiben des Akademischen Senats an Rumpf vom 21. Mai 1831. Pickel hatte demnach über einen Vollzug der Weisung an den Akademischen Senat zu berichten; sowie Schreiben Pickels an den Akademischen Senat vom 10. Juni 1831. Bis zu diesem Zeitpunkt hatte Rumpf der Aufforderung keine Folge geleistet.

[75] Siehe hierzu UniAWürzburg, ARS 1635 [ohne Paginierung]. Schreiben von Rumpf an den Akademischen Senat vom 15. Juni 1831. Darin entschuldigte er sich, weil er vier Stunden pro Tag Vorlesungen und die Gegenstände nicht in seiner Wohnung aufbewahrt habe. Deswegen sei es zu der Zeitverzögerung gekommen. Er kündigte eine Übergabe noch am selben Tag an; siehe auch Bericht Pickels an den Akademischen Senat vom 22. Juni 1831. Hier bestätigt Pickel die Herausgabe der Gegenstände zum 16. Juni 1831.

[76] Siehe hierzu K. Fuss / G. Hensold (1913), S. 359. Voltas Säule bestand aus einer Anzahl geschichteter Doppelplatten von Kupfer und Zink, die durch feuchte Tuchlappen oder Filzscheiben getrennt waren. Sie wurde auch als galvanische Batterie bezeichnet. Hier finden sich eine Abbildung und die Erklärung der Funktionsweise.

[77] Hier waren Zambonische Säulen gemeint, die nach dem Physiker Giuseppe Zamboni (1776 bis 1846) benannt wurden; siehe W. Guttmann (1909), Sp. 1375. „Zamboni Säule (1812): Eine Art Volta'sche Säule, die aus mehreren tausend aufeinandergelegten Pappscheiben mit unechter Vergoldung (Kupfer) bzw. Versilberung (Zinn) besteht. Da diese stets Feuchtigkeit genug enthalten, so stellt die Z[amboni] S[äule] eine große Zahl hintereinandergeschalteter Zinn-Kupferelemente dar. Bes. zu Elektroskopen benutzt.“; siehe auch POG (1863), Bd. 2, Sp. 1391f.

[78] UniAWürzburg, ARS 1635 [ohne Paginierung]. Brief Pickels an den „Königlichen Academischen Senat“ vom 19. August 1831. Die drei wörtlichen Zitate wurden daraus entnommen.

[79] Siehe hierzu UniAWürzburg, ARS 1635 [ohne Paginierung]. Brief Pickels an den „Königlichen Academischen Senat“ vom 19. August 1831; sowie Schreiben des Akademischen Senat an den „Conservator Pickel“ vom 27. August 1831.

Nach der Trennung Rumpfs von Pickel[80] gab es jedoch immer wieder erneute Gesuche um Mitbenutzung des Chemischen Laboratoriums oder Einrichtung eines eigenen Labors. Die Mitbenutzung von Pickels Laboratorium wurde mit Schreiben vom 21. April 1833 abgelehnt. Ein eigenes Labor für den Lehrer der Mineralogie erschien aber in Augen des Staatsministeriums des Innern wünschenswert. Der Akademische Senat sollte unter Hinzuziehung von Rumpf nach einer Lösung suchen.[81] Rumpf verzichtete nun auf die gemeinsame Nutzung mit Pickel und wollte den status quo akzeptieren, wenn der König ihm bei der Emeritierung Pickels das Chemisches Laboratorium und das Lehrfach Pharmazie übertragen würde. Dabei empfahl sich Rumpf mit seiner eigenen pharmakognostischen Sammlung[82] dafür.[83]

Der Erwerb der pharmazeutischen Sammlung, die von Ludwig Rumpf angelegt worden war, wurde am 3. Juli 1836 beschlossen und der Akademische Senat beauftragt, mit dem Besitzer in Kaufverhandlungen zu treten.[84] Die Sammlung sollte 630 Gulden kosten. Rumpf bot zwei Raten an und machte nochmals auf kürzlich getätigte Ankäufe und den Seltenheitswert mancher Stücke aufmerksam.[85] Eine Kommission aus den Professoren Carl Friedrich Marcus (1802–1862)[86], Thomas August Ruland (1776–1846)[87] und Gottfried Wilhelm Osann (1797–1866)[88] kam zum Ergebnis, dass die Sammlung nach genauem Augenschein und Abgleich des dazugehörigen Kataloges

80 Siehe hierzu UniAWürzburg, ARS 1634 [ohne Paginierung]. Dekret des Staatsministeriums des Innern an die „kgl. Universitätscuratel" vom 7. Mai 1827. Im weiteren Verlauf beantragte Rumpf immer wieder ein Aversum von 100 Gulden pro Semester, und Pickel beschwerte sich häufig über Rumpf; siehe UniAWürzburg, ARS 1635 [ohne Paginierung]. Schreiben des Staatsministeriums des Innern an den Akademischen Senat vom 23. September 1830. Hier wird das „bisherige Verhältnis" zwischen Pickel und Rumpf in Bezug auf die Vorlesungen über Chemie und Pharmazie „mit gemeinschaftlicher Benutzung des Laboratoriums" zum Zeitpunkt der Ernennung Rumpfs zum Extraordinarius der Mineralogie [27. Mai 1830] gelöst; siehe UniAWürzburg, ARS 1632 [ohne Paginierung]. Das Anstellungsdekret datierte vom 14. Juni 1826; siehe UniAWürzburg, ARS 1635 [ohne Paginierung]. Bittgesuch um Remuneration des Professor Rumpf an den Akademischen Senat vom 1. Dezember 1830. Hierin sicherte Rumpf die Schenkung seiner Mineralogischen Sammlung der Universität zu; sowie Schreiben des Akademischen Senats an „Allerdurchlauchtigster" vom 11. Dezember 1830. Das Verhältnis eines „Adjunkten" bestand nach Rumpfs Aussage sieben Semester, da er eine Dienstesvergütung von 700 Gulden [jährlich 200 Gulden wie zu Landshut bezogen] nachträglich für die Schenkung seiner mineralogischen Sammlung forderte.

81 Siehe hierzu UniAWürzburg, ARS 1635 [ohne Paginierung]. Entscheidung des Staatsministeriums des Innern an den „akademischen Senat der Universität Würzburg" vom 21. April 1833.

82 Die Begriffe ‘Pharmakognostische’ und ‘Pharmazeutische’ Sammlung wurden im damaligen Schriftverkehr synonym verwendet.

83 Siehe hierzu UniAWürzburg, ARS 1635 [ohne Paginierung]. Schreiben Rumpfs an „den Königliche[n] Akademischen Senat" vom 27. April 1833.

84 Siehe hierzu UniAWürzburg, ARS 3240 [ohne Paginierung]. Auszug aus dem Reskript des Staatsministeriums vom 3. Juli 1836 No. 6949.

85 Siehe hierzu UniAWürzburg, ARS 3240 [ohne Paginierung]. Bericht Rumpfs an den Akademischen Senat vom 9. Juli 1836.

86 Siehe hierzu C. R. Grund (2002), S. 652. Es handelte sich um den Hofrat Professor Dr. med. Carl Friedrich von Marcus.

87 Siehe hierzu C. R. Grund (2002), S. 654. Es handelte sich hierbei um den Hofrat Professor Dr. med. Thomas August Ruland.

88 Siehe hierzu C. Osann (2014), S. 62, S. 66 und S. 109f.

einen Wert von 560 Gulden besitzen würde. Der Akademische Senat fragte nun Rumpf, ob dieser einen Preisnachlass gewähren würde? Rumpf argumentierte, er könne keinen Nachlass auf den Kaufpreis geben, da er sonst bei seiner anfänglichen Preisangabe der Lüge bezichtigt werden könnte. Letztlich gab der Akademische Senat die Angelegenheit zur Entscheidung mit dem Vermerk nach München, da die Sammlung für die Universität zwar wünschenswert wäre, aber dafür auch ein Konservator zu diesem neuen Attribut [Kabinett] benötigt würde. Das Staatsministerium gewährte mit Schreiben vom 31. August 1831 den Ankauf der Pharmazeutischen Sammlung zum Preis von 630 Gulden. Über eine Leitung des neuen Kabinettes sollte später entschieden werden.[89]

Am 10. September 1836 wurde Johann Georg Pickel schließlich pensioniert.[90] Im Anschluss fanden sich keine Hinweise auf Ausstattung und Inventar im Universitätsarchiv und in der Personalakte von Rumpf.

---

89 Siehe hierzu UniAWürzburg, ARS 3240 [ohne Paginierung]. Schreiben des Akademischen Senats an die Professoren „Dr. Marcus, Dr. Ruland, Dr. Osann“ vom 9. Juli 1836; Bericht der Kommission der Professoren Osann und Ruland an den Senat vom 28. Juli 1836 und anschriftliches Schreiben zu diesem Bericht von Prof. Marcus vom 30. Juli 1836; Schreiben Rumpfs an den „Königlichen akademischen Senat“ vom 2. August 1836. Hier konnte Rumpf keinen Preisnachlass geben. Er bezog sich i. d. R. auf die handelsüblichen Ankaufspreise aus Katalogen und zog daraus den Mittelwert. Rumpf erwähnte hier nochmals die abnehmende Zahl der Pharmaziestudenten; siehe Schreiben des Akademischen Senats zur Vorlage in München vom 6. August 1836. Darin machte der Senat darauf aufmerksam, dass die Sammlung als „materia medica“ nur als Attribut der Medizinischen Fakultät in Frage komme, Rumpf aber nur Mitglied der Philosophischen Fakultät war; sowie „Auszug aus dem höchsten Ministerial-Reskript vom 31. August 1836. No. 18,345.“ Hierin wurde der Ankauf zu 630 Gulden genehmigt.

90 Siehe hierzu K. KOSCHEL (1982), S. 710 und S. 714, H.-D. SCHWARZ (2001); UniAWürzburg, ARS 704 [ohne Paginierung]. Pensionierungsdekret von König Ludwig I. ausgestellt am 10. September 1836 in Berchtesgaden; UniAWürzburg, ARS 1635 [ohne Paginierung]. Schreiben Rumpfs an den Akademischen Senat 5. Mai 1835. Hier bezeichnete sich Rumpf in der Betreffzeile noch nicht als „Conservator des chemischen Laboratoriums“. Schreiben Rumpf an den „Königlichen akademischen Senat“ vom 22. Oktober 1836. Dort schrieb Rumpf in der Betreffzeile erstmals „Conservator des chemischen Laboratoriums“; Schreiben Osanns an den Akademischen Senat vom 28. Oktober 1836. Osann nahm im Text Bezug auf einen „Rescript des Königl. akademischen Senats vom 6. Okt. [1836]“, wonach „Sr. Majestät der König bei Pensionierung des Medicinal-Rathes Pickel den Vortrag der allgemeinen Chemie [...] [ihm, d. h. Osann] und den der pharmaceutischen Chemie dem H. Prof. Rumpf allergnädigst“ übertragen hat. Hier wollte Osann eine Mitbenutzung des Chemischen Labors, da sein Physikalisches für Lehrvorträge in Chemie nicht geeignet wäre; Schreiben des Akademischen Senats „zum Königl. Staatsministerium des Innern“ vom 29. Oktober 1836. Darin sprach sich der Senat gegen eine Mitbenutzung durch Osann wegen befürchteter erneuter Kollisionen wie zwischen Pickel und Rumpf aus und befürwortete die bisherige alleinige Nutzung seines eigenen Attributes [Kabinettes] auch für die Vorlesungen der Allgemeinen Chemie; sowie StaatsAWürzburg, Akte der Regierung von Unterfranken 13700 [ohne Paginierung]. Schreiben des Staatsministeriums des Innern an den „k[öniglichen] General Commißär und Regierungs Präsidenten des Untermainkreises Grafen von Rechberg“ vom 1. Juli 1835 und dessen Antwortschreiben vom 12. Juli 1835. [August Joseph Georg] von Rechberg (1783–1846) wurde angefragt, wie Pickel ehrenhaft

Nach dem plötzlichen Tod von Johann Joseph von Scherer (1814–1869)[91], dem Nachfolger Rumpfs als Betreuer der Pharmaziestudenten, wurde vom Akademischen Senat eine Kommission eingesetzt, um die Räume des Laboratoriums für Organische Chemie im Neubau der Maxstraße mit dem von den Angehörigen erbrachten Schlüssel zu verschließen. Anwesend waren am 17. Februar 1869 der Haupkassier und Rentbeamte der Universität, Georg Eduard Uhl, der Protokollant Hahn, Hofrat Johann Rudolph Wagner (1822–1880), der erste Assistent des Laboratoriums Georg Heckenlauer, der Diener Johann Derleth[92] und der Sohn Scherers, der Rechtspraktikant Hugo Scherer (geb. 1845). Außer Kleidung und Büchern identifizierte der Sohn nichts als Eigentum des verstorbenen Vaters, Professor Johann Joseph von Scherer.

Das synthetische und das analytische Labor blieben für Arbeiten der Praktikanten offen. Dort befanden sich nur Glaswaren. Das Geschäftszimmer des Konservators, die Versammlungssäle und der Hörsaal wurden allerdings unter Aufsicht von Wagner, der auch den Schlüssel zum Büro erhielt, versiegelt.[93] Schon am 23. Februar des gleichen Jahres eröffnete man unter Anwesenheit Uhls, Hahns, des Hofrates Heinrich von Bamberger (1822–1888)[94], des Hofrates Johann Rudolph von Wagner, beide als Kommissäre des Akademischen Senates, und des Assistenten Georg Heckenlauer die Räume, damit dieser das Semester laut der Sondergenehmigung zu Ende führen[95] und die zu den Vorlesungen und Praktika bestimmten Chemikalien ausgehändigt bekommen konnte.[96] Folgende Tabelle listet die herausgegebenen Substanzen auf:

pensioniert werden könnte, da beim hohen Alter des Professors Pickel keine neuen Leistungen für den Lehrstuhl zu erwarten wären. Rechberg kannte Pickel nicht direkt und fürchtete bei ihm eine konfrontierende Ansprache dieses Themas, verwies aber auf eine diesbezügliche Äußerung des Hofrates und Professors Kiliani, die aus diesem Akt nicht ersichtlich war. Eine Emeritierung Pickels schon 1833, wie Schwarz irrtümlicherweise schrieb, können wir somit ausschließen.

91 Siehe hierzu A. METTENLEITER (2001), S. 839.

92 Der in dieser Akte erwähnte Diener „Johann Derleth" ist höchstwahrscheinlich identisch mit dem Diener und Hausmeister Joseph Derleth aus dem gedruckten Personalverzeichnis der Universität; siehe auch Kap. 5.2.6, S. 102 sowie die Anlagen 8 und 12.

93 Siehe hierzu UniAWürzburg, ARS 795 [ohne Paginierung]. Protokoll vom 17. Februar 1869.

94 Siehe hierzu H. RÖCKL (1982), S. 891.

95 Siehe hierzu UniAWürzburg, ARS 795 [ohne Paginierung]. Bericht der Medizinischen Fakultät an den „Königlichen Academischen Senat" vom 24. Februar 1869; sowie Schreiben des Staatsministeriums des Innern aufgrund „Königlichen Befehls an den Senat der Königlichen Universität Würzburg" vom 2. März 1869.

96 Siehe hierzu UniAWürzburg, ARS 795 [ohne Paginierung]. Protokoll der Chemikalienausgabe an den Assistenten Heckenlauer vom 23. Februar 1869.

Tab. 8: Dem Assistenten Georg Heckenlauer am 23. Februar 1869 ausgehändigte Chemikalien (Auszug des Inventars)

1.	Schwefelleber	41.	Magnesia carbon. cryst.
2.	zweifach schwefelsäures Kali in rhombord. Krystallen	42.	Magnesia usta
3.	Natron bicarbonicum	43.	Magnesia alba
4.	Jodium	44.	Magnesia Schwefelsäure
5.	Natron hydricum in bacileis	45.	Phosphors. Ammon-Magnesia
6.	einfach kohlensaures Natron	46.	Phosphorsaure Magnesia
7.	doppelt schwefelsaures Natron	47.	Arsensaure Ammon-Magnesia
8.	dreibasisch phosphorsaures Natron	48.	Chlormagnesium
9.	Pyrophosphorsaures Natron	49.	Aluminium
10.	Sapletersaures Natron	50.	Thonerde
11.	Unterschwaefelsaures Natron	51.	Thonerdehydrat.
12.	Natron sulfuricum dilapsum	52.	Alaun.
13.	natron phosphoricum aus Knochen	53.	Schwefelsaure Thonerde
14.	Bromnatrium	54.	Verschiedene Alaune
15.	Kochsalz	55.	Ultramarin
16.	Steinsalz	56.	Schwefelsaures Manganoxydul
17.	Pyrophsphorsaures Kali	57.	Manganoxyduloxyd
18.	Salpetersaures Kali	58.	Manganhyperoxyd
19.	Tincal	59.	Phosphorsaur. Manganoxyd.
20.	Borax	60.	Kali hypermanganicum
21.	Lithium	61.	Eisen metallisch
22.	Aetzbaryt	62.	Ferrum hydrogenio redud.
23.	Schwefelsaures Baryt	63.	Ferrum oxydatum
24.	Chlorbaryum	64.	Hammerschlag
25.	Kohlensaures Baryt	65.	Aethiops martialis
26.	Strontium oxydhydrat	66.	Ferrum carbon saechar.
27.	Kohlensaures Strontian	67.	Eisenvitriol
28.	Salpetersaures Strontian	68.	do [dito, das Gleiche wie 67.]
29.	Chlorstrontium	69.	Schwefels. Eisenoxydul-Ammon
30.	Schwefelsaurer Kalk	70.	Schwefels. Eisenoxyd
31.	Calcium phosphoratum	71.	Eisenalaun
32.	Marienglas	72.	Eisenoxydhydrat
33.	Kalkspath	73.	Eisenoxyd (ul) [mit Bleistift ergänzt]
34.	Unterchlorigsaurer Kalk	74.	Eisenchlorür
35.	Neutraler phorphorsaur. Kalk	75.	phosphors. Eisenoxyd
36.	Calcium chloratum fus. in bac.	76.	Eisenchloridchloarammon
37.	Salpetersaurer Kalk	77.	Ferrum sesquchloratum

38. Calcium sulfuratum	78. Eisenchlorid
39. Magnesium	79. Schwefeleisen
40. Magnesia carbonica	

Am 2. März 1869 wurden weitere Gegenstände und Chemikalien aus dem Inventar dem Ersten Assistenten Georg Heckenlauer zum Fortsetzen und zur Beendigung der Vorlesungen unter Anwesenheit des Hauptkassiers und Rentbeamten der Universität Georg Eduard Uhl, des Protokollführers Hahn, des Ersten Assistenten selbst und des Hofrats Wagner entnommen und im Folgenden aufgelistet.[97]

Tab. 9: Dem Assistenten Georg Heckenlauer am 2. März 1869 ausgehändigte Chemikalien (Auszug des Inventars)

1. Zincum met. pur	53. Jodblei
2. Zincum granulatum	54. Bleiglätte
3. Zincoxyd	55. Chlorblei
4. Zincoxydhydrat	56. Carbonas. plump. cer.
5. Kohlensaures Zincoxyd	57. Salpetersaures Bleioxyd
6. Lapis calannuaris	58. Schifferweiß
7. Schwefeksaures Zincoxyd	59. Schwefelsaures Bleioxyd
8. Zincum sulf. am.	60. Antimon.
9. Waßerfreies schwefelsaures Zincoxyd	61. Antim. crud.
10. Waßerfreies schwefelsaures ZincKali	62. Quecksilber sulf.
11. Zincum chlorat. in baz.	63. Hydrargirium sulf.
12. Salpeterfreies Wismuthoxyd	64. Schwefelsaures Quecksilberoxyd
13. salpeterfreies Wismuthoxyd	65. Schwefelsaures Quecksilberoxydul
14. Chlorwismuth	66. Merkur. precip. alb.
15. Cadmium Blech	67. Sublimat
16. Wismuthchloryd	68. Quecksilberchlorür
17. met[allisches] Kupfer mit aerugo nobilis [Patina]	69. Jod-Quecksilber, Jod Calcium
18. Kupferoxyd	70. Quecksilberchlorür
19. Kohlensaures Kupferoxyd	71. Quecksilberjodit
20. Phosphorsaures Zinkoxyd	72. Metallische-Zinnsäure
21. Wismuth	73. Zinnoxydul
22. Schwefelsaures Zinkoxyd magn.	74. Quecksilberjodür
23. Cadmium sulf.	75. Antimonoxyd
24. Kohlensaures Cadmiumoxyd	76. Acidum stibicum
25. Schwefelsaures Amon[ium]	77. Quecksilberoxyd
26. Kupferhammerschlag	78. Salpetersaures Quecksilberoxyd

[97] Siehe hierzu UniAWürzburg, ARS 795 [ohne Paginierung]. Protokoll zur Chemikalienausgabe an den Ersten Assistenten Georg Heckenlauer vom 2. März 1869.

27. Cuprum sulf. pur.	79. bis [?] Schwefelsaures Quecksilber-oxyd
28. Cadmium oxydhydrat	80. Mercurius solubilis
29. Schwefel Cadmiun	81. Salpetersaures Silberoxyd
30. Kupfer sulfür.	81. [!] Argentum
31. Cuprum cichloratum cryst.	82. Argentum purum
32. Kohlensaures Wismuthoxyd	83. stamnum [!] in bac.
33. Chlorzinclösung	84. stamnum [!] raspatum
34. Cadmium met.	85. Zinnsulfür.
35. Wismuthsäure	86. Zinn
36. Kupferchlorür	87. Zinnsulfit
37. Kupfersulfit	88. Zinnchlorür
38. Cadmiumoxyd	89. Zinnsäurehydrat
39. Jodwismuth	90. Quecksilberoxydul
40. Kupferoxyd Amon.	91. Zinnober crystalisirt
41. Braunschweiger grün	92. Zinnoberpulver
42. Bleioxyd hydrat	93. Chlorsilber
43. Salpetersaures Kupferoxyd	94. Höllenstein
44. deßgleichen	95. Stibium chloratum
45. Schweinfurter grün	96. antim. Sulfit
46. Kupferoxydul	97. Körmes mineralis
47. Wismuthum oxydatum hydricum.	98. Körmers oxydhaltig
48. Kupferchloryd chloramon	99. Antimonsaure hydrat
49. Scheeles grün	100. Aettsiop. Antimon
50. Plumpum oxydatum	101. Algoratpulver
51. Plumpum met. pur	102. antimonsaures Kali
52. Blei hyperoxyd	

Weitere Ausstattungs- und Inventargegenstände ließen sich in der Personalakte Scherers des Universitätsarchivs nicht nachweisen. Auch die Personalakten der folgenden Professoren Johann Rudolph von Wagner und Ludwig Medicus (1847–1915)[98], die das Fach Pharmazie vertraten, gaben keine Hinweise auf vorhandene oder angeschaffte Ausstattungsgegenstände oder Inventare.

Das Medizinische Kollegienhaus bekam laut gedrucktem Personal-Verzeichnis der Königlichen Julius-Maximilians-Universität Würzburg im Sommersemester 1897 einen Telefonanschluss.[99] Bis Wintersemester 1897/98 war auch das „Technologische Attribut und die Pharmakognostische Sammlung“ zusätzlich mit derselben Nummer verzeichnet.

98 Siehe hierzu W. DRESSENDÖRFER (2004), S. 80.

99 Siehe hierzu „Personalbestand der Königlich Bayerischen Julius-Maximilians-Universität Würzburg im Sommer-Semester 1897“. Der Telefonanschluss hatte die zweistellige Nummer „58“, was für eine sehr frühe Vergabe spricht.

Es ist davon auszugehen, dass auch nachfolgend bis zum Ende unseres Untersuchungszeitraumes im Sommersemester 1915 das Technologische / Pharmazeutische Institut telefonisch erreichbar war, da die Nummer „58" als Hausanschluss weiterhin für das Medizinische Kollegienhaus aufgeführt war. Ab Wintersemester 1911/12 bis zum Schluss unserer Betrachtung im Sommersemester 1915 war die Telefonnummer „583" als Nebenstelle beim II. Direktor der Königlichen Untersuchungsanstalt für Nahrungs- und Genussmittel im Verzeichnis des Personalbestandes angegeben.

6.2 Gebäude und Raumaufteilung im Zeitraum 1786 bis 1915

Am 19. Juni 1786 genehmigte der Fürstbischof Franz Ludwig von Erthal (1730 bis 1795)[100] den Neubau und die Umgestaltung des Botanischen Gartens, zu dem auch die Errichtung des Gärtnerhauses als Wohnung für den Gärtner und die darunterliegenden Räume u. a. als Chemisch-Pharmazeutisches Laboratorium und Hörsaal[101] gehörten. Die Pläne dazu lieferte der botanische Gärtner Ignatz Heller in Zusammenarbeit mit dem Hofarchitekten Johann Philipp Geigel (1729 oder 1731–1800)[102]. Ein Drittel der Baukosten übernahm nach Weisung des Fürstbischofs das Juliusspital und zwei Drittel die Universität Würzburg. Diese Regelung wurde bei Kostenübernahmen zu Anstalten der Universität auf dem Gelände des Juliusspitals zukünftig beibehalten.[103] Uwe Buschbom zeichnete einen Lageplan zum „Gärtnerhaus" (1), der das Gebäude innerhalb des „Alten Botanischen Gartens" des Juliusspitalgeländes wiedergibt.

---

[100] Siehe hierzu H. FLURSCHÜTZ (1965), S. 7; sowie H. SCHOTT (2004), S. 153. Fürstbischof Franz Ludwig von Erthal regierte von 1779 bis 1795 die Hochstifte Würzburg und Bamberg in Personalunion.

[101] Siehe hierzu K. KOSCHEL (1982), S. 710; sowie A. METTENLEITER (2001), S. 508. Koschel schrieb, dass der Botanische Hörsaal ebenerdig auf der rechten Seite zu finden war, während sich der Chemische Hörsaal auf gleicher Ebene links befand. An diesen schloss sich das Chemische Laboratorium an. Dies deckt sich mit der Baubeschreibung von Ringelmann, die von Mettenleiter überliefert wurde.

[102] Siehe hierzu A. METTENLEITER (2001), S. 825 und S. 475; sowie I. C. VISOSKY-ANTRACK (2010), S. 23. Der Fürstbischof beauftragte bei Hofaufträgen bis 1789 den Leiter des Bauamtes, Johann Philipp Geigel; siehe U. BUSCHBOM (1982), S. 584f.; R. HANEMANN (1995), S. 247f.; R. BAUMGÄRTEL-FLEISCHMANN (1995), S. 381; sowie F. G. NEUMANN (1927). Hanemann, Baumgärtel-Fleischmann und Neumann geben 1731 als Geburtsjahr von Johann Philipp Geigel an; siehe auch M. DUBLER / A. SCHMÖLDER (2017), S. 10. Dubler und Schmölder nennen als Geburtsjahr 1729.

[103] Siehe hierzu U. BUSCHBOM (1982), S. 584; sowie A. METTENLEITER (2001), S. 475. Bei Mettenleiter fanden wir die originale Begründung zu der Kostenaufteilung.

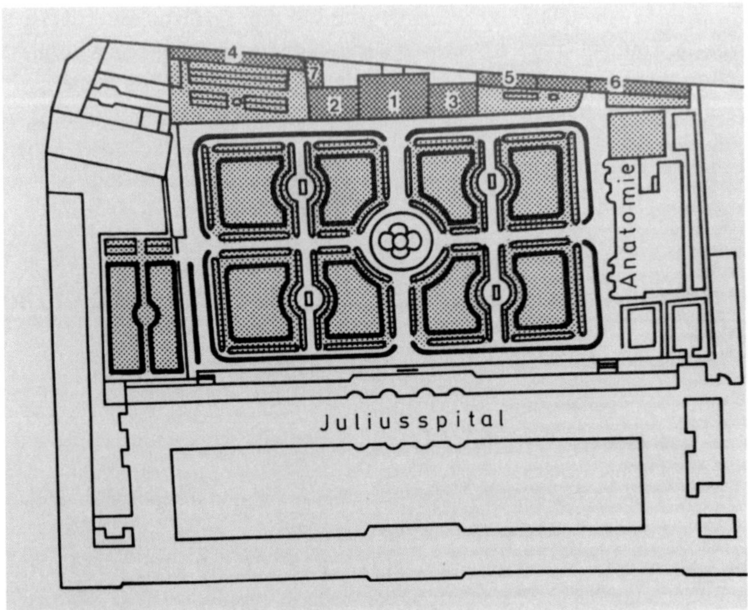

Abb. 28: Botanischer Garten Würzburg Periode 1782–1854.

„Neubauten (1787–1789):

1: Institutsgebäude mit Gärtnerwohnung; unter der Gärtnerwohnung wurde im Erdgeschoß ein „pharmazeutisch-chemisches Laboratorium" und ein „Vorleßsaal für Botanik" eingerichtet. Dieser Hörsaal diente bis in die Mitte des 19. Jahrhunderts im Winter als Überwinterungsort („Frigidarium" = Kalthaus) für frostempfindliche Pflanzen. Außerdem wurden darin das Herbarium und die Samen des Gartens aufbereitet und aufbewahrt.

2–5: Vier neue Gewächshäuser (insgesamt nur unwesentlich größer als die drei alten „Glashäuser" mit nicht wesentlich verbesserten Kulturmöglichkeiten!)

6: Schuppen + „Holzhalle" für Feuerholz zur Gewächshausbeheizung und für Gartengeräte

7: Wasch- und Holzhaus für die Gärtnerfamilie mit zwei Gesellenzimmern"

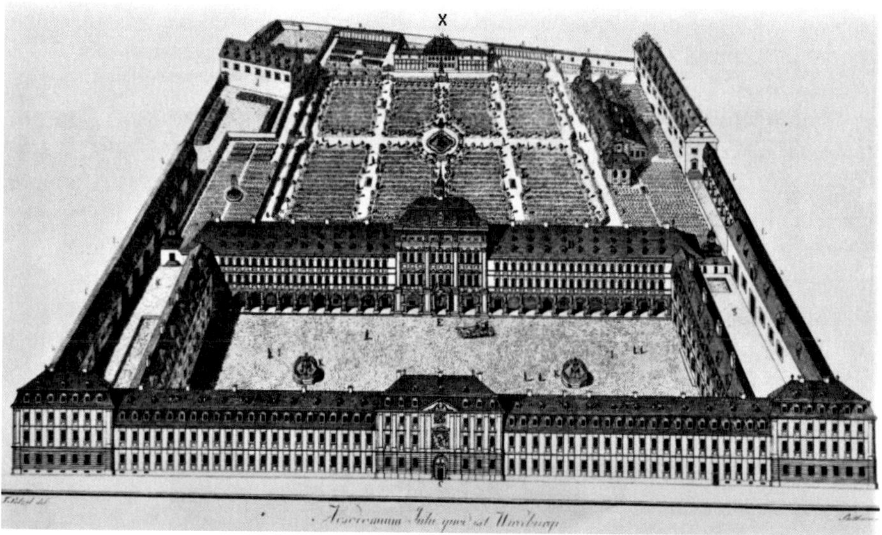

Abb. 29: Ansicht des Juliusspitals in Würzburg kurz nach 1800 mit dem Botanischen Garten nach dem Vorbild von Leyden. Rechts oben das „Theatrum anatomicum“. „Am äußersten Mittelpunkt des Gartens [X] sieht man die […] Gärtnerswohnung, in deren unterem Geschoß sich rechts der [B]otanische Hörsaal, und links das [C]hemische Laboratorium be[fand]. (1786/87 errichtet)“[104]; Stich von Joh[ann] Bitthäuser, Sammlung Museum für Franken [ehemals Mainfränkisches Museum].

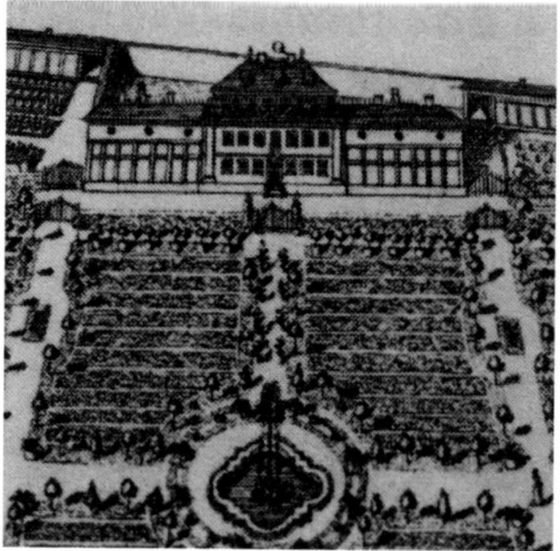

Abb. 30: Detailausschnitt des Gärtnerhauses aus Abb. 29.

[104] K. KOSCHEL (1982), S. nach S. 710 [ursprüngliche Seitenzählung ohne Bilder und deren Rückseite]. Laut Abbildungsverzeichnis ein Stich von Johann Bitthäuser (1774–1859).

Unter dem Gebäude des Gärtnerhauses befand sich auch ein eigenes, dem Chemischen Laboratorium zugehöriges Kellergewölbe, das Rumpf aber zumindest bis 1830 nicht mitbenutzen durfte.[105] Diesen Keller gebrauchte Pickel (1751–1838) zur Aufbewahrung von Geräten und Utensilien für das Chemische Laboratorium wie Flaschen, Schüsseln, Weingeist, Essigsäure und rauchender Salpetersäure.[106]

Über dem Chemischen Laboratorium wohnte im Jahr 1830 der Gärtner Wolf, wie Pickel beiläufig erwähnte, da er diesen anwies, im Winter bei Kälte die Fenster geschlossen zu halten, damit das Wasser in den Glasgefäßen zur Aufbewahrung des Phosphors nicht gefrieren möge.[107] An den Hörsaal des Chemischen Laboratoriums im Gärtnerhaus des Juliusspitalgartens grenzte ein Treibhaus des Botanischen Gartens.[108] Das Chemische Kabinett beschrieb 1835 Anton Adam Friedrich Ringelmann (1803 bis 1870)[109]: Es „besteht in einem grossen hellen Hörsaal links vom Eingange zur ebenen Erde, an dessen Wänden ringsum Glasschränke zur Aufnahme der Präparate und Instrumente angebracht sind; ferner in dem eigentlichen Laboratorium, dessen Thüren in den Hörsaal herein geöffnet werden können, so dass alsdann die in den Subsellien sitzenden Zuhörer die Uebersicht über die in dem Laboratorium angestellt werdenden Versuche gewinnen."[110]

1833 war der immer wieder vorgebrachte Wunsch Rumpfs nach Mitbenutzung des Chemischen Laboratoriums oder Neueinrichtung eines eigenen immer noch nicht geklärt, da das Staatsministerium des Innern bezugnehmend auf einen Bericht vom 30. Oktober 1830 beim Akademischen Senat abermals einen gutachtlichen Bericht anforderte. In dem bezugnehmenden „Circular" des Akademischen Senats machte Professor Peter Richarz (1781 oder 1783–1855)[111] zur damaligen Situation folgenden Vorschlag: Da neben Pickel außerdem Rumpf Pharmazie und Gottfried Wilhelm Osann (1797–1866)[112] Chemie, auch mit besonderer Berücksichtigung der Pharmazie lehrten, waren seiner Meinung genug Dozenten der theoretischen Chemie vorhanden, und Pickel als gewandter „Experimentierer" könne weiterhin die Experimentalvorlesung halten. Zudem habe Osann ein eigenes Labor. Er schloss eine Mitbenutzung des von Pickel

105 Siehe hierzu UniAWürzburg, ARS 1541 [ohne Paginierung]. Schreiben Rumpfs an die Medizinische Fakultät vom 9. Januar 1830.

106 Siehe hierzu UniAWürzburg, ARS 1634 [ohne Paginierung]. „Inventarium über das chemische Laboratorium und Kabinet der Universität", beurkundet vom „Königlichen Universitäts-Rectorat" am 12. Dezember 1829 mit Nachtrag für das Studienjahr 1829/30.

107 Siehe hierzu UniAWürzburg, ARS 1541 [ohne Paginierung]. Schreiben Pickels an den Akademischen Senat vom 14. Januar 1830.

108 Siehe hierzu UniAWürzburg, ARS 1541 [ohne Paginierung]. Erklärung Rumpfs an den Akademischen Senat vom 30. Januar 1830.

109 Siehe hierzu A. METTENLEITER (2001), S. 837.

110 A. METTENLEITER (2001), S. 508; sowie A. A. RINGELMANN (1835), S. 51.

111 Siehe hierzu G. HESS (2007), S. 963; sowie ADB (1889), Bd. 28, S. 424–426. Hier wird 1781 als Geburtsjahr angegeben. Andere Quellen wie die NDB oder das Bild in der „Bischofgalerie", die sich im Augsburger Dom befindet, geben als Geburtsjahr 1783 an. Siehe hierzu NDB (2003), Bd. 21, S. 510. Richarz war von 1836 bis 1855 Bischof von Augsburg.

112 Siehe hierzu C. OSANN (2014), S. 62, S. 66 und S. 190f.

betreuten Kabinetts durch Rumpf aus. Die Lehrer der Mineralogie in Berlin und an anderen Universitäten würden hingegen über kein eigenes Labor verfügen, auch wenn der in München eines erhalten habe.[113] Professor Franz Joseph Fröhlich (1780–1862)[114] wies auf das Angebot Osanns hin, Rumpf sein Labor zur Mitbenutzung zu überlassen. Die Mehrheit des Senats sprach sich für die Meinung von Richarz aus.[115]

Professor Martin Münz (1779–1849)[116], Hochschullehrer der Anatomie, hielt es für wünschenswert, einen praktischen und besseren Unterricht der Pharmazeuten an der Würzburger Universität zu bieten, da die Hörerzahl bereits sehr abgenommen habe. Ein drittes Laboratorium, eigens für Rumpf, sei nicht zu empfehlen, eine Mitbenutzung eines anderen aber ratsam, da Rumpf schon eine eigene pharmazeutische Sammlung habe. Er sprach sich jedoch auf Grund der andauernden Differenzen gegen eine gemeinsame Nutzung von Pickel und Rumpf aus.[117]

Das Staatsministerium des Innern beschied am 21. April 1833, dass Rumpfs Gesuch um Mitbenutzung des Chemischen Kabinetts, das wie bisher unter Pickels Aufsicht stand, abzulehnen sei. Es befürwortete indes im Sinne einer zeitgemäßen Wissenschaft im Fach Mineralogie ein eigenes Labor für Rumpf und beauftragte erneut den Akademischen Senat, Vorschläge dazu zu unterbreiten.[118] Rumpf akzeptierte nun diesen Entschluss und wollte sich mit der bisherigen Situation ohne eigenes Labor zufrieden

---

[113] Siehe hierzu UniAWürzburg, ARS 1635 [ohne Paginierung]. Berichtsanforderung des Staatsministeriums des Innern an den Akademischen Senat vom 22. Jänner 1833; sowie Schriftliches Abstimmungsschreiben [„Circular"] des Akademischen Senats vom 13. März 1833.

[114] Siehe hierzu V. HOFFMANN (1982), S. 254.

[115] Siehe hierzu UniAWürzburg, ARS 1635 [ohne Paginierung]. Schriftliches Abstimmungsschreiben [„Circular"] des Akademischen Senats vom 13. März 1833.

[116] Siehe hierzu ADB (1886), Bd. 23, S. 38; A. W.-O. SCHMIDT (2003), S. 48; A. H. MAHNKEN / A. W.-O. SCHMIDT (2001), S. 311; C. R. GRUND (2002), S. 652; H.-W. ALTMANN (1982), S. 1011; G. KIRCHHOFF (1964), S. 5, S. 22, S. 13 und S. 21f.; sowie UniBibWürzburg, Sig. 63/T 15.145, Totenzettel Münz, Martin. Der Totenzettel gibt als Geburtsdatum den 6. Februar 1779 an. Der 18. März 1849 wurde dort als Sterbedatum vermerkt. Die Todesursache war „Brustwassersucht". Schmidt bezog sich vermutlich auf die ADB und gab die Lebensdaten falsch mit 1785 bis 1848 an, während Grund, Altmann und Kirchhoff die Daten des Totenzettels übernahmen. Mahnken und Schmidt verwendeten in Fußnote 4 ebenfalls die falschen Lebensdaten von Martin Münz. Kirchhoff bildete das letzte Handschreiben mit Unterschrift von Münz an das Rektorat ab, welches das Datum vom 1. März 1849 trägt. Martin Münz heiratete am 3. Februar 1823 in St. Gangolf in Bamberg Maria Kunigunde Susanne Rumpf, die am 13. August 1800 als Tochter von Ernst Friedrich Felix Rumpf (1764–1849), Apotheker und Professor der Chemie und Pharmazie in Bamberg, und seiner Ehefrau Kunigunde Seraphine, geb. Richter geboren wurde. Sie war damit die Schwester und nicht die Tochter, wie Schmidt irrtümlich schreibt, von Ludwig Rumpf (1793–1862), siehe auch Kap. 5.1.2, S. 54. Die Ehe blieb kinderlos. Kirchhoff lieferte über Münz sehr aufschlussreiche Angaben zu Biographie, Bibliographie und akademischem Wirken.

[117] Siehe hierzu UniAWürzburg, ARS 1635 [ohne Paginierung]. Berichtsanforderung des Staatsministeriums des Innern an den Akademischen Senat vom 22. Jänner 1833; sowie Schriftliches Abstimmungsschreiben [„Circular"] des Akademischen Senats vom 13. März 1833.

[118] Siehe hierzu UniAWürzburg, ARS 1635 [ohne Paginierung]. Entscheidungsschreiben des Staatsministeriums des Innern an den „akademischen Senat der Universität Würzburg" vom 21. April 1833.

geben, wenn der König ihm bei einer zukünftigen Pensionierung Pickels das „Chemische Laboratorium“ und das Lehrfach der Pharmazie übertragen würde. Er verwies dabei auf seine aus eigenen Mitteln angeschaffte Pharmakognostische[119] Sammlung.[120]

Nach der Pensionierung Pickels am 10. September 1836[121] und dem erfolgten Ankauf der Privatsammlung von Rumpf wurde dieser mit Dekret des Staatsministeriums vom 18. September 1836 mit der Konservation [Leitung und Betreuung] des neuen Attributes [Kabinetts] beauftragt. Alle anderen Hochschullehrer, die die Sammlung zum Zweck ihrer Lehre benutzen wollten, sollten auch zu diesem neuen Kabinett Zugang erhalten, wie es im Schreiben des Ministeriums hieß. Nach den vorangegangenen Streitigkeiten mit Pickel war dieser explizite Zusatz keine Überraschung.[122]

Rumpf besaß zwei Räume im dritten Stock des westlichen Flügels[123] der Alten Universität, die an das Technologische Kabinett des Professors Peter Philipp Geier (1792–1847)[124] angrenzten und die er u. a. zur vorübergehenden Aufbewahrung seiner

---

119 Die Begriffe „Pharmakognostische“ und „Pharmazeutische Sammlung“ werden in den Akten synonym verwendet.

120 Siehe hierzu UniAWürzburg, ARS 1635 [ohne Paginierung]. Schreiben Rumpfs an „den Königliche[n] Akademischen Senat“ vom 27. April 1833.

121 Siehe hierzu UniAWürzburg, ARS 704 [ohne Paginierung]. Pensionierungsdekret von König Ludwig I., ausgestellt am 10. September 1836 in Berchtesgaden.

122 Siehe hierzu UniAWürzburg, ARS 3240 [ohne Paginierung]. Dekret des Staatsministeriums des Innern an den Akademischen Senat vom 18. September 1836.

123 Siehe hierzu UniAWürzburg, ARS 3240 [ohne Paginierung]. Schreiben des Akademischen Senats an Prof. Leiblein vom 4. März 1837. Darin wird der vierte Stock für die beiden Zimmer des Mineralogischen Kabinetts angegeben; sowie Schreiben des Akademischen Senats an „Allerdurchl[auchtigster]“ vom 18. März 1837. Hier wird indes der dritte Stock für die Zimmer angegeben. Ein handschriftlicher Einschub gab Auskunft, dass sich im vierten Stock der „naturhistorische Hörsaal“ befand. Der „neue“ Karzer wäre nach diesem Schreiben im vierten Stock gewesen; siehe auch Dekret des Staatsministeriums des Innern an den Akademischen Senat vom 12. Mai 1837. Hierin wurden die bisherigen Zimmer des Mineralogischen Kabinetts angrenzend an den „neuen“ Karzer verortet, so dass sich logisch ergeben würde, wenn zuerst das Technologische Kabinett die zwei angrenzenden Räume des Mineralogischen bekommen und Rumpf dafür wieder den angrenzenden, einen Raum des „neuen“ Karzer erhalten hätte; sowie L. MEDICUS (1914), S. 114. Hier bestätigte Medicus den dritten Stock im Alten Universitätsgebäude für das Technologische Kabinett. Nach seinen Ausführungen war das Privatlabor des Vorstandes der „frühere Universitätskarzer“. Medicus setzte die Pharmazie allerdings in direkter Linie zu dem Technologischen Zweig der Universität unter den Professoren Geier, Herberger und Wagner, ließ jedoch dabei den Lehrauftrag für Pharmazie unter Rumpf und die danach folgende Betreuung der Pharmaziestudenten unter Scherer u. a. im Labor der Maxstraße außer Acht.

124 Siehe hierzu UniBibWürzburg, Sig. 63/T 15.51 Totenzettel Geier, Peter Philipp. Geier wurde am 17. Oktober 1792 geboren und verstarb am 2. Juli 1847 an „Brustwassersucht“. Im universitären Bereich wird er häufig im Unterschied zu Prof. Georg Franz Geier (1773 bis 1834) mit „Geier junior“ bezeichnet. Geier junior war Ordinarius für Kameral-Enzyklopädie, Landwirtschaftslehre, Forstwissenschaft, Bergbaukunde, Technologie und

Pharmazeutischen Sammlung nutzte. Diese sollten dem Professor für Technologie zur Erweiterung seines Kabinettes beziehungsweise für die Aufnahme der „Produkten- und Fabrikatensammlung des Untermainkreises" überlassen werden.[125] Rumpf erhielt schon vorher für die Pharmazeutische Sammlung einen neuen Aufbewahrungsort, der sich im Hörsaal des Juliusspitalgartens neben dem Chemischen Laboratorium befand. Für die Einrichtung wurden 50 Gulden zur Verfügung gestellt. Die zehn an den Wänden befindlichen Glasschränke des Hörsaals sollten nach Rumpfs Vorschlag vertieft und für die Aufnahme der Sammlungsgegenstände ausgebaut werden.[126]

Die beiden Rumpf zugeteilten Zimmer in der Alten Universität nutzte er indes nicht nur für die provisorische Aufstellung seiner eigenen Pharmazeutischen Sammlung, sondern hauptsächlich für sein Mineralogisches Kabinett, da er hier einen beheizbaren Platz für Instrumente, Reagenzien, Bücher, Kataloge, ausziehbare Tische, „Rechnungen und Korrespondenz" besaß, wie er in einem Bericht an den Akademischen Senat ausführte. Deswegen wollte er auf diese Räume nicht komplett verzichten. Er forderte zumindest gleichwertigen Ersatz der Räume, da jedem Leiter eines Attributes geeignete Räumlichkeiten zur Verfügung stehen müssten.[127] Es erging die Aufforderung an Professor Valentin Leiblein (1799–1869)[128], Konservator der Zoologisch-Botanischen Sammlung des Naturalienkabinettes,[129] ein Zimmer, das sich neben der ehemaligen Küche befand, an das Mineralogische Kabinett abzutreten, weil bei der früheren Teilung des Naturalienkabinettes die zoologisch-botanische Abteilung durch Zugewinnung von

---

Handelswissenschaft an der Julius-Maximilians-Universität, wie der Totenzettel angibt. Auch die Schreibweise „Geyer" fand sich in den Akten des Öfteren.

125 Siehe hierzu UniAWürzburg, ARS 3240 [ohne Paginierung]. Auszug aus dem Bericht des Prof. Geier vom 22. Februar 1837; Schreiben des Akademischen Senats an den Prof. Geier 25. Februar 1837; sowie Schreiben des Akademischen Senats an den König vom 18. März 1837; darin die Aussage des Prof. Geier bzgl. der befohlenen Einrichtung der Ausstellung. Die beiden Zimmer mussten erst zur Verbindung mit dem Technologischen Kabinett und zur Aufnahme der „Produkten- und Fabrikatensammlung des Untermainkreises" umgebaut und hergerichtet werden. Die Universität wurde auf Anordnung der Regierung verpflichtet, diese Ausstellung der Gewerbetreibenden dauerhaft in ihren Räumen als Teil des Technologischen Kabinetts für Publikum zu zeigen. Da es Winter war, verzögerten sich die Bauarbeiten. Für diese Arbeiten waren bereits 405 Gulden 22 Kreuzer im Etat für 1836/37 bereitgestellt.

126 Siehe hierzu UniAWürzburg, ARS 3240 [ohne Paginierung]. Dekret des Staatsministeriums des Innern an den „akademischen Senat" mit Betreff „die pharmaceutische Sammlung des Professors Rumpf" vom 18. September 1836. Hier wurde Rumpf zum Betreuer [Konservator, Leiter] dieser neuen Sammlung bestimmt; sowie Schreiben des Akademischen Senats an den Professor Rumpf vom 6. Oktober 1836. Die 50 Gulden waren bereits beim Ankauf der Sammlung mit Schreiben des Senats vom 12. September 1836 Rumpf bekanntgegeben und mit Dekret des Staatsministeriums vom 31. August 1836 angewiesen worden; siehe Bericht Rumpfs an den „Königlichen akademischen Senat" vom 9. Oktober 1836.

127 Siehe hierzu UniAWürzburg, ARS 3240 [ohne Paginierung]. Bericht Rumpfs an den Akademischen Senat vom 3. März 1837. In den beiden Zimmern verrichtete Rumpf offenbar auch seine Bürotätigkeit.

128 Vgl. C. R. GRUND (2002), S. 651.

129 In Unterscheidung dazu gab es ebenfalls eine Mineralogische Sammlung des Naturalienkabinettes.

Räumen profitiert habe.[130] Da das vorgesehene Zimmer als Labor des Zoologisch-botanischen Museums eingerichtet worden war, das zum Präparieren, Ausstopfen und Reparieren der Tiere und auch für andere Naturalien sowie als Vorratskammer und zur Aufbewahrung von Dubletten verwendet wurde, lehnte Leiblein jedoch die Abgabe des Raumes mit Androhung der Einstellung seiner regulären Arbeiten in seinem Attribut ab.[131]

Nun wurde eine genaue Beschreibung der verzweifelten Lage direkt an Seine Majestät den König geschickt. Der Akademische Senat fand im ganzen Gebäude der Alten Universität einzig einen alten, unbenutzten Karzer,[132] der im untersten Stockwerk zu ebener Erde des nördlichen Flügels und weit entfernt von den bisher von Rumpf genutzten Zimmern war. Dieser Raum war nach Meinung des Senats jedoch von höchst beschränktem Umfang.[133]

Es gab indes noch seit 1820 zwei weitere als Karzer benutzte Räume im dritten Stockwerk.[134] Das Staatsministerium des Innern bestimmte nun, einen dieser beiden Karzerräume, die an die beiden Zimmer des bisherigen Mineralogischen Kabinetts angrenzten, welche sofort dem Professor Geier abzutreten waren, als neues „Geschäftslokal"[135] für Rumpf einzurichten. Falls dieser Raum für zu klein befunden werden

130 Siehe hierzu UniAWürzburg, ARS 3240 [ohne Paginierung]. Schreiben des Akademischen Senats an Prof. Valentin Leiblein (1799–1869) vom 4. März 1837; siehe auch Kap. 5.2.6, S. 102, s. v. Diener Andreas Dosch; sowie Schreiben des Akademischen Senats an den König vom 18. März 1837.

131 Siehe hierzu UniAWürzburg, ARS 3240 [ohne Paginierung]. Bericht Leibleins an den Akademischen Senat vom 10. März 1837. Darin gibt Leiblein eine Beschreibung der Räumlichkeiten des Kabinetts. Nach dem betreffenden Zimmer, das gerade im Winter dem Diener zudem als Aufenthaltsraum diente, folgten das Herbarium und dann das Geschäftszimmer [Büro] des Konservators.

132 Siehe hierzu UniAWürzburg, ARS 3240 [ohne Paginierung]. Schreiben des Akademischen Senats an „Allerdurchl[auchtigster]" vom 18. März 1837. Darin wird auch der „neue" Karzer beschrieben. Der „neue" Karzer, aus zwei dafür vorgesehenen Räumen bestehend, wurde laut Verfügung der Universitätskuratel vom 1. August 1820 in den vierten Stock des westlichen Flügels [wahrscheinlich war der dritte Stock gemeint] verlegt, damit kein leichter Zutritt im Erdgeschoss von anderen Studenten zu den zu „Carcerstrafen oder Detention [Haft] verurteilten Studirenden" möglich war. Der ehemalige Karzer wurde als zum „schlechtesten Brauche ähnlich, der als Carcer in Disciplinar u[nd] Polizeystrafsachen der Studirenden nicht mehr wohl gebraucht werden kann" beschrieben; siehe auch STADTPLAN WÜRZBURG (1986) mit eingezeichneter Kompassrose.

133 Siehe hierzu UniAWürzburg, ARS 3240 [ohne Paginierung]. Schreiben des Akademischen Senats an „Allerdurchl[auchtigster]" vom 18. März 1837. Der Naturhistorische Hörsaal befand sich demnach im vierten Stock. Rumpfs Zimmer waren nach diesem Schreiben im dritten Stockwerk.

134 Siehe hierzu UniAWürzburg, ARS 3240 [ohne Paginierung]. Schreiben des Akademischen Senats an „Allerdurchl[auchtigster]" vom 18. März 1837. Darin wurde der neue Karzer im vierten Stockwerk angesiedelt; zur genaueren Ausführung siehe Fußnote 123, S. 192.

135 UniAWürzburg, ARS 3240 [ohne Paginierung]. Dekret des Staatsministeriums des Innern an den Akademischen Senat vom 12. Mai 1837.

würde, sollte er weiterhin als zweiter Karzerraum zur Verfügung stehen, was das Problem nicht behoben hätte. Die Kosten wurden vom Universitätsetat getragen.[136]

Die Würzburger Sondersituation, dass universitäre Einrichtungen auf dem Gelände des Juliusspitals stehen und dem beidseitigen Wohle dienen sollten, endete für die Pharmazie im Jahr 1854. Die sogenannte „Zweisamkeit" des Chemischen Laboratoriums im Juliusspitalgarten wurde mit Vertrag vom 31. Dezember 1854 endgültig aufgelöst. Die Laboreinrichtungen und das Inventar gingen in den Besitz der Universität über.[137] Bis zum Tode Ludwig Rumpfs im Jahr 1862 war diesem der Lehrauftrag für Pharmazie geblieben, wie Koschel feststellte.[138] In den Ernennungsdekreten von Johann Joseph von Scherer (1814–1869) zum Extraordinarius am 17. Juli 1842 stand, dass er „für die Lehrvorträge der Organischen Chemie in Verbindung mit den für die Kliniken des Juliusspitals nöthigen chemischen Untersuchungen" berufen wurde. Auch seine Ernennung zum Ordinarius am 8. Juni 1847 erfolgte für das Fach Chemie. Die Behauptung, ein Extraordinariat der Pharmazie wäre Scherer 1842 verliehen worden, konnten wir nicht bestätigen, wenngleich die Studenten der Pharmazie bei ihm Physiologische und Pathologische Chemie, Stöchiometrie, später Organische Chemie hörten und in seinem „Laboratorium für Organische und Pharmazeutische Chemie" mitbetreut wurden.[139]

Schon Ende der 1840er-Jahre wurde wohl auch das „Gärtnerhaus", das im Norden des Juliusspitalgartens lag, abgerissen.[140] Damit bestand der Chemisch-Pharmazeutische Hörsaal mit Laboratorium nicht mehr. Etwas weiter nördlich entstand das sogenannte „Medizinische Kollegienhaus", das dort in den Jahren 1850 bis 1853 zur Aufnahme der Anatomischen Anstalten, des Zootomischen, Pathologischen, Physiologischen Institutes und für die Physiologische Chemie errichtet wurde. Letztere Einrichtung wurde von Johann Joseph Scherer geleitet.[141] Die praktischen Examen der Pharmazeutischen Approbationsprüfung fanden auch noch unter Rumpf zumindest zeitweise im

---

[136] Siehe hierzu UniAWürzburg, ARS 3240 [ohne Paginierung]. Dekret des Staatsministeriums des Innern an den Akademischen Senat vom 12. Mai 1837.

[137] Siehe hierzu A. METTENLEITER (2001), S. 514, Fußnote 510.

[138] Siehe hierzu K. KOSCHEL (1982), S. 714; A. METTENLEITER (2001), S. 512; sowie UniAWürzburg, ARS 2395 [ohne Paginierung], s. v. „Dieterich Nicol. v. Randersacker". Die Examensakte von Nikolaus Dieterich belegt, dass er bei Rumpf noch im Sommersemester 1860 Pharmazeutische Chemie gehört hatte; vgl. Kap 5.2.2, Fußnote 350, S. 90. Mettenleiter schrieb, dass mit der Berufung Scherers nach Würzburg 1842 die Pharmazeutische Chemie in die Medizinische Fakultät zurückkehrte, was tatsächlich erst nach Rumpfs Tod für die Betreuung der Pharmaziestudenten zutraf. Dies belegen auch die gedruckten Personalverzeichnisse mit der Benennung des Labors in der Maxstraße vom Wintersemester 1863/64 bis Wintersemester 1871/72; siehe hierzu die Anlagen 8 und 9.

[139] Siehe hierzu W. DRESSENDÖRFER (2004), S. 77; C. ZADEMACH (1972), S. 125; sowie UniAWürzburg, ARS 795 [ohne Paginierung]. Ernennungsdekret zum Extraordinarius vom 17. Juli 1842 und Ernennungsdekret zum Ordinarius vom 8. Juni 1847. Dressendörfer erwähnt für die Pharmazie 1842 ein Extraordinariat der Pharmazeutischen Chemie des Liebig-Schülers Scherer. Zademach behauptete, er wäre 1847 „ordentlicher Professor in Würzburg für Organische Chemie, später für Allgemeine, Anorganische und Pharmazeutische Chemie" geworden.

[140] Siehe hierzu A. METTENLEITER (2001), S. 513f.

[141] Siehe hierzu R. VON HORSTIG (1892), S. 276f.; sowie A. METTENLEITER (2001), S. 514.

„Organischen Laboratorium" der Universität statt,[142] das unter der Leitung von Scherer stand. Vermutlich blieben Ludwig Rumpf nur noch seine Räume für das Mineralogische Kabinett der Alten Universität und der Naturhistorische Hörsaal des vierten Stockwerkes.[143] Daneben besuchten die Studenten der Pharmazie das „chemische Praktikum" unter Scherers Leitung, wie aus einigen Examensakten hervorging.[144] In einem Brief Johann Joseph Scherers an Justus von Liebig (1803–1873)[145] erwähnte dieser am 4. Dezember 1852 die größere „Fertigkeit" der Pharmaziestudenten beim Arbeiten im Labor im Gegensatz zu den Medizinstudenten, was wir ebenfalls als Beweis der Praktischen Arbeiten von Studenten der Pharmazie in Scherers Laboratorium werten können.[146]

Eine kurze Episode war die offizielle Betreuung der Pharmaziestudenten nach dem Tod von Ludwig Rumpf 1862 unter dem Liebig-Schüler Johann Joseph von Scherer und dessen Nachfolger Adolph Strecker (1822–1871)[147]. Bereits 1853 zog Scherer mit seinem Labor in das Medizinische Kollegienhaus. Davor war das Labor im „Borgiasbau" der Alten Universität untergebracht.[148] Über die Ausstattung konnten wir eine kurze Beschreibung finden, die uns anlässlich der Generalversammlung des Allgemeinen Deutschen Apothekervereins vom 12. bis zum 15. September 1858 in Würzburg überliefert ist:

---

142 Siehe hierzu UniAWürzburg, ARS 2395 [ohne Paginierung] s. v. „Dieterich, Nicol[aus] v. Randersacker". „Prüfungs-Protokoll der Commission für die Approbationsprüfung der Pharmazeuten" vom 17. August 1860; sowie UniAWürzburg, ARS 2395 [ohne Paginierung] s. v. „Riegel, Wilhelm aus Auerbach". Bei den aufgelisteten Vorlesungen hatte Riegel im Wintersemester 1889/60 u. a. ein „chemisch[es] Practicum" bei Scherer angegeben. Das „Prüfungs-Protokoll der Commission für die Approbationsprüfung der Pharmaceuten" datiert am 17. August 1860 gab als Ort der Prüfung vom 8. bis 12. August 1860 das „Laboratorium für organische Chemie" an, was durch Unterschrift von Scherer bestätigt wurde.

143 Siehe hierzu R. von Horstig (1892), S. 239. Beim Tode Rumpfs erhielt sein Nachfolger Fridolin von Sandberger (1826–1898) „an Stelle des früheren Hörsaales der Pharmazeutischen Chemie ein Laboratorium" in der „Alten Universität". Es befand sich im Obergeschoss des Roten Baues.

144 Siehe hierzu UniAWürzburg, ARS 2395 [ohne Paginierung] s. v. „Riegel, Wilhelm aus Auerbach". Bei den aufgelisteten Vorlesungen ist Riegel im Wintersemester 1859/60 u. a. mit einem „chemisch[n] Practicum" bei Scherer vertreten, s. v. „Dieterich, Nicol[aus] v[on] Randersacker". Im Sommersemester 1860 besuchte Dieterich das „chemische Practicum" bei Scherer.

145 Siehe hierzu E. Mutschler / C. Friedrich (2020), S. 181; C. Friedrich (2003), S. 1634–1638; sowie C. Friedrich (2023), S. 1256–1260.

146 Siehe hierzu C. R. Grund (2002), S. 81 und S. 431. Der Brief Scherers ist hier abschriftlich enthalten.

147 Siehe hierzu K. Koschel / G. Sauer (1968), S. 23.

148 Siehe hierzu A. Mettenleiter (2001), S. 514.

„Das chemische Laboratorium unter der Leitung des verdienten Prof. Scherer war vortrefflich für die Practicanten eingerichtet, das geräumige Auditorium enthielt Schränke mit den interessansten [!] Sammlungen und Suiten. Unmittelbar vor dem Katheder befand sich eine Zusammenstellung prachtvoller und seltener Krystallisationen. Als obere Einfassung des Zuhörerraumes waren sämmtliche [!] Elemente mit ihren Aequivalentgewichten in deutlicher und übersichtlicher Weise geordnet ähnlich wie in Liebig's Auditorium in München."[149]

Scherer übernahm Rumpfs Vorlesungen und seine Stelle bei den Pharmazeutischen Examen nach dessen Tod.[150] In den gedruckten Verzeichnissen des Personalbestandes der Königlich-Bayerischen Julius-Maximilians-Universität Würzburg erschien erstmals offiziell zum Wintersemester 1863/64 die Bezeichnung „Laboratorium für Organische und Pharmaceutische Chemie nebst einschläg. Sammlungen".

1865 wurde mit dem Bau des Chemischen Institutes in der Maxstraße 4, dem Gelände des ehemaligen Katzenwicker Hofs,[151] nach den Vorstellungen von Scherer[152] unter der Bauaufsicht des Kreisbaubeamten Friedrich Reuss begonnen.[153] Im ersten Stock befand sich die Wohnung des Vorstandes, im zweiten Halbstock waren die Wohnungen der Assistenten untergebracht. Keller und Erdgeschoss beherbergten ein großes Laboratorium und den großzügigen Hörsaal.[154] Die letzten Arbeiten an der Inneneinrichtung wurden zu Beginn des Wintersemesters 1867/68 beendet.[155] Aus einer Anfrage des damaligen Marburger Prorektors im Jahr 1866, ob die Julius-Maximilians-Universität ein eigenständiges Pharmazeutisches Institut besäße, ging hervor, dass das Praktikum durchschnittlich 30 „Chemie-Studenten" besuchten, die aber zum großen Teil Studenten der Pharmazie waren. Ein selbstständiges Institut gab es nicht.[156]

---

149 C. HERZOG (1858), S. 347.

150 Siehe hierzu UniAWürzburg, ARS 795 [ohne Paginierung]. Interner Aktenvermerk zur Wiederbesetzung der Professur der Mineralogie und pharmazeutischen Chemie an der königlichen Universität Würzburg / hier die Übertragung der Lehrsparte an den ordentlichen Professor Scherer. Das Originaldekret ist laut Vermerk auf den 4. Februar 1863 datiert; sowie UniAWürzburg, ARS 755 [ohne Paginierung]. Dekret des Staatsministeriums des Innern für Kirchen- und Schulangelegenheiten vom 28. Februar 1862. Hier sollte Scherer die Vorlesungen zur Mineralogie und die Funktion eines Prüfers dieses Faches bei den Approbationsprüfungen übernehmen. Pharmakognosie bekam der Botanikprofessor Schenk zugesprochen.

151 Siehe hierzu K. KOSCHEL / G. SAUER (1968), S. 19. Heute steht auf diesem Platz das Gebäude der ehemaligen Mozartschule.

152 Siehe hierzu C. R. GRUND (2002), S. 366–374.

153 Siehe hierzu R. VON HORSTIG (1892), S. 307. Hier wurde 1866 als Jahr der Erbauung genannt; K. KOSCHEL (1982), S. 719; C. HEFFNER (1871), S. 242. Heffner nennt als Bausumme 130.000 Gulden; A. METTENLEITER (2001), S. 514; sowie K. KOSCHEL / G. SAUER (1968), S. 17. Der originale Erlass zum Baubeginn wurde hier abgebildet und datiert auf den 6. März 1865.

154 Siehe hierzu K. KOSCHEL / G. SAUER (1968), S. 19; sowie C. HEFFNER (1871), S. 242.

155 Siehe hierzu C. R. GRUND (2002), S. 381.

156 Siehe hierzu R. SCHMITZ (1969), S. 336.

Das Chemische Institut war ursprünglich 1869 für 50 bis 60 Arbeitsplätze vorgesehen. Die Einrichtung unter Scherer folgte den Bedürfnissen von Medizin- und Pharmaziestudenten.[157] Ein Grundriss des Institutes unter Scherer lässt im Erdgeschoss einen großen Hörsaal, ein Vorstandszimmer, ein Privatlabor, ein Waagenraum und die Bibliothek, vier Räume verschiedener Größe für das Organische Labor, ein Zimmer für den zweiten Professor, sechs Räume für das Analytische Labor und zwei kleinere Materialräume erkennen.[158] Nach Umbauten und eine Erweiterung von 1874 bis 1890 konnten 103 Praktikanten, sechs Assistenten, ein Privatdozent und zwei Professoren Platz finden.[159]

---

[157] Siehe hierzu C. R. GRUND (2002), S. 380.
[158] Siehe hierzu R. VON HORSTIG (1892), S. 308.
[159] Siehe hierzu K. KOSCHEL (1982), S. 720.

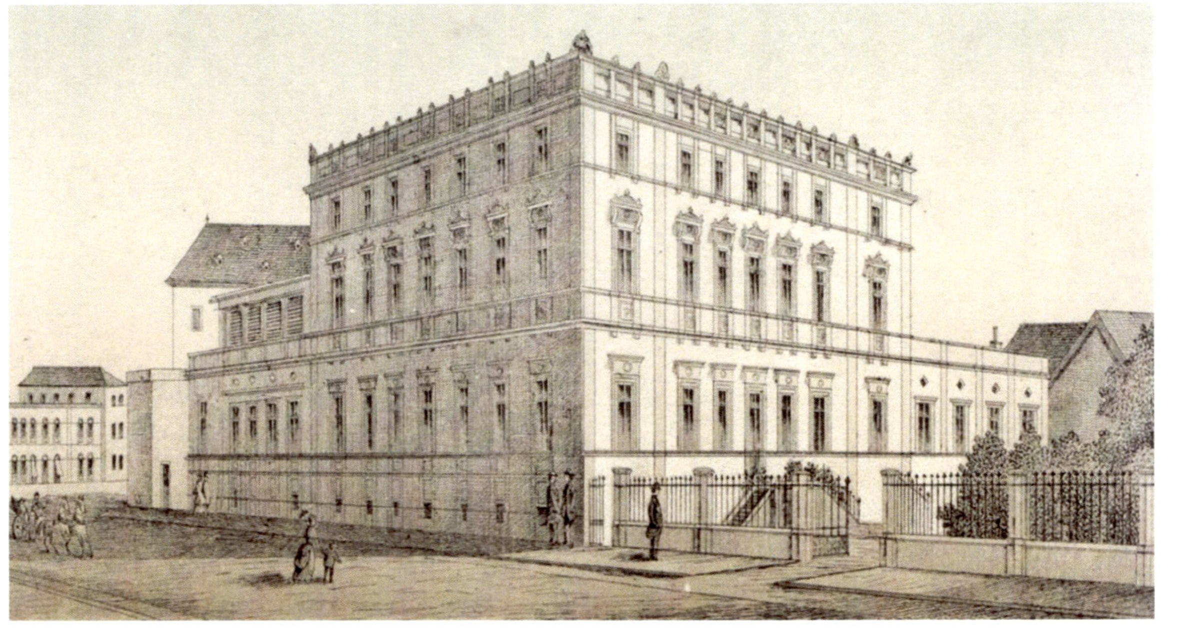

Abb. 31: Chemisches Institut in der Maxstraße 4, erbaut nach den Plänen von Johann Joseph von Scherer.

Farblithographie Bonitas Bauer in Carl Heffner: Würzburg und seine Umgebungen. Würzburg 1871.[1]

[1] Siehe hierzu C. HEFFNER (1871), S. nach S. 242 [ursprüngliche Seitenzählung ohne Bilder und deren Rückseite]. Wir danken Frau Müller von der Galerie Gabriele Müller, Würzburg für den Hinweis.

Nach dem Tod von Scherer 1869 ließ eine Kommission die Räume in der Maxstraße 4 versiegeln, wobei ein genaues Protokoll angefertigt wurde, das zu den Räumlichkeiten einige Angaben erlaubt. An den folgenden Tagen wurden dem Assistenten Heckenlauer zweimal Chemikalien und Gegenstände ausgehändigt, wobei die Schlüssel zum Hörsaal dem Assistenten übergeben und die beiden vom Hörsaal aus in die Sammlungssäle führenden Türen, sowie die Tür zum Büro des Institutsvorstandes verschlossen und versiegelt wurden.

Am 2. März 1869 wurde das Siegel des Vorstandbüros gebrochen, und die Kommission ging von dort in den Sammlungssaal, um wiederholt Gegenstände an Heckenlauer auszuhändigen. Daraufhin wurde nur die Tür, die in den Sammlungssaal und eine Tür, die in das Zimmer links des Haupteingangs führte, versiegelt, da Rudolph Wagner (1822–1880) das Büro des verstorbenen Hofrates von Scherer für das Pharmazieexamen, das in den nächsten Tagen der darauffolgenden Woche stattfinden sollte, nutzen wollte. Die Räume, die an das Büro des Vorstandes anschlossen, wurden nochmals zum Ende des Semesters beschrieben, als Heckenlauer das Semester beendet hatte.[1]

Nach der provisorischen Übertragung der Arbeiten im Organischen Laboratorium an Rudolph Wagner und der gemeinsamen Interimsleitung des Chemischen Institutes durch Wagner und Heinrich von Bamberger (1822–1888)[2] betreute für nur ganz kurze Zeit 1870 bis 1871 der aus Tübingen kommende Adolph Friedrich Ludwig Strecker (1822–1871)[3] die Studenten der Pharmazie als Ordinarius, nun in der Philosophischen Fakultät im Institut der Maxstraße.[4]

Hierauf wechselte die Betreuung der Pharmaziestudenten in die Technologie unter Johann Rudolph Wagner von der Staatswirtschaftlichen Fakultät. Laut den gedruckten

---

1 Siehe hierzu R. von Horstig (1892), S. 308; sowie UniAWürzburg, ARS 795 [ohne Paginierung]. Protokolle der Versiegelung und Aushändigung von Chemikalien vom 17. Februar 1869, 23. Februar 1869, 2. März 1869 und vom 9. März 1869. Hier wurden ein Zimmer links vom Haupteingang, das Büro und die von dort aus zu den Sammlungssälen und dem Hörsaal führenden Türen beschrieben. Im Grundriss (Fig. 49), den Horstig abbildet, sind die vom Geschäftszimmer ausgehenden Durchgangstüren und die Raumaufteilung anschaulicher ausgeführt. An das Büro folgten nach Horstig das Privatlabor, dann ein Raum des Organischen Labors, danach zwei Türen zu dem großen Hörsaal.

2 Siehe hierzu UniAWürzburg, ARS 795 [ohne Paginierung]. Schreiben des „Kgl. Universitäts-Senats“ an die „Herren 1) Hofrath Dr. von Bamberger, 2) Hofrath Dr. Wagner und 3) Prof. Dr. Wirsing“ vom 12. April 1869. Zu Heinrich von Bamberger siehe H. Röckl, S. 891.

3 Siehe hierzu C. R. Grund (2002), S. 656.

4 Siehe hierzu K. Koschel / G. Sauer (1968), S. 21–23. Strecker war nach seinem Studium in Gießen ab 1842 in Darmstadt Realschullehrer geworden. 1846 wurde er Assistent von Justus Liebig in Gießen und habilitierte sich hier 1849. 1851 wurde er Professor der Chemie in Oslo, damals Christiana. Er folgte 1860 einem Ruf nach Tübingen; sowie C. R. Grund (2002), S. 392. Strecker übernahm zum Sommersemester 1870 die Leitung des Chemischen Institut in der Maxstraße. Bis zum Wintersemester 1871/72 nannte man das Labor in der Maxstraße „Laboratorium für Organische und Pharmaceutische Chemie nebst einschlägigen Sammlungen“, wie aus dem gedruckten Personalbestand der Universität hervorgeht. Im darauffolgenden Semester war die Pharmazeutische Chemie weggefallen.

Verzeichnissen des Personalbestandes der Universität wurde zum Wintersemester 1871/72 das „Laboratorium für Organische und Pharmazeutische Chemie nebst einschlägigen Sammlungen" provisorisch von Fridolin Sandberger (1826–1898)[5] geleitet. Ab Sommersemester 1872 gab es nur noch das „Chemische Laboratorium nebst einschlägigen Sammlungen" unter der provisorischen Konservation von Privatdozent Dr. Albert Hilger (1839–1905)[6].

Bis zum Umzug in das Medizinische Kollegienhaus 1888 war das Technologische Kabinett im Alten Universitätsgebäude untergebracht, das räumlich sehr beschränkt war.[7] 1884 musste hier auf engstem Raum zudem die Untersuchungsanstalt für Nahrungs- und Genussmittel Platz finden, was nach Aussage des ersten Direktors Ludwig Medicus sehr mangelhaft war.[8]

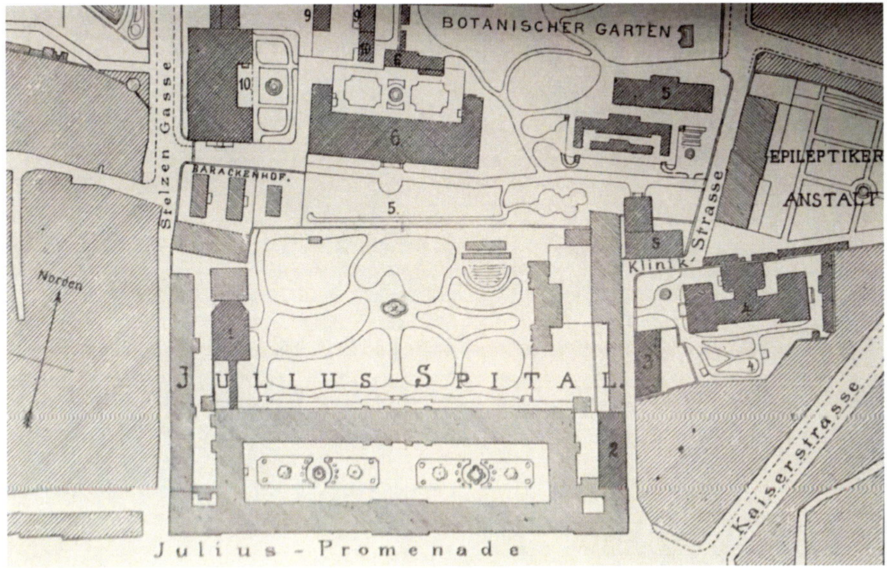

Abb. 32: Lageplan der medizinischen und naturwissenschaftlichen Universitäts-Anstalten in der Nähe des Pleicher Ring. Gebäude Juliusspital und Universität.

1: Chirurgische Klinik, 2: Medizinische Klinik, 3: von Welz'sche Augenklinik, 4: Frauenklinik, 5: Botanisches Institut, 6: Medizinisches Kollegienhaus[9]

[5] Siehe hierzu C. R. GRUND (2002), S. 655.

[6] Siehe hierzu C. R. GRUND (2002), S. 649.

[7] Siehe hierzu L. MEDICUS (1914), S. 114; sowie R. VON HORSTIG (1892), S. 280. Horstig schrieb „bis 1887", wobei der Umzug in die freigewordenen Räume erst 1888 stattfand.

[8] Siehe hierzu L. MEDICUS (1914), S. 114; sowie L. MEDICUS (1892), S. 133.

[9] Siehe hierzu R. VON HORSTIG (1892), S. 230.

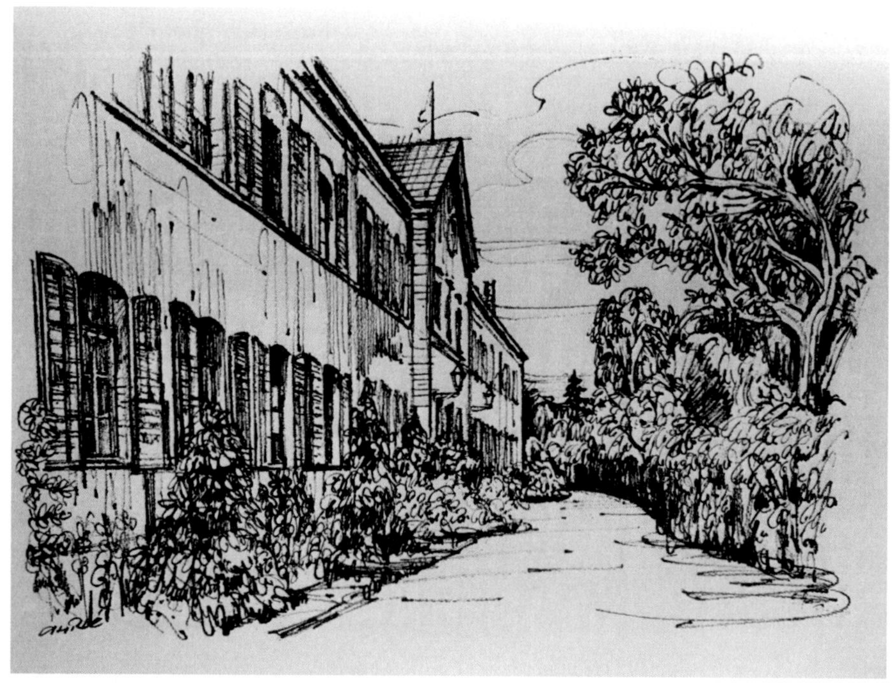

Abb. 33: Das 1945 zerstörte Medizinische Kollegienhaus.[10]

10 Siehe hierzu R. SCHMITZ (1969), S. 339.

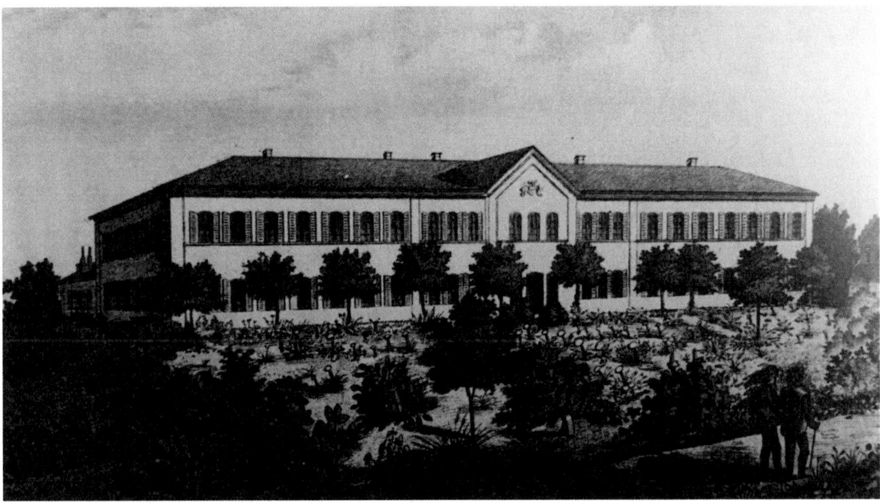

Abb. 34: „Medizinisches Kollegienhaus", damals noch im Unterschied zur „Alten Anatomie" [vgl. Abb. 29, „Theatrum anatomicum" im Stich von Johann Bitthäuser] im Juliusspitalgarten als „Neue Anatomie" bezeichnet.

Lithographie bei Bonitas Bauer in Carl Heffner: Würzburg und seine Umgebungen. Würzburg 1871.[11]

---

[11] Siehe hierzu C. HEFFNER (1871), S. nach S. 38 [ursprüngliche Seitenzählung ohne Bilder und deren Rückseite]. Dort ist das Gebäude noch als „neue Anatomie" bezeichnet; sowie K. KOSCHEL / G. SAUER (1968), S. 15. Später nannte man das gleiche Gebäude „Medizinisches Kollegienhaus".

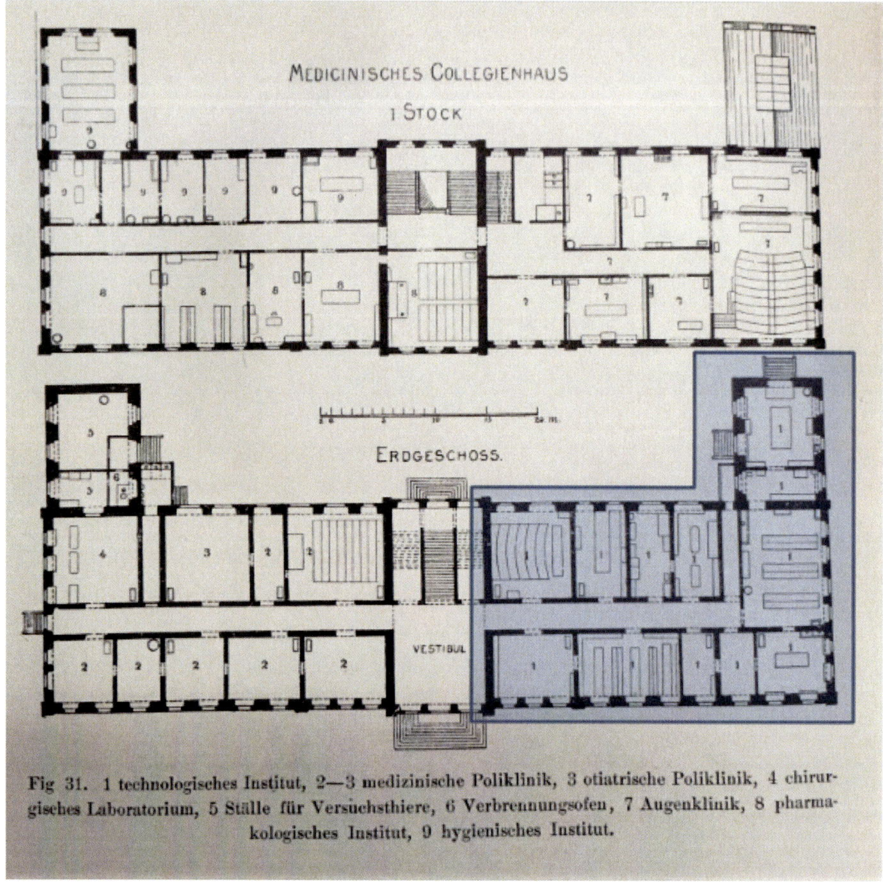

Abb. 35: Grundriss des Medizinischen Kollegienhauses (Gebäude Nr. 6 in Lageplan Abb. 32). Blau markiert das Technologische, später Pharmazeutische Institut.[12]

Erst im Jahr 1888 wurden durch Umzug des Physiologischen Instituts Räume im sogenannten „Medizinischen Kollegienhaus" frei, wie Medicus schreibt. Auch das gedruckte Verzeichnis des Personals im Wintersemester 1888/89 erwähnt das „Technologische Attribut" sowie die „Königliche Untersuchungsanstalt für Nahrungs- und Genußmittel", die dort drei Räume besaß, unter dem Dach des Medizinischen

[12] Siehe hierzu R. VON HORSTIG (1892), S. 278; sowie Anlage 14, S. 399. Das Technologische, später Pharmazeutische Institut war im östlichen Flügel Parterre untergebracht; siehe auch Abb. 32: Lageplan der medizinischen und naturwissenschaftlichen Universitäts-Anstalten in der Nähe des Pleicher Ring, S. 201; sowie STADTPLAN WÜRZBURG (1986) mit eingezeichneter Kompassrose.

Kollegienhauses. Die Untersuchungsanstalt erhielt erst 1904 im Hof des Kollegienhauses neue Räume.[13]

Hier verfügte das Institut über einen Hörsaal mit 50 Sitzplätzen[14] für die Vorlesungen in Technologischer, Pharmazeutischer und Gerichtlicher Chemie, Sammlungsräume,[15] über ein Zimmer mit Waagen, ein Büro des Vorstandes und dessen privates Labor [nach Horstig der Ecksaal], zwei Räume mit Übungslaboren mit ca. 50 Arbeitsplätzen, einen Arbeitskeller im Anbau und einen kleinen Spülraum für die Diener, der in der Hofecke des Gebäudes untergebracht war. Zudem waren drei Räume für die Untersuchungsanstalt vorbehalten, wobei wegen Platzmangel ein Zimmer davon als Dunkelraum[16] genutzt wurde. Außerdem befand sich anfänglich noch die Bibliothek der „Medizinisch-Physikalischen Gesellschaft" in den Räumen.[17]

Aus Anlage 14[18] ist ersichtlich, dass das Technologische Institut im östlichen Flügel des Parterres untergebracht war, was mit dem obigen Grundriss und der Raumaufteilung aus der Beschreibung von Rudolf von Horstig (1858–1936)[19] 1892 übereinstimmt.[20]

Nach dem 1904 erfolgten Umbau, in dessen Verlauf auch die Untersuchungsanstalt in ein neu errichtetes Gebäude im Hof des Medizinischen Kollegienhauses umzog, standen rechts vom Vestibül folgende Räume wieder im östlichen Flügel zu ebener Erde zur Verfügung: linker Hand ein Hörsaal für Technologie und Pharmazeutischer Chemie mit 40 Sitzplätzen mit ansteigenden Bankreihen und einem großen Demonstriertisch, dann auf der gleichen Seite ein Sammlungszimmer, ein Dunkelzimmer, ein Wägeraum, auf der rechten Seite zwei Unterrichtslabore, ein Büro des Vorstandes und sein Privatlabor. Im Seitenflügel befanden sich zwei zusätzliche Unterrichtslabore, ein Verbrennungsraum, ein Zimmer für den Diener, das „physikalische Zimmer" und der Schwefelwasserstoffraum. Im Keller waren noch drei Räume, davon einer als Arbeitslabor eingerichtet. Unterrichtet wurden Praktika der Pharmazeuten, der

[13] Siehe hierzu L. MEDICUS (1914), S 113–116; R. SCHMITZ (1969), S. 338; sowie „Personalbestand der Königlich Bayerischen Julius-Maximilians-Universität Würzburg im Winter-Semester 1888/89".

[14] Siehe hierzu R. VON HORSTIG (1892), S. 280. Der Hörsaal beinhaltete einen großen Demonstriertisch und Dunstabzug.

[15] Siehe hierzu R. VON HORSTIG (1892), S. 280. Ein Sammlungsraum wurde für die Pharmazeutische Approbationsprüfung verwendet.

[16] Siehe hierzu R. VON HORSTIG (1892), S. 280f. Das Dunkelzimmer war mit Rolljalousien für das Arbeiten an optischen Untersuchungen versehen.

[17] Siehe hierzu L. MEDICUS (1914), S. 113–116.

[18] Siehe hierzu Anlage 14: „Reinigung und Beheizung der Räumlichkeiten im medicinischen Collegienhause 25. Oktober 1888 (Arbeitsanweisung für den Hausmeister).", S. 399.

[19] Siehe hierzu S. KUMMER (2007), S. 850; sowie A. METTENLEITER (2001), S. 828. Mettenleiter gibt hier als Vornamen abweichend zur übrigen Literatur „Richard" an. Als Sterbejahr schreibt er „vor 1924". Kummer und verschiedene Internetquellen geben für Rudolf von Horstig d'Aubigny (1858–1936) an. Ein Vergleich der Literaturliste und Quellenangaben erbrachte die Gewissheit, dass es sich bei Kummer und Mettenleiter sowie in unserer Studie um dieselbe Person des Universitätsarchitekten handelt; siehe auch A. METTENLEITER (2021), S. 30 und S. 105. Hier benennt Mettenleiter den Leiter des Universitätsbauamtes als Rudolf von Horstig und gibt die richtigen Lebensdaten (1858–1936) an.

[20] Siehe hierzu R. VON HORSTIG (1892), S. 278 und S. 280f.; sowie STADTPLAN WÜRZBURG (1986) mit eingezeichneter Kompassrose.

Angewandten Chemie und Nahrungsmitteluntersuchungen. Für 60 Personen waren Praktikumsplätze vorhanden. Die Labors waren alle mit einem elektrischen Ventilator ausgestattet, wie Medicus betont. Die Heizung, Beleuchtung und Gasversorgung wurde zentral von der Hausverwaltung des Medizinischen Kollegienhauses betreut.[21]

Die Königliche Untersuchungsanstalt für Nahrungs- und Genussmittel verfügte über eine Zentralheizung im Keller; im Erdgeschoss befanden sich zwei Arbeitsräume, ein Wägeraum, Dunkelzimmer und ein Raum für den Diener. Das Obergeschoss beherbergte das Vorstandszimmer und ein Labor für den Vorstand; dazu kamen noch Schreib- und Bibliotheksräume.[22]

6.3 Pekuniäre Ausstattung – Budget von 1783 bis 1915

Johann Georg Pickel (1751–1838) erhielt mit dem Dekret des Fürstbischofs Franz Ludwig von Erthal (1730–1795)[23] vom 3. April 1783 nach seinen Angaben für die Experimentalvorlesungen der Chemie und Physik und die daraus erwachsenden Kosten jährlich 150 Reichstaler.[24] Beim ersten Übergang des Fürstbistums Würzburg an Bayern 1802/03 musste Pickel neu verhandeln und wollte sein Budget behalten. Da sich die Verhandlungen hinzogen, reichte Pickel eine Aufstellung seiner Anschaffungen ein. Der Akademische Senat konnte sich nicht zur Zahlung der Geräte entschließen, da von der Kuratel noch kein neues Budget festgelegt worden war. Mit Bestimmung des Kurfürsten vom 25. September 1806 wurden die bisher verausgabten Kosten von inzwischen 144 Gulden 34 Kreuzer zur Vergütung genehmigt. Für die Zukunft wurde angeordnet, dass Pickel jährlich 50 Taler für einen Gehilfen bekommen solle und 10 Taler für Anschaffungen und kleinere Ausgaben. Was darüber hinausgehen sollte, müsste er vorher genehmigen lassen.[25]

Pickel machte nun am 2. November 1806, diesmal an die großherzogliche Kuratel, eine Eingabe, die genehmigten 144 Gulden 34 Kreuzer zu erstatten und eine größere Summe als jährlich 60 Taler auszusetzen. Der Akademische Senat befürwortete Pickels Bitte bei der Kuratel und schlug eine jährliche Summe von 120 Talern vor, nachdem

---

[21] Siehe hierzu L. MEDICUS (1914), S. 115.

[22] Siehe hierzu L. MEDICUS (1914), S. 116. 1912 wurden ca. 39.000 Proben in der Untersuchungsanstalt analysiert. Hier fand die „Ambulanzkontrolle" für den gesamten Regierungsbezirk Unterfranken statt. Daneben gewannen immer mehr Wein- und Wasseruntersuchungen an Bedeutung.

[23] Siehe hierzu H. SCHOTT (2004), S. 153; sowie H. FLURSCHÜTZ (1965), S. 7.

[24] Siehe hierzu UniAWürzburg, ARS 3218 [ohne Paginierung]. Schreiben Pickels an die „Churfürstliche oberste StudienCuratel" vom 15. März 1804. Pickel merkte an, dass er neben dem Betrieb des Chemischen Laboratoriums vom bisherigen Etat viele Gerätschaften und Instrumente gekauft hatte sowie chemische und pharmazeutische Präparate herstellen lassen konnte.

[25] Siehe hierzu UniAWürzburg, ARS 3218 [ohne Paginierung]. Bericht des Akademischen Senats an die „Churfürstl. oberste StudienCuratel", expediert am 20. November 1804. Schreiben mit Bestimmung des Kurfürsten von der Kuratel an den Akademischen Senat vom 25. September 1806.

Pickels Hörerzahl durch den Regierungswechsel abgenommen hatte und nur noch Inländer die Universität besuchen würden. Letztlich bekam er vom Großherzog jährlich 100 Taler zugesagt. Pickel gab sich mit diesen 100 Talern zunächst nicht zufrieden und forderte die im Senat befürworteten 120 Taler. Dieser Bitte wurde jedoch nicht entsprochen,[26] obwohl Pickel den Senat um Hilfe in dieser Angelegenheit gebeten hatte. Als Senatsmitglied wusste er vom Gutachten des Senats.[27] Zukünftig sollten bei Beratungen des Akademischen Senats Mitglieder, deren eigene Angelegenheiten begutachtet werden sollten, nicht anwesend sein.[28]

Bei Rumpfs Anstellung als Privatdozent und Gehilfe von Pickel 1826 erstellte der Akademische Senat ein Gutachten für die Universitätskuratel. Professor Franz Lothar August Raimund Sorgs (1773–1827)[29] Räumlichkeiten im Universitätsgebäude wurden als unzureichend für das Chemische Laboratorium, den Hörsaal und die beweglichen Einrichtungsgegenstände für die Chemie befunden. Für die Herrichtung des Chemischen Laboratoriums im Juliusspitalgarten für zwei Hochschullehrer sollten 671 Gulden und ein jährliches Budget von 300 Gulden

[26] Siehe hierzu UniAWürzburg, ARS 3218 [ohne Paginierung]. Schreiben der „Königliche[n] Curatel der Universität Würzburg" an den Akademischen Senat vom 17. Februar 1818. 1818 bezog sich die bayerische Kuratel auf das Budget von 50 Talern jährlich für Materialien und Anschaffungen. Die 50 Taler für den Gehilfen wurden hier aber nicht berücksichtigt; siehe auch UniAWürzburg, ARS 1632 [ohne Paginierung]. Schreiben Pickels an den Akademischen Senat vom 27. Dezember 1826. Hier gab Pickel an, dass er jährlich 100 Taler von der Universitätskasse erhalten habe.

[27] Siehe hierzu UniAWürzburg, ARS 3218 [ohne Paginierung]. „Unterthänigste Vorstellung" Pickels an die „Großherzogliche UniversitätsCuratel" vom 2. November 1806. Pickel berichtete, dass der Diener im Physikalischen Kabinett täglich 25, der Diener des Naturhistorischen Kabinetts 20 und der Diener der Bibliothek 24 Kreuzer erhielt. Der Anatomieprofessor durfte damals aufgrund seiner besonderen Ausgaben 22 rheinische Gulden als Hörergeld von den Studenten verlangen; Bericht des Akademischen Senats an die „Großherzogl. Univ.Curatel", expediert am 19. Januar 1807; siehe Schreiben der Kuratel an den Akademischen Senat vom 2. Februar 1807; sowie Schreiben der „Großherzogl. Universitäts Curatel" an den Akademischen Senat vom 3. Februar 1807. Inzwischen war das großherzogliche Staatsministerium mit in die Angelegenheit eingebunden; siehe Bitte Pickels an das „Großherzoglich dirigirende[…] Staatsministerium" vom 30. Januar 1807. Die ursprünglich zugesicherten Auslagen aus der bayerischen Zeit sollten nun nicht mehr erstattet werden; siehe auch Schreiben Pickels an den Akademischen Senat vom 10. Februar 1807. Hierin bedankte Pickel sich für die Fürsprache des Senats, die ihm die Begleichung der in den letzten drei Jahren ausgegebenen Gelder für seine Anschaffungen einbrachte. Es müssen aber noch unerledigte Kosten vorhanden gewesen sein, da Pickel den Akademischen Senat um neuerliche Vermittlung bat. Die hierin angegebenen 40 Taler bezogen sich auf die Erhöhung der 60 Taler jährlich auf 100.

[28] Siehe hierzu UniAWürzburg, ARS 3218 [ohne Paginierung]. Schreiben der „Großherzogl. UniversitätsCuratel" an den Akademischen Senat vom 13. Februar 1807.

[29] Siehe hierzu K. KOSCHEL (1982), S. 713; sowie UniBibWürzburg, Sig. 63/T 16.16 Totenzettel Sorg, Franz Lothar August Raimund. Sorg wurde am 31. August 1773 in Würzburg geboren. Er wurde am 25. August 1798 promoviert und heiratete am 11. November 1798. Am 16. September 1802 berief man ihn zum Professor der Physik [Extraordinarius]. Den Titel „Wirklicher Medizinalrat" erhielt er am 24. Mai 1814. Sorg starb am 4. März 1827 früh um 2 Uhr an Lungenentzündung.

bewilligt werden.[30] Da Rumpf einige Gegenstände zum Zwecke seiner Vorlesungen bereits verbraucht hatte und auf Grund der Differenzen zwischen Pickel und Rumpf bewilligte die Kuratel einen Vorschuss von 100 Gulden zur Fortsetzung seiner Lehrtätigkeit über Chemie und Pharmazie auf die noch nicht entschiedene höhere Budgetsumme.[31]

Im Sommersemester 1827 gab es von Rumpf einen neuerlichen Antrag für 100 Gulden Vorschuss, der von der Kuratel ebenfalls bewilligt wurde.[32] Für das Studienjahr 1826/27 waren wieder 100 Gulden pro Semester veranschlagt, die Rumpf aber nicht ausreichend erschienen.[33] Nach mehrfachem Schriftwechsel und einem Gutachten des Professors Ambrosius Rau (1784–1830)[34] wurden die Mehrausgaben nicht genehmigt, sondern beim nächstfolgenden Semester angerechnet.

Für das Sommersemester 1828 wurden wieder 100 Gulden als Aversum bewilligt.[35] Im darauffolgenden Studienjahr 1828/29 bat Rumpf bereits am 26. Oktober 1828, ihm die ganze Summe von 200 Gulden auszuzahlen, von denen jedoch nur 100 Gulden für das Wintersemester zugesagt wurden. Für das Sommersemester 1829 musste erst der Nachweis von abgehaltenen Vorlesungen und Demonstrationen erbracht werden, was natürlich nicht im Vorhinein geschehen konnte.[36] Der Akademische Senat wies Rumpf

---

30 Siehe hierzu UniAWürzburg, ARS 1632 [ohne Paginierung]. Bericht des Akademischen Senats an die Universitätskuratel vom 9. Dezember 1826. Die Räume von Prof. Sorg im Alten Universitätsgebäude wurden allenfalls tauglich für die Vorlesungen über Physik gehalten.

31 Siehe hierzu UniAWürzburg, ARS 1632 [ohne Paginierung]. Schreiben der „Königliche[n] Curatel der Universität Würzburg“ an den Akademischen Senat vom 15. Januar 1827. Rumpf musste Pickel die entwendeten und zum Teil entsorgten Präparate ersetzen und brauchte diesen Vorschuss dringend.

32 Siehe hierzu UniAWürzburg, ARS 1632 [ohne Paginierung]. Schreiben der „K[öniglichen] C[uratel] d[er] U[niversität] Wzbg.“ an Rumpf vom 8. Mai 1827. Die Auszahlung wurde vorbehaltlich der Verrechnung genehmigt.

33 Siehe hierzu UniAWürzburg, ARS 1634 [ohne Paginierung]. Schreiben Rumpfs an den Akademischen Senat vom 12. November 1827; sowie Schreiben Rumpfs an die Universitätskuratel vom gleichen Tag. Rumpf bat um Vorschuss von 200 Gulden.

34 Siehe hierzu W. SIMONIS (1982), S. 610.

35 Siehe hierzu UniAWürzburg, ARS 1634 [ohne Paginierung]. Gutachten Prof. Rau vom 22. Dezember 1827, auf ein Bittschreiben Rumpfs an die „Koenigliche Universitäts-Curatel“ vom 18. November 1827 geschrieben. Mehrausgaben über ein Aversum hinaus sollten im nächsten Semester verrechnet werden. Eine extra Erstattung war nicht vorgesehen; siehe Schreiben der „K[öniglichen] C[uratel] d[er] U[niversität] Wzbg.“ an „den Dr. Rumpf“ vom 27. Januar 1828; sowie Abschrift dreier von der Kuratel erlassener Punkte für Rumpf im Anschluss an ein Schreiben der Kuratel an den Akademischen Senat vom 27. Januar 1828.

36 Siehe hierzu UniAWürzburg, ARS 1634 [ohne Paginierung]. Bitte Rumpfs an den Akademischen Senat vom 26. Oktober 1828; sowie Schreiben des Akademischen Senats an Rumpf „Geldunterstützung zum Behufe der Vorlesungen über Chemie und Pharmazie“ fiat copiam der Medizinischen Fakultät vom 15. November 1828.

die 100 Gulden am 9. Mai 1829 an.[37] Ebenso wurden Rumpf nach Vorlage einer nachträglichen Rechnungsaufstellung über 200 Gulden für das Studienjahr 1828/29[38] 100 Gulden für das laufende Wintersemester 1829/30 genehmigt.[39] Auf neuerlichen Antrag erhielt er im Sommersemester 1830 ebenfalls 100 Gulden für seine „pharmazeutisch-chemischen Vorlesungen".[40] Im August 1830 reichte er eine Aufstellung mit beiliegenden Quittungen über 200 Gulden Ausgaben aus dem Studienjahr 1829/30 ein, die vom Akademischen Senat mit Unterschrift des Rektors Conrad Cucumus (1792 bis 1861)[41] bewilligt wurde.[42] Wie Rumpf selbst bemerkte, erhielt er jedes Semester seiner Tätigkeit 100 Gulden für Gegenstände zu den Vorlesungen und Demonstrationen.[43] Obwohl Rumpf immer eine Rechnungsaufstellung über 200 Gulden für ein ganzes Studienjahr eingereicht hatte, wurde ihm jeweils nur die Teilsumme von 100 Gulden pro Semester ausgezahlt.

---

37 Siehe hierzu UniAWürzburg, ARS 1634 [ohne Paginierung]. Schreiben des Akademischen Senats an Rumpf und an den „k[öniglichen] Universitäts-VerwaltungsAusschuß" vom 9. Mai 1829. Darin wurden die stattfindenden „pharmazeutisch-chemischen Vorlesungen" bestätigt.

38 Siehe hierzu UniAWürzburg, ARS 1634 [ohne Paginierung]. Nachträgliche Rechnungsaufstellung Rumpfs an den Akademischen Senat vom 14. November 1829.

39 Siehe hierzu UniAWürzburg, ARS 1634 [ohne Paginierung]. Schreiben des Akademischen Senats an den Verwaltungsausschuss vom 20. November 1829.

40 Siehe hierzu UniAWürzburg, ARS 1634 [ohne Paginierung]. Schreiben des Akademischen Senats an Rumpf und an den „Universitäts-Verwaltungs-Ausschuß" vom 8. Mai 1830.

41 Siehe hierzu ADB (1876), Bd. 4, S. 637f.

42 Siehe hierzu UniAWürzburg, ARS 1635 [ohne Paginierung]. Schreiben Rumpfs an den Akademischen Senat vom 25. August 1830 mit Vermerk der Genehmigung auf anliegender Aufstellung vom 30. Oktober 1830.

43 Siehe hierzu UniAWürzburg, ARS 1541 [ohne Paginierung]. Schreiben Rumpfs an die Medizinische Fakultät vom 9. Januar 1830.

Im Sommersemester 1831 hatte Johann Georg Pickel 100 Gulden Budget erhalten.[44] Für die nächste Etatausgabe war eine genehmigte Anschaffung Pickels von „Säulen nach Volta[45] und Zamboni“[46] vorgesehen, die er mit 100 Gulden veranschlagte.[47] Pickel übergab 1833 ein Inventar seines Chemischen Laboratoriums an den Sekretär der Universität, in dem er Gegenstände auflistete, die er von den gewährten Geldern aus dem Jahr 1831 bis 1833 gekauft hatte. Er erhielt somit regelmäßige Geldzuweisungen.[48]

Als neuer Konservator des Chemischen Laboratoriums beantragte Ludwig Rumpf am 22. Oktober 1836 die in den vergangenen Jahren Pickel zugekommenen 150 Gulden jährlich als neues Aversum seines Attributes. Da nun Pickels Lehrauftrag der Chemie und Pharmazie in zwei Sparten getrennt waren, erhielten der Professor der Allgemeinen Chemie sowie der Professor der Pharmazeutischen Chemie nun nur noch jeweils 75 Gulden jährlich vom Akademischen Senat zugestanden.[49]

---

44 Siehe hierzu UniAWürzburg, ARS 1635 [ohne Paginierung]. Schreiben Pickels an den Königlichen Akademischen Senat vom 19. August 1831.

45 Siehe hierzu C. FRIEDRICH / W.-D. MÜLLER-JAHNCKE (2005), S. 445f. und S. 1190; sowie K. FUSS / G. HENSOLD (1913), S. 359. Die Voltaische Säule ist nach Alessandro Volta (1745–1827) benannt. Die Ausführungen von Christoph Friedrich und Wolf-Dieter Müller-Jahncke zur Physikalischen Chemie belegen die erstmalige Anwendung der Säule nach Volta in der chemischen Analytik durch Jöns Jacob Berzelius (1779–1848) und Humphry Davy (1778–1829). Der Aufbau einer Voltaischen Säule, die um 1800 erfunden wurde, und eine Abbildung sind bei Fuß und Hensold beschrieben. Die Lebensdaten von Volta, Berzelius und Davy wurden C. FRIEDRICH / W.-D. MÜLLER-JAHNCKE (2005) entnommen.

46 Siehe hierzu UniAWürzburg, ARS 1635 [ohne Paginierung]. Schreiben Pickels an den Akademischen Senat vom 19. August 1831; Kap. 6.1 Inventar 1830/31; UniAWürzburg, ARS 1634 [ohne Paginierung]. Inventarliste von Pickel unterschrieben und adressiert an den „Koeniglichen Academischen Senat“, präsentiert am 10. April 1830 mit folgender Seite für das Sommersemester 1831. Pickel schrieb an mehreren Stellen „Gambonische Säulen“, womit wohl Zambonische Säulen gemeint waren, die nach dem Physiker Giuseppe Zamboni (1776–1846) benannt wurden; siehe W. GUTTMANN (1909), Sp. 1375: „Zamboni Säule (1812): Eine Art Volta'sche Säule, die aus mehreren tausend aufeinandergelegten Pappscheiben mit unechter Vergoldung (Kupfer) bzw. Versilberung (Zinn) besteht. Da diese stets Feuchtigkeit [Luftfeuchtigkeit] genug enthalten, so stellt die Z[amboni] S[äule] eine große Zahl hintereinandergeschalteter Zinn-Kupferelemente dar. Bes. zu Elektroskopen benutzt.“; sowie POG (1863), Bd. 2, Sp. 1391f. Die Lebensdaten Zambonis sind Poggendorff entnommen.

47 Siehe hierzu UniAWürzburg, ARS 1635 [ohne Paginierung]. Schreiben Pickels an den Akademischen Senat vom 19. August 1831; sowie Antwortschreiben des Akademischen Senats an Pickel mit Genehmigung des Rektors Conrad Cucumus vom 27. August 1831.

48 Siehe hierzu UniAWürzburg, ARS 1635 [ohne Paginierung]. Schreiben Pickels an den „Königliche[n] Academische[n] Senat“ vom 3. August 1833.

49 Siehe hierzu UniAWürzburg, ARS 1635 [ohne Paginierung]. Schreiben Rumpfs als „Conservator des chemischen Laboratoriums“ an den Akademischen Senat vom 22. Oktober 1836; Schreiben des Akademischen Senats an den „Kön. Univers. Verwaltungs-Ausschuß“ vom 29. Oktober 1836; sowie Schreiben des Akademischen Senats an Rumpf vom 29. Oktober 1836.

Für die Einrichtung seiner privaten Pharmazeutischen Sammlung im Chemischen Laboratorium des Gärtnerhauses im Juliusspitalgarten bekam Rumpf 1836 eine Extrazahlung von 50 Gulden angewiesen.[50]

Weitere reguläre Zahlungen für die Ausstattung und zum Betrieb der Laboratorien und Institute konnten wir in den Personalakten Scherer, Wagner und Medicus des Universitätsarchivs nicht finden. Eine knappe Angabe lieferte Medicus im Sammelband „Hundert Jahre bayerisch. Ein Festbuch" von 1914. Dort wird für das Pharmazeutische Institut ein Etat von 4600 Mark genannt.[51]

Zur Königlichen Untersuchungsanstalt für Nahrungs- und Genussmittel gab Medicus für 1892 an, dass Verträge mit den Stadtverwaltungen Würzburg und Kitzingen sowie für die Bezirksämter Ebern, Gerolzhofen, Karlstadt, Kissingen, Kitzingen, Neustadt an der Saale, hier für den Bezirk Bischofsheim, Miltenberg und Obernburg abgeschlossen worden waren. Laut diesen Verträgen musste jährlich eine geringe Gebühr an die Anstalt entrichtet werden, die auch einen größeren Beitrag für Reisekosten beinhaltete, damit Proben vor Ort genommen und analysiert werden konnten. Wurden bei den Visitationen Untersuchungen größeren Umfangs erforderlich, so untersuchte man die Proben in Würzburg. Dank dieser Gebühreneinnahmen und der abverlangten Strafgelder konnte sich die Untersuchungsanstalt selbst tragen. Medicus schien noch 1892 die Illusion zu besitzen, dass sich ein Fortgang der Lebensmittelkontrolle durch Besserung der beanstandeten Proben irgendwann erübrigen könnte. Die Meldung eines Vergehens erfolgte an die Magistrate und Bezirksämter. Polizeiliche Befugnisse hatte die Anstalt damals nicht.[52]

6.4 Diskussion

Wir konnten in den Akten des Universitätsarchivs erstmals ein vollständiges Inventar des Chemischen Laboratoriums und Hörsaals im Gärtnerhaus des Juliusspitalgartens finden. Klaus Koschel schrieb noch 1982, dass über die Innenausstattung des Laboratoriums nichts bekannt sei, verwies aber auf Archivalien, die noch nicht ausgewertet seien.[53] Diese Lücke konnten wir nun schließen.

Aus verschiedenen Quellen ließ sich ein zusammenhängendes Gesamtbild der Räume und Gebäude, der Ausstattung und Inventare und teilweise der zur Verfügung stehenden finanziellen Mittel darstellen. Die Budgets waren gerade zu Beginn des Pharmaziestudiums in Würzburg durch mehrere Akten bezüglich der Differenzen zwischen den Professoren Johann Georg Pickel (1751–1838)[54] und Ludwig Rumpf (1793–1862)[55] nachweisbar. Für spätere Zeiten erwiesen sich die gedruckten Verzeichnisse des Personals und Studierenden sowie persönliche Angaben von

---

50 Siehe hierzu UniAWürzburg, ARS 3240 [ohne Paginierung]. Schreiben des Akademischen Senats an Prof. Rumpf vom 12. September 1836.

51 Siehe hierzu L. MEDICUS (1914), S. 115.

52 Siehe hierzu L. MEDICUS (1892), S. 130–133.

53 Siehe hierzu K. KOSCHEL (1982), S. 710.

54 Siehe hierzu W. DRESSENDÖRFER (2004), S. 76.

55 Siehe hierzu W. DRESSENDÖRFER (2004), S. 76.

Professor Medicus (1847–1915)[56] als hilfreich. Die Lage und Raumaufteilung des Chemischen Laboratoriums in der Maxstraße 4 und des Technologischen Kabinetts mit der Königlichen Untersuchungsanstalt für Nahrungs- und Genussmittel im Medizinischen Kollegienhaus waren aus der Personalakte von Johann Joseph von Scherer (1814–1869)[57] sowie aus schriftlichen Hinweisen von Ludwig Medicus[58] und Rudolf von Horstig (1858–1936)[59] nachvollziehbar[60] und ermöglichten zusammen mit einer Instruktion für den Diener und Hausmeister[61] des Medizinischen Kollegienhauses eine Gesamtdarstellung.

Hilfreich dabei waren wieder die Ausführungen von Rudolf Schmitz (1918–1992)[62] sowie Sabine Bernschneider-Reif[63] und Werner Dressendörfer[64]. Uwe Buschbom[65] lieferte gemeinsam mit Rudolf von Horstig Lagepläne zu den Gebäuden im Juliusspitalgarten und am Pleicher Ring. Andreas Mettenleiter steuerte das farbige Bild zu Pickels erstem Labor im Juliusspitalgebäude und eine ergänzende Beschreibung von Anton Adam Friedrich Ringelmann (1803–1870)[66] zur Raumaufteilung des Chemischen Labors im Gärtnerhaus des Juliusspitalgartens bei. Den Stich des Universtätskupferstechers Johann Bitthäuser (1774–1859)[67], der die Lage und das Aussehen des Gärtnerhauses wiedergibt, verdanken wir Klaus Koschel. Die Pläne des Juliusspitals gingen nach seinen Angaben im Zweiten Weltkrieg verloren.

Bestätigen konnten wir Uwe Buschboms und Andreas Mettenleiters Angaben bezüglich des Chemischen Laboratoriums mit Hörsaal von Georg Pickel im Gärtnerhaus des Juliusspitals. Die gefundenen Archivalien ergänzten mit Ausführungen zum Keller und dessen Einrichtung, zu den Glasschränken im Hörsaal und zum angrenzenden Labor für Experimentalvorlesungen die Aussagen beider Autoren.

Die Beschreibung von Ludwig Medicus[68] zum Privatlabor des Mineralogischen Kabinettsvorstandes in den Räumlichkeiten des ehemaligen Universitätskarzers der

---

56 Siehe hierzu W. DRESSENDÖRFER (2004), S. 80.

57 Siehe hierzu W. DRESSENDÖRFER (2004), S. 77.

58 Siehe hierzu M. MEDICUS (1892), S. 130–133; sowie M. MEDICUS (1914), S. 113–116.

59 Siehe hierzu S. KUMMER (2007), S. 850; sowie A. METTENLEITER (2021), S. 30 und S. 105.

60 Siehe hierzu R. VON HORSTIG (1892), S. 223–310.

61 Siehe hierzu Anlage 14: „Reinigung und Beheizung der Räumlichkeiten im medicinischen Collegienhause 25. Oktober 1888 (Arbeitsanweisung für den Hausmeister).", S. 399.

62 Siehe hierzu R. SCHMITZ (1969), S. 333–343. Zu Schmitz siehe C. FRIEDRICH / W.-D. MÜLLER-JAHNCKE (2005), S. 690; sowie A. M. LÖHNERT (2021).

63 Siehe hierzu S. BERNSCHNEIDER-REIF (2004).

64 Siehe hierzu W. DRESSENDÖRFER (2004).

65 Siehe hierzu U. BUSCHBOM (1990), S. 99; U. BUSCHBOM (1982), S. 567–600; sowie persönliche Mitteilung von U. Buschbom am 30. Juni 2022.

66 Siehe hierzu A. METTENLEITER (2001), S. 837.

67 Siehe hierzu ADB (1875), Bd. 2, S. 684; sowie A. METTENLEITER (2001), S. 820. Hier wird er als „Johann Pleikard Bittheuser [!], Professor der Kupferstechkunst in Würzburg" benannt.

68 Siehe hierzu L. MEDICUS (1914), S. 114. Medicus erwähnt an keiner Stelle Ludwig Rumpf und die Mineralogie, unterstellt aber die Räume im dritten Stockwerk der Alten Universität dem Technologischen Attribut.

Alten Universität konnten wir anhand der Akten des Universitätsarchivs bestätigen und ergänzen. Zudem waren Auskünfte über die Raumfolge und Benutzung des Zoologisch-Naturhistorischen Kabinetts von Professor Valentin Leiblein (1799–1869)[69] und des Technologischen Kabinetts von Peter Philipp Geier (1792–1847)[70] möglich.

Eine falsche biographische Angabe zum Professor der Anatomie Martin Münz (1779–1849)[71] konnten wir korrigieren sowie auf eine mögliche Verwechslung der beiden namensgleichen Professoren Peter Philipp Geier und Georg Franz Geier (1773 bis 1834) hinweisen.[72]

Erstmals konnte die Materiell-technische Ausstattung der Pharmazie, angefangen von Pickel bis hin zu Medicus, dargestellt werden. Bisher wurde dies von Koschel und Sauer[73] beziehungsweise von Koschel allein[74] für die Chemie und von Mettenleiter[75] für die Medizin im Juliusspital unternommen. Eine scharfe Trennung der Pharmazie von der Medizin, beheimatet in der Medizinischen Fakultät und der Chemie, die per se ab der Ernennung von Franz Lothar August Raimund Sorg (1773–1827)[76] mit Unterbrechungen zur Philosophischen Fakultät gehörte, fand bis zu unserer Studie noch nicht statt.[77]

---

69 Siehe hierzu C. R. GRUND (2002), S. 651.

70 Siehe hierzu UniBibWürzburg, Sig. 63/T 15.51 Totenzettel Geier, Peter Philipp.

71 Siehe hierzu G. KIRCHHOFF (1964), S. 5 und S. 22; A. W.-O. SCHMIDT (2003), S. 48; sowie A. H. MAHNKEN / A. W.-O. SCHMIDT (2001), S. 311. Die beiden Letzteren geben 1785 bis 1848 als Lebensdaten für Martin Münz an.

72 Siehe hierzu S. PAULUS (1982), S. 545. Geier senior und ab dem Jahr 1826 Geier junior lehrten u. a. Landwirtschaft.

73 Siehe hierzu K. KOSCHEL / G. SAUER (1968).

74 Siehe hierzu K. KOSCHEL (1982), S. 703–749.

75 Siehe hierzu A. METTENLEITER (2001).

76 Siehe hierzu K. KOSCHEL (1982), S. 713; sowie UniBibWürzburg, Sig. 63/T 16.16 Totenzettel Sorg, Franz Lothar August Raimund.

77 Siehe hierzu K. KOSCHEL (1982), S. 713f. Mit der Organisationsakte vom 3. November 1803 wurden die klassischen Fakultäten aufgelöst und in zwei neue Klassen eingeteilt. Zur I. Klasse gehörten Allgemeine oder Philosophische Wissenschaften wie Philosophie, Mathematik, Physik, Historie und Philologie, zur II. Klasse Recht, Staatswissenschaft, Heilkunde und die „Bildung des religiösen Volkslehrers". Mit dem Übergang Würzburgs 1806 an Großherzog Ferdinand von Toskana wurde wieder die alte Aufteilung in Fakultäten angeordnet. Als 1814 Würzburg abermals bayerisch wurde, kam es erneut zur Einteilung in zwei Klassen. Die Fakultäten sollen nach Koschel erst 1838 wiederbegründet worden sein, was sich mit den gedruckten Vorlesungsverzeichnissen belegen lässt; siehe Anlage 20.2. Ab dem Sommersemester 1838 werden wieder Fakultäten aufgeführt; siehe UniBibWürzburg, Sig. 63/T 16.16 Totenzettel Sorg, Franz Lothar August Raimund. Laut Totenzettel wurde Sorg am 16. September 1802 Professor der Physik [Extraordinarius]; sowie UniAWürzburg, ARS 1632 [ohne Paginierung]. Abschrift einer Abschrift „Wir Ferdinand etc. etc." „Dekret für den Professor der Physik und Chemie Franz Lothar Sorg" vom 7. September 1809. Das Ernennungsdekret von Sorg als ordentlicher Professor für Physik und Chemie ist auf den 7. September 1809 datiert. Allerdings vertrat Pickel bis zu seiner Pensionierung 1836 ebenfalls die Chemie.

7 Lehrveranstaltungen für das Studium der Pharmazie

Bereits im 17. und 18. Jahrhundert, als noch kein Studium als Voraussetzung zur Berufsausübung als Apotheker vorgeschrieben war, gab es einige nachweisbare Apothekergehilfen an den Universitäten. So wurde auch in Würzburg ab 1749 Botanik für Pharmazeuten gelesen, wie Karlheinz Bartels (1937–2016)[1] ausführte.[2] Regulär musste der Kandidat nach einer mehrjährigen Ausbildung als Lehrling und Gehilfe bei einem Apotheker als Lehrmeister eine Prüfung ablegen, die in Würzburg zum Beispiel 1743 vor der Medizinischen Fakultät beziehungsweise dem Stadtarzt, damals „Stadtphysicus" genannt, und einem Würzburger Apotheker abzulegen war.[3] Begründet war diese Regelung in der fürstbischöflichen Studienordnung von 1734.[4]

Erst mit dem Übergang des nachmaligen Großherzogtums Würzburg an Bayern 1814 wurde auch hier ein obligatorisches Pharmaziestudium für die Ausbildung zum Apotheker eingeführt. Die gesetzlichen Vorgaben sahen für Bayern schon sehr früh ein Studium der Pharmazie an einer Universität oder privaten Lehranstalt, wie es im „Organischen Edikt" vom 8. September 1808 hieß, vor.[5]

Die Prüfungsordnung für Ärzte und Apotheker, die am 21. Dezember 1808 bekanntgegeben worden war, verlangte von den Pharmazeuten ein zweijähriges Studium, in dem chemische und pharmazeutische, naturhistorische, physische, mathematische sowie botanische Wissenschaften gelehrt werden sollten. Auch die lateinische Sprache sollte nach den Bestimmungen des Edikts von den Studenten der Pharmazie beherrscht werden.[6] 1830 beschrieb Johann Georg Pickel selbst die Ausbildungsabschnitte eines Apothekers. Dieser musste demnach im Königreich Bayern eine dreijährige Lehre absolvieren. Hierauf folgten zwei Jahre Servierzeit, bevor er zwei Jahre Kollegien an den Universitäten nach der „Münchner Vorschrift"[7] zu besuchen hatte.[8]

---

1 Siehe hierzu DApoBio (2021), Ergbd. 3, S. 27f.

2 Siehe hierzu K. BARTELS (2004/a), S. 24f.

3 Siehe hierzu K. BARTELS (2004/b), S. 573f.

4 Siehe hierzu B. BEYERLEIN (1991), S. 60f.; siehe auch Kap. 4.1, S. 19.

5 Siehe hierzu C. FRIEDRICH / W.-D. MÜLLER-JAHNCKE (2005), S. 616–618; sowie C. FRIEDRICH (2008), S. 3926f. Von 1802/1803 bis 1805 stand Würzburg erstmalig unter bayerischer Herrschaft. Danach bekam das ehemalige Hochstift Würzburg der Großherzog Ferdinand von Toskana zugesprochen. Dieser verließ aber am 5. Juni 1814 Würzburg, das somit zum zweiten Mal bayerisch wurde; siehe K. BARTELS (2004/a), S. 25; sowie K. BARTELS (2007/a), S. 790.

6 Siehe hierzu C. FRIEDRICH (2008), S. 3927.

7 Gemeint war hier das ‘Organische Edikt’ vom 8. September 1808.

8 Siehe hierzu UniAWürzburg, ARS 1541 [ohne Paginierung]. „Gehorsamste Vorstellung des Kgl. Medizinalrathes und Professors Dr. Pickel dahier" an den „Kgl. Akademischen Senat" vom 26. Januar 1830.

Versuche im ersten Drittel des 19. Jahrhunderts, einen Gymnasialabschluss [Abitur] als Voraussetzung zur Zulassung zum Pharmaziestudium zu etablieren, waren nicht erfolgreich. Mit der neuen Apotheker-Ordnung vom 17. Februar 1837 wurde das Studium auf ein Jahr verkürzt, wie es Johann Andreas Buchner (1783–1852)[9] vorgeschlagen hatte.[10] Die folgende Apotheker-Ordnung vom 27. Januar 1842 enthielt nur kleine Änderungen in den Fächern Botanik, die zukünftig in 'allgemeine' und 'medizinische' geteilt werden sollten, und Pharmazie, wobei diese nun verbindlich gemeinsam mit der Pharmakognosie gelehrt werden sollte.[11]

Eine weitere wegweisende Maßnahme war die Einführung einer reichseinheitlichen Regelung des Apothekerstudiums mit der am 5. März 1875 erlassenen Pharmazeutischen Prüfungsordnung, die am 1. Oktober desselben Jahres in Kraft trat. Nun war ein dreisemestriges Studium Voraussetzung für die Approbationserteilung. Der Prüfungskommission sollten je ein Hochschullehrer der Chemie, Botanik, Physik und ein wissenschaftlich ausgebildeter Apotheker, ersatzweise ein Professor der Pharmazie, angehören.[12]

Am 18. Mai 1904 erließ die Reichsregierung schließlich eine neue Prüfungsordnung, die zum 1. Oktober desselben Jahres in Kraft trat. Zur Erteilung der Approbation waren nun folgende Pflichten zu erfüllen:

1. Primareife eines Gymnasiums, Realgymnasiums oder einer Oberrealschule (mit einer Lateinnachprüfung)
2. Dreijährige, für Abiturienten zweijährige Lehrzeit mit der Pharmazeutischen Vorprüfung als Abschluss
3. Einjährige Gehilfenzeit
4. Viersemestriges Hochschulstudium mit der Pharmazeutischen Prüfung als Abschluss
5. Zweijährige praktische Tätigkeit in der Apotheke

Erst danach erfolgte die Erteilung der Approbation.[13]

Neben inhaltlichen Erweiterungen in der Prüfungsordnung, die pharmakognostische und analytische Themen betrafen, war die Erhöhung von drei auf vier Studiensemester die wichtigste Neuerung der Prüfungsordnung. Weitere Verbesserungen wie ein vom Deutschen Apothekerverein gefordertes sechssemestriges Studium unterblieben zunächst und wurden in der Folgezeit immer wieder angemahnt.[14] Das Abitur als „Vorbildungsnachweis" für die Pharmazeuten wurde zum 1. Januar 1921 verbindlich eingeführt.[15]

---

9 Siehe hierzu C. R. Grund (2002), S. 645; sowie M. Springer (1978).
10 Siehe hierzu B. Beyerlein (1991), S. 175f.
11 Siehe hierzu B. Beyerlein (1991), S. 176f.
12 Siehe hierzu H. Rankenburg (1996), S. 22f.
13 Siehe hierzu H. Rankenburg (1996), S. 35.
14 Siehe hierzu H. Rankenburg (1996), S. 25–42.
15 Siehe hierzu C. Friedrich / W.-D. Müller-Jahncke (2005), S. 640f.

Erst die am 8. Dezember 1934 beschlossene und zum 1. April 1935 gültige neue Prüfungsordnung brachte entscheidende Verbesserungen. Nach dem Abitur folgte wie bereits vorher üblich eine zweijährige Praktikantenzeit, die mit der Pharmazeutischen Vorprüfung abschloss. Das Assistentenjahr entfiel zugunsten eines nunmehr sechssemestrigen Hochschulstudiums, das mit der Pharmazeutischen Prüfung endete. Danach musste der Kandidat ein Jahr statt wie bisher zwei Jahre in einer Apotheke arbeiten, bevor er die Approbation beantragen durfte. Apothekerpraktikanten konnten nur in extra benannten „Lehrapotheken" ausbildet werden. Da das Universitätsstudium nun sechs Semester umfasste, war der vollakademische Rang erreicht.[16] Es gab chemische, botanische, physikalische und pharmazeutisch-chemische Lehrveranstaltungen. Zu diesen pharmazeutischen Fächern kamen noch Physiologische Chemie, Bakteriologie, Hygiene und Sterilisationsverfahren, Kollegien über die Wirkung von Arzneimitteln und Giften sowie die physiologische Prüfung von Arzneimitteln, Apotheken- und Arzneimittelgesetzgebung, Homöopathie, Buchführung, Steuerkunde und Privatwirtschaftslehre hinzu. Auch geschichtliche Aspekte der Prüfungsgegenstände und die Geschichte der Pharmazie fanden Aufnahme in der neuen Prüfungsordnung.[17]

Im Anlagenteil befinden sich die tabellarischen Listen[18] der Vorlesungen und Lehrveranstaltungen der Professoren Pickel (1751–1838), Rumpf (1793–1862), von Scherer (1814–1869), von Wagner (1822–1880) und Medicus (1847–1915) in ihrem originalen Wortlaut.

[16] Siehe hierzu T. JUNKER (1996), S. 12. Mit der Ausbildungsordnung für Apotheker von 1934 war der vollakademische Rang erreicht, der für die Zulassung zu einer Promotion nötig war. Junker erläutert dazu, dass ein Großteil der Doktoranden von Julius Schuster (1886–1949) Pharmazie noch nach der alten Studienordnung von 1904 abgeschlossen hatte und deshalb weiterstudieren musste. Die Lebensdaten von Julius Schuster sind dem Aufsatz von Junker entnommen; siehe auch H. RANKENBURG (1996), S. 61f.; C. FRIEDRICH / W.-D. MÜLLER-JAHNCKE (2005), S. 644; sowie A. HELMSTÄDTER / J. HERMANN / E. WOLF (2011), S. 115.

[17] Siehe hierzu H. RANKENBURG (1996), S. 60–62; sowie C. FRIEDRICH / W.-D. MÜLLER-JAHNCKE (2005), S. 644f.

[18] Siehe hierzu Anlage 20 mit Unteranlagen. Die erhaltenen Vorlesungsverzeichnisse wurden von der Universitätsbibliothek Würzburg digitalisiert.

7.1 Lehrtätigkeit unter Johann Georg Pickel von 1782 bis 1836

Johann Georg Pickel (1751–1838) schrieb nach seiner Berufung an die Würzburger Universität 1782 im Jahr 1785 eine Einladungsrede zu seinen chemischen Vorlesungen, in der er seine Beweggründe und auch den Inhalt seiner Vorlesungen erläuterte:

> „Da ich wünsche, daß Sie M[eine] H[errn] um Ihr Gedächtniß zu erleichtern, die Theorie mit der Praxis verbinden, so werde ich Ihnen hierzu in meinen chemischen Vorlesungen den Weg bahnen, nämlich das Gesagte durch Versuche als so vielen redenden Beweisen der Natur bestättigen. Werden Sie aber nicht kleinmüthig, wenn Sie auch nicht auf der Stelle sogleich durch mannichfaltige Versuche so wie in der Physik überführt werden; denn die Natur der Sachen leidet es nicht, sich jedesmal überzeugt zu sehen. [...], so will ich die Untersuchung der Körper nicht bloß dahin einschränken, in so weit selbe der Arzt, der Apotheker, der Technolog, sondern überhaupt auch der Philosoph als wichtig betrachtet.“[19]

Auch die Behandlung des Mineralreiches blieb bei Pickel in seiner gedruckten Einladungsrede nicht unberücksichtigt. Wenn er zudem schrieb, dass er den Studenten in seinem „hierzu erbauten [eigenen] Laboratorium die nöthige Anleitung geben“ wolle, so dürfen wir daraus auf angebotene Praktika schließen.[20] Seine Vorlesungen wollte er an den Werken von Nicolaus Joseph von Jacquin (1727–1817)[21], Johann Friedrich Gmelin (1748–1804)[22], Georg Adolf Suckow (1751–1813)[23], Johann Christian Polycarp Erxleben (1744–1777)[24], Johann Christian Wiegleb (1732–1800)[25] und Lorenz Florenz Friedrich von Crell (1744–1816)[26] ausrichten.[27]

---

19 G. PICKEL (1785), S. 14.

20 Siehe hierzu G. PICKEL (1785), S. 15f.

21 Siehe hierzu C. R. GRUND (2002), S. 649; sowie NDB (1974), Bd. 10, S. 257–259. Nikolaus Joseph Jacquin wurde am 16. Februar 1727 in Leiden geboren. Hier studierte er Medizin und ging danach 1752 nach Wien. 1763 wurde er Professor des praktischen Bergwesens und der „Chymie“ in Schemnitz, heutige Slowakei. In Wien erhielt er 1768 die Professur für Chemie und Botanik, wobei er sich hauptsächlich letzterer verbunden fühlte. Am 26. Oktober 1817 starb er dort.

22 Siehe hierzu C. SCHÜMANN (1997), S. 49; sowie W. MÜLLER (1989/f), S. 172. Am 8. August 1748 wurde Johann Friedrich Gmelin in Tübingen geboren und studierte dort Medizin. Nach mehreren Studienreisen und Stationen wurde er schließlich 1778 ordentlicher Professor für Chemie, Botanik und Mineralogie in Göttingen. Er verfasste mehrere Lehrbücher für Chemie, Pharmazie und Mineralogie. Am 1. November 1804 starb er in Göttingen.

23 Siehe hierzu ADB (1894), Bd. 37, S. 105f. Georg Adolf Suckow wurde am 28. Januar 1751 in Jena geboren. Ab 1774 wirkte er in Heidelberg als Professor der Physik, Chemie, Naturgeschichte und Kameralwissenschaften. Einige Veröffentlichungen zur angewandten Chemie beziehungsweise Technologie, aber auch zur reinen Chemie sind aus seiner Feder bekannt. Er starb am 13. Mai (oder 18. März) 1813 in Heidelberg.

24 Siehe hierzu C. SCHÜMANN (1997), S. 46; sowie W. MÜLLER (1989/g), S. 140. Johann Christian Polycarb Erxleben wurde am 22. Juni 1744 in Quedlinburg als Sohn eines Pfarrers und einer Ärztin geboren. Ab 1763 studierte er Medizin in Göttingen. 1767 erfolgte dort

Seine erste verzeichnete und nachgewiesene Vorlesung im Wintersemester 1785 trug den Titel [bei den Lectiones Medicorum]: „Georgius Pickel, Phil. et Med. D. ac P.P. tradet Chemiam theoretico-practicam in laboratorio Hospit. Jul[ius] secundum proprium suis Auditoribus hunc in finem communicandum schema. Technicos labores in magno instituendos in suo recenter aedificato monstrabit laboratorio.“[28]

Diese Vorlesung behielt Pickel in den Sommersemestern bis einschließlich 1791 im Wesentlichen bei, wie es den Vorlesungsverzeichnissen zu entnehmen ist: „Pr[ofessor] Pickel giebt von 3–4 Uhr die philosophische und pharmazeutische Chemie theoretisch und praktisch nach seinem eigenen Plane in dem Julierspitallaboratorium. Die technische Chemie in seinem Privatlaboratorium“. Ab Sommersemester 1792 bis zum Sommersemester 1803 las Pickel weiterhin die Philosophische und Pharmazeutische Chemie theoretisch und praktisch nach seinem Plan im Juliusspitallaboratorium. Die Technische Chemie gab er interessanterweise „in seiner Privatfabrik [mit] Vorzeigung der Berlinerblaufabrik[ation], Salpeterplantage, Leim- Leder- und Spiegelfabrik[ation] u. a. m.“.[29]

Zum Wintersemester 1786/87 bis 1802/03 hieß es bezüglich seines Kollegs: „Pr[ofessor] Pickel giebt von 3–4 Uhr die philosophische und pharmazeutische Chemie theoretisch und praktisch nach seinem eigenen Plane in dem Julierspitallaboratorium“.

---

seine Promotion zum Dr. phil., 1771 die Berufung zum außerordentlichen und 1775 zum ordentlichen Professor der Physik. Er starb am 19. August 1777 in seiner Universitätsstadt.

25 Siehe hierzu C. FRIEDRICH / W.-D. MÜLLER-JAHNCKE (2005), S. 595–597 und S. 1191; W. MÜLLER (1989/h), S. 452; C. FRIEDRICH (2013/b), S. 35–41; sowie A. KLOSA (2009). Als Sohn eines Advokaten wurde am 21. Dezember 1732 Johann Christian Wiegleb in Langensalza geboren. Er absolvierte eine Apothekerlehre in Gotha und Dresden. 1760 eröffnete er in seiner Vaterstadt eine Apotheke, wo er 1779 das erste Pharmazeutische Privatinstitut zur Ausbildung der Apotheker gründete. Bei der Unterweisung seiner Schüler galt sein Schwerpunkt der Chemie. Botanik und Materia medica wurden nebenher unterrichtet. Er starb in seinem Geburtsort am 16. Januar 1800.

26 Siehe hierzu A. METTENLEITER (2001), S. 822; C. FRIEDRICH / W.-D. MÜLLER-JAHNCKE (2005), S. 546; sowie ADB (1876), Bd. 4, S. 587f. Lorenz Crell wurde am 21. Januar 1744 in Helmstädt geboren. Er war zunächst ab 1771 für zwei Jahre Bergrat und Professor der Chemie und Mineralogie am „Carolinum“ in Braunschweig, bevor er danach als Professor nach Helmstädt kam und 1810 nach der Auflösung dieser Universität als Chemieprofessor nach Göttingen wechselte. Er war Anhänger der Phlogistontheorie. Sein Verdienst lag in der Herausgabe des „Chemische[n] Journal[s] für Freunde der Naturlehre, Arzneygelahrtheit, Haushaltungskunst und Manufacturen“, das er ab 1778 herausgab und unter verschiedenen Titeln bis 1804 fortführte. Er starb am 7. Juni 1816 in Göttingen.

27 Siehe hierzu G. PICKEL (1785), S. 16.

28 „Catalogus Praelectionum publice et privatim in Academia Iulia wirceburgi a die II. Novembris MDCCLXXXV“, s. v. „Lectiones Medicorum“. „Georg Pickel, Doktor der Philosophie und Medizin sowie Professor unterrichtet Chemie theoretisch und praktisch im Juliusspitallaboratorium nach eigenem Plan […]. Die technischen Arbeiten in großem Umfang wird er in seinem neu errichteten Laboratorium zeigen.“

29 Siehe hierzu die gedruckten Vorlesungsverzeichnisse vom Sommersemester 1792 bis Sommersemester 1803; sowie Anlage 20.1 Für die beiden folgenden Sommersemester ließ sich nachweisen, dass Pickel seine Zuhörer nach seinem Kolleg in den Fabriken und Manufakturen „herumführen“ wollte.

Im Sommersemester 1803 bot er zudem in seinem „Hause"[30] Vorlesungen über „Experimentalphysik" und über „die allgemeinen Eigenschaften der Körper" mit Experimenten an. Die Physikvorlesung las er nach den Verzeichnissen bis zum Sommersemester 1809. Physik galt auch als Hilfswissenschaft der Pharmazie. Die Chemie in Verbindung mit Experimentalphysik lehrte Pickel nochmals vom Wintersemester 1814/15 an jedes Semester bis zum Sommersemester 1822, danach jeweils nur noch im Sommersemester bis zum Jahr 1824.

Ab dem Wintersemester 1803/04 las Pickel Chemie und Pharmazie „nach Herm[b]städt" viermal wöchentlich. Er benutzte dazu Sigismund Friedrich Hermbstaedts (1760–1833)[31] Buch, das dieser 1802 in Berlin veröffentlicht hatte. Hermbstaedt verwendete er mit kleinen Unterbrechungen in seinen Vorlesungen bis zu seiner Pensionierung im Wintersemester 1836/37. Im Sommersemester 1804 kündigte er „Chemie und Pharmazie mit Technologie" an und „setzt[e] nach Herm[b]städt [!] wöchentlich viermal seine Vorlesungen fort [...] [um] seine Zuhörer, nach deren Beendigung, in den Fabriken und Manufacturen umher[zu]führen, um sie von der Anwendung der im Verlauf vorgekommenen Gegenstände im Großen zu überzeugen".

In den Sommersemestern von 1810 bis 1814 bot er weiterhin Chemie und Pharmazie nach Hermbstaedt an. Die Chemie „über vaterländische Gegenstände"[32] mit Exkursionen unterrichtete er abends jeweils eine Stunde.

Nur einmal, im Wintersemester 1807/08, las Pickel Chemie und Pharmazie „mit Rücksicht auf medicinisch-polizeylich-gerichtliche Chemie, verbunden mit den nöthigen Versuchen, von 3–4 Uhr im Laboratorio chemico". Das Organische Edikt von 1808 forderte naturhistorische, physische, mathematische, botanische, chemische und pharmazeutische Lehrinhalte zur Ausbildung der Apotheker.[33] Im Studium, das mit zwei Jahren angesetzt wurde, sollten Botanik, Chemie und Pharmazie theoretisch und praktisch gelehrt werden.[34]

In den Sommersemestern von 1815 bis 1826 kündigte Pickel die Vorlesung über Chemie und Pharmazie wieder jeweils für eine Stunde „nach Hermbstädt" an. Erst als Ludwig Rumpf (1793–1862) 1826 an die Julius-Maximilians-Universität Würzburg kam,[35] änderte Pickel den Wortlaut seiner Lehrveranstaltungen. Ab dem Sommersemester 1827 lautete seine Ankündigung für die Fächer Chemie und Pharmazie nun „pharmaceutische Chemie mit Benützung und Vorzeigung der Arzneikräuter aus dem botanischen Garten, nach Hermbstädt, von 3–4 Uhr". Im Wintersemester 1827/28 las er die Allgemeine theoretische und praktische Chemie in besonderer Anwendung auf Medizin, Pharmazie und Technologie nach Hermbstaedt und eigenen Heften.

---

30 Im entsprechenden Vorlesungsverzeichnis ist hiermit sein Privathaus gemeint. In den beiden darauffolgenden Sommersemestern kündigte Pickel dieses Kolleg in seiner „Behausung" an.

31 Siehe hierzu C. STOLL (2000), S. 98; sowie C. FRIEDRICH (2013/b), S. 51–60.

32 Gemeint war wohl die „technologische Chemie".

33 Siehe hierzu C. FRIEDRICH (2008), S. 3927.

34 Siehe hierzu B. BEYERLEIN (1991), S. 162.

35 Siehe hierzu Kap. 5.1.2, S. 54.

Der Verweis auf Hermbstaedt gibt uns den Hinweis auf das Lehrbuch von Sigismund Friedrich Hermbstaedt „Systematischer Grundriß der allgemeinen Experimentalchemie", das von 1800 bis 1805 in mehreren Bänden in der zweiten Auflage[36] erschien.[37] Hermbstaedt legte in seinem Werk in moderner Weise die Antiphlogistontheorie von Antoine Laurent de Lavoisier (1743–1794)[38] zu Grunde.[39] Dieses Lehrbuch war in seinem Aufbau klar und systematisch angeordnet.[40] Eine dritte Auflage wieder in mehreren Bänden erfolgte 1812 bis 1823.

Daneben brachte Hermbstaedt erstmals 1792 bis 1793 einen „Grundriß der theoretischen und experimentellen Pharmacie zum Gebrauch bey Vorlesungen und zur Selbstbelehrung beym Mangel des mündlichen Unterrichts, für angehende Aerzte, Wundärzte und Apotheker" heraus, der ebenso in einer zweiten Auflage mit mehreren Bänden 1806 bis 1810 erschien. Ob Pickel beide Lehrbücher zu seinen Kollegien verwendete, bleibt fraglich.

Rumpf ergänzte als „Adjunkt" Pickels zum Wintersemester 1826/27 den Unterricht durch „die theoretische Chemie, durch Experimente erläutert, nach Buchner's Grundriß der Chemie, täglich von 11–12 Uhr; die Pharmacie, nach Buchner's Handbuch der Pharmacie, mit Rücksicht auf die Pharmacopoea verschiedener Länder" und für das Sommersemester 1827 „Theoretische Chemie, durch Experimente erläutert (Fortsetzung), nach Buchner's Handbuch der Chemie" viermal die Woche eine Stunde sowie „Pharmacie, in Verbindung mit Waarenkunde, nach Buchner's Einleitung in die Pharmacie und den bessern Pharmakopoeen verschiedener Länder [...] Mittwoch und Samstag von 10–11 Uhr."

---

36 Die erste Auflage des „Systematisch[en] Grundri[sses] der allgemeinen Experimentalchemie" kam 1791 heraus.

37 Siehe hierzu UniAWürzburg, ARS 3218 [ohne Paginierung]. Schreiben Pickels an den „Churfürstlichen Academischen Senat" vom 18. Dezember 1804. Darin begründet Pickel die notwendige Anschaffung neuer und moderner Geräte mit dem Lehrbuch von Hermbstaedt, das er für seine Vorlesungen nutzte.

38 Siehe hierzu C. FRIEDRICH / W.-D. MÜLLER-JAHNCKE (2005), S. 430 und S. 1172.

39 Siehe hierzu C. FRIEDRICH / W.-D. MÜLLER-JAHNCKE (2005), S. 360–363, S. 430–437 und S. 599–602. Hier sind nähere Ausführungen zur Phlogiston- und Antiphlogistontheorie sowie zu Hermbstaedt zu finden.

40 Siehe hierzu K. KOSCHEL (1982), S. 711. Dabei übernahm Hermbstaedt Lavoisiers Theorie, wonach alle Säuren Sauerstoff enthalten müssten. Auch behielt er die obsoleten Begriffe von „Licht- und Wärmestoff" bei.

Johann Andreas Buchner (1783–1852)[41] verfasste von 1821 bis 1836 unter dem Titel „Vollständiger Inbegriff der Pharmacie in ihren Grundlehren und praktischen Theilen" zu einzelnen Hilfswissenschaften der Pharmazie mehrere Bände. So brachte er 1826 einen „Grundriß der Chemie" als ersten Band heraus. Der zweite Band folgte 1830. Seine „Einleitung in die Pharmacie" erschien in erster Auflage 1821, wobei die zweite bereits 1822 und die dritte 1827 folgten. Rumpf vervollständigte also den Unterricht der Pharmaziestudenten mit aktuellen Ausgaben neuer Lehrbücher.

Für das Fach Geognosie kündigte er eine Vorlesung „nach [Jean François] d'Aubuison de Voisins [(1769–1841)[42]]"[43] dreimal wöchentlich an. Rumpf bot zudem ein Repetitorium über Mineralogie mit praktischen Übungen an. Hier zeigt sich eine Differenzierung und Ausformung der Lehrveranstaltungen über die reine Pharmazeutische Chemie hinaus durch den neu berufenen Dozenten Ludwig Rumpf. Dieser wechselte mehrmals seine den Vorlesungen zugrundeliegenden Lehrbücher und passte den Wortlaut der angekündigten Lehrveranstaltungen jeweils neu an.[44]

Pickel hingegen beschränkte sich ab 1828 weiterhin in den Sommersemestern „nach fortgesetzter und vollendeter allgemeiner Chemie, die pharmaceutische Chemie mit Benützung der officinellen Gegenstände aus dem botanischen Garten" und jeweils zum Wintersemester für die Fächer Chemie und Pharmazie die Lehrveranstaltung „Allgemeine theoretische und praktische Chemie in besonderer Anwendung auf Medicin, Pharmacie und Technologie [...] nach Hermbstädt und eigenen Hefte[n]" zu lesen. Diese Ankündigung behielt Pickel bis zu seiner Pensionierung 1836 bei. In den letzten beiden Wintersemestern 1835/36 und 1836/37 erwähnte er die „Pharmazie" in

---

41 Siehe hierzu W. MÜLLER (1989/k), S. 72; C. FRIEDRICH (2008), S. 3926–3930; DApoBio (1975), Bd. 1, S. 88f.; B. BEYERLEIN (1991), S. 21; C. FRIEDRICH / W.-D. MÜLLER JAHNCKE (2005), S. 616–621; sowie M. SPRINGER (1978). 1783 wurde Johann Andreas Buchner als Sohn eines Gärtners in München geboren. Nach einer Apothekerlehre in Pfaffenhofen (Ilm) besuchte er das Pharmazeutische Privatinstitut von Johann Bartholomäus Trommsdorff (1770–1837) in Erfurt. 1807 wurde er dort zum Dr. phil. promoviert. 1809 war Buchner an den Allgemeinen Krankenanstalten zu München tätig, bevor er 1818 Professor für Chemie, Pharmazie, Pharmazeutische Warenkunde, Formellehre und Materia medica an der Universität Landshut wurde. 1822 erfolgte seine Ernennung zum Ordinarius. Beim Umzug der Universität 1826 nach München ging er dorthin mit und gründete 1830 ein Privatinstitut für Pharmazeuten. Er starb 1852. Die Lebensdaten Trommsdorff sind B. BEYERLEIN (1991) entnommen.

42 Siehe hierzu N. N. [Nature] (1941), S. 253. Hier wird der 16. April 1769 als Geburtsdatum und der 21. August 1841 als Sterbedatum angegeben. Andere Quellen geben das Jahr 1762 für die Geburt an. Als Sterbetag wird manchmal auch der 20. August 1841 genannt. Als Geburtstag findet man ebenso den 17. August 1769. Jean François d'Aubuisson de Voisins war ein französischer Geologe und Ingenieur. Er studierte an der Bergakademie in Freiberg (Sachsen) Geologie und Mineralogie bei Abraham Gottlob Werner (1749–1817); siehe auch ADB (1897), Bd. 42, S. 33–39. Die Lebensdaten Werners sind der ADB entnommen.

43 Deutsch bearbeitet kam das Lehrbuch von d'Aubuison de Voisins 1821 unter dem Titel „Geognosie, oder Darstellung der jetzigen Kenntnisse über die physische und mineralische Beschaffenheit der Erdkugel" heraus.

44 Siehe hierzu Kap. 7.2, S. 225; sowie Tabelle zu den Vorlesungen und Lehrveranstaltungen im Analgenteil.

der Ankündigung nicht mehr extra, obwohl sie unter den Überschriften der Fächer „Chemie und Pharmacie“ im Vorlesungsverzeichnis aufgeführt worden war.

Armin Wankmüller (1924–2016)[45] bemerkte dazu: „Zu einer wesentlichen Modernisierung […] führten die Vorlesungen von Professor Osann und […] Professor Rumpf.“[46] Weiter betonte er: „Man ist versucht die Frage zu stellen, wer besuchte nun noch die Vorlesungen von Professor Dr. Pickel?“[47] Dieses Urteil können wir mit unserer Untersuchung nachvollziehen.

Zudem stellte Wankmüller aufgrund zweier ihm vorliegender Vorlesungsverzeichnisse vom Wintersemester 1803/04 und Sommersemester 1820 fest, dass sich für „praktische chemisch-pharmazeutische Übungen“ bis 1820 keinerlei Hinweise finden ließen. Die gebotene Ausbildung sei wohl nur theoretisch gewesen.[48] Tatsächlich hatte Pickel aber bereits 1785 „Chemiam theoretico-practicam in laboratorio“[49] im ersten erhaltenen Vorlesungsverzeichnis angekündigt. Außerdem las er von Beginn seiner Lehrtätigkeit jedes Semester „philosophische und pharmazeutische Chemie theoretisch und praktisch“. Diesen Wortlaut behielt er bis Wintersemester 1808/09 bei, und wir können annehmen, dass er auch danach die Ausgestaltung seiner Lehrveranstaltungen nicht änderte, besonders da er ab Wintersemester 1827/28 wieder „Allgemeine theoretische und practische Chemie in besonderer Anwendung auf Medicin, Pharmacie und Technologie“ anbot.

Als ein Indiz für von ihm angebotene praktische Lehrinhalte für Pharmaziestudenten kann gelten, dass Rumpf 1828 behauptete, Pickel sei von seinen „Zuhörern“ bestohlen worden. Pickel hatte die fehlenden Mineralien und Gegenstände Rumpf in seiner Funktion als „Adjunkt“ angelastet.[50] Eine rein theoretisch abgehaltene Vorlesung auf den Sitzplätzen des Hörsaals wäre dazu kaum geeignet gewesen.

Trotz Rumpfs Berufung zum Professor der Mineralogie im Jahr 1830[51] lehrte dieser umfangreich und ergänzend zu Pickel Pharmazie und andere naturwissenschaftliche Fächer im Kanon der Apothekerausbildung.[52] Bereits im Juli 1835 beauftragte das Staatsministerium des Innern den damaligen Generalkommissar und Regierungspräsidenten des Untermainkreises Graf August Joseph Georg von Rechberg (1783 bis 1846)[53], zu sondieren, wie eine Pensionierung Pickels ohne Kränkung desselben geschehen könne:

---

45 Siehe hierzu DApoBio (2021), Ergbd. 3, S. 614–616.

46 A. WANKMÜLLER (1973), S. 1772.

47 A. WANKMÜLLER (1973), S. 1772.

48 Siehe hierzu A. WANKMÜLLER (1962), S. 1533–1535.

49 „Catalogus Praelectionum publice et privatim in Academia Iulia wirceburgi a die II. Novembris MDCCLXXXV“, s. v. „Lectiones Medicorum“.

50 Siehe hierzu UniAWürzburg, ARS 1634 [ohne Paginierung]. „Erklärung des Adjunkten Dr. Rumpf“ an den Akademischen Senat vom 21. August 1828.

51 Siehe hierzu Kap. 5.1.2, S. 54.

52 Siehe hierzu UniAWürzburg, ARS 1635 [ohne Paginierung]. Schreiben des Akademischen Senats an Rumpf vom 9. April 1831. Darin wird dem Professor [der Mineralogie] Rumpf genehmigt, Vorlesungen über „Chemie und Pharmazie“ zu halten.

53 Siehe hierzu W. ENGELHORN (1987), S. 447.

> „Bei dem hohen Alter des Medizinal Raths und Professors Dr. Pickel ist von seinen Leistungen für den Lehrstuhl nichts mehr zu erwarten, und es erscheint im Interesse des Unterrichts und der Wißenschaft der Antrag begründet, diesen verdienten Lehrer in den Ruhestand treten zu lassen.“[54]

Pickels Festhalten an Hermbstaedts Lehrbuch zur Experimentalchemie über Jahrzehnte hatte sicherlich dazu geführt, dass ein neuer Lehrer angestellt werden musste. Dieser wurde in Ludwig Rumpf, zunächst noch als Pickels „Adjunkt“, gefunden. Die formalen Forderungen des Organischen Edikts wurden von der Universität und insbesondere von Pickel dennoch erfüllt, indem dieser seine Vorlesungen zur Chemie und Pharmazie als Experimentalvorlesungen gestaltete und den Bezug zur Botanik, wenngleich erst im Sommersemester 1827 mit den präzisierenden Worten unter „Benützung und Vorzeigung der Arzneikräuter aus dem botanischen Garten“ angab. Von 1803 bis 1809 und danach wieder ab Wintersemester 1814/15 bis 1824 bezog er zudem die Experimentalphysik in seine Veranstaltungen ein. Schließlich lehrte auch Franz Lothar August Raimund Sorg (1773–1827)[55] Chemie und Physik an der Universität Würzburg.

Zusätzlich las Franz Xaver Heller (1775–1840)[56], zum Beispiel im Sommersemester 1814, im Rahmen der Botanik „über in- und ausländische Gewächse, mit besonderer Berücksichtigung der einheimischen Medicinal- und Giftpflanzen” sowie im Wintersemester 1814/15 „Naturgeschichte des Pflanzenreichs mit Anatomie und Physiologie der Pflanzen”.

---

54 StaatsAWürzburg, Akte der Regierung von Unterfranken 13700 [ohne Paginierung]. Schreiben des Staatsministeriums des Innern an den „k[öniglichen] General Commißär und Regierungs Präsidenten des Untermainkreises Grafen von Rechberg“ vom 1. Juli 1835 und dessen Antwortschreiben vom 12. Juli 1835.

55 Siehe hierzu K. KOSCHEL (1982), S. 713; sowie UniBibWürzburg, Sig. 63/T 16.16, Totenzettel Sorg, Franz Lothar August Raimund.

56 Siehe hierzu W. SIMONIS (1982), S. 607f. Hier finden sich auch nähere Angaben zu Hellers wissenschaftlichem Wirken in Würzburg. 1806 war er zunächst außerordentlicher Professor und wurde 1803 zum Ordinarius für Botanik in der Medizinischen Fakultät berufen.

7.2 Lehrtätigkeit unter Ludwig Rumpf von 1826 bis 1862

Zum Wintersemester 1826/27 war zum ersten Mal Ludwig Rumpf (1793–1862) – noch in seiner Funktion als „Adjunkt" – neben Johann Georg Pickel (1751–1838) in den gedruckten Vorlesungsverzeichnissen mit Lehrveranstaltungen zur Chemie und Pharmazie aufgeführt. In der folgenden Zeit wurden seine angekündigten Vorlesungen immer umfangreicher und detaillierter. Im Wintersemester 1827/28 las er „Allgemeine Chemie, nach [Jöns Jacob] Berzelius [(1779–1848)[57]] Lehrbuch der Chemie.[58] [...], wöchentlich 4mal von 10–11 Uhr.", „Pharmaceutische Chemie in Verbindung mit pharmaceutischer Waarenkunde, nach [Carl Christoph Traugott Friedemann] Göbel's [(1794–1851)[59]] Handbuch (Eisenach 1827) und den besten Pharmacopöeen verschiedener Länder" viermal wöchentlich eine Stunde und „Analytische Chemie [...],

---

[57] Siehe hierzu W. MÜLLER (1989/i), S. 45. Jöns Jacob Berzelius wurde am 20. August 1779 in Väversunda Sörgard als Sohn eines Schulrektors geboren. Ab 1796 studierte er in Uppsala Medizin und ab 1799 Chemie. 1802 wurde er am Chirurgischen Institut in Stockholm „Adjunkt" der Medizin und Pharmazie. Im gleichen Jahr erhielt er den Doktor der Medizin. An der Chirurgischen Schule in Stockholm wurde er 1807 Professor. Er gilt als Begründer der modernen chemischen Analytik. Basierend auf seinen Forschungen entwickelte er zudem 1813 eine neue Zeichensprache der Chemischen Elemente, die die Anfangsbuchstaben dieser berücksichtigte und auf einer elektrochemischen Spannungsreihe beruhte. Mehrere Elemente wurden von ihm entdeckt, wie u. a. 1818 das Selen. Elementar konnte er erstmals 1824 das Silicium, das Zirkonium und das Tantal, 1825 das Titanium und 1829 die Thorerde darstellen. Er wurde zur prägenden Gestalt der europäischen Chemie durch seine Reisen nach Großbritannien 1813, Frankreich 1819, Böhmen 1822 und des Öfteren nach Deutschland sowie durch die Ausbildung zahlreicher internationaler Chemiker. Die Entstehung seines Lehrbuchs der Chemie wird hier mit sechs Bänden von 1808 bis 1830 angegeben. 1832 wurde er aus gesundheitlichen Gründen vom Lehramt pensioniert. Er starb am 7. August 1848 in Stockholm.

[58] Siehe hierzu W. DRESSENDÖFER (2004), S. 93. Dressendörfer gibt als Entstehungszeitraum des Lehrbuches der Chemie von Berzelius 1820 bis 1824 an. Dresden nennt er als Erscheinungsort.

[59] Siehe hierzu DApoBio (1975), Bd. 1, S. 212f.; sowie W. DRESSENDÖRFER (2004), S. 93. Carl Christoph Traugott Friedemann Göbel wurde am 21. Februar 1794 in Niederroßla geboren. Von 1809 bis 1813 absolvierte er eine Apothekerlehre. Durch Goethes Fürsprache ein großherzogliches Stipendium erhaltend, studierte er in Jena Naturwissenschaften. 1818 pachtete er dort die Universitätsapotheke, wurde promoviert und habilitierte sich für Pharmazeutische Chemie. Er gründete 1821 ein Pharmazeutisches Privatinstitut und wurde 1825 Professor für Pharmazie an der Universität Jena. 1828 folgte Göbel einem Ruf als ordentlicher Professor für Chemie und Pharmazie nach Dorpat, wo er am 27. Mai 1851 starb. In St. Petersburg wurde auf seine Initiative ein Pharmazeutisches Institut gegründet. Er verfasste mehrere Lehrbücher, wie zum Beispiel das „Handbuch der pharmazeutischen Chemie und Stöchiometrie", das 1827 in zweiter Auflage in Eisenach erschien. Dressendörfer bezog den Verweis Rumpfs auf die „Pharmazeutische Warenkunde", die Göbel zusammen mit Gustav Kunze verfasste und die in zwei Bänden 1827 bis 1834 in Jena und Eisenach erschien.

nach [Christoph Heinrich] Pfaff [(1773–1852)[60]] und eigener Bearbeitung" zweimal wöchentlich. Neu im Sommersemester 1828 war seine Ankündigung zur „Arzneymittellehre. Anleitung zur ärztlichen und pharmaceutischen Receptirkunst nach [Johann Ludwig] Choulant [(1791 bis 1861)[61]]", die er zweimal pro Woche hielt.

In den darauffolgenden Semestern bis zum Wintersemester 1836/37, in dem Johann Georg Pickel das letzte Mal Pharmazie unterrichtete, lehrte Rumpf Pharmazeutische Chemie oder synonym Pharmazie in Verbindung mit Chemie nach Carl Christoph Traugott Friedemann Göbel, nach Johann Andreas Buchners (1783–1852)[62] Lehrbuch, nach Philipp Lorenz Geigers (1785–1836)[63] Handbuch der Pharmazie „(3te Auflage)",

---

[60] Siehe hierzu ADB (1887), Bd. 25, S. 582–587; sowie W. DRESSENDÖRFER (2004), S. 93. Christoph Heinrich Pfaff wurde am 2. März 1773 in Stuttgart geboren. Von 1782 bis 1793 besuchte er die Karlsakademie, wo er drei Jahre Medizin studierte. Dort verfasste er auch seine Dissertation „De electricitate sic dicta animali". Anschließend begab er sich 1793 zum Weiterstudium nach Göttingen. 1794 ging er für ein knappes Jahr nach Kopenhagen, um am Klinischen Institut zu arbeiten. 1798 wurde er außerordentlicher Professor der Medizin an der Universität Kiel. Hier erhielt er schließlich als ordentlicher Professor eine Dozentur für Physik und später ebenfalls für Chemie. 1845 musste er sein Lehramt auf Grund eines Augenleidens aufgeben. Am 23. April 1852 verstarb Pfaff in Kiel. Dressendörfer gibt als Erscheinungsort und -jahr für Pfaffs „Handbuch der analytischen Chemie" Altona 1821 an.

[61] Siehe hierzu DApoBio (1975), Bd. 1, S. 104f.; sowie DApoBio (1997), Ergbd. 2, S. 377. Johann Ludwig Choulant wurde am 12. November 1791 in Dresden geboren. In der dortigen Hof-Apotheke absolvierte er von 1807 bis 1811 eine Apothekerlehre, bevor er anschließend in Dresden und Leipzig Medizin studierte. In Leipzig wurde er 1818 zum Doktor der Medizin promoviert und praktizierte danach in Altenburg als Arzt. 1821 ging er als Mediziner an das Königliche Krankenstift in Dresden-Friedrichstadt, wo er ab 1822 Kollegien hielt. Ein Jahr danach übernahm er die Professur für „theoretische Heilkunde" und fünf Jahre später die für „praktische Heilkunde". Seine Interessen galten der Medizingeschichte und Literaturgeschichte der Medizin. Er starb in seiner Vaterstadt am 19. Juli 1861. Die von Choulant verfasste „Anleitung zur ärztlichen Receptirkunst nebst einem systematischen Grundrisse der Arzneimittellehre" erschien in erster Auflage 1825 in Leipzig. Die zweite Auflage folgte 1834.

[62] Siehe hierzu C. R. GRUND (2002), S. 645; sowie M. SPRINGER (1978); zu Buchner und seinem Lehrbuch, das zwischen 1821 bis 1836 unter dem Titel „Vollständiger Inbegriff der Pharmacie in ihren Grundlehren und praktischen Theilen" erschienen war, siehe Kap. 7.1, S. 218–224.

[63] Siehe hierzu DApoBio (1975), Bd. 1, S. 194–196; DApoBio (1997), Ergbd. 2, S. 368 und S. 378; sowie U. THOMAS (1985). Philipp Lorenz Geiger wurde am 29. August 1785 in Freinsheim in der Pfalz als Sohn eines Pfarrers geboren. In den Apotheken in Adelsheim, Heidelberg, Rastatt, Lindenau und dann bereits als Provisor in der Sachsen-Apotheke in Karlsruhe erlernte Geiger den Beruf des Apothekers. In dieser Zeit belegte er auch einige Vorlesungen in Heidelberg. 1814 übersiedelte Geiger von Karlsruhe nach Heidelberg und erwarb die Apotheke von Professor May. 1818 wurde er zum Dr. phil. promoviert und erhielt die Zulassung als Dozent für Pharmazie. 1821 verkaufte er seine Apotheke, um sich ganz der Wissenschaft zu widmen. Drei Jahre später wurde er außerordentlicher Professor. Er war u. a. bis zu seinem Tod Herausgeber der „Annalen der Pharmazie". Geiger starb am 19. Januar 1836 in Heidelberg. Das „Handbuch der Pharmacie" kam erstmals in zwei Bänden in Heidelberg von 1824 bis 1829 heraus. Der erste Band der zweiten Auflage erschien in Stuttgart 1830. Die vierte [?] Auflage erschien nach der DApoBio 1832 bis

Leopold Gmelins (1788–1853)[64] Handbuch, Johann Wolfgang Döbereiners (1780–1849)[65] Handbuch „(Leipzig und Basel 1831)", Karl Frommherzs (1797–1854)[66] Lehrbuch der „medicinischen Chemie" und nach eigener Ausarbeitung.

Ebenfalls in dieser Zeitspanne bot er Mineralogie, die als Hilfswissenschaft der Pharmazie galt, beziehungsweise Oryktognosie[67] nach Ambrosius Rau (1784–1830)[68],

---

1833. Zu späterer Zeit übernahm Rumpf die durch Justus Liebig weitergeführte Auflage, wie durch die Vorlesungsverzeichnisse ermittelt werden konnte.

64 Siehe hierzu NDB (1964), Bd. 6, S. 480f. Leopold Gmelin wurde am 2. August 1788 in Göttingen in eine Apothekerfamilie geboren. Schon früh hörte er Vorlesungen von seinem Vater und seinem Vetter Ferdinand Gottlieb Gmelin. 1809 bestand er sein medizinisches Examen, bevor er 1812 in Göttingen promoviert wurde. In Heidelberg folgte 1813 die Habilitation. Dort erhielt er ein Jahr später eine Professur. 1817 wurde er Ordinarius in Heidelberg. Im gleichen Jahr erschien der erste von drei Bänden des Handbuches der Chemie. Bis zur fünften Auflage, die 1853 zu erscheinen begann, arbeitete er selbst an seinem Handbuch, um die bahnbrechenden Neuerungen in der Chemie berücksichtigen zu können. Am 13. April 1853 verstarb er in Heidelberg.

65 Siehe hierzu DApoBio (1975), Bd. 1, S. 123–126; sowie DApoBio (1997), Ergbd. 2, S. 366. Am 13. Dezember 1780 wurde Johann Wolfgang Döbereiner in Hof geboren. 1794 lernte er in der Apotheke von Dr. Lotz in Münchberg. Seine Gehilfenzeit verbrachte er ab 1797 in Dillenburg, Karlsruhe und in der Hirsch-Apotheke in Straßburg, wo er auch Vorlesungen hörte. Er erhielt einen Ruf an die Universität Jena, an der er bereits im Wintersemester 1810/11 Kollegien gab. 1819 zählte auch die Pharmazie zu seinen Lehrveranstaltungen. Spätere Rufe an die Universitäten Bonn, Halle, München, Würzburg und Dorpat lehnte er ab. Sein Verdienst war es, schon früh ein Praktikum in die chemische Ausbildung der Studenten integriert zu haben. Bereits 1816 gab er den „Grundriss der allgemeinen Chemie" heraus. Er verfasste zudem das „Handbuch der pharmaceutischen Praxis oder Deutsches Apothekerbuch", das 1842 erschien. Rumpf benutzte nach dem Erscheinungsjahr und -ort zu schließen das „Handbuch der pharmaceutischen Chemie". 1831 kam es bei Heinrich August Rottmann in Leipzig und Basel heraus. Johann Wolfgang Döbereiner verstarb am 24. März 1849 in Jena.

66 Siehe hierzu ADB (1878), Bd. 8, S. 138f. Karl Frommherz wurde am 10. Dezember 1797 in Konstanz geboren. Nach dem Gymnasium in Freiburg studierte er Medizin und wurde zum Dr. med. promoviert. Von 1821 bis 1822 vertiefte er seine chemischen Kenntnisse in Paris. 1822 kehrte er nach Freiburg zurück und wurde dort ein Jahr später außerordentlicher und 1828 ordentlicher Professor der Chemie. Später übernahm er auch die Professur für Mineralogie. Sein „Lehrbuch der medicinischen Chemie", worauf sich Rumpf in seinen Ankündigungen bezog, erschien in zwei Bänden 1832 bis 1836. Frommherz starb an einem Schlaganfall am 27. Januar 1854 in Freiburg im Breisgau.

67 „Oryktognosie" wird synonym für „Mineralogie" verwendet, gilt aber heute als veraltet. Rumpf sah sie offenbar als ein Teilgebiet der Mineralogie an.

68 Siehe hierzu W. SIMONIS (1982), S. 610f.; sowie UniBibWürzburg, Sig. 63/T 16.35 Totenzettel Rau, Ambrosius. Ambrosius Rau wurde 1784 in Würzburg geboren. Er studierte Kameralwissenschaften. Schon 1808 erhielt er eine Anstellung von der großherzoglichen Kuratel als Privatdozent an der Universität seiner Vaterstadt, obwohl er noch nicht promoviert war. Bereits ein Jahr später ernannte man ihn zum Professor für Naturgeschichte. Im Wintersemester 1810/11 las er über Allgemeine Naturgeschichte, später auch Botanik. Seine Monographie über einheimische Rosen fand überregionale Anerkennung. Das „Lehrbuch der Mineralogie von Ambros [!] Rau", das Rumpf in seinen Ankündigungen erwähnt, erschien 1826 in zweiter Auflage in Würzburg. Am 26. Januar 1830 starb Ambrosius Rau in Würzburg.

Ernst Friedrich Glockers (1793–1858)[69] Handbuch der Mineralogie oder eigener Bearbeitung an. Die Arzneimittellehre oder Pharmakologie, manchmal verbunden mit ärztlicher Rezeptierkunde, unterrichtete er mit Zuhilfenahme der Lehrbücher von Carl Christoph Traugott Friedemann Göbel (1794–1851)[70], von Philipp Friedrich Wilhelm Vogts (1789–1861)[71] Lehrbuch der Pharmakodynamik (2. Auflage), von eigenen Heften und zum Sommersemester 1830 basierend auf den Vorträgen seines Jugendfreundes Professor Johann Lukas Schönlein (1793–1864)[72]. Pharmazeutische Warenkunde

---

69 Siehe hierzu ADB (1879), Bd. 9, S. 238–240. Am 1. Mai 1793 wurde Ernst Friedrich Glocker in Stuttgart geboren. Er studierte ab 1810 in Tübingen Philosophie, Theologie und Naturwissenschaften. Ab 1817 studierte er nochmals in Halle Botanik, später auch Mineralogie. 1824 habilitierte er sich in Breslau, wo er zum Professor der Mineralogie ernannt wurde. Sein „Handbuch der Mineralogie. In zwey Abtheilungen" erschien 1831 in Nürnberg. Auf dieses bezog sich Rumpf u. a. bei seinen Lehrveranstaltungen. Am 15. Juli, nach anderen Angaben am 18. Juli 1858, verstarb er in Stuttgart, nachdem er 1854 auf seinen Lehrstuhl in Breslau verzichtet hatte.

70 Siehe hierzu DApoBio (1975), Bd. 1, S. 212f. Zu Göbels Kurzbiographie siehe Fußnote 59, S. 225. Seine „Arzneimittel-Prüfungslehre oder Anleitung zur Prüfung und Untersuchung der pharmaceutisch-chemischen Präparate auf ihre Güte, Aechtheit und Verfälschung" wurde erstmals 1824 in Schmalkalden veröffentlicht. Eine zweite Auflage folgte laut Deutscher Apotheker-Biographie 1833 ebenfalls in Schmalkalden. Auf diese zweite Ausgabe hatte sich wohl Rumpf bei seinen Ankündigungen bezogen.

71 Siehe hierzu D. J. OBES (2008), S. 98–145 und S. 225f.; sowie W. DRESSENDÖRFER (2004), S. 93. Philipp Friedrich Wilhelm Vogt wurde am 8. Februar 1789 in Hausen bei Gießen geboren. 1806 studierte er Medizin in Gießen, ab 1808 in Würzburg und ab 1812 wieder in Gießen, wo er 1812 zum Dr. med. promoviert wurde. Von 1813 bis 1821 war er dort Prosektor. In diese Zeit fiel 1814 seine Ernennung zum außerordentlichen Professor und 1817 zum ordentlichen Professor. Vogt folgte 1834 einem Ruf an die Hochschule in Bern. 1846 erhielt er die Schweizer Staatsbürgerschaft. Am 1. Februar 1861 starb er in Bern. Die zweite Auflage des „Lehrbuch[s] der Pharmakodynamik", auf die sich Rumpf u. a. in seinem Vorlesungsverzeichnis bezog, stammte von 1828 und erschien in Gießen. Eine dritte Auflage wurde 1832 in Gießen und Wien, eine vierte 1838 in Gießen herausgebracht. Dressendörfer erwähnt Vogts „Lehrbuch der Receptirkunst für Aerzte", das 1829 in Gießen und 1830 in Wien erschien. Es lieferte nach Angaben von Obes eine Ergänzung zum Lehrbuch der Pharmakodynamik.

72 Siehe hierzu A. METTENLEITER (2001), S. 231–245 und S. 840; Matrikelbuch der Universität Würzburg, Bd. 2; sowie Kap. 5.1.2, S. 54. Gemeint war Rumpfs Jugendfreund, Professor Johann Lukas Schönlein (1793–1864). 1793 wurde Schönlein als Sohn eines Seilermeisters in Bamberg geboren. Dort besuchte er auch das Gymnasium. 1811 studierte er in Landshut Naturwissenschaften und Medizin. Das Studium setzte er in Würzburg fort und wurde hier unter Ignaz Döllinger (1770–1841) mit einem Thema über „Hirnmetamorphose" promoviert. Der originale Eintrag im handgeschriebenen Matrikelbuch der Universität Würzburg, Bd. 2 unter dem 13. November 1814 lautet „Johannes Schönlein Medic. Cand. aus Bamberg". 1817 bestand er die „Proberelation" [zur „Proberelation" siehe Kap. 5.1.3, Fußnote 149, S. 63.] 1826 erfolgte in Würzburg die Ernennung zum ordentlichen Professor. Am 20. Dezember 1832 wurde er im Nachgang des Hambacher Festes wegen politischer Umtriebe aus dem Staatsdienst entlassen und ging einem Ruf folgend an die neugegründete Züricher Universität. Ab 1840 arbeitete Schönlein an der Inneren Klinik der Charité und wurde 1842 Leibarzt des preußischen Königs Friedrich Wilhelm IV.

beziehungsweise den von ihm selbst synonym benutzten Begriff „Pharmakognosie"[73] lehrte er u. a. nach Friedrich Philipp Dulks (1788–1852)[74] Kommentar zur neuen preußischen Pharmakopoe, „[Theodor Wilhelm Christian] Martin's [!, gemeint war „Martius"] [(1796–1863)][75] Grundriß der Pharmakognosie" und mit seiner „eigenen pharmaceutischen Droguen[-] und Präparaten[-]" Sammlung. Nach Friedrich August Walchners (1799–1865)[76] Handbuch der Mineralogie, eigener Ausarbeitung und

---

(1795–1861). Durch ein Kropfleiden veranlasst, ging er 1859 in den Ruhestand und zog in seine Vaterstadt Bamberg, wo er 1864 starb.

73 Siehe hierzu A. WANKMÜLLER (1973), S. 1772; sowie die gedruckten Vorlesungsverzeichnisse.

74 Siehe hierzu DApoBio (1975), Bd. 1, S. 137f.; sowie W. DRESSENDÖRFER (2004), S. 93. Am 22. November 1788 wurde Friedrich Philipp Dulk in Schirwindt in Ostpreußen geboren. An der Universität Königsberg studierte er 1804 bis 1807 Jura. Danach trat er in die Apotheke seines Bruders in Königsberg ein. 1812 legte er das Examen als Apotheker 1. Klasse in Berlin ab und übernahm ab 1815 die brüderliche Apotheke in Königsberg. 1826 habilitierte er sich dort als Dozent der Chemie. Vier Jahre später wurde er außerordentlicher Professor und 1833 ordentlicher Professor. Zum Unterricht der Studenten verwendete Dulk beispielsweise auch seine eigene Apotheke, die er noch bis 1849 leitete. Er beschäftigte sich hauptsächlich mit chemisch-analytischen Arbeiten und verfasste Kommentare zur vierten bis sechsten Ausgabe der „Pharmacopoea Borussica". Er gründete das erste staatliche Laboratorium für Pharmazeuten und Chemiker an der Königsberger Universität. Dressendörfer erwähnt die „Pharmacopoe Borussica. Die preußische Pharmakopöe, Übersetzt und erläutert von Friedrich Philipp Dulk. Leipzig 1829" als Unterrichtsmaterial für Rumpfs Kollegien. Dulk starb am 14. August 1852 in Königsberg. Eine fünfte Auflage der preußischen Pharmakopöe, von Dulk kommentiert, erschien laut der Deutschen Apotheker-Biographie von 1847 bis 1848.

75 Siehe hierzu DApoBio (1978), Bd. 2, S. 410f.; Kap. 5.1.2, S. 54; sowie DApoBio (1978), Bd. 2, S. 409f. [Vater von Martius]. Gemeint ist hier sicherlich Theodor Wilhelm Christian Martius, der am 1. Juli 1796 in Erlangen als Sohn des Apothekers Ernst Wilhelm (1756–1849) geboren wurde. Von 1811 bis 1814 lernte er in der elterlichen Apotheke. Nach bestandenem „Gehilfenexamen" ging er für ein Jahr bis 1815 zu Rumpfs Vater Ernst Friedrich Felix nach Bamberg in die Adler-Apotheke, der zu dieser Zeit Professor für Chemie und Pharmazie an der Schule für Landärzte war. Danach hörte Martius eineinhalb Jahre Kollegien über Chemie an der Erlangener Universität, bevor er 1817 vor dem Medizinalkomitee in München das Examen als Apotheken-Provisor ablegte. Nach Tätigkeit in Apotheken in Coburg und Hamburg erwarb er 1824 die Apotheke seines Vaters in Erlangen und wurde ab 1825 Dozent für Pharmakognosie an der Universität. Von 1833 bis 1836 unterrichtete er Chemie und Physik an der Gewerbeschule Erlangen. Zum Professor der Pharmakognosie und Pharmazie an der Universität Erlangen wurde Martius 1838 ernannt. 1843 verkaufte er seine Apotheke, um sich ganz der Wissenschaft zu widmen. Seine Drogen-Sammlung und seine Bibliothek veräußerte er 1856 an die Universität. Am 15. September 1863 starb Theodor Wilhelm Christian Martius in seiner Geburtsstadt. Das Lehrbuch „Grundriß der Pharmakognosie [des Pflanzenreiches] […]" erschien 1832. Rumpf benutzte es in der Vorlesung im Wintersemester 1832/33.

76 Siehe hierzu ADB (1896), Bd. 40, S. 656f. Friedrich August Walchner wurde am 2. September 1799 in Meersburg am Bodensee geboren. Von 1823 bis 1825 war er zuerst Privatdozent, dann außerordentlicher Professor für Mineralogie, Geognosie und Chemie an der Universität Freiburg im Breisgau, bevor er als ordentlicher Professor ans Polytechnikum in Karlsruhe wechselte. 1838 erhielt er vom Großherzog von Baden den Titel eines Bergrates. 1855 wurde Walchner pensioniert. Er starb am 17. Februar 1865 in Karlsruhe. Das „Handbuch der Mineralogie und Geognosie", das Rumpf in seinen Vorlesungen ankündigte, kam in zwei Bänden von 1832 bis 1833 heraus.

ebenfalls mit Hilfe seiner eigenen „petrographischen Sammlung“[77] unterrichtete er in den Sommersemestern Geognosie.[78] In einigen Semestern bis 1844 las Rumpf auf Wunsch der Studenten Pharmakodynamik.[79]

Daneben lehrte Rumpf bis zum Sommersemester 1838 noch Allgemeine oder Theoretische und Experimentalchemie nach Gmelins Handbuch (3. Auflage).[80] Offiziell war das Fach schon 1836 an Gottfried Wilhelm Osann (1797–1866)[81] übergegangen.[82] Einige Male bot Rumpf Toxikologie nach Johann Andreas Buchner (1783–1852)[83] an, die als Hilfswissenschaft der Pharmazie galt und Bestandteil der neuen Studienordnung von 1837 war. Zum Sommersemester 1830 kam noch die Naturgeschichte „nach [Gotthilf Heinrich von] Schubert's [(1780–1860)[84]] Physiognomik der Natur“ dazu,

---

77 Hier handelte es sich um die Rumpf selbst gehörende, gesteinskundliche [mineralogische] Sammlung.

78 Siehe hierzu DUDEN (1961), S. 284. Geognosie (veraltet) steht für Geologie.

79 Siehe hierzu UniAWürzburg, ARS 1634 [ohne Paginierung]. Schreiben Rumpfs an den Akademischen Senat vom 26. März 1828. Hierin bestätigte Rumpf, dass er bereits Vorträge für Chemie, Pharmazie und Pharmazeutische Warenkunde gelesen habe. Von Seite der Studenten der Medizin und Pharmazie wurde er um Kollegien zu Pharmakodynamik, die er selbst mit „Materia medica“ gleichsetzte, gebeten; siehe UniAWürzburg, ARS 1634 [ohne Paginierung]. Schreiben des Akademischen Senats an Rumpf vom 29. März 1828; sowie D. J. OBES (2008), S. 98–135. Der Begriff „Pharmakodynamik“ umfasst die Wirkungen der Pharmaka auf den Organismus, wie es im heutigen Sprachgebrauch zu verstehen ist. Inwieweit Rumpf neben der reinen Indikation eines Arzneimittels aus der „Materia medica“ auch die näheren Wirkweisen erläuterte, bleibt unbekannt. Philipp Friedrich Wilhelm Vogt (1789–1861), dessen „Lehrbuch zur Pharmakodynamik“ Rumpf bei seinen Lehrveranstaltungen verwendete, forderte eine Erklärung der Arzneimittelwirkungen in Forschung und Unterricht. Allerdings war Vogt noch stark der Naturphilosophie verbunden. Den Umbruch von der reinen „Materia medica“ zur eigenen Wissenschaft der Pharmakologie zu Beginn des 19. Jahrhunderts beschreibt u. a. Obes in seiner Studie.

80 Der erste Band der vierten Auflage des „Handbuch[s] der Chemie“ von Leopold Gmelin erschien in Heidelberg 1843, während der zweite Band der vierten Auflage 1844 herauskam. Diese Daten entstammen dem Katalog der Bayerischen Staatsbibliothek. Angaben zur dritten Auflage konnten wir nicht finden.

81 Siehe hierzu C. OSANN (2014), S. 62, S. 66 und S. 190f.

82 Siehe hierzu UniAWürzburg, ARS 704 [ohne Paginierung]. Pensionierungsdekret Pickels, ausgestellt in Berchtesgaden am 10. September 1836.

83 Siehe hierzu DApoBio (1975), Bd. 1, S. 88f.; sowie DApoBio (1997), Ergbd. 2, S. 366. Rumpf bezog sich bei seinen Ankündigungen zur Toxikologievorlesung auf Buchners „Toxikologie. Ein Handbuch für Aerzte und Apotheker, so wie auch für Polizei- und Kriminal-Beamte,“ zweite Auflage Nürnberg 1827; siehe auch M. SPRINGER (1978).

84 Siehe hierzu NDB (2007), Bd. 23, S. 612f.; sowie C. R. GRUND (2002), S. 48, S. 652 und S. 655. Gotthilf Heinrich Schubert wurde am 26. April 1780 in Hohenstein im Erzgebirge geboren. 1799 begann er ein Theologiestudium in Leipzig, wechselte aber dort zur Medizin und ging 1801 nach Jena. 1803 folgte seine Promotion. Hierauf praktizierte Schubert als Arzt in Altenberg im Erzgebirge. 1806 zog er nach Dresden. Zwischen 1809 und 1816 war er Rektor an der Realschule Nürnberg. Einem Ruf folgend, ging er 1819 als Professor für Naturgeschichte an die Universität Erlangen. 1827 wechselte er an die von Landshut verlagerte Universität München, um dort eine Professur für Allgemeine Naturgeschichte zu übernehmen. Hier stand er der Zoologischen Sammlung vor und wurde u. a. Erzieher des

wobei er zudem eine „Praktische Anleitung zum Bestimmen der Pflanzen, in Verbindung mit Excursionen in die Umgegend“ anbot.

In einem Schreiben Rumpfs an den Akademischen Senat im Jahr 1830 beschrieb er seinen Unterricht wie folgt:

> „Da ich oft 3–4 meiner Zuhörer gleichzeitig mit chemischen Arbeiten daselbst beschäftige, ohne daß dieselben mich oder sich selbst wechselseitig stören, so wird dieß [!] noch weniger zwischen Herrn Prof. Pickel und mir der Fall seyn.“[85]

Dies können wir zugleich als Bestätigung ansehen, dass er praktische Arbeiten für seine Studenten anbot. Obwohl Rumpf am 27. Mai 1830 außerordentlicher Professor der Mineralogie wurde, behielt er seine Vorlesungs- und Lehrtätigkeit für die Studenten der Pharmazie bei.[86]

Besonders auffällig in den Jahren als Adjunkt bei Pickel und auch danach, als er als Professor der Mineralogie die Pharmaziestudenten fakultativ mitbetreute, war sein breit aufgestelltes Lehrangebot zur Pharmazie gestützt auf neueste Ausgaben von immer wieder aktualisierten Lehrbüchern verschiedener Autoren und seine Einbeziehung der neueren Pharmakopöen in die Vorlesungen.

Die neue Apothekerordnung aus dem Jahr 1837 forderte für die Pharmaziestudenten Vorlesungen über Arithmetik, Mineralogie, Botanik, Zoologie, Allgemeine und Analytische Chemie, Stöchiometrie, Physik, Toxikologie und Pharmazie. Außerdem wurde das Studium auf die Dauer von einem Jahr verkürzt.[87]

1842 bestätigte die nächste Apothekerordnung im Wesentlichen die Ausbildungsfächer der von 1837. Die Botanik wurde nun in Allgemeine und Medizinische Botanik und die Pharmazie mit Hinzuziehung der Pharmakognosie verbindlich festgelegt.[88] Die Pharmakognosie hatte Rumpf auch schon zuvor berücksichtigt.

Kronprinzen Maximilian von Bayern (1811–1864). Schubert wurde 1853 emeritiert und zog danach zu seinem Schwiegersohn auf Gut Laufzorn bei München, wo er am 1. Juli 1860 starb. Schon früh war Schubert mit Friedrich Wilhelm Joseph Schelling (1775–1854) und dessen Naturphilosophie bekannt geworden. Mit anderen Philosophen stand Schelling für die sogenannte „spekulative Romantik“, die in Deutschland die naturwissenschaftliche Forschung, begründet durch exakte Experimente, oftmals verzögerte. Rumpf wies in seinen Ankündigungen auf Schuberts „Allgemeine Naturgeschichte oder Andeutung zur Geschichte und Physiognomik der Natur“ von 1826 hin. Diese Monographie kam in Erlangen heraus. Die Lebensdaten des Kronprinzen Maximilian und späteren Königs Max II. sowie von Schelling wurden C. R. Grund (2002) entnommen.

85 UniAWürzburg, ARS 1635 [ohne Paginierung]. „Gehorsamste Vorstellung und Bitte des Prof. Dr. Rumpf die fernere Benutzung des chemischen Laboratoriums hiesiger K[öniglicher] Universität betreffend“, gerichtet an den Akademischen Senat vom 2. September 1830.

86 Siehe hierzu UniAWürzburg, ARS 1635 [ohne Paginierung]. Abschrift der Abschrift eines Dekretes König Ludwigs I. aus der Villa Colombella bei Perugia vom 27. Mai 1830. Die Rechtmäßigkeit der Abschrift wird am 23. November 1831 beurkundet. Der bisherige Privatdozent Dr. Rumpf wurde am 27. Mai 1830 zum außerordentlichen Professor über das Lehrfach der Mineralogie bestimmt; sowie Schreiben des Akademischen Senats an Rumpf vom 9. April 1831. Darin die Genehmigung für Rumpf, Kollegien über „Chemie und Pharmazie“ zu geben.

87 Siehe hierzu B. Beyerlein (1991), S. 176.

88 Siehe hierzu B. Beyerlein (1991), S. 176f. Die neuen Apothekerordnungen wurden am 17. Februar 1837 und am 27. Januar 1842 erlassen.

Letztmalig war die Pharmazie in der wieder im Vorlesungsverzeichnis so benannten Medizinischen Fakultät im Sommersemester 1838 aufgeführt. Am 29. März 1838 endete Rumpfs Zugehörigkeit zur Medizinischen Fakultät.[89] Ab dem Wintersemester 1838/39 waren im Vorlesungsverzeichnis die Lehrveranstaltungen nach den Fakultäten und dort nach den Professoren und Dozenten unterteilt.

In den Semestern bis 1853 unterrichtete Rumpf Geognosie nach eigenem Plan und mit Walchners Handbuch der Mineralogie sowie den Werken von William Buckland (1784–1856)[90], Bernhard von Cotta (1808–1879)[91] und Karl Cäsar von Leonhard (1779–1862)[92]. Die Pharmazeutische Chemie las er unter Zuhilfenahme von „Geiger's

---

89 Siehe hierzu UniAWürzburg, ARS 755 [ohne Paginierung]. Schreiben des Staatsministeriums des Innern „an den Senat der k. Universität Würzburg" vom 29. März 1838; sowie Schreiben des Ministeriums des Innern an den „Senat der k. Universität Würzburg" vom 24. November 1838. Rumpf hatte „allerhöchsten Orts" [beim bayerischen König] ein Gesuch am 30. Oktober 1838 eingereicht und um Beibehaltung als Mitglied der Medizinischen Fakultät gebeten, was aber endgültig abgelehnt wurde.

90 Siehe hierzu N. N. [Nature] (1934), S. 353; sowie F. VON KOBELL (1874). William Buckland wurde am 12. März 1784 in Tiverton, Devonshire, andere Quellen nennen Axminster, geboren. Er studierte ab 1801 am Corpus Christi College in Oxford. Dort erhielt er 1813 eine Lehrstelle für Mineralogie. In die Royal Society wurde er 1818 aufgenommen. Da er auch Reverend der Anglikanischen Kirche war, versuchte er, die Geologie und Mineralogie in Zusammenhang mit der Theologie zu bringen. Er starb in Islip im August 1856. Rumpf nutzte für seine Vorlesungen vermutlich die deutsche Übersetzung von William Bucklands „On Geology and mineralogy considered with reference to natural theology" von 1836 in zwei Bänden, die Ludwig Agassiz (1807–1873)) ins Deutsche übersetzt und kommentiert hatte. Die zwei Bände kamen 1838 und 1839 heraus und hatten den Titel „Geologie und Mineralogie in Beziehung zur natürlichen Theologie". Die Lebensdaten von Agassiz sind F. VON KOBELL (1874) entnommen.

91 Siehe hierzu ADB (1903), Bd. 47, S. 538f.; sowie NDB (1957), Bd. 3, S. 381. Bernhard von Cotta wurde am 24. Oktober 1808 im Forsthaus auf der Kleinen Zillbach bei Eisenach als Sohn eines Forstmannes geboren. Von 1827 bis 1831 studierte er Bergwissenschaften in Freiberg. Danach ging er nach Heidelberg und Tharandt an die Forstakademie, um Naturwissenschaften zu studieren. 1832 wurde er in Tharandt Lehrer. 1842 lehrte er als Professor der Geognosie und Erzlagerstätten in Freiberg. 1874 trat er in den Ruhestand. Sein Hauptinteresse galt der geologischen Erforschung seiner Heimat und der Erzlagerstätten. Mit seinen akademisch-literarischen Werken hatte er großen Erfolg. Von Cotta starb am 14. September 1879 in Freiberg. Anfänglich könnte Rumpf sich bei seinen Lehrveranstaltungen auf die „Anleitung zum Studium der Geognosie und Geologie besonders für deutsche Forstwirthe, Landwirthe und Techniker" gestützt haben, die 1842 erschien. In den späteren 1840er-Jahren bezog sich Rumpf laut seinen Ankündigungen auf den „Grundriß der Geognosie und Geologie als zweite Auflage der Anleitung zum Studium der Geognosie und Geologie", der 1845 in Dresden und Leipzig herauskam. In Fortführung schrieb Cotta den „Leitfaden und Vademecum der Geognosie als dritte Auflage des Grundrisses der Geognosie und Geologie", der 1849 herausgebracht wurde.

92 Siehe hierzu ADB (1883), Bd. 18, S. 308–311; sowie O. NOWOTNY (1994), S. 32–38. Am 12. September 1779 wurde Karl Cäsar Leonhard in Rumpenheim bei Hanau geboren. Früh Waise geworden, fehlte es ihm zunächst an ausreichender Bildung, die er jedoch durch Fleiß nachholen konnte, so dass er mit 18 Jahren erst in Marburg, dann in Göttingen Kameralwissenschaften studieren konnte. Hier gehörte sein Hauptinteresse der Mineralogie. Durch eine frühe Heirat konnte er sein Studium nicht fortsetzen und wurde Assessor bei der

Handbuch der Pharmazie", herausgegeben von Justus Liebig (1803–1873)[93], Adolf Ferdinand Duflos' (1802–1889)[94] beziehungsweise Karl Friedrich Alexander Mohrs

---

Landsteuerdirektion in Hanau. Die Mineralogie betrieb er weiterhin mit Leidenschaft. 1810 wurde er Leiter der Domänenverwaltung des Großherzogtums Frankfurt. 1815 folgte Leonhard einem Ruf an die Akademie in München. Die Universität Landshut war zu dieser Zeit noch nicht in die Landeshauptstadt verlagert worden. Drei Jahre später ging er als Professor für Mineralogie nach Heidelberg. Dort starb Leonhard am 23. Januar 1862. Nowotny gab neben Göttingen Münster und nicht Marburg als Studienort an. Von 1807 bis 1826 veröffentlichte Leonhard das „Taschenbuch für die gesammte Mineralogie", das ab 1826 unter dem Titel „Zeitschrift für Mineralogie" und ab 1830 als „Jahrbuch für Mineralogie, Geognosie und Petrefactenkunde" weitergeführt wurde. Nowotny beschrieb auch die Auseinandersetzung Leonhards und seinen Fachkollegen über den „Neptunismus und Vulkanismus". Leonhard brachte 1835 das „Lehrbuch der Geognosie und Geologie" heraus, auf das sich Rumpf in seinen Vorlesungen bezog.

93 Siehe hierzu W. PÖTSCH (1989/d), S. 272f.; sowie Kap. 7.3, Fußnote 116, S. 240. Justus Liebig wurde am 12. Mai 1803 in Darmstadt als Sohn eines Drogisten geboren. In Heppenheim an der Bergstraße ging er 1817 und 1818 in die Apothekerlehre, wobei er bereits 1820 das Studium der Chemie in Bonn aufnahm. Später studierte er in Erlangen. Wegen verbotener Mitgliedschaft in einer Burschenschaft musste er das Studium unterbrechen und wurde zudem in Darmstadt in Stadtarrest genommen. Das Studium der Chemie setzte Liebig in Paris fort. Noch während dieses Auslandsaufenthaltes wurde er in Erlangen zum Dr. phil. promoviert. 1824 erfolgte seine Berufung als außerordentlichen Professor in Gießen. 1847 waren seine Untersuchungen zu „Liebigs Fleischextrakt" erfolgreich abgeschlossen. 1862 genehmigte er für Uruguay die Verwendung seines Verfahrens, um die bis dahin nur wegen des Felles und Fettes geschlachteten Rinder und Schafe vollständig und nachhaltig zu verwerten. An die Münchner Universität, seine letzte Wirkungsstätte, wurde er 1852 berufen. Dort starb Liebig am 18. April 1873. Das „Handbuch der Pharmazie", von Philipp Lorenz Geiger begründet, wurde nach Geigers Tod von Liebig ab 1843 in fünfter Auflage neu bearbeitet weitergeführt. Auch auf das fortgesetzte „Handbuch" verwies Rumpf in seinen angekündigten Kollegien; siehe C. FRIEDRICH (2003), S. 1634–1638; sowie C. FRIEDRICH (2023), S. 1256–1260.

94 Siehe hierzu DApoBio (1975), Bd. 1, S. 132; sowie C. FRIEDRICH (2019/a), S. 114. Adolf Ferdinand Duflos wurde am 2. Februar 1802 in Artenay bei Orléans geboren. Bereits sehr früh Waise geworden, übernahm der Rektor des Torgauer Lyzeums seine Vormundschaft. 1815 begann er eine Apothekerlehre in Annaberg. Seine Gehilfenzeit verbrachte Duflos ab 1821 in der Naschmarkt-Apotheke in Breslau. Ab Wintersemester 1830/31 studierte er am Schweigger-Seidelschen Privatinstitut in Halle Pharmazie. Bereits 1833 gründete er, wieder in Breslau ansässig, eine chemische Fabrik, unterrichtete Chemie am Friedrichs-Gymnasium und gab Privatkurse für junge Pharmazeuten. In Würdigung seiner akademisch-literarischen Leistungen verlieh ihm die Universität Breslau 1841 den Dr. phil. h. c. und genehmigte 1842 seine Habilitation. 1843 wurde Duflos Verwalter der zuvor verpachteten Universitätsapotheke, aus der 1859 das erste Pharmazeutische Institut in Breslau hervorging. Es folgten 1846 die Ernennung zum außerordentlichen Professor für Chemie und 1859 zum ordentlichen Professor. 1861 erhielt er den Doktor der Medizin ehrenhalber. 1866 ging er auf Grund eines Augenleidens in Ruhestand, wobei er sich an seinem Alterssitz Annaberg seinen umfangreichen literarischen Werken widmete. Seine Lehrbücher erschienen in mehreren Auflagen und waren sehr beliebt. Das „Handbuch der pharmaceutisch-chemischen Praxis" kam erstmals 1835 in Breslau heraus. Eine zweite Auflage erschien bereits 1838/39. Die „Anweisung zur Prüfung chemischer Arzneimittel [...]" wurde 1849 erstmalig in Breslau herausgegeben. Die vierte Ausgabe erschien unter dem Titel „Die in der deutschen Reichspharmacopöe aufgenommenen chemischen Präparate [...]" 1873 in Leipzig. Das sehr beliebte „Chemische[s] Apothekerbuch. Theorie und Praxis der in pharmaceutischen Laboratorien vorkommenden pharmaceutisch-, technisch- und analytisch-chemischen

(1806–1879)[95] Kommentar zur preußischen Pharmakopoe. Die Pharmazeutische Warenkunde oder Pharmakognosie lehrte er nach Dulks Kommentar der neuen preußischen Pharmakopoe und später mit Hinweis auf Heinrich August Ludwig Wiggers' (1803–1880)[96] „Grundriß der Pharmakognosie". Seine Vorlesungen über Arzneimittellehre in Verbindung mit ärztlicher Rezeptierkunde bezog er erneut auf „Vogt's Lehrbücher". Teilweise bot er auch Unterricht in Analytischer Chemie an, wie sie die Studienordnung von 1837 vorsah. Für seine Kollegien über Mineralogie benutzte Rumpf später neben eigenen Ausarbeitungen u. a. Johann Nepomuk von Fuchs' (1774–1856)[97] „Naturgeschichte des Mineralreiches", Friedrich August Walchners

---

Arbeiten" kam 1880 in sechster Auflage heraus. Die Erstausgabe wurde unter dem Titel „Theorie und Praxis der pharmaceutischen Experimentalchemie" 1841 in Breslau herausgebracht. Rumpf bezog sich in den 1840er-Jahren allgemein auf Duflos' Werke zur Pharmazie. Am 9. Oktober 1889 starb Duflos in Annaberg (Sachsen).

95 Siehe hierzu DApoBio (1978), Bd. 2, S. 441–443; DApoBio (1997), Ergbd. 2, S. 370; C. FRIEDRICH (2006), S. 4644–4646; C. FRIEDRICH (2013/b), S. 104–112; sowie R. M. S. LOTZE (1967). Karl Friedrich Mohr wurde als Sohn des Koblenzer Apothekenbesitzers Carl Mohr am 4. November 1806 in Koblenz geboren. Nach dem Abitur 1823 studierte er drei Semester Botanik, Physik, Chemie und Mineralogie in Bonn. Hierauf widmete er sich einer Apothekerausbildung, teils in der väterlichen Apotheke, teils in Kreuznach und Heidelberg, wo er zudem von 1829 bis 1830 bei L. Gmelin, 1831 dann in Berlin bei H. Rose und danach bis zum Abschluss in Bonn weiterstudierte. 1832 wurde er in Heidelberg zum Dr. phil. promoviert. Von 1833 bis 1856, ab 1841 als Besitzer, arbeitete Mohr in der väterlichen Apotheke in Koblenz. Die Universität Greifswald verlieh ihm 1856 den Dr. med. h. c. Seine Habilitation erfolgte 1859 in Berlin. Mohr ließ sich 1864 für Chemie, Pharmazie, Physik und Botanik nach Bonn umhabilitieren, wo er 1867 außerordentlicher Professor für Pharmazie und Toxikologie wurde. Dort starb er am 28. September 1879. Bekannt ist u. a. die „Mohrsche Waage" zur Bestimmung des spezifischen Gewichtes von Flüssigkeiten, die auf ihn zurückzuführen ist. Rumpf bezog sich in seinen angekündigten Vorlesungen auf Mohrs „Commentar zur Preußischen Pharmacopoe nebst Uebersetzung des Textes. Nach der sechsten Auflage der Pharmacopoea Borussica" von 1847.

96 Siehe hierzu ADB (1897), Bd. 42, S. 465; sowie DApoBio (1978), Bd. 2, S. 747f. In Altenhagen bei Springe wurde Heinrich August Ludwig Wiggers am 12. Juni 1803 geboren. Zunächst von seinem Vater unterrichtet, wechselte er für die fünfjährige Lehrzeit ab 1817 in die Apotheke von Coppenbrügge. Danach arbeitete er dort noch ein Jahr als Gehilfe sowie in anderen Apotheken in Lemgo, Hamburg und Stolzenau. Zum Studium der Pharmazie, Chemie und Botanik ging Wiggers 1827 nach Göttingen. 1835 erhielt er den Doktor der Philosophie und ab 1837 eine Stelle als Privatdozent für Pharmakognosie an der Universität Göttingen. 1848 ernannte man Wiggers zum außerordentlichen Professor. Nebenher war er von 1836 bis 1850 stellvertretender Generalinspekteur und ab 1850 Generalinspekteur aller Apotheken des Königreiches Hannover. Wiggers starb am 23. Februar 1880 in Göttingen. Rumpf verwies in seinen Vorlesungen zur Pharmakognosie auf Wiggers „Grundriss der Pharmacognosie", dritte Auflage, die 1853 erschien, und auf eine Auflage, die nach den gedruckten Vorlesungsverzeichnissen 1857 herausgekommen sein soll. Da die fünfte Auflage nachweislich 1864 und nicht wie in der Deutschen Apotheker-Biographie fälschlich mit 1860 angegeben erschien, handelte es sich bei der von Rumpf verwendeten Ausgabe offenbar um die vierte.

97 Siehe hierzu C. R. GRUND (2002), S. 9–12 und S. 647. Johann Nepomuk Fuchs wurde am 15. Mai 1774 in Mattenzell bei Falkenstein im Bayerischen Wald geboren. 1794 begann er in Ingolstadt Philosophie zu studieren, um Geistlicher zu werden, brach dieses Studium aber

„Handbuch der Mineralogie“[98] und Franz von Kobells (1803–1882)[99] „Grundzüge der Mineralogie“.

In den letzten Jahren seiner Lehrtätigkeit änderte Rumpf wenig an seinen angekündigten Kollegien. Er bot weiterhin Geognosie nach eigenem Entwurf an und lehrte Pharmazeutische Chemie mit Berücksichtigung der bayerischen Pharmakopoe.[100] Für seine Mineralogievorlesung nutzte er „Fuchs' Naturgeschichte des Mineralreiches“ sowie die zweite Auflage von Franz von Kobells „Die Mineralogie. Leichtfasslich dargestellt mit Rücksicht auf das Vorkommen der Mineralien, ihre technische Benützung, Ausbringen der Metalle etc.“, die nachweislich 1858 und nicht wie fälschlich in den gedruckten Vorlesungsverzeichnissen angegeben 1838 erschien. Die Pharmazeutische Warenkunde oder synonym „Pharmakognosie“ wurde ebenso im Lesekatalog angeboten wie Repetitorien über Pharmazie und „pharmaceutische Droguen- und Praeparaten-Kunde“, die allerdings jeweils nur einmal stattfanden. Im Sommersemester 1859 gab es im Vorlesungsverzeichnis die einmalige Ankündigung über ein Kolleg zu „Neptunismus und Vulkanismus (publice)“.

Ab den 1850er-Jahren bis zu seinem Tod im Januar 1862 beschränkte sich Rumpf jeweils auf zwei, maximal drei Lehrveranstaltungen im Semester.

---

ab. Er schrieb sich in Wien und anschließend in Heidelberg für Medizin ein, wo er zum Doktor der Medizin promoviert wurde. Sein Interesse galt den Naturwissenschaften, so dass er nach bestandener Prüfung an der Bayerischen Akademie der Wissenschaften ab 1805 erst als Lehrer und ab 1807 als ordentlicher Professor der Chemie und Mineralogie an der Landesuniversität in Landshut wirkte. Am 5. März 1856 starb Johann Nepomuk von Fuchs in München. Die „Naturgeschichte des Mineralreichs nach den Vorlesungen [...]“ erschien 1842 in Kempten. Auf dieses Werk von Fuchs verwies Rumpf in seinen Ankündigungen.

98 Siehe hierzu Kap. 7.2, Fußnote 76, S. 229. Während Rumpf bei seinen Ankündigungen in den 1830er-Jahren auf Walchners „Handbuch der Mineralogie und Geognosie“, das 1832 und 1833 erschien, verwies, nutzte er in den 1840er-Jahren das „Handbuch der Mineralogie und Geognosie für alle Stände. Aus Okens allgemeiner Naturgeschichte besonders abgedruckt“, das 1840 in Stuttgart erschien, wie einem Hinweis auf das Erscheinungsjahr und den Erscheinungsort in den gedruckten Verzeichnissen zu entnehmen war.

99 Siehe hierzu C. R. GRUND (2002), S. 12–15 und S. 650. Am 19. Juli 1803 wurde Franz Wolfgang Ritter von Kobell in München geboren. Nach Abschluss des Gymnasiums und angeregt durch seinen Mentor Heinrich August Vogel unternahm er eine Bildungsreise nach Paris. Nach anfänglichem Jurastudium in Landshut wechselte Kobell zur Chemie und Mineralogie. Seinem Lehrer Johann Nepomuk Fuchs folgte er nach dreijähriger Ausbildung als Adjunkt nach München. 1824 erfolgte seine Promotion bei Karl [auch Carl] Wilhelm Kastner (1783–1857) in Erlangen. Bereits zwei Jahre später erhielt er einen Ruf als außerordentlicher Professor für Mineralogie nach München. Ordentlicher Professor wurde er 1834 ebenfalls in München. Hier betreute er die Mineralogische Sammlung bis zu seinem Tod am 11. November 1882. Die Lebensdaten von Kastner waren bei C. R. Grund enthalten; sowie NDB (1980), Bd. 12, S. 238–240. Rumpf bezog sich bei seinen Ankündigungen in den 1840er Jahren auf Kobells Lehrbuch „Grundzüge der Mineralogie“, das 1838 herauskam. In den letzten Jahren seines Unterrichts benutzte Rumpf „Die Mineralogie. Leichtfasslich dargestellt mit Rücksicht auf das Vorkommen der Mineralien, ihre technische Benützung, Ausbringen der Metalle etc.“ von Franz von Kobell, die nachweislich 1858 erschienen war.

100 Die „Pharmakopoe für das Königreich Bayern. Neue Bearbeitung. Auf königlichen Befehl herausgegeben“ erschien in zweiter Auflage in München 1859. Nach dem Vorwort von Maximilian II. (1811–1864) wurde die erste Auflage als „Pharmakopoea bavarica“ 1822 editiert. Rumpf nahm diese zweite Auflage als Grundlage für seine Kollegien in den letzten Jahren bis zu seinem Tod 1862.

Georg Sticker (1860–1960)[101] bemerkte über Rumpf:

> „Der Mineraloge Ludwig Rumpf trug über Pharmakognosie und pharmazeutische Warenkunde vor, [...]; aber von dem, was aus der Mineralogie den Mediziner anging, von der Gewinnung und Zubereitung des Quecksilbers, des Antimons, des Arseniks, des Bleies zu Heilzwecken und dergleichen sprach er nicht, und anstatt über Badbrunnen und Trinkbrunnen den werdenden Arzt zu belehren, führte er ihn in die Versteinerungskunde und in die Anfänge der fränkischen Paläontologie ein."[102]

Was Sticker hier hinsichtlich der Medizinstudenten bemerkt, kann wohl genauso für die Studenten der Pharmazie gelten. Der Medizinhistoriker Sticker ging indes fälschlich davon aus, dass Rumpf während seiner Zeit an der Universität Würzburg dauerhaft der Medizinischen Fakultät angehörte, was jedoch nur auf seine Zeit als „Adjunkt" und eine kurze Phase von 1836 bis 1838 zutraf, wo er der Philosophischen und der Medizinischen Fakultät parallel zugeordnet war. Sein offizieller Lehrauftrag bis zu seinem Tod umfasste die Fächer Mineralogie und Pharmazeutische Chemie. Einschränkend zu Sticker soll hier erwähnt werden, dass Rumpf bis zu seinem Tod Pharmazeutische Chemie und Warenkunde nach seinen Ankündigungen jeweils mit aktuellen Lehrbüchern und Hinweisen auf die jeweils gültigen Arzneibücher verschiedener deutscher Staaten las. Auch andere pharmazeutische Fächer wie die Toxikologie, Arzneimittellehre und Rezeptierkunde waren zeitweise von ihm gelesen worden. Inwieweit der tatsächliche Lehrinhalt seinen persönlichen Neigungen entsprach, bleibt verborgen, da wir keine Vorlesungsmitschriften oder Skripte auffinden konnten.

---

[101] Siehe hierzu A. METTENLEITER (2001), S. 842.

[102] G. STICKER (1932), S. 676; NDB (1955), Bd. 2, S. 707f.; sowie K.-P. KELBER / M. OKRUSCH (2006), S. 82. Kelber und Okrusch schreiben diese Beurteilung Rumpfs fälschlich Max Buchner (1881–1941) zu, der die Festschrift zum 350. Bestehen der Universität „Aus der Vergangenheit der Universität Würzburg" herausbrachte und einen Beitrag darin selbst schrieb. Der Autor des Teilkapitels „Entwicklungsgeschichte der Medizinischen Fakultät an der Alma Mater Julia" war aber Georg Sticker (1860–1960). Die Lebensdaten Buchners sind der NDB entnommen.

Ab dem Sommersemester 1842 hielt der Privatdozent Ferdinand Schubert (1812–1875)[103] von der Medizinischen Fakultät auch für Studenten der Pharmazie interessante Kollegien. Seine ersten Ankündigungen in diesem Semester lauteten „Physiologische Chemie, nach Dr. J[ohann] F[ranz] Simons [(1807–1843)[104]] Chemie der näheren Bestandtheile des chemischen Körpers, Berlin 1840. in wöchentlich 5 Stunden“, „Analytische Chemie, nach Dr. [Johann] A[ndreas] Buchners Lehrbuch der analytischen Chemie und Stöchiometrie, Nürnberg 1836 in wöchentlich 5 Stunden. Hiermit steht in Verbindung eine täglich 3stündige Uebung in chemischen Untersuchungen mit besonderer Berücksichtigung der gerichtlichen Chemie bei Vergiftungen, Apothekenvisitationen etc.“, „Technische Chemie, nach Dr. F[riedrich] Köhlers [(1805–1871)[105]] Chemie in technischer Beziehung, Berlin 1840, in wöchentlich 5 Stunden“ und „Repetitorium über sämtliche pharmaceutische Wissenschaften, als Schlussvorbereitung zur pharmaceutischen Staatsprüfung mit Vorzeigung der Arzneikörper, Präparate und Pflanzen, nebst praktischen Uebungen.“

Im Wintersemester 1843/44 hielt er u. a. ein „Repetitorium der gesammten Pharmacie für die theoretisch-medicinische Prüfung“. Wir konnten in den

---

103 Siehe hierzu C. VON DEUSTER (1982), S. 876; C. R. GRUND (2002), S. 392; G. STICKER (1932), S. 637; K. KOSCHEL / G. SAUER (1968), S. 21–23; sowie UniBibWürzburg, Sig. 63/T 1.160. Nach Sticker und von Deuster wurde Schubert 1810 geboren. Er übernahm übergangsweise nach dem Tod Scherers dessen Vorlesungen. Er ist identisch mit dem Privatdozent Dr. Ferdinand Schubert, der sich 1855 um die Nachfolge Herbergers an der Universität Würzburg bewarb. Siehe hierzu Kap. 5.1.4, S. 70. Für das Sommersemester 1842 kündigte er ein Repetitorium über sämtliche pharmazeutische Wissenschaften an.

104 Siehe hierzu DApoBio (1978), Bd. 2, S. 636. Johann Franz Simon wurde am 25. August 1807 in Frankfurt an der Oder geboren. Nach seiner pharmazeutischen Lehrzeit arbeitete er als Gehilfe in einer Düsseldorfer und danach in einer Deutzer Apotheke. Es folgte ein Studium in Berlin, das er 1832 mit dem Apothekerexamen beendete. 1835 studierte er ebenfalls in Berlin Chemie und wurde dort 1838 zum Dr. phil. promoviert. In der preußischen Hauptstadt habilitierte sich Simon 1842 für Pathologische Chemie und übernahm eine Stelle als Chemiker an der Charité. Im darauffolgenden Jahr nahm er an der Versammlung der Naturforscher in Graz teil, erkrankte dort plötzlich und starb am 23. Oktober 1843 in Wien an „Hirntuberkulose“. Er ist identisch mit dem Herausgeber der „Beiträge zur physiologischen und pathologischen Chemie und Mikroskopie in ihrer Anwendung auf die praktische Medizin“ von 1844, die u. a. in Kap. 8 beschrieben werden; siehe auch C. J. REUSS (1838). Nähere Ausführungen zum Krankeitsbild der Gehirntuberkulose sind in der zeittypischen Dissertation von Carl. J. Reuss beschrieben; sowie E. SODER VON GÜLDENSTUBBE (2017), S. 109–112. In der theologischen Dissertation von Soder von Güldenstubbe sind der Tätigkeitsbereich bei den Erlöserschwestern und der Vorname von Dr. Karl J. Reuss enthalten.

105 Siehe hierzu K. W. GALLENKAMP (1872), S. 39f.; sowie ADB (1898), Bd. 43, S. 711–717. Friedrich Wilhelm Köhler wurde am 24. Juni 1805 in Kassel geboren. 1829 wurde Köhler Lehrer des „Cölnischen Realgymnasiums“ in Berlin und wechselte 1831 als Nachfolger Friedrich Wöhlers (1800–1882) an die „Friedrich-Werdersche Gewerbeschule“. Ab 1856 war er dort Direktor der Lehranstalt. Auf Grund eines Augenleidens musste er 1861 in den Ruhestand treten. Er veröffentlichte einen „Grundriß der Mineralogie“ und ein „Lehrbuch der Chemie“, das sieben Auflagen erlebte. Mehrere wissenschaftliche Aufsätze wurden in Poppendorfs Annalen [!] [gemeint sind Poggendorffs Annalen] publiziert. Köhler starb am 6. Dezember 1871 in Marburg. Das Lehrbuch „Die Chemie in technischer Beziehung. Leitfaden für Vorträge in Gewerbschulen“ kam in dritter Auflage 1840 in Berlin heraus. Die Angaben zu Friedrich Wöhler wurden der ADB entnommen.

Vorlesungsverzeichnissen bis zu seinem Tod Kollegien über Chemische Arzneimittel, Toxikologie, Gerichtliche Chemie, chemische Untersuchungen der Mineralien, Allgemeine Chemie und immer wieder ein Repetitorium über Pharmazeutische Chemie nachweisen.

Zudem unterrichtete Gottfried Wilhelm Osann (1797–1866)[106] zeitweise Chemie mit Berücksichtigung der Pharmazie, was seinem alten Lehrauftrag aus Dorpat für Chemie und Pharmazie entsprach.[107] Er las außerdem ab Sommersemester 1835 regelmäßig Analytische Chemie nach „Heinrich Rose's (1795–1864)[108] Handbuch". Die Analytische Chemie in Verbindung mit Stöchiometrie kam ab Sommersemester 1838 hinzu. Physik wurde nach dem Tod Franz Lothar August Raimund Sorgs (1773–1827)[109] ab 1828 ebenso von Osann vertreten.[110]

Die Analytische Chemie kündigte Johann Joseph Scherer (1814–1869) ebenfalls seit seiner Tätigkeit an der Universität Würzburg 1842 an. Auch Arbeiten im Laboratorium wurden von ihm angeboten. In den Wintersemestern übernahm Scherer ab 1845/46 das Kolleg zur Stöchiometrie. Es wurde ab 1857/58 von Johann Rudolph Wagner (1822 bis 1880) unterrichtet. Scherer lehrte dieses Fach im Folgenden nicht mehr. Wagner kündigte die Stöchiometrie indes regelmäßig bis zum Wintersemester 1868/69 an.

---

106 Siehe hierzu C. OSANN (2014), S. 62, S. 66 und S. 190f.

107 Siehe hierzu O. VOLK (1982), S. 782f.; sowie UniAWürzburg, ARS 1635 [ohne Paginierung]. Schriftliches Abstimmungsschreiben [„Circular"] des Akademischen Senats vom 13. März 1833. Hierin bestätigt Prof. Peter Richarz (1781 oder 1783–1855) die Vorlesungen Osanns über Chemie mit besonderer Berücksichtigung der Pharmazie von Osann.

108 Siehe hierzu DApoBio (1978), Bd. 2, S. 538–540; sowie C. R. GRUND (2002), S. 645. Heinrich Rose wurde als Sohn des Apotheker Valentin Rose dem Jüngeren (1762–1807) am 6. August 1795 in Berlin geboren. Ab 1812 absolvierte er die Apothekerlehre in der Lichtenbergschen Apotheke in Danzig. Er nahm an den Napoleonischen Befreiungskriegen teil, die ihn 1815 nach Paris führten, wo er zu bedeutenden Naturwissenschaftlern der damaligen Zeit in Kontakt trat. Nach einigen Tätigkeiten im Klaprothschen Labor und in der Apotheke zu Miltau im Kurland ging er nach Stockholm zu Jöns Jacob Berzelius (1779 bis 1848). 1821 wurde Rose an der Universität Kiel promoviert. Ein Jahr später habilitierte er sich in Berlin für Chemie, wo er 1823 zum außerordentlichen Professor ernannt wurde. Er beschäftigte sich mit qualitativer Analyse besonders von Mineralien. Die Entdeckung des Elementes Niobium beziehungsweise eines zunächst als reines Element gehaltenen Oxides desselben gelang ihm 1844. Er widmete sich intensiv der praktischen Ausbildung von Pharmazeuten in seinem Labor in der Berliner Canianstraße. In seiner Vaterstadt starb er schließlich am 27. Januar 1864. Die Lebensdaten von Berzelius wurden C. R. GRUND (2002) entnommen. Roses „Handbuch der analytischen Chemie" erschien erstmals 1829 in Berlin. Die zweite Auflage erfolgte bereits 1831 in zwei Bänden, eine dritte kam in den Jahren 1833 und 1834 ebenso in zwei Bänden heraus. Diese Ausgabe könnte Gottfried Wilhelm Osann für seine angekündigten Lehrveranstaltungen genutzt haben.

109 Siehe hierzu K. KOSCHEL (1982), S. 713; sowie UniBibWürzburg, Sig. 63/T 16.16, Totenzettel Sorg, Franz Lothar August Raimund.

110 Siehe hierzu O. VOLK (1982), S. 782f.; sowie UniAWürzburg, ARS 3226 [ohne Paginierung]. Volk merkte an, dass in Würzburg in der Zeit 1803 bis 1814 die Experimentalphysik vernachlässigt worden sei, ließ aber die komplette Akte [ARS 3226] des Universitätsarchivs „Physikalisches Cabinet v. J[ahr] 1804 mit 1827" unberücksichtigt.

Die Botanik wurde von Franz Xaver Heller (1775–1840)[111] und Valentin Leiblein (1799–1869)[112] gelesen. Nach dem Tod Hellers übernahm ab 1841 Leiblein und ab Sommersemester 1842 Joseph August Schenk (1815–1891)[113] neben Leiblein die Vertretung dieses Faches.[114] Schenk unterrichtete in diesem Sommersemester laut gedrucktem Vorlesungsverzeichnis noch als Privatdozent u. a. die Medizinische Botanik mit Zugrundelegung der bayerischen und preußischen Pharmakopoe.

Im Zusammenspiel der verschiedenen Dozenten waren an der Julius-Maximilians-Universität somit die formalen Forderungen der Studienordnungen von 1837 und 1842 erfüllt.

7.3 Lehrtätigkeit unter Johann Joseph von Scherer von 1842 bis 1869

Der Aschaffenburger Johann Joseph Scherer (1814–1869) kam 1842 als Dozent an die Julius-Maximilians-Universität Würzburg. Seine ersten Vorlesungen im Wintersemester 1842/43 lauteten „Anthropochemie[115] mit Benützung der Lehrbücher von Liebig, Lehmann, Simon und nach eigenen Untersuchungen, wöchentlich viermal in noch zu bestimmenden Stunden" und „analytische Untersuchungen gesunder und krankhafter thierischer Producte, privatissime". Im Sommersemester 1843 las er „Die Veränderung des Blutes und der Se- und Excreta in Krankheiten, in chemischer und mikroskopischer Beziehung, wöchentlich 2mal" und bot „chemisch-analytische[n] Uebungen im klinisch-chemischen Laboratorium" an.

---

111 Siehe hierzu W. SIMONIS (1982), S. 607.

112 Siehe hierzu W. SIMONIS (1982), S. 609.

113 Siehe hierzu W. SIMONIS (1982), S. 612.

114 Siehe hierzu W. SIMONIS (1982), S. 601–614.

115 Siehe hierzu HERDER (1950), Sp. 124. 'Anthropos' kommt aus dem Griechischen und bedeutet 'Mensch'. Anthropochemie ist also die Chemie des Menschen.

Der Verweis auf Justus Liebig (1803–1873)[116], der ein hervorragender Chemiker besonders auf dem Gebiet der Organischen Chemie war, verwundert nicht, da Scherer sein Schüler war und zudem „für die Lehrvorträge der organischen Chemie in Verbindung mit den für die Kliniken des Juliusspitals nöthigen [!] chemischen Untersuchungen"[117] an der Julius-Maximilians-Universität berufen worden war. Hier kündigte sich aber auch schon die Pathologie und Physiologie als weiteres Fachgebiet an, die Scherer zum „Mitbegründer der Klinischen Chemie"[118] werden ließ.

Der Bezug von Scherers erster Vorlesung in Würzburg zu Carl Gotthelf Lehmann (1812–1863)[119] gibt uns einen Hinweis auf dessen „Lehrbuch der Physiologischen Chemie", das von 1842 bis 1850 in drei Bänden erschien. Dieser bemängelte allerdings noch die fehlende Grundlagenforschung seiner Zeit in der Physiologischen Chemie, ohne die eine Pathologische Chemie beziehungsweise Klinische Chemie nicht begründbar wäre.[120]

---

[116] Siehe hierzu E. MUTSCHLER / C. FRIEDRICH (2020), S. 181; DApoBio (2021), Ergbd. 3, S. 441; C. FRIEDRICH (2023), S. 1256–1260; sowie C. R. GRUND (2002), S. 24–31 und S. 649f. Justus Liebig wurde am 12. Mai 1803 in Darmstadt geboren. Durch ein Labor im Elternhaus, das dem Vater als Kaufmann zur Herstellung von Farben diente, kam er schon früh mit Chemie in Kontakt. Sein überaus großes Interesse an der Chemie ließ die anderen Schulfächer derart in den Hintergrund treten, dass er das Gymnasium vorzeitig abbrach. Daraufhin ging er für acht bis zehn Monate nach Heppenheim an der Bergstraße in die Lehre zu Apotheker Gottfried Pirsch (1792–1870). Grund gibt für das vorzeitige Ende der Apothekerausbildung an, dass Liebig der Verkauf von „Salben und Tinkturen" und andere pharmazeutische Tätigkeiten gelangweilt hätten. Von Oktober 1820 an studierte er Chemie in Bonn, wechselte aber kurze Zeit später mit seinem Chemieprofessor Karl Wilhelm Gottlob Kastner (1783–1857) nach Erlangen. 1822 ging Liebig an die Sorbonne nach Paris, wo er viele Vorbilder im strukturierten Experimentieren fand. Mit einem Empfehlungsschreiben Alexander von Humboldts (1769–1859) wurde er außerordentlicher Professor der Chemie in Gießen. Er trug bedeutend zum französisch-deutschen, später auch durch Reisen und Freundschaften zum englisch-deutschen Wissenstransfer bei. Am 7. Dezember 1825 wurde er in Gießen Ordinarius. Dort entwickelte er ein reiches wissenschaftliches, chemisch-literarisches und kommerzielles Schaffen. Der hessische Großherzog verlieh ihm den erblichen Freiherrntitel. Er erhielt Rufe nach Wien, St. Petersburg, Heidelberg und schließlich 1852 München, den er als einzigen annahm. Dort starb er mit 69 Jahren am 18. April 1873. Die Lebensdaten von Pirsch sind der Deutschen Apotheker-Biographie und C. FRIEDRICH (2023), die Lebensdaten von Humboldt sind C. R. GRUND (2002) entnommen. Kastners Lebensdaten finden sich bei Friedrich und Grund.

[117] UniAWürzburg, ARS 795 [ohne Paginierung]. Ernennungsdekret, ausgestellt und unterschrieben vom bayerischen König Ludwig I. (1786–1868) in Bad Brückenau, vom 17. Juli 1842.

[118] C. R. GRUND (2002), S. 76.

[119] Siehe hierzu C. R. GRUND (2002), S. 651; sowie ADB (1883), Bd. 18, S. 147. Carl Gotthelf Lehmann wurde am 7. März 1812 in Leipzig geboren. Dort studierte er Medizin und wurde 1835 zum Dr. med. et chirurg. promoviert. 1837 erfolgte ebenfalls in Leipzig die Habilitation, worauf er 1842 als außerordentlicher Professor der Medizin angestellt wurde. 1847 erhielt er den Titel eines Professors für „Physiologische Chemie". 1854 war Lehmann Ordinarius in Leipzig. Zwei Jahre später wurde er Ordinarius für Allgemeine Chemie in Jena. Dort starb er am 6. Januar 1863.

[120] Siehe hierzu C. R. GRUND (2002), S. 400.

Scherer stütze sich für sein erstes Kolleg zur Anthropochemie im Wintersemester 1842/43 auf das Werk von Johann Franz Simon (1807–1843)[121]. Dieser war gelernter Apotheker und zu Zeiten Johann Lukas Schönleins (1793–1864)[122] an der Berliner Charité als Chemiker tätig. Auch er gehört zu den Mitbegründern der Klinischen Chemie.[123] In seinem kurzen Leben verfasste er ein „Handbuch der angewandten Chemie, nach dem neuesten Standpunkte der Wissenschaft und nach zahlreichen eigenen Untersuchungen", das 1840 mit dem ersten Band und 1842 mit dem zweiten Band erschien. Nach Nikolaus Mani (1920–2001)[124] gehört dieses Werk „zu den erschöpfendsten Darstellungen der frühen klinischen Chemie [...] und [wurde] bald auch ins Englische übersetzt"[125]. Simon versuchte demnach für jede Substanz „Vorkommen, Darstellung, physiko-chemische Eigenschaften [...] und bei rein dargestellten Substanzen die Bruttoformel"[126] anzugeben.

Ab 1843 waren Scherers Lehrveranstaltungen klar und stringent strukturiert. Im Folgenden verzichtete er allerdings auf die Angabe von Lehrbüchern in seinen Ankündigungen. Er las von 1843 bis drei Jahre vor seinem Tod über Physiologische und Pathologische Chemie. In den drei letzten Jahren seiner Lehrtätigkeit bot er zudem Kollegien über Hygiene an. Im Sommersemester 1859, im Wintersemester 1860/61 und im Sommersemester 1862 las er jeweils einmal in der Woche über Balneologie. Die Untersuchung und Analyse der Heilwässer vertraute man oftmals den Apothekern an, wie Christoph Friedrich nachweisen konnte.[127] Schon Johann Georg Pickel (1751 bis 1838) in seiner Funktion als Ordinarius für Allgemeine und Pharmazeutische Chemie analysierte und verbesserte die Quellen von Neustadt, Bocklet und Kissingen.[128] Somit kann auch diese Disziplin im weitesten Sinn als Hilfswissenschaft der Pharmazie angesehen werden.

Ab Wintersemester 1845/46 kam die „Stöchiometrie, wöchentlich 1mal", die schon die Apothekerordnung von 1837 vorschrieb, hinzu. Sie stellt ebenfalls eine

---

[121] Siehe hierzu DApoBio (1978), Bd. 2, S. 636. Johann Franz Simon wurde am 25. August 1807 in Frankfurt an der Oder geboren. Nach seiner pharmazeutischen Lehrzeit arbeitete er als Gehilfe in einer Düsseldorfer und danach in einer Deutzer Apotheke. Es folgte ein Studium in Berlin, das er 1832 mit dem Apothekerexamen beendete. 1835 studierte er ebenfalls in Berlin Chemie und wurde dort 1838 zum Dr. phil. promoviert. In der preußischen Hauptstadt habilitierte sich Simon 1842 in Pathologischer Chemie und bekam eine Stelle als Chemiker an der Charité. Im darauffolgenden Jahr nahm er an der Versammlung der Naturforscher in Graz teil, erkrankte dort plötzlich und starb am 23. Oktober 1843 in Wien an „Hirntuberkulose". Er ist identisch mit dem Herausgeber der „Beiträge zur physiologischen und pathologischen Chemie und Mikroskopie in ihrer Anwendung auf die praktische Medizin" von 1844, die u. a. in Kapitel 8 beschrieben werden.

[122] Siehe hierzu A. METTENLEITER (2001), S. 840.

[123] Siehe hierzu C. R. GRUND (2002), S. 78f. und S. 403–406.

[124] Siehe hierzu H. SCHOTT (2001).

[125] C. R. GRUND (2002), S. 404.

[126] C. R. GRUND (2002), S. 404.

[127] Siehe hierzu C. FRIEDRICH (2019/a), S. 115.

[128] Siehe hierzu H.-D. SCHWARZ (2001), S. 5602–5604; sowie UniAWürzburg, ARS 704 [ohne Paginierung], „Gehorsamste Anträge und bitten der medicinischen Fakultät, die Feier des Doktorats-Jubiläums des Medicinalrathes und Professors Dr. Pickel betreffend" an den Akademischen Senat vom 6. Juni 1828. Das Schreiben ist abschriftlich im Anlagenteil, Anlage 16 zu finden.

Hilfswissenschaft der Pharmazie dar. Scherer las sie bis zum Wintersemester 1857/58. Im selben Semester unterrichtete auch Johann Rudolph Wagner (1822–1880) dieses Fach, so dass ihm Scherer diese Disziplin abtrat und in seinen folgenden Lehrveranstaltungen auf Stöchiometrie verzichtete.

In jedem seiner Semester kündigte Scherer erst dreimal dann fünfmal wöchentlich Analytische Chemie an. Teilweise las er diese kombiniert über organische und anorganische Stoffe in jedem Semester. Ab den 1850er-Jahren unterrichtete er Analytische Chemie, über organische und anorganische Körper jeweils aufgeteilt pro Semester. Die Analytik war bereits in der Apothekerordnung von 1837 vorgeschrieben. Die Examensakte des späteren Assistenten Nicolaus Dieterich zeigt, dass dieser im Wintersemester 1859/60 und Sommersemester 1860, noch zu Lebzeiten Rumpfs, bei Scherer neben dem Praktikum Organische und Anorganische Chemie hörte.[129]

Seine ganze Lehrtätigkeit an der Julius-Maximilians-Universität Würzburg widmete sich Scherer besonders der praktischen Ausbildung seiner Studenten im Labor. Hierbei unterstellte er den Pharmaziestudenten eine größere „Fertigkeit" als den Medizinstudenten.[130] Das chemisch-analytische Praktikum bot er wöchentlich anfangs drei bis sechs Stunden und später vier bis 30 Stunden an.

Zweimal, in den Sommersemestern 1850 und 1851, kündigte er ein Kolleg über die Geschichte der Chemie an.

Anders als Ludwig Rumpf (1793–1862) legte Scherer ab 1843 keine Lehrbücher mehr seinen angekündigten Vorlesungen zugrunde, so dass wir hier keine Aussage zum Inhalt seiner Lehrveranstaltungen anhand der angeführten Literatur machen können. Christina Renata Grund meinte allerdings, dass er anfänglich für seine Kollegien weiterhin die Lehrbücher zur Physiologischen Chemie, Angewandten Chemie und Organischen Chemie von Lehmann, Simon und Liebig nutzte. In späterer Zeit wird er stärker auf eigene Untersuchungen und Ausarbeitungen zurückgegriffen haben, da die drei oben erwähnten Lehrbücher den Ansprüchen Scherers und seiner Studenten nicht mehr genügten.[131]

Ein einziges Mal berücksichtigte Scherer in seinen angekündigten Lehrveranstaltungen explizit die Pharmazie, nachdem Rumpf 1862 gestorben war und er für das

---

129 Siehe hierzu UniAWürzburg, ARS 2395 [ohne Paginierung], s. v. „Dieterich, Nicol[aus] v[on] Randersacker". Im Wintersemester 1859/60 besuchte Dieterich das „chemische Practicum" und die Anorganische Chemie bei Scherer. Im Sommersemester 1860 hörte er bei Scherer Organische Chemie und belegte ebenso das chemische Praktikum; siehe UniAWürzburg, ARS 2400 [ohne Paginierung], s. v. „v. Hertlein Franz". Von Hertlein belegte bei Scherer im Wintersemester 1863/64 Anorganische Chemie und das chemische Praktikum, im Sommersemester 1864 die Organische Chemie und das chemische Praktikum und im darauffolgenden Wintersemester nochmal Anorganische Chemie und das chemische Praktikum; UniAWürzburg, ARS 2401 [ohne Paginierung], s. v. „Heckenlauer Georg". Heckenlauer besuchte bei Scherer im Wintersemester 1865/66 Anorganische Chemie und das chemische Praktikum und im Sommersemester 1866 Organische Chemie; sowie Kap. 5.2.2, S. 90.

130 Siehe hierzu C. R. GRUND (2002), S. 81.

131 Siehe hierzu C. R. GRUND (2002), S. 79 und S. 163.

Sommersemester 1863 die Pharmazeutische Chemie übernahm.[132] Er las „über die organische[n] [handschriftlich im gedruckten und von der Universitätsbibliothek Würzburg digitalisierten Verzeichnis ausgebessert in „anorganische"] Arzneimittel, wöchentlich 1mal (publice)". In den folgenden Semestern bis zu seinem Tod verzichtete Scherer jedoch auf diese pharmazeutische Lehrveranstaltung.

Ebenfalls in der Medizinischen Fakultät unterrichtete aber der Privatdozent Ferdinand Schubert (1812–1875)[133] pharmazeutische Fächer. Für die Stöchiometrie zeichnete ab Wintersemester 1857/58 bis 1868/69 Johann Rudolph Wagner (1822–1880) verantwortlich. Die Pharmazeutische Chemie wurde von Wagner erstmals für das Wintersemester 1858/59 angekündigt. Diese behielt er bis zu seinem Tod zuerst einsemestrig, dann über zwei Semester und später wieder einsemestrig unter dem Titel 'Pharmazeutisch-chemische Präparatenkunde' bei.

Physik wurde in der kurzen Zeit der Mitbetreuung der Pharmaziestudenten durch Scherer von Gottfried Wilhelm Osann (1797–1866)[134] vertreten. Er unterrichtete auch die Mathematik für Pharmazeuten.[135] Nach dessen Tod 1866 übernahm 1867 Rudolf Julius Emanuel Clausius (1822–1888)[136] die Physik, der aber bereits 1869 einem Ruf nach Bonn folgte.[137]

---

[132] Siehe hierzu UniAWürzburg, ARS 795 [ohne Paginierung]. Interner Aktenvermerk zur Wiederbesetzung der Professur der Mineralogie und pharmazeutischen Chemie an der königlichen Universität Würzburg – hier die Übertragung der Lehrsparte an den ordentlichen Professor Scherer. Das Originaldekret ist laut Vermerk auf den 4. Februar 1863 datiert; sowie UniAWürzburg, ARS 755 [ohne Paginierung]. Dekret des Staatsministeriums des Innern für Kirchen- und Schulangelegenheiten vom 28. Februar 1862. Hier sollte Scherer die Vorlesungen der Mineralogie und die Funktion eines Prüfers dieses Faches bei den Approbationsprüfungen übernehmen. Pharmakognosie erhielt hingegen der Botanikprofessor Schenk.

[133] Siehe hierzu C. VON DEUSTER (1982), S. 876; C. R. GRUND (2002), S. 392; G. STICKER (1932), S. 637; K. KOSCHEL / G. SAUER (1968), S. 21–23; sowie UniBibWürzburg, Sig. 63/T 1.160. Nach Sticker und von Deuster war Schubert 1810 geboren. Schubert übernahm übergangsweise nach dem Tod Scherers dessen Vorlesungen. Er ist identisch mit dem Privatdozent Dr. Ferdinand Schubert, der sich 1855 um die Nachfolge Herbergers an der Universität Würzburg bewarb. Siehe hierzu Kap. 5.1.4, S. 70. Für das Sommersemester 1842 kündigte er ein Repetitorium über sämtliche pharmazeutische Wissenschaften an.

[134] Siehe hierzu C. OSANN (2014), S. 62, S. 66 und S. 190f.

[135] Siehe hierzu UniAWürzburg. ARS 2395 [ohne Paginierung], s. v. „Dieterich, Nicol[aus] v[on] Randersacker". Dieterich hörte im Wintersemester 1859/60 bei Osann Physik und im Sommersemester 1860 Physik, Repetitorium der Physik und Mathematik; siehe UniAWürzburg, ARS 2400 [ohne Paginierung], s. v. „v. Hertlein Franz". Von Hertlein belegte bei Osann im Wintersemester 1863/64 und 1864/65 sowie im Sommersemester 1864 Physik. Im Sommersemester 1865 besuchte Hertlein bei Osann die Mathematikvorlesung und ein Repetitorium der Physik; siehe UniAWürzburg, ARS 2401 [ohne Paginierung], s. v. „Heckenlauer Georg". Heckenlauer hörte bei Osann im Wintersemester 1865/66 Mathematik und ein Repetitorium der Physik. Im Sommersemester 1866 belegte er bei Osann nochmal Physik.

[136] Siehe hierzu O. VOLK (1982), S. 783; sowie NDB (1957), Bd. 3, S. 276–278.

[137] Siehe hierzu O. VOLK (1982), S. 782–785.

Botanik vertraten weiterhin Valentin Leiblein (1799–1869)[138], ab dem Sommersemester 1842 Joseph August Schenk (1815–1891)[139] neben Leiblein,[140] und ab 1868 Julius von Sachs (1832–1897)[141]. Auch unter Scherer, der die Studenten der Pharmazie mitbetreute und ihnen ein Praktikum anbot, wurde durch weitere Professoren und Dozenten der Würzburger Universität für die akademische Ausbildung der Apotheker nach den gesetzlichen Vorgaben gesorgt. Er selbst war für die Analytik, Anorganische und Organische Chemie sowie übergangsweise für die Stöchiometrie verantwortlich. Sein großer Verdienst war die praktische Ausbildung der Pharmaziestudenten im Laboratorium.

7.4 Lehrtätigkeit unter Johann Rudolph von Wagner von 1857 bis 1880

Zum 1. Oktober 1856 war Johann Rudolph Wagner (1822–1880) als Nachfolger von Johann Eduard Herberger (1809–1855)[142] für das Fach Technologie und Landwirtschaft nach Würzburg berufen worden.[143] Technologie beziehungsweise Technische Chemie las Wagner seit dem Sommersemester 1857, als er erstmals im gedruckten Vorlesungsverzeichnis auftauchte, bis zu seinem Tod 1880 in nahezu allen Semestern. Ab dem Wintersemester 1869/70 hielt er die Technologievorlesung über jeweils zwei Semester. Den Begriff „Chemische Technologie" benutzte er für diese Lehrveranstaltung ab dem Wintersemester 1875/76. Anhand der Examensakten von Nicolaus Dieterich und Georg Heckenlauer konnten wir nachweisen, dass „technische Chemie" von Wagner zumindest von einem Teil der Pharmaziestudenten gehört wurde, auch wenn das Fach nicht direkt als Hilfswissenschaft der Pharmazie galt.[144]

---

138 Siehe hierzu C. R. GRUND (2002), S. 651.

139 Siehe hierzu W. SIMONIS (1982), S. 612.

140 Siehe hierzu W. SIMONIS (1982), S. 601–614.

141 Siehe hierzu H. GIMMLER (1995), S. 128–156.

142 Siehe hierzu J. D. F. NEIGEBAUR (1860), S. 268, L. A. BUCHNER (1855), S. 140–144; sowie DApoBio (1975), Bd. 1, S. 264.

143 Siehe hierzu UniAWürzburg, ARS 880 [ohne Paginierung]. Ernennungsdekret des bayerischen Königs Maximilian II. vom 25. Juli 1856.

144 Siehe hierzu UniAWürzburg, ARS 2395 [ohne Paginierung], s. v. „Dieterich Nicol[aus] v. Randersacker"; sowie UniAWürzburg, ARS 2401 [ohne Paginierung], s. v. „Heckenlauer Georg".

Forstenzyklopädie mit Forststatistik, alternierend mit der Enzyklopädie der Landwirtschaft auf zwei Semester ausgelegt, unterrichtete Wagner gemäß Lehrauftrag vom Sommersemester 1857 bis Sommersemester 1862, wobei die Landwirtschaft bereits zum Wintersemester 1859/60 weggefallen war.[145]

Agrikulturchemie unterrichtete Wagner im Sommersemester 1870 zum letzten Mal. Er hatte diese Vorlesung seit 1857 alle zwei Semester angeboten. Mit Beschluss vom 13. Oktober 1869 wurde die forstwirtschaftliche Ausbildung an der Universität Würzburg mit Weggang des Dozenten Dr. Albert an die Forstanstalt in Aschaffenburg eingestellt. Dadurch war die Notwendigkeit für Kollegien der Agrikulturchemie nicht mehr gegeben, da nach Argumentation der Staatswirtschaftlichen Fakultät dieses Fach nur von Studenten der Forst- und Landwirtschaft gehört wurde. Als Ausgleich übernahm Wagner dafür 1876 offiziell den Lehrauftrag „chemisch-pharmaceutische Präparatenlehre".[146]

Wagner hatte aber schon vorher für die Studenten der Pharmazie gelehrt. Stöchiometrie wurde von ihm alle zwei Semester vom Wintersemester 1857/58 bis zum Wintersemester 1868/69 angeboten. Er übernahm diese Lehrveranstaltung von Johann Joseph Scherer (1814–1869), der sie folglich ab Wintersemester 1858/59 nicht mehr unterrichtete. Sie war Bestandteil der Apothekerordnung von 1837. Im Wintersemester 1858/59 kündigte Wagner ein „Examinatorium über technische und pharmaceutische Chemie" an. Hinzu kamen noch Lehrveranstaltungen über Titriermethoden ab dem Sommersemester 1859 bis zum Wintersemester 1864/65, die er zeitweise auch „Titrieranalyse in ihrer Anwendung auf Pharmacie und Technik" nannte und in der Regel alle zwei Semester unterrichtete.[147]

---

145 Siehe hierzu UniAWürzburg, ARS 880 [ohne Paginierung]. Bericht der Staatswirtschaftlichen Fakultät an den Akademischen Senat vom 10. April 1876. Forstencyklopädie und bayerische Forststatistik waren mit Beschluss vom 23. Oktober 1862 entfallen und dem früheren Revierförster in Grünau, Dr. Joseph Albert, der der Staatswirtschaftlichen Fakultät angeschlossen war, übertragen worden. Seine Lebensdaten konnten trotz Bemühens nicht ermittelt werden. Es existiert ein Lehrbuch mit dem Titel „Lehrbuch der Staatsforstwissenschaft für Forst- und Landwirthe, Verwaltungs- und Justizbeamte" von Professor Dr. Joseph Albert an der „königlichen Centralforstlehranstalt Aschaffenburg", das 1875 in Wien bei Wilhelm Braumüller herausgegeben wurde. Es gibt Hinweise zu einer späteren Tätigkeit Alberts im Landwirtschaftsministerium in München.

146 Siehe hierzu UniAWürzburg, ARS 880 [ohne Paginierung]. Bericht der Staatswirtschaftlichen Fakultät an den Akademischen Senat vom 10. April 1876; sowie Schreiben des Staatsministeriums des Innern an den Akademischen Senat vom 23. Mai 1876. Darin wird im Auftrag des bayerischen Königs Wagner offiziell von den Vorlesungen der Agrikulturchemie entbunden und ihm neu das Lehrfach der Chemisch-pharmazeutischen Präparatenkunde übertragen.

147 Siehe hierzu UniAWürzburg, ARS 2395 [ohne Paginierung], s. v. „Dieterich Nicol[aus] v. Randersacker". Der spätere Assistent Nicolaus Dieterich belegte im Sommersemester 1860 neben der Technischen Chemie, dem Repetitorium der Chemie auch die „Titriranalyse" bei Wagner.

Pharmazeutische Chemie bot er erstmals und jeweils im Sommersemester ab 1863 an. Zum Wintersemester 1866/67 dehnte er dieses Kolleg auf jedes Semester aus und unterteilte es in zwei Abschnitte, wobei er jedes Semester jeweils einen Teil las. Diese Aufteilung und Erweiterung war jedoch nach Ansicht der Philosophischen Fakultät nicht im Sinne des „Paragraphen 9 Absatz 3 der Approbations-Prüfungsordnung vom 5. März 1875", der nur eine einsemestrige Vorlesung über Pharmazeutisch-chemische Präparatenkunde[148] vorsah, wie anlässlich des Urlaubsgesuches Wagners zur Weltausstellung von 1876 in Philadelphia festgestellt wurde. Im gleichen Schreiben beantragte die Naturwissenschaftlich-mathematische Sektion der Philosophischen Fakultät, dieses Nominalfach einsemestrig offiziell Wagner zu übertragen, damit auch eine „Überbürdung der Studierenden der Pharmacie" in Zukunft vermieden würde.[149] Das Staatsministerium des Innern beauftragte folglich den Privatdozenten Dr. Max Conrad (1848–1920)[150], für das Sommersemester 1876 anstelle des nach Philadelphia beurlaubten Wagners diese Lehrveranstaltung wöchentlich dreimal zu übernehmen.[151] Ab dem Sommersemester 1877 legte Wagner den ersten und zweiten Teil der Chemisch-pharmazeutischen Präparatenlehre wieder zusammen und kündigte sie nun alle zwei Semester bis zu seinem Tod 1880 an.

Neben zeitnahen, unregelmäßigen Vorlesungen zu Neuerungen auf den von Wagner besuchten Weltausstellungen und speziellen Kollegien über die chemische Technologie bot Wagner in unregelmäßigen Abständen „technologische Uebungen" als Praktikum an.[152]

---

148 Gemeint ist die Pharmazeutische Chemie, die Wagner selbst ab Wintersemester 1874/75 in den Vorlesungsverzeichnissen „Pharmazeutische Präparatenlehre", danach „Technisch-pharmazeutische Präparatenlehre" und ab Sommersemester 1877 „Chemisch-pharmazeutische Präparatenlehre" nannte.

149 Siehe hierzu UniAWürzburg, ARS 880 [ohne Paginierung]; Bericht der Philosophischen Fakultät an den Akademischen Senat vom 1. April 1876.

150 Siehe hierzu B. Lepsius (1921), S. 92f.; sowie K. Koschel / G. Sauer (1968), S. 31 und S. 33. Conrad wurde 1878 Professor an der Forstakademie in Aschaffenburg. Einige Arbeiten von Max Conrad auch aus seiner Aschaffenburger Zeit konnten wir in Justus Liebig's Annalen der Chemie finden. Bei Koschel und Sauer findet sich auch eine schöne Fotografie Max Conrads.

151 Siehe hierzu UniAWürzburg, ARS 880 [ohne Paginierung]; Schreiben des „K[öniglich] Bayerische[n] Staatsministerium[s] des Innern für Kirchen- und Schulangelegenheiten" an den „Senat der k[öniglichen] Universität Würzburg" vom 21. April 1876.

152 Nach den gedruckten Vorlesungsverzeichnissen geschah dies im Sommersemester 1858, Sommersemester 1859, Wintersemester 1866/67, von Wintersemester 1869/70 jedes Halbjahr bis Sommersemester 1872 und wieder jedes Semester von Wintersemester 1878/79 bis Wintersemester 1880/81 unter verschiedenen Titeln.

Es gab in den Vorlesungsverzeichnissen nur ganz wenige Ankündigungen, bei denen sich Wagner auf vorhandene Literatur bezog. Die „technische Chemie“ las er zum Beispiel im Sommersemester 1868 mit Zugrundelegung seines eigenen Lehrbuches der chemischen Technologie in der siebten Auflage, die in diesem Jahr erschienen war.[153] Im Wintersemester 1858/59 verwendete er für die Stöchiometrievorlesung die bayerische Pharmakopoe,[154] und im Wintersemester 1876/77 berücksichtigte er bei der „Pharmaceutisch-technischen Präparatenlehre“ die „Pharmacopaea Germanica“[155]. Es ist davon auszugehen, dass sich Wagner für alle seine Vorlesungen der aktuellsten Ausgaben der Arznei- und Lehrbücher bediente, da er selbst ein ausgesprochen reiches literarisches Schaffen vorzuweisen hatte.

Die reichseinheitliche Prüfungsordnung von 1875, die zum 1. Oktober dieses Jahres in Kraft trat, sah schriftliche, mündliche und praktische Prüfungsinhalte vor, die die Fächer Organische und Anorganische Chemie, Botanik und Pharmakognosie, Arzneimittelherstellung, quantitative und qualitative Analytik, Toxikologie, Physik und Gesetzeskunde beinhalteten. Das Studium selbst wurde verbindlich auf drei Semester erweitert.[156]

Die Physik wurde an der Julius-Maximilians-Universität nach Rudolph J[ulius] E[manuel] Clausius (1822–1888)[157], der 1869 nach Bonn berufen worden war, 1870 bis 1872 von [August Adolph Eduard] Eberhard Kundt (1839–1894), 1872 bis 1875 von Georg H[ermann] Quincke (1834–1924) und 1875 bis 1888 von Friedrich Wilhelm Georg Kohlrausch (1840–1910) vertreten.[158]

Botanik unterrichtete in Würzburg nach Joseph August Schenk (1815–1891)[159] der 1868 nach Würzburg berufene Julius Sachs (1832–1897).[160] In den gedruckten Vorlesungsverzeichnissen finden wir u. a. Botanik und „Naturgeschichte der Medicinalpflanzen“ sowie später „system[atische] Botanik für Mediciner und Pharmaceuten“. Auch Sachs bot praktische Übungen und Kurse zu seinen Vorlesungen an.

---

153 Siehe hierzu „Verzeichniss der Vorlesungen welche an der königlich bayerischen Julius-Maximilians-Universität zu Würzburg im Sommer-Semester 1868 gehalten werden.“, s. v. „Prof. Dr. Wagner“; sowie Kap. 8.4, S. 267. Im Vorlesungsverzeichnis wird das Erscheinungsjahr der siebten Auflage seines Lehrbuches „Die chemische Technologie als Leitfaden bei Vorlesungen an Universitäten, technischen Lehranstalten, so wie zum Selbstunterricht, für Chemiker, Techniker, Verwaltungsbeamte, Apotheker und Gerichtsärzte“ falsch mit 1858 angegeben. Tatsächlich war diese Monographie 1868 in der siebten Auflage erschienen.

154 Eine erste „Pharmakopoea bavarica“ erschien 1822, wie es im Vorwort von König Max II. von Bayern (1811–1864) zur zweiten Ausgabe zur „Pharmakopoe für das Königreich Bayern“ aus dem Jahr 1859 heißt. Hier bezog sich Wagner mit größter Sicherheit auf diese zweite Ausgabe.

155 Hier meinte Wagner die erste Ausgabe der Pharmacopoea Germanica von 1872. Die zweite Ausgabe folgte erst 1883.

156 Siehe hierzu C. FRIEDRICH / W.-D. MÜLLER-JAHNCKE (2005), S. 634f.; sowie H. RANKENBURG (1996), S. 22f.

157 Siehe hierzu O. VOLK (1982), S. 783; sowie NDB (1957), Bd. 3, S. 276–278.

158 Siehe hierzu O. VOLK (1982), S. 782–785. Die Lebensdaten von Clausius, Kundt, Quincke und Kohlrausch wurden O. VOLK (1982) entnommen. Hier finden sich kurze Hinweise auf die jeweiligen Berufungen und Forschungsschwerpunkte.

159 Siehe hierzu W. SIMONIS (1982), S. 612.

160 Siehe hierzu H. GIMMLER (1995), S. 128–156.

Die Toxikologie wurde bis zu seinem Tod 1875 von Ferdinand Schubert in der Medizinischen Fakultät gelehrt. Danach übernahm dieses Fach Michael Josef Rossbach (1842–1894).[161] Sie gilt als Hilfswissenschaft der Pharmazie und wurde u. a. von den späteren Assistenten Nicolaus Dieterich, Franz von Hertlein und Georg Heckenlauer nachweislich bei Schubert gehört.[162]

Analytische Chemie sah auch die neue Prüfungsordnung von 1875 vor. Im Sommersemester 1875 begann Ludwig Medicus (1847–1915), damals noch als Privatdozent, Analytische Chemie in zwei Teilen im Sommer und Winter zu lehren. Außerdem bot er Repetitorien zur Anorganischen und Organischen Chemie an. Die Organische und Anorganische Chemie wurde ebenfalls ganz regulär nach Scherers Tod 1869 von Adolph Friedrich Ludwig Strecker (1822–1871)[163] und nach dessen Ableben von Johannes Wislicenus (1835–1902)[164], der jedoch 1885 einem Ruf nach Leipzig folgte, u. a. mit praktischen Übungen unterrichtet.

So war die Ausbildung der Pharmazeuten an der Julius-Maximilians-Universität Würzburg nach den formalen Vorgaben der Studienordnungen im Zusammenspiel der jeweiligen Dozenten und Hochschullehrer in der Zeit der Mitbetreuung und Beauftragung Johann Rudolph Wagners theoretisch und praktisch gesichert.

7.5 Lehrtätigkeit unter Ludwig Medicus von 1875 bis 1915

Ludwig Medicus' (1847–1915) Lehrveranstaltungen lassen sich grob in zwei Phasen unterteilen. Als Privatdozent bis zum Sommersemester 1881 las er Analytische Chemie auf zwei Semester verteilt und hielt ein Repetitorium der Anorganischen beziehungsweise Organischen Chemie, ebenso über zwei Semester. Ab Sommersemester 1877 unterrichtete er jeweils im Sommer bis 1881 zusätzlich ein Kolleg zur „Untersuchung von Wasser, Luft und Lebensmittel". Im Winter kam eine Vorlesung über Gerichtliche Chemie hinzu, die er nach dem Tod von Johann Rudolph von Wagner (1822–1880) ab dem Wintersemester 1881/82 bis 1888/89 mit Lebensmitteluntersuchungen verband. Bis zum Wintersemester 1903/04 führte er diese Lehrveranstaltung fort. Seine Kollegien als Privatdozent waren zudem für die Studenten der Pharmazie nach der neuen Pharmazeutischen Prüfungsordnung von 1875 interessant. Da in der Prüfung auch eine „vergiftete anorganische oder organische Substanz" zumindest qualitativ und fakultativ quantitativ

---

161 Siehe hierzu D. HENSCHLER (1982), S. 1031–1046. Die Lebensdaten sind D. HENSCHLER (1982) entnommen. Hier finden sich nähere Angaben zur Entwicklung von Pharmakologie und Toxikologie an der Julius-Maximilians-Universität.

162 Siehe hierzu UniAWürzburg, ARS 2395 [ohne Paginierung], s. v. „Dieterich Nicol. v. Randersacker"; UniAWürzburg, ARS 2400 [ohne Paginierung], s. v. „v. Hertlein Franz"; sowie UniAWürzburg, ARS 2401 [ohne Paginierung], s. v. „Heckenlauer Georg".

163 Siehe hierzu K. KOSCHEL / G. SAUER (1968), S. 23.

164 Siehe hierzu K. KOSCHEL (1982), S. 720.

bestimmt werden musste,[165] wurde die Gerichtliche Chemie zur Ausbildung der angehenden Apotheker in Würzburg unterstützend gelehrt.

In der zweiten Phase nach seiner Ernennung zum außerordentlichen Professor 1881 unterrichtete Medicus die Fächer von Johann Rudolph von Wagner weiter. Die Chemische Technologie las er in jedem Semester bis zu seinem Tod 1915, wobei er die Zweiteilung ab Wintersemester 1894/95 aufgab. Die Pharmazeutisch-chemische Präparatenkunde beziehungsweise Pharmazeutische Chemie lehrte Medicus jedes Sommersemester ab 1882 fünfmal in der Woche. Im Zuge der neuen Prüfungsordnung für Apotheker vom 1. Oktober 1904[166] erweiterte er das Kolleg auch auf die Wintersemester, unterteilte es in einen organischen und anorganischen Teil und las es bis 1915/16. Wenngleich die Gliederung der Pharmazeutischen Chemie in einen organischen und anorganischen Teil auf zwei Semester keine explizite Forderung der neuen Studienordnung war, bot die Anhebung der Studiendauer von drei auf vier Semester dazu Gelegenheit. Medicus nutzte dies, um die Lehrinhalte umfangreicher anbieten zu können.

Einen Sonderfall stellte die Pharmakognosie dar. Julius von Sachs (1832–1897)[167] bat Medicus, diese von ihm zu übernehmen.[168] Vom Sommersemester 1882 bis zum Wintersemester 1898/99 las demzufolge Medicus alle zwei Semester zusätzlich über Pharmakognosie. Der Nachfolger von Sachs, Gregor Kraus (1841–1915)[169], erklärte sich bereit, dieses für die Ausbildung der Pharmaziestudenten wichtige Fach wieder zu unterrichten und somit dem Botanischen Lehrstuhl zurückzugeben.[170] Ab 1914 war Hans Kniep (1881–1930) für dieses Fach verantwortlich.[171]

Ab Sommersemester 1883 bot Medicus explizit einen Kurs für Pharmazeuten als praktische Lehrveranstaltung, zuerst bis Sommersemester 1886 nur im Sommer, danach bis zu seinem Tod jedes Semester an. Es ist davon auszugehen, dass an dem seit Wagners Tod von ihm angebotenen Praktikum auch Pharmaziestudenten teilnahmen.

---

165 Siehe hierzu C. FRIEDRICH / W.-D. MÜLLER-JAHNCKE (2005), S. 634f.

166 Siehe hierzu H. RANKENBURG (1996), S. 35; sowie N. N. (1914), S. 13. Eine zweite Quelle von 1914 bestätigt den 1. Oktober 1904 für das Inkrafttreten der neuen Studienordnung.

167 Siehe hierzu H. GIMMLER (1995), S. 128–156.

168 Siehe hierzu UniAWürzburg, ARS 656 [ohne Paginierung]. Schreiben des Staatsministeriums des Innern an den Akademischen Senat vom 19. Dezember 1881; sowie Schreiben des Akademischen Senats an das Staatsministerium des Innern vom 19. Juli 1898, aus welchem hervorgeht, dass Geheimrat Professor Dr. Julius von Sachs die Abgabe der Pharmakognosievorlesungen wünschte.

169 Siehe hierzu W. DRESSENDÖRFER (2004), S. 87.

170 Siehe hierzu UniAWürzburg, ARS 656 [ohne Paginierung]. Abschrift des Bittschreibens Medicus' an die Philosophische Fakultät „um Enthebung von den Vorlesungen des Faches der Pharmakognosie" vom 5. Juli 1898; sowie Schreiben des Staatsministeriums des Innern an den Senat der „K[öniglichen] Universität Würzburg" vom 25. Juli 1898. Prinzregent Luitpold (1821–1912) entband Medicus von der Verpflichtung, Pharmakognosie zu lesen und übergab dieses Lehrfach dem ordentlichen Professor der Botanik Gregor Kraus (1841 bis 1915), dem ersten Schüler Julius von Sachs' (1832–1897); siehe A. METTENLEITER (2001), S. 832; sowie W. SIMONIS (1982), S. 614 und S. 617f. Die Lebensdaten von Kraus und Sachs sind W. SIMONIS (1982), die von Luitpold von Bayern A. METTENLEITER (2001) entnommen.

171 Siehe hierzu W. SIMONIS (1982), S. 614–622. Die Lebensdaten von Kniep wurden diesem Aufsatz entnommen.

Anfänglich bezog er die „gerichtliche und Nahrungsmittelanalyse“ sowie die Untersuchung von Wasser mit ein. Im Laufe seiner Lehrtätigkeit erweiterte Medicus das Praktikum für Pharmazeuten von ursprünglich sechs Stunden in der Woche bis hin zu einem „Voll- und Halbpraktikum“, das er „halb- und ganztägig nach Übereinkunft“ in der Woche anbot.

Daneben veranstaltete er ein „Praktikum in allen Richtungen der angewandten Chemie (technisch-chemische Analyse, Nahrungsmitteluntersuchungen, etc.)“, das er ab Sommersemester 1884 in jedem Halbjahr ankündigte und ebenfalls ab Wintersemester 1890/91 als „Voll- und Halbpraktikum“ hielt. Dazu kam noch ein „Kursus technisch-chemischer Analysen“ ab Wintersemester 1881/82 in unregelmäßigen Abständen, dann ab Wintersemester 1884/85 bis 1888/89 nur im Winter und danach bis Wintersemester 1900/01 jedes Semester. Bis zum Wintersemester 1913/14 kündigte er diese Lehrveranstaltung wieder alle zwei Semester zwei halbe Tage in der Woche an. Als Ergänzung dazu las Medicus ein Kolleg im Wintersemester 1888/89, Sommersemester 1891 und Sommersemester 1893 über Technisch-chemische Analysen, das u. a. elektrolytische und gasanalytische Methoden berücksichtigte.

Formal war der Fächerkanon für die Apothekerausbildung ab 1904 gleich geblieben. Allerdings lag der Schwerpunkt der Staatsprüfung im Vergleich zu 1875 mehr auf dem analytisch-chemischen Bereich, während er vorher mehr pharmazeutisch-chemisch gewesen war. Zudem wurde größeren Wert auf pharmakognostische und analytische Fähigkeiten gesetzt.[172]

Ludwig Medicus kündigte keine seiner Vorlesungen mit Hinweis auf ein Lehrbuch an. Da er aber selbst Autor einer ganzen Reihe von analytischen Schriften war, die noch nach seinem Tod von Walter Poethke (1900–1990)[173] mit dem Titel „Kurze Anleitung zur Maßanalyse. Mit besonderer Berücksichtigung der Vorschriften des DAB 6 und des Ergänzungsbandes 6“ in mehreren Ausgaben bis in die zweite Hälfte des 20. Jahrhunderts weitergeführt wurden, können wir davon ausgehen, dass er seine Werke dem Unterricht zugrunde legte und fortwährend weiterentwickelte. Vorlesungsmitschriften oder Praktikumshefte von Studenten ließen sich nicht nachweisen.

Medicus selbst begann seine Lehrtätigkeit mit analytischen, anorganischen beziehungsweise organischen Vorlesungen, Gerichtlicher Chemie und Untersuchungen von Lebensmitteln. Damit erfüllte er bereits einen Teil der Anforderungen der Studienordnung von 1875, als Wagner noch für die Mitbetreuung der Pharmaziestudenten verantwortlich gewesen war. Die chemische Technologie übernahm Medicus von diesem nach dessen Tod. Daneben bot er in immer größerem Umfang praktische Arbeiten zu chemisch-technologischen, aber auch pharmazeutischen Inhalten an.

---

172 Siehe hierzu H. RANKENBURG (1996), S. 25–42; N. N. (1914), S. 13; sowie C. FRIEDRICH / W.-D. MÜLLER-JAHNCKE (2005), S. 635–637. Rankenburg gibt als Datum des Inkrafttretens der neuen Prüfungsordnung den 1. Oktober 1904, während Friedrich und Müller-Jahncke den 1. Oktober 1905 nennen. Eine weitere Quelle von 1914 bestätigte den 1. Oktober 1904.

173 Siehe hierzu DApoBio (1997), Ergbd. 2, S. 239f.

Nachfolger des nach Leipzig berufenen Chemieprofessors Johannes Wislicenus (1835–1902)[174] wurde 1885 Emil Fischer (1852–1919)[175]. Dieser blieb bis 1892 in Würzburg. Ihm folgte Arthur Hantzsch (1857–1935) bis 1903. Sie alle lasen Anorganische und Organische Experimentalchemie und boten Kurse und Praktika an.[176]

Für die Pharmazeuten war auch der Sohn von Johannes Wislicenus, Wilhelm (1861 bis 1922) tätig. Er hatte ein Extraordinariat für Chemie inne und las ab Sommersemester 1892 u. a. „Massanalyse (Experimentalvorlesung mit Berücksichtigung der im deutschen Arzneibuch vorgeschriebenen Methoden), wöchentlich 1 Stunde, Freitag von 5 bis 6 Uhr“. Bis zu seinem Weggang aus Würzburg 1902 hielt er diese Vorlesung und erweiterte sie auf zwei Stunden pro Woche. Daneben bot er Praktika und Kurse hauptsächlich für Mediziner und in Zusammenarbeit mit dem Ordinarius für Chemie an. Diese Lehrveranstaltungen wurden von Julius Tafel (1862–1918) und ab Sommersemester 1904 von Wilhelm Manchot (1869–1945) bis zum Sommersemester 1914 fortgesetzt. Danach wurden sie unter dem Pseudonym „N. N.“ bis zum Ende unseres Untersuchungszeitraumes im Wintersemester 1915/16 aufgeführt.[177]

Für das Fach Physik zeichnete von 1875 bis 1888 Friedrich Wilhelm Georg Kohlrausch (1840–1910) verantwortlich. Zum 1. Oktober 1888 wurde Wilhelm Conrad Röntgen (1845–1923) nach Würzburg berufen, der hier 1895 seine „X-Strahlen“ entdeckte. Am 1. April 1900 wurde Wilhelm Wien (1864–1928)[178] Nachfolger Röntgens in Würzburg und blieb bis 1920.[179] In den gedruckten Vorlesungsverzeichnissen kündigte Wien ab Wintersemester 1913/14 in jedem folgenden Semester u. a. „Praktische Übungen für Pharmazeuten und Mediziner, wöchentlich 4stündig, Samstag von 9–10 Uhr im physikalischen Institut (privatim)“ an.

Medicus konnte nicht allein alle vorgeschriebenen Lehrveranstaltungen der Studienordnungen von 1875 und 1904 abdecken. Für einen adäquaten Unterricht der Pharmaziestudenten war dennoch, wie es bereits vor seiner Zeit gewesen war, gesorgt.

Bis zum Wintersemester 1881/82 las zum Beispiel Michael Joseph Rossbach (1842 bis 1894)[180] in der Medizinischen Fakultät über Arzneimittellehre, physikalische Heilmittel sowie die Lehre von den Heilmitteln und Giften und bot ein Praktikum mit Rezeptierübungen sowie „Arbeiten im pharmakologischen Institut“ an. Sein Nachfolger Adam Joseph Kunkel (1848–1905)[181] lehrte u. a. ab Sommersemester 1883

[174] Siehe hierzu K. KOSCHEL (1982), S. 720.

[175] Siehe hierzu K. KOSCHEL (1982), S. 703–730; sowie E. MUTSCHLER / C. FRIEDRICH (2020), S. 24–28.

[176] Siehe hierzu K. KOSCHEL (1982), S. 703–730; sowie gedruckte Vorlesungsverzeichnisse der Julius-Maximilians-Universität Würzburg.

[177] Siehe hierzu K. KOSCHEL (1982), S. 703–730; sowie gedruckte Vorlesungsverzeichnisse der Julius-Maximilians-Universität Würzburg. Die Lebensdaten von Hantzsch, Wilhelm Wislicenus, Tafel und Manchot wurden Koschel entnommen.

[178] Siehe hierzu G. LANDWEHR (1995), S. 266–294. Hier sind nähere Angaben zu Leben und Werk des Nobelpreisträgers zu finden.

[179] Siehe hierzu O. VOLK (1982), S. 782–785; H. TEICHMANN (1982), S. 787–807; sowie G. LANDWEHR (1995), S. 266–294. Die Lebensdaten von Kohlrausch und Röntgen sind aus O. VOLK (1982) entnommen, die von Wien stammen aus dem Beitrag von Landwehr.

[180] Siehe hierzu A. METTENLEITER (2001), S. 263 und S. 838.

[181] Siehe hierzu D. HENSCHLER (1982), S. 1034f.

Arzneimittellehre und Rezeptierkunde, Diätetik, hygienische Untersuchungsmethoden, Abschnitte in der Giftlehre mit Demonstrationen, zeitweise auch Toxikologie und ermöglichte weiterhin Arbeiten im Pharmakologischen Institut. Von den Nachfolgern Walther Straub (1874–1944)[182] und Edwin Stanton Faust (1870–1928)[183] wurde dieses Fächerangebot fortgesetzt.[184]

Mit Karl Bernhard Lehmann (1858–1940)[185] wurde Hygiene 1887 an der Würzburger Universität zum Nominalfach, was mit der Gründung eines eigenen Institutes umgesetzt werden sollte.[186] Bereits 1865 erhielt aber Johann Joseph von Scherer (1814–1869) laut einem Aktenvermerk den Auftrag, über Hygiene zu lehren.[187] Lehmann bot praktische Arbeiten an. Ab Sommersemester 1901 präzisierte er sie laut den gedruckten Vorlesungsverzeichnissen als „Arbeiten im hygienischen Institut für Chemiker, Pharmazeuten [später auch für Zahnmediziner und Fachlehrer] in beliebiger Stundenzahl (privatissime)“. Dies blieb so bis zum Ende unseres Untersuchungszeitraumes 1915.

Physiologie unterrichtete u. a. der spätere Privatdozent und Professor August Gürber (1864–1937)[188] und bot gemeinschaftlich mit Professor Maximilian Ruppert Franz von Frey (1852–1932)[189] Untersuchungen und praktische Arbeiten im Physiologischen Institut an. Ab Wintersemester 1906/07 lautete die Lehrveranstaltung „Physiologisch-chemisches Laboratorium, verbunden mit Übungen für Chemiker und Pharmazeuten in der Untersuchung von Blut, Harn, Magensaft etc., täglich von 9 bis 6 Uhr im physiologischen Institut (privatissime)”. Auch sein „Nachfolger” Dankwart Otto Heinrich Emil Rudolf Ackermann (1878–1965)[190] bot bis zum Ende unserer Untersuchung dieses Praktikum an, allerdings erwähnte er die Pharmaziestudenten und andere Studierende dabei nur einmal. Er kündigte im Sommersemester 1912 „Praktische Übungen in der chemischen Untersuchung des Harns (für Kanzlisten und Pharmazeuten), wöchentlich 2stündig, Dienstag von 4–6 Uhr im Physiologischen Institut (privatissime)” an.

[182] Siehe hierzu NDB (2013), Bd. 25, S. 489.

[183] Siehe hierzu D. HENSCHLER (1982), S. 1035–1037.

[184] Siehe hierzu D. HENSCHLER (1982), S. 1031–1037. Die Lebensdaten von Kunkel und Faust sind D. HENSCHLER (1982) entnommen.

[185] Siehe hierzu A. METTENLEITER (2001), S. 831.

[186] Siehe hierzu M. SPERLING (1982), S. 819f. Davor dozierte u. a. bereits Johann Joseph von Scherer (1814–1869) über Hygiene.

[187] Siehe hierzu UniAWürzburg, ARS 795 [ohne Paginierung]. Aktenvermerk vom 21. September 1865, wonach durch eine Änderung der Studienordnung in Medizin Hofrat Scherer das „Nominalfach“ Hygiene übertragen bekam; sowie gedruckte Vorlesungsverzeichnisse. Ab Sommersemester 1866 las Scherer zweimal wöchentlich in jedem Semester bis zu seinem Tod über Hygiene.

[188] Siehe hierzu I. AUERBACH (1979), S. 248.

[189] Siehe hierzu NDB (1961), Bd. 5, S. 419f.; sowie A. METTENLEITER (2021), S. 67 und S. 105.

[190] Siehe hierzu H. REINWEIN (1965), S. 242–253; sowie A. METTENLEITER (2021), S. 67 und S. 105.

Die akademische Ausbildung der Pharmazeuten in Würzburg war im Kontext der Lehrangebote zahlreicher Hochschullehrer und Dozenten und besonders durch die Kollegien und Praktika des dafür beauftragten Ludwig Medicus in den Jahren von 1880 bis 1915 sehr viel umfangreicher als an anderen Universitäten wie zum Beispiel Greifswald.[191]

7.6 Diskussion

Erstmals konnten die Vorlesungen und Lehrveranstaltungen der für das Fach Pharmazie berufenen oder mitbetreuenden Professoren und Dozenten an der Julius-Maximilians-Universität Würzburg erfasst und auswertet werden. Dabei wurde auf die besonderen Gegebenheiten der politischen und landeszugehörigen Verhältnisse Rücksicht genommen. Wo es möglich war, konnten wir zum ersten Mal persönliche Aussagen aus gedruckten Werken und Hinweise aus den zahlreichen Akten des Universitätsarchives Würzburg über die Differenzen der Professoren Pickel und Rumpf sowie aus den Personalakten in unsere Auswertung einfließen lassen. Daneben haben wir erstmalig das Studium der Pharmazie an der Würzburger Universität mit den gesetzlichen Vorgaben zur Apothekerausbildung verglichen.

Armin Wankmüller (1924–2016)[192] wurde von uns insofern korrigiert, als wir Hinweise auf eine praktische Lehrtätigkeit Johann Georg Pickels fanden.[193] Pickel vertrat neben der Pharmazie und Chemie zeitweise auch die Experimentalphysik, wie bereits Rudolf Schmitz (1918–1992)[194] ausgeführt hatte und was wir anhand von Archivalien und Vorlesungsverzeichnissen bestätigen konnten.[195]

---

191 Siehe hierzu C. FRIEDRICH (1982).

192 Siehe hierzu DApoBio (2021), Ergbd. 3, S. 614–616.

193 Siehe hierzu A. WANKMÜLLER (1962), S. 1533–1535; UniAWürzburg, ARS 1634 [ohne Paginierung], „Erklärung des Adjunkten Dr. Rumpf" an den Akademischen Senat vom 21. August 1828; sowie „Catalogus Praelectionum publice et privatim in Academia Iulia wirceburgi a die II. Novembris MDCCLXXXV", s. v. „Lectiones Medicorum".

194 Siehe hierzu C. FRIEDRICH / W.-D. MÜLLER-JAHNCKE (2005), S. 690; sowie A. M. LÖHNERT (2021).

195 Siehe hierzu R. SCHMITZ (1969), S. 334; sowie UniAWürzburg, ARS 3226. Bittgesuch Pickels an den „Großherzoglichen Academischen Senat" vom 11. April 1808. „Mit dem eintretenden Sommersemester fange ich meine Vorlesungen über die Experimentalphysic [!] verbunden mit den dahin einschlagenden chemischen Kentnißen [!] wieder an."

Die praktische Ausbildungsweise der Pharmaziestudenten mit Übungen konnten wir erstmalig auf Grund eines persönlichen Schreibens von Ludwig Rumpf nachweisen.[196] Rumpf wechselte häufig die seinen Vorlesungen zugrunde liegenden Lehrbücher und passte seine Lehrveranstaltungen immer wieder der neuen Literatur an. So konnten wir das Urteil von Georg Sticker (1860–1960)[197] über Rumpf korrigieren.[198]

Wankmüllers Beurteilung der Jahre 1821 bis 1840 konnte bestätigt werden. Er stellte fest, dass „neben den Grundvorlesungen in den naturwissenschaftlichen Fächern die Fachlektionen Pharmazeutische Chemie, Pharmakognosie und Toxikologie regelmäßig gehört werden [konnten]“[199].

Das von Klaus-Peter Kelber und Martin Okrusch falsch zugeschriebene Zitat konnten wir richtig Georg Sticker zuordnen.[200]

Bei einigen Lehrbüchern, die von den Professoren den jeweiligen Kollegien zugrundgelegt wurden, korrigierten wir das in den Verzeichnissen gedruckte Erscheinungsjahr. Außerdem konnten wir dadurch die Aktualität der Lehrveranstaltungen nachweisen.

Wir können mit unserer Untersuchung zudem Friedrich und Müller-Jahncke ergänzen, die gestützt auf Günter Kallinich (1913–2012)[201] behaupteten, dass „das Edikt [von 1808] [...] besonders die Entwicklung der Pharmazie an der Universität Landshut [begünstigte], da an den anderen Universitäten noch kein pharmazeutisches Institut existierte“[202]. Hans Franke (1911–2000)[203] stellte hingegen fest, dass „durch Pickels Tatkraft [...] das Fach der Chemie und Pharmazie an der Alma Julia frühzeitiger gepflegt [wurde] als an anderen deutschen Hochschulen“.[204] Johann Georg Pickel (1751–1838) wurde bereits durch den Fürstbischof Franz Ludwig von Erthal (1730–1795)[205] 1782 zum Ordinarius für Chemie und Pharmazie ernannt.[206] Ein

---

[196] UniAWürzburg. ARS 1635 [ohne Paginierung]. „Gehorsamste Vorstellung und Bitte des Prof. Dr. Rumpf die fernere Benutzung des chemischen Laboratoriums hiesiger K[öniglicher] Universität betreffend“ gerichtet an den Akademischen Senat vom 2. September 1830. Hierin erklärte Rumpf, dass er meist drei bis vier Studenten selbstständig arbeiten ließ.

[197] Siehe hierzu A. METTENLEITER (2001), S. 842.

[198] Siehe hierzu G. STICKER (1932), S. 676.

[199] A. WANKMÜLLER (1973), S. 1772f.

[200] Siehe hierzu G. STICKER (1932), S. 676; sowie K.-P. KELBER / M. OKRUSCH (2006), S. 82.

[201] Siehe hierzu DApoBio (2021), Ergbd. 3, S. 258f.

[202] C. FRIEDRICH / W.-D. MÜLLER-JAHNCKE (2005), S. 617.

[203] Siehe hierzu A. METTENLEITER (2001), S. 824.

[204] H. FRANKE (1984), S. 34.

[205] Siehe hierzu H. SCHOTT (2004), S. 153; sowie H. FLURSCHÜTZ (1965), S. 7.

[206] Siehe hierzu C. FRIEDRICH / W.-D. MÜLLER-JAHNCKE (2005), S. 167; H. FRANKE (1984), S. 34; H. BÄRMIG (1969), S. 56; sowie UniAWürzburg, ARS 3218 [ohne Paginierung]. Schreiben Pickels an den „Churfürstlichen Academischen Senat“ mit Betreff das „Personale des chemischen Cabinets“ vom 18. Dezember 1804. Hier gibt Pickel selbst an, dass er im Jahr 1782 den „errichten [errichteten] ausübenden chemischen Lehrstuhl dahier“ übernommen hat. Friedrich und Müller-Jahncke geben falsch 1786 als Jahr der Lehrstuhlübernahme durch Pickel an. Franke und Bärmig bestätigen das Jahr 1782.

Unterricht für die Studenten der Pharmazie und Chemie fand zunächst im Juliusspital und später im „laboratorio chemico" sowie im Hörsaal des Gärtnerhauses des Juliusspitalgartens statt. Die Lehrveranstaltungen Pickels berücksichtigten explizit auch Studenten der Pharmazie, die allerdings erst ab 1800 namentlich mit Nennung des Studienfaches nachweisbar sind, wie Armin Wankmüller und Rudolf Schmitz (1918–1992)[207] angeben.[208] Anders als ab 1830[209] in München unter Johann Andreas Buchner (1783–1852)[210] gab es in Würzburg kein „Pharmazeutisches Privatinstitut".[211] Ein eigenständiges Institut nur für das Fach Pharmazie war zu Pickels Zeiten noch nicht gegründet worden, da er in seinem Lehrauftrag auch die Chemie in der Medizinischen Fakultät zu berücksichtigen hatte. Das Organische Edikt von 1808 „förderte die Institutionalisierung der Pharmazie"[212], wie wir anhand der angebotenen Lehrveranstaltungen belegen konnten. Christoph Friedrich erläuterte weiterhin dazu:

> „Obwohl, wie Armin Wankmüller betonte, ausdrücklich nicht nur die Einrichtung von Universitätsinstituten gefordert wurde, fühlte sich der bayerische Staat stärker als andere deutsche Länder verpflichtet, Möglichkeiten für ein Studium der Pharmazeuten zu schaffen und dies nicht allein der Privatinitiative von Apothekern zu überlassen."[213]

Johann Joseph von Scherer (1814–1869) kündigte nur ein einziges Mal eine Vorlesung über organische beziehungsweise anorganische Arzneimittel an. Sein Hauptaugenmerk richtete sich neben der Klinischen Chemie auf die praktische Ausbildung, wie auch die Umfrage aus Marburg von 1866 ergeben hatte, wonach an der Julius-Maximilians-Universität Würzburg von den 30 Studenten in den Laboren der größere Teil Pharmaziestudenten waren.[214] Mit unserer Studie konnten wir das für die Pharmazie herausstellen. Zeitweise las Scherer über Stöchiometrie, bevor er diese an Wagner (1822–1880) abgab. In den letzten Semestern während seines Lebens unterrichtete er außerdem neu Hygiene.

Bei Johann Rudolph von Wagner konnten wir überhaupt erstmalig in größerem Umfang Unterricht für Pharmazeuten nachweisen. Er las schon früh zu Beginn seiner Lehrtätigkeit in Würzburg für Pharmaziestudenten und füllte somit eine Lücke, die hauptsächlich Scherer hinterlassen hatte. Oftmals baute er aktuelle neue Erkenntnisse und Forschungsergebnisse in seine Vorlesungen ein, wie die Kollegien über Weltausstellungen und der Bezug zu seinen Lehrbüchern beweisen.

---

207 Siehe hierzu DApoBio (1997), Ergbd. 2, S. 279–281; sowie A. M. LÖHNERT (2021).

208 Siehe hierzu A. WANKMÜLLER (1962), S. 1533–1535; sowie R. SCHMITZ (1969), S. 335.

209 Siehe hierzu C. FRIEDRICH (2008), S. 3928.

210 Siehe hierzu C. FRIEDRICH (2008), S. 3926–3930; sowie M. SPRINGER (1978).

211 Siehe hierzu C. FRIEDRICH / W.-D. MÜLLER-JAHNCKE (2005), S. 616f.; sowie UniAWürzburg, ARS 3218 [ohne Paginierung], Schreiben Pickels an die „Großherzogliche Universitäts Curatel" vom 2. November 1806. Pickel bat um ein Budget für seinen chemischen Lehrvortrag, indem er argumentierte, dass „das chemische Cabinet nicht eine von nur etablirte privatAnstalt, sondern eine auf Kosten der Universität errichtete, bisher unterhaltene und nothwendig ferner zu unterhaltene Anstalt ist" und „der Lehrvortrag der Chemie aber so gut einen integrirenden Theil der Arzneikunde ausmacht, als Botanic, Anatomie etc."

212 C. FRIEDRICH (2008), S. 3928.

213 C. FRIEDRICH (2008), S. 3928.

214 Siehe hierzu R. SCHMITZ (1969), S. 336.

Ludwig Medicus (1847–1915) zeigte großes Engagement für die Analytik, Lebensmittelchemie und Angewandte Chemie, was sich in seinen Ankündigungen widerspiegelte. Schon vor der Studienordnung von 1904, die der Analytik größere Bedeutung für die Ausbildung der Pharmazeuten beimaß,[215] lehrte er sie, wie wir mit unserer Untersuchung erstmalig zeigen konnten. Unter Medicus waren umfangreiche Praktika obligatorisch geworden. Dies konnten wir in unserer Studie zum ersten Mal nachweisen.

Ähnlich den Studienplänen unter dem Marburger Professor Ernst Schmidt (1845–1921) und dem Berliner Professor Hermann Thoms (1859–1931) wurden auch in Würzburg neben den pharmazeutischen Grundfächern Vorlesungen und Praktika zu Pharmazeutischer Chemie, Pharmakognosie, Toxikologie, Analysen der Nahrungsmittel, des Wassers und des Harns im Fächerkanon etabliert.[216] Dies in einen Kontext der universitären Ausbildung der Pharmazeuten einzugliedern, gelang uns mit unserer Untersuchung zum ersten Mal.

Neben den für das Studium der Pharmazie verantwortlichen Dozenten und Professoren konnten wir erstmalig die Differenzierung einzelner Fächer in den Verzeichnissen, die teilweise bereits in den Studienordnungen von 1808, 1837, 1842, 1875 und 1904 festgelegt waren, teils jedoch auch erst für die folgenden Approbationsordnungen größere Bedeutung erlangen sollten, nachweisen.

---

[215] Siehe hierzu H. RANKENBURG (1996), S. 36.

[216] Siehe hierzu C. FRIEDRICH / W.-D. MÜLLER-JAHNCKE (2005), S. 635–637. Die Lebensdaten von Schmidt und Thoms wurden C. FRIEDRICH / W.-D. MÜLLER-JAHNCKE (2005) entnommen.

8 Forschung

Das Forschungsprofil der einzelnen Professoren, die für das Fach Pharmazie bis zur Verselbstständigung zuständig waren, konnten wir anhand ihrer Publikationen und Monographien analysieren. Hierzu erfolgten Recherchen in der Universitätsbibliothek Würzburg sowie in einschlägigen Katalogen und Datenbanken zu pharmazeutischen, technologischen, chemischen und anderen naturwissenschaftlichen deutschsprachigen Zeitschriften des 18., 19. und beginnenden 20. Jahrhunderts. Wo es aufgrund vorhandener Digitalisate möglich war, half die Stichwortsuche, um die Daten zu generieren. Dadurch konnten wir auch kleinere Mitteilungen beziehungsweise Veröffentlichungen der Hochschullehrer sowie Annoncen zu Jahresberichten und Lehrbüchern mit Angaben zu entsprechenden Auflagen erfassen, die im Register der jeweiligen Zeitschrift nicht gelistet sind.

Ausgewertet wurden neben bibliographischen Angaben aus Nekrologen und der Dissertation über Johann Joseph von Scherer (1814–1869) von Christina Renata Grund[1] das „Biographisch-literarische Handwörterbuch zur Geschichte der exacten Wissenschaften" von Johann Christian Poggendorff (1796–1877)[2], der Katalog der Universitätsbibliothek Würzburg, der Katalog der Bayerischen Staatsbibliothek „OPACplus", im Fall von Johann Georg Pickel (1751–1838) und Johann Joseph von Scherer auch Hinweise aus den Würzburger medizinhistorischen Mitteilungen,[3] die Personalbibliographien von Henning Bärmig[4] zu Johann Georg Pickel, von Peter Michael Langhans[5] zu Ludwig Rumpf (1793–1862) und von Christiane Zademach[6] zu Johann Joseph Scherer. Zusätzlich werteten wir die Zeitschriften [Grens] „Journal der Physik" von 1790 bis 1794, das „Neue Journal der Physik" von 1795 bis 1797, [Crells] „Chemische Annalen für die Freunde der Naturlehre, Arzneygelahrtheit, Haushaltungskunst und Manufacturen" von 1784 bis 1803 und deren „Beyträge zu den chemischen Annalen", das „Neue Wochenblatt des landwirthschaftlichen Vereins in Bayern" von 1811 bis 1835 zu Pickel und ebenso [Henkes] „Zeitschrift für die Staatsarzneikunde" von 1821 bis 1846 aus.

Auch in Bd. 1 von [Trommsdorffs] „Journal der Pharmacie für Aerzte und Apotheker" 1794, [Trommsdorffs] „Journal der Pharmacie für Aerzte, Apotheker und Chemisten" 1795 bis 1817 mit dem Registerband und [Trommsdorffs] „Neues Journal der Pharmacie für Aerzte, Apotheker und Chemiker" von 1821 bis 1834, das mit Band 28 in den „Annalen der Pharmacie" aufgegangen war, suchten wir nach Publikationen von Pickel und Rumpf.

---

1 Siehe hierzu C. R. GRUND (2002).

2 Siehe hierzu NDB (2001), Bd. 20, S. 579f.; sowie C. FRIEDRICH (2013/b), S. 81–90.

3 Siehe hierzu A. METTENLEITER (2000), S. 201 und S. 506f.

4 Siehe hierzu H. BÄRMIG (1969).

5 Siehe hierzu P. M. LANGHANS (1971).

6 Siehe hierzu C. ZADEMACH (1972).

Zudem werteten wir [Liebigs] „Annalen der Pharmacie" ab 1832, [Liebigs] „Annalen der Chemie und Pharmacie" ab 1840, „Justus Liebig's Annalen der Chemie und Pharmacie" ab 1873, „Justus Liebig's Annalen der Chemie" von 1875 bis 1917 sowie [Buchners] „Repertorium für die Pharmacie" von 1815 bis 1851 und [Buchners] „Neues Repertorium für die Pharmacie" von 1852 bis 1876, dem Jahr der Einstellung der Zeitschrift, aus.

Eine weitere Zeitschriftenreihe, die für unserer Untersuchung analysiert wurde, war das „Magazin für die neuesten Erfahrungen, Entdeckungen und Berichtigungen im Gebiet der Pharmacie mit Hinsicht auf physiologische Prüfung und praktisch bewährte Anwendbarkeit der Heilmittel, vorzüglich neuentdeckter Arzneistoffe in der Therapie", das von Apotheker Georg Friedrich Hänle (1763–1824)[7] in den ersten sechs Bänden 1823 und 1824 herausgegeben wurde. Nach dessen Tod übernahm die Herausgeberschaft Ph[ilipp] L[orenz] Geiger (1785–1836)[8] und führte die Zeitschrift unter dem Titel „Magazin für Pharmacie und die dahin einschlagenden Wissenschaften" ab dem siebten Band 1824 fort. Ab Band 34 kam im Jahr 1831 Justus Liebig (1803–1873)[9] als Mitherausgeber hinzu. Die Zeitschrift wurde mit dem 36. Band 1831 eingestellt.

Ferner wurden [Erdmanns] „Journal für Technische und Ökonomische Chemie" von 1828 bis 1833 mit dem Sach- und Namensregisterband für eben diese Jahre von 1837 und der Nachfolgereihe „Journal für Praktische Chemie" von 1834 bis 1916 zusammen mit den Sach- und Namensregisterbänden, das „Pharmaceutische Central-Blatt" von 1830 bis 1849, das „Chemisch-Pharmaceutische Central-Blatt" von 1850 bis 1855, das „Chemische Central-Blatt" von 1856 bis 1906 und das „Chemische Zentralblatt" von 1907 bis 1916 durchgesehen. Weiterhin ausgewertet wurde das „Archiv der Pharmazie"[10] von 1822 bis 1916.

---

7 Siehe hierzu DApoBio (1975), Bd. 1, S. 238f.

8 Siehe hierzu C. FRIEDRICH / W.-D. MÜLLER-JAHNCKE (2005), S. 1163.

9 Siehe hierzu A. METTENLEITER (2001), S. 832; C. FRIEDRICH (2003), S. 1634–1638; sowie C. FRIEDRICH (2023), S. 1256–1260.

10 Das „Archiv der Pharmazie" kam unter zahlreichen, leicht variierenden Titeln heraus. Es hieß zunächst von 1822 bis 1824 „Archiv des Apothekervereins im nördlichen Deutschland. Für die Pharmazie und deren Hülfswissenschaften", von 1825 bis 1831 „Archiv des Apotheker-Vereins im nördlichen Teutschland für die Pharmazie und deren Hülfswissenschaften", von 1832 bis 1834 „Archiv des Apotheker-Vereins im nördlichen Teutschland" vereinigt mit den Annalen der Pharmacie, von 1835 bis 1838 „Archiv der Pharmacie des Apotheker-Vereins im nördlichen Teutschland", von 1839 bis 1850 „Archiv der Pharmacie, eine Zeitschrift des Apotheker-Vereins in Norddeutschland", von 1851 bis 1869 „Archiv der Pharmacie. Eine Zeitschrift des allgemeinen deutschen Apotheker-Vereins, Abtheilung Norddeutschland", 1870 „Archiv der Pharmacie. Eine Zeitschrift des Norddeutschen Apotheker-Vereins", von 1871 bis 1872 „Archiv der Pharmacie. Eine Zeitschrift des allgemeinen deutschen Apotheker-Vereins, Abtheilung Norddeutschland", 1873 „Archiv der Pharmacie. Eine Zeitschrift des allgemeinen deutschen Apotheker-Vereins", 1874 bis 1893 „Archiv der Pharmacie. Zeitschrift des Deutschen Apotheker-Vereins" und von 1894 bis 1916 „Archiv der Pharmacie" beziehungsweise ab 1897 „Archiv der Pharmazie". Um unsere Untersuchung für das „Archiv der Pharmazie" zu vervollständigen, schlossen wir auch das Publikationsorgan des Apothekervereins für Süddeutschland mit ein, das von 1854

Nach Publikationen von Ludwig Rumpf wurde im „Neue[n] Jahrbuch für Mineralogie, Geognosie, Geologie und Petrefaktenkunde“ von 1833 bis 1862 gesucht, da die Mineralogie und weniger die Pharmazie seinen Hauptforschungsgegenstand darstellte.

Recherchiert wurde auch in den Registerbänden von [Gilberts] „Annalen der Physik” von 1799 bis 1818, [Gilberts] „Annalen der Physik und der physikalischen Chemie” von 1819 bis 1824 und in Nachfolge [Poggendorffs] „Annalen der Physik und Chemie” von 1824 bis 1877, [Wiedemanns] „Annalen der Physik und Chemie” von 1877 bis 1899 und [Drudes] beziehungsweise [Wiens und Plancks] „Annalen der Physik” von 1900 bis 1925.

Zum Werk Scherers werteten wir ferner den einzigen Band von [Simons] „Beiträge[n] zur physiologischen und pathologischen Chemie und Mikroskopie in ihrer Anwendung auf die praktische Medizin” von 1844 aus. Nach dem Tod des Herausgebers Johann Franz Simon (1807–1843)[11] sollte, wie es im Vorwort heißt, die Zeitschrift von Johann Florian Heller (1813–1871)[12] in Wien weitergeführt werden. Dessen Zeitschrift, die zusätzlich von uns untersucht wurde, hatte den Titel „Archiv zur physiologischen und pathologischen Chemie und Mikroskopie in ihrer Anwendung auf die praktische Medizin” und kam 1844 erstmals heraus. Sie erschien in sechs Bänden, wobei der fünfte und sechste Band, 1852 und 1853/54 herausgegeben, den Titel „Archiv zur physiologischen und pathologischen Chemie und Mikroskopie mit besonderer Rücksicht auf medizinische Diagnostik und Therapie” trugen. Mit dem sechsten Band wurde das Erscheinen eingestellt.

Zudem recherchierten wir auf der Suche nach Veröffentlichungen von Scherer in [Haesers] „Archiv für die gesammte Medicin“, dessen Bd. 1 1841 herauskam und das mit Bd. 10 1849 endete, sowie vom gleichen Herausgeber Heinrich Haeser (1811 bis 1885)[13] das „Repertorium für die gesammte Medicin”, das ebenfalls mit dem ersten Band 1841 erstmals erschien und sein Erscheinen mit dem achten Band 1844 unter einem neuen Herausgeber einstellte.

Ein weiteres Publikationsorgan, in dem Scherer Aufsätze veröffentlichte, stellte die „Zeitschrift für rationelle Medizin” dar, die von [Friedrich] [Gustav] J[acob] Henle (1809–1885)[14] und C[arl] [von] Pfeufer (1806–1869)[15] von 1844 bis zur Einstellung der Zeitschrift im Jahr 1869 nach erfolgtem Tod des Mitherausgebers Pfeufer herausgegeben wurde. Außerdem suchten wir nach Aufsätzen von Rumpf und Scherer in der „Zeitschrift für wissenschaftliche Zoologie“ von 1849 bis 1871, die von Carl Theodor [Ernst] von Siebold (1804–1885)[16] und [Rudolf] Albert [von] Koelliker (1817 bis 1905)[17] herausgegeben wurde.

---

bis 1872 als „Neue[s] Jahrbuch für Pharmacie und verwandte Fächer. Eine Zeitschrift des Deutschen Apotheker-Vereins. Abtheilung Süddeutschland“ und 1873 als „Neue[s] Jahrbuch für Pharmacie und verwandte Fächer. Zeitschrift des allgemeinen deutschen Apotheker-Vereins“ betitelt war.

[11] Siehe hierzu C. R. GRUND (2002), S. 403–406 und S. 655.

[12] Siehe hierzu C. R. GRUND (2002), S. 406–416 und S. 649.

[13] Siehe hierzu NDB (1966), Bd. 7, S. 453.

[14] Siehe hierzu C. R. GRUND (2002), S. 110–112 und S. 649.

[15] Siehe hierzu C. R. GRUND (2002), S. 653.

[16] Siehe hierzu C. R. GRUND (2002), S. 655.

[17] Siehe hierzu A. METTENLEITER (2001), S. 830.

Die „Berichte der Deutschen Chemischen Gesellschaft" von 1868 bis 1916 wurden ebenfalls ausgewertet. Zudem durchsuchten wir die Online-Plattform „The Online Books Page"[18] der University of Pennsylvania nach den Autoren Pickel, Rumpf, Scherer, Wagner und Medicus.

Eine weitere Zeitschrift, die von uns untersucht wurde, war [Dinglers] „Polytechnisches Journal", das erstmals 1820 von Johann Gottfried Dingler (1778–1855)[19] herausgegeben wurde. Ab Band 39 von 1831 war sein Sohn Emil Maximilian (1806 bis 1874)[20] Mitherausgeber des Journals. Mit dem Tod des Vaters übernahm dieser mit Band 136 im Jahr 1855 zeitweise allein bis zu seinem eigenen Tod 1874 die Herausgeberschaft. Danach hieß die Zeitschrift „Dingler's Polytechnisches Journal" und wurde bis Band 261 im Jahr 1886 von Johann Zeman (1844–1900)[21] und Ferdinand Fischer (1842–1916)[22] herausgegeben. Bis zum Ende unseres Untersuchungszeitraumes 1916 wechselten die Herausgeber häufig.

Ein besonderer Fall sind die „Verhandlungen der Physikalisch-medizinischen Gesellschaft zu Würzburg" als Publikationsorgan für wissenschaftlich-medizinische und naturwissenschaftliche Aufsätze und Arbeiten. In dieser Gesellschaft waren Johann Joseph von Scherer, Johann Rudolph von Wagner und Ludwig Medicus[23] Mitglieder. Scherer fungierte zudem als Gründungsmitglied des Gremiums.[24]

Die „Verhandlungen der Physikalisch-medizinischen Gesellschaft zu Würzburg" wurden durch Beschlüsse 1860 in einen medizinischen und einen naturwissenschaftlichen Teil getrennt, die eigene Redaktionsmitglieder betreuten. Sie hießen fortan „Würzburger Medicinische Zeitschrift" und „Würzburger Naturwissenschaftliche Zeitschrift".[25] Einige Aufsätze von Scherer und Wagner erschienen unter demselben Titel und mit gleichem Wortlaut in beiden Zeitschriften, sodass wir uns in unserer Auflistung der Publikationen jeweils auf eine der beiden Zeitschriften beschränkt haben. Diese Trennung wurde mit der neuerlichen Herausgabe der „Verhandlungen der

---

[18] Siehe hierzu http://onlinebooks.library.upenn.edu/, letzter Zugriff 11. Januar 2023.

[19] Siehe hierzu ADB (1877), Bd. 5, S. 239f.; C. SCHÜMANN / C. FRIEDRICH (1994), S. 1690–1693; sowie I. R. LAUTERBACH (2013). Bei Schümann und Friedrich sowie Lauterbach finden sich umfangreiche Hinweise zu Leben und Werk Johann Gottfried Dinglers (1778–1855).

[20] Siehe hierzu ADB (1877), Bd. 5, S. 239.

[21] Siehe hierzu N. N. (1900).

[22] Siehe hierzu NDB (1961), Bd. 5, S. 175.

[23] Siehe hierzu UniAWürzburg, ARS 656 [ohne Paginierung]. Schreiben der „mathematisch-naturwissenschaftlichen Section" der Philosophischen Fakultät an den Akademischen Senat vom 14. Januar 1881 zur Wiederbesetzung der durch den Tod Wagners freigewordenen Professur. Medicus hatte kurz zuvor den zweiten Vorsitz der Physikalisch-Medizinischen Gesellschaft zu Würzburg übernommen.

[24] Siehe hierzu C. R. GRUND (2002), S. 147–156.

[25] Siehe hierzu Würzburger Medicinische Zeitschrift. Sitzungs-Berichte der Physikalisch-Medicinischen Gesellschaft 1 (1860), S. VI, S. XXXIf. und S. 1–4 im Anschluss an die S. XLII. [diese Seiten erneut beginnend mit „1" paginiert vor den Schaubildern in der Anlage am Schluss des Bandes].

Physikalisch-Medizinischen Gesellschaft in Würzburg, Neue Folge" ab 1869 beendet.[26] Wir schlossen unsere Untersuchung mit den „Verhandlungen der Physikalisch-Medizinischen Gesellschaft zu Würzburg" 1917 ab. Die Anlagen 21 bis 25 beinhalten die von uns ermittelten Veröffentlichungen der Professoren Pickel, Rumpf, Scherer, Wagner und Medicus.

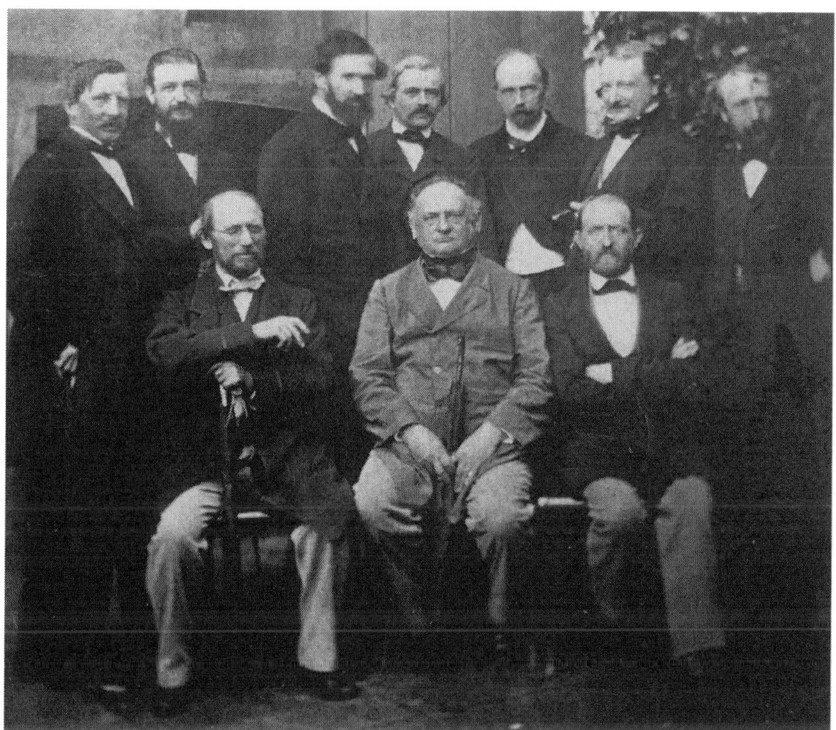

Abb. 36: Bisher unbekanntes Gruppenbild der „Physikalisch-Medizinischen Gesellschaft zu Würzburg" aus den 1850/60er-Jahren; vordere Reihe sitzend von links nach rechts: Johann Joseph Scherer (1814–1869), Gottfried Wilhelm Osann (1796–1866) und Heinrich Müller (1820–1864); hintere Reihe stehend von links nach rechts: [vermutlich] Heinrich von Bamberger (1822–1888), [unbekannt], Franz von Rinecker (1811–1883), Albert von Koelliker (1817–1905), [unbekannt], Friedrich Wilhelm Scanzoni von Lichtenfels (1821–1891), [unbekannt].[27]

---

[26] Siehe hierzu A. KÖLLIKER / P. MÜLLER / R. WAGNER (1869).

[27] Siehe hierzu StadtA Würzburg, Biographische Mappe Gottfried Wilhelm Osann [ohne Paginierung]. Osann war von 1848 bis 1849 Rektor der Universität Würzburg. Die Beschriftung auf der Rückseite ist laut mündlicher Auskunft des Stadtarchivs durch einen Nachfahren Osanns angebracht worden [Schrift mit Kugelschreiber]. Scanzoni kam erst 1850, Bamberger 1854 nach Würzburg. Das Bild von Osann zeigt ihn im vorgerückten Alter. Bei der Identifizierung der Dargestellten half freundlicherweise der Medizinhistoriker Dr. Andreas Mettenleiter, Würzburg. Schriftliche Auskünfte des Universitäts-Archivs Würzburg, der Universitäts-Bibliothek Würzburg und der Physikalisch-Medizinischen Gesellschaft zu Würzburg nach Kenntnis des Bildes und der abgebildeten Personen waren negativ.

8.1 Die Forschungsarbeiten von Johann Georg Pickel

Pickel (1751–1838) veröffentlichte seine wissenschaftlichen Ergebnisse hauptsächlich in kleineren Heften in der Universitätsdruckerei Würzburg. Von ihm sind daher nur wenige Aufsätze in Fachjournalen nachweisbar. Als Herausgeber einer Zeitschriftenreihe trat er nicht in Erscheinung. Sein Hauptinteresse galt der Förderung des Staatswohls, wozu er u. a. eine Fabrik gründete, die seine Erfindungen auf medizinischem und pharmazeutischem Gebiet vermarktete. Dazu brachte er einen Katalog heraus. Die Förderung und Qualitätsverbesserung der Bodenschätze und Erzeugnisse des Hochstifts Würzburg waren ihm ein besonderes Anliegen, das sich in seiner Forschung und den Publikationen widerspiegelt. Zur dritten Auflage seiner Monographie „Rettungsapparat zur Wiederbelebung der Scheintodten", erschienen 1829, bemerkte er im Vorwort, dass er jedem verkauften Exemplar des Apparates ein Büchlein als nützliche Hilfestellung beigelegt habe. Ein Bild des Titelblattes der ersten Auflage ist im Anlagenteil zu finden.[28]

Eine Besonderheit stellt seine gedruckte Schmähschrift gegen den Kaiser der Franzosen, Napoleon Bonaparte I. (1769–1821)[29] dar, die wir in der Universitätsbibliothek Würzburg auffinden konnten. Hier bezog Pickel eindeutig Stellung zu einer politischen Frage.

Insgesamt konnten wir 16 Monographien nachweisen, von denen nur wenige sich pharmazeutischen Themen widmeten.[30]

Pickels Monographie über den Salz- und Luftbrunnen zu Bad Kissingen zählen wir indes zur pharmazeutischen Analytik. Die Einladungsrede zu seinen Vorlesungen ist der Naturphilosophie[31] gewidmet. Da Pickel vom Fürstbischof Franz Ludwig von Erthal (1730–1795)[32] neben der Chemie auch Pharmazie als Lehrfach erhielt, können wir die Einladungsrede ebenfalls in diese Lehrsparte einordnen. Somit konnten wir zwei Monographien zur Pharmazie finden. Seine Dissertation behandelt hingegen ein eher medizinisch-physiologisches Thema.[33]

Die beiden Monographien zum Zucker und zum Gehalt der Pflanzenfrüchte [Wein und Getreide] gehören eher in das Fachgebiet Önologie beziehungsweise Agrikulturchemie. Hierzu zählt auch seine Veröffentlichung zu den Räucherungen der Weinreben

[28] Siehe hierzu Anlage 18, S. 409.

[29] Siehe hierzu HERDER (1950), Sp. 2913f.

[30] Siehe hierzu Anlage 21.1, S. 523.

[31] Siehe hierzu C. FRIEDRICH / W.-D. MÜLLER-JAHNCKE (2005), S. 368f. Pickels Streben galt der Förderung des Staates und des Gemeinwohls genau nach dem Ideal, wie es Friedrich und Müller-Jahncke für den Kreis um Samuel Hartlib (um 1600–1662) reklamierten, der zur Gründung der „Royal Society" in London führte. Auch in Paris entstand aus gleichen Beweggründen die „Académie Royale des Sciences".

[32] Siehe hierzu H. FLURSCHÜTZ (1965), S. 7; sowie H. SCHOTT (2004), S. 153.

[33] Siehe hierzu G. PICKEL (1778). Pickel schrieb in der „Praefatio" [Vorwort]: „Non primus ego sum medicus, qui physicam electricitatis naturam indagavit"; in freier Übersetzung: „Ich bin nicht der erste Arzt, der die physikalische Natur der Elektrizität untersucht hat".

bei Frostgefahr, womit wir insgesamt drei Monographien zur Önologie nachweisen konnten. Die in drei Auflagen erschienene Broschüre über den Rettungsapparat rechneten wir zur Medizintechnik. Die Publikation zur Eisenerdengrube in Oberebersbach ordneten wir der Farbenchemie beziehungsweise der Technologie zu.

Zur Monographie „Abhandlung über Blitzableiter nebst einem Vorschlage zu einer neuen Schutzanstalt gegen den Blitzschaden“, die 1821 in Würzburg gedruckt wurde, existiert eine eigene, von uns erstmalig ausgewertete Akte im Universitätsarchiv. Da der Autor nach dem Vorwort des Buches der Kapitular Ludwig Mayer des ehemaligen Würzburger Stiftes Haug war und Pickel als sein Freund ihm nur die Plattform als Herausgeber für eine Publikation bot, erging von der Königlichen Universitätskuratel die Anweisung an den Akademischen Senat, in Zukunft nur noch im Vorfeld von der Kuratel genehmigte Schriftstücke auf Kosten der Universitätskasse und kein „fremdes Geistes-Produkt“ mehr drucken zu lassen. Dies sollte allen Professoren und Privatdozenten per „Circulare“ vom Akademischen Senat bekanntgegeben werden.[34] Wir zählten diese Monographie zur Meteorologie, wonach mit den drei Monographien zur Wetterbeobachtung insgesamt vier Monographien zur Meteorologie ermittelt werden konnten.

Elf Aufsätze von Johann Georg Pickel ließen sich nachweisen.[35]

Der Aufsatz über den Brunnen zu Bocklet gehört sowohl zur Pharmazie als auch zur Balneologie.[36] Drei Veröffentlichungen zum Salpetervorkommen in Homburg zählen zum Fachgebiet Mineralogie, die eine Hilfswissenschaft der Pharmazie darstellte.

Zwei Aufsätze befassen sich mit dephlogisierter[37] Salzsäure beziehungsweise dephlogisierter Luft und behandeln einmal das Bleichen und im anderen Fall die Temperaturänderung auf verschiedene Metalle, Öle und weitere chemische Eigenschaften der Produkte. Sie sind der Chemie und Technologie zuzuordnen und zeigen, dass solche Fragen in der Chemie damals eine wichtige Rolle einnahmen.

Zur Technologie ordneten wir den Aufsatz über die Eisenerdengrube in Oberebersbach ein. Die eisenhaltige Erde konnte in einer Pfanne erhitzt werden. Daraus entstand das damals bei Malern und Tünchern sehr beliebte „Englisch-Rot“. Weitere Verwendungszwecke wurden von Pickel ebenfalls beschrieben. Die drei Beiträge über die Räucherungen der Weinreben zählten wir zur Önologie oder Agrikulturchemie.

Sein Beitrag über neun „Kackerlacken“ von 1788 ist der Medizin zuzuschreiben. Pickel bezog sich u. a. auf einen im selben Journal veröffentlichten Beitrag des Hofrates Carl Casper Siebold (1736–1807)[38], der „von einem Kackerlacken in Würzburg“ berichtete. Pickel beschrieb den Phänotyp und das Krankheitsbild mit Blindheit,

---

34 Siehe hierzu UniAWürzburg, ARS 3093 [ohne Paginierung]. Anweisung der Königlichen Universitätskuratel „Im Namen Seiner Majestät des Königs“ an den Akademischen Senat vom 26. Jänner 1822 mit dem Betreff „Die von dem Professor Pickel herausgegebene Abhandlung über Blitzableiter“.

35 Siehe hierzu Anlage 21.2, S. 524.

36 Siehe hierzu C. FRIEDRICH (2019/a), S. 115. Die Analyse der Mineralwässer gehörte zum pharmazeutischen Tätigkeitsbereich, wie Christoph Friedrich feststellte.

37 Siehe C. FRIEDRICH / W.-D. MÜLLER-JAHNCKE (2005), S. 355–363 für die Phlogistontheorie und S. 430–436 für die Antiphlogistonlehre.

38 Siehe hierzu A. METTENLEITER (2001), S. 841.

Sehschwäche und Lichtempfindlichkeit u. a. der Haut sehr präzise. Außerdem äußerte er sich zum Phänotyp der Eltern und Geschwister. Der nach heutiger Forschung pejorativ gebrauchte Begriff „Kakerlake“ bezeichnete hier einen Menschen, der an Albinismus leidet.[39] Im Text selbst wird einmal die Bezeichnung „Albino“ genannt.

Pharmazeutische Themen griff Pickel mit seinen Analysen der Mineralbrunnen und in der Entdeckung beziehungsweise Untersuchung und Ausbeutung von Mineralienvorkommen auf, wie es in seiner Zeit üblich war. Er ist als praktischer Chemiker und Pharmazeut, der alles in den Dienst des Staates stellte, zu bezeichnen. Seine Forschungsinhalte waren ganz dem Utilitarismus[40] verpflichtet.

8.2 Die Forschungsarbeiten von Ludwig Rumpf

Ludwig Rumpfs (1793–1862) erste Monographie „Ueber Naturwissenschaft und naturwissenschaftliche Systeme mit besonderer Anwendung auf Anorganognosie und anorganognostische Systeme. Ein Versuch“, die 1820 in Bamberg erschien, rezensierte zeittypisch ein Jahr später Johann Bernhard Wilbrand (1779–1846)[41] in der Zeitschrift ‘Isis’.[42] Dort heißt es:

> „Aus dieser Uebersicht wird der Leser sehen, daß der Vfr. [Verfasser] seinen Gegenstand nicht bloß klar übersieht und wissenschaftlich behandelt, sondern daß er den Wissenschaften, denen er sich laut der Vorrede, vorzüglich widmet, nämlich in der Chemie und Mineralogie etwas zu leisten fähig ist, und wirklich etwas leisten wird, was hinsichtlich beyder Wissenschaften, besonders aber hinsichtlich der Chemie, um so mehr zu wünschen ist, weil eine wahrhaft gründliche, von einer in sich klaren naturphilosophischen[43] Ansicht geleitete Behandlung derselben auf deutschen Boden sich noch sparsam ankündigt.“[44]

Diese Hoffnung Wilbrands erfüllte sich auf dem Gebiet der Chemie jedoch nicht, denn Rumpfs Leidenschaft war das Sammeln von Mineralien, die zu einem außerordentlich

---

[39] Siehe hierzu W. GUTTMANN (1909), Sp. 609f. „Kakerlaken (holländisch-ostindischer Name; zuerst Bezeichnung der lichtscheuen Schaben {Blatta orientalis}, dann auf lichtscheue Menschen übertragen; auch von Charkerlas abgeleitet, dem Namen eines japan. Volkes mit weißgelber Haut und lichtscheuen Augen {nach Villaret}) = Albinos.“

[40] Siehe hierzu HERDER (1950), Sp. 4595. Utilitarismus kommt vom Lateinischen ‘utilis’ für ‘nützlich’. Nützlichkeitsmoral, die das Gute dem Nützlichen und das Böse dem Schädlichen gleichsetzt. Der Nutzen des Einzelnen sowie der Nutzen für die Gemeinschaft, die sich als Familie, Volk, Staat oder Menschheit definieren lässt, bilden den Wertemaßstab.

[41] Siehe hierzu ADB (1898), Bd. 44, S. 520f.

[42] Siehe hierzu J. B. WILBRAND (1821).

[43] Siehe hierzu HERDER (1950), Sp. 2932f.: „Naturphilosophie durchforscht die gesamte Natur von den allgemeinen Begriffen und Grundsätzen des Seins und Werdens aus. Ihre Grundlage bilden besonders die Ergebnisse der Naturwissenschaft neben einigen Gegebenheiten der vorwissenschaftlichen Naturerkenntnis.“ Rumpf stellt hier den Bezug zur naturphilosophischen Chemie her.

[44] J. B. WILBRAND (1821), Sp. 457.

beträchtlichen Teil dem Mineralogischen Kabinett der Universität Würzburg zugutekamen.[45]

In dem Werk „Flora der Umgebung von Würzburg“ von August Schenk (1815 bis 1891)[46] aus dem Jahr 1848 übernahm Ludwig Rumpf den geognostischen Teil, wie im Vorbericht erwähnt wird.[47]

Wir fanden zwei Monographien von Ludwig Rumpf.[48] Seine medizinische Dissertation konnten wir in der Bayerischen Staatsbibliothek in Bamberg nachweisen. Bei Johann Lukas Schönlein (1793–1864)[49] wurde er 1824 mit dem Thema „De sanguinis mixtione chemica in statu sano et morboso" promoviert. Eine zuvor an der Universität Landshut erstellte Dissertation konnten wir nicht ermitteln.[50]

Rumpf bemerkte zu seiner geringen literarischen Veröffentlichungstätigkeit selbst:

> „Mit literarischen Citaten ist nachstehende Abhandlung aus dem doppelten Grunde nur höchst nothdürftig versehen, weil ich meine Meinung durchaus selbst verantworten, und überhaupt des Aushängeschildes brüstender Gelehrtheit mich nicht bedienen wollte."[51]

Insgesamt ließen sich nur sieben Aufsätze nachweisen.[52] Sein erster Beitrag aus dem Jahr 1831 behandelt ein standespolitisches Thema der Apotheker. Drei Aufsätze mit unterschiedlichen Themen lassen sich der Mineralogie, die als Hilfswissenschaft der Pharmazie galt, zuordnen. Die drei gleichen Beiträge in verschiedenen Fachjournalen über den bayerischen Schmirgel können wir ebenso der Mineralogie zurechnen.

Klaus-Peter Kelber und Martin Okrusch bemerkten, dass Rumpf die Vermehrung und Förderung des Mineralogischen Kabinetts besonders der Paläontologischen Sammlung der Julius-Maximilians-Universität am Herzen lag.[53] Sein Hauptinteresse galt der Mineralogie.[54] Er starb überraschend während den Vorarbeiten zur Herausgabe seiner gesamten Forschungsergebnisse.[55] Über den Inhalt seiner vorbereiteten Veröffentlichungen konnten wir indes keine Angaben finden.

Rumpf betrieb fast ausschließlich Mineralogie, Geognosie[56] und Petrefaktenkunde[57], die zu den Hilfswissenschaften der Pharmazie gehörten. Eine pharmazeutische Veröffentlichung zur Standespolitik konnten wir erstmalig nachweisen. Chemische Arbeiten fanden wir nicht.

---

45 Siehe hierzu R. SCHMITZ (1969), S. 335; sowie Kapitel 5.1.2, S. 54.

46 Siehe hierzu ADB (1907), Bd. 53, S. 749–751.

47 Siehe hierzu A. SCHENK (1848), S. V.

48 Siehe hierzu Anlage 22.1, S. 526.

49 Siehe hierzu A. METTENLEITER (2001), S. 840.

50 Vgl. Kap. 5.1.2, S. 54.

51 L. RUMPF (1820), S. XII; sowie K.-P. KELBER / M. OKRUSCH (2006), S. 82.

52 Siehe hierzu Anlage 22.2, S. 526.

53 Siehe hierzu K.-P. KELBER / M. OKRUSCH (2006), S. 81–83.

54 Siehe hierzu B. BEYERLEIN (1991), S. 224; sowie R. SCHMITZ (1969), S. 335f.

55 Siehe hierzu R. SCHMITZ (1969), S. 335f.; sowie ADB (1889), Bd. 29, S. 667.

56 Siehe hierzu DUDEN (1961), S. 284. Geognosie (veraltet) steht für Geologie.

57 Siehe hierzu HERDER (1950), Sp. 3248. Der Begriff „Petrefakt“ kommt aus dem Griechisch-lateinischen und bedeutet Versteinerung, Fossil.

8.3 Die Forschungsarbeiten von Johann Joseph von Scherer

Johann Joseph von Scherer (1814–1869) veröffentlichte 1859 ein Lehrbuch der Chemie, das im Titel bereits auch pharmazeutische Fragestellungen erkennen lässt. Er schrieb zahlreiche Aufsätze in etablierten Fachjournalen, insbesondere in den 'Verhandlungen der Physikalisch-Medicinischen Gesellschaft in Würzburg'. Scherer war Gründungsmitglied dieser Fachgesellschaft, die in den ersten Jahrzehnten ihres Bestehens in der Fachwelt einen hervorragenden Ruf besaß. Als studierter Mediziner und tätiger Chemiker gilt Scherer als einer der ersten Klinischen Chemiker, wie Christina Renata Grund nachwies.[58] Das spiegelte sich auch in seinen Veröffentlichungen wider.

Wir konnten fünf Monographien von Scherer nachweisen.[59]

Das Lehrbuch zur Chemie stellte einen Beitrag zur medizinisch-pharmazeutischen Chemie dar. Seine Dissertation behandelte ein medizinisch-toxikologisches Thema. Die Toxikologie ist eine Hilfswissenschaft der Pharmazie. Sie wurde bereits in der neuen Studienordnung von 1837 berücksichtigt. Seine Veröffentlichung zur Philippsquelle in Orb gehört zur Pharmazeutischen Chemie, speziell zur Balneologie.[60]

Die chemisch-mikroskopischen Untersuchungen zur Pathologie zählten zu den Hauptarbeitsgebieten der Klinischen Chemie. Seine tabellarische Aufstellung zum Verhalten der Stoffe bei Versuchen rechneten wir zur Analytischen Chemie.

Als Mitherausgeber der „[Canstatt's] Jahresbericht[e] über die Fortschritte in der Pharmacie und verwandten Wissenschaften" ist Scherer von 1842 bis 1865 nachweisbar. Die Titel der Schriftenreihe variierten leicht.[61] Daneben war er von 1851 bis 1865 Mitherausgeber der „[Canstatt's] Jahresberichte über die Fortschritte der gesammten Medicin in allen Ländern".

Scherer lieferte als „Berichterstatter" zudem Kapitel und Beiträge in den „[Canstatt's] Jahresberichten über die Fortschritte der gesammten Medicin in allen Ländern", 1849 bis 1865, und „Jahresberichten über die Leistungen und Fortschritte in der gesamten Medizin", 1866 und 1867. Alle Jahresberichte wurden im Jahr nach dem im Titel erwähnten Jahrgang gedruckt. Scherer war von Johann Gottfried Eisenmann (1795 bis 1867) für die Funktion als Mitherausgeber der „Jahresbericht[e] über die Fortschritte in der Pharmacie [...]" gewonnen worden.[62]

---

58 Siehe hierzu C. R. GRUND (2002).

59 Siehe hierzu Anlage 23.1, S. 527.

60 Siehe hierzu C. FRIEDRICH (2019/a), S. 115. Auch die Untersuchung der Mineralwässer gehörte zum pharmazeutischen Tätigkeitsbereich, wie Christoph Friedrich nachweisen konnte.

61 Siehe hierzu Anlage 23.2, S. 528.

62 Siehe hierzu S. WULLE (2019), S. 250. Die Lebensdaten von Eisenmann sind diesem Aufsatz entnommen.

Insgesamt konnten wir 100 Zeitschriftenveröffentlichungen von Scherer einschließlich kurzer Mitteilungen ermitteln.[63] Den Aufsatz von Justus Liebig (1803–1873)[64] über erste Untersuchungen seines Schülers Johann Joseph Scherer berücksichtigten wir in unserer Auswertung nicht. Er gehört in das Fachgebiet Pharmazeutische Biologie.

Von den 33 Beiträgen Scherers, die Klinisch-chemische Fragen behandelten, können wir zehn zugleich der Pharmazie zuordnen, da sie chemisch-pharmazeutische Untersuchungen darstellen.

Scherer verfasste zudem zwei Aufsätze zur Pharmazeutischen Analytik, vier zur Balneologie, wobei die Untersuchung der Heilbrunnen zum Aufgabenbereich der Pharmazeuten zählte,[65] zwei zur Toxikologie, die zu den Hilfswissenschaften der Pharmazie gerechnet wird und auch in der Studienordnung der Pharmazeuten von 1837 enthalten war, einen zur Mineralogie, die ebenso eine Hilfswissenschaft der Pharmazie war, zwei Beiträge zur Lebensmittelchemie sowie jeweils einen zur Geologie, zur Agrikulturchemie und zur Geschichte der Medizinischen Fakultät in Würzburg. Außerdem schrieb Scherer einen Nachruf auf den Apotheker und Chemischen Technologen Johann Eduard Herberger (1809–1855)[66].

8.4 Die Forschungsarbeiten von Johann Rudolph von Wagner

Ab der zweiten Hälfte des 19. Jahrhunderts konnten wir eine stark ansteigende Anzahl von Publikationen nachweisen. Johann Rudolph von Wagner (1822–1880) betätigte sich als Autor von mehreren Lehrbüchern und Monographien, fungierte über 25 Jahre als Herausgeber der jährlich erschienenen „Jahres-Bericht[e] über die Fortschritte der chemischen Technologie[…]" und veröffentlichte eine außerordentlich große Vielzahl von Aufsätzen, hauptsächlich zum Fachgebiet Chemische Technologie.

Wir konnten 14 Monographien von Wagner ermitteln,[67] darunter folgende Lehrbücher, die im Titel bereits auf die Pharmazie hinweisen: „Die Chemie faßlich dargestellt", „Die chemische Technologie als Leitfaden bei Vorlesungen […]" und der Nachfolgetitel „Handbuch der chemischen Technologie", die ab der siebten Auflage 1868 im Titel auf die Pharmazie verweisen, sowie als Einzelmonographie die Schautafel zu den „Atomgewichte[n] der Elemente. Für technische Lehranstalten, Apotheker etc." von 1870.

Sein Lehrbuch „Die Chemie fasslich dargestellt […]" erschien in fünf Auflagen unter leicht variierenden Titeln. Die zweite Auflage von 1851 berücksichtigte im Titel bereits die Pharmazie. Die erste Ausgabe dieses Lehrbuches erfolgte 1850 noch in zwei Bänden, einem Organischen Teil und einem Anorganischen Teil.

---

63 Siehe hierzu Anlage 23.3, S. 528.

64 Siehe hierzu E. MUTSCHLER / C. FRIEDRICH (2020), S. 181; C. FRIEDRICH (2003), S. 1634–1638; sowie C. FRIEDRICH (2023), S. 1256–1260.

65 Siehe hierzu C. FRIEDRICH (2019/a), S. 115.

66 Siehe hierzu UniBibWürzburg, Sig. 63/T 19.48, Totenzettel Herberger, Eduard; DApoBio (1975), Bd. 1, S. 264; sowie C. SCHÜMANN (1997), S. 36.

67 Siehe hierzu Anlage 24.1, S. 537.

Wagners Lehrbuch „Die chemische Technologie" wurde in der achten Auflage unter dem Titel „Handbuch der chemischen Technologie" weitergeführt[68] und erschien 1880, seinem Todesjahr in der elften Auflage. Die Zwölfte Auflage folgte 1886 in Leipzig, die 13. Auflage 1889 ebenfalls in Leipzig fortgeführt von Heinrich August Wilhelm Ferdinand Fischer (1842–1916)[69]. Wagners Lehrbücher wurden auch ins Englische und Französische übersetzt.[70]

Als Chemiehistoriker trat Wagner mit seiner Monographie „Die Geschichte der Chemie. Von der Kindheit des Menschengeschlechts bis auf unsere Tage" hervor, die zwei Auflagen erlebte und auch für die Studenten der Pharmazie interessant war.

Das „Lehrbuch der Organischen Chemie" von Charles Frédéric Gerhardt (1816 bis 1856)[71] übersetzte Wagner aus dem Französischen ins Deutsche, arbeitete es um und führte es fort. Es erschien unter seiner Leitung von 1854 bis 1857 in vier Bänden. Gerade im aufblühenden Industriezeitalter des 19. Jahrhunderts gewann die Organische Chemie größere Bedeutung auch für die Pharmazeuten.

Von Wagners Monographie „Theorie und Praxis der Gewerbe [...]" wurde in zwei Auflagen veröffentlicht; während die erste von 1858 bis 1864 in fünf Bänden und einem Registerband erschien, kam die zweite Auflage 1869 einbändig heraus.

Weitere Einzelausgaben von Wagner waren, wie unsere Recherchen ergaben, die „Ergaenzungen zu dem Handwörterbuch der Chemie und Physik", die „Berichte über die neuesten Fortschritte in der Chemie, Physik und Mineralogie", das „Taschenbuch der Physik im ausführlichen und übersichtlichen Auszuge hauptsächlich für Studirende der Medicin", ein „Compendium der Technologie" als Umarbeitung und Fortführung des Lehrbuches bei Vorlesungen von Sigismund Friedrich Hermbstaedt (1760 bis 1833)[72], die „Ausführliche Volks-Gewerbslehre oder allgemeine und besondere Technologie zur Belehrung und zum Nutzen für alle Stände", die er nach dem Tod von Johann Heinrich Moritz von Poppe (1776–1854)[73] weiterführte, ein Buch über „Die Metalle und ihre Verarbeitung. Brennmaterialien, Heizung und Feuerung. [...]", „Technologische Studien auf der Allgemeinen Kunst- und Industrieausstellung zu Paris im Jahre 1867" sowie einen „Grundriss der chemischen Technologie".

Die Werke, die die Mineralogie, eine Hilfswissenschaft der Pharmazie, die Physik, ebenfalls eine Hilfswissenschaft der Pharmazie, und die chemische Technologie zum Inhalt haben, waren auch für die Studenten der Pharmazie interessant und hilfreich. Christoph Schümann wies die große Bedeutung der Apotheker beim Entstehen der Chemischen Technologie in der ersten Hälfte des 19. Jahrhunderts nach.[74] Wir konnten

---

68 Siehe hierzu R. WAGNER (1871), S. IIIf. Die Jahresangaben des Druckes der fünften und sechsten Auflage sind hier um ein Jahr zu früh angegeben.

69 Siehe hierzu NDB (1961), Bd. 5, S. 175.

70 Siehe hierzu R. WAGNER / F. FISCHER / L. GAUTIER (1892); sowie R. WAGNER (1872).

71 Siehe hierzu W. MÜLLER (1989/b), S. 167; sowie E. MUTSCHLER / C. FRIEDRICH (2020), S. 51.

72 Siehe hierzu C. STOLL (2000), S. 98; sowie C. FRIEDRICH (2013/b), S. 51–60.

73 Siehe hierzu ADB (1888), Bd. 26, S. 418–420.

74 Siehe hierzu C. SCHÜMANN (1997).

durch einige Prüfungsakten aufzeigen, dass Technologie zumindest von einigen Würzburger Pharmaziestudenten gehört wurde.[75]

Wagner fungierte von 1855 bis 1880 als Herausgeber oder Mitherausgeber der „Jahresberichte über die Leistungen der chemischen Technologie", die unter drei unterschiedlichen Titeln erschienen.[76] Sie wurden nach dessen Tod von Ferdinand Fischer (1842–1916) unter dem Titel „Rudolf von Wagner's Jahres-Bericht über die Leistungen der chemischen Technologie mit besonderer Berücksichtigung der Gewerbestatistik" fortgeführt. Die Jahresberichte wurden stets im Jahr nach dem im Titel erwähnten Jahrgang gedruckt. Ein Generalregister zu den Jahresberichten der Jahrgänge eins bis zehn erschien 1866 in Leipzig.

Insgesamt konnten wir erstmals 372 Veröffentlichungen in Form von Aufsätzen oder kleineren Mitteilungen von Wagner ermitteln.[77] Mit großem Abstand gehören 97 Beiträge in das Fach der Chemischen Technologie, das damals von Apothekern mitvertreten wurde.[78] Aus diesem Themenbereich lassen sich 29 Fragestellungen zudem der Pharmazie direkt zurechnen.

Weitere 70 Beiträge sind ebenfalls für Pharmazeuten interessant, so dass wir insgesamt rund 100 Publikationen für Pharmazeuten nachweisen konnten. Diese lassen sich weiter unterteilen in Analytik (24), Lebensmittelchemie (14), Organische (12), Anorganische (3) und Physikalische Chemie (3), Agrikulturchemie (4), Farbenchemie (5), Fettchemie (2), Galenik / Pharmazeutische Chemie (2) sowie Mineralogie (1), die als Hilfswissenschaft der Pharmazie gelten kann.

Bei den statistischen Beiträgen, hier konnten wir sechs nachweisen, untersuchte er u. a. Fabrikationskosten in verschiedenen Ländern, wirtschaftliche Belange eines Produktionszweiges in Deutschland oder fortlaufende Statistiken über den Hopfenanbau in Bayern. Außerdem verfasste Wagner einen Nekrolog zu Johann Joseph von Scherer (1814–1869) und einen Nachruf auf Adolph Friedrich Ludwig Strecker (1822–1871)[79].

---

[75] Siehe hierzu UniAWürzburg, ARS 2395 [ohne Paginierung], s. v. „Dieterich Nicol[aus] v. Randersacker"; sowie UniAWürzburg, ARS 2401 [ohne Paginierung], s. v. „Heckenlauer Georg".

[76] Siehe hierzu Anlage 24.2, S. 540.

[77] Siehe hierzu Anlage 24.3, S. 540.

[78] Vgl. C. SCHÜMANN (1997). Nähere Ausführungen zur Entstehungsgeschichte der Chemischen Technologie sind in der Dissertation von Schümann zu finden.

[79] Siehe hierzu K. KOSCHEL / G. SAUER (1968), S. 23.

8.5 Die Forschungsarbeiten von Ludwig Medicus

Aus wirtschaftlichen Gründen war Ludwig Medicus (1847–1915) als verheirateter Mann gerade zu Beginn seiner akademischen Laufbahn auf die Herausgabe der „Jahresbericht[e] über die Fortschritte auf dem Gebiete der Reinen Chemie“[80] und Schriften zu den Laborübungen wie die „Kurze Anleitung zur qualitativen Analyse. Zum Gebrauch beim Unterricht in chemischen Laboratorien“ angewiesen.[81]

Die „Jahresbericht[e] über die Fortschritte auf dem Gebiete der Reinen Chemie“, Jahrgänge eins bis sieben, wurden im Jahr nach dem im Titel erwähnten Jahrgang gedruckt. Die Jahrgänge acht und neun erschienen jeweils zwei Jahre nach dem im Titel angeführten Jahr. Mit dem neunten Jahrgang folgte der letzte und das Erscheinen der Zeitschrift wurde eingestellt. Die Aufgabe der Herausgeberschaft von Medicus' „Jahresbericht[en]“ war eine Voraussetzung zur Übertragung der durch Wagners Tod erledigten Professur, wie aus einem befürwortenden Schreiben der Mathematisch-naturwissenschaftlichen Sektion der Philosophischen Fakultät an den Akademischen Senat hervorgeht.[82] Begründer und Herausgeber war bis zur Einstellung der Jahresberichte Wilhelm Staedel (1843–1919)[83].

Medicus widmete sich außerdem intensiv der Lehre, wie auch die Veröffentlichungen seiner Lehrbücher zum chemischen und pharmazeutischen Praktikum zeigen, die in hohen Auflagen gedruckt wurden. Seine Aufsätze betrafen anfänglich rein chemische Fragestellungen. Später kamen immer mehr Arbeiten zur Lebensmittelchemie hinzu.

---

80 Siehe hierzu Anlage 25.3, S. 570: „Jahresbericht über die Fortschritte auf dem Gebiete der Reinen Chemie“ 1873 bis 1877 [Koautor]; „Jahresbericht über die Fortschritte auf dem Gebiete der Reinen Chemie“ 1878 bis 1879 [Mitherausgeber].

81 Siehe hierzu UniAWürzburg, ARS 656 [ohne Paginierung]. Bericht der „mathematisch-naturwissenschaftlichen Section” der Philosophischen Fakultät an den Akademischen Senat vom 14. Januar 1881.

82 Siehe hierzu UniAWürzburg, ARS 656 [ohne Paginierung]. Schreiben der „mathematisch-naturwissenschaftlichen Section“ der Philosophischen Fakultät an den Akademischen Senat der Julius-Maximilians-Universität Würzburg vom 14. Januar 1881 mit dem Betreff der „Wiederbesetzung der durch den Tod des Hofrates Professors Dr. J. Rudolf von Wagner erledigten Professur“. Hier wurde eine Ernennung von Medicus zum außerordentlichen Professor unter „Verzicht auf allzu ausgedehnte literarische Sammelarbeit (Jahresberichte)“, damit er sich „seinen Lehrfächern und deren Vervollkommnung ausschließlich zu[...]wenden“ konnte, positiv befürwortet. Die „Jahresberichte“ und seine Mitherausgeberschaft wurden explizit auch an anderer Stelle in gleichem Schreiben erwähnt; sowie in diesem Schreiben angefügtes „Zeugnis“ des Vorstandes des chemischen Institutes Prof. Johannes Wislicenus (1835–1902).

83 Siehe hierzu W. R. PÖTSCH (1989/c), S. 404. Staedel hatte zunächst eine Apothekerlehre in Pfeddersheim bei Worms absolviert, bevor er Chemie in Heidelberg, Tübingen und bei Fresenius in Wiesbaden studierte. Er war später Professor in Tübingen und Darmstadt. Eine Aufnahme Staedels Lebenslaufs in die Deutsche Apotheker-Biographie ist bisher nicht erfolgt.

Wir konnten sieben Monographien von Ludwig Medicus nachweisen, die alle insbesondere für Pharmazeuten wichtig und interessant waren.[84] Sie behandeln fast ausschließlich analytische Themen.

Medicus veröffentlichte unter dem Titel „Einleitung in der chemischen Analyse" vier Hefte mit unterschiedlichen Erscheinungsjahren und Auflagen. Heft I war die „Kurze Anleitung zur qualitativen Analyse", Heft II „Kurze Anleitung zur Maassanalyse", Heft III „Kurze Anleitung zur Gewichtsanalyse" und Heft IV „Kurze Anleitung zur technisch-chemischen Analyse".[85]

Nach dem Tod von Medicus übernahm Walter Poethke (1900–1990)[86] die Herausgabe der „Kurze[n] Anleitung zur Maassanalyse. Mit besonderer Berücksichtigung der Vorschriften des DAB 6 und des Ergänzungsbandes 6.", die er in mehreren Ausgaben bis in die zweite Hälfte des 20. Jahrhunderts fortsetzte.

Medicus' „Kurze Anleitung zur qualitativen Analyse" wurde auch ins Englische übersetzt.[87]

Daneben erschienen 1894 und 1897 in zwei Lieferungen ein „Kurzes Lehrbuch der chemischen Technologie zum Gebrauche bei Vorlesungen auf Hochschulen und zum Selbststudium für Chemiker" und bis 1911 das „Practicum für Pharmaceuten. Analytische Uebungen und Präparate im Anschlusse an die ‚Einleitung in die chemische Analyse' das Arzneibuch und das Ergänzungsbuch zusammengestellt." in drei Auflagen. 1881 veröffentlichte er die „Gerichtlich-Chemische Prüfung von Nahrungs- und Genussmitteln. Methoden und Daten zur Beurtheilung".

Dazu kamen noch drei Separatdrucke, seine Habilitation „Zur Constitution der Harnsäuregruppe", die 1874 in Tübingen erschien, „Spaltung des Glyoxalylharnstoffs" von 1876 und „Spaltung der Uroxansäure" von 1877.[88]

Das Werk von Ludwig Medicus umfasst 64 Veröffentlichungen als Aufsatz oder kürzere Mitteilung.[89] Den Hinweis zum Beitrag „Über die schweflige Säure im Biere" von 1885 konnten wir dem richtigen Verfasser, Franz Joseph Herz (1855–1920)[90],

84 Siehe hierzu Anlage 25.1, S. 568.

85 Siehe hierzu R. FRIEDLÄNDER / [J. FRIEDLÄNDER] (1894), S. 261, Nr. 4031.

86 Siehe hierzu DApoBio (1997), Ergbd. 2, S. 239f.

87 Siehe hierzu L. MEDICUS (1913).

88 Siehe hierzu Anlage 25.2, S. 570.

89 Siehe hierzu Anlage 25.4, S. 571.

90 Siehe hierzu DApoBio (1986), Ergbd. 1, S. 190; Kap. 5.2.7, S. 107; sowie C. FRIEDRICH (2020), S. 2622–2624. Franz Josef Herz wurde am 22. April 1856 in Obergünzburg als Sohn des Hammerschmiedbesitzers und Eisenhändlers Johann Michael Herz (1823–1888) geboren. Die Lateinschule in Kempten besuchte er von 1867 bis 1871. Bevor er zwischen 1877 und 1879 in München Pharmazie studierte, absolvierte er eine pharmazeutische Lehre. Von 1884 bis 1887 studierte er zusätzlich Chemie und Lebensmittelchemie an der Julius-Maximilians-Universität Würzburg, wo er auch sein Examen als Lebensmittelchemiker ablegte. 1889 wurde er dort zum Dr. phil. promoviert und war anschließend Assistent an der Königlichen Untersuchungsanstalt für Nahrungs- und Genussmittel. Ab 1890 war Herz für zwei Jahre Assistent an der Milchwirtschaftlichen Untersuchungsanstalt in Memmingen. Danach wirkte er bis 1898 als erster Vorstand der dortigen Anstalt. 1898 beförderte man ihn zum 1. Landesinspektor für Milchwirtschaft im Bayerischen Staatsministerium des Innern. Diese Funktion führte er bis zu seinem Tod am 23. Juni 1920 aus. Er starb an einer Herzerkrankung in Pasing bei München, wo er auch bestattet wurde.

zuordnen, da der Originalaufsatz aus dem „Repertorium der analytischen Chemie für Handel, Gewerbe und öffentliche Gesundheitspflege“ von diesem stammt. Er wurde von uns daher nicht mitberücksichtigt.

26 seiner Beiträge behandeln pharmazeutische Themen, wobei wir diese in Analytische Chemie (13), Lebensmittelchemie (9) und Organische Chemie (4) untergliedern können. Zur Chemischen Technologie verfasste Medicus fünf Publikationen.

8.6 Diskussion

Die wissenschaftliche Arbeit von Johann Georg Pickel (1751–1838) konnten wir erstmalig zusammenstellen, nach Themen gliedern und auswerten. Zu seiner Monographie über den Blitzableiter fanden wir im Universitätsarchiv Würzburg eine eigene Akte.[91] Die kleine Druckschrift von Pickel über Napoleon Bonaparte I. (1769–1821)[92] wird in der Grafischen Sammlung der Universitätsbibliothek Würzburg aufbewahrt. Sie zeigt sein politisches Interesse.

Zu Ludwig Rumpf (1793–1862) konnten wir Rudolf Schmitz (1918–1992)[93] und 'J[ohann] C[hristian] Poggendorff's Biographisch-literarisches Handwörterbuch zur Geschichte der exacten Wissenschaften', Band 3 korrigieren. Dort wird fälschlich 1810 als Erscheinungsjahr von Rumpfs Monographie „Ueber Naturwissenschaft und naturwissenschaftliche Systeme mit besonderer Anwendung auf Anorganognosie und anorganognostische Systeme. Ein Versuch“ angegeben.[94] Eine zeitgleiche Rezension von Johann Bernhard Wilbrand (1779–1846)[95] über diese Monographie konnten wir in der Zeitschrift 'Isis' nachweisen und erstmalig in unsere Studie über die Forschungsarbeit Rumpfs einbeziehen.

Ebenso wiesen wir eine standespolitische Publikation von Rumpf 1831 über die Frage einer neuen Apothekerordnung nach.[96] Er starb mitten in der Herausgabe seiner Forschungsergebnisse, wie Rudolf Schmitz bereits feststellte.[97] Schmitz, Klaus-Peter

---

[91] Siehe hierzu UniAWürzburg, ARS 3093 [ohne Paginierung]. Schreiben des Prorektors und Akademischen Senats an Pickel vom 11. Januar 1822. Aufforderung an Pickel sich zu erklären, da der Druck auf Kosten der Universität in größerem Umfang als ein „gewöhnliches Programm“ nur Universitätsprofessoren gestattet war; sowie Antwortschreiben Pickels an den „Prorector und Academischen Senat“ vom 17. Januar 1822.

[92] Siehe hierzu HERDER (1950), Sp. 2913f.

[93] Siehe hierzu C. FRIEDRICH / W.-D. MÜLLER-JAHNCKE (2005), S. 690; sowie A. M. LÖHNERT (2021).

[94] Siehe hierzu R. SCHMITZ (1969), S. 336; POG (1898), Bd. 3, S. 1153, s. v. Rumpf, Ludwig; J. B. WILBRAND (1821); L. RUMPF (1820); sowie Kap. 8.2, S. 264. Bei dem Erscheinungsjahr 1810 wäre Ludwig Rumpf 17 Jahre alt gewesen. Wir konnten anhand des Titelblattes und der gefundenen Rezension von Johann Bernhard Wilbrand (1779–1846) in der Zeitschrift 'Isis' zweifelsfrei 1820 als Erscheinungsjahr der Monographie ermitteln.

[95] Siehe hierzu ADB (1898), Bd. 44, S. 520f.

[96] Siehe hierzu L. RUMPF (1831).

[97] Siehe hierzu R. SCHMITZ (1969), S. 336; sowie ADB (1889), Bd. 29, S. 667.

Kelber und Martin Okrusch konnten wir mit unseren Ergebnissen zum wissenschaftlichen Gesamtwerk Rumpfs bestätigen.[98]

Wir haben zum ersten Mal eine zweite Dissertation von Rumpf in der Bayerischen Staatsbibliothek Bamberg belegen und auswerten können. Das Thema seiner Arbeit wird allerdings nicht im Titelblatt genannt.[99] Anhand seiner Titulierung auf dem Deckblatt der medizinischen Inauguraldissertation ist nachweisbar, dass Rumpf 1824 bereits Doktor der Philosophie und Dozent an der Landshuter Universität war.[100]

Zur Forschungstätigkeit von Johann Joseph von Scherer (1814–1869) fanden wir eine Vielzahl von Veröffentlichungen. So konnten wir Christina Renata Grund bei einigen Aufsätzen und hinsichtlich der Publikationsorgane ergänzen. Auffällig ist, dass ab Mitte des 19. Jahrhunderts der Umfang der wissenschaftlichen Aufsätze und Monographien bedeutend zunahm. Zudem veröffentlichten die Autoren Scherer, Wagner und Medicus oftmals in mehreren unterschiedlichen Fachzeitschriften und steigerten dadurch ihren Bekanntheitsgrad unter den Wissenschaftlern.

Scherers Engagement für die Pharmazie konnten wir erstmals anhand seiner Herausgeberschaft der „Jahresbericht[e] über die Fortschritte der Pharmacie in allen Ländern", die unter veränderten Titeln fortgeführt wurden, belegen. Grund nennt hier lediglich die „[Cannstatt's] Jahresbericht[e] über die Fortschritte der gesammten Medicin", die in der Folgezeit ebenfalls unter verschiedenen, leicht abweichenden Titeln veröffentlicht wurden. Zudem verfasste Scherer 1859 ein „Lehrbuch der Chemie mit besonderer Berücksichtigung des ärztlichen und pharmaceutischen Bedürfnisses" in zwei Bänden. Aufsätze zu rein pharmazeutischen Themen konnten wir nicht nachweisen. Viele von Scherers Aufsätzen konnten neben der Klinischen Chemie auch der pharmazeutischen Analytik zugeordnet werden.

Scherers Monographie „Chemische und mikroskopische Untersuchungen zur Pathologie angestellt an den Kliniken des Julius-Hospitales zu Würzburg", die 1843 in Heidelberg gedruckt wurde, verweist auf sein zukünftiges Hauptforschungsgebiet, die Klinische Chemie. Daneben erschienen Arbeiten zum Beispiel zur Geologie, zur Geschichte der Universität Würzburg, zu gerichtlich-chemischen Untersuchungen, zu balneologischen Analysen und Betrachtungen über die Mineralquellen in Orb, Brückenau und Kissingen, zur Wasserversorgung Würzburgs, zu maßanalytischen Fragen der Chemie und zu önologischen Untersuchungen von Most und Weinbergserden. Scherer wurde nachweislich vom bayerischen König am 25. Februar 1866 für seine Verdienste um [Bad] Kissingen geadelt.[101]

---

98 Siehe hierzu K.-P. KELBER / M. OKRUSCH (2006), S. 81–83; sowie R. SCHMITZ (1969), S. 335f.

99 Siehe hierzu L. RUMPF (1824). Das Thema seiner medizinischen Promotion ist bislang nicht in den Katalogen der Bayerischen Staatsbibliothek genannt. Es erscheint auf der Rückseite des Titelblattes und lautet: „De sanguinis mixtione chemica in statu sano et morboso", in freier Übersetzung: „Über die chemische Zusammensetzung des Blutes im gesunden und kranken Zustand".

100 Siehe hierzu L. RUMPF (1824).

101 Siehe hierzu UniAWürzburg, ARS 795 [ohne Paginierung]. Abschrift der ministeriellen Entschließung zusammen mit einem Schreiben an den Akademischen Senat vom 11. März 1866.

Das umfangreiche Werk von Johann Rudolph von Wagner (1822–1880) konnten wir zum ersten Mal ermitteln und bewerten. Er verfasste eine außerordentlich große Zahl von Publikationen, wobei sein Hauptinteresse der chemischen Technologie galt. Aus diesem Themenkreis konnten wir allerdings 29 Aufsätze auch für die Pharmazie reklamieren. Dazu kamen noch 70 weitere Aufsätze, die zudem für Pharmazeuten interessant waren. Seine Monographien sind ausgenommen der Schriften, die Gewerbe, Handel und Statistik behandeln, der Pharmazie zuzurechnen.

Da er prominentes Jurymitglied der Weltausstellungen von London 1862, Paris 1867, Wien 1873 und Philadelphia 1876 war, teilte er unbefangen seine Beobachtungen zu Neuerungen und Forschungsergebnissen in seinen Lehrbüchern, Aufsätzen und in den „Jahres-Bericht[en] über die Leistungen der chemischen Technologie" mit, die von ihm bis zu seinem Tod 1880 redigiert wurden und die in der Fachwelt sehr geschätzt waren. Anfänglich erwähnte er ausdrücklich die „Pharmaceuten" im Titel. Auch Rudolf Schmitz nannte Wagners „Jahresbericht" sein größtes und wichtigstes Werk,[102] was wir bestätigen konnten. Wo es ersichtlich war, wurden von uns die tatsächlichen Autoren zum ersten Mal in den Listen benannt, wenn sie im Text Erwähnung fanden. Auch Wagner veröffentlichte dieselben Aufsätze mehrfach in unterschiedlichen Zeitschriften.

Eine Ausnahme unter seinen Monographien stellt „Die Geschichte der Chemie. Von der Kindheit des Menschengeschlechts bis auf unsere Tage" aus dem Jahr 1854 dar, die Wagners chemie- und pharmaziehistorisches Interesse zeigt, wie wir zum ersten Mal nachweisen konnten. Bereits ein Jahr später kam eine zweite, erweiterte Auflage heraus.

Zur Munitions- und Waffentechnik erschienen zwei Arbeiten. Solche Fragestellungen waren in den kriegerischen 1860er-Jahren von großer Bedeutung. Es erstaunt, wie freimütig Wagner darüber berichtete.

Auf dem Gebiet der Lebensmittelchemie konnten wir erstmals die „Berichtigung eines sinnentstellenden Druckfehlers in Knapp's Lehrb[uch] d[er] chemischen Technologie" aus dem Jahr 1852 belegen. In diesem Aufsatz wird über eine Verwechslung von obergäriger und untergäriger Hefe berichtigt, was bei der Bierherstellung einen entscheidenden Unterschied ausmacht.

Rudolph Wagner verfasste mehrere Lehrbücher, die auch ins Englische und Französische übersetzt wurden, wie wir erstmalig zeigen konnten.[103] Dies macht ihn für Forschungen zum deutsch-französisch-englischsprachigen Wissenstransfer interessant.

Die Angaben über Wagner in der Deutschen Apotheker-Biographie konnten wir um zahlreiche Publikationen ergänzen. Obgleich er ein außerordentlich vielseitiger chemischer Technologe war, kann man die Anfänge der Technischen Chemie jedoch bereits 100 Jahre früher verorten, wie Christoph Schümann in seiner Dissertation

[102] Siehe hierzu R. SCHMITZ (1969), S. 337.

[103] Siehe hierzu R. WAGNER / F. FISCHER / L. GAUTIER (1892); sowie R. WAGNER (1872).

nachwies.[104] Holm-Dietmar Schwarz (1928–2007)[105] bezeichnete Wagner indes als „Mitbegründer" der Chemischen Technologie.[106]

Erstmalig konnten wir die Publikationen von Ludwig Medicus systematisch erfassen. Neben mehreren Lehrbüchern zur chemisch-pharmazeutischen Analytik verfasste er ein „Kurzes Lehrbuch der chemischen Technologie" und die Monographie „Gerichtlich-Chemische Prüfung von Nahrungs- und Genussmitteln. Methoden und Daten zur Beurtheilung". Teilweise erschienen diese Arbeiten in mehreren Auflagen, wie wir erstmals nachweisen konnten. Diese wurden von uns mit Jahr und Ort erfasst.

Medicus publizierte wie schon Scherer und Wagner zuvor die gleichen Aufsätze in mehreren Fachzeitschriften. Teilweise war er aber bei diesen Arbeiten nur Koautor, was wir stets vermerkt haben. 26 Veröffentlichungen konnten wir hierbei der Pharmazie zuordnen.

Die Mitherausgeberschaft an den „Jahresbericht[en] über die Fortschritte auf dem Gebiete der Reinen Chemie" musste Ludwig Medicus zugunsten seiner akademischen Laufbahn aufgeben, wie wir erstmals darlegen konnten.[107]

Übereinstimmend mit Rudolf Schmitz konnten wir zu Medicus' Monographien feststellen, dass sein Hauptaugenmerk der Analytik galt. Ergänzen konnten wir diese Aussage mit den neu aufgefundenen Aufsätzen, die zusätzlich lebensmittelchemische oder technologische Fragestellungen behandelten. Hervorzuheben ist sein Beitrag zur Strukturaufklärung der Harnsäuregruppe, die erst später von Emil Fischer (1852–1919)[108] bestätigt wurde.[109]

Eine Angabe zu Ludwig Medicus bei Poggendorff zu den Veröffentlichungen in den Berichten der Deutschen Chemischen Gesellschaft konnten wir korrigieren. Sie betrifft die Koautorenschaft beim Aufsatz von Carl Hell (1849–1926)[110] „Ueber die Oxydation der im Rohpetroleum enthaltenen Säure $C_{11}H_{20}O_2$", die nicht, wie dort vermerkt,

---

104 Siehe hierzu C. SCHÜMANN (1997).

105 Siehe hierzu DApoBio (2021), Ergbd. 3, S. 516f.

106 Siehe hierzu DApoBio (1997), Ergbd. 2, S. 336f.; sowie Kap. 5.4, S. 150.

107 Sie hierzu UniAWürzburg, ARS 656 [ohne Paginierung]. Schreiben der „mathematisch-naturwissenschaftlichen Section" der Philosophischen Fakultät an den Akademischen Senat der Julius-Maximilians-Universität Würzburg vom 14. Januar 1881 mit dem Betreff der „Wiederbesetzung der durch den Tod des Hofrates Professors Dr. J. Rudolf von Wagner erledigten Professur". Hier wurde eine Ernennung Medicus' zum außerordentlichen Professor unter „Verzicht auf allzu ausgedehnte literarische Sammelarbeit (Jahresberichte)", damit er sich „seinen Lehrfächern und deren Vervollkommnung ausschließlich zu[...]wenden" konnte, positiv befürwortet. Die „Jahresberichte über die Fortschritte auf dem Gebiete der Reinen Chemie" und seine Mitherausgeberschaft wurden explizit auch an anderer Stelle in gleichem Schreiben erwähnt; sowie an dieses Schreiben angefügtes „Zeugnis" des Vorstandes des chemischen Institutes Prof. Johannes Wislicenus (1835–1902).

108 Siehe hierzu E. MUTSCHLER / C. FRIEDRICH (2020), S. 24–28.

109 Siehe hierzu R. SCHMITZ (1969), S. 340; sowie Kap 5.1.5, S. 81.

110 Siehe hierzu C. HAEUSSERMANN (1926), S. 6.

Ludwig Medicus zuzuschreiben ist, sondern E[mil] Medinger (1852–1909)[111] vom Polytechnikum Stuttgart.[112]

Im Zuge der Recherchen zu den Verhandlungen der Physikalisch-Medizinischen Gesellschaft in Würzburg fanden wir ein bisher unbekanntes Gruppenfoto der Mitglieder, das wir erstmalig veröffentlichen. Zudem konnten wir neu die Bedeutung dieser Fachgesellschaft mit ihrem Publikationsorgan für die Pharmazie und ihre Hilfswissenschaften nachweisen.

Mit unserer Methode, Online-Datenbanken und die Stichwortsuche in Digitalisaten mit einzubeziehen, war es erstmalig möglich, alle Hinweise auf Veröffentlichungen der an der Julius-Maximilians-Universität Würzburg für das Fach Pharmazie verantwortlichen Professoren und Dozenten qualitativ und quantitativ zu erfassen. Hierbei wurden auch Annoncen und Werbeanzeigen einbezogen und durch weitere Quellen ergänzt. Dies erwies sich als überaus hilfreich, um das Forschungsprofil der jeweiligen Hochschullehrer zu ermitteln.

---

[111] Siehe hierzu N. N. (1909); sowie Grabstein der Familiengruft auf dem Wiener Zentralfriedhof (Nr. 15/F/3). Emil Medinger war Kaiserlicher Rat.

[112] Siehe hierzu C. HELL / E. MEDINGER (1877); sowie POG (1898), Bd. 3, S. 893, s. v. Medicus, Ludwig.

9 Gesamtdiskussion

In vorliegender Studie verschafften wir uns zuerst einen Überblick der vorhandenen Literatur für das Studienfach Pharmazie beziehungsweise Chemie sowie über die baulichen Strukturen an der Julius-Maximilians-Universität Würzburg. Danach legten wir das Untersuchungsschema von Christoph Friedrich zugrunde, um die Genese des Studienfaches Pharmazie bis zur Verselbstständigung nachzuvollziehen.

Die Wissenschaftsorganisatorische Struktur konnte für das Fach Pharmazie erstmalig ausgehend von Johann Georg Pickel (1751–1838) und endend mit der Umbenennung des vormals Technologischen Institutes in „Pharmazeutisches Institut und Laboratorium für angewandte Chemie" im Jahr 1906 aufgezeigt und in einigen Teilen korrigiert werden.[1]

Wir konnten den Weg des Studienfaches Pharmazie an der Julius-Maximilians-Universität neu einordnen, indem wir wie andere Autoren den Ursprung in Georg Pickel sahen, danach aber die direkte Linie über Ludwig Rumpf (1793–1862), Johann Joseph von Scherer (1814–1869), Johann Rudolph von Wagner (1822–1880) bis zu Ludwig Medicus (1847–1915) weiterführen. Peter Philipp Geier (1792–1847)[2] und Johann Eduard Herberger (1809–1855)[3], wie dies Georg Sticker (1860–1960),[4] Maria Reindl[5] und ansatzweise selbst Ludwig Medicus (1847–1915)[6], der Rumpf komplett ignorierte,[7] behaupteten, waren an dieser Genese nicht beteiligt. Somit können wir diese Autoren in Bezug auf die wissenschaftsorganisatorische Struktur der Pharmazie in Würzburg teilweise widerlegen und korrigieren. Rudolf Schmitz (1918–1992)[8] können wir hingegen umfänglich bestätigen, der die richtige Fortführung für das Lehrfach Pharmazie in Würzburg nach Pickel in seiner Monographie über „Die Deutschen Pharmazeutisch-chemischen Hochschulinstitute" von 1969 beschrieben hatte.[9] Adolph Friedrich Ludwig Strecker (1822–1871)[10] berücksichtigten wir nur am Rand, da sein

---

1 Siehe hierzu R. SCHMITZ (1969), S. 340.

2 Siehe hierzu UniBibWürzburg, Sig. 63/T 15.51, Totenzettel Geier, Peter Philipp. Im universitären Bereich wird er häufig im Unterschied zu Prof. Georg Franz Geier (1773–1834) mit „Geier junior" bezeichnet. Geier junior war Ordinarius für Kameral-Enzyklopädie, Landwirtschaftslehre, Forstwissenschaft, Bergbaukunde, Technologie und Handelswissenschaft an der Julius-Maximilians-Universität, wie der Totenzettel Auskunft gibt. Auch die Schreibweise „Geyer" fand sich in den Akten des Öfteren; siehe auch UniBibWürzburg; Sig. 63/T 16.67, Totenzettel Geier, Georg Franz.

3 Siehe hierzu UniBibWürzburg, Sig. 63/T 19.48, Totenzettel Herberger, Eduard.

4 Siehe hierzu G. STICKER (1932), S. 744. Zu Sticker siehe A. METTENLEITER (2001), S. 842.

5 Siehe hierzu M. REINDL (1966), S. 131f.

6 Siehe hierzu W. DRESSENDÖRFER (2004), S. 80.

7 Siehe hierzu L. MEDICUS (1914), S. 113–116.

8 Siehe hierzu C. FRIEDRICH / W.-D. MÜLLER-JAHNCKE (2005), S. 690; sowie A. M. LÖHNERT (2021).

9 Siehe hierzu R. SCHMITZ (1969), S. 333–343.

10 Siehe hierzu C. R. GRUND (2002), S. 656; sowie K. KOSCHEL / G. SAUER (1968), S. 23.

kurzes Wirken in Würzburg von eineinhalb Jahren in den anderen Untersuchungskriterien unserer Studie verzerrend erscheinen würde. Zudem fand 1870/71 der deutsch-französische Krieg statt, so dass nur wenige inländische, also bayerische Studenten an der Julius-Maximilians-Universität nachweisbar waren.[11]

Anhand unserer Studie konnten wir einige Korrekturen in den Biographien der einzelnen für das Fach Pharmazie verantwortlichen Hochschullehrer vornehmen. Zu Johann Georg Pickel und Johann Joseph Scherer wiesen wir erstmals die originalen Matrikeleinträge zur Ersteinschreibung aus dem handgeschriebenen Matrikelbuch der Universität Würzburg, Band 2 nach und fügten diese als Abbildung in unsere Arbeit ein. Pickel wurde nicht bei Johann Peter Ehlen (1715–1785)[12], wie Georg Sticker, Holm-Dietmar Schwarz (1928–2007)[13] und Henning Bärmig behaupteten, sondern bei Andreas Adam Senfft (1740–1795)[14] promoviert,[15] wie wir eindeutig belegen können. Die Angabe von Winfried Kraus über den Todestag von Pickel konnten wir

[11] Siehe hierzu Abb. 23, S. 146.

[12] Siehe hierzu A. METTENLEITER (2001), S. 823.

[13] Siehe hierzu DApoBio (2021), Ergbd. 3, S. 516f.

[14] Siehe hierzu A. METTENLEITER (2001), S. 840.

[15] Siehe hierzu G. PICKEL (1778); H.-D. SCHWARZ (2001), S. 5602–5604; H. BÄRMIG (1969), S. 56; A. METTENLEITER (2001), S. 823 und S. 840; G. SCHÖPF (1802), S. 419; sowie G. STICKER (1932), S. 512. Das Deckblatt der Dissertation gibt neben Pickel den Dekan der Medizinischen Fakultät Andreas Adam Senfft (1740–1795) als „praeside Andrea Adamo Senfft“ an. Einen Hinweis auf die Betreuung der Doktorarbeit durch Johann Peter Ehlen (1715–1785), wie Holm-Dietmar Schwarz (1928–2007), Henning Bärmig und Georg Sticker schreiben, konnten wir nicht finden. Sticker behauptete, Pickels Promotion mit der Dissertation „Experimenta Physico-Medica de Electricitate et calore animali.“ [„Quae una cum thesibus es universa medecina pro gradu doctoratus defendit. Wirceburgi 1778.“] habe unter „praeside Ehlen“ stattgefunden. Die Lebensdaten von Ehlen und Senfft wurden A. METTENLEITER (2001) entnommen. Gregor Schöpf erwähnt als zeitgenössische Quelle keinen Betreuer von Pickels Promotion. Er befasste sich kurz mit dem Inhalt der Dissertation.

korrigieren.[16] Seine Söhne Kaspar[17] und Franz Ignaz (1801–1840), letzterer selbst Apotheker beim Militär auf der Peloponnes,[18] konnten wir zum ersten Mal nachweisen.

Auch gelang es uns, die Rolle Pickels für das Studienfach Physik und die Abgrenzung zu Franz Lothar August Raimund Sorg (1773–1827)[19] als ordentlicher Professor der Chemie und Physik in der Philosophischen Fakultät mit Ernennung durch den damaligen Großherzog Ferdinand von Würzburg (1769–1824)[20] aufzuzeigen.[21] Pickels Verdienste um die Wissenschaft und das Wohlergehen der Bevölkerung wurden in einem Schreiben der Medizinischen Fakultät anlässlich des 50-jährigen Doktorjubiläums festgehalten, das wir in Anlage 16 transkribiert haben.[22]

---

16 Vgl. W. KRAUS (2007), S. 60; Kraus stützt sich nach eigenen Angaben in einer Fußnote, S. 578, auf einen Beitrag des Ortsarchivars Dr. Elmar Hochholzer aus der Main-Post im August 2001. Seine Fußnote 74 gibt aber eine andere Quelle mit dem richtigen Sterbedatum 20. Juli an; siehe UniAWürzburg, ARS 2709 [ohne Paginierung]. Amtliches Schreiben ohne Absender und Adressat, allerdings nach einem Kuvert mit dem Poststempel vom 2. Juni 1846. Hier wird ebenfalls das Sterbedatum Georg Pickels mit 20. Juli 1838 angegeben; sowie A. METTENLEITER (2000), S. 501. Auch hier wird der 20. Juli 1838 als Sterbetag genannt.

17 Siehe hierzu UniAWürzburg, ARS 2709 [ohne Paginierung]. Schreiben des Akademischen Senats an das k. Ministerium des Innern vom 13. Juni 1846. Kaspar Pickel war 1846, zur Zeit seines Gesuches um finanzielle Unterstützung, nahe 50 Jahre alt; sowie UniAWürzburg, ARS 2709 [ohne Paginierung]. „erneutes Gesuch Kaspar Pickels an den Hohen Koeniglichen Universitätssenat“ vom 22. Dezember 1848. Hier gibt er an, bereits das 50. Lebensjahr überschritten zu haben.

18 Siehe hierzu J. GUTENÄCKER (1841), S. 77; Kap. 5.3.1.2, S. 129; Würzburger Tagblatt vom 7. Januar 1837 Nro. 7, s. v. „Tagsneuigkeiten“, S. 27; sowie Intelligenzblatt für den Unter-Mainkreis des Königreichs Baiern 1825, Sp. 1311, Sp. 1359 und Sp. 1375f. Franz Ignaz Pickel wurde am 1. Mai 1801 geboren. Nach erfolgter Gymnasialzeit studierte er ab 5. März 1819 Pharmazie in Würzburg. 1825 musste sein Vater in der Zeitung bekanntgeben, dass er für etwaige Schulden und Verbindlichkeiten seines Sohnes nicht haften würde. Der zweite Vorname Ignaz ist aus dieser Quelle entnommen. 1833 wanderte er nach Griechenland aus und beschäftigte sich dort u. a. mit Botanik. 1840 starb er als Militärapotheker in Patras auf der Peloponnes.

19 Siehe hierzu UniBibWürzburg, Sig. 63/T 16.16, Totenzettel Sorg, Franz Lothar August Raimund.

20 Siehe hierzu A. METTENLEITER (2001), S. 824.

21 Siehe hierzu UniAWürzburg, ARS 3226 [ohne Paginierung]. Abschrift des Bittgesuchs von Pickel an die „Churfürstliche StudienCuratel“ vom 25. Februar 1806. Hier bot Pickel, da er aufgrund seines Werdeganges mit der Experimentalphysik vertraut sei, für das Sommersemester 1806 an, die Vorlesung in diesem Fach zu halten. Der eigentliche Ordinarius hierfür, Professor Stahl, wechselte nach nur zwei Jahren nach Landshut; siehe UniA-Würzburg, ARS 3226 [ohne Paginierung]. Bericht des Akademischen Senats an die Großherzogliche Univ. Kuratel expediert am 9. Juni 1808. Im Jahre 1808 hatte Pickel immer noch in der Physik eine „bedeutende Anzahl von Zuhörern“, während Sorg keine Studenten aufweisen konnte; siehe auch UniAWürzburg, ARS 1632 [ohne Paginierung]. Abschrift einer Abschrift „Wir Ferdinand etc. etc.“ „Dekret für den Professor der Physik und Chemie Franz Lothar Sorg“ vom 7. September 1809. Diese Abschrift ist im Anschluss an einen von Sorg selbstverfasste[n] [akademischen Lebenslauf] „Erklärung des Medizinalrathes und Professors Sorg über seine Amtsverhältnisse als ö. o. Lehrer der Chemie“ vom 30. November 1819 zu finden.

22 Siehe hierzu Anlage 16, S. 403.

Zu Ludwig Rumpf fanden wir neu eine medizinische Dissertation in der Bayerischen Staatsbibliothek Bamberg.[23] Werner Dressendörfers Behauptung, Rumpf sei kein Apotheker gewesen, konnten wir widerlegen.[24] In Würzburg nahm er zweifelsfrei den Lehrauftrag für Mineralogie seit 1830 sowie den für Pharmazeutische Chemie seit 1836 ununterbrochen bis zu seinem Tod 1862 wahr, wie wir nachweisen konnten.[25] Seine umfangreichen Auseinandersetzungen in seiner Zeit als Adjunkt von Pickel konnten wir anhand einiger Akten des Universitätsarchivs Würzburg und des Bayerischen Staatsarchivs Würzburg erstmalig belegen. Sie boten zugleich eine frühe Beschreibung der zur Verfügung stehenden Gebäude, Geräte und finanziellen Mittel.[26] Auch einen Beweis für von Ludwig Rumpf angebotene Praktika fanden wir darin zum ersten Mal.[27]

Christina Renata Grunds Ausführungen zu Johann Joseph Scherer konnten wir bestätigen. Die Allgemeine Chemie wurde nach Rumpfs Tod allerdings nicht Scherer übertragen, wie Grund angab.[28] Schon vorher, bei der Pensionierung Pickels, erhielt der aus Dorpat kommende Gottfried Wilhelm Osann (1797–1866)[29] diesen Lehrauftrag.[30]

---

23 Vgl. L. RUMPF (1824); sowie A. METTENLEITER (2001), S. 822. Das Deckblatt nennt neben dem einladenden Dekan der Medizinischen Fakultät, Joseph d'Outrepont (1775–1845), den Betreuer Johann Lukas Schönlein „praeside Joanne Luca Schoenlein" und Ludwig Rumpf, der als Doktor der Philosophie und als Dozent der Ludwigs-Universität in Landshut ausgewiesen wird. Die Lebensdaten von d'Outrepont sind Mettenleiter entnommen. Die Inauguraldissertation konnten wir in der Staatsbibliothek Bamberg nachweisen. Das Datum ist mit 8. Mai 1824 angegeben.

24 Siehe hierzu UniAJena, Sig. U Abt. IX, Nr. 23,2417; sowie A. WANKMÜLLER (1973), S. 1771–1775. Der Brief ist adressiert an Johann Georg Lenz (1748–1832), den Stifter und Direktor der Mineralogischen Gesellschaft zu Jena; siehe auch W. DRESSENDÖRFER (2004), S. 76f.

25 Siehe hierzu UniAWürzburg, ARS 704 [ohne Paginierung]. Pensionierungsdekret Pickels von König Ludwig I. (1786–1868), adressiert an den Akademischen Senat und ausgestellt in Berchtesgaden am 10. September 1836. Rumpf war also vor der Lehrbeauftragung für Pharmazeutische Chemie bereits Ordinarius; R. SCHMITZ (1969), S. 340; W. DRESSENDÖRFER (2004), S. 76f.; ADB (1889), Bd. 29, S. 667; UniAWürzburg, ARS 755 [ohne Paginierung], u. a. Traueranzeige „Am 17. Januar 1862" und im Anschluss gedruckte Trauerrede zum Tode Ludwig Rumpf; sowie UniAWürzburg, ARS 1635 [ohne Paginierung]. Abschrift der Abschrift eines Dekretes König Ludwigs I. aus der Villa Colombella bei Perugia vom 27. Mai 1830 [erstes Schreiben in diesem Akt].

26 Siehe hierzu UniAWürzburg, ARS 1632, 1634, 1635, 1541 [ohne Paginierungen]; UniAWürzburg, ARS 755 [ohne Paginierung] Personalakte von Ludwig Rumpf; StArchiv Wü, Universitätskuratel 14 und 17; sowie Anlage 17.

27 Siehe hierzu UniAWürzburg. ARS 1635 [ohne Paginierung]. „Gehorsamste Vorstellung und Bitte des Prof. Dr. Rumpf die fernere Benutzung des chemischen Laboratoriums hiesiger K[öniglicher] Universität betreffend" gerichtet an den Akademischen Senat vom 2. September 1830.

28 Siehe hierzu C. R. GRUND (2002), S. 309.

29 Siehe hierzu C. OSANN (2014), S. 62, S. 66 und S. 190f.

30 Siehe hierzu UniAWürzburg, ARS 704 [ohne Paginierung]. Pensionierungsdekret Pickels von König Ludwig I. (1786–1868), adressiert an den Akademischen Senat und ausgestellt in Berchtesgaden am 10. September 1836.

Holm-Dietmar Schwarzs Biographie von Johann Rudolph von Wagner in der Deutschen Apotheker-Biographie konnten wir mit Archivmaterial aus den Universitäten Leipzig und Würzburg ergänzen.[31] Es gelang uns, Wagners Bedeutung für die Pharmazie in Würzburg erstmalig in größerem Umfang herausarbeiten. Seine Tätigkeit als Lehrbeauftragter für Pharmazeutische Chemie an der Julius-Maximilians-Universität Würzburg erwähnte Schwarz nicht. Rudolf Schmitz (1918–1992)[32] und Werner Dressendörfer können wir in Bezug auf Wagner zustimmen; allerdings gibt letzterer zu Wagners Kollegien nur ausschnittsweise das Wintersemester 1879/80 und das gleich darauffolgende Sommersemester 1880 an.[33] Im Anlagenteil sind sämtliche Kollegien Wagners, aber auch der anderen für das Fach Pharmazie zuständigen Professoren aufgelistet.[34] Zudem konnten wir Dressendörfer bezüglich der Übertragung der Pharmazeutisch-chemischen Präparatenlehre beziehungsweise Pharmazeutische Chemie an Wagner berichtigen, der diese bereits offiziell 1876 und nicht erst 1878 erhielt.[35]

Zur Biographie von Ludwig Medicus konnten wir erstmalig in der Personalakte des Universitätsarchivs Würzburg einen handgeschriebenen Lebenslauf auffinden.[36] Ganz neu wiesen wir für Würzburg die Bedeutung der in Bayern an den Technologischen Hochschulinstituten etablierten Königlichen Untersuchungsanstalten für Nahrungs- und Genussmittel zur Beförderung der Pharmazeutischen Wissenschaft nach.[37]

Für unsere Untersuchung der Wissenschaftlichen Mitarbeiter und der weiteren Beschäftigten nutzten wir die gedruckten Verzeichnisse des Personals der Julius-Maximilians-Universität Würzburg, die wir mit aufgefundenen Personalakten des Universitätsarchivs Würzburg zum ersten Mal in Teilen ergänzen konnten.[38] Speziell

---

[31] Siehe hierzu DApoBio (1997), Ergbd. 2, S. 336f.; sowie UniALeipzig, Rektor M 23 [Matrikelbuch]. Wagner erhielt hier die Nummer 160 [mit Bleistift ausgebessert in 157]. Er war Protestant und am Tag seiner Immatrikulation, am 23. Mai 1846, 24 Jahre alt und nicht 23 Jahre, wie er selbst irrtümlich handschriftlich vermerkte. Sein Vater, der Hofbuchhändler J. G. Wagner, war zu dieser Zeit bereits verstorben. Er kam direkt von Paris als letzten Aufenthaltsort nach Leipzig, um sich für das Fach Chemie einzuschreiben; siehe UniALeipzig, Phil. Fak. Urkundliche Quellen, 128 a; sowie UniAWürzburg, ARS 880 [ohne Paginierung].

[32] Siehe hierzu DApoBio (1997), Ergbd. 2, S. 279–281; sowie A. M. LÖHNERT (2021).

[33] Siehe hierzu R. SCHMITZ (1969), S. 333–343; sowie W. DRESSENDÖRFER (2004), S. 76–95.

[34] Siehe hierzu Anlage 20 mit den Unteranlagen 20.1 bis 20.5, S. 413; zu Johann Rudolph von Wagner siehe Anlage 20.4, S. 469.

[35] Siehe hierzu W. DRESSENDÖRFER (2004), S. 79f.; UniAWürzburg, ARS 880 [ohne Paginierung]. Ministerieller Erlass vom 23. Mai 1876; sowie ADB, Bd. 40 (1896), S. 574f. Das Lehrfach der Pharmazeutischen Chemie für Wagner wird in der Allgemeinen Deutschen Biographie nicht erwähnt.

[36] Siehe hierzu UniAWürzburg, ARS 656 [ohne Paginierung]. „Curriculum vitae" undatiert im Anschluss eines Schreibens der „mathematisch-naturwissenschaftlichen Section der philosophischen Facultät […]" an den Akademischen Senat vom 7. August 1874.

[37] Siehe hierzu O. PAPPE (1975), S. 136; K. HILDENBRAND (1984), S. 313–315; J. KÖNIG / A. JUCKENACK (1907), S. 159f.; L. MEDICUS (1892), S. 130–133; sowie L. MEDICUS (1914), S. 113–116.

[38] Ab 1841 erschien es unter dem Titel „Amtliches Verzeichnis des Personals und der Studirenden an der Julius-Maximilians-Universität zu Würzburg für das Sommer-Semester 1841" und ab Wintersemester 1853/54 als „Personalbestand der K[öniglich] B[ayerischen] Julius-Maximilians-Universität Würzburg im Winter-Semester 1853/54".

gelang uns dies für den damaligen Privatdozenten Albert Hilger (1839–1905)[39] und den später verbeamteten Assistenten Heinrich Bauch (1863–1936).[40] Interessant war, dass Hochschullehrer wie Johann Joseph von Scherer, aber auch Diener wie zum Beispiel Georg Schneider (1845–1888)[41] und Martin Flach (1849–1922)[42] bei Heiratswunsch den Arbeitgeber um Erlaubnis fragen mussten.[43] Alle wissenschaftlichen Mitarbeiter sowie weitere Beschäftigte wurden von uns zudem tabellarisch ab 1830 im Anlagenteil erfasst.[44] Daneben transkribierten wir beispielhaft einige Arbeitsanweisungen für Diener und Hausmeister.[45] Die Mitarbeiter der Königlichen Untersuchungsanstalt für Nahrungs- und Genussmittel wurden ebenfalls in unsere Studie mit einbezogen.

Ausgehend von den Angaben Armin Wankmüllers (1924–2016)[46] und Rudolf Schmitz' (1918–1992)[47], nach dem die ersten Studenten der Pharmazie in Würzburg um 1800 nachweisbar waren,[48] stützten wir unsere Untersuchungen beginnend mit

---

39 Siehe hierzu DApoBio (1975), Bd. 1, S. 275f. Verwiesen sei hier auf Albert Hilger im Kap. 5.2.3, S. 91.

40 Siehe hierzu UniAWürzburg, ARS 548 [ohne Paginierung]; sowie UniAWürzburg, PA 6 [ohne Paginierung]. Zu Bauch siehe UniAWürzburg, PA 6 [ohne Paginierung]. In dem Vormerkungsbogen für den Assistenten mit Beamteneigenschaft Heinrich Bauch ausgestellt und von ihm selbst unterschrieben, wird als Geburtsdatum der 4. Juli 1863 und als Geburtsort Würzburg angegeben. Die Traueranzeige mit dem Vermerk des „heutigen Sterbetages“ ist datiert auf den 17. Februar 1936.

41 Siehe hierzu UniAWürzburg, ARS 297 [ohne Paginierung]. Personal-Liste s. v. Schneider, Georg. Das Geburtsdatum wird hier mit 27. November 1845, der Geburtsort mit Unterpleichfeld angegeben; sowie UniAWürzburg, ARS 810 [ohne Paginierung]. Schreiben des kgl. Ober-Bibliothekariats an den kgl. Universitäts-Senat vom 21. Februar 1888: „Am 21. Februar 1888 starb um 7 Uhr früh nach achtmonatiger Krankheit der I. Diener und Hausmeister der kgl. Universitäts-Bibliothek."

42 Siehe hierzu UniAWürzburg, ARS 453 [ohne Paginierung]. Lebensbeschreibung aus eigener Hand, datiert auf den 17. Februar 1887. Flach wurde am 10. März 1849 in Aschaffenburg als unehelicher Sohn der Metzgermeisterstochter Klara Flach geboren, katholisch getauft und erzogen; siehe auch Senatsbericht zum Staatsministerium für Unterricht und Kultus vom 17. Januar 1922. Das Sterbedatum wird mit 7. Januar 1922 angegeben.

43 Siehe hierzu UniAWürzburg, ARS 795 [ohne Paginierung]. Gesuch Scherers um „Wiederverehelichung an den akademischen Senat mit Bitte um Weiterleitung an allerhöchsten Ort“ vom 4. Oktober 1847. In damaliger Zeit musste man den Arbeitgeber um Erlaubnis einer Verheiratung bitten; siehe C. R. GRUND (2002), S. 157–159. Auch angestellte Diener mussten hierfür den Arbeitgeber um Erlaubnis bitten, wie zum Beispiel der Diener Georg Schneider; siehe UniAWürzburg, ARS 810 [ohne Paginierung]. Schreiben des „königl. Oberbibliothekariats an den königl. Universitäts-Senat“ Betreff Verehelichungsgesuch des Bibliothek-Dieners Georg Schneider vom 15. Februar 1875; Kap. 5.2.6, S. 102; siehe auch UniAWürzburg, ARS 453 [ohne Paginierung]. Bittschreiben Martin Flachs um Verehelichungserlaubnis an das Rektorat der Julius-Maximilians-Universität Würzburg vom 25. August 1890.

44 Siehe hierzu Anlagen 6 bis 12.

45 Siehe hierzu Anlagen 13 bis 15.

46 Siehe hierzu DApoBio (2021), Ergbd. 3, S. 614–616.

47 Siehe hierzu DApoBio (1997), Ergbd. 2, S. 279–281; sowie A. M. LÖHNERT (2021).

48 Siehe hierzu R. SCHMITZ (1969), S. 335; A. WANKMÜLLER (1962), S. 1533–1535; sowie S. BERNSCHNEIDER-REIF (2004), S. 69.

Wankmüllers Aufsatz „Die Anfänge des Apothekerstudiums in Würzburg“ und ergänzten beziehungsweise korrigierten seine Tabelle zu den Pharmaziestudenten mit den Einträgen aus dem Matrikelbuch der Universität, Band 2, da er sich in diesem ersten Zeitschriftenbeitrag hauptsächlich auf die Sekundärquelle von Sebastian Merkle (1862 bis 1945)[49] bezog, die sich durch unsere Studie als nicht ganz zuverlässig erwies.[50] Wir vervollständigten seine Angaben anhand der Deutschen Apotheker-Biographie und weiterer Quellen. Zudem stellten wir eine vergleichende Analyse bayerischer und nichtbayerischer Studenten der Pharmazie an. Wo es durch die Angaben aus den gedruckten Verzeichnissen möglich war, untersuchten wir das Verhältnis von Pharmaziestudenten zu der Summe aus Studenten der Arzneimittelwissenschaft, Medizin, Chirurgie und ab Wintersemester 1872/73 der Odontologie in Diagrammen. Die absoluten Zahlen listeten wir in den Anlagen 1 bis 5 auf. Auch ein separater, erstmalig gezogener Vergleich zwischen Studenten der Pharmazie und Zahnmedizin erwies sich für uns interessant. Zudem konnten wir zum ersten Mal Studenten der Pharmazie aus dem Ausland und insbesondere aus Übersee belegen. Der Höhepunkt mit insgesamt 93 Studenten der Pharmazie an der Julius-Maximilians-Universität Würzburg wurde während des Untersuchungszeitraums 1906 erreicht.

Wir konnten erstmals ein vollständiges Inventar von Pickels Chemischem Laboratorium und Hörsaal im Gärtnerhaus des Juliusspitalgartens auffinden. Klaus Koschels Angabe, dass Hinweise in den Archiven vorhanden seien, die bislang noch nicht ausgewertet wurden, konnten wir somit bestätigen.[51] Teilweise gelang es uns für den Zeitraum anfangs des 19. Jahrhunderts, Budgetgelder und -verhandlungen in den Akten zu ermitteln. Auch bei Ludwig Medicus fanden wir Angaben zum Etat.[52]

Erstmals konnten genaue Details zu den zur Verfügung stehenden Räumlichkeiten ermittelt werden. Zur Raumaufteilung gaben uns teils die Akten zu Pickel und Rumpf, teils die Angaben von Medicus und Rudolf von Horstig (1858–1936)[53]Auskunft.[54] Uwe Buschbom steuerte eine Lageskizze der Gebäude im Juliusspitalgarten sowie am Pleicher Ring bei.[55] Bei Mettenleiter fanden wir eine zeitgenössische Beschreibung des Hörsaales und des Laboratoriums im Gärtnerhaus des Juliusspitalgartens.[56] Für einen besseren Gesamteindruck stellten wir das Gärtnerhaus in Vergrößerung aus einem Kupferstich von Johann Bitthäuser (1774–1859)[57] dar, in dem sich neben dem botanischen Hörsaal auch der chemische sowie das Laboratorium von Pickel und später auch von Rumpf befanden.[58] Zu Ludwig Rumpfs Labor und Räumen in der Alten

---

49 Siehe hierzu K. WITTSTADT (1982), S. 408–413.

50 Siehe hierzu A. WANKMÜLLER (1962), S. 1533–1535; sowie S. MERKLE (1922).

51 Siehe hierzu K. KOSCHEL (1982), S. 710.

52 Siehe hierzu M. MEDICUS (1914), S. 113–116.

53 Siehe hierzu S. KUMMER (2007), S. 850; sowie A. METTENLEITER (2021), S. 30 und S. 105.

54 Siehe hierzu M. MEDICUS (1892), S. 130–133; M. MEDICUS (1914), S. 113–116; sowie R. VON HORSTIG (1892), S. 223–310.

55 Siehe hierzu U. BUSCHBOM (1990), S. 99; sowie U. BUSCHBOM (1982), S. 567–600.

56 Siehe hierzu A. METTENLEITER (2001), S. 508; sowie A. A. RINGELMANN (1835), S. 51.

57 Siehe hierzu ADB (1875), Bd. 2, S. 684; sowie A. METTENLEITER (2001), S. 820. Hier wird er als Johann Pleikard Bittheuser [!], Professor der Kupferstecherei in Würzburg benannt.

58 K. KOSCHEL (1982), S. nach S. 710 [ursprüngliche Seitenzählung ohne Bilder und deren Rückseite]. Laut Abbildungsverzeichnis ein Stich von Johann Bitthäuser (1774–1859).

Universität waren ebenfalls Hinweise in den Akten des Universitätsarchivs vorhanden, so dass wir erstmalig einen Gesamtüberblick rekonstruieren konnten.[59]

Zum Neubau des chemischen Laboratoriums unter Johann Joseph von Scherer in der Maxstraße, der auch den Studenten der Pharmazie zur Verfügung stand, konnten wir eine Farblithographie auffinden.[60] Bei seinem Tod wurde ein Inventarprotokoll erstellt, das sekundär eine Raumaufteilung beinhaltet. Die Aufzeichnungen verglichen wir erstmalig mit Angaben von Horstig.[61] Von uns wurden ebenso erstmals Bilder des Medizinischen Kollegienhauses mit Daten aus dem Universitätsarchiv Würzburg, von Medicus und von Horstig vervollständigt, um die Situation unter den beiden letzten Professoren Johann Rudolph von Wagner und Ludwig Medicus, die für die universitäre Ausbildung der Pharmazeuten während unseres Untersuchungszeitraumes zuständig waren, zu veranschaulichen.[62] Eine Dienstanweisung (Abschrift in Anlage 14) lieferte die Informationen zur genauen Lage der von der Pharmazie genutzten Räume im östlichen Flügel, Parterre des Medizinischen Kollegienhauses.[63]

Eine Darstellung der pekuniären Ausstattung erfolgte mit unserer Untersuchung zum Beginn der Lehrtätigkeit für die Pharmazie in Würzburg in weiten Teilen durch die Akte von Pickel zu Etatverhandlungen nach dem Übergang des vormaligen Hochstiftes Würzburg an das Kurfürstentum Bayern sowie zahlreiche Akten über die Auseinander-

---

[59] Siehe hierzu UniAWürzburg, ARS 3240 [ohne Paginierung]. Schreiben des Akademischen Senats an Prof. Leiblein vom 4. März 1837; Schreiben des Akademischen Senats an „Allerdurchl[auchtigster]" vom 18. März 1837; Dekret des Staatsministeriums des Innern an den Akademischen Senat vom 12. Mai 1837; L. MEDICUS (1914), S. 114; sowie UniAWürzburg, ARS 3240 [ohne Paginierung]. Bericht Rumpfs an den Akademischen Senat vom 3. März 1837. In den beiden Zimmern verrichtete Rumpf scheinbar auch seine Bürotätigkeit.

[60] Siehe hierzu C. HEFFNER (1871), S. nach S. 242 [ursprüngliche Seitenzählung ohne Bilder und deren Rückseite]. Wir danken Frau Müller von der Galerie Gabriele Müller, Würzburg für den Hinweis.

[61] Siehe hierzu R. VON HORSTIG (1892), S. 308; sowie UniAWürzburg, ARS 795 [ohne Paginierung]. Protokolle der Versiegelung und Aushändigung von Chemikalien vom 17. Februar 1869, 23. Februar 1869, 2. März 1869 und vom 9. März 1869. Hier wieder das Zimmer links vom Haupteingang, das Büro und die von dort aus zu den Sammlungssälen und dem Hörsaal führenden Türen. Im Grundriss (Fig. 49), den Horstig abbildet, sind die vom Geschäftszimmer ausgehenden Durchgangstüren und die Raumaufteilung anschaulicher ausgeführt. An das Büro folgten nach Horstig das Privatlabor, dann ein Raum des Organischen Labors, danach zwei Türen zu dem großen Hörsaal.

[62] Siehe hierzu R. VON HORSTIG (1892), S. 230; sowie C. HEFFNER (1871), S. nach S. 38 [ursprüngliche Seitenzählung ohne Bilder und deren Rückseite]. Dort ist das Gebäude noch als „neue Anatomie" bezeichnet; siehe auch K. KOSCHEL / G. SAUER (1968), S. 15. Später nannte man das gleiche Gebäude „Medizinisches Kollegienhaus"; siehe R. VON HORSTIG (1892), S. 280f.; sowie L. MEDICUS (1914), S. 113–116.

[63] Siehe hierzu R. VON HORSTIG (1892), S. 278; sowie Anlage 14: „Reinigung und Beheizung der Räumlichkeiten im medicinischen Collegienhause 25. Oktober 1888 (Arbeitsanweisung für den Hausmeister).", S. 399.

setzungen zwischen Pickel und Rumpf. Für spätere Zeiten fanden sich lediglich bei Medicus Informationen zum Etat.[64]

Die Vorlesungen und Lehrveranstaltungen der für Pharmazie zuständigen Professoren konnten von uns ganz neu erfasst und ausgewertet werden. Eine tabellarische Auflistung wurde für die Hochschullehrer Pickel, Rumpf, Scherer, Wagner und Medicus erstellt.[65] Aufgefundene Akten und persönliche Aussagen in gedruckten Werken rundeten unsere Untersuchung zu den Lehrveranstaltungen ab. Auch angebotene Praktika konnten wir bei Pickel[66] und Rumpf zum ersten Mal nachweisen.[67]

Teilweise unterrichteten die Dozenten der Pharmazie zudem Pharmazeutische Hilfswissenschaften wie Mineralogie, Toxikologie, Pharmakognosie, Stöchiometrie, Titriermethoden, Physik, Arzneimittellehre und Rezeptierkunst. Das harte Urteil von Georg Sticker zu Ludwig Rumpf konnten wir für die Pharmazie und ihre Hilfswissenschaften erstmalig relativieren,[68] indem wir die Aktualität der von ihm benutzten Lehrbücher und Pharmakopöen in den gedruckten Vorlesungsverzeichnissen belegen konnten. Rumpf wechselte oft und zeitnah seine den Kollegien zugrunde gelegten Schriften. Bei Scherer fanden wir wie Christina Renata Grund nur zu zwei Semestern Literaturangaben zu den Lehrveranstaltungen.[69] In Folge konnten wir keine Literaturverweise mehr finden; allerdings ist bei Scherer, Wagner und Medicus, der seine verlegten Werke hauptsächlich auf die angebotenen Praktika bezog, davon auszugehen,

---

64 Siehe hierzu L. MEDICUS (1914), S. 113–116.

65 Siehe hierzu Anlage 20 mit den Unteranlagen 20.1 bis 20.5, S. 413.

66 Siehe hierzu UniAWürzburg, ARS 1634 [ohne Paginierung]. „Erklärung des Adjunkten Dr. Rumpf" an den Akademischen Senat vom 21. August 1828. Fehlende Gegenstände aus dem Labor, die Pickel Rumpf in seiner Eigenschaft als Adjunkt anlastete, wurden von diesem dahingehend begründet, dass es kein Geheimnis sei, Pickel werde von seinen Studenten bestohlen. Bei der noch niedrigen Hörerzahl sind wohl auch praktische Versuche durch die Studenten angestellt worden. Eine Entwendung von Gegenständen von den Bankreihen des Hörsaales wäre dazu kaum geeignet gewesen; siehe auch „Catalogus Praelectionum publice et privatim in Academia Iulia wirceburgi a die II. Novembris MDCCLXXXV", s. v. „Lectiones Medicorum". Hier bot Pickel „Chemiam theoretico-practicam in laboratorio" an.

67 UniAWürzburg. ARS 1635 [ohne Paginierung]. „Gehorsamste Vorstellung und Bitte des Prof. Dr. Rumpf die fernere Benutzung des chemischen Laboratoriums hiesiger K[öniglicher] Universität betreffend" gerichtet an den Akademischen Senat vom 2. September 1830. Rumpf äußerte, dass er selbst drei bis vier Studenten eigenständig im Labor arbeiten lasse.

68 Siehe hierzu G. STICKER (1932), S. 676; NDB (1955), Bd. 2, S. 707f.; sowie K.-P. KELBER / M. OKRUSCH (2006), S. 82. Kelber und Okrusch schreiben die Beurteilung Rumpfs fälschlich Max Buchner (1881–1941) zu, der die Festschrift zum 350. Bestehen der Universität „Aus der Vergangenheit der Universität Würzburg" herausbrachte und darin selbst einen Beitrag schrieb. Der Autor des Teilkapitels „Entwicklungsgeschichte der Medizinischen Fakultät an der Alma Mater Julia" war indes Georg Sticker (1860–1960). Die Lebensdaten Buchners sind der Neuen Deutschen Biographie entnommen. Sticker behauptete, Rumpfs übertriebenes Interesse an Mineralogie habe dazu geführt, dass er die Medizinstudenten nur in „Versteinerungskunde und [...] Anfänge der fränkischen Paläontologie" unterrichtet habe. Pharmakognosie und Pharmazeutische Warenkunde gelehrt zu haben, gestand er ihm zu, allerdings kam in Stickers Aussage die Pharmazeutische Chemie nicht direkt vor. Sie wird allenfalls mit dem Mineralogieunterricht umschrieben.

69 Siehe hierzu C. R. GRUND (2002), S. 79 und S. 163.

dass sie ihre eigenen Ausarbeitungen und Lehrbücher mit pharmazeutischen Inhalt für die Kollegien und Praktika heranzogen.

Erstmals konnten wir Lehrveranstaltungen für Pharmazie und ihre Hilfswissenschaften ab 1785 ermitteln[70] und mit den Studienordnungen ausgehend vom Organischen Edikt 1808 über die von 1837, 1842, 1875 und 1904 abgleichen. Somit gelang es uns, die Angaben von Christoph Friedrich und Wolf-Dieter Müller-Jahncke mit dem Universitätsstandort Würzburg für die Pharmazie zu ergänzen.[71]

Pickels literarische Veröffentlichungen in ihrer Gesamtheit erstmals zu erfassen, zu gliedern und auszuwerten, gelang uns mit vorliegender Studie. Aktenmaterial aus dem Universitätsarchiv Würzburg sowie Fundstücke aus der Universitätsbibliothek Würzburg bezogen wir mit ein. Außerdem fanden wir einige wenige Aufsätze, die meist dieselben Themata wie die Monographien bearbeiteten. Bei Pickel zeigte sich das pharmazeutische Forschungsinteresse hauptsächlich, wie es zur damaligen Zeit üblich war, in der Analyse der Heilbrunnen.

Bei Ludwig Rumpfs Monographie konnten wir das Erscheinungsjahr korrigieren, das Schmitz vermutlich gestützt auf Poggendorff falsch mit 1810 angab, und eine zeitgenössische Rezension in der Zeitschrift 'Isis' auffinden.[72] Seine medizinische Dissertation konnten wir erstmalig belegen und mit in unsere Untersuchung aufnehmen.[73] Er veröffentlichte vorwiegend Aufsätze zu mineralogischen Themen. Die Mineralogie galt als Hilfswissenschaft der Pharmazie. Zur geplanten neuen Studienordnung konnten wir erstmals einen Aufsatz von Rumpf aus dem Jahr 1831 nachweisen.[74]

---

70 Vgl. schriftliche Auskünfte der Universitätsbibliotheksmitarbeiterin, Frau Marion Friedlein, vom 23. Januar 2023 und 2. Februar 2023. Vor 1785 sind keine gedruckten Vorlesungsverzeichnisse vorhanden. Das Vorlesungsverzeichnis für das Sommersemester 1786 fehlt in den Beständen der Universitätsbibliothek Würzburg.

71 Siehe hierzu C. FRIEDRICH / W.-D. MÜLLER-JAHNCKE (2005), S. 617.

72 Siehe hierzu R. SCHMITZ (1969), S. 336; POG (1898), Bd. 3, S. 1153 s. v. Rumpf, Ludwig; J. B. WILBRAND (1821); L. RUMPF (1820); sowie Kap. 8.2, S. 264. Beim Erscheinungsjahr 1810 wäre Ludwig Rumpf 17 Jahre alt gewesen. Wir konnten anhand des Titelblattes und der gefundenen Rezension von Johann Bernhard Wilbrand (1779–1846) in der Zeitschrift 'Isis' zweifelsfrei 1820 als Erscheinungsjahr der Monographie ermitteln.

73 Siehe hierzu L. RUMPF (1824). Seine medizinische Dissertation ist in der Bayerischen Staatsbibliothek Bamberg zu finden. Allerdings wird der Titel der Promotion im Katalog nicht wiedergegeben. Er erscheint erst auf der Rückseite des Titelblattes.

74 Siehe hierzu L. RUMPF (1831), S. 299–317; sowie B. BEYERLEIN (1991), S. 176. Nach dem Organischen Edikt von 1808 folgte die nächste Apotheker-Ordnung in Bayern am 17. Februar 1837.

Johann Joseph von Scherers Engagement für die Pharmazie zeigte sich unter anderem in der Herausgabe der „Jahresbericht[e] über die Fortschritte der Pharmacie in allen Ländern". Er veröffentlichte zudem ein Lehrbuch mit pharmazeutischem Inhalt. Eine Reihe von Aufsätzen konnten wir neben der Klinischen Chemie der pharmazeutischen Analytik zuordnen. Seine Forschungen zu den Heilquellen gehört ebenso zum pharmazeutischen Themenbereich, wie Christoph Friedrich feststellte.[75] Daneben behandelte er pharmazeutische Hilfswissenschaften wie Toxikologie und Mineralogie. Sein Hauptaugenmerk galt aber der praktischen Ausbildung der Pharmaziestudenten, wie 1866 eine Anfrage des Prorektors aus Marburg nach einem Institut für Pharmazie in Würzburg zeigte.[76]

Die wissenschaftlichen Arbeiten von Johann Rudolph von Wagner konnten wir zum ersten Mal überhaupt zusammenstellen. Darunter befinden sich mehrere Monographien, die zum größeren Teil hohe Auflagen erzielten und auch nach seinem Tod fortgeführt wurden. Hervorzuheben sind u. a. zwei große Lehrbücher, „Die Chemie faßlich dargestellt" und „Chemische Technologie", die für Pharmazeuten interessant waren, sowie ein Lehrbuch zur Geschichte der Chemie. Seine große Anzahl an Aufsätzen und kleineren Mitteilungen widmete er hauptsächlich der Technologie. Dennoch stellen aus diesem Themenschwerpunkt etliche Aufsätze Beiträge zur Pharmazie dar. Zusammen mit den Aufsätzen zur Analytik, Organischen Chemie und Lebensmittelchemie ergab unsere Zuordnung knapp 100 Publikationen, die ebenso für Pharmazeuten interessant waren. Ein Teil seiner Lehrbücher wurde ins Englische und Französische übersetzt.

---

75 Siehe hierzu C. FRIEDRICH (2019/a), S. 115.

76 Siehe hierzu R. SCHMITZ (1969), S. 336. Von den damals 30 Studenten in Scherers Laboratorium in der Maxstraße waren überwiegend Studenten der Pharmazie, obwohl ein eigenständiges Pharmazeutisches Institut zur damaligen Zeit in Würzburg nicht bestand.

Die Publikationen von Ludwig Medicus wurden von uns erstmalig zusammengestellt. Seine Lehrbücher zur Analytik behandeln Themen, die für das Praktikum der Studenten der Pharmazie, Chemie und Lebensmittelchemie sowie Technologie wichtig waren. Sie erschienen in hohen Auflagen, die teilweise noch nach dem Tod Medicus' von Walter Poethke (1900–1990)[77] bis in die zweite Hälfte des 20. Jahrhunderts fortgeführt wurden. Wie wir nachweisen konnten, musste Medicus seine Herausgeberschaft einer Schriftenreihe aufgeben,[78] um die Professur für Chemische Technologie, Pharmazeutisch-chemische Präparatenlehre und Gerichtliche Chemie mit Einschluss der Lebensmitteluntersuchungen an der Julius-Maximilians-Universität Würzburg zu erhalten.[79] Seine von uns gefundenen Aufsätze zur Analytik, Organischen Chemie und Lebensmittelchemie waren auch für die Pharmazie von Bedeutung. Das Lehrbuch „Kurze Anleitung zur qualitativen Analyse“ wurde gar ins Englische übersetzt.[80]

---

77 Siehe hierzu DApoBio (1997), Ergbd. 2, S. 239f.

78 Sie hierzu UniAWürzburg, ARS 656 [ohne Paginierung]. Schreiben der „mathematisch-naturwissenschaftlichen Section“ der Philosophischen Fakultät an den Akademischen Senat der Julius-Maximilians-Universität Würzburg vom 14. Januar 1881 mit dem Betreff der „Wiederbesetzung der durch den Tod des Hofrates Professors Dr. J. Rudolf von Wagner erledigten Professur“. Hier wurde eine Ernennung Medicus' zum außerordentlichen Professor unter „Verzicht auf allzu ausgedehnte literarische Sammelarbeit (Jahresberichte)“, damit er sich „seinen Lehrfächern und deren Vervollkommnung ausschließlich zu[...]wenden“ konnte, positiv befürwortet; sowie an dieses Schreiben angefügtes „Zeugnis” des Vorstandes des chemischen Institutes Prof. Johannes Wislicenus (1835–1902).

79 Siehe hierzu UniAWürzburg, ARS 656 [ohne Paginierung]. Ernennungsdekret zum außerordentlichen Professor, ausgestellt von König Ludwig II. (1845–1886) in Hohenschwangau am 7. Februar 1881 und adressiert an den Akademischen Senat; sowie HERDER (1950), Sp. 2510f. Die Lebensdaten König Ludwigs II. von Bayern sind HERDER (1950) entnommen.

80 Siehe hierzu L. MEDICUS (1913).

10 Zusammenfassung

Mit der vorliegenden Studie konnten wir einen Beitrag zur Wissenschaftsgeschichte an der Julius-Maximilians-Universität Würzburg leisten. Grundlage unserer Forschungsarbeit war das Untersuchungsschema von Christoph Friedrich, das sich in die Unterpunkte Wissenschaftsorganisatorische Struktur, Personelle Struktur, Materiell-technische Ausstattung, Lehre und Forschungsschwerpunkte gliedert. Untersucht wurde von uns die Entwicklung des Studienfaches Pharmazie an der Würzburger Universität beginnend mit dem ersten, dafür berufenen Professor Johann Georg Pickel (1751–1838) bis zur Verselbstständigung der Lehrsparte mit der Umbenennung des Technologischen Institutes in „Pharmazeutisches Institut und Laboratorium für Angewandte Chemie" im Jahr 1906.

In Würzburg wurde bereits 1782 Johann Georg Pickel durch den vorletzten Fürstbischof Franz Ludwig von Erthal (1730–1795) zum Lehrbeauftragten für die Fächer Chemie und Pharmazie ernannt. Das war im Gegensatz zu anderen Hochschulstandorten ein sehr früher Zeitpunkt. Erst 1808 schrieb das Organische Edikt im Kurfürstentum Bayern ein obligatorisches Studium für Apotheker vor. Bedingt durch die damaligen Regierungsverhältnisse kam diese Vorschrift an der Alma Julia et Maximiliana erst 1814, als Würzburg abermals zu Bayern kam, zum Tragen.

Zu den Biographien der Hochschullehrer konnten wir zahlreiche neue Erkenntnisse beitragen und mit vorhandenen Daten zu einem stimmigen Bild abrunden. Die Wissenschaftlichen und anderen Mitarbeiter wurden von uns erstmals erfasst. Es gelang uns zudem, Armin Wankmüllers (1924–2016) Angaben zu den Würzburger Studenten der Pharmazie zu ergänzen und zu korrigieren. Wir gingen aber über seine Publikationen hinaus, indem wir weitere Studenten bis 1915 nachwiesen und interessante Vergleiche zu bayerischen und nichtbayerischen Studenten, der Studenten der Pharmazie mit der Summe der Pharmazeuten, Chirurgen, Mediziner und Odontologen sowie der Pharmaziestudenten mit Zahnmedizinstudenten anstellten und auswerteten. Auch Studenten aus Übersee konnten als Hinweis auf das Image der Pharmazie an der Julius-Maximilians-Universität nachgewiesen werden.

Bereits seit 1787 standen dem ersten Dozenten Johann Georg Pickel ein eigener Hörsaal und ein angeschlossenes Universitätslaboratorium mit Lagermöglichkeiten für Geräte und Chemikalien im Gärtnerhaus des Juliusspitalgartens zur Verfügung. Erste Studenten der Pharmazie waren um 1800 nachweisbar. Die räumliche Situation der Pharmazie, beginnend mit dem Juliusspital, dem Gärtnerhaus im Juliusspitalgarten, der „Alten Universität", dem Chemischen Institut in der Maxstraße sowie dem „Medizinischen Kollegienhaus" konnte detailreich analysiert und anhand einiger Bilder veranschaulicht werden. In weiten Teilen war es uns möglich, Inventare sowie Etatmöglichkeiten der einzelnen Dozenten im zeitlichen Ablauf neu und erstmalig zu erfassen.

Es gelang uns erstmals, die Lehrtätigkeit der für Pharmazie zuständigen Professoren in ihrer Gesamtheit zu erfassen sowie mit den gesetzlichen Vorgaben der Studienordnungen von 1808, 1837, 1842, 1875 und 1904 abzugleichen und zu bewerten.

Das Forschungsprofil der Hochschullehrer Johann Georg Pickel (1751–1838), Ludwig Rumpf (1793–1862), Johann Joseph von Scherer (1814–1869), Johann Rudolph von Wagner (1822–1880) und Ludwig Medicus (1847–1915) konnte zum ersten Mal anhand ihrer Arbeiten analysiert werden. Hierzu wurden, soweit möglich und aufgrund von Kriegsverlusten erhalten, alle Publikationen, d. h. Monographien, Schriftreihen und Aufsätze sowie kleinere Mitteilungen erfasst und ausgewertet. Zu Johann Rudolph von Wagner und Ludwig Medicus wurden ferner solche Listen zum ersten Mal vorgelegt. Ergänzen konnten wir zudem einige Publikationen von Pickel, Rumpf und Scherer.

Ein Gruppenbild der Physikalisch-Medizinischen Gesellschaft in Würzburg aus den 1850/60er-Jahren, das bislang unbekannt war, konnten wir in einer Biographischen Mappe des Stadtarchivs Würzburg auffinden. Für eine zukünftige Aufnahme in die Deutsche Apotheker-Biographie können wir erstmalig Ludwig Rumpf, seinen Vater Ernst Friedrich Felix Rumpf (1764–1849), Wilhelm Staedel (1843–1919), Heinrich Friede (1901–1990) sowie seine Frau Margarete Friede, geborene Wagner (1902–1995) empfehlen. Zudem wurden einige Angaben der Deutschen Apotheker-Biographie korrigiert und ergänzt.

Mit der vorliegenden Studie konnte ein Desiderat zur pharmazeutischen Institutsgeschichte und damit zur Wissenschaftsgeschichte an der Julius-Maximilians-Universität geschlossen werden.

11 Anlagenteil

Anlage 1: Pharmaziestudenten WS 1830/31 bis SS 1836

	Bayern	Nichtbayern	∑ Pharmazie-studenten	Mediziner + Chirurgen (ab SS 1839) + Pharmazeuten (+ Odontologen seit WS 1872/73)
WS 1830/31	9	2	11	0
SS 1831	7	2	9	214
WS 1831/32	8	1	9	244
SS 1832	8	0	8	262
WS 1832/33	8	1	9	230
SS 1833	9	1	10	174
WS 1833/34	6	2	8	171
SS 1834	12	1	13	160
WS 1834/35	9	0	9	187
SS 1835	7	3	10	182
WS 1835/36	6	3	9	178
SS 1836	6	0	6	179

Anlage 2: Pharmaziestudenten WS 1836/37 bis WS 1861/62

	Bayern	Nichtbayern	∑ Pharmazie-studenten	Mediziner + Chirurgen (ab SS 1839) + Pharmazeuten (+ Odontologen seit WS 1872/73)
WS 1836/37	6	2	8	185
SS 1837	11	2	13	168
WS 1837/38	11	2	13	163
SS 1838	15	0	15	135
WS 1838/39	9	1	10	158
SS 1839	11	0	11	167
WS 1839/40	14	0	14	156
SS 1840	15	0	15	134
WS 1840/41	15	0	15	131
SS 1841	10	0	10	141
WS 1841/42	14	2	16	158
SS 1842	11	2	13	153
WS 1842/43	7	0	7	165
SS 1843	7	0	7	157
WS 1843/44	7	0	7	126
SS 1844	7	1	8	116
WS 1844/45	14	2	16	128
SS 1845	10	1	11	111
WS 1845/46	16	4	20	119
SS 1846	13	2	15	102

WS 1846/47	18	2	20	121
SS 1847	11	3	14	120
WS 1847/48	15	2	17	132
SS 1848	10	1	11	126
WS 1848/49	13	1	14	130
SS 1849	11	0	11	98
WS 1849/50	12	1	13	keine Statistik im Digitalisat
SS 1850	11	1	12	192
WS 1850/51	14	1	15	264
SS 1851	12	0	12	277
WS 1851/52	8	0	8	297
SS 1852	6	2	8	342
WS 1852/53	8	1	9	296
SS 1853	12	2	14	302
WS 1853/54	12	1	13	320
SS 1854	7	0	7	320
WS 1854/55	11	1	12	388
SS 1855	14	3	17	369
WS 1855/56	19	3	22	373
SS 1856	12	4	16	356
WS 1856/57	18	5	23	319
SS 1857	16	6	22	269
WS 1857/58	16	5	21	280
SS 1858	13	0	13	270

WS 1858/59	23	0	23	284
SS 1859	20	2	22	270
WS 1859/60	28	3	31	273
SS 1860	21	2	23	272
WS 1860/61	25	3	28	315
SS 1861	16	3	19	296
WS 1861/62	16	2	18	289

Anlage 3: Pharmaziestudenten SS 1862 bis WS 1868/69

	Bayern	Nichtbayern	∑ Pharmazie-studenten	Mediziner + Chirurgen (ab SS 1839) + Pharmazeuten (+ Odontologen seit WS 1872/73)
SS 1862	15	1	16	299
WS 1862/63	19	6	25	334
SS 1863	19	5	24	316
WS 1863/64	22	4	26	307
SS 1864	24	2	26	291
WS 1864/65	29	3	32	273
SS 1865	32	5	37	292
WS 1865/66	27	4	31	271
SS 1866	19	2	21	257
WS 1866/67	18	4	22	211
SS 1867	21	4	25	247
WS 1867/68	20	4	24	294
SS 1868	20	1	21	265
WS 1868/69	15	2	17	312

Anlage 4: Pharmaziestudenten SS 1869 bis SS 1880

	Bayern	Nichtbayern	∑ Pharmazie-studenten	Mediziner + Chirurgen (ab SS 1839) + Pharmazeuten (+ Odontologen seit WS 1872/73)
SS 1869	14	1	15	340
WS 1869/70	12	1	13	325
SS 1870	13	0	13	351
WS 1870/71	10	0	10	215
SS 1871	12	0	12	313
WS 1871/72	19	0	19	396
SS 1872	15	3	18	387
WS 1872/73	15	15	30	447
SS 1873	20	23	43	510
WS 1873/74	29	30	59	499
SS 1874	25	32	57	517
WS 1874/75	22	36	58	542
SS 1875	22	33	55	521
WS 1875/76	30	25	55	548
SS 1876	21	18	39	527
WS 1876/77	22	35	57	548
SS 1877	15	35	50	507
WS 1877/78	20	44	64	499
SS 1878	17	28	45	475
WS 1878/79	22	25	47	496
SS 1879	19	19	38	485

WS 1879/80	20	23	43	419
SS 1880	17	16	33	424

Anlage 5: Pharmaziestudenten WS 1880/81 bis SS 1915

	Bayern	Nichtbayern	∑ Pharmazie-studenten	Mediziner + Chirurgen (ab SS 1839) + Pharmazeuten (+ Odontologen seit WS 1872/73)
WS 1880/81	14	18	32	439
SS 1881	8	11	19	473
WS 1881/82	6	19	25	534
SS 1882	6	14	20	594
WS 1882/83	8	20	28	571
SS 1883	5	21	26	626
WS 1883/84	12	24	36	689
SS 1884	11	26	37	743
WS 1884/85	11	31	42	791
SS 1885	8	24	32	784
WS 1885/86	10	23	33	827
SS 1886	12	21	33	829
WS 1886/87	22	22	44	935
SS 1887	18	20	38	899
WS 1887/88	23	31	54	956
SS 1888	20	28	48	973
WS 1888/89	24	26	50	1034

SS 1889	20	25	45	983
WS 1889/90	29	27	56	998
SS 1890	24	23	47	997
WS 1890/91	29	27	56	963
SS 1891	20	24	44	840
WS 1891/92	31	24	55	825
SS 1892	26	29	55	743
WS 1892/93	33	28	61	807
SS 1893	25	18	43	752
WS 1893/94	36	16	52	808
SS 1894	22	21	43	763
WS 1894/95	23	21	44	779
SS 1895	13	28	41	762
WS 1895/96	21	29	50	788
SS 1896	12	26	38	730
WS 1896/97	29	31	60	830
SS 1897	23	29	52	777
WS 1897/98	25	20	45	742
SS 1898	13	18	31	680
WS 1898/99	28	18	46	713
SS 1899	21	15	36	623
WS 1899/00	23	17	40	626
SS 1900	21	19	40	549
WS 1900/01	22	22	44	543

SS 1901	24	18	42	474
WS 1901/02	29	22	51	489
SS 1902	23	18	41	462
WS 1902/03	34	15	49	510
SS 1903	30	12	42	479
WS 1903/04	36	14	50	516
SS 1904	30	25	55	530
WS 1904/05	50	36	86	538
SS 1905	48	38	86	524
WS 1905/06	49	43	92	559
SS 1906	41	52	93	578
WS 1906/07	45	46	91	638
SS 1907	42	37	79	621
WS 1907/08	37	34	71	625
SS 1908	28	26	54	589
WS 1908/09	41	27	68	669
SS 1909	40	34	74	666
WS 1909/10	35	34	69	686
SS 1910	30	29	59	666
WS 1910/11	37	26	63	707
SS 1911	36	13	49	717
WS 1911/12	32	14	46	741
SS 1912	34	14	48	740
WS 1912/13	35	12	47	738

SS 1913	25	10	35	735
WS 1913/14	33	8	41	773
SS 1914	34	13	47	808
WS 1914/15	32	13	45	763
SS 1915	33	13	46	767

Anlage 6: Wissenschaftliche Mitarbeiter und weitere Beschäftigte WS 1830/31 bis SS 1836

	Attribut/Cabinet/Laboratorium/Institut	**Name**	**Funktion**
WS 1830/31	Chemisches Kabinet	Prof. Pickel	Conservator
SS 1831	Chemisches Kabinet	Prof. Pickel	Conservator
WS 1831/32	Chemisches Kabinet	Prof. Pickel	Conservator
SS 1832	Chemisches Kabinet	Prof. Pickel	Conservator
WS 1832/33	Chemisches Kabinet	Prof. Pickel	Conservator
	Naturhistorisches Kabinet; Mineralogische Abtheilung	Prof. Rumpf	Conservator
	Naturhistorisches Kabinet; Mineralogische Abtheilung	Andreas Dosch	Diener
SS 1833	Chemisches Kabinet	Prof. Pickel	Conservator
	Naturhistorisches Kabinet; Mineralogische Abtheilung	Prof. Rumpf	Conservator
	Naturhistorisches Kabinet; Mineralogische Abtheilung	Andreas Dosch	Diener
WS 1833/34	Chemisches Kabinet	Prof. Pickel	Conservator
	Naturhistorisches Kabinet; Mineralogische Abtheilung	Prof. Rumpf	Conservator
	Naturhistorisches Kabinet; Mineralogische Abtheilung	Andreas Dosch	Diener
SS 1834	Chemisches Kabinet	Prof. Pickel	Conservator

	Naturhistorisches Kabinet; Mineralogische Abtheilung	Prof. Rumpf	Conservator
	Naturhistorisches Kabinet; Mineralogische Abtheilung	Andreas Dosch	Diener
WS 1834/35	Chemisches Kabinet	Prof. Pickel	Conservator
	Naturhistorisches Kabinet; Mineralogische Abtheilung	Prof. Rumpf	Conservator
	Naturhistorisches Kabinet; Mineralogische Abtheilung	Andreas Dosch	Diener
SS 1835	Chemisches Kabinet	Prof. Pickel	Conservator
	Naturhistorisches Kabinet; Mineralogische Abtheilung	Prof. Rumpf	Conservator
	Naturhistorisches Kabinet; Mineralogische Abtheilung	Andreas Dosch	Diener
WS 1835/36	Chemisches Kabinet	Prof. Pickel	Conservator
	Naturhistorisches Kabinet; Mineralogische Abtheilung	Prof. Rumpf	Conservator
	Naturhistorisches Kabinet; Mineralogische Abtheilung	Andreas Dosch	Diener
SS 1836	Chemisches Kabinet	Prof. Pickel	Conservator
	Naturhistorisches Kabinet; Mineralogische Abtheilung	Prof. Rumpf	Conservator
	Naturhistorisches Kabinet; Mineralogische Abtheilung	Andreas Dosch	Diener

Anlage 7: Wissenschaftliche Mitarbeiter und weitere Beschäftigte WS 1836/37 bis WS 1862/63

	Attribut/ Cabinet/ Laboratorium/ Institut	**Name**	**Funktion**	**Besonder-heiten**	**Anmer-kungen**
WS 1836/37 bis SS 1840	Naturhistorisches Kabinet; Mineralogische Abtheilung	Prof. Rumpf	Conservator		
	Naturhistorisches Kabinet; Mineralogische Abtheilung	Andreas Dosch	Diener		
	Chemisches Kabinet	Prof. Rumpf	Conservator		
	Pharmaceutische Sammlung	Prof. Rumpf	Conservator		
WS 1840/41 bis WS 1842/43	Naturhistorisches Kabinet; Mineralogische Abtheilung	Prof. Rumpf	Conservator		
	Naturhistorisches Kabinet; Mineralogische Abtheilung	Andreas Dosch	Diener		
	Chemisches Kabinet und Pharmaceutische Sammlung	Prof. Rumpf	Conservator		
SS 1843 bis SS 1844	Naturhistorisches Cabinet; Mineralogische Abtheilung	Prof. Rumpf	Conservator		

	Naturhistorisches Cabinet; Mineralogische Abtheilung	Andreas Dosch	Diener		
	Chemisch-Pharmaceutisches Cabinet und Pharmacologische Sammlung	Prof. Rumpf	Conservator		
WS 1844/45 bis SS 1847	Naturhistorisches Cabinet; Mineralogische Abtheilung	Prof. Rumpf	Conservator		
	Naturhistorisches Cabinet; Mineralogische Abtheilung	Andreas Dosch	Diener		
	Chemisch-Pharmaceutisches Laboratorium mit der Pharmaco-gnostischen Sammlung	Prof. Rumpf	Conservator		
WS 1847/48 bis SS 1848	Naturhistorisches Cabinet; Mineralogische Abtheilung	Prof. Rumpf	Conservator		
	Naturhistorisches Cabinet; Mineralogische Abtheilung	Andreas Dosch	Diener		
	Chemisch-Pharmaceutisches Laboratorium mit der Pharmako-gnostischen Sammlung	Prof. Rumpf	Conservator		

	Chemisch-Pharmaceutisches Laboratorium mit der Pharmakognostischen Sammlung	Hr. Max Beyschlag	Assistent		war SS 1847 noch stud. pharm.
WS 1848/49 bis SS 1849	Naturhistorisches Cabinet; Mineralogische Abtheilung	Prof. Rumpf	Conservator		
	Naturhistorisches Cabinet; Mineralogische Abtheilung	Andreas Dosch	Diener		
	Chemisch-Pharmaceutisches Laboratorium mit der Pharmakognostischen Sammlung	Prof. Rumpf	Conservator		
	Chemisch-Pharmaceutisches Laboratorium mit der Pharmakognostischen Sammlung	Hr. Jacob Pfister	Assistent		in gedruckten Listen der Studenten WS 1848/49 und SS 1849 nicht verzeichnet
WS 1849/50 bis WS 1850/51	Naturhistorisches Cabinet; Mineralogische Abtheilung	Prof. Rumpf	Conservator		
	Naturhistorisches Cabinet; Mineralogische Abtheilung	Andreas Dosch	Diener		

	Chemisch-Pharmaceutisches Laboratorium mit der Pharmakognostischen Sammlung	Prof. Rumpf	Conservator		
	Chemisch-Pharmaceutisches Laboratorium mit der Pharmakognostischen Sammlung	Hr. Gallus Werr	Assistent		nur noch in gedruckter Liste im WS 1849/50 stud. pharm.
SS 1851	Naturhistorisches Cabinet; Mineralogische Abtheilung	Prof. Rumpf	Conservator		
	Naturhistorisches Cabinet; Mineralogische Abtheilung	Jacob Hahn	Diener		
	Chemisch-Pharmaceutisches Laboratorium mit der Pharmakognostischen Sammlung	Prof. Rumpf	Conservator		
	Chemisch-Pharmaceutisches Laboratorium mit der Pharmakognostischen Sammlung	Hr. Anton Fritz	Assistent		in gedruckter Liste der Studenten SS 1851 nicht verzeichnet
WS 1851/52 bis SS 1852	Naturhistorisches Cabinet; Mineralogische Abtheilung	Prof. Rumpf	Conservator		

	Naturhistorisches Cabinet; Mineralogische Abtheilung	Jacob Hahn	Diener		
	Chemisch-Pharmaceutisches Laboratorium mit der Pharmako-gnostischen Sammlung	Prof. Rumpf	Conservator		
	Chemisch-Pharmaceutisches Laboratorium mit der Pharmako-gnostischen Sammlung	Christian Leininger	Assistent		in gedruckten Listen der Studenten WS 1851/52 und SS 1852 nicht zu finden; auch ein Sem. davor u. danach nicht!
WS 1852/ 53	Naturhistorisches Cabinet; Mineralogische Abtheilung	Prof. Rumpf	Conservator		
	Naturhistorisches Cabinet; Mineralogische Abtheilung	Jacob Hahn	Diener		
	Chemisch-Pharmaceutisches Laboratorium mit der Pharmako-gnostischen Sammlung	Prof. Rumpf	Conservator		

	Chemisch-Pharmaceutisches Laboratorium mit der Pharmakognostischen Sammlung	Gallus Werr	Assistent		in gedruckter Liste der Studenten WS 1852/53 nicht zu finden
SS 1853	Naturhistorisches Cabinet; Mineralogische Abtheilung	Prof. Rumpf	Conservator		
	Naturhistorisches Cabinet; Mineralogische Abtheilung	Jacob Hahn	Diener		
	Chemisch-Pharmaceutisches Laboratorium mit der Pharmakognostischen Sammlung	Prof. Rumpf	Conservator		
	Chemisch-Pharmaceutisches Laboratorium mit der Pharmakognostischen Sammlung			Assistentenstelle z. Z. erledigt	
WS 1853/54	Naturhistorisches Cabinet; Mineralogische Abtheilung	Prof. Rumpf	Conservator		
	Naturhistorisches Cabinet; Mineralogische Abtheilung	Jacob Hahn	Diener		
	Chemisch-Pharmaceutisches Laboratorium mit der Pharmakognostischen Sammlung	Prof. Rumpf	Conservator		

	Chemisch-Pharmaceutisches Laboratorium mit der Pharmakognostischen Sammlung	Hr. Wilhelm Hammer	Assistent		in gedruckter Liste der Studenten WS 1853/54 stud. pharm.
SS 1854	Naturhistorisches Cabinet; Mineralogische Abtheilung	Prof. Rumpf	Conservator		
	Naturhistorisches Cabinet; Mineralogische Abtheilung	Jacob Hahn	Diener		
	Chemisch-Pharmaceutisches Laboratorium mit der Pharmakognostischen Sammlung	Prof. Rumpf	Conservator		
	Chemisch-Pharmaceutisches Laboratorium mit der Pharmakognostischen Sammlung	Hr. Franz Bangert	Assistent		in gedruckter Liste der Studenten SS 1854 stud. phil.
WS 1854/55 bis SS 1855	Naturhistorisches Cabinet; Mineralogische Abtheilung	Prof. Rumpf	Conservator		
	Naturhistorisches Cabinet; Mineralogische Abtheilung	Jacob Hahn	Diener		

	Chemisch-Pharmaceutisches Laboratorium mit der Pharmako-gnostischen Sammlung	Prof. Rumpf	Conservator		
	Chemisch-Pharmaceutisches Laboratorium mit der Pharmako-gnostischen Sammlung			Assistentenstelle unbesetzt	
WS 1855/56	Naturhistorisches Cabinet; Mineralogische Abtheilung	Prof. Rumpf	Conservator		
	Naturhistorisches Cabinet; Mineralogische Abtheilung	Jacob Hahn	Diener		
	Chemisch-Pharmaceutisches Laboratorium mit der Pharmako-gnostischen Sammlung	Prof. Rumpf	Conservator		kein weiterer Eintrag
SS 1856 bis WS 1857/58	Naturhistorisches Cabinet; Mineralogische Abtheilung	Prof. Rumpf	Conservator		
	Naturhistorisches Cabinet; Mineralogische Abtheilung	Jacob Hahn	Diener		
	Chemisch-Pharmaceutisches Laboratorium mit der Pharmako-gnostischen Sammlung	Prof. Rumpf	Conservator		

	Chemisch-Pharmaceutisches Laboratorium mit der Pharmako-gnostischen Sammlung	Hr. M[ichael] Ach	Assistent		in gedruckten Listen der Studenten SS 1856 bis WS 1857/58 stud. med.
SS 1858 bis SS 1859	Naturhistorisches Cabinet; Mineralogische Abtheilung	Prof. Rumpf	Conservator		
	Naturhistorisches Cabinet; Mineralogische Abtheilung	Jacob Hahn	Diener		
	Chemisch-Pharmaceutisches Laboratorium mit der Pharmako-gnostischen Sammlung	Prof. Rumpf	Conservator		
	Chemisch-Pharmaceutisches Laboratorium mit der Pharmako-gnostischen Sammlung	Hr. M[ichael] Ach	Assistent		in gedruckten Listen der Studenten SS 1858 bis SS 1859 stud. med.
	Chemisch-Pharmaceutisches Laboratorium mit der Pharmako-gnostischen Sammlung	Sebastian Freitag	Diener		
WS 1859/60 bis SS 1860	Naturhistorisches Cabinet; Mineralogische Abtheilung	Prof. Rumpf	Conservator		

	Naturhistorisches Cabinet; Mineralogische Abtheilung	Jacob Hahn	Diener		
	Chemisch-Pharmaceutisches Laboratorium mit der Pharmako-gnostischen Sammlung	Prof. Rumpf	Conservator		
	Chemisch-Pharmaceutisches Laboratorium mit der Pharmako-gnostischen Sammlung	Dr. M[icha-el] Ach	Assistent		in gedruckten Listen der Studenten WS 1859/60 bis SS 1860 Dr. med.
	Chemisch-Pharmaceutisches Laboratorium mit der Pharmako-gnostischen Sammlung	Sebastian Freitag	Diener		
WS 1860/61 bis SS 1861	Naturhistorisches Cabinet; Mineralogische Abtheilung	Prof. Rumpf	Conservator		
	Naturhistorisches Cabinet; Mineralogische Abtheilung	Jacob Hahn	Diener		
	Chemisch-Pharmaceutisches Laboratorium mit der Pharmako-gnostischen Sammlung	Prof. Rumpf	Conservator		

	Chemisch-Pharmaceutisches Laboratorium mit der Pharmako-gnostischen Sammlung	Hr. Nikolaus Dieterich	Assistent		in gedruckten Listen der Studenten WS 1859/60 und SS 1860 stud. pharm.; danach nicht mehr verzeichnet
	Chemisch-Pharmaceutisches Laboratorium mit der Pharmako-gnostischen Sammlung	Sebastian Freitag	Diener		
WS 1861/62	Naturhistorisches Cabinet; Mineralogische Abtheilung	Prof. Rumpf	Conservator		
	Naturhistorisches Cabinet; Mineralogische Abtheilung	Jacob Hahn	Diener		
	Chemisch-Pharmaceutisches Laboratorium mit der Pharmako-gnostischen Sammlung	Prof. Rumpf	Conservator		
	Chemisch-Pharmaceutisches Laboratorium mit der Pharmako-gnostischen Sammlung	Hr. Caspar Schedel	Assistent		in gedruckter Liste der Studenten WS 1861/62 stud. pharm.

<table>
<tr><td></td><td>Chemisch-Pharmaceutisches Laboratorium mit der Pharmakognostischen Sammlung</td><td>Sebastian Freitag</td><td>Diener</td><td></td><td></td></tr>
<tr><td>SS 1862 bis WS 1862/63</td><td colspan="2">Naturhistorisches Cabinet; Mineralogische Abtheilung</td><td>Conservatorium</td><td>vacat</td><td></td></tr>
<tr><td></td><td>Naturhistorisches Cabinet; Mineralogische Abtheilung</td><td>Jacob Hahn</td><td>Diener</td><td></td><td></td></tr>
<tr><td></td><td colspan="2">Chemisch-Pharmaceutisches Laboratorium mit der Pharmakognostischen Sammlung</td><td>Conservatorium</td><td>vacat</td><td></td></tr>
<tr><td></td><td>Chemisch-Pharmaceutisches Laboratorium mit der Pharmakognostischen Sammlung</td><td></td><td></td><td colspan="2">Assistentenstelle z. Z. erledigt</td></tr>
<tr><td></td><td>Chemisch-Pharmaceutisches Laboratorium mit der Pharmakognostischen Sammlung</td><td>Sebastian Freitag</td><td>Diener</td><td></td><td></td></tr>
</table>

Anlage 8: Wissenschaftliche Mitarbeiter und weitere Beschäftigte SS 1863 bis WS 1871/72

	Attribut/ Cabinet/ Laboratorium/ Institut	**Name**	**Funktion**	**Besonderheiten**	**Anmerkungen**
SS 1863	Naturhistorisches Cabinet; Mineralogische Abtheilung		Conservatorium	vacat	
	Naturhistorisches Cabinet; Mineralogische Abtheilung	Jacob Hahn	Diener		
	Laboratorium für Organische Chemie	Prof. Scherer	Conservator		
	Laboratorium für Organische Chemie	Dr. philos. Albert Hilger	Erster Assistent		in gedruckter Liste der Studenten SS 1863 nicht verzeichnet
	Laboratorium für Organische Chemie	Hr. Pharmaceut Anton Anselm	Zweiter Assistent		in gedruckter Liste der Studenten SS 1863 nicht verzeichnet
	Laboratorium für Organische Chemie	Jacob Schätzlein	Diener		
WS 1863/64 bis WS 1864/65	Laboratorium für Organische und Pharmaceutische Chemie nebst einschlägigen Sammlungen	Prof. Scherer	Conservator		

	Laboratorium für Organische und Pharmaceuti-sche Chemie nebst einschlägigen Sammlungen	Dr. Albert Hilger	Erster Assistent		
	Laboratorium für Organische und Pharmaceuti-sche Chemie nebst einschlägigen Sammlungen	Hr. Phar-maceut Anton Anselm	Zweiter Assistent		
	Laboratorium für Organische und Pharmaceuti-sche Chemie nebst einschlägigen Sammlungen	Jacob Schätzlein	Diener		
SS 1865 bis WS 1865/ 66	Laboratorium für Organische und Pharmaceuti-sche Chemie nebst einschlägigen Sammlungen	Prof. Scherer	Conservator		
	Laboratorium für Organische und Pharmaceuti-sche Chemie nebst einschlägigen Sammlungen	Dr. Albert Hilger	Erster Assistent		

	Laboratorium für Organische und Pharmaceutische Chemie nebst einschlägigen Sammlungen	Hr. Franz v. Hertlein	Zweiter Assistent		in gedruckter Liste der Studenten im SS 65 stud. pharm.; danach nicht mehr verzeichnet
	Laboratorium für Organische und Pharmaceutische Chemie nebst einschlägigen Sammlungen	Jacob Schätzlein	Diener		
SS 1866	Laboratorium für Organische und Pharmaceutische Chemie nebst einschlägigen Sammlungen	Prof. Scherer	Conservator		
	Laboratorium für Organische und Pharmaceutische Chemie nebst einschlägigen Sammlungen	Dr. Albert Hilger	Erster Assistent		
	Laboratorium für Organische und Pharmaceutische Chemie nebst einschlägigen Sammlungen	Georg Heckenlauer	Zweiter Assistent		in gedruckter Liste der Studenten im WS 1865/66 u. SS 1866 stud. pharm.

	Laboratorium für Organische und Pharmaceutische Chemie nebst einschlägigen Sammlungen	Jacob Schätzlein	Diener		
WS 1866/ 67 bis SS 1867	Laboratorium für Organische und Pharmaceutische Chemie nebst einschlägigen Sammlungen	Prof. Scherer	Conservator		
	Laboratorium für Organische und Pharmaceutische Chemie nebst einschlägigen Sammlungen	Dr. Albert Hilger	Erster Assistent		
	Laboratorium für Organische und Pharmaceutische Chemie nebst einschlägigen Sammlungen	Georg Heckenlauer	Zweiter Assistent		in gedruckter Liste der Studenten ab WS 1866/67 kein stud. pharm.
	Laboratorium für Organische und Pharmaceutische Chemie nebst einschlägigen Sammlungen	Joseph Derleth	Diener und Hausmeister		

WS 1867/68 bis WS 1868/69	Laboratorium für Organische und Pharmaceutische Chemie nebst einschlägigen Sammlungen	Prof. Scherer	Conservator		
	Laboratorium für Organische und Pharmaceutische Chemie nebst einschlägigen Sammlungen	Georg Heckenlauer	Erster Assistent		
	Laboratorium für Organische und Pharmaceutische Chemie nebst einschlägigen Sammlungen	Hugo Bischoff	Zweiter Assistent		in gedruckten Listen der Studenten WS 1866/67 u. SS 1867 stud. pharm.; danach nicht mehr verzeichnet
	Laboratorium für Organische und Pharmaceutische Chemie nebst einschlägigen Sammlungen	Joseph Derleth	Diener und Hausmeister		
SS 1869	Laboratorium für Organische und Pharmaceutische Chemie nebst einschlägigen Sammlungen	Prof. v. Bamberger	Conservator	provisorisch	

	Laboratorium für Organische und Pharmaceutische Chemie nebst einschlägigen Sammlungen	Prof. Wagner	Conservator	provisorisch	
	Laboratorium für Organische und Pharmaceutische Chemie nebst einschlägigen Sammlungen	Georg Heckenlauer	Erster Assistent		
	Laboratorium für Organische und Pharmaceutische Chemie nebst einschlägigen Sammlungen	Carl Edel	Zweiter Assistent		in gedruckten Listen der Studenten WS 68/69 stud. med. u. SS 1869 stud. med. u. chem.
	Laboratorium für Organische und Pharmaceutische Chemie nebst einschlägigen Sammlungen	Joseph Derleth	Diener und Hausmeister		
WS 1869/70	Laboratorium für Organische und Pharmaceutische Chemie nebst einschlägigen Sammlungen	Prof. von Bamberger	Conservator	provisorisch	

	Laboratorium für Organische und Pharmaceutische Chemie nebst einschlägigen Sammlungen	Prof. Wagner	Conservator	provisorisch	
	Laboratorium für Organische und Pharmaceutische Chemie nebst einschlägigen Sammlungen	Georg Heckenlauer	Erster Assistent		
	Laboratorium für Organische und Pharmaceutische Chemie nebst einschlägigen Sammlungen	Wilhelm Schenk	Zweiter Assistent		in gedruckter Liste der Studenten WS 1869/70 nicht verzeichnet
	Laboratorium für Organische und Pharmaceutische Chemie nebst einschlägigen Sammlungen	Joseph Derleth	Diener und Hausmeister		
SS 1870	Laboratorium für Organische und Pharmaceutische Chemie nebst einschlägigen Sammlungen	Prof. Strecker	Conservator		

	Laboratorium für Organische und Pharmaceutische Chemie nebst einschlägigen Sammlungen	Dr. Ludwig Medicus	Erster Assistent		in gedruckter Liste der Studenten SS 1870 nicht verzeichnet
	Laboratorium für Organische und Pharmaceutische Chemie nebst einschlägigen Sammlungen	Dr. Johannes Skalweit		Zweiter Assistent	in gedruckter Liste der Studenten SS 1870 nicht verzeichnet
	Laboratorium für Organische und Pharmaceutische Chemie nebst einschlägigen Sammlungen	Joseph Derleth	Diener und Hausmeister		
	Technologisches Cabinet nebst Forstlicher und Mathematischer Instrumenten-Sammlung	Prof. Wagner	Conservator		

	Technologisches Cabinet nebst Forstlicher und Mathematischer Instrumenten-Sammlung	Wilhelm Schenk	Assistent		in gedruckter Liste der Studenten SS 1870 nicht verzeichnet; ehemaliger Zweiter Assistent im Laboratorium für Organische und Pharmaceutische Chemie
WS 1870/71	Laboratorium für Organische und Pharmaceutische Chemie nebst einschlägigen Sammlungen	Prof. Strecker	Conservator		
	Laboratorium für Organische und Pharmaceutische Chemie nebst einschlägigen Sammlungen	Dr. Carl Bender	Erster Assistent		
	Laboratorium für Organische und Pharmaceutische Chemie nebst einschlägigen Sammlungen	Cand. phil. Theodor Hauser	Zweiter Assistent		in gedruckter Liste der Studenten WS 1870/71 stud. Naturww.

	Laboratorium für Organische und Pharmaceutische Chemie nebst einschlägigen Sammlungen	Joseph Derleth	Diener und Hausmeister		
	Technologisches Cabinet nebst Forstlicher und Mathematischer Instrumenten-Sammlung	Prof. Wagner	Conservator		
	Technologisches Cabinet nebst Forstlicher und Mathematischer Instrumenten-Sammlung	Wilhelm Schenk	Assistent		in gedruckter Liste der Studenten WS 1870/71 nicht verzeichnet; ehemaliger Zweiter Assistent im Laboratorium für Organische und Pharmaceutische Chemie
SS 1871	Laboratorium für Organische und Pharmaceutische Chemie nebst einschlägigen Sammlungen	Prof. Strecker	Conservator		

	Laboratorium für Organische und Pharmaceutische Chemie nebst einschlägigen Sammlungen	Dr. Ludwig Medicus	Erster Assistent		
	Laboratorium für Organische und Pharmaceutische Chemie nebst einschlägigen Sammlungen	Cand. phil. Theodor Hauser	Zweiter Assistent		in gedruckter Liste der Studenten SS 1871 stud. Naturw.
	Laboratorium für Organische und Pharmaceutische Chemie nebst einschlägigen Sammlungen	Joseph Derleth	Diener und Hausmeister		
	Technologisches Cabinet nebst Forstlicher und Mathematischer Instrumenten-Sammlung	Prof. Wagner	Conservator		
	Technologisches Cabinet nebst Forstlicher und Mathematischer Instrumenten-Sammlung	Georg Eckert	Assistent		in gedruckter Liste der Studenten SS 1871 nicht verzeichnet

WS 1871/ 72	Laboratorium für Organische und Pharmaceutische Chemie nebst einschlägigen Sammlungen	Prof. Sandberger	Conservator	provisorisch	
	Laboratorium für Organische und Pharmaceutische Chemie nebst einschlägigen Sammlungen	Dr. Ludwig Medicus	Erster Assistent		
	Laboratorium für Organische und Pharmaceutische Chemie nebst einschlägigen Sammlungen	Cand. phil. Theodor Hauser	Zweiter Assistent		in gedruckter Liste der Studenten WS 1871/72 stud. Naturw.
	Laboratorium für Organische und Pharmaceutische Chemie nebst einschlägigen Sammlungen	Joseph Derleth	Diener und Hausmeister		
	Technologisches Cabinet nebst Forstlicher und Mathematischer Instrumenten-Sammlung	Prof. Wagner	Conservator		

	Technologisches Cabinet nebst Forstlicher und Mathematischer Instrumenten-Sammlung	Georg Eckert	Assistent		in gedruckter Liste der Studenten WS 1871/72 nicht verzeichnet

Anlage 9: Wissenschaftliche Mitarbeiter und weitere Beschäftigte SS 1872 bis SS 1880

	Attribut/ Cabinet/ Laboratorium/ Institut	**Name**	**Funktion**	**Besonder-heiten**	**Anmer-kungen**
SS 1872	Chemisches Laboratorium nebst einschlägigen Sammlungen	Privatdocent Dr. Hilger	Conser-vator	provisorisch	
	Chemisches Laboratorium nebst einschlägigen Sammlungen	Dr. Ludwig Medicus	Erster Assistent		
	Chemisches Laboratorium nebst einschlägigen Sammlungen	Cand. phil. Theodor Hauser	Zweiter Assistent		in gedruckter Liste der Studenten SS 1872 stud. Naturw.
	Chemisches Laboratorium nebst einschlägigen Sammlungen	Joseph Derleth	Diener und Hausmeister		
	Technologi-sches Cabinet nebst Forstlicher und Mathematischer Instrumenten-Sammlung	Prof. Wagner	Conservator		
	Technologi-sches Cabinet nebst Forstlicher und Mathematischer Instrumenten-Sammlung	Otto Pohl	Assistent		in gedruckter Liste der Studenten SS 1872 nicht verzeichnet

WS 1872/ 73	Technologisches Cabinet nebst Forstlicher und Mathematischer Instrumenten-Sammlung	Prof. Wagner	Conservator		
	Technologisches Cabinet nebst Forstlicher und Mathematischer Instrumenten-Sammlung	Hans Scheidemandel	Assistent		in gedruckter Liste der Studenten WS 1872/73 stud. pharm.
SS 1873	Technologisches Cabinet nebst Forstlicher und Mathematischer Instrumenten-Sammlung	Prof. Wagner	Conservator		
	Technologisches Cabinet nebst Forstlicher und Mathematischer Instrumenten-Sammlung	Berthold Sutter	Assistent		in gedruckter Liste der Studenten SS 1873 stud. pharm.
WS 1873/ 74 bis WS 1874/ 75	Technologisches Cabinet nebst Forstlicher und Mathematischer Instrumenten-Sammlung	Prof. Wagner	Conservator		

	Technologisches Cabinet nebst Forstlicher und Mathematischer Instrumenten-Sammlung	Eduard Neumann	Assistent		in gedruckten Listen der Studenten WS 1873/74 u. SS 1874 stud. chem.; danach nicht mehr verzeichnet
SS 1875 bis SS 1876	Technologisches Cabinet nebst Forstlicher und Mathematischer Instrumenten-Sammlung	Prof. Wagner	Conservator		
	Technologisches Cabinet nebst Forstlicher und Mathematischer Instrumenten-Sammlung	Georg Warnecke	Assistent		in gedruckten Listen der Studenten SS 1875 bis SS 1876 stud. chem.
WS 1876/77 bis SS 1877	Technologisches Attribut	Prof. Wagner	Conservator		
	Technologisches Attribut	Cand. phil. Carl Reichelt	Stellvertr. Assistent		in gedruckten Listen der Studenten WS 1876/77 stud. phil. u. SS 1877 stud. rer. nat.
WS 1877/78	Technologisches Attribut	Prof. Wagner	Conservator		
	Technologisches Attribut	Cand. phil. Carl Reichelt	Stellvertr. Assistent		

SS 1878 bis WS 1878/79	Technologisches Attribut	Prof. Wagner	Conservator		
	Technologisches Attribut	Cand. phil. Friedrich Reingruber	Assistent		in gedruckten Listen der Studenten SS 1878 stud. phil u. WS 1878/79 stud. chem.
	Technologisches Attribut	Georg Schneider	Diener		
SS 1879 bis WS 1879/80	Technologisches Attribut	Prof. Wagner	Conservator		
	Technologisches Attribut	Carl Schuster	Assistent		
	Technologisches Attribut	Georg Schneider	Diener		
SS 1880	Technologisches Attribut	Prof. Wagner	Conservator		
	Technologisches Attribut	Rudolf Will	Assistent		in gedruckter Liste der Studenten SS 1880 stud. sct. nat.
	Technologisches Attribut	Georg Schneider	Diener		

Anlage 10: Wissenschaftliche Mitarbeiter und weitere Beschäftigte WS 1880/81 bis SS 1915

	Attribut/ Cabinet/ Laboratorium/ Institut	**Name**	**Funktion**	**Besonderheiten**	**Anmerkungen**
WS 1880/81	Technologisches Attribut		Conservator	(vac.)	
	Technologisches Attribut		Assistent	(vac.)	
	Technologisches Attribut	Georg Schneider	Diener		
SS 1881 bis WS 1881/82	Technologisches Attribut	Prof. Medicus	Conservator	(prov.)	
	Technologisches Attribut	Cand. sct. nat. Carl Wilhelm Gentil	Assistent		in gedruckten Listen der Studenten SS 1881 und WS 1881/82 stud. sc.nat.
	Technologisches Attribut	Georg Pfister	Diener		
SS 1882	Technologisches Attribut und Pharmakognostische Sammlung	Prof. Medicus	Conservator	(prov.)	
	Technologisches Attribut und Pharmakognostische Sammlung	Cand. sct. nat. Carl Wilhelm Gentil	Assistent		in gedruckter Liste der Studenten SS 1882 stud. sc.nat.
	Technologisches Attribut und Pharmakognostische Sammlung	Georg Pfister	Diener		

WS 1882/ 83	Technologisches Attribut und Pharmakognostische Sammlung	Prof. Medicus	Conservator	(prov.)	
	Technologisches Attribut und Pharmakognostische Sammlung	Cand. chem. Sigm[und] Metzger	Assistent		in gedruckter Liste der Studenten WS 1882/83 stud. jus. [!]
	Technologisches Attribut und Pharmakognostische Sammlung	Georg Pfister	Diener		
SS 1883	Technologisches Attribut und Pharmakognostische Sammlung	Prof. Medicus	Conservator	(prov.)	
	Technologisches Attribut und Pharmakognostische Sammlung	Cand. chem. Sigm[und] Metzger	Assistent		in gedruckter Liste der Studenten SS 1883 stud. chem.
	Technologisches Attribut und Pharmakognostische Sammlung	Georg Pfister	Diener		
WS 1883/ 84	Technologisches Attribut und Pharmakognostische Sammlung	Prof. Medicus	Conservator	(prov.)	
	Technologisches Attribut und Pharmakognostische Sammlung	Cand. chem. Karl Wilhelm Gentil	Assistent		in gedruckter Liste der Studenten WS 1883/84 stud. sc. nat.

	Technologisches Attribut und Pharmakognostische Sammlung	Georg Pfister	Diener		
SS 1884 bis WS 1884/85	Technologisches Attribut und Pharmakognostische Sammlung	Prof. Medicus	Conservator		
	Technologisches Attribut und Pharmakognostische Sammlung	Cand. chem. Karl Wilhelm Gentil	Assistent		in gedruckten Listen der Studenten SS 1884 und WS 1884/85 stud. sc. nat.
	Technologisches Attribut und Pharmakognostische Sammlung	Georg Pfister	Diener		
	Königliche Untersuchungsanstalt für Nahrungs- und Genussmittel	Prof. Medicus	Vorstand		ab WS 1884/85 verzeichnet; laut Prof. Medicus seit 1884 im Institut untergebracht
	Königliche Untersuchungsanstalt für Nahrungs- und Genussmittel	Joseph Herz	Assistent		in gedruckter Liste der Studenten WS 1884/85 stud. chem.
	Königliche Untersuchungsanstalt für Nahrungs- und Genussmittel	Georg Pfister	Diener		

SS 1885	Technologisches Attribut und Pharmakognostische Sammlung	Prof. Medicus	Conservator		
	Technologisches Attribut und Pharmakognostische Sammlung	Cand. chem. Karl Wilhelm Gentil	Assistent		in gedruckten Listen der Studenten SS 1885 stud. sc. nat.
	Technologisches Attribut und Pharmakognostische Sammlung	Georg Pfister	Diener		
	Königliche Untersuchungsanstalt für Nahrungs- und Genussmittel	Prof. Medicus	Vorstand		
	Königliche Untersuchungsanstalt für Nahrungs- und Genussmittel	Joseph Herz	Assistent		in gedruckter Liste der Studenten SS 1885 stud. chem.
	Königliche Untersuchungsanstalt für Nahrungs- und Genussmittel	Georg Pfister	Diener		
WS 1885/86	Technologisches Attribut und Pharmakognostische Sammlung	Prof. Medicus	Conservator		

	Technologisches Attribut und Pharmakognostische Sammlung	Cand. chem. Karl Wilhelm Gentil	Assistent		in gedruckten Listen der Studenten WS 1885/86 nicht mehr verzeichnet
	Technologisches Attribut und Pharmakognostische Sammlung	Georg Pfister	Diener		
	Königliche Untersuchungsanstalt für Nahrungs- und Genussmittel	Prof. Medicus	Vorstand		
	Königliche Untersuchungsanstalt für Nahrungs- und Genussmittel	Joseph Herz	I. Assistent		in gedruckter Liste der Studenten WS 1885/86 stud. chem.
	Königliche Untersuchungsanstalt fur Nahrungs- und Genussmittel	Erich Kürschner	II. Assistent		in gedruckter Liste der Studenten WS 1885/86 stud. chem.
	Königliche Untersuchungsanstalt für Nahrungs- und Genussmittel	Georg Pfister	Diener		
SS 1886	Technologisches Attribut und Pharmakognostische Sammlung	Prof. Medicus	Conservator		

	Technologisches Attribut und Pharmakognostische Sammlung	Cand. chem. Karl Wilhelm Gentil	Assistent		in gedruckten Listen der Studenten SS 1886 nicht mehr verzeichnet
	Technologisches Attribut und Pharmakognostische Sammlung	Georg Pfister	Diener		
	Königliche Untersuchungsanstalt für Nahrungs- und Genussmittel	Prof. Medicus	Vorstand		
	Königliche Untersuchungsanstalt für Nahrungs- und Genussmittel	Joseph Herz	I. Assistent		in gedruckter Liste der Studenten SS 1886 stud. chem.
	Königliche Untersuchungsanstalt für Nahrungs- und Genussmittel	Carl Immerheiser	II. Assistent		in gedruckter Liste der Studenten SS 1886 stud. chem.
	Königliche Untersuchungsanstalt für Nahrungs- und Genussmittel	Georg Pfister	Diener		
WS 1886/87	Technologisches Attribut und Pharmakognostische Sammlung	Prof. Medicus	Conservator		

	Technologisches Attribut und Pharmakognostische Sammlung	Cand. chem. Anton Roder	Assistent		in gedruckter Liste der Studenten WS 1886/87 stud. chem.
	Technologisches Attribut und Pharmakognostische Sammlung	Georg Pfister	Diener		
	Königliche Untersuchungsanstalt für Nahrungs- und Genussmittel	Prof. Medicus	Vorstand		
	Königliche Untersuchungsanstalt für Nahrungs- und Genussmittel	Joseph Herz	I. Assistent		in gedruckter Liste der Studenten WS 1886/87 stud. chem.
	Königliche Untersuchungsanstalt für Nahrungs- und Genussmittel	Carl Immerheiser	II. Assistent		in gedruckter Liste der Studenten WS 1886/87 stud. chem.
	Königliche Untersuchungsanstalt für Nahrungs- und Genussmittel	Georg Pfister	Diener		
SS 1887	Technologisches Attribut und Pharmakognostische Sammlung	Prof. Medicus	Conservator		

	Technologisches Attribut und Pharmakognostische Sammlung	Dr. Anton Roder	Assistent		in gedruckter Liste der Studenten SS 1887 nicht mehr verzeichnet
	Technologisches Attribut und Pharmakognostische Sammlung	Georg Pfister	Diener		
	Königliche Untersuchungsanstalt für Nahrungs- und Genussmittel	Prof. Medicus	Vorstand		
	Königliche Untersuchungsanstalt für Nahrungs- und Genussmittel	Joseph Herz	I. Assistent		in gedruckter Liste der Studenten SS 1887 stud. chem.
	Königliche Untersuchungsanstalt für Nahrungs- und Genussmittel	Carl Immerheiser	II. Assistent		in gedruckter Liste der Studenten SS 1887 stud. chem.
	Königliche Untersuchungsanstalt für Nahrungs- und Genussmittel	Georg Pfister	Diener		
WS 1887/88	Technologisches Attribut und Pharmakognostische Sammlung	Prof. Medicus	Conservator		

	Technologisches Attribut und Pharmakognostische Sammlung	Dr. Anton Roder	Assistent		
	Technologisches Attribut und Pharmakognostische Sammlung	Georg Pfister	Diener		
	Königliche Untersuchungsanstalt für Nahrungs- und Genussmittel	Prof. Medicus	Vorstand		
	Königliche Untersuchungsanstalt für Nahrungs- und Genussmittel	Joseph Herz	I. Assistent		in gedruckter Liste der Studenten WS 1887/88 stud. chem.
	Königliche Untersuchungsanstalt für Nahrungs- und Genussmittel	Carl Immerheiser	II. Assistent		in gedruckter Liste der Studenten WS 1887/88 stud. chem.
	Königliche Untersuchungsanstalt für Nahrungs- und Genussmittel	Georg Pfister	Diener		
SS 1888	Technologisches Attribut und Pharmakognostische Sammlung	Prof. Medicus	Conservator		

	Technologisches Attribut und Pharmakognostische Sammlung	Dr. Anton Roder	Assistent		
	Technologisches Attribut und Pharmakognostische Sammlung	Georg Pfister	Diener		
	Königliche Untersuchungsanstalt für Nahrungs- und Genussmittel	Prof. Medicus	Vorstand		
	Königliche Untersuchungsanstalt für Nahrungs- und Genussmittel	Dr. Hermann Röttger	I. Assistent		
	Königliche Untersuchungsanstalt für Nahrungs- und Genussmittel	Carl Immerheiser	II. Assistent		in gedruckter Liste der Studenten SS 1888 stud. chem.
	Königliche Untersuchungsanstalt für Nahrungs- und Genussmittel	Georg Pfister	Diener		

WS 1888/ 89	Technologisches Attribut und Pharmakognostische Sammlung	Prof. Medicus	Conservator		in gedruckter Liste ab WS 1888/89 im Medizinischen Kollegienhaus Hausvorstand Prof. Michel, Hausmeister Nik[olaus] Ritter
	Technologisches Attribut und Pharmakognostische Sammlung	Dr. Eduard Arnold	Assistent		
	Technologisches Attribut und Pharmakognostische Sammlung	Georg Pfister	Diener		
	Königliche Untersuchungsanstalt für Nahrungs- und Genussmittel	Prof. Medicus	Vorstand		
	Königliche Untersuchungsanstalt für Nahrungs- und Genussmittel	Dr. Hermann Röttger	I. Assistent		
	Königliche Untersuchungsanstalt für Nahrungs- und Genussmittel	Carl Immerheiser	II. Assistent		in gedruckter Liste der Studenten WS 1888/89 stud. chem.

	Königliche Untersu-chungsanstalt für Nahrungs- und Genussmittel	Georg Pfister	Diener		
SS 1889 bis WS 1889/90	Technologisches Attribut und Pharmakognostische Sammlung	Prof. Medicus	Conservator		in gedruckter Liste ab WS 1888/89 im Medizinischen Kollegienhaus Hausvorstand Prof. Michel, Hausmeister Nik[olaus] Ritter
	Technologisches Attribut und Pharmakognostische Sammlung	Dr. Eduard Arnold	Assistent		
	Technologisches Attribut und Pharmakognostische Sammlung	Georg Pfister	Diener		
	Königliche Untersu-chungsanstalt für Nahrungs- und Genussmittel	Prof. Medicus	Vorstand		
	Königliche Untersu-chungsanstalt für Nahrungs- und Genussmittel	Dr. Hermann Röttger	I. Assistent		

	Königliche Untersuchungsanstalt für Nahrungs- und Genussmittel	Carl Immerheiser	II. Assistent		in gedruckten Listen der Studenten SS 1889 und WS 1889/90 stud. chem.
	Königliche Untersuchungsanstalt für Nahrungs- und Genussmittel	Georg Pfister	Diener		
SS 1890	Technologisches Attribut und Pharmakognostische Sammlung	Prof. Medicus	Conservator		in gedruckter Liste ab WS 1888/89 im Medizinischen Kollegienhaus Hausvorstand Prof. Michel, Hausmeister Nik[olaus] Ritter
	Technologisches Attribut und Pharmakognostische Sammlung	Dr. Eduard Arnold	Assistent		
	Technologisches Attribut und Pharmakognostische Sammlung	Georg Pfister	Diener		
	Königliche Untersuchungsanstalt für Nahrungs- und Genussmittel	Prof. Medicus	Vorstand		

	Königliche Untersuchungsanstalt für Nahrungs- und Genussmittel	Dr. Hermann Röttger	I. Assistent		
	Königliche Untersuchungsanstalt für Nahrungs- und Genussmittel	Carl Immerheiser	II. Assistent		in gedruckten Listen der Studenten SS 1890 nicht mehr verzeichnet
	Königliche Untersuchungsanstalt für Nahrungs- und Genussmittel	Georg Pfister	Diener		
WS 1890/ 91	Technologisches Attribut und Pharmakognostische Sammlung	Prof. Medicus	Conservator		in gedruckter Liste ab WS 1888/89 im Medizinischen Kollegienhaus Hausvorstand Prof. Michel, Hausmeister Nik[olaus] Ritter
	Technologisches Attribut und Pharmakognostische Sammlung	Dr. Eduard Arnold	Assistent		
	Technologisches Attribut und Pharmakognostische Sammlung	Georg Pfister	Diener		

	Königliche Untersuchungsanstalt für Nahrungs- und Genussmittel	Prof. Medicus	Vorstand		
	Königliche Untersuchungsanstalt für Nahrungs- und Genussmittel	Dr. Hermann Röttger	I. Assistent		
	Königliche Untersuchungsanstalt für Nahrungs- und Genussmittel	Dr. Friedrich Wirthle	II. Assistent		in gedruckter Liste WS 1890/91 wahrscheinlich fälschlich „Friedrich" gedruckt!
	Königliche Untersuchungsanstalt für Nahrungs- und Genussmittel	Georg Pfister	Diener		
SS 1891	Technologisches Attribut und Pharmakognostische Sammlung	Prof. Medicus	Conservator		in gedruckter Liste ab WS 1888/89 im Medizinischen Kollegienhaus Hausvorstand Prof. Michel, Hausmeister Nik[olaus] Ritter
	Technologisches Attribut und Pharmakognostische Sammlung		Assistent	vacat.	

	Technologisches Attribut und Pharmakognostische Sammlung	Georg Pfister	Diener		
	Königliche Untersuchungsanstalt für Nahrungs- und Genussmittel	Prof. Medicus	Vorstand		
	Königliche Untersuchungsanstalt für Nahrungs- und Genussmittel	Dr. Hermann Röttger	I. Assistent und stellvertretender Vorstand		
	Königliche Untersuchungsanstalt für Nahrungs- und Genussmittel	Dr. Ferdinand Wirthle	II. Assistent		in gedruckter Liste ab SS 1891 „Ferdinand" gedruckt!
	Königliche Untersuchungsanstalt für Nahrungs- und Genussmittel	Georg Pfister	Diener		
WS 1891/92	Technologisches Attribut und Pharmakognostische Sammlung	Prof. Medicus	Conservator		in gedruckter Liste ab WS 1888/89 im Medizinischen Kollegienhaus Hausvorstand Prof. Michel, Hausmeister Nik[olaus] Ritter

	Technologisches Attribut und Pharmakognostische Sammlung	stud. chem. Heinrich Bauch	Assistent		in gedruckter Liste der Studenten WS 1891/92 stud. sc. nat.
	Technologisches Attribut und Pharmakognostische Sammlung	Georg Pfister	Diener		
	Königliche Untersuchungsanstalt für Nahrungs- und Genussmittel	Prof. Medicus	Vorstand		
	Königliche Untersuchungsanstalt für Nahrungs- und Genussmittel	Dr. Hermann Röttger	I. Assistent und stellvertretender Vorstand		
	Königliche Untersuchungsanstalt für Nahrungs- und Genussmittel	Dr. Ferdinand Wirthle	II. Assistent		
	Königliche Untersuchungsanstalt für Nahrungs- und Genussmittel	Georg Pfister	Diener		

SS 1892 bis WS 1892/93	Technologisches Attribut und Pharmakognostische Sammlung	Prof. Medicus	Conservator		in gedruckter Liste ab WS 1888/89 im Medizinischen Kollegienhaus Hausvorstand Prof. Michel, Hausmeister Nik[olaus] Ritter
	Technologisches Attribut und Pharmakognostische Sammlung	stud. chem. Heinrich Bauch	Assistent		in gedruckten Listen der Studenten SS 1892 und WS 1892/93 stud. chem.
	Technologisches Attribut und Pharmakognostische Sammlung	Georg Pfister	Diener		
	Königliche Untersuchungsanstalt für Nahrungs- und Genussmittel	Prof. Medicus	Vorstand		
	Königliche Untersuchungsanstalt für Nahrungs- und Genussmittel	Dr. Hermann Röttger	Kgl. Inspektor und stellvertretender Vorstand		
	Königliche Untersuchungsanstalt für Nahrungs- und Genussmittel	Dr. Ferdinand Wirthle	I. Assistent		

	Königliche Untersuchungsanstalt für Nahrungs- und Genussmittel	Georg Pfister	Diener		
SS 1893	Technologisches Attribut und Pharmakognostische Sammlung	Prof. Medicus	Conservator		in gedruckter Liste ab WS 1888/89 im Medizinischen Kollegienhaus Hausvorstand Prof. Michel, Hausmeister Nik[olaus] Ritter
	Technologisches Attribut und Pharmakognostische Sammlung	stud. chem. Heinrich Bauch	Assistent		in gedruckten Listen der Studenten ab SS 1893 nicht mehr verzeichnet!
	Technologisches Attribut und Pharmakognostische Sammlung	Georg Pfister	Diener		
	Königliche Untersuchungsanstalt für Nahrungs- und Genussmittel	Prof. Medicus	Vorstand		
	Königliche Untersuchungsanstalt für Nahrungs- und Genussmittel	Dr. Hermann Röttger	Kgl. Inspektor und stellvertretender Vorstand		

	Königliche Untersu-chungsanstalt für Nahrungs- und Genussmittel	Dr. Ferdinand Wirthle	I. Assis-tent		
	Königliche Untersu-chungsanstalt für Nahrungs- und Genussmittel	Georg Pfister	Diener		
WS 1893/94 bis WS 1896/97	Technologi-sches Attribut und Pharmako-gnostische Sammlung	Prof. Medicus	Conser-vator		in gedruckter Liste ab WS 1888/89 im Medizini-schen Kollegien-haus Haus-vorstand Prof. Michel, Hausmeister Nik[olaus] Ritter
	Technologi-sches Attribut und Pharmako-gnostische Sammlung	stud. chem. Heinrich Bauch	Assistent		
	Technologi-sches Attribut und Pharmako-gnostische Sammlung	Georg Pfister	Diener		
	Königliche Untersu-chungsanstalt für Nahrungs- und Genussmittel	Prof. Medicus	Vorstand		

	Königliche Untersuchungsanstalt für Nahrungs- und Genussmittel	Dr. Hermann Röttger	Kgl. Inspektor und stellvertretender Vorstand		
	Königliche Untersuchungsanstalt für Nahrungs- und Genussmittel	Dr. Ferdinand Wirthle	I. Assistent		
	Königliche Untersuchungsanstalt für Nahrungs- und Genussmittel	Georg Pfister	Diener		
SS 1897	Technologisches Attribut und Pharmakognostische Sammlung	Prof. Medicus	Conservator	Tel. Nr. 58	in gedruckter Liste ab WS 1888/89 im Medizinischen Kollegienhaus Hausvorstand Prof. Michel, Hausmeister Nik[olaus] Ritter
	Technologisches Attribut und Pharmakognostische Sammlung	stud. chem. Heinrich Bauch	Assistent		
	Technologisches Attribut und Pharmakognostische Sammlung	Georg Pfister	Diener		

	Königliche Untersuchungsanstalt für Nahrungs- und Genussmittel	Prof. Medicus	Vorstand		
	Königliche Untersuchungsanstalt für Nahrungs- und Genussmittel	Dr. Hermann Röttger	Kgl. Inspektor und stellvertretender Vorstand		
	Königliche Untersuchungsanstalt für Nahrungs- und Genussmittel	Dr. Ferdinand Wirthle	I. Assistent		
	Königliche Untersuchungsanstalt für Nahrungs- und Genussmittel	Georg Pfister	Diener		
WS 1897/98	Technologisches Attribut und Pharmakognostische Sammlung	Prof. Medicus	Konservator		in gedruckter Liste ab WS 1888/89 im Medizinischen Kollegienhaus (ab WS 1897/98 Tel. Nr. 58) Hausvorstand Prof. Michel, Hausmeister Nik[olaus] Ritter
	Technologisches Attribut und Pharmakognostische Sammlung	stud. chem. Heinrich Bauch	Assistent		

	Technologisches Attribut und Pharmakognostische Sammlung	Georg Pfister	Diener		
	Königliche Untersuchungsanstalt für Nahrungs- und Genussmittel	Prof. Medicus	Vorstand		
	Königliche Untersuchungsanstalt für Nahrungs- und Genussmittel	Dr. Hermann Röttger	Kgl. Inspektor und stellvertretender Vorstand		
	Königliche Untersuchungsanstalt für Nahrungs- und Genussmittel	Dr. Ferdinand Wirthle	I. Assistent		
	Königliche Untersuchungsanstalt für Nahrungs- und Genussmittel	Dr. Paul Rave	II. Assistent		
	Königliche Untersuchungsanstalt für Nahrungs- und Genussmittel	Georg Pfister	Diener		

SS 1898	Technologisches Institut und Pharmakognostische Sammlung	Prof. Medicus	Konservator		in gedruckter Liste ab WS 1888/89 im Medizinischen Kollegienhaus (ab WS 1897/98 Tel. Nr. 58) Hausvorstand Prof. Michel, Hausmeister Martin Flach
	Technologisches Institut und Pharmakognostische Sammlung	stud. chem. Heinrich Bauch	Assistent		
	Technologisches Institut und Pharmakognostische Sammlung	Georg Pfister	Diener		
	Königliche Untersuchungsanstalt für Nahrungs- und Genussmittel	Prof. Medicus	Vorstand		
	Königliche Untersuchungsanstalt für Nahrungs- und Genussmittel	Dr. Hermann Röttger	Kgl. Inspektor und stellvertretender Vorstand		
	Königliche Untersuchungsanstalt für Nahrungs- und Genussmittel	Dr. Ferdinand Wirthle	I. Assistent		

	Königliche Untersuchungsanstalt für Nahrungs- und Genussmittel	Dr. Friedrich Tretzel	II. Assistent		
	Königliche Untersuchungsanstalt für Nahrungs- und Genussmittel	Georg Pfister	Diener		
WS 1998/ 99 bis WS 1899/ 1900	Technologisches Institut	Prof. Medicus	Konservator		in gedruckter Liste ab WS 1888/89 im Medizinischen Kollegienhaus (ab WS 1897/98 Tel. Nr. 58) Hausvorstand Prof. Michel, Hausmeister Martin Flach
	Technologisches Institut	cand. chem. Heinrich Bauch	Assistent		
	Technologisches Institut	Georg Pfister	Diener		
	Königliche Untersuchungsanstalt für Nahrungs- und Genussmittel	Prof. Medicus	Direktor		
	Königliche Untersuchungsanstalt für Nahrungs- und Genussmittel	Dr. Hermann Röttger	Kgl. Ober-Inspektor und stellvertretender Vorstand		

	Königliche Untersuchungsanstalt für Nahrungs- und Genussmittel	Dr. Ferdinand Wirthle	Kgl. Inspektor		
	Königliche Untersuchungsanstalt für Nahrungs- und Genussmittel	Dr. Friedrich Tretzel	Assistent		
	Königliche Untersuchungsanstalt für Nahrungs- und Genussmittel	Georg Pfister	Diener		
SS 1900	Technologisches Institut	Prof. Medicus	Konservator		in gedruckter Liste ab WS 1888/89 im Medizinischen Kollegienhaus (ab WS 1897/98 Tel. Nr. 58) Hausvorstand Prof. Adam Josef Kunkel, Hausmeister Martin Flach
	Technologisches Institut	cand. chem. Heinrich Bauch	Assistent		
	Technologisches Institut	Georg Pfister	Diener		
	Königliche Untersuchungsanstalt für Nahrungs- und Genussmittel	Prof. Medicus	Direktor		

	Königliche Untersuchungsanstalt für Nahrungs- und Genussmittel	Dr. Hermann Röttger	Kgl. Ober-Inspektor und stellvertretender Vorstand		
	Königliche Untersuchungsanstalt für Nahrungs- und Genussmittel	Dr. Ferdinand Wirthle	Kgl. Inspektor		
	Königliche Untersuchungsanstalt für Nahrungs- und Genussmittel	Dr. Friedrich Tretzel	Assistent		
	Königliche Untersuchungsanstalt für Nahrungs- und Genussmittel	Georg Pfister	Diener		
WS 1900/01 bis SS 1901	Technologisches Institut	Prof. Medicus	Konservator		in gedruckter Liste ab WS 1888/89 im Medizinischen Kollegienhaus (ab WS 1897/98 Tel. Nr. 58) Hausvorstand Prof. Adam Josef Kunkel, Hausmeister Georg Wirthmann
	Technologisches Institut	cand. chem. Heinrich Bauch	Assistent		
	Technologisches Institut	Georg Pfister	Diener		

	Königliche Untersuchungsanstalt für Nahrungs- und Genussmittel	Prof. Medicus	Direktor		
	Königliche Untersuchungsanstalt für Nahrungs- und Genussmittel	Dr. Hermann Röttger	Kgl. Ober-Inspektor und stellvertretender Vorstand		
	Königliche Untersuchungsanstalt für Nahrungs- und Genussmittel	Dr. Ferdinand Wirthle	Kgl. Inspektor		
	Königliche Untersuchungsanstalt für Nahrungs- und Genussmittel	Dr. Friedrich Tretzel	Assistent		
	Königliche Untersuchungsanstalt für Nahrungs- und Genussmittel	Georg Pfister	Diener		
WS 1901/02 bis SS 1902	Technologisches Institut	Prof. Medicus	Konservator		in gedruckter Liste ab WS 1888/89 im Medizinischen Kollegienhaus (ab WS 1897/98 Tel. Nr. 58) Hausvorstand Prof. Adam Josef Kunkel, Hausmeister Georg Wirthmann

	Technologisches Institut	Heinrich Bauch	Assistent		
	Technologisches Institut	Georg Pfister	Diener		
	Königliche Untersuchungsanstalt für Nahrungs- und Genussmittel	Prof. Medicus	Direktor		
	Königliche Untersuchungsanstalt für Nahrungs- und Genussmittel	Dr. Hermann Röttger	Kgl. Ober-Inspektor und stellvertretender Vorstand		
	Königliche Untersuchungsanstalt für Nahrungs- und Genussmittel	Dr. Ferdinand Wirthle	Kgl. Inspektor		
	Königliche Untersuchungsanstalt für Nahrungs- und Genussmittel	Dr. Friedrich Tretzel	Assistent		
	Königliche Untersuchungsanstalt für Nahrungs- und Genussmittel	Georg Pfister	Diener		

WS 1902/ 03 bis WS 1903/ 04	Technologisches Institut	Prof. Medicus	Konservator		in gedruckter Liste ab WS 1888/89 im Medizinischen Kollegienhaus (ab WS 1897/98 Tel. Nr. 58) Hausvorstand Prof. Adam Josef Kunkel, Hausmeister Georg Wirthmann
	Technologisches Institut	Heinrich Bauch	Assistent		
	Technologisches Institut	Georg Pfister	Diener		
	Königliche Untersuchungsanstalt für Nahrungs- und Genussmittel	Prof. Medicus	Direktor		
	Königliche Untersuchungsanstalt für Nahrungs- und Genussmittel	Dr. Hermann Röttger	Kgl. Ober-Inspektor und stellvertretender Vorstand		
	Königliche Untersuchungsanstalt für Nahrungs- und Genussmittel	Dr. Ferdinand Wirthle	Kgl. Inspektor		
	Königliche Untersuchungsanstalt für Nahrungs- und Genussmittel	Dr. Friedrich Tretzel	I. Assistent		

	Königliche Untersuchungsanstalt für Nahrungs- und Genussmittel	Dr. Christoph Mebold	II. Assistent		
	Königliche Untersuchungsanstalt für Nahrungs- und Genussmittel	Georg Pfister	Diener		
	Königliche Untersuchungsanstalt für Nahrungs- und Genussmittel	Georg Köhler	Hilfsdiener		
SS 1904	Technologisches Institut	Prof. Medicus	Konservator		in gedruckter Liste ab WS 1888/89 im Medizinischen Kollegienhaus (ab WS 1897/98 Tel. Nr. 58) Hausvorstand Prof. Adam Josef Kunkel, Hausmeister Georg Wirthmann
	Technologisches Institut	Heinrich Bauch	Assistent		
	Technologisches Institut	Georg Pfister	Diener		
	Königliche Untersuchungsanstalt für Nahrungs- und Genussmittel	Prof. Medicus	Direktor		

	Königliche Untersuchungsanstalt für Nahrungs- und Genussmittel	Dr. Hermann Röttger	Kgl. Ober-Inspektor und stellvertretender Vorstand		
	Königliche Untersuchungsanstalt für Nahrungs- und Genussmittel	Dr. Ferdinand Wirthle	Kgl. Inspektor		
	Königliche Untersuchungsanstalt für Nahrungs- und Genussmittel	Dr. Friedrich Tretzel	I. Assistent		
	Königliche Untersuchungsanstalt für Nahrungs- und Genussmittel	Dr. Christoph Mebold	II. Assistent		
	Königliche Untersuchungsanstalt für Nahrungs- und Genussmittel	Richard Schmitt	III. Assistent		
	Königliche Untersuchungsanstalt für Nahrungs- und Genussmittel	Georg Pfister	Diener		
	Königliche Untersuchungsanstalt für Nahrungs- und Genussmittel	Georg Köhler	Hilfsdiener		

WS 1904/05	Technologisches Institut	Prof. Medicus	Konservator		in gedruckter Liste ab WS 1888/89 im Medizinischen Kollegienhaus (ab WS 1897/98 Tel. Nr. 58) Hausvorstand Prof. Adam Josef Kunkel, Hausmeister Georg Wirthmann
	Technologisches Institut	Heinrich Bauch	Assistent		
	Technologisches Institut	Georg Pfister	Diener		
	Königliche Untersuchungsanstalt für Nahrungs- und Genussmittel	Prof. Medicus	Direktor		
	Königliche Untersuchungsanstalt für Nahrungs- und Genussmittel	Dr. Hermann Röttger	Kgl. Ober-Inspektor und stellvertretender Vorstand		
	Königliche Untersuchungsanstalt für Nahrungs- und Genussmittel	Dr. Ferdinand Wirthle	Kgl. Oberinspektor		
	Königliche Untersuchungsanstalt für Nahrungs- und Genussmittel	Dr. Friedrich Tretzel	I. Assistent		

	Königliche Untersu-chungsanstalt für Nahrungs- und Genussmittel	Dr. Christoph Mebold	II. Assis-tent		
	Königliche Untersu-chungsanstalt für Nahrungs- und Genussmittel	Dr. Richard Schmitt	III. Assis-tent		
	Königliche Untersu-chungsanstalt für Nahrungs- und Genussmittel	Georg Pfister	Diener		
	Königliche Untersu-chungsanstalt für Nahrungs- und Genussmittel	Georg Köhler	Hilfs-diener		
SS 1905	Technologi-sches Institut	Prof. Medicus	Konser-vator		in gedruckter Liste ab WS 1888/89 im Medizini-schen Kollegien-haus (ab WS 1897/98 Tel. Nr. 58) Hausvorstand Prof. Adam Josef Kunkel, Hausmeister Georg Wirthmann
	Technologi-sches Institut	Heinrich Bauch	Assistent		
	Technologi-sches Institut	Georg Pfister	Diener		

	Königliche Untersuchungsanstalt für Nahrungs- und Genussmittel	Prof. Medicus	Direktor		
	Königliche Untersuchungsanstalt für Nahrungs- und Genussmittel	Prof. Dr. Hermann Röttger	Kgl. Ober-Inspektor und stellvertretender Vorstand		
	Königliche Untersuchungsanstalt für Nahrungs- und Genussmittel	Dr. Ferdinand Wirthle	Kgl. Oberinspektor		
	Königliche Untersuchungsanstalt für Nahrungs- und Genussmittel	Dr. Friedrich Tretzel	I. Assistent		
	Königliche Untersuchungsanstalt für Nahrungs- und Genussmittel	Dr. Christoph Mebold	II. Assistent		
	Königliche Untersuchungsanstalt für Nahrungs- und Genussmittel	Dr. Richard Schmitt	III. Assistent		
	Königliche Untersuchungsanstalt für Nahrungs- und Genussmittel	Georg Köhler	Diener		

WS 1905/ 06	Technologisches Institut	Prof. Medicus	Konservator		in gedruckter Liste ab WS 1888/89 im Medizinischen Kollegienhaus (ab WS 1897/98 Tel. Nr. 58) Hausvorstand ..., Hausmeister Georg Wirthmann
	Technologisches Institut	Heinrich Bauch	Assistent		
	Technologisches Institut	Georg Pfister	Diener		
	Königliche Untersuchungsanstalt für Nahrungs- und Genussmittel	Prof. Medicus	Direktor		
	Königliche Untersuchungsanstalt für Nahrungs- und Genussmittel	Prof. Dr. Hermann Röttger	Kgl. Ober-Inspektor und stellvertretender Vorstand		
	Königliche Untersuchungsanstalt für Nahrungs- und Genussmittel	Dr. Ferdinand Wirthle	Kgl. Oberinspektor		
	Königliche Untersuchungsanstalt für Nahrungs- und Genussmittel	Dr. Friedrich Tretzel	I. Assistent		

	Königliche Untersuchungsanstalt für Nahrungs- und Genussmittel		II. Assistent		kein Eintrag
	Königliche Untersuchungsanstalt für Nahrungs- und Genussmittel	Dr. Richard Schmitt	III. Assistent		
	Königliche Untersuchungsanstalt für Nahrungs- und Genussmittel	Georg Köhler	Diener		
SS 1906	Technologisches Institut	Prof. Medicus	Konservator		in gedruckter Liste ab WS 1888/89 im Medizinischen Kollegienhaus (ab WS 1897/98 Tel. Nr. 58) Hausvorstand ..., Hausmeister Georg Wirthmann
	Technologisches Institut	Heinrich Bauch	Assistent		
	Technologisches Institut	cand. chem. appr. Apotheker Heinrich Glasmacher	Hilfsassistent	in gedruckter Liste der Studenten SS 1906 stud. chem.	
	Technologisches Institut	Georg Pfister	Diener		

	Königliche Untersuchungsanstalt für Nahrungs- und Genussmittel	Prof. Medicus	Direktor		
	Königliche Untersuchungsanstalt für Nahrungs- und Genussmittel	Prof. Dr. Hermann Röttger	Kgl. Ober-Inspektor und stellvertretender Vorstand		
	Königliche Untersuchungsanstalt für Nahrungs- und Genussmittel	Dr. Ferdinand Wirthle	Kgl. Oberinspektor		
	Königliche Untersuchungsanstalt für Nahrungs- und Genussmittel	Dr. Friedrich Tretzel	I. Assistent		
	Königliche Untersuchungsanstalt für Nahrungs- und Genussmittel	Dr. Richard Schmitt	II. Assistent		
	Königliche Untersuchungsanstalt für Nahrungs- und Genussmittel	Dr. Alfred Wirth	III. Assistent		
	Königliche Untersuchungsanstalt für Nahrungs- und Genussmittel	Georg Köhler	Diener		

WS 1906/ 07	Pharmazeutisches Institut und Laboratorium für Angewandte Chemie	Prof. Medicus	Konservator		in gedruckter Liste ab WS 1888/89 im Medizinischen Kollegienhaus (ab WS 1897/98 Tel. Nr. 58) Hausvorstand Prof. Dr. K[arl] B[ernhard] Lehmann, Hausmeister Georg Wirthmann
	Pharmazeutisches Institut und Laboratorium für Angewandte Chemie	Heinrich Bauch	I. Assistent		
	Pharmazeutisches Institut und Laboratorium für Angewandte Chemie	cand. chem. appr. Apotheker Heinrich Glasmacher	II. Assistent		in gedruckter Liste der Studenten WS 1906/07 stud. chem.
	Pharmazeutisches Institut und Laboratorium für Angewandte Chemie	Georg Pfister	Diener		
	Königliche Untersuchungsanstalt für Nahrungs- und Genussmittel	Prof. Medicus	I. Direktor		

	Königliche Untersu-chungsanstalt für Nahrungs- und Genussmittel	Prof. Dr. Hermann Röttger	II. Direktor		
	Königliche Untersu-chungsanstalt für Nahrungs- und Genussmittel	Dr. Ferdinand Wirthle	Kgl. Ober-inspektor		
	Königliche Untersu-chungsanstalt für Nahrungs- und Genussmittel	Dr. Friedrich Tretzel	I. Assis-tent		
	Königliche Untersu-chungsanstalt für Nahrungs- und Genussmittel	Dr. Richard Schmitt	II. Assis-tent		
	Königliche Untersu-chungsanstalt für Nahrungs- und Genussmittel	Dr. Alfred Wirth	III. Assis-tent		
	Königliche Untersu-chungsanstalt für Nahrungs- und Genussmittel	Georg Köhler	Diener		

SS 1907	Pharmazeutisches Institut und Laboratorium für Angewandte Chemie	Prof. Medicus	Konservator		in gedruckter Liste ab WS 1888/89 im Medizinischen Kollegienhaus (ab WS 1897/98 Tel. Nr. 58) Hausvorstand Prof. Dr. K[arl] B[ernhard] Lehmann, Hausmeister Georg Wirthmann
	Pharmazeutisches Institut und Laboratorium für Angewandte Chemie	Heinrich Bauch	I. Assistent		
	Pharmazeutisches Institut und Laboratorium für Angewandte Chemie	cand. chem. appr. Apotheker Heinrich Glasmacher	II. Assistent		in gedruckter Liste der Studenten SS 1907 stud. chem.
	Pharmazeutisches Institut und Laboratorium für Angewandte Chemie	Georg Pfister	Diener		
	Königliche Untersuchungsanstalt für Nahrungs- und Genussmittel	Prof. Medicus	I. Direktor		

	Königliche Untersu-chungsanstalt für Nahrungs- und Genussmittel	Prof. Dr. Hermann Röttger	II. Direktor		
	Königliche Untersu-chungsanstalt für Nahrungs- und Genussmittel	Prof. Dr. Ferdinand Wirthle	Kgl. Ober-inspektor		
	Königliche Untersu-chungsanstalt für Nahrungs- und Genussmittel	Dr. Friedrich Tretzel	I. Assis-tent		
	Königliche Untersu-chungsanstalt für Nahrungs- und Genussmittel	Dr. Richard Schmitt	II. Assis-tent		
	Königliche Untersu-chungsanstalt für Nahrungs- und Genussmittel	Dr. Karl Amberger	III. Assis-tent		
	Königliche Untersu-chungsanstalt für Nahrungs- und Genussmittel	Georg Köhler	Diener		

WS 1907/ 08 bis WS 1908/ 09	Pharmazeutisches Institut und Laboratorium für Angewandte Chemie	Prof. Medicus	Vorstand		in gedruckter Liste ab WS 1888/89 im Medizinischen Kollegienhaus (ab WS 1897/98 Tel. Nr. 58) Hausvorstand Prof. Dr. K[arl] B[ernhard] Lehmann, Hausmeister Georg Wirthmann
	Pharmazeutisches Institut und Laboratorium für Angewandte Chemie	Heinrich Bauch	I. Assistent		
	Pharmazeutisches Institut und Laboratorium für Angewandte Chemie	cand. chem. appr. Apotheker Franz Sieber	II. Assistent		in gedruckten Listen der Studenten WS 1907/08 bis WS 1908/09 stud. chem.
	Pharmazeutisches Institut und Laboratorium für Angewandte Chemie	Georg Pfister	Diener		
	Königliche Untersuchungsanstalt für Nahrungs- und Genussmittel	Prof. Medicus	I. Direktor		

	Königliche Untersuchungsanstalt für Nahrungs- und Genussmittel	Prof. Dr. Hermann Röttger	II. Direktor		
	Königliche Untersuchungsanstalt für Nahrungs- und Genussmittel	Prof. Dr. Ferdinand Wirthle	Kgl. Oberinspektor		
	Königliche Untersuchungsanstalt für Nahrungs- und Genussmittel	Dr. Friedrich Tretzel	I. Assistent		
	Königliche Untersuchungsanstalt für Nahrungs- und Genussmittel	Dr. Richard Schmitt	II. Assistent		
	Königliche Untersuchungsanstalt für Nahrungs- und Genussmittel	Dr. Karl Amberger	III. Assistent		
	Königliche Untersuchungsanstalt für Nahrungs- und Genussmittel	Georg Köhler	Diener		

SS 1909	Pharmazeutisches Institut und Laboratorium für Angewandte Chemie	Prof. Medicus	Vorstand		in gedruckter Liste ab WS 1888/89 im Medizinischen Kollegienhaus (ab WS 1897/98 Tel. Nr. 58) Hausvorstand Prof. Dr. K[arl] B[ernhard] Lehmann, Hausmeister Georg Wirthmann
	Pharmazeutisches Institut und Laboratorium für Angewandte Chemie	Heinrich Bauch	I. Assistent		
	Pharmazeutisches Institut und Laboratorium für Angewandte Chemie	cand. chem. appr. Apotheker Franz Sieber	II. Assistent		in gedruckter Liste der Studenten SS 1909 stud. chem.
	Pharmazeutisches Institut und Laboratorium für Angewandte Chemie	Georg Pfister	Oberdiener		
	Königliche Untersuchungsanstalt für Nahrungs- und Genussmittel	Prof. Medicus	I. Direktor		

	Königliche Untersu-chungsanstalt für Nahrungs- und Genussmittel	Prof. Dr. Hermann Röttger	II. Direktor		
	Königliche Untersu-chungsanstalt für Nahrungs- und Genussmittel	Prof. Dr. Ferdinand Wirthle	Kgl. Ober-inspektor		
	Königliche Untersu-chungsanstalt für Nahrungs- und Genussmittel	Dr. Friedrich Tretzel	I. Assis-tent		
	Königliche Untersu-chungsanstalt für Nahrungs- und Genussmittel	Dr. Richard Schmitt	II. Assis-tent		
	Königliche Untersu-chungsanstalt für Nahrungs- und Genussmittel	Dr. Karl Amberger	III. Assis-tent		
	Königliche Untersu-chungsanstalt für Nahrungs- und Genussmittel	Georg Köhler	Diener		

WS 1909/ 10	Pharmazeutisches Institut und Laboratorium für Angewandte Chemie	Prof. Medicus	Vorstand		in gedruckter Liste ab WS 1888/89 im Medizinischen Kollegienhaus (ab WS 1897/98 Tel. Nr. 58) Hausvorstand Prof. Dr. K[arl] B[ernhard] Lehmann, Hausmeister Georg Wirthmann
	Pharmazeutisches Institut und Laboratorium für Angewandte Chemie	Heinrich Bauch	I. Assistent		
	Pharmazeutisches Institut und Laboratorium für Angewandte Chemie	approb. Apotheker Alfred Schubert	II. Assistent		in gedruckter Liste der Studenten WS 1909/10 stud. rer. nat.
	Pharmazeutisches Institut und Laboratorium für Angewandte Chemie	Georg Pfister	Oberdiener		
	Königliche Untersuchungsanstalt für Nahrungs- und Genussmittel	Prof. Medicus	I. Direktor		

	Königliche Untersu-chungsanstalt für Nahrungs- und Genussmittel	Prof. Dr. Hermann Röttger	II. Direktor		
	Königliche Untersu-chungsanstalt für Nahrungs- und Genussmittel	Prof. Dr. Ferdinand Wirthle	Kgl. Ober-inspektor		
	Königliche Untersu-chungsanstalt für Nahrungs- und Genussmittel	Dr. Friedrich Tretzel	Inspektor		in gedruckter Liste WS 1909/10 ohne „Kgl." angegeben!
	Königliche Untersu-chungsanstalt für Nahrungs- und Genussmittel	Dr. Richard Schmitt	Inspektor		in gedruckter Liste WS 1909/10 ohne „Kgl." angegeben!
	Königliche Untersu-chungsanstalt für Nahrungs- und Genussmittel	Dr. Karl Amberger	III. Assis-tent	in gedruckter Liste WS 1909/10 so als „III. Assistent" angegeben!	
	Königliche Untersu-chungsanstalt für Nahrungs- und Genussmittel	Georg Köhler	Diener		

SS 1910	Pharmazeutisches Institut und Laboratorium für Angewandte Chemie	Prof. Medicus	Vorstand		in gedruckter Liste ab WS 1888/89 im Medizinischen Kollegienhaus (ab WS 1897/98 Tel. Nr. 58) Hausvorstand Prof. Dr. K[arl] B[ernhard] Lehmann, Hausmeister Georg Wirthmann
	Pharmazeutisches Institut und Laboratorium für Angewandte Chemie	Heinrich Bauch	I. Assistent		
	Pharmazeutisches Institut und Laboratorium für Angewandte Chemie	approb. Apotheker Alfred Schubert	II. Assistent		in gedruckter Liste der Studenten SS 1910 stud. rer.nat.
	Pharmazeutisches Institut und Laboratorium für Angewandte Chemie	Georg Pfister	Oberdiener		
	Königliche Untersuchungsanstalt für Nahrungs- und Genussmittel	Prof. Medicus	I. Direktor		

	Königliche Untersu-chungsanstalt für Nahrungs- und Genussmittel	Prof. Dr. Hermann Röttger	II. Direktor		
	Königliche Untersu-chungsanstalt für Nahrungs- und Genussmittel	Prof. Dr. Ferdinand Wirthle	Kgl. Oberinspektor		
	Königliche Untersu-chungsanstalt für Nahrungs- und Genussmittel	Dr. Friedrich Tretzel	Inspektor		in gedruckter Liste SS 1910 ohne „Kgl." angegeben!
	Königliche Untersu-chungsanstalt für Nahrungs- und Genussmittel	Dr. Richard Schmitt	Inspektor		in gedruckter Liste SS 1910 ohne „Kgl." angegeben!
	Königliche Untersu-chungsanstalt für Nahrungs- und Genussmittel	Dr. Karl Amberger	Inspektor		in gedruckter Liste SS 1910 ohne „Kgl." angegeben!
	Königliche Untersu-chungsanstalt für Nahrungs- und Genussmittel	Georg Köhler	Diener		

WS 1910/ 11	Pharmazeutisches Institut und Laboratorium für Angewandte Chemie	Prof. Medicus	Vorstand		in gedruckter Liste ab WS 1888/89 im Medizinischen Kollegienhaus (ab WS 1897/98 Tel. Nr. 58) Hausvorstand Prof. Dr. K[arl] B[ernhard] Lehmann, Hausmeister Georg Wirthmann
	Pharmazeutisches Institut und Laboratorium für Angewandte Chemie	Heinrich Bauch	I. Assistent	etatmäßiger Assistent	
	Pharmazeutisches Institut und Laboratorium fur Angewandte Chemie	approb. Apotheker Alfred Schubert	II. Assistent		in gedruckter Liste der Studenten WS 1910/11 stud. chem.
	Pharmazeutisches Institut und Laboratorium für Angewandte Chemie	Georg Pfister	Oberdiener		
	Königliche Untersuchungsanstalt für Nahrungs- und Genussmittel	Prof. Medicus	I. Direktor		

	Königliche Untersuchungsanstalt für Nahrungs- und Genussmittel	Prof. Dr. Hermann Röttger	II. Direktor		
	Königliche Untersuchungsanstalt für Nahrungs- und Genussmittel	Prof. Dr. Ferdinand Wirthle	Kgl. Oberinspektor		
	Königliche Untersuchungsanstalt für Nahrungs- und Genussmittel	Dr. Friedrich Tretzel	Inspektor		in gedruckter Liste WS 1910/11 ohne „Kgl." angegeben!
	Königliche Untersuchungsanstalt für Nahrungs- und Genussmittel	Dr. Richard Schmitt	Inspektor		in gedruckter Liste WS 1910/11 ohne „Kgl." angegeben!
	Königliche Untersuchungsanstalt für Nahrungs- und Genussmittel	Dr. Karl Amberger	Inspektor		in gedruckter Liste WS 1910/11 ohne „Kgl." angegeben!
	Königliche Untersuchungsanstalt für Nahrungs- und Genussmittel	Georg Köhler	Diener		

SS 1911	Pharmazeutisches Institut und Laboratorium für Angewandte Chemie	Prof. Medicus	Vorstand		in gedruckter Liste ab WS 1888/89 im Medizinischen Kollegienhaus (ab WS 1897/98 Tel. Nr. 58) Hausvorstand Prof. Dr. K[arl] B[ernhard] Lehmann, Hausmeister Georg Wirthmann
	Pharmazeutisches Institut und Laboratorium für Angewandte Chemie	Heinrich Bauch	I. Assistent	etatmäßiger Assistent	
	Pharmazeutisches Institut und Laboratorium für Angewandte Chemie	Apotheker Alfred Schubert	II. Assistent		in gedruckter Liste der Studenten SS 1911 stud. chem.
	Pharmazeutisches Institut und Laboratorium für Angewandte Chemie	Georg Pfister	Ober diener		
	Königliche Untersuchungsanstalt für Nahrungs- und Genussmittel	Prof. Medicus	I. Direktor		

	Königliche Untersuchungsanstalt für Nahrungs- und Genussmittel	Prof. Dr. Albert Neufeld	II. Direktor		
	Königliche Untersuchungsanstalt für Nahrungs- und Genussmittel	Prof. Dr. Ferdinand Wirthle	Kgl. Oberinspektor		
	Königliche Untersuchungsanstalt für Nahrungs- und Genussmittel	Dr. Friedrich Tretzel	Inspektor		in gedruckter Liste SS 1911 ohne „Kgl.“ angegeben!
	Königliche Untersuchungsanstalt für Nahrungs- und Genussmittel	Dr. Richard Schmitt	Inspektor		in gedruckter Liste SS 1911 ohne „Kgl.“ angegeben!
	Königliche Untersuchungsanstalt für Nahrungs- und Genussmittel	Dr. Karl Amberger	Inspektor		in gedruckter Liste SS 1911 ohne „Kgl.“ angegeben!
	Königliche Untersuchungsanstalt für Nahrungs- und Genussmittel	Georg Köhler	Diener		

WS 1911/ 12 bis SS 1913	Pharmazeuti-sches Institut und Laboratorium für Angewand-te Chemie	Prof. Medicus	Vorstand		in gedruckter Liste ab WS 1888/89 im Medizinischen Kollegienhaus (ab WS 1897/98 Tel. Nr. 58) Hausvorstand Prof. Dr. K[arl] B[ernhard] Lehmann, Hausmeister Georg Wirthmann
	Pharmazeuti-sches Institut und Laboratorium für Angewand-te Chemie	Heinrich Bauch	I. Assis-tent	etat-mäßiger Assistent	
	Pharmazeuti-sches Institut und Laboratorium für Angewand-te Chemie	Apotheker cand. chem. Adolf Stöhr	II. Assis-tent		in gedruckten Listen der Studenten WS 1911/12 bis SS 1913 stud. chem.
	Pharmazeuti-sches Institut und Laboratorium für Angewand-te Chemie	Georg Pfister	Ober-diener		
	Königliche Untersu-chungsanstalt für Nahrungs- und Genussmittel	Prof. Medicus	I. Direktor		ab gedruckter Liste WS 1911/12 eigene Tel. Nr. 583

	Königliche Untersuchungsanstalt für Nahrungs- und Genussmittel	Prof. Dr. Carl Albert Neufeld	II. Direktor		ab gedruckter Liste WS 1911/12 Nebenstelle Tel. Nr. 583
	Königliche Untersuchungsanstalt für Nahrungs- und Genussmittel	Prof. Dr. Ferdinand Wirthle	Kgl. Oberinspektor		
	Königliche Untersuchungsanstalt für Nahrungs- und Genussmittel	Dr. Friedrich Tretzel	Kgl. Inspektor		
	Königliche Untersuchungsanstalt für Nahrungs- und Genussmittel	Dr. Richard Schmitt	Kgl. Inspektor		
	Königliche Untersuchungsanstalt für Nahrungs- und Genussmittel	Dr. Karl Amberger	Kgl. Inspektor		
	Königliche Untersuchungsanstalt für Nahrungs- und Genussmittel	Friedrich Krämer	Weinkontrolleur		
	Königliche Untersuchungsanstalt für Nahrungs- und Genussmittel	Georg Köhler	Diener		

WS 1913/ 14	Pharmazeutisches Institut und Laboratorium für Angewandte Chemie	Prof. Medicus	Vorstand		in gedruckter Liste ab WS 1888/89 im Medizinischen Kollegienhaus (ab WS 1897/98 Tel. Nr. 58) Hausvorstand Prof. Dr. K[arl] B[ernhard] Lehmann, Hausmeister Georg Wirthmann
	Pharmazeutisches Institut und Laboratorium für Angewandte Chemie	Heinrich Bauch	I. Assistent	etatmäßiger Assistent	
	Pharmazeutisches Institut und Laboratorium für Angewandte Chemie	Apotheker cand. chem. Karl Lüft	II. Assistent		in gedruckter Liste der Studenten WS 1913/14 stud. chem.
	Pharmazeutisches Institut und Laboratorium für Angewandte Chemie	Georg Pfister	Oberdiener		
	Königliche Untersuchungsanstalt für Nahrungs- und Genussmittel	Prof. Medicus	I. Direktor		ab gedruckter Liste WS 1911/12 eigene Tel. Nr. 583

	Königliche Untersuchungsanstalt für Nahrungs- und Genussmittel	Prof. Dr. Carl Albert Neufeld	II. Direktor		ab gedruckter Liste WS 1911/12 Nebenstelle Tel. Nr. 583
	Königliche Untersuchungsanstalt für Nahrungs- und Genussmittel	Prof. Dr. Ferdinand Wirthle	Kgl. Oberinspektor		
	Königliche Untersuchungsanstalt für Nahrungs- und Genussmittel	Dr. Friedrich Tretzel	Kgl. Inspektor		
	Königliche Untersuchungsanstalt für Nahrungs- und Genussmittel	Dr. Richard Schmitt	Kgl. Inspektor		
	Königliche Untersuchungsanstalt für Nahrungs- und Genussmittel	Dr. Karl Amberger	Kgl. Inspektor		
	Königliche Untersuchungsanstalt für Nahrungs- und Genussmittel	Friedrich Krämer	Weinkontrolleur		
	Königliche Untersuchungsanstalt für Nahrungs- und Genussmittel	Georg Köhler	Diener		

SS 1914 bis SS 1915	Pharmazeutisches Institut und Laboratorium für Angewandte Chemie	Prof. Medicus	Vorstand		in gedruckter Liste ab WS 1888/89 im Medizinischen Kollegienhaus (ab WS 1897/98 Tel. Nr. 58) Hausvorstand Prof. Dr. K[arl] B[ernhard] Lehmann, Hausmeister Georg Wirthmann
	Pharmazeutisches Institut und Laboratorium für Angewandte Chemie	Heinrich Bauch	I. Assistent	etatmäßiger Assistent	
	Pharmazeutisches Institut und Laboratorium für Angewandte Chemie	Apotheker cand. chem. Karl Lüft	II. Assistent		in gedruckten Listen der Studenten SS 1914 bis SS 1915 stud. chem.
	Pharmazeutisches Institut und Laboratorium für Angewandte Chemie	Georg Pfister	Oberdiener		
	Königliche Untersuchungsanstalt für Nahrungs- und Genussmittel	Prof. Medicus	I. Direktor		ab gedruckter Liste WS 1911/12 eigene Tel. Nr. 583

	Königliche Untersu-chungsanstalt für Nahrungs- und Genussmittel	Prof. Dr. Ferdinand Wirthle	II. Direktor		
	Königliche Untersu-chungsanstalt für Nahrungs- und Genussmittel	Dr. Friedrich Tretzel	Kgl. Inspektor		
	Königliche Untersu-chungsanstalt für Nahrungs- und Genussmittel	Dr. Richard Schmitt	Kgl. Inspektor		
	Königliche Untersu-chungsanstalt für Nahrungs- und Genussmittel	Dr. Karl Amberger	Kgl. Inspektor		
	Königliche Untersu-chungsanstalt für Nahrungs- und Genussmittel	Dr. Eugen Rheinberger	Kgl. Inspektor		
	Königliche Untersu-chungsanstalt für Nahrungs- und Genussmittel	Friedrich Krämer	Weinkon-trolleur		
	Königliche Untersu-chungsanstalt für Nahrungs- und Genussmittel	Luise Limpert	Kanzlistin		

	Königliche Untersu-chungsanstalt für Nahrungs- und Genussmittel	Georg Köhler	Diener		

Anlage 11: Assistenten in chronologischer Auflistung bis Sommersemester 1915:

- Max Beyschlag, WS 1847/48
- Jacob Pfister, WS 1848/49–SS 1849
- Gallus Werr, WS 1849/50–WS 1850/51
- Christian Leininger, WS 1851/52–SS 1852
- Wilhelm Hammer, WS 1853/54
- Franz Bangert, SS 1854
- M[ichael] Ach, SS 1856–SS 60, ab WS 1859/60 „Dr.“
- Nikolaus Dieterich, WS 1860/61–SS 1861
- Caspar Schedel, WS 1861/62
- Dr. phil. Albert Hilger, SS 1863–SS 1867
- Anton Anselm, SS 1863–WS 1864/65
- Franz v. Hertlein, SS 1865–WS 1865/66
- Georg Heckenlauer, SS 1866–WS 1869/70
- Hugo Bischoff, WS 1867/68–WS 1868/69
- Carl Edel, SS 1869
- Wilhelm Schenk, WS 1869/70, ab SS 1870–WS 1870/71 in dem „Technologischen Cabinet“
- Dr. Johannes Skalweit, SS 1870
- Dr. Carl Bender, WS 1870/71
- Theodor Hauser, WS 1870/71–SS 1872
- Georg Eckert, SS 1871–WS 1871/72
- Otto Pohl, SS 1872
- Hans Scheidemandel, WS 1872/73
- Berthold Sutter, SS 1873
- Eduard Neumann, WS 1873/74–WS 1874/75
- Georg Warnecke, SS 1875–SS 1876
- Carl Reichelt, WS 1876/77–WS 1877/78
- Friedrich Rheingruber, SS 1878–WS 1878/79
- Carl Schuster, SS 1879–WS 1879/80
- Rudolf Will, SS 1880
- Carl Wilhelm Gentil, SS 1881–SS 1886
- Sigmund Metzger, WS 1882/83–SS 1883
- Joseph Herz, [Kgl. Untersuchungsanstalt für Nahrungs- und Genussmittel anfänglich noch im Institut angesiedelt] WS 1884/85–WS 1887/88

- Erich Kürschner, [Kgl. Untersuchungsanstalt für Nahrungs- und Genussmittel anfänglich noch im Institut angesiedelt] WS 1885/86
- Carl Immerheiser, [Kgl. Untersuchungsanstalt für Nahrungs- und Genussmittel anfänglich noch im Institut angesiedelt] SS 1886–SS 1890
- Anton Roder, WS 1886/87–SS 1888, ab SS 1887 „Dr."
- Dr. Hermann Röttger, [Kgl. Untersuchungsanstalt für Nahrungs- und Genussmittel anfänglich noch im Institut angesiedelt] SS 1888–WS 1910/11, später „Kgl. Inspektor und Prof."
- Dr. Eduard Arnold, WS 1888/89–WS 1890/91
- Dr. Ferdinand [fälschlich? Friedrich im WS 1890/91] Wirthle, [Kgl. Untersuchungsanstalt für Nahrungs- und Genussmittel anfänglich noch im Institut angesiedelt] WS 1890/91–SS 1915, später „II. Direktor und Prof."
- Heinrich Bauch, WS 1891/92–SS 1915, ab WS 1910/11 als „etatsmässiger Assistent" verzeichnet
- Dr. Paul Rave, [Kgl. Untersuchungsanstalt für Nahrungs- und Genussmittel anfänglich noch im Institut angesiedelt] WS 1897/98
- Dr. Friedrich Tretzel, [Kgl. Untersuchungsanstalt für Nahrungs- und Genussmittel anfänglich noch im Institut angesiedelt] SS 1898–SS 1915
- Dr. Christoph Mebold, [Kgl. Untersuchungsanstalt für Nahrungs- und Genussmittel anfänglich noch im Institut angesiedelt] WS 1902/03–SS 1905
- Richard Schmitt, [Kgl. Untersuchungsanstalt für Nahrungs- und Genussmittel anfänglich noch im Institut angesiedelt] SS 1904–SS 1915, ab WS 1904/05 „Dr."
- Apotheker Heinrich Glasmacher, SS 1906–SS 1907, ein Semester „Hilfsassistent", dann „II. Assistent"
- Dr. Alfred Wirth, [Kgl. Untersuchungsanstalt für Nahrungs- und Genussmittel anfänglich noch im Institut angesiedelt] SS 1906–WS 1906/07
- Dr. Karl Amberger, [Kgl. Untersuchungsanstalt für Nahrungs- und Genussmittel anfänglich noch im Institut angesiedelt] SS 1907–SS 1915
- Apotheker Franz Sieber, WS 1907/08–SS 1909
- Apotheker Alfred Schubert, WS 1909/10–SS 1911
- Dr. Albert Neufeld, [Kgl. Untersuchungsanstalt für Nahrungs- und Genussmittel anfänglich noch im Institut angesiedelt] SS 1911–WS 1913/14, „II. Direktor und Prof."
- Adolf Stöhr, WS 1911/12–SS 1913
- Apotheker Karl Lüft, WS 1913/14–SS 1915
- Dr. Eugen Rheinberger, [Kgl. Untersuchungsanstalt für Nahrungs- und Genussmittel anfänglich noch im Institut angesiedelt] SS 1914–SS 1915

Anlage 12: Diener chronologisch 1800 bis 1915:

- Johann Wilhelm Levermann oder auch Lebermann, Juliusspital-Apotheker unter Prof. Pickel 1804 (ARS 3218); im gleichen Zeitraum waren namentlich unbekannte „Famuli“ oder „Stößer“ als Hilfskräfte angestellt.
- Andreas Dosch, WS 1832/33–WS 1849/50 [Mineralogische Abtheilung des Naturhistorischen Kabinets]
- Jacob Hahn, SS 1851–SS 1863 [Mineralogische Abtheilung des Naturhistorischen Kabinet], dann Umorganisierung
- Sebastian Freitag, SS 1858–WS 1862/63 [Chemisch-Pharmazeutisches Laboratorium], dann Umorganisierung, seit WS 1863/64–SS 1868 auch „Mineralogisches Cabinet“
- Jacob Schätzlein, SS 1853–SS 1866 [Laboratorium für Chemische und Pharmazeutische Chemie]
- Joseph Derleth, WS 1866/67–SS 1872 [Lab. für Chem. und Pharm. Chemie], Diener und Hausmeister, dann Umorganisierung
- Georg Schneider, SS 1878–WS 1880/81 [Technologisches Attribut]
- Georg Pfister, [WS 1875/76 im Chem. Laborat.]; SS 1881–SS 1915 [Technolog. Attribut, Institut für Pharmazie und Angewandte Chemie]; seit SS 1909 „Oberdiener“, [im Zeitraum WS 1888/89–WS 1904/05 auch Diener der Kgl. Untersuchungsanstalt für Nahrungs- und Genussmittel]
- Georg Köhler, [Kgl. Untersuchungsanstalt für Nahrungs- und Genussmittel] WS 1904/05–SS 1915; 1 Sem. als „Hilfsdiener“
- Friedrich Krämer, „Weinkontolleur der Kgl. Untersuchungsanstalt für Nahrungs- und Genussmittel“ WS 1911/12– SS 1915
- Luise Limpert, „Kanzlistin der Kgl. Untersuchungsanstalt für Nahrungs- und Genussmittel“ WS 1914/15–SS 1915

Diener des Medizinischen Kollegienhauses:

- Nik[olaus] Ritter, WS 1888/89–WS 1897/98
- Martin Flach, SS 1898–SS 1900
- Georg Wirthmann, WS 1900/01–SS 1915

Anlage 13: „Dienstes-Instruction für den Hausmeister des Anatomie-Gebäudes an der kgl. Universität Würzburg" (vom 28. Februar 1880):[1]

I. Allgemeine Obliegenheiten.

1.) Der Hausmeister ist zur Aufsicht auf das Gebäude mit Zugehör, namentlich auf die darin befindlichen Sammlungen, Materialien und Universitäts-Mobilien aufgestellt, hat demnach die Verpflichtung, alle gegen das Instituts- und Universitäts-Interesse gehenden Wahrnehmungen dem jeweiligen Hausvorstande oder der Universitäts-Hauptkasse anzuzeigen.
Ebenso hat er im Benehmen mit der Hauptkasse die Obsorge, daß die gewöhnlichen Hausbedürfnisse rechtzeitig beschafft werden, Holz, Licht, Wasser etc. sofort zu Handen, namentlich Gas u[nd] Wasserleitungen, dann Wasserreserve etc. in gehörigem Stand erhalten sind.

2.) Ferner obliegt ihm der Portierdienst und muß er in Folge dessen Thore und Thüren rechtzeitig öffnen und schließen und den Eintritt Unberechtigter möglichst verhindern.
Allein Aufträgen Seitens der im Hause beschäftigten Herren Dozenten, Assistenten etc. soweit sie sich auf hausmeisterliche Functionen erstrecken und nicht ausdrücklich gegen die Instruction verstoßen, ist ungesäumt Folge zu leisten.
Zu Dienerfunctionen einzelner Attribute oder zu Privat-Aufträgen darf der Hausmeister nicht verwendet werden.
Gegen Studierende und überhaupt gegen Fremde ist ein anständiges[,] bescheidenes Benehmen zu beobachten und hat allenfallsigen Anfragen bereitwillig zu beantworten, soweit es Aufschlüsse betrifft, die der Hausmeister geben kann.
Übertretungen der Hausordnung, Beschädigungen u. dergl. sin[d] dem Hausvorstande bekannt zu geben.

3.) Die Besorgung des Heitzens sämmtlicher Räume ist im Hausmeister-Dienste inbegriffen und ist sich über die Zeit und Zahl der zu beheitzenden Lokale mit den Herren Professoren zu benehmen. Die Erwärmung der Lokale ist so zu reguliren, daß die Temperatur nicht unter 16 aber auch nicht über 20 Gr Reaumur[2] beträgt.
Soweit Steinkohlenfeuerung eingerichtet ist, darf nur mit Kohlen und nicht mit Holz geheitzt werden.

4.) Das tägliche rechtzeitige Anzünden der Gaslichter in den benützten Räumen, sowie das Auslöschen nach beendigten Vorlesungen obliegt dem Hausmeister gleichfalls und

[1] UniAWürzburg, ARS 3254 [ohne Paginierung]. „Dienstes-Instruction für den Hausmeister des Anatomie-Gebäudes an der kgl. Universität Würzburg" vom 28. Februar 1880.

[2] Alte Maßeinheit; laut Definition Temp. (°C) = Temp. (°Ré) x 1,25.

trägt dieser die Verantwortung, wenn durch irgend eine Unterlassung Schaden entstehen sollte.

5.) Die bestehenden besonderen Vorschriften zur Handhabung der Feuerpolizei, von denen der Hausmeister ein gedrucktes Exemplar behändigt erhalten hat, sind genau zu beachten.

6.) Zur besseren Wahrnehmung seiner Pflichten ist dem Hausmeister ein geheitztes Zimmer zugewiesen, in dem er sich unter Tags aufhalten und worin er Nachts schlafen muß.
Aus dem Gebäude darf er sich ohne Erlaubniß des Hausvorstandes nur Mittags 1 Stunde und an den Sonntagen von 8–10 Uhr Vormittags, dann Sonntags Nachmittags 3 Stunden entfernen.

II. Besondere Obliegenheiten

7.) Zur Anschaffung kleinerer Hausbedürfnisse auf Universitäts-Rechnung ist sich durch Eintrag in ein sog. Haushaltungsbuch die jedesmalige Zustimmung der Hauptkasse zu erholen.
Größere Anschaffungen sind vom Hausvorstande speziell zur Genehmigung zu beantragen.
Die Baureparaturen am Gebäude werden alljährlich vom Bautechniker aufgenommen und hat diesem der Hausmeister hiebei zu unterstützen beziehungsweise auf wahrgenommene Mängel und Gebrechen aufmerksam zu machen.

8.) Alle einkommenden Rechnungen für Hausbedürfnisse sind mit dem Haushaltsbuche zu vergleichen [...] ist die richtige Lieferung vom Hausmeister zu bestätigen.
Ebenso hat derselbe auf die Conti der Handwerksleute den richtigen Arbeitsvollzug zu bescheinigen.

9.) Die angeschafften Vorräthe an Holz und Kohlen sind in den hiefür bestimmten Räumen unter Verschluß des Hausmeisters unterzubringen und hat derselbe über alle Einlieferungen genaue Aufschreibung zu führen, wie auch die Verantwortung, daß alles Heitzmaterial nur zweckentsprechend und zu Gunsten der Universität verwendet wird.

10.) Die ordentliche Reinigung der Lokalitäten mit Ausnahme der anatomischen Küche, deren Reinhaltung sammt Entfernung der Abfälle dem Anatomiediener zugehört, hat in der Weise zu geschehen, daß
a) wöchentlich einmal zur Zeit, in der die Lehrvorträge es zulassen, jedes Lokale gehörig ausgestäubt und ausgekehrt wird und zugleich das Putzen der Fenster erfolgt,

b) nach Umfluß jeden Semesters in allen Räumen die Fußböden u. Lambries[3] gewaschen und die Fenster mit Rahmen gründlich gereinigt werden,

c) in jenen Lokalen, in denen der Ofen geputzt worden ist, noch am nämlichen Tage der Schmutz und Staub durch Aufwaschen entfernt wird.

Die Waschbecken in den Zimmern sind täglich und nach Erfordern mehrmals zu entleeren und auszuwaschen. Ebenso müssen die beiden Hauskanäle mindestens alle 14 Tage gehörig ausgespült werden.

Bei Schneefall ist täglich an den Zugängen zum Gebäude Bahn zu kehren und bei Glatteis Sand zu streuen.

Für diese sämtlichen regelmäßig wiederkehrenden Reinigungsarbeiten erhält der Hausmeister einen in Monatsraten zahlbaren Bezug von 514,29 Mark, er hat aber daraus sämmtliche Reinigungsmaterialien selbst zu stellen.

11.) für die zeitweise, wenigstens einmal monatlich vorzunehmende gründliche Reinigung und Ausspülung der 4 Schächte an den Enden der beiden Gänge im Gebäude und östlich und westlich außerhalb desselben – dann

für das Aufwaschen und Ausstäuben derjenigen Lokale, in welchen an den Oster- und Herbstferien die sog. Ferienkurse gehalten werden, erhält der Hausmeister statt der bisher gesondert aufgerechneten Auslagen eine semestraliter[4] zahlbare Entschädigung von jährlich 100 M. |:hundert Mark:|.

12.) Über die in Folge Baureparaturen zeitweise nöthigen Reinigungen sind die Auslagen durch Taglohnlisien vom Bautechniker bestätigt nachzuweisen und dem Baufond aufzunehmen.

13.) Die Besorgung der Wäsche an Vorhängen und Handtüchern wird wie seither jedoch widerruflich unter folgenden Bestimmungen überlassen:

a) für die größeren farbigen Zugvorhänge werden für Waschen und bügeln je 70 Pfennige

b) für die großen weißen Vorhänge, dann weißen Rouleaux[5] je [...]

c) für die kleinen weißen Vorhänge je 20 Pfennige, dann

d) für die Handtücher je 10 Pfennige gezalt [!].

---

3 Fußbodenleisten

4 halbjährlich

5 aufrollbarer Vorhang

Das Bedürfniß des Waschens ist nicht dem Gutdünken des Hausmeisters überlassen, vielmehr dürfen die größeren Vorhänge und Rouleaux in jedem Semester nur einmal, die kleinen höchstens zweimal gewaschen werden.

Der Verbrauch an Handtüchern ist vom Hausvorstande bestätigen zu lassen, wie auch der richtige Vollzug des Waschens der Vorhänge.

Unter den obigen Gebühren sind die Kosten für Ab- u. Anpassen der Vorhänge begriffen.

Würzburg, am 28. Februar 1880

Anlage 14: „Reinigung und Beheizung der Räumlichkeiten im medicinischen Collegienhause" 25. Oktober 1888 (Arbeitsanweisung für den Hausmeister):[6]

Würzburg, am 25. Oktober 1888

Abschrift

Verwaltungs-Ausschuß der k. Universität Würzburg

Betreff:

Reinigung und Beheizung der Räumlichkeiten im medicinischen Collegienhause

Die uns mit Bericht vom 18. lf. Mth. [18. Oktober 1888] [...] Betreffe unterbreiteten Anträge u[nd] Vorschläge hinsichtlich Entlastung des Hausmeisters Ritter durch anderweitig zu treffende Fürsorge für die demselben bisher zugewiesene Reinigung u[nd] Beheizung der sämmtlichen Lokalitäten des medicinischen Collegienhauses unter gleichzeitiger Erhöhung, veränderter Vergütung (?) der hiefür bisher etatsmäßig ausgesetzten [...] Gesamtremuneration von 714 M[ark] haben die Billigung der unterfertigten Stelle erhalten und wird daher vorbehaltlich die von uns zu erfolgende höchste Genehmigung für die Änderung der bezüglichen Etatsposition mit provisorischer Wirksamkeit vom 1. November lf. Js. [1888] Nachstehendes angeordnet:

1.) Hausmeister Ritter behält alle ihm bisher nach der Instruction vom 28. Februar 1880 [siehe Anlage 13] obliegenden Functionen, soweit er nicht von denselben nachstehenden ausdrücklich entlastet wird, so namentlich der Reinigung u[nd] Beleuchtung der Treppen u[nd] Vestibüles sowie der nächsten Umgebung des medicinischen Collegienhauses (Garten, Vorplätze) aber auch die Speicherräume, soweit nicht bestimmte Abtheilungen derselben den einzelnen Attributsvorständen vorbehalten sind, ferner die Besorgung des Verbrennungsofens, die täglich [...] Controle [!] der Gas- u[nd] Wasserleitungen in allen Räumlichkeiten, Laboratorien p. p., die Reinigung und Ausspülung der Kanäle bezw. Schächte, die Aufsicht über die Vorräthe von Brennmaterial, die Überwachung des baulichen Zustandes des Hauses u[nd] der vorkommenden baulichen Arbeiten. Überdies aber hat Hausmeister Ritter, wie schon in den letzten Jahren die Functionen eines Dieners der medicinischen Poliklinik zu versehen u[nd] als solcher für die Reinigung, Beheizung u[nd] Beleuchtung, der sowohl von der medicinischen Poliklinik wie auch der von den Privatdocenten benützten Räumlichkeiten nebst Annexen[7], Corridoren, Aborten p. imgleichen für die Reinigung der Institutswäsche zu sorgen.

Als Remuneration für sämmtliche obengenannten Verrichtungen, welche in einer demnächst zu erlassenden neuen Instruction näher bezeichnet u[nd] festgestellt werden sollen, erhält Hausmeister Ritter außer seinen jährlichen Gesamtbezug von 1314 M[ark]

---

6 Siehe hierzu UniAWürzburg, ARS 3254 [ohne Paginierung]. Abschrift der Anweisung des „Verwaltungsausschuß der k[öniglichen] Universität Würzburg", datiert auf den 25. Oktober 1888.

7 'Annex' bezeichnet in der Architektur einen kleinen Anbau.

als Hausmeister nebst seiner Wohnung, Holz, u[nd] Licht noch ein Jahresaversum von 250 M[ark] sowie eine besondere Entschädigung von jährlich 100 Mark für die Kanalreinigung à Conto der Hausbedürfnisse des medicinischen Collegienhauses, wogegen das bisher von ihm bezogene jährliche Aversum von 714 M[ark] für Reinigung fortan in Wegfall kommt.

2.) Die Reinigung, Beleuchtung u[nd] Beheizung der in dem medicinischen Collegienhause untergebrachten Universitätsinstitute mit Anschluß auch der Reinigung der Wäsche für die einzelnen Attribute hat, wie schon sub Ziff[er] 1 bestimmt, für die medicinische Poliklinik u[nd] die Räumlichkeiten der Privatdocenten durch den Hausmeister Ritter, für die übrigen Institute durch die betreffenden Attributsdiener unter der Überwachung ihrer Institutsvorstände zu geschehen. Dieselben erhalten hiefür nachstehende jährliche Remunerationen:

a) der Diener des technologischen Instituts (östlicher Flügel Parterre) 200 M[ark],

b) der Diener der Augenklinik (östl[icher] Flügel 1. Stock) 200 M[ark],

c) der Diener des chirurgischen Laboratoriums (westlicher Flügel Parterre) 50 M[ark],

d) der Diener des pharmakologischen Instituts (westlicher Flügel Hälfte des 1. Stocks) 100 M[ark],

e) der Diener des hygienischen Instituts (westlicher Flügel, andere Hälfte des 1. Stocks) 100 M[ark].

Zu diesen Remunerationen sind auch die Entschädigungen für Reinigung der zu den Ferialkursen benutzten Lokalitäten einbegriffe, nicht aber die Auslagen für die zur Reinigung erforderlichen Utensilien, wie Besen, Waschlappen, Wachs u[nd] Öl für die Parquetböden, über diese Auslagen ist von den einzelnen Dienern besondere Rechnung zu führen u[nd] ist diese bei der kgl. Universitäts-Hauptkasse quataliter, mit der Bescheinigung des betreffenden Attributsvorstandes versehen, behufs des Rückersatzes einzureichen.

3.) Die Handhabung der allgemeinen Hausordnung sowie die Überwachung der Funktionen des Hausmeisters als solcher verbleibt dem Hausvorstand, während die Aufsicht über die den einzelnen Attributsdienern zugewiesenen Verrichtungen von den betreffenden Institutsvorständen zu bethätigen ist.

Wir ersuchen Sie von gegenwärtiger Verfügung die übrigen Attributsvorstände des medicinischen Collegienhauses durch Mittheilung einer Abschrift behufs weiterer geeigneter Veranlassung verständigen zu wollen.

gz. Dr. Risch

gz. Dr. Edel

An den Hausvorstand des medicinischen Collegienhause Herrn Professor Dr. [Julius] Michel <u>dahier</u>

Anlage 15: „Instruction für die Benützung des Verbrennungsofens[8] im medizinischen Collegienhause“:[9]

1.

Vor dem Anheizen ist zu controliren, ob der Ofen gründlich von allen Aschentheilen, Verbrennungsresten p. p. gereinigt und überall, insbesondere auch an dem an das Gewölbe stoßenden Theile des Rauchkamins, welcher Neigung zeigt, sich abzusetzen, mit Lehm gedichtet ist. Der Chamottdeckel[10] über der Einwurfsöffnung ist gleichfalls nach genauem Aufsetzen jedesmal mit Lehm zu verstreichen.

2.

Die Heizung geschieht durch Coaks[11] und ist so lange durch Material-Aufschütten fortzusetzen, bis die durch das verglaste Guckloch zu sehenden feuerfesten Wände des Verbrennungsraumes (nicht des viel früher glühenden Heizraumes) weiß glühen mindestens aber 2 ½ Stunden nach dem Anheizen bei gutem Brande.

3.

Sind die vorgenannten Bedingungen erfüllt, so wird der Hahn der oberhalb des Ofens in den Kamin geführten Gasleitung geöffnet und Einströmen des Leuchtgases in den Kamin bewirkt. Die Entzündung des Gases erfolgt durch die Feuergase von selbst.

Sodann wird der Deckel an der Einwurfsöffnung soweit zurückgeschoben, daß ein Theil der in Partien von nicht über 1 ½ kg. Gewicht einzeln einzubringenden Verbrennungsobjekten eingeworfen werden kann; nach dem Einwurfe einer neuen Partie, welcher stets erst dann erfolgen darf, wenn der vorhergehende bis auf die Knochen verschwunden ist, wird der Deckel jedesmal geschlossen.

4.

Sobald die Wände des Verbrennungsraumes nicht mehr hell glühen, längstens aber nach dem Verbrennen von 5 Partien, ist die Verbrennung zu schließen, oder wenn ausnahmsweise und unvermeidlich noch mehr Cadavertheile am gleichen Tage verbrannt werden müssen, [ist] der Ofen von neuem bis zur Weißglut wie oben angegeben zu beheizen und zu behandeln, wie bei einer selbständigen Verbrennung.

5.

Nachdem der letzte Theil verbrannt ist[,] [ist] der Ofen durch Aufschütten neuen Heizmaterials noch eine Stunde in Glut zu halten; sodann ist der Gashahn zu schließen,

---

8 Siehe hierzu UniAWürzburg, ARS 3254 [ohne Paginierung]. Abschrift des V[erwaltungs-] A[usschusses] d[er] k[öniglichen] U[niversität] W[ürzburg] an die kgl. Universitäts-Bauinspektion vom 26. Juli 1892. Hier wird als Entstehungsjahr des Ofens 1886 angegeben.

9 UniAWürzburg, ARS 3254 [ohne Paginierung]. undatierte Beilage zur vorhergehenden Abschrift des V[erwaltungs-] A[usschußes] d[er] k[öniglichen] U[niversität] W[ürzburg] an die kgl. Universitäts-Bauinspektion vom 26. Juli 1892.

10 Deckel mit speziellen, hitzebeständigen und wärmespeichernden Steinen zur Innenauskleidung von Feuerstellen.

11 'Koks' ist ein durch spezielle Aufbereitung von Kohle erzeugter, poröser, stark Kohlenstoffhaltiger Brennstoff.

die Heizung abzustellen, der Ofen nach dem Erkälten [!] [Erkalten] von allen Rückständen (Asche p.) zu befreien.

6.

Jede Verbrennung ist Tags vorher der kgl. Universitäts-Bauinspection mit Angabe der Anheizstunde anzuzeigen.

Anlage 16: Schreiben der Medizinischen Fakultät an den Königlichen akademischen Senat betreffs „Anträge zur Feier des Doktorats-Jubiläums des Medicinalrathes und Professors Dr. Pickel“:[12]

Würzburg am 6. Juni 1828

Königlicher akademischer Senat

Gehorsamste Anträge und bitten der medicinischen Fakultät, die Feier des Doktorats-Jubiläums des Medicinalrathes und Professors Dr. Pickel betreffend.

In Bezug auf das Senats-Reskript vom 27. März h. a. [heurigen Jahres,1828], durch welches die Fakultät aufgefordert wird, weitere Anträge wegen der würdigen Feier des Doktorats-Jubiläums des Medicinalraths Dr. Pickel zu stellen, glaubt die Fakultät, daß das Fest wohl am zweckmäßigsten auf folgende Weise begangen werden dürfte:

1.) Am Vormittage versammeln sich in dem geschmückten Musiksaale die Professoren und das übrige Universitäts-Personale, vielleicht auch eine Commission der Königl. Kreis-Regierung und des Stadt-Magistrats, so wie die zu erwartenden Comissionen auswärtiger Fakultäten und Societäten.

2.) Der Jubiläus wird durch eine Deputation des Senats und der Fakultät aus seiner Wohnung abgeholt und in die Versammlung eingeführt.

3.) Hier wird er von dem Decan der medicinischen Fakultät mit einer angemessenen Anrede empfangen und ihm im Namen der Fakultät das regenerirte Doktor-Diplom, so wie die auf diesen Ehrentag geprägte goldene Denkmünze überreicht.

4.) Hierauf wird er von dem Rector Magnificus der Universität, von der Regierungs- und Magistrats-Commission, von den übrigen hießigen Fakultäten und von den fremden Commissionen begrüßt.

5.) Die Fakultät wird hierauf ein solemnes Mittagessen veranstalten.

6.) Die Studirenden sind zu veranlassen, dem Jubelgreis Abends durch einen Fackelzug zu ehren.

Damit aber dieses Fest auf eine noch weit würdigere Weise begangen werden könne, erlaubt sich die medicinische Fakultät, dem Königl. akademischen Senate folgende Bitten gehorsamst vorzulegen:

a.) der königl. akademische Senat wolle es veranlassen, daß dem Jubiläus auch von Seiten der Universität ein paßendes Threugeschenk, etwa ein silberner Pokal oder dergl. überreicht werde.

---

12 Siehe hierzu UniAWürzburg, ARS 704 [ohne Paginierung]. „Gehorsamste Anträge und bitten der medicinischen Fakultät, die Feier des Doktorats-Jubiläums des Medicinalrathes und Professors Dr. Pickel betreffend“ an den Akademischen Senat vom 6. Juni 1828, Abschrift.

b.) der königl. akademische Senat wolle der königl. Kreis-Regierung von der bevorstehenden Feier Anzeige machen, und dieselbe einladen, daran theil zu nehmen.

c.) der königl. akademische Senat möge auch den Magistrat der Stadt Würzburg davon in Kenntniß setzen, und denselben ersuchen, ob er nicht auch von seiner Seite die Feier des Tags unterstützen wolle, da sich Dr. Pickel um die Stadt Würzburg schon so viele Verdienste erworben hat und noch fortwährend erwirbt. Die Fakultät erinnert in dieser Beziehung nur an die uneigennützigen Anstrengungen und Aufopferungen, denen er sich unterzogen hat und noch immer unterzieht, um die Weinberge durch Rauchfeuer vor Frostgefahr zu schützen, so wie an die vielen Opfer, die er aus eigenen Mitteln dem Vergnügen des hießigen Publikums bei jeder feierlichen Gelegenheit, bei der Anwesenheit jedes hohen gekrönten Hauptes, in den schönsten Feuerwerken brachte, wobei er gewiß schon mehrere Tausende auf die uneigennützigste und menschenfreundlichste Weise dem öffentlichen Vergnügen opferte.

d.) der königl. akademische Senat wolle sich bei Seiner Majestaet, dem Könige dahin verwenden, daß es allerhöchst Demselben gefallen möge, durch irgend ein Zeichen der Huld, etwa durch Verleihung des Civil-Verdienst-Ordens der bayerischen Krone, allerhöchst Ihre Zufriedenheit mit seinen langjährigen und treugeleisteten Diensten zu erkennen zu geben. Zu diesem Behufe nimmt sich die Fakultät die Freiheit, den königl. akademischen Senat nur mit wenigen Worten an einige der vielen Verdienste des seltenen Mannes um Staat und Menschheit zu erinnern.

Pickel war von jeher einer der ausgezeichnetsten Professoren der Physik und Chemie und Tausende von Schülern verehren ihn dankbar als ihren Lehrer.

Er war der erste, der die neuere Naturwissenschaft und selbst Naturgeschichte in Franken eingeführt hat, und mit ihm beginnt für diesen Theil von Deutschland in den genannten Wissenschaften eine neue Epoche.

Sein Hauptstreben ging immer dahin, die Wissenschaft gemeinnützig zu machen. Sein ganzes Duhten [!] [Tun] und Trachten war darauf gerichtet, die Resultate der Forschungen im Gebiete der Physik und Chemie in das bürgerliche Leben einzuführen, und zum Besten des Staats und der Menschheit anzuwenden, was ihm denn auch im ausgezeichneten Grade gelungen ist. Ein vorzügliches Verdienst um die leidende Menschheit erwarb er sich durch die Erfindung und Bereitung zweckmäßiger, dauerhafter und zugleich wohlfeiler elastischer Katheter. Der berühmteste Wundarzt seiner Zeit, Hofrath Richter zu Göttingen, fand sie seinem Wunsche ganz entsprechend, höchst zweckmäßig und beschrieb und empfahl sie auf das Vortheilhafteste in seiner chirurgischen Bibliothek. Dieses Unternehmen wurde von einem so glänzenden Erfolge gekrönt, daß nun bald aus allen Gegenden häufige Aufträge wegen Katheter an Pickel ergingen, und daß die Fertigung derselben, stufenweise vervollkommt [!], nun im Großen betrieben wurde. Der betriebsame und erfindungsreiche Geist Pickels blieb aber hierbei nicht stehen; jetzt wurden von ähnlicher Lakierarbeit Klystierröhren, elastische Troisquarts, elastische Röhren zur Eingießung nahrhafter Flüßigkeiten in die Speiseröhre, andere zum Einblasen athembarer Gase in die Luftröhre, elastische Preßarien, Wendungsstäbe, Nothkästen u. s. w. u. s. w. gefertigt. Von diesen chirurgischen Instrumenten sendet Pickel jetzt noch eine große Menge nicht blos nach

Preußen, Rußland, Hessen, Baden, Würtemberg [!], Oestreich [!], sondern auch in verschiedene große See- und Handelsstädte, in welchen derselbe Commißäre hat, welche diese Produkte in alle Welttheile verschicken.

Nicht weniger reich an Erfolg und Seegen [!] waren Pickel´s Bemühungen um die Chemie und Pharmacologie. Er war der erste, welcher, anfangs kleine, Fabriken zur Bereitung des Sal. mirab. Glaub., der Magnes. sulph., des arcan. dupl., des Sal Seignette, p. p. anlegte und mehrere hundert Zentner versendete. Er gab zuerst den Plan zu Anlegung großer Fabriken Behufs der Bereitung dieser pharmazeutischen Präparate an. Ihm verdankt ihre Entstehung die berühmte Fabrik zu Friedrichshalle bei Lindenau, in welche er von den Theilnehmern als Ahtocié [!] [Es handelt sich hierbei um den Begriff „associé", was „Partner, Teilhaber oder Gesellschafter" bedeutet.] blos für die Mittheilung der Vorschriften und Kunstgriffe zur Bereitung dieser Produkte aufgenommen wurde.

Nebstdem bereitete Pickel verschiedene schöne Farben, als Kaltblau, Blaugrün, Gelbgrün. Diese letztere Farbe war äußerst beliebt und häufig gesucht, und führt noch jetzt den Namen Pickel-Grün.

Pickel, der gemeinnützige, für das allgemeine Staatsbeste mehr als für eigenes Vermögen, das er leicht auf einen hohen Grad hätte vermehren können, besorgte praktische Chemiker behielt kein Geheimniß der Kunst für sich; Auch die Sattlerische Fabrik in Schonungen bei Schweinfurth, die jetzt so viel Geld in das Königreich bringt, wurde in die Kunstgriffe, diese Farben zu bereiten eingeweiht.

Im Jahre 1785 wurde durch Pickels erste Anregung und Aufmunterung die Eisenerdengrube zu Oberebersbach hergestellt, und die wichtige Farbe, das sogenannte englische Roth zuerst bereitet, welche durch häufigen Absatz ans Ausland dem Inlande viele tausend Gulden einbrachte.

In demselben Jahre brachte Pickel auf dem vaterländischen Curorte Boklet [Bad Bocklet] bei der Brunnenfassung für die dort entdeckte Luftquelle eine eigenartige und kunstvolle Faßung an, wodurch das reine kohlensaure Gas Tag und Nacht bald mehr bald weniger häufig durch die angebrachten Röhren herausströmt, um [!] [und]wo man es so ganz in seiner Macht hat, die herausströmende Luft in süßes Wasser zu leiten, und es dadurch in ein einfaches kohlensaures Mineralwasser umzuwandeln, so wie durch weiteren Zusatz anderer Stoffe in alkoholisches oder muriatisches oder Stahlwasser.

Die häufigen von mehreren Landesherrn und landesherrlichen Regierungen erhaltenen Aufträge in Bezug auf diese Quellen besorgte Pickel zur vollkommensten Zufriedenheit, so daß er mehrere Belobungs-Dekrete und Belohnungen erhielt.

Aus edler Aufopferung für das Staatsbeste und aus dem uneigennützigsten Gefühle des Patriotismus theilte Pickel bei lebensgefährlichen Brunnenarbeiten, z[um] B[eispiel] bei der Faßung der Bockleter [!] Quelle im Jahre 1785, bei hergestellter Reichhaltigkeit der Salzquelle in Kissingen im Jahre 1800, bei dem gefaßten Curbrunnen im Jahre 1815 und 16, und bei dem dahier [Würzburg] gebohrten tiefen Brunnen des Militärspitals im Schotten-Kloster, bei allen diesen großen und beschwerlichen Arbeiten, theilte er aus seinem eigenen Beutel an die Arbeiter Belohnungen an Gold und Silber aus, um ihnen

Muth und Ausdauer zur Vollbringung der lebensgefährlichen Verrichtungen einzuflößen.

Als Professor der Chemie schrieb Pickel ein merkwürdiges Programm über den Nutzen und den Einfluß der Chemie auf das Wohl des Staates p. p. und führte darin schon damals die gewichtvolle Erscheinung an, daß bei der Destillation von Klauen und Hörnern zur Darstellung des flüssigen Ammoniaks und des Ol. anim. Dippel. sich eine so große Menge Hydrogens in seinem angebrachten pneumatischen Apparate entwickelte, daß dasselbe angezündet mehrere Stunden lang zur Beleuchtung seines Laboratoriums diente, und ihm schon damals als eine aus thierischen Stoffen erzielte Lampe galt, von welcher später die Franzosen und Engländer durch Anwendung erhitzter vegetabilischer Stoffe so großen Lärmen schlugen.

Im Jahre 1803 erhielt Pickel, von der bayerischen Regierung zum Medicinal-Rathe ernannt, den Auftrag, sich fernerhin für das Staatsbeste in Förderung der Technologie und namentlich des Weinbaues kräftig zu verwenden. Durch unermüdete Beobachtungen in der Metereologie [!] und durch fortgesetzte Signalisirungen bei der herannahenden Frostgefahr für die Weinberge wurde er auf die Gründe geleitet, warum das Rauchfeuer im Früh- und Spätjahr die Weinberge gegen den Frost schütze. Zu diesem Behufe brachte er nicht blos viele Nächte schlaflos und die Witterungsveränderungen genau beobachtend auf Wartthürmen [!] zu, um das Signal zum Rauchfeuer anmachen zu geben, sondern er machte auch dem Publikum seine Resultate in einer Schrift bekannt, betitelt: *„Die diesjährigen Wetterbeobachtungen im Früh- und Spätjahre in Bezug auf die allenfalls nöthige Räucherung und Schützung der Weinberge gegen den verheerenden Frost, nebst einer Entwicklung der Gründe, warum das Rauchfeuer die Weinreben schütze, wie dasselbe auf das zweckmäßigste bewirkt, und wie der fränkische Weinbau mehr gefördert und veredelt werden könne.“*

Außer diesen Schriften und seiner Inaugural-Dissertation *„über den Einfluß der Elektrizität p. p.“* verdienen noch folgende literärische Arbeiten Pickels eine ehrenvolle Erwähnung:

Im Jahre 1805 beschrieb er die Witterung in ihrem Einflusse auf die Pflanzenprodukte.

Im Jahre 1811 gab er eine Abhandlung über Zucker und Zucker-Surrogate heraus.

Im Jahre 1821: Rettungsapparat zur Wiederbelebung Scheintodter;

ferner in demselben Jahre: über Blitzableiter.

Im Jahre 1825: Versuche zur genauen Bestimmung des innern und wahren Gehaltes der Pflanzenfrüchte, insbesondere des Weines und des Getreides.

Dies sind einige von den vielen Verdiensten des Herrn Medicinalrathes Pickel, an welche zu erinnern die Fakultät für ihre Pflicht hält.

Mit vollkommenster Hochachtung verharrt

Eines königlichen akademischen Senats

gehorsamste medicinische Fakultät

Hoffmann, [...] Dec[an]

Anlage 17: Abschrift der Instruktion der Universitätskuratel für Ludwig Rumpf wegen seiner Differenzen zu Professor Georg Pickel vom 20. März 1827:[13]

Nach Einsicht der durch Bericht des akad. Senats vom 10. l[etzten] M[onats] praes. 15. wegen der Differenzien zwischen Prof. Pickel und Dr. Rumpf vorgelegten Akten wird Folgendes verfügt:

I.

Dr. Rumpf erhält den Befehl[,] sich des Gebrauchs derjenigen Materialien[,] die der k. [königliche] M. R. [Medizinalrat] Prof. Pickel aus seiner Aversional-Summe angeschafft hat, fernerhin unfehlbar zu enthalten.

II.

Dr. Rumpf hat bey strengster Verantwortlichkeit an dem vorhandenen chemikalischen Apparate eigenmächtig ohne Erlaubniß des Prof. Pickel keine Veränderungen vornehmen zu laßen.

III.

Dasjenige[,] welches Dr. Rumpf vom chemischen Apparate zu seinen Vorlesungen benutzt, hat derselbe nach gemachtem Gebrauche wohlgereinigt an denselben Ort zu bringen, wo es sich früher befand.

IV.

Dr. Rumpf wird angewiesen, stets einen solchen Gebrauch vom chemikalischen Apparate, den Oefen, Gefäßen etc. zu machen, wodurch sie keinen Schaden leid[en][;] sofort auch darauf zu wachen, daß sein Famulus keinen schädlichen Gebrauch daran mache, indem nicht letzterer sondern Dr. Rumpf für die vorgenommenen Handlungen verantwortlich ist.

V.

Dr. Rumpf hat bey eigener Verantwortlichkeit nichts, es sey was es wolle, es möge Privateigenthum des Prof. Pickel, oder jenes der Universität seyn, ohne Rücksprache und Erlaubniß des Letztern als unbrauchbar wegzuwerfen oder zu entfernen. Ueberhaupt wird dem Dr. Rumpf ernstgemeßenst bedeutet, daß sein Verhältniß zu Prof. Pickel das eines Adjunkten, folglich das der Subordination ist, und daß die Selbstständigkeit des Ersteren sich nur auf die von ihm zu haltenden Vorlesungen über Chemie und Pharmazie erdehne.

VI.

Dr. Rumpf hat sich außer der Anschaffung der Materialien zu seinen Vorlesungen aller Anschaffungen und Bestellungen für das chemikalische Laboratorium und Auditorium zu enthalten und solche dem Vorstand desselben zu überlassen, sofort nöthigen Falls diesen darum zu ersuchen. Die zweckwidrige Verwendung von 54 fl [Gulden] aus dem

---

[13] Siehe hierzu UniAWürzburg, ARS 1632 [ohne Paginierung]. Abschrift der Instruktion der Universitätskuratel für Ludwig Rumpf wegen seiner Differenzen zu Professor Georg Pickel im Anschluss an ein Schreiben der „Koenigliche[n] Curatel der Universität Würzburg" an den Akademischen Senat vom 20. März 1827.

ihm zum Behufe seiner Vorlesungen bewilligten Vorschuße auf Anschaffung eines Tisches in das gemeinsame Auditorium, welchen Prof. Pickel nicht brauchen konnte, wird demselben ernstgemeßenst verhoben [!], jedoch für diesmal ausnahmsweise erstattet, daß diese 54 fl [Gulden] in die Verrechnung des gegebenen Vorschußes mitaufgenommen [schlecht leserlich] werden.

VII.

Endlich wird dem Dr. Rumpf bedeutet, daß er auch in dem Verhältniße als Privatdozent somit derselbe zu seinen Vorlesungen und Versuchen des Hörsaals[,] des Laboratoriums und der Geräthe bedarf, in allen Kollisionsfällen dem Prof. Pickel als Director des chemischen Kabinets, sowie als älteren Lehrer und als Ordinarius des Fachs aufzustehen und in keinem Falle deßen Arbeiten und Versuche durch die seinigen zu stören und zu unterbrechen habe, wie es die Natur der Sache und die Observanz, selbst bey Kollisionsfällen zwischen ordentlichen Profeßoren der Universität erfordern.

Die unterzeichnete Stelle vertraut zu [!] dem Adjunkten Dr. Rumpf[,] daß er diesen Vorschriften nachkommen, und dieselbe der unangenehmen Nothwendigkeit entheben werde, solche durch ernstere Einschreitungen aufrecht zu erhalten.

Anlage 18: Titelblatt „Der Rettungsapparat zur Wiederbelebung der Scheintodten […]". Monographie von Johann Georg Pickel (1751–1838)

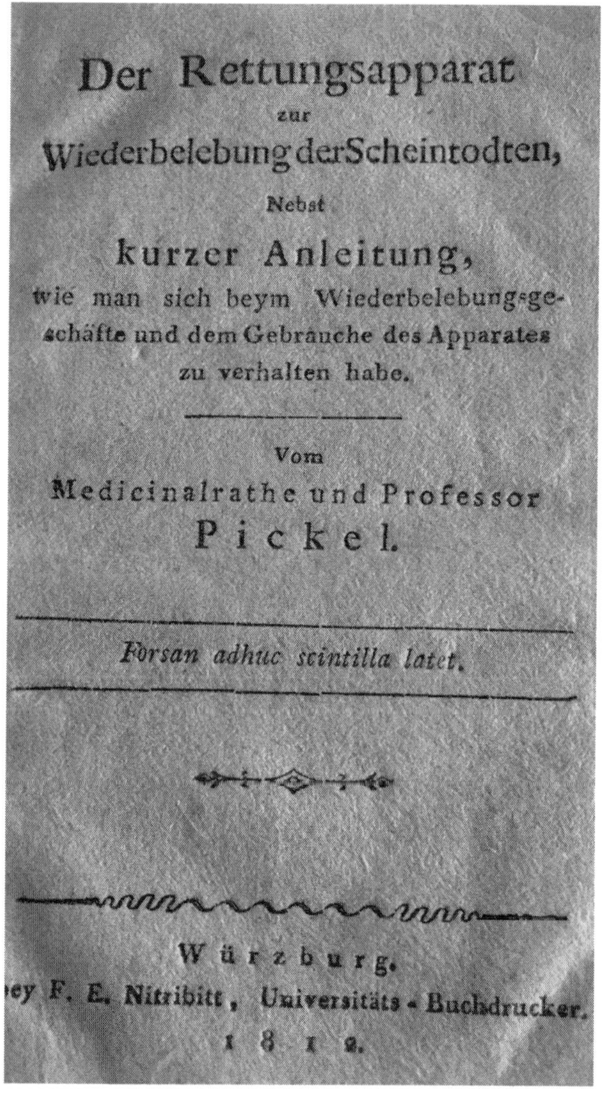

Der Rettungsapparat
zur
Wiederbelebung der Scheintodten,
Nebst
kurzer Anleitung,
wie man sich beym Wiederbelebungsgeschäfte und dem Gebrauche des Apparates zu verhalten habe.

Vom
Medicinalrathe und Professor
Pickel.

Forsan adhuc scintilla latet.

Würzburg.
[B]ey F. E. Nitribitt, Universitäts-Buchdrucker.
1812.

Abb. 37: Titelblatt Georg Pickels Buch zum Rettungsapparat für die Wiederbelebung der Scheintoten.[14]

14 Siehe hierzu StadtA Würzburg, Biographische Mappe Johann Georg Pickel. In dieser Mappe ist die komplette Monographie erhalten.

Anlage 19: Chorkomposition für zwei Männerchöre [Tenor, Baß achtstimmig!] abgedruckt im Buch „Ein Fest der Freude und dem Verdienste gewidmet Sr. Hochwohlgeboren dem Herrn Dr. Georg Pickel, von Sommerach, Ritter des königl. Bayer. Ludwigs-Ordens, […]“ Noten sind in der Biographischen Mappe enthalten.[15]

Munter doch mit Würde.
Tenore
Basso
Iter Chor.
Glück auf zum trauten Mahle!
Tenore
Basso
IIter Chor.
Glück auf, verehrter Greis! Dir

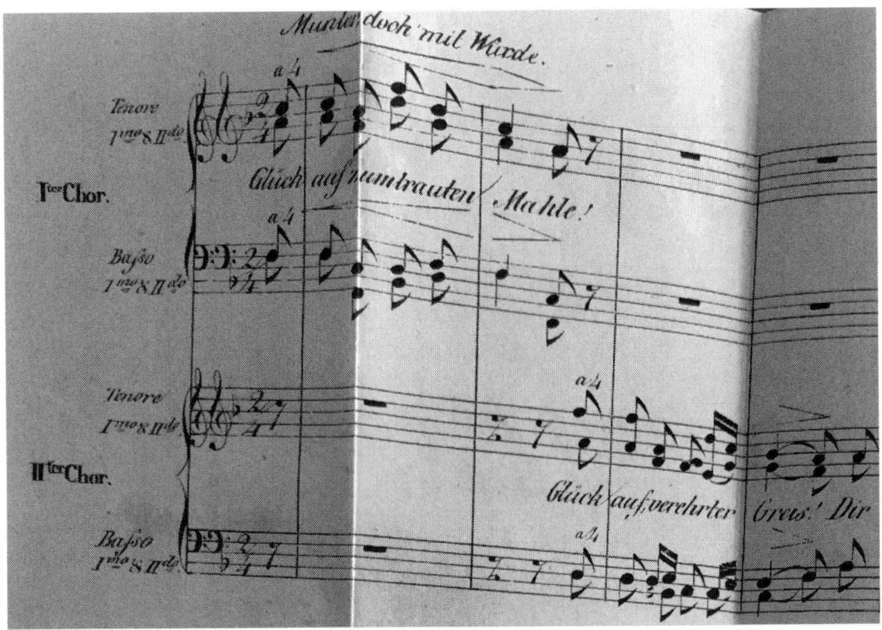

[15] Siehe hierzu StadtA Würzburg, Biographische Mappe Johann Georg Pickel.

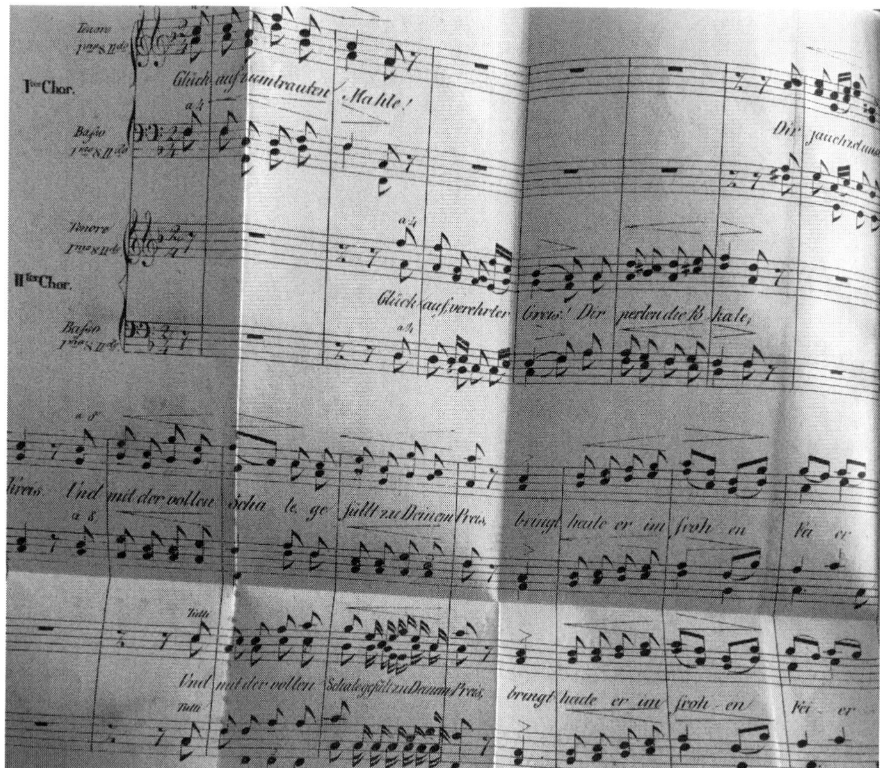
Ier Chor.
IIter Chor.
Tenore
Basso
Glück auf zum trauten Mahle!
Dir
Glück auf, verehrter Greis! Dir perlen die Pokale,
Und mit der vollen Scha- le ge- füllt zu Deinem Preis, bringt heute er im froh- en Fei- er
Tutti
Und mit der vollen Schale gefüllt zu Deinem Preis, bringt heute er im froh- en Fei- er

sang Dir seine Liebe dar, und sei nen Dank.
Preis, bringt heute er im froh en Fei er
sang Dir seine Liebe dar, und seinen Dank.

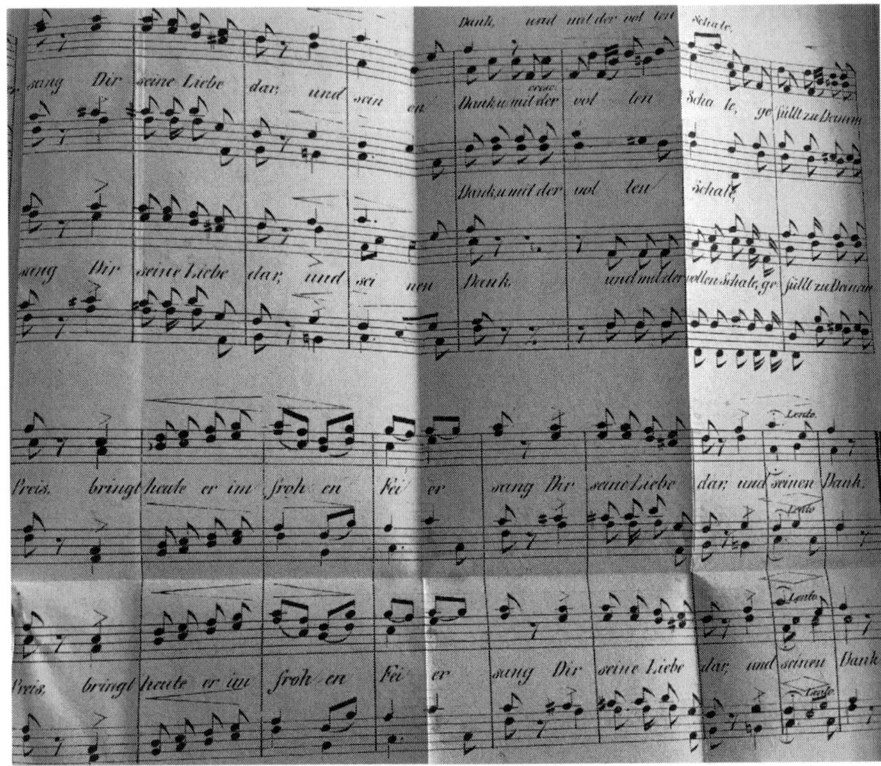

Abb. 38: Noten aus der Biographischen Mappe Georg Pickel, veröffentlicht in „Ein Fest der Freude und dem Verdienste gewidmet Sr. Hochwohlgeboren dem Herrn Dr. Georg Pickel, von Sommerach, Ritter des königl. Bayer. Ludwigs-Ordens […]“, Festschrift vom 12. August 1832 anlässlich des 50-jährigen Doktorjubiläums.[16]

[16] Siehe hierzu StadtA Würzburg, Biographische Mappe Johann Georg Pickel. In dieser Mappe ist die komplette Monographie erhalten.

Anlage 20: Tabelle der Vorlesungen und Lehrveranstaltungen der Professoren und Dozenten, die das Fach Pharmazie vertraten:

Die Angaben wurden in originaler Orthographie den gedruckten Vorlesungsverzeichnissen der Universität Würzburg entnommen.

Anlage 20.1: Lehrveranstaltungen von Johann Georg Pickel 1785 bis 1836:

Semester	Name Professor / Dozent	Fakultät oder Hauptklassen der Wissenschaften	Vorlesung / Lehrveranstaltung
WS 1785	Pickel	Lectiones Medicorum	Georgius Pickel. Phil. et Med. D ac PP. Tradet Chemicum theoretico-practicam in laboratorio Hospit. Jul[ius] secundum proprium suis Auditoribus hunc in finem communicandum schema. Technicos labores in magno instituendos in suo recenter aedificatio monstrabit laboratorio.[17]
SS 1786 nicht gelistet![18]			
WS 1786/87	Pickel	Kollegien der Heilkunde	Pr. Pickel giebt von 3–4 Uhr die philosophische und pharmazeuti sche Chemie theoretisch und praktisch nach seinem eigenen Plane in dem Julierspital-laboratorium [!] [Juliusspital-laboratorium].

[17] In freier Übersetzung: „Georg Pickel, Doktor der Philosophie und Medizin sowie Professor unterrichtet Chemie theoretisch und praktisch im Juliusspitallaboratorium nach eigenem Plan [...]. Die technischen Arbeiten in großem Umfang wird er in seinem neu errichteten Laboratorium zeigen."

[18] Siehe hierzu persönliche Mitteilung M. Friedlein vom 2. Februar 2023. Nach Bestätigung der Universitätsbibliothek Würzburg ist für das Sommersemester 1786 kein Verzeichnis erhalten.

SS 1787	Pickel	Kollegien der Heilkunde	Pr. Pickel giebt von 3–4 Uhr die philosophische und pharmazeutische Chemie theoretisch und praktisch nach seinem eigenen Plane in dem Julierspitallaboratorium [!] [Juliusspitallaboratorium]. Die technische Chemie in seinem Privatlaboratorium.
WS 1787/88	Pickel	Kollegien der Heilkunde	Pr. Pickel giebt von 3–4 Uhr die philosophische und pharmazeutische Chemie theoretisch und praktisch nach seinem eigenen Plane in dem Julierspitallaboratorium [!] [Juliusspitallaboratorium].
SS 1788	Pickel	Kollegien der Heilkunde	Pr. Pickel giebt von 3–4 Uhr die philosophische und pharmazeutische Chemie theoretisch und praktisch nach seinem eigenen Plane in dem Julierspitallaboratorium [!] [Juliusspitallaboratorium]. Die technische Chemie in seinem Privatlaboratorium.
WS 1788/89	Pickel	Kollegien der Heilkunde	Pr. Pickel giebt von 3–4 Uhr die philosophische und pharmazeutische Chemie theoretisch und praktisch nach seinem eigenen Plane in dem Julierspital-laboratorium [!] [Juliusspital-laboratorium].
SS 1789	Pickel	Kollegien der Heilkunde	Pr. Pickel giebt von 3–4 Uhr die philosophische und pharmazeutische Chemie theoretisch und praktisch nach seinem eigenen Plane in dem Julierspitallaboratorium. Die technische Chemie in seinem Privatlaboratorium.

WS 1789/90	Pickel	Kollegien der Heilkunde	Pr. Pickel giebt von 3–4 Uhr die philosophische und pharmazeutische Chemie theoretisch und praktisch nach seinem eigenen Plane in dem Julierspitallaboratorium [!] [Juliusspitallaboratorium].
SS 1790	Pickel	Kollegien der Heilkunde	Pr. Pickel giebt von 3–4 Uhr die philosophische und pharmazeutische Chemie theoretisch und praktisch nach seinem eigenen Plane in dem Julierspitallaboratorium [!] [Juliusspitallaboratorium]. Die technische Chemie in seinem Privatlaboratorium.
WS 1790/91	Pickel	Kollegien der Heilkunde	Pr. Pickel giebt von 3–4 Uhr die philosophische und pharmazeutische Chemie theoretisch und praktisch nach seinem eigenen Plane in dem Julierspitallaboratorium [!] [Juliusspitallaboratorium].
SS 1791	Pickel	Kollegien der Heilkunde	Pr. Pickel giebt von 3–4 Uhr die philosophische und pharmazeutische Chemie theoretisch und praktisch nach seinem eigenen Plane in dem Julierspitallaboratorium [!] [Juliusspitallaboratorium]. Die technische Chemie in seinem Privatlaboratorium.
WS 1791/92	Pickel	Kollegien der Heilkunde	Pr. Pickel gibt von 3–4 Uhr die philosophische und pharmazeutische Chemie theoretisch und praktisch nach seinem eigenen Plane in dem Julierspitallaboratorium [!] [Juliusspitallaboratorium].

SS 1792	Pickel	Kollegien der Heilkunde	P. Pickel giebt von 3–4 Uhr die philosophische und pharmazeutische Chemie theoretisch und praktisch nach seinem eigenen Plane im Juliusspitallaboratorium; die technische Chemie in seiner Privatfabrik und Vorzeigung der Berlinerblaufabrik, Salpeterplantage, Leim- Leder- und Spiegelfabrik u. a. m.
WS 1792/93	Pickel	Kollegien der Heilkunde	P. Pickel giebt von 3 bis 4 Uhr die philosophisch- und pharmazeutische Chemie theoretisch und praktisch nach seinem eigenen Plane im Julius-Spital-Laboratorium.
SS 1793	Pickel	Kollegien der Heilkunde	Pr. Pickel giebt von 3–4 Uhr die philosophische und pharmazeutische Chemie theoretisch und praktisch nach seinem eigenen Plane im Juliusspitallaboratorium; die technische Chemie in seiner Privatfabrik mit Vorzeigung der Berlinerblaufabrik, Salpeterplantage, Leim- Leder- und Spiegelfabrik u. a. m.
WS 1793/94	Pickel	Kollegien der Heilkunde	Pr. Pickel giebt von 3 bis 4 Uhr die philosophisch- und pharmazeutische Chemie theoretisch und praktisch nach seinem eigenen Plane im Julius-Spital-Laboratorium.
SS 1794	Pickel	Kollegien der Heilkunde	Pr. Pickel giebt von 3–4 Uhr die philosophische und pharmazeutische Chemie theoretisch und praktisch nach seinem eigenen Plane im Juliusspitallaboratorium; die technische Chemie in seiner Privatfabrik mit Vorzeigung der Berlinerblaufabrik, Salpeterplantage, Leim- Leder- und Spiegelfabrik u. a. m.

WS 1794/95	Pickel	Kollegien der Heilkunde	Pr. Pickel giebt von 3 bis 4 Uhr die philosophisch- und pharmazeutische Chemie theoretisch und praktisch nach seinem eigenen Plane im Julius-Spital-Laboratorium.
SS 1795	Pickel	Kollegien der Heilkunde	Pr. Pickel giebt von 3–4 Uhr die philosophische und pharmazeutische Chemie theoretisch und praktisch nach seinem eigenen Plane im Juliusspitallaboratorium; die technische Chemie in seiner Privatfabrik mit Vorzeigung der Berlinerblaufabrik, Salpeterplantage, Leim- Leder- und Spiegelfabrik u. a. m.
WS 1795/96	Pickel	Kollegien der Heilkunde	Pr. Pickel giebt von 3 bis 4 Uhr die philosophisch- und pharmazeutische Chemie theoretisch und praktisch nach seinem eigenen Plane im Julius-Spital-Laboratorium.
SS 1796	Pickel	Kollegien der Heilkunde	Pr. Pickel giebt von 3–4 Uhr die philosophische und pharmazeutische Chemie theoretisch und praktisch nach seinem eigenen Plane im Juliusspitallaboratori um; die technische Chemie in seiner Privatfabrik mit Vorzeigung der Berlinerblaufabrik, Salpeterplantage, Leim- Leder- und Spiegelfabrik u. a. m.
WS 1796/97	Pickel	Kollegien der Heilkunde	Pr. Pickel giebt von 3–4 Uhr die philosophisch- und pharmazeutische Chemie theoretisch und praktisch nach seinem eigenen Plane im Julius-Spital-Laboratorium.

SS 1797	Pickel	Kollegien der Heilkunde	Pr. Pickel giebt von 3–4 Uhr die philosophische und pharmazeutische Chemie theoretisch und praktisch nach seinem eigenen Plane im Juliusspitallaboratorium; die technische Chemie in seiner Privatfabrik mit Vorzeigung der Berlinerblaufabrik, Salpeterplantage, Leim-Leder- und Spiegelfabrik u. a. m.
WS 1797/98	Pickel	Kollegien der Heilkunde	Prof. Pickel giebt von 3–4 Uhr die philosophisch- und pharmazeutische Chemie theoretisch und praktisch nach seinem eigenen Plane im Julius-Spital-Laboratorium.
SS 1798	Pickel	Kollegien der Heilkunde	Prof. Pickel giebt von 3–4 Uhr die philosophische und pharmazeutische Chemie theoretisch und praktisch nach seinem eigenen Plane im Juliusspital Laboratorium; die technische Chemie in seiner Privatfabrik mit Vorzeigung der Berlinerblaufabrik, Salpeterplantage, Leim-Leder- und Spiegelfabrik u. a. m.
WS 1798/99	Pickel	Kollegien der Heilkunde	Prof. Pickel gibt von 3–4 Uhr die philosophisch- und pharmaceutische Chemie theoretisch und practisch nach seinem eigenen Plane im Julius-Spital-Laboratorium.

SS 1799	Pickel	Collegien der Heilkunde	Prof. Pickel giebt von 3–4 Uhr die philosophische und pharmaceutische Chemie theoretisch und practisch nach seinem eigenen Plane im Julius-Spital-Laboratorium; die technische Chemie in seiner Privat-Fabric mit Vorzeigung der Berliner Blau-Fabric, Salpeter-Plantage, Leim-Leder- und Spiegelfabric, u. a. m.
WS 1799/1800	Pickel	Vorlesungen der Heilkunde	Prof. Pickel giebt von 3–4 Uhr die philosophisch- und pharmaceutische Chemie theoretisch und practisch nach seinem eigenen Plane im Julius-Spital-Laboratorium.
SS 1800	Pickel	Collegien der Heilkunde	Prof. Pickel giebt von 3–4 Uhr die philosophische und pharmaceutische Chemie theoretisch und practisch nach seinem eigenen Plane im Julius-Spital-Laboratorium; die technische C[h]emie in seiner privat Fabric mit Vorzeigung der Berliner-Blau Fabric, Salpeter-Plantage, Leim-Leder- und Spiegel-Fabric, u. a. m.
WS 1800/01	Pickel	Vorlesungen der Heilkunde	Prof. Pickel, dermal Decan, gibt von 3–4 Uhr die philosophisch- und pharmaceutische Chemie theoretisch und practisch nach seinem eigenen Plane im Juliusspital-Laboratorium.

SS 1801	Pickel	Vorlesungen der Heilkunde	Prof. Pickel, dermal Decan, gibt von 3–4 Uhr die philosophische und pharmaceutische Chemie theoretisch und practisch nach seinem eigenen Plane im Julius-Spital-Laboratorium; die technische Chemie in seiner Privat-Fabrik mit Vorzeigung der Berliner-Blau Fabrik, Salpeter-Plantage, Leim-Leder- und Spiegel-Fabrik. u. a. m.
WS 1801/02	Pickel	Vorlesungen der Heilkunde	Prof. Pickel gibt von 3–4 Uhr die philosophisch- und pharmaceutische Chemie theoretisch und practisch nach seinem eigenen Plane im Juliusspital-Laboratorium.
SS 1802	Pickel	Vorlesungen der Heilkunde	Prof. Pickel gibt von 3–4 Uhr die philosophische und pharmaceutische Chemie theoretisch und practisch nach seinem eigenen Plane im Julius-Spital-Laboratorium; die technische Chemie in seiner Privat-Fabrik mit Vorzeigung der Berliner-Blau Fabrik, Salpeter-Plantage, Leim-Leder- und Spiegel-Fabrik. u. a. m.
WS 1802/03	Pickel	Vorlesungen der Heilkunde	Prof. Pickel gibt von 3–4 Uhr die philosophisch- und pharmaceutische Chemie theoretisch und practisch nach seinem eigenen Plane im Juliusspital Laboratorium.

SS 1803	Pickel	Vorlesungen der Heilkunde	Prof. Pickel giebt von 3–4 Uhr die philosophische und pharmaceutische Chemie theoretisch und practisch nach seinem eigenen Plane im Julius-Spital-Laboratorium; die technische Chemie in seiner Privat-Fabrik mit Vorzeigung der Berliner-Blau Fabrik, Salpeter-Plantage, Leim-Leder- und Spiegel-Fabrik. u. a. m. Auch wird derselbe in seinem Hause in einer den Zuhörern noch zu bestimmenden Stunde Vorlesungen über die Experimentalphysik geben und die allgemeinen Eigenschaften der Körper, so wie die Besonderen zu erklären und durch Experimente sinnlich zu machen suchen.
WS 1803/04	Pickel	Zweyte Classe – der besondern Wissenschaften. Vierte Section – der Heilkunde. Chemie und Pharmacie	Professor Pickel, nach Herm[b]städt, wöchentlich viermal von 3–4 Uhr.
SS 1804	Pickel	Erste Klasse – der allgemeinen Wissenschaften. Zweyte Section – der mathematisch und physischen Wissenschaften. Experimental-Physik und Chemie.	Professor Pickel wird beyde Wissenschaften in ihrem Zusammenhange, theoretisch und practisch, nach eigenem Plane in seiner Behausung in noch zu bestimmenden Stunden vortragen, und solche durch einen Anhang in halurgischer und phlogurgischer Hinsicht auch für Artilleristen nützlich und angenehm machen.

		Zweyte Klasse – der besondern Wissenschaften. Vierte Section – der Heilkunde. Chemie und Pharmacie mit Technologie.	Professor Pickel setzt nach Herm[b]städt wöchentlich viermal seine Vorlesungen fort, und wird seine Zuhörer, nach deren Beendigung, in den Fabriken und Manufacturen umherführen, um sie von der Anwendung der im Verlaufe vorgekommenen Gegenstände im Großen zu überzeugen.
WS 1804/05	Pickel	Erste Klasse – der allgemeinen Wissenschaften. Zweyte Section – der mathematischen und physischen Wissenschaften. Physik der Naturlehre, in Verbindung mit Chemie oder Mischungslehre.	Professor Pickel wird beyde Wissenschaften theoretisch und practisch in ihrem Zusammenhange als gründliche und eigentliche Naturlehre, nach Joann. Tobias Mayer (Göttingen 1801) in seiner Behausung, in dem hierzu eingerichteten Hörsaale und Laboratorium geben, und die Stunden noch bestimmen.
		Zweyte Klasse – der besondern Wissenschaften. Vierte Section – der Heilkunde. Chemie und Pharmacie.	Professor Pickel, nach Herm[b]städt (Berlin 1802), wöchentlich viermal in dem Laboratorio chemico des botanischen Gartens, von 3–4 Uhr.
SS 1805	Pickel	Erste Klasse – der allgemeinen Wissenschaften. Zweyte Section – der mathematischen und physischen Wissenschaften. Experimental-Physik und Chemie.	Professor Pickel wird beyde Wissenschaften in ihrem Zusammenhange theoretisch und praktisch, nach Mayer's Anfangsgründen der Naturlehre, nebst einem Anhange in hallurgischer und phlogurgischer Hinsicht, in seiner Behausung an noch zu bestimmenden Abendstunden vortragen.

		Zweyte Klasse – der besondern Wissenschaften. Vierte Section – der Heilkunde. Chemie und Pharmacie mit Technologie.	Professor Pickel setzt nach Herm[b]städt seine Vorlesungen fort, und wird nach Beendigung derselben seine Zuhörer in die Fabriken und Manufacturen umherführen, um sie von der Anwendung des im Verlaufe des Vortrages der Chemie Gehörten zu überzeugen.
WS 1805/06	Pickel	Erste Klasse – der allgemeinen Wissenschaften. Zweyte Section – der mathematischen und physischen Wissenschaften. Experimentalphysik in Verbindung mit Chemie.	Professor Pickel, nach J. T. Mayer, von 11–12 Uhr.
		Zweyte Klasse – der besondern Wissenschaften. Vierte Section – der Heilkunde. Chemie und Pharmazie.	Professor Pickel, nach Herm[b]städt, wöchentlich 4mal in dem laboratorio chemico, von 3–4 Uhr.
SS 1806	Pickel	Erste Klasse – der allgemeinen Wissenschaften. Zweyte Section – der mathematischen und physischen Wissenschaften. Physik in Verbindung mit Chemie.	Professor Pickel wird zur gründlichen Demonstration der Naturerscheinungen und Körperwürkungen beyde Wissenschaften theoretisch und practisch in noch zu bestimmenden Abendstunden vortragen.
		Zweyte Klasse – der besondern Wissenschaften. Vierte Section – der Heilkunde. Chemie.	Professor Pickel, vorzüglich in medicinisch-pharmaceutischer, und zugleich technologischer Hinsicht, 4mal wöchentlich von 2–3 Uhr im laboratorio chemico.

WS 1806/07	Pickel	Allgemeine Wissenschaften. Mathematische und physische Wissenschaften. Physik in Verbindung mit Chemie.	Professor Pickel wird zur gründlichen Demonstration der Naturerscheinungen und Körperwürkungen beyde Wissenschaften theoretisch und practisch in einer noch zu bestimmenden Stunde täglich vortragen.
		Besondere Wissenschaften. Heilkunde. Chemie und Pharmazie.	Professor Pickel, nach Herm[b]städt, von 2–3 Uhr im Laboratorio chemico.
SS 1807	Pickel	Allgemeine Wissenschaften. Mathematische und physische Wissenschaften. Physik in Verbindung mit Chemie.	Professor Pickel wird zur gründlichen Demonstration der Naturerscheinungen und Körperwürkungen, beyde Wissenschaften theoretisch und practisch, täglich in noch zu bestimmenden Stunden vortragen.
		Besondere Wissenschaften. Heilkunde. Chemie.	Professor Pickel, vorzüglich in medicinisch-pharmaceutischer und zugleich technologischer Hinsicht, von 3–4 Uhr im Laboratorio chemico.
WS 1807/08	Pickel	Allgemeine Wissenschaften. Mathematische und physische Wissenschaften. Physik in Verbindung mit Chemie.	Professor Pickel wird zur gründlichen Demonstration der Naturerscheinungen und Körperwürkungen beyde Wissenschaften verbunden, theoretisch und praktisch in noch zu bestimmenden Stunden täglich vortragen.
		Besondere Wissenschaften. Heilkunde. Chemie und Pharmazie.	Professor Pickel, mit Rücksicht auf medicinisch-polizeylich-gerichtliche Chemie, verbunden mit den nöthigen Versuchen, von 3–4 Uhr im Laboratorio chemico.
SS 1808	Pickel	Allgemeine Wissenschaften. Mathematische und physische Wissenschaften. Physik.	Professor Pickel, theoretisch und Practisch, in Verbindung mit Chemie, täglich von 6–7 Uhr Abends, in dem hierzu eingerichteten Hörsaale seiner Behausung.

		Besondere Wissenschaften. Heilkunde. Chemie.	Professor Pickel, in medicinisch-pharmaceutischer und zugleich technologischer Hinsicht, von 3–4 Uhr im Laboratorio chemico.
WS 1808/09	Pickel	Allgemeine Wissenschaften. Mathematische und physische Wissenschaften. Physik.	Professor Pickel, theoretisch und practisch, in Verbindung mit Chemie, täglich.
		Besondere Wissenschaften. Heilkunde. Chemie und Pharmazie.	Professor Pickel, von 3–4 Uhr, im laboratorio chemico.
SS 1809	Pickel	Allgemeine Wissenschaften. Mathematische und physische Wissenschaften. Physik.	Professor Pickel, theoretische und experimental-Physik, in Verbindung mit Chemie, täglich von 6–7 Uhr Abends,. Hiermit wird derselbe Excursionen in physisch-chemischer Hinsicht verbinden.
		Besondere Wissenschaften. Heilkunde. Chemie.	Professor Pickel, in pharmaceutischer und technologischer Hinsicht, von 3–4 Uhr im chemischen Laboratorium.
WS 1809/10	Pickel	Medicinische Facultät. Chemie und Pharmazie.	Decan und Professor Pickel, nach Herm[b]städt, von 3–4 Uhr.
SS 1810	Pickel	Medicinische Facultät. Chemie und Pharmazie.	Professor Pickel, nach Herm[b]städt, von 3–4 Uhr. Derselbe die Chemie über vaterländische Gegenstände, mit Excursionen begleitet, von 6–7 Uhr Abends.
WS 1810/11	Pickel	Medicinische Facultät. Chemie und Pharmazie.	Professor Pickel, nach Herm[b]städt, von 3–4 Uhr.
SS 1811	Pickel	Medicinische Facultät. Chemie und Pharmazie.	Professor Pickel, nach Herm[b]städt, von 3–4 Uhr. Derselbe die Chemie über vaterländische Gegenstände, mit Excursionen begleitet, von 6–7 Uhr Abends.
WS 1811/12	Pickel	Medicinische Facultät. Chemie und Pharmazie.	Professor Pickel, nach Herm[b]städt, von 3–4 Uhr.

SS 1812	Pickel	Medicinische Facultät. Chemie und Pharmacie.	Professor Pickel, nach Herm[b]städt, von 3–4 Uhr. Derselbe die Chemie über vaterländische Gegenstände, mit Excursionen begleitet, von 6–7 Uhr Abends.
WS 1812/13	Pickel	Medicinische Facultät. Chemie und Pharmazie.	Professor Pickel, nach Herm[b]städt, von 3–4 Uhr.
SS 1813	Pickel	Medicinische Facultät. Chemie und Pharmazie.	Professor Pickel, nach Herm[b]städt, von 3–4 Uhr. Derselbe die Chemie über vaterländische Gegenstände, mit Excursionen begleitet, von 6–7 Uhr Abends.
WS 1813/14	Pickel	Medicinische Facultät. Chemie und Pharmazie.	Professor Pickel, nach Herm[b]städt, von 3–4 Uhr.
SS 1814	Pickel	Medicinische Facultät. Chemie und Pharmazie.	Professor Pickel, nach Herm[b]städt, von 3–4 Uhr. Derselbe, die Chemie über vaterländische Gegenstände, mit Excursionen begleitet, von 6–7 Uhr Abends.
WS 1814/15	Pickel	Besondere Wissenschaften. Medizinische Wissenschaften. Chemie und Pharmazie.	Professor Pickel, nach Hermbstädt, von 3–4 Uhr. Derselbe, Chemie in Verbindung mit Experimentalphysik, in noch zu bestimmenden Stunden.
SS 1815	Pickel	Besondere Wissenschaften. Medicinische Wissenschaften. Chemie und chemische Pharmazeutik.	Professor Pickel, nach Herm[b]städt, von 3–4 Uhr. Derselbe, Chemie mit Experimentalphysik, in noch zu bestimmenden Stunden.
WS 1815/16	Pickel	Besondere Wissenschaften. Medizinische Wissenschaften. Chemie und Pharmazie.	Professor Pickel, nach Hermbstädt, von 3–4 Uhr. Derselbe, Chemie mit Experimentalphysik, in noch zu bestimmenden Stunden.
SS 1816	Pickel	Besondere Wissenschaften. Medicinische Wissenschaften. Chemie und chemische Pharmazeutik.	Professor Pickel, nach Herm[b]städt, von 3–4 Uhr. Derselbe, Chemie mit Experimentalphysik, in noch zu bestimmenden Stunden.

WS 1816/17	Pickel	Besondere Wissen-schaften. Medicinische Wissenschaften. Chemie und Pharmazie.	Professor Pickel, nach Hermbstädt, von 3–4 Uhr. Derselbe, Chemie, in Verbindung mit Experimentalphysik, in noch zu bestimmenden Stunden.
SS 1817	Pickel	Besondere Wissen-schaften. Medicinische Wissenschaften. Chemie und chemische Pharmazeutik.	Professor Pickel, nach Herm[b]städt, von 3–4 Uhr. Derselbe, Chemie, in Verbindung mit Experimentalphysik, in noch zu bestimmenden Stunden.
WS 1817/18	Pickel	Besondere Wissen-schaften. Medicinische Wissenschaften. Chemie und Pharmazie.	Professor Pickel, nach Hermbstädt, von 3–4 Uhr. Derselbe, Chemie in Verbindung mit Experimental-Physik, in noch zu bestimmenden Stunden.
SS 1818	Pickel	Besondere Wissen-schaften. Medicinische Wissenschaften. Chemie und chemische Pharmazeutik.	Professor Pickel, nach Herm[b]städt, von 3–4 Uhr. Derselbe, Chemie mit Experimentalphysik, in noch zu bestimmenden Stunden.
WS 1818/19	Pickel	Besondere Wissen-schaften. Medicinische Wissenschaften. Chemie und Pharmazie.	Professor Pickel, nach Hermbstädt, von 3–4 Uhr. Derselbe, Chemie in Verbindung mit Experimentalphysik, in noch zu bestimmenden Stunden.
SS 1819	Pickel	Besondere Wissen-schaften. Medicinische Wissenschaften. Chemie und chemische Pharmazeutik.	Professor Pickel, nach Hermbstädt, von 3–4 Uhr. Derselbe, Chemie mit Experimentalphysik, in noch zu bestimmenden Stunden.
WS 1819/20	Pickel	Besondere Wissen-schaften. Medicinische Wissenschaften. Chemie und Pharmazie.	Professor Pickel, nach Hermbstädt, von 3–4 Uhr. Derselbe, Chemie in Verbindung mit Experimentalphysik, in noch zu bestimmenden Stunden.
SS 1820	Pickel	Besondere Wissen-schaften. Medicinische Wissenschaften. Chemie und Pharmacie.	Professor Pickel, nach Hermbstädt, von 3–4 Uhr. Derselbe, Chemie in Verbindung mit Experimentalphysik, in noch zu bestimmenden Stunden.

WS 1820/21	Pickel	Besondere Wissenschaften. Medicinische Wissenschaften. Chemie und Pharmacie.	Professor Pickel, nach Hermbstädt, von 3–4 Uhr. Derselbe, Chemie in Verbindung mit Experimentalphysik, in noch zu bestimmenden Stunden.
SS 1821	Pickel	Besondere Wissenschaften. Medicinische Wissenschaften. Chemie und Pharmazie.	Professor Pickel, nach Hermbstädt, von 3–4 Uhr. Derselbe, Chemie in Verbindung mit Experimentalphysik, in noch zu bestimmenden Stunden.
WS 1821/22	Pickel	Besondere Wissenschaften. Medicinische Wissenschaften. Chemie und Pharmacie.	Professor Pickel, nach Hermbstädt, von 3–4 Uhr. Derselbe, Chemie in Verbindung mit Experimentalphysik, in noch zu bestimmenden Stunden.
SS 1822	Pickel	Besondere Wissenschaften. Medicinische Wissenschaften. Chemie und Pharmazie.	Professor Pickel, nach Hermbstädt, von 3–4 Uhr. Derselbe, Chemie in Verbindung mit Experimentalphysik, in noch zu bestimmenden Stunden.
WS 1822/23	Pickel	Besondere Wissenschaften. Medicinische Wissenschaften. Chemie und Pharmacie.	Professor Pickel, nach Hermbstädt, von 3–4 Uhr.
SS 1823	Pickel	Besondere Wissenschaften. Medicinische Wissenschaften. Chemie und Pharmacie.	Professor Pickel, nach Hermbstädt, von 3–4 Uhr. Derselbe, Chemie in Verbindung mit Experimental-Physik, an noch zu wählenden Stunden.
WS 1823/24	Pickel	Besondere Wissenschaften. Medicinische Wissenschaften. Chemie und Pharmazie.	Professor Pickel, nach Hermbstädt, von 3–4 Uhr.
SS 1824	Pickel	Besondere Wissenschaften. Medicinische Wissenschaften. Chemie und Pharmacie.	Professor Pickel, nach Hermbstädt, von 3–4 Uhr. Derselbe, Chemie in Verbindung mit Experimental-Physik, in noch zu bestimmenden Stunden.
WS 1824/25	Pickel	Besondere Wissenschaften. Medicinische Wissenschaften. Chemie und Pharmacie.	Professor Pickel, nach Hermbstädt, von 3–4 Uhr.

SS 1825	Pickel	Besondere Wissenschaften. Medicinische Wissenschaften. Chemie und Pharmazie.	Professor Pickel, nach Hermbstädt, von 3–4 Uhr.
WS 1825/26	Pickel	Besondere Wissenschaften. Medicinische Wissenschaften. Chemie und Pharmacie.	Professor Pickel, nach Hermbstädt, von 3–4 Uhr.
SS 1826	Pickel	Besondere Wissenschaften. Medicinische Wissenschaften. Chemie und Pharmacie.	Professor Pickel, nach Hermbstädt, von 3–4 Uhr.
WS 1826/27	Pickel	Besondere Wissenschaften. Medicinische Wissenschaften. Chemie und Pharmacie.	Professor Pickel, nach Hermbstädt, von 3–4 Uhr.
SS 1827	Pickel	Besondere Wissenschaften. Medicinische Wissenschaften. Chemie und Pharmacie.	a) Professor Pickel, pharmaceutische Chemie mit der Benützung und Vorzeigung der Arzneikräuter aus dem botanischen Garten, nach Hermbstädt, von 3–4 Uhr. [b) und c) siehe Rumpf]
WS 1827/28	Pickel	Besondere Wissenschaften. Medicinische Wissenschaften. Chemie und Pharma/cie.	a) Allgemeine theoretische und practische Chemie in besonderer Anwendung auf Medicin, Pharmacie und Technologie. Professor Pickel, nach Hermbstädt und eigenen Heften, von 3–4 Uhr im K. Laboratorium des Jul. Spitäl. Gartens. [b), c) und d) siehe Rumpf]
SS 1828	Pickel	Besondere Wissenschaften. Medicinische Wissenschaften. Chemie und Pharmacie.	a) Professor Pickel, nach fortgesetzter und vollendeter allgemeiner Chemie, die pharmaceutische Chemie mit Benützung der officinellen Gegenstände aus dem botanischen Garten. [b), c) und d) siehe Rumpf]

WS 1828/29	Pickel	Besondere Wissenschaften. Medicinische Wissenschaften. Chemie und Pharmacie.	a) Allgemeine theoretische und praktische Chemie in besonderer Anwendung auf Medicin, Pharmacie und Technologie. Professor Pickel, nach Hermbstädt und eigenen Heften, von 3–4 Uhr im k. Laboratorium des Julius-Spitalgartens. [b) siehe Rumpf]
SS 1829	Pickel	Besondere Wissenschaften. Medicinische Wissenschaften. Chemie und Pharmacie.	a) Professor Pickel, nach fortgesetzter und vollendeter allgemeinen Chemie, die pharmaceutische Chemie mit Benützung der officinellen Gegenstände aus dem botanischen Garten. [b) siehe Rumpf]
WS 1829/30	Pickel	Besondere Wissenschaften. Medicinische Wissenschaften. Chemie und Pharmacie.	a) Allgemeine theoretische und practische Chemie in besonderer Anwendung auf Medizin, Pharmacie und Technologie. Professor Pickel, nach Hermbstädt und eigenen Heften, von 3–4 Uhr im K. Laboratorium. [b) und c) siehe Rumpf]
SS 1830	Pickel	Besondere Wissenschaften. Medicinische Wissenschaften. Chemie und Pharmacie.	Professor Pickel, nach fortgesetzter und vollendeter allgemeinen Chemie, die pharmazeutische Chemie mit Benützung der offizinellen Gegenstände aus dem botanischen Garten. [neben Dr. Rumpf]
WS 1830/31	Pickel	Besondere Wissenschaften. Medizinische Wissenschaften. Chemie und Pharmacie.	a) Allgemeine theoretische und practische Chemie, in besonderer Anwendung auf Medicin, Pharmacie und Technologie. Professor Pickel, nach Hermbstädt und eigenen Heften, von 3–4 Uhr. [b) siehe Rumpf]

SS 1831	Pickel	Besondere Wissen-schaften. Medicinische Wissenschaften. Chemie und Pharmacie.	Professor Pickel, nach fortgesetzter und vollendeter allgemeinen Chemie, die pharmazeutische Chemie, mit Benützung der offizinellen Gegenstände aus dem botanischen Garten. [neben Prof. Rumpf]
WS 1831/32	Pickel	Besondere Wissen-schaften. Medicinische Wissenschaften. Chemie und Pharmacie.	a) Allgemeine theoretische und practische Chemie mit besonderer Anwendung auf Medicin, Pharmacie und Technologie. Professor Pickel, nach Hermbstädt und eignen Heften. [b) siehe Rumpf]
SS 1832	Pickel	Besondere Wissen-schaften. Medicinische Wissenschaften. Chemie und Pharmacie.	Professor Pickel, nach fortgesetzter und vollendeter allgemeinen Chemie, die pharmaceutische Chemie, mit Benützung der officinellen Gegenstände aus dem botanischen Garten. [neben Prof. Rumpf]
WS 1832/33	Pickel	Besondere Wissen-schaften. Medicinische Wissenschaften. Chemie und Pharmacie.	a) Allgemeine theoretische und practische Chemie mit besonderer Anwendung auf Medicin, Pharmacie und Technologie. Professor Pickel, nach Hermbstädt und eignen Heften. [b) siehe Rumpf]
SS 1833	Pickel	Besondere Wissen-schaften. Medicinische Wissenschaften. Chemie und Pharmacie.	Professor Pickel, nach fortgesetzter und vollendeter allgemeinen Chemie, die pharmazeutische Chemie, mit Benützung der officinellen Gegenstände aus dem botanischen Garten. [neben Prof. Rumpf]

WS 1833/34	Pickel	Besondere Wissenschaften. Medicinische Wissenschaften. Chemie und Pharmacie.	a) Allgemeine theoretische und praktische Chemie mit besonderer Anwendung auf Medicin, Pharmacie und Technologie. Professor Pickel, nach Hermbstädt und eigenen Heften, täglich von 3–4 Uhr. [b) siehe Rumpf]
SS 1834	Pickel	Besondere Wissenschaften. Medicinische Wissenschaften. Chemie und Pharmacie.	Professor Pickel, nach fortgesetzter und vollendeter allgemeinen Chemie, die pharmazeutische Chemie, mit Benützung der offizinellen Gegenstände aus dem botanischen Garten. [neben Prof. Rumpf]
WS 1834/35	Pickel	Besondere Wissenschaften. Medicinische Wissenschaften. Chemie und Pharmacie.	a) Allgemeine theoretische und practische Chemie mit besonderer Anwendung auf Medicin, Pharmacie und Technologie. Professor Pickel, nach Hermbstädt und eigenen Heften, täglich von 3–4 Uhr. [b) und c) siehe Rumpf]
SS 1835	Pickel	Besondere Wissenschaften. Medicinische Wissenschaften. Chemie und Pharmacie.	a) Professor Pickel, nach fortgesetzter und vollendeter allgemeinen Chemie, die pharmaceutische Chemie, mit Benützung der officinellen Gegenstände aus dem botanischen Garten, nach Hermbstädt. [b) siehe Rumpf]
WS 1835/36	Pickel	Besondere Wissenschaften. Medicinische Wissenschaften. Chemie und Pharmacie.	a) Allgemeine theoretische und practische Chemie mit besonderer Anwendung auf Medicin und Technologie. Professor Pickel, nach Hermbstädt und eigenen Heften, täglich von 3–4 Uhr. [b) und c) siehe Rumpf]

SS 1836	Pickel	Besondere Wissen-schaften. Medicinische Wissenschaften. Chemie und Pharmacie.	Professor Pickel, nach fortgesetzter und vollendeter allgemeinen Chemie, die pharmaceutische Chemie, mit Benützung der officinellen Gegenstände aus dem botanischen Garten, nach Hermbstädt, von 3–4 Uhr. [neben Prof. Rumpf]
WS 1836/37	Pickel	Besondere Wissen-schaften. Medicinische Wissenschaften. Chemie und Pharmacie.	a) Allgemeine theoretische und practische Chemie, mit besonderer Anwendung auf Medicin und Technologie. Professor Pickel, nach Hermbstädt und eigenen Heften, täglich von 2–3 Uhr. [b) siehe Rumpf]

Anlage 20.2: Lehrveranstaltungen von Ludwig Rumpf 1826 bis 1862:

WS 1826/27	Rumpf	Besondere Wissenschaften. Medicinische Wissenschaften. Chemie und Pharmacie.	Dr. Rumpf, die theoretische Chemie, durch Experimente erläutert, nach Buchner's Grundriß der Chemie, täglich von 11–12 Uhr; die Pharmacie, nach Buchner's Handbuch der Pharmacie, mit Rücksicht auf die Pharmacopoea verschiedener Länder, in noch zu bestimmenden Stunden. [neben Prof. Pickel]
SS 1827	Rumpf	Besondere Wissenschaften. Medicinische Wissenschaften. Chemie und Pharmacie.	b) Theoretische Chemie, durch Experimente erläutert (Fortsetzung), nach Buchner's Handbuch der Chemie. Dr. Rumpf, 4mal wöchentlich von 10–11 Uhr. c) Pharmacie, in Verbindung mit Waarenkunde, nach Buchner's Einleitung in die Pharmacie und den bessern Pharmacopoeen verschiedener Länder. Dr. Rumpf, Mittwoch und Samstag von 10–11 Uhr

		Besondere Wissenschaften. Medicinische Wissenschaften. Geognosie	Dr. Rumpf, nach d'Aubuison de Voisins, wöchentlich 3mal in beliebigen Stunden. Derselbe erbietet sich zu einem Repetitorium über Mineralogie mit practischen Uebungen verbunden, zu einer gelegenen Stunde.
WS 1827/28	Rumpf	Besondere Wissenschaften. Medicinische Wissenschaften. Chemie und Pharmacie.	b) Allgemeine Chemie, nach Berzelius Lehrbuch der Chemie. Dr. Rumpf, wöchentlich 4mal von 10–11 Uhr. c) Pharmaceutische Chemie in Verbindung mit pharmaceutischer Waarenkunde, nach Göbel's Handbuch (Eisenach 1827) und den besten Pharmacopöeen verschiedener Länder. Dr. Rumpf, 4mal wöchentlich von 8–9 Uhr. d) Analytische Chemie. Dr. Rumpf, nach Pfaff und eigener Bearbeitung, 2mal wöchentlich in 2 auf einander folgenden Stunden.
SS 1828	Rumpf	Besondere Wissenschaften. Medicinische Wissenschaften. Chemie und Pharmacie.	b) Allgemeine Chemie. Dr. Rumpf, nach Berzelius Handbuch der Chemie, 4mal wöchentlich. c) Pharmacie, in Verbindung mit der Lehre von der Darstellung und Prüfung chemischer Reagentien. Derselbe, nach Göbel, 4mal wöchentlich. d) Pharmaceutische Waarenkunde. Derselbe, nach Göbel, 4mal wöchentlich.
		Besondere Wissenschaften. Medicinische Wissenschaften. Geognosie	Dr. Rumpf, nach d'Aubuison de Voisins, 2mal wöchentlich in zwey unmittelbar aufeinander folgenden Stunden.
		Besondere Wissenschaften. Medicinische Wissenschaften. Arzneymittellehre	c) Anleitung zur ärztlichen und pharmaceutischen Receptirkunst nach Choulant. Dr. Rumpf, 2mal wöchentlich.

WS 1828/29	Rumpf	Besondere Wissenschaften. Medicinische Wissenschaften. Chemie und Pharmacie.	b) Pharmaceutische Chemie, und über die Lehre von der Darstellung und Prüfung chemischer Reagentien, nach Göbel. Dr. Rumpf, täglich von 11–12 Uhr. Derselbe erbietet sich ferner zu Vorträgen über Mineralogie nach eigenem Entwurfe und über allgemeine Chemie nach Gmelin.
		Besondere Wissenschaften. Medicinische Wissenschaften. Arzneimittellehre.	c) Pharmacologie, nach Göbel, und Pharmacodynamik, nach Vogt, in Verbindung mit ärztlicher Receptirkunst, nach Choulant. Dr. Rumpf, täglich in noch zu bestimmenden Stunden.
		Besondere Wissenschaften. Medicinische Wissenschaften. Toxicologie	b) Dr. Rumpf, nach Buchner, mit Versuchen zur Ausmittelung der einzelnen Gifte bey gerichtlich-chemischen Untersuchungen, 4mal wöchentlich in geeigneten Stunden.
SS 1829	Rumpf	Besondere Wissenschaften. Medicinische Wissenschaften. Chemie und Pharmacie.	b) Dr. Rumpf, nach Buchner's Lehrbüchern, täglich in noch zu bestimmenden Stunden.
		Besondere Wissenschaften. Medicinische Wissenschaften. Mineralogie.	Derselbe, mit Rucksichtnahme auf Rau's Lehrbuch, wöchentlich 4mal in gelegenen Stunden.
		Besondere Wissenschaften. Medicinische Wissenschaften. Geognosie.	Derselbe, mit Zugrundelegung eigener Bearbeitung nach den besten Quellen, öffentlich.
		Besondere Wissenschaften. Medicinische Wissenschaften. Arzneymittel-lehre.	Dr. Rumpf. Dieselbe in Verbindung mit Receptirkunst und pharmaceutischer Waarenkunde nach eigenem Plane, – 4mal wöchentlich in geeigneten Stunden.

		Besondere Wissenschaften. Medicinische Wissenschaften. Gerichtliche Arzneywissenschaft und medicinische Polizey.	c) Dr. Rumpf, nach Henke's Lehrbuch, und eigner Bearbeitung der medicinischen Polizei, 4mal in der Woche.
WS 1829/30	Rumpf	Besondere Wissenschaften. Medicinische Wissenschaften. Chemie und Pharmacie.	b) Allgemeine und pharmaceutische Chemie. Dr. Rumpf, nach Buchner, täglich von 11–12 Uhr. c) Analytische Chemie, durch die nöthigen Experimente erläutert. Derselbe, nach eigenen Heften.
		Besondere Wissenschaften. Medicinische Wissenschaften. Mineralogie.	Dr. Rumpf, nach Rau.
		Besondere Wissenschaften. Medicinische Wissenschaften. Arzneymittellehre.	c) Arzneymittellehre, in Verbindung mit Receptirkunst und pharmaceutischer Waarenkunde. Dr. Rumpf, nach Vogt und Göbel.
		Besondere Wissenschaften. Medicinische Wissenschaften. Toxicologie.	Dr. Rumpf, dieselbe nach Buchner. [neben Professor Heller]
SS 1830	Rumpf	Allgemeine Wissenschaften. Mathematische und physikalische Wissenschaften. Naturgeschichte.	c) Praktische Anleitung zum Bestimmen der Pflanzen, in Verbindung mit Excursionen in die Umgegend. Dr. Rumpf, Naturgeschichte, nach Schuberts Physiognomik der Natur, wöchentlich 5mal, von 3–4 Uhr.
		Besondere Wissenschaften. Medicinische Wissenschaften. Chemie und Pharmacie.	Dr. Rumpf, dieselben, nach eigenen Heften, täglich in noch zu bestimmenden Stunden. [neben Prof. Pickel]

		Besondere Wissenschaften. Medicinische Wissenschaften. Mineralogie.	Dr. Rumpf, nach eigener Ausarbeitung, täglich.
		Besondere Wissenschaften. Medicinische Wissenschaften. Geognosie.	Derselbe, mit Zugrundelegung eigner Bearbeitung nach den besten Quellen und seiner eignen petrographischen Sammlung, 2mal wöchentlich.
		Besondere Wissenschaften. Medicinische Wissenschaften. Arzneymittel-lehre.	c) Dr. Rumpf, dieselbe, in Verbindung mit Receptirkunst und pharmazeutischer Waarenkunde, Erstere mit stäter Rücksicht auf Professor Schönlein's Vorträge, Letzter nach Dilk's Anmerkungen zur neuen Pharmakopee, täglich von 8–9 Uhr.
WS 1830/31	Rumpf	Allgemeine Wissenschaften. Mathematische und physikalische Wissenschaften. Naturgeschichte.	d) Mineralogie, und zwar die erste Abtheilung derselben, Oryktognosie. Professor Rumpf, nach eigner Ausarbeitung, täglich in geeigneten Stunden.
		Besondere Wissenschaften. Medizinische Wissenschaften. Chemie und Pharmacie.	b) Pharmacie, in Verbindung mit Chemie. Professor Rumpf, nach Geiger's Handbuche der Pharmacie, täglich.
		Besondere Wissenschaften. Medicinische Wissenschaften. Arzneymittel-lehre.	d) Arzneymittellehre, in Verbindung mit ärztlicher Receptirkunst. Professor Rumpf, nach Vogt, 4mal wöchentlich. e) Pharmazeutische Waarenkunde. Derselbe, nach Dulk's Commentar der preußischen Pharmakopaea.
		Besondere Wissenschaften. Medicinische Wissenschaften. Toxicologie.	Professor Rumpf, nach Buchner, 2mal wöchentlich von 2–3 Uhr. [neben Professor Heller]

SS 1831	Rumpf	Allgemeine Wissenschaften. Mathematische und physikalische Wissenschaften. Naturgeschichte.	c) Geognosie. Professor Rumpf, nach eigener Ausarbeitung, 4mal wöchentlich in geeigneten Stunden. d) Oryktognosie, mit besonderer Rücksicht auf Uebung der Zuhörer in Bestimmung der Mineralkörper. Derselbe.
		Besondere Wissenschaften. Medicinische Wissenschaften. Chemie und Pharmacie.	Pharmacie. Professor Rumpf, nach Geiger's Handbuche der Pharmacie (3te Aufl.) 4mal in jeder Woche in geeigneten Stunden. [neben Prof. Pickel]
		Besondere Wissenschaften. Medicinische Wissenschaften. Arzneymittel-lehre.	c) Professor Rumpf, dieselbe nach Vogt's Lehrbuche der Pharmakodynamik (2te Aufl.), in Verbindung mit pharmazeutischer Waarenkunde und Receptirkunst und mit Benützung seiner eigenen Sammlung von einfachen und zusammengesetzten Arzneistoffen, 4mal wöchentlich in geeigneten Stunden.
WS 1831/32	Rumpf	Allgemeine Wissenschaften. Mathematische und physikalische Wissenschaften. Physik und Chemie.	b) Theoretische und Experimental Chemie, mit besonderer Berücksichtigung der Pharmacie. Professor Rumpf, die Chemie nach Gmelin's Handbuche (3te Aufl.), täglich in geeigneten Stunden. [neben Prof. Osann]
		Allgemeine Wissenschaften. Mathematische und physikalische Wissenschaften. Naturgeschichte.	d) Mineralogie. Professor Rumpf, nach Glocker's Handbuche, wöchentlich 4mal, von 3–4 Uhr.
		Besondere Wissenschaften. Medicinische Wissenschaften. Chemie und Pharmacie.	b) Pharmacie in Verbindung mit Chemie, und mit steter Rücksicht auf die besseren Pharmacopöen verschiedener Länder. Professor Rumpf, nach Geigers und Gmelins Handbüchern, täglich in geeigneten Stunden.

		Besondere Wissenschaften. Medicinische Wissenschaften. Arzneimittellehre.	b) Professor Rumpf, Arzneimittellehre in Verbindung mit ärztlicher Receptirkunst (nach Vogt's Lehrbüchern) und pharmaceutischer Waarenkunde – nach Dalk's [!, gemeint „Dulk's"] Commentar der neuen preus. Pharmakopoe mit Benützung seiner Privatsammlungen von pharmaceutischen Droguen und Praeparaten, wöchentlich 4mal in geeigneten Stunden.
SS 1832	Rumpf	Allgemeine Wissenschaften. Mathematische und physikalische Wissenschaften. Naturgeschichte.	c) Geognosie. Professor Rumpf, nach eigenem Entwurf, 4mal wöchentlich in geeigneten Stunden. d) Mineralogie (resp. Oryktognosie). Derselbe, nach Klocker's [sic gemeint „Glocker's"] Handbuche, 4mal wöchentlich früh von 7–8 Uhr.
		Besondere Wissenschaften. Medicinische Wissenschaften. Chemie und Pharmacie.	Pharmaceutische Chemie. Professor Rumpf, nach eigenem Plane, jedoch mit besonderer Rücksicht auf Döbereiner's Handbuch, (Leipzig und Basel 1831), täglich von 4–5 Uhr privatissime. [neben Prof. Pickel: Chemie und Pharmacie; und Prof. Osann: Medicinische Chemie]
		Besondere Wissenschaften. Medicinische Wissenschaften. Arzneimittellehre.	b) Professor Rumpf, dieselbe in Verbindung mit ärztlicher Receptirkunst, (beide nach Vogt's Lehrbüchern), und pharmaceutischer Waarenkunde, nach Dulk's Commentar der neuen preußischen Pharmacopöe und mit Benützung seiner eigenen Sammlung pharmaceutischer Droguen und Präparate, 4mal wöchentlich in noch zu bestimmenden Stunden.
WS 1832/33	Rumpf	Allgemeine Wissenschaften. Mathematische und physikalische Wissenschaften. Naturgeschichte.	d) Mineralogie (Oryktognosie). Professor Rumpf, nach Glocker's Handbuche, wöchentlich 5mal, von 3–4 Uhr.

		Besondere Wissenschaften. Medicinische Wissenschaften. Chemie und Pharmacie.	b) Pharmacie in Verbindung mit Chemie. Professor Rumpf, nach Geiger's und Gmelin's Handbüchern täglich in geeigneten Stunden privatissime.
		Besondere Wissenschaften. Medicinische Wissenschaften. Arzneimittellehre.	b) Professor Rumpf, in Verbindung mit ärztlicher Receptirkunst nach Vogt's Lehrbüchern und pharmaceutischer Waarenkunde, nach Martin's [!] [gemeint ist Theodor Wilhelm Christian **Martius**] Grundriß der Pharmakognosie und eigner Ausarbeitung, mit Benützung seiner Sammlung von pharmazeutischer Droguen und Präparaten; wöchentlich 5mal in geeigneten Stunden, privatissime.
SS 1833	Rumpf	Allgemeine Wissenschaften. Mathematische und physikalische Wissenschaften. Naturgeschichte.	c) Geognosie. Professor Rumpf, nach eigenem Entwurfe, 4mal wöchentlich in geeigneten Stunden.
		Besondere Wissenschaften. Medicinische Wissenschaften. Chemie und Pharmacie.	Professor Rumpf, physiologische und pathologische Chemie nach eigenen Heften (privatissime) 4mal wöchentlich in geeigneten Stunden. Derselbe, Pharmacie nach Döbereiner's Lehrbuch (Leipzig und Basel 1931), 4mal wöchentlich in noch zu bestimmenden Stunden. [neben Prof. Pickel]
WS 1833/34	Rumpf	Allgemeine Wissenschaften. Mathematische und physikalische Wissenschaften. Naturgeschichte.	e) Mineralogie. Professor Rumpf, nach Glocker's Handbuch, täglich von 3–4 Uhr.

		Besondere Wissenschaften. Medicinische Wissenschaften. Chemie und Pharmacie.	b) Chemie in Verbindung mit Pharmacie. Professor Rumpf, mit Beziehung auf Frommherz's Lehrbuch der medicin. Chemie, privatissime, täglich in einer noch zu bestimmenden Stunde.
		Besondere Wissenschaften. Medicinische Wissenschaften. Arzneimittellehre.	b) Professor Rumpf, in Verbindung mit Pharmakognosie und ärztlicher Receptirkunst, nach Vogt's Lehrbüchern und Dulk's Zusätzen zur neuen Preuss. Pharmakopoe; privatissime, täglich von 8–9 Uhr.
SS 1834	Rumpf	Allgemeine Wissenschaften. Mathematische und physikalische Wissenschaften. Physik und Chemie.	d) Allgemeine Chemie durch Experimente erläutert. Professor Rumpf, nach Gmelin, 6mal wöchentlich, von 11–12 und 3–5 Uhr.
		Allgemeine Wissenschaften. Mathematische und physikalische Wissenschaften. Naturgeschichte.	5) Geognosie. Professor Rumpf, nach eigenem Entwurfe, jedoch mit besonderer Rücksicht auf Walchner's Handbuch der Mineralogie, 4mal wöchentlich von 7–8 Uhr. 6) Derselbe ist zu Vorträgen über Oryktognosie nach Glocker's Handbuch erbötig.
		Besondere Wissenschaften. Medicinische Wissenschaften. Chemie und Pharmacie.	Professor Rumpf, Pharmacie nach Döbereiner's Lehrbuch (Leipzig und Basel 1831) 4mal wöchentlich, in noch zu bestimmenden Stunden. [neben Prof. Pickel]

		Besondere Wissenschaften. Medicinische Wissenschaften. Arzneymittel-lehre.	Professor Rumpf, dieselbe in Verbindung mit ärztlicher Receptir-kunst (beide nach Vogt's Lehrbüchern) und pharmaceutischer Waarenkunde (nach Dulk's Commentar der preuß. Pharmacopoe) mit Benützung seiner Sammlung von pharmaceutischen Droguen und Praeparaten; 5mal wöchentlich in geeigneten Stunden, privatissime. [neben Prof. Ruland und Prof. Fuchs]
WS 1834/35	Rumpf	Allgemeine Wissenschaften. Mathematische und physikalische Wissenschaften. Physik und Chemie.	b) Theoretische und Experimental-Chemie. Professor Rumpf, nach Gmelin's Handbuch der Chemie 6mal wöchentlich von 2–3 Uhr. [neben Prof. Osann]
		Allgemeine Wissenschaften. Mathematische und physikalische Wissenschaften. Naturgeschichte.	e) Mineralogie Oryktognosie. Professor Rumpf, als ersten Theil der Mineralo-gie, nach Glocker's Handbuch der Mineralogie 5mal wöchentlich von 3–4 Uhr.
		Besondere Wissenschaften. Medicinische Wissenschaften. Chemie und Pharmacie.	b) Pharmacie nach Frommherz's Lehrbuch der medicinischenChemie. Professor Rumpf, 6mal wöchentlich in geeignten Stunden. c) Pharmaceutische Waarenkunde. Derselbe, nach Dulk's Commentar der preussischen Pharmacopoe, mit Benützung seiner eigenen Sammlung pharmaceutischer Droguen und Praeparaten, 5mal wöchentlich in passenden Stunden.
		Besondere Wissenschaften. Medicinische Wissenschaften. Arzneymittel-lehre.	b) Auch ist Professor Rumpf erbötig zu Vorträgen über Pharmakodynamik und Toxicologie.

SS 1835	Rumpf	Allgemeine Wissenschaften. Mathematische und physikalische Wissenschaften. Physik und Chemie.	d) Allgemeine Chemie durch Experimente erläutert. Professor Rumpf, nach Gmelin, 6mal wöchentlich in geeigneten Stunden privatissime.
		Allgemeine Wissenschaften. Mathematische und physikalische Wissenschaften. Naturgeschichte.	e) Geognosie. Professor Rumpf, nach eigenem Entwurfe, jedoch mit besonderer Rücksicht auf Walchner's Handbuch der Mineralogie, 4mal wöchentlich von 7–8 Uhr. f) Derselbe ist zu Vorträgen über Oryktognosie nach Glocker's Handbuch erbötig.
		Besondere Wissenschaften. Medicinische Wissenschaften. Chemie und Pharmacie.	b) Professor Rumpf, Chemie in Verbindung mit Pharmacie, nach eigenem Plane, täglich von 4–5 Uhr.
		Besondere Wissenschaften. Medicinische Wissenschaften. Arzneimittellehre.	b) Dieselbe Professor Rumpf in Verbindung mit ärztlicher Receptirkunst (beide nach Vogt's Lehrbüchern) und pharmaceutischer Waarenkunde (nach Dulk's Commentar der neuen preussischen Pharmacopöe,) 4mal wöchentlich in geeignten Stunden.
WS 1835/36	Rumpf	Allgemeine Wissenschaften. Mathematische und physikalische Wissenschaften. Physik und Chemie.	b) Theoretische und Experimental-Chemie. Professor Rumpf, nach Gmelin's Handbuch der Chemie 5mal wöchentlich von 2–3 Uhr. [neben Prof. Osann]
		Allgemeine Wissenschaften. Mathematische und physikalische Wissenschaften. Naturgeschichte.	e) Mineralogie. Oryktognosie, als ersten Theil der Mineralogie. Professor Rumpf, nach Glocker's Handbuch der Mineralogie, 5mal wöchentlich von 3–4 Uhr.

		Besondere Wissenschaften. Medicinische Wissenschaften. Chemie und Pharmacie.	b) Allgemeine und pharmaceutische Chemie. Professor Rumpf, nach Gmelin's und Döbereiner's Handbüchern, täglich in geeigneten Stunden. c) Pharmaceutische Waarenkunde. Derselbe, nach Dulk's Comentar der preussischen Pharmacopöe mit Benützung seiner eigenen Sammlung von pharmaceutischen Droguen und Präparaten, 5mal wöchentlich in geeigneten Stunden.
		Besondere Wissenschaften. Medicinische Wissenschaften. Arzneymittel-lehre.	b) Auch ist Professor Rumpf zu Vorträgen über ärztliche Receptirkunst, (nach Vogt) und Toxikologie (nach Buchner) erbötig.
SS 1836	Rumpf	Allgemeine Wissenschaften. Mathematische und physikalische Wissenschaften. Naturgeschichte.	e) Geognosie. Professor Rumpf, nach eigenem Entwurfe, jedoch mit besonderer Rücksicht auf Walchner's Handbuch der Mineralogie, 4mal wöchentlich von 7–8 Uhr. f) Derselbe ist zu Vorträgen über Oryktognosie nach Glocker's Handbuch erbötig.
		Besondere Wissenschaften. Medicinische Wissenschaften. Chemie und Pharmacie.	Professor Rumpf, Chemie in Verbindung mit Pharmacie, nach eigenem Plane, täglich von 4–5 Uhr. [neben Prof. Pickel]
		Besondere Wissenschaften. Medicinische Wissenschaften. Arzneimittellehre.	Professor Rumpf, – in Verbindung mit ärztlicher Receptirkunst nach Vogt's Lehrbüchern, und mit pharmaceutischer Waarenkunde, nach Dulk's Commentar der neuen preussischen Pharmacopöe, wöchentlich 4mal in geeigneten Stunden. [neben Prof. Ruland]

WS 1836/37	Rumpf	Allgemeine Wissenschaften. Mathematische und physikalische Wissenschaften. Physik und Chemie.	b) Theoretische und Experimental-Chemie. Professor Rumpf, nach Gmelin's Handbuch der Chemie 5mal wöchentlich von 2–3 Uhr. [neben Prof. Osann]
		Allgemeine Wissenschaften. Mathematische und physikalische Wissenschaften. Naturgeschichte.	e) Mineralogie. Oryktognosie, als ersten Theil der Mineralogie. Professor Rumpf, nach Glocker's Handbuch der Mineralogie, 5mal wöchentlich von 3–4 Uhr.
		Besondere Wissenschaften. Medicinische Wissenschaften. Chemie und Pharmacie.	b) Chemie und Pharmacie. Professor Rumpf, nach Gmelin's und Döbereiner's Handbüchern, täglich in geeigneten Stunden.
		Besondere Wissenschaften. Medicinische Wissenschaften. Arzneimittellehre.	b) In Verbindung mit ärztlicher Receptirkunst und pharmaceutischer Waarenkunde. Professor Rumpf, nach Vogel's Jahrbüchern und Dulk's Commentar der preussischen Pharmacopöe, 4mal wöchentlich von 8–9 Uhr.
		Besondere Wissenschaften. Medicinische Wissenschaften. Toxikologie	Professor Rumpf, nach Buchner, 2mal wöchentlich in geeigneten Stunden. [neben Prof. Heller]
SS 1837	Rumpf	Allgemeine Wissenschaften. Mathematische und physikalische Wissenschaften. Physik und Chemie.	e) Theoretische und Experimentalchemie. Prof. Rumpf, nach Gmelin's Handbuch, wöchentlich 6mal von 4–5 Uhr, privatissime.

		Allgemeine Wissenschaften. Mathematische und physikalische Wissenschaften. Naturgeschichte.	e) Geognosie. Prof. Rumpf, nach eigenem Plane, jedoch mit besonderer Rücksicht auf Walchner's Handbuch der Mineralogie, wöchentlich 4mal in geeigneten Stunden.
		Besondere Wissenschaften. Medicinische Wissenschaften. Pharmaceutische Chemie.	Prof. Rumpf, nach eigenem Plane, wöchentlich 6mal von 4–5 Uhr.
		Besondere Wisse-nschaften. Medicinische Wissenschaften. Arzneimittellehre.	Prof. Rumpf, in Verbindung mit ärztlicher Receptirkunst, beide nach Vogt's Lehrbüchern, und mit pharmaceutischer Waarenkunde nach Dulk's Commentar der neuen preussischen Pharmacopöe, wöchentlich 4mal in geeigneten Stunden, privatissime. [neben Prof. Ruland und PD Dr. Rinecker]
WS 1837/38	Rumpf	Allgemeine Wissenschaften. Mathematische und physikalische Wissenschaften. Naturgeschichte.	d. Mineralogie. Oryktognosie, als ersten Theil der Mineralogie. Professor Rumpf, nach eigenem Plane, wöchentlich 4mal von 3–4 Uhr.
		Besondere Wissenschaften. Medicinische Wissenschaften. Pharmaceutische Waarenkunde.	Professor Rumpf, nach Dulk's Comentar der preussischen Pharmaco-pöe, wöchentlich 4mal von 11–12 Uhr, privatissime.
		Besondere Wissenschaften. Medicinische Wissenschaften. Toxicologie	Professor Rumpf, nach Buchner, wöchentlich 2mal von 2–3 Uhr. [neben Prof. Heller]

SS 1838	Rumpf	Medicinische Facultät. Pharmacie.	a) Pharmaceutische Chemie. Professor Rumpf, nach Geiger's Handbuch, (neu bearbeitet von Liebig) wöchentlich 4mal von 8–9 Uhr. b) Pharmaceutische Waarenkunde mit Bezug auf Pharmacodynamik. Derselbe, nach eigenem Plane, wöchentlich 4mal von 4–5 Uhr. Derselbe ist erbötig zum Unterrichte in der analytischen Chemie.
		Philosophische Facultät. Mathematische und physicalische Wissenschaften. Physik und Chemie.	d) Theoretische und Experimental-Chemie. Professor Rumpf nach Gmelin's Handbuch, wöchentlich 6mal von 4–5 Uhr, privatissime.
		Philosophische Facultät. Mathematische und physicalische Wissenschaften. Naturgeschichte.	d) Geognosie. Professor Rumpf, nach eigenem Plane, jedoch mit besonderer Rücksicht auf Walchner's Handbuch der Mineralogie, woechentlich 4mal in geeigneten Stunden.
WS 1838/39	Rumpf	Philosophische Facultät	1) Oryktognosie als ersten Theil der Mineralogie, nach eigenem Plane, wöchentlich 4mal von 3–4 Uhr. 2) Pharmazeutische Chemie, nach Geiger's Handbuch (herausgegeben von Liebig) täglich von 8–9 Uhr. 3) Pharmazeutische Waarenkunde, nach Dulk's Commentar der neuen preussischen Pharmacopoe, in Verbindung mit Pharmacodynamik, nach Sobernheim, wöchentlich 4mal in geeigneten Stunden, privatissime. 4) Toxicologie, nach Buchner, wöchentlich 2mal von 1–2 Uhr. 5) Derselbe ist zum Unterrichte in der analytischen Chemie erbötig.

SS 1839	Rumpf	Philosophische Facultät	1) Geognosie, nach eigenem Plane, mit Berücksichtigung von Walchner's Lehrbuch, wöchentlich 4mal in geeigneten Stunden. 2) Pharmakognosie, nach Dulk's Commentar der neuen preussischen Pharmakopoe, mit Berücksichtigung der Pharmakodynamik, wöchentlich 4mal von 5–6 Uhr, privatissime.
WS 1839/40	Rumpf	Philosophische Facultät	1) Allgemeine Naturgeschichte, (den orycto-geognostischen Theil derselben) nach eigenem Plane mit Hinweisung auf Blum's und von Leonhard's Handbücher, wöchentlich 3mal von 3–4 Uhr. 2) Specielle Oryctogmosie mit Benützung von von Kobell's Lehrbuch der Mineralogie, wöchentlich 3mal von 3–4 Uhr. 3) Pharmaceutisch-medicinische Chemie nach Geiger's Handbuch der Pharmacie I. Th., herausgegeben von Liebig, wöchentlich 6mal in einer geeigneten Stunde. 4) Toxicologie, nach Buchner, wöchentlich 2mal von 1–2 Uhr.
SS 1840	Rumpf	Philosophische Facultät	1) Allgemeine Naturgeschichte (den mineralogischen Theil derselben), nach Blum's Lehrbuch der Oryktognosie und eigenen Heften, wöchentlich 3mal von 11–12 Uhr. 2) Geognosie, nach von Leonhard's Handbuch der Geologie und Geognosie, wöchentlich 3mal in noch zu bestimmenden Stunden. 3) Pharmaceutische Waarenkunde, nach Dulk's neuestem Commentar der preussischen Pharmakopoe, wöchentlich 3mal von 4–5 Uhr, privatissime.

WS 1840/41	Rumpf	Philosophische Facultät	1) MIneralogie, nach eigenem Plane, mit Hinweisung auf Kobell's Grundzüge der Mineralogie, wöchentlich viermal von 3–4 Uhr. 2) Pharmaceutisch-medicinische Chemie, mit Berücksichtigung von Geiger's Handbuch der Pharmacie I. Theil (herausgegeben von Liebig), wöchentlich sechsmal, in einer geeigneten Stunde. 3) Toxikologie nach eigenen Heften, wöchentlich zweimal von 1–2 Uhr.
SS 1841	Rumpf	Philosophische Facultaet	1) Allgemeine Naturgeschichte, den mineralogischen Theil derselben, nach eigenem Plane mit Hinweisung auf Walchner's Lehrbuch der Mineralogie, Stuttgart 1840., wöchentlich 3mal von 11–12 Uhr; 2) Geognosie nach eigenen Heften mit besonderer Berücksichtigung von Bucklands Geognosie, wöchentlich 3mal von 11–12 Uhr privatissime; 3) pharmaceutische Waarenkunde, nach Wigger's Grundriss der Pharmacognosie, mit steter Rücksicht auf Pharmacodynamik, wöchentlich 3mal von 4 5 Uhr privatissime.
WS 1841/42	Rumpf	Philosophische Facultaet	1) Mineralogie, nach eigenem Plane, mit Hinweisung auf Kobell's Grundzüge der Mineralogie, wöchentlich 4mal von 3–4 Uhr; 2) Pharmaceutisch-medicinische Chemie, mit Berücksichtigung von Geiger's Handbuch der Pharmacie I. Theil, herausgegeben von Liebig, wöchentlich 6mal, in einer geeigneten Stunde; 3) Toxikologie, nach eigenen Heften, wöchentlich 2mal von 1–2 Uhr; 4) Arzneimittellehre, nach Vogts Lehrbuch 4mal wöchentlich von 11–12 Uhr.

SS 1842	Rumpf	Philosophische Facultät	1) Allgemeine Naturgeschichte, den mineralogischen Theil derselben, nach eigenem Plane mit Hinweisung auf Walchner's Lehrbuch der Mineralogie, Stuttgart 1840., wöchentlich 3mal von 11–12 Uhr; 2) Geognosie nach eigenen Heften mit besonderer Berücksichtigung von Backland's [sic gemeint „Buckland's"] Geognosie, wöchentlich 3mal von 11–12 Uhr; 3) pharmaceutische Waarenkunde, nach Wigger's Grundriss der Pharmacognosie, mit steter Rücksicht auf Pharmacodynamik, wöchentlich 3mal von 4–5 Uhr privatissime.
WS 1842/43	Rumpf	Philosophische Facultät	1) MIneralogie, nach eigenem Plane, mit Hinweisung auf Kobells Grundzüge der Mineralogie, wöchentlich viermal von 3–4 Uhr; 2) pharmaceutisch-medicinische Chemie, mit Berücksichtigung von Geigers Handbuch der Pharmacie, I. Theil, herausgegeben von Liebig, wöchentlich sechsmal, in einer geeigneten Stunde; 3) Toxikologie, nach eigenen Heften, wöchentlich zweimal von 1–2 Uhr; 4) Arzneimittellehre, nach Vogels Lehrbuch, viermal wöchentlich von 11–12 Uhr.

SS 1843	Rumpf	Philosophische Facultät	1) Mineralogie, nach Fuchs Naturgeschichte des Mineralreichs, wöchentlich 4mal in geeigneten Stunden; 2) allgemeine Naturgeschichte, den mineralogischen Theil derselben, mit Berücksichtigung des Handbuchs von Fuchs und Walchner, wöchentlich 3mal von 9–10 Uhr; 3) Geognosie, nach eigenem Plane, mit Hinweisung auf die Werke von Cotta, von Leonhard und Walchner, wöchentlich 4mal von 7–8 Uhr, privatissime; 4) pharmaceutische Waarenkunde, nach Wigger's Handbuch, wöchentlich 3mal von 8–9 Uhr, privatissime.
WS 1843/44	Rumpf	Philosophische Facultät	a) Mineralogie, nach Fuchs, und Naturgeschichte des Mineralreiches, 4mal wöchentlich von 3–4 Uhr; b) pharmaceutisch-medicinische Chemie mit Berücksichtigung von Geigers Handbuch der Pharmacie (s. v. Liebig) wöchentlich 6mal von 8–9 Uhr; [c)] Toxikologie, nach eigenen Heften, wöchentlich zweimal von 1–2 Uhr.
SS 1844	Rumpf	Philosophische Facultät	1) Allgemeine Naturgeschichte, den mineralogischen Theil derselben, mit Berücksichtigung des Handbuchs von Fuchs und Walchner, wöchentlich 3mal von 9–10 Uhr; 2) Geognosie, nach eigenem Plane, mit Hinweisung auf die Werke von Cotta, Leonhard und Walchner, wöchentlich 4mal von 7–8 Uhr, privatissime; 3) pharmaceutische Waarenkunde, mit besonderer Berücksichtigung der Pharmacodynamik, nach Wigger's Handbuch, wöchentlich 3mal von 8–9 oder von 4–5 Uhr.

WS 1844/45	Rumpf	Philosophische Facultät	1) Mineralogie nach Fuchs Naturgeschichte des Mineralreichs, 4mal wöchentlich von 3–4 Uhr; 2) Pharmaceutisch-medicinische Chemie mit Berücksichtigung der Werke von Geiger und Lehmann, wöchentlich 6mal von 8–9 [Uhr].
SS 1845	Rumpf	Philosophische Facultät	1) allgemeine Naturgeschichte, den mineralogischen Theil derselben, mit Berücksichtigung der Handbücher von Fuchs und Walchner, wöchentlich 3mal von 9–10 Uhr; 2) Geognosie, nach eigenem Plane, mit Hinweisung auf die Werke von Cotta, v. Leonhard und Walchner, wöchentlich 4mal von 7–8 Uhr, privatissime; 3) pharmaceutische Waarenkunde, mit besonderer Berücksichtigung der Pharmakodynamik, nach Wigger's Handbuch, wöchentlich 3mal von 8–9 oder von 4–5 Uhr, privatissime.
WS 1845/46	Rumpf	Philosophische Facultät	1) Mineralogie nach Fuchs' Naturgeschichte des Mineralreichs, 4mal wöchentlich von 3–4 Uhr; 2) pharmaceutische Chemie mit Berücksichtigung von Geiger's Handbuch und Hinweisung auf die verschiedenen Pharmakopöen, wöchentlich 6mal von 8–9 Uhr.
SS 1846	Rumpf	Philosophische Facultät	1) allgemeine Naturgeschichte (den mineralogischen Theil derselben) mit Hinweisung auf Fuchs' Naturgeschichte des Mineralreichs, wöchentlich 3mal von 9–10 Uhr; 2) Geognosie, nach eigenem Plane, mit Berücksichtigung der Werke von B. Cotta und Walchner, wöchentlich 4mal von 7–8 Uhr, privatissime; 3) Pharmakognosie, nach Wigger's Handbuch, wöchentlich 3mal von 8–9 oder 3–4 Uhr.

WS 1846/47	Rumpf	Philosophische Facultät	1) Mineralogie nach Fuchs' Naturgeschichte des Mineralreichs, wöchentlich 4mal von 8–9 Uhr; 2) Pharmacie (resp. Lehre von den chemischen Arzneimitteln), nach eigenem Plane, mit Hinweisung auf die einschlägigen Werke von Geiger und Duflos, wöchentlich 6mal von 3–4 Uhr.
SS 1847	Rumpf	Philosophische Facultät	1) Allgemeine Naturgeschichte (den mineralogischen Theil derselben) mit Hinweisung auf Fuchs' Naturgeschichte des Mineralreichs, wöchentlich 4mal von 9–10 Uhr; 2) Geognosie, nach eigenem Plane, mit Berücksichtigung von B. Cotta's Grundriss der Geognosie und Geologie, wöchentlich 4mal von 7–8 Uhr, privatissime; 3) pharmaceutische Chemie, nach Geigers Handbuch, herausgegeben von Liebig, wöchentlich 6mal in geeigneten Stunden; 4) Pharmaceutische Waarenkunde, nach Wigger's Handbuch der Pharmakognosie, wöchentlich 4mal von 4–5 Uhr, privatissime.
WS 1847/48	Rumpf	Philosophische Facultät	1) Mineralogie nach Fuchs's Naturgeschichte des Mineralreichs, wöchentlich 4mal von 8–9 Uhr; 2) Pharmacie (resp. Lehre von den chemischen Arzneimitteln), nach eigenem Plane, mit Hinweisung auf die einschlägigen Werke von Geiger und Duflos, wöchentlich 6mal von 3–4 Uhr.

SS 1848	Rumpf	Philosophische Facultät	1) Geognosie, nach eigenem Plane, mit Berücksichtigung von B. Cotta's Grundriss der Geognosie und Geologie, wöchentlich 4mal von 7–8 Uhr; 2) Allgemeine Naturgeschichte (den mineralogischen Theil derselben), mit Hinweisung auf Fuchs's Naturgeschichte des Mineralreichs, wöchentlich 4mal von 10–11 Uhr; 3) Pharmaceutische Waarenkunde, nach Wigger's Handbuch der Pharmakognosie, wöchentlich 4mal von 3–4 Uhr, (privatissime); 4) Toxicologie, nach eigenem Plane, wöchentlich 2mal in geeigneten Stunden.
WS 1848/49	Rumpf	Philosophische Facultät	1) Mineralogie, nach Fuchs's Naturgeschichte des Mineralreichs, wöchentlich 4mal von 8–9 Uhr; 2) Pharmaceutische Chemie (als ersten Theil der Pharmacie), mit Rücksicht auf die entsprechenden Werke von Geiger und Duflos, wöchentlich 5mal von 3–4 Uhr.
SS 1849	Rumpf	Philosophische Facultät	1) Allgemeine Naturgeschichte (den mineralogischen Theil derselben) nach eigener Ausarbeitung, wöchentlich 3mal von 10–11 Uhr; 2) Geognosie mit Berücksichtigung von B. Cotta's Grundriss der Geognosie und Geologie, wöchentlich 4mal von 7–8 Uhr; 3) Pharmaceutische Waarenkunde, nach Wigger's Handbuch der Pharmakognosie, wöchentlich 4mal von 3–4 oder 4–5 Uhr, privatissime.

WS 1849/50	Rumpf	Philosophische Facultät	1) Mineralogie, nach Fuchs's Naturgeschichte des Mineralreiches, wöchentlich 4mal von 8–9 Uhr; 2) Pharmaceutische Chemie (als ersten Theil der Pharmacie) mit Rücksicht auf die entsprechenden Werke von Geiger und Düflos; wöchentlich 5mal von 3–4 Uhr.
SS 1850	Rumpf	Philosophische Facultät	1) Allgemeine Naturgeschichte (den mineralogischen Theil derselben) nach eigener Ausarbeitung, wöchentlich 3mal von 10–11 Uhr; 2) Geognosie mit Berücksichtigung von B. Cotta's Grundriss der Geognosie und Geologie, wöchentlich 4mal von 7–8 Uhr; 3) pharmaceutische Waarenkunde nach Wigger's Handbuch der Pharmakognosie, wöchentlich 4mal von 3–4 oder 4–5 Uhr.
WS 1850/51	Rumpf	Philosophische Facultät	1) Mineralogie, nach Fuchs's Naturgeschichte des Mineralreichs, wöchentlich 4mal von 8–9 Uhr; 2) pharmaceutische Chemie (als ersten Theil der Pharmacie) mit Rücksicht auf die entsprechenden Werke von Geiger und Düflos, wöchentlich 5mal von 3–4 Uhr.
SS 1851	Rumpf	Philosophische Facultät	1) allgemeine Naturgeschichte (den mineralogischen Theil derselben) nach eigener Ausarbeitung, wöchentlich 3mal von 10–11 Uhr; 2) Geognosie mit Berücksichtigung von B. Cotta's Grundriss der Geognosie und Geologie, wöchentlich 4mal von 7–8 Uhr; 3) pharmaceutische Waarenkunde nach Wigger's Handbuch der Pharmakognosie, wöchentlich 4mal von 3–4 oder 4–5 Uhr.

WS 1851/52	Rumpf	Philosophische Facultät	1) Mineralogie nach Fuchs' Naturgeschichte des Mineralreichs, wöchentlich 5mal von 8–9 Uhr; 2) Pharmacie (den I. Theil derselben: von den pharmaceutischen Operationen und Präparaten) mit Rücksicht auf Geigers Handbuch und Mohr's Commentar der preussischen Pharmakopoe, 5mal wöchentlich von 3–4 Uhr.
SS 1852	Rumpf	Philosophische Facultät	1) Geognosie, nach eigenen Heften, wöchentlich 4mal von 7–8 Uhr, oder in einer anderen geeigneten Stunde; 2) den mineralogischen Theil der allgemeine Naturgeschichte nach eigener Ausarbeitung, 4mal wöchentlich in passenden Stunden; 3) pharmaceutische Chemie mit Rücksicht auf die entsprechenden Werke von Geiger und Duflos, 5mal wöchentlich von 2–3 oder 4–5 Uhr.
WS 1852/53	Rumpf	Philosophische Facultät	1) Mineralogie nach Fuchs' Naturgeschichte des Mineralreichs, wöchentlich 5mal von 8–9 Uhr; 2) pharmaceutische Waarenkunde nach Wigger's Grundriss der Pharmakognosie, wöchentlich 5mal von 2–3 Uhr.
SS 1853	Rumpf	Philosophische Facultät	1) Geognosie nach eigener Ausarbeitung, wöchentlich 5mal von 10–11 Uhr; 2) pharmaceutische Chemie, wöchentlich 5mal von 2–3 oder 4–5 Uhr.
WS 1853/54	Rumpf	Philosophische Facultät	1) Mineralogie nach Fuchs' Naturgeschichte des Mineralreiches, wöchentlich 5mal von 8–9 Uhr; 2) pharmaceutische Waarenkunde nach Wiggers' Grundriss der Pharmakognosie, wöchentlich 5mal von 2–3 Uhr.

SS 1854	Rumpf	Philosophische Facultät	1) Geognosie nach eigener Ausarbeitung, wöchentlich 5mal von 10–11 Uhr oder in einer andern geeigneten Stunde; 2) pharmaceutische Chemie, 5mal wöchentlich von 2–3 Uhr.
WS 1854/55	Rumpf	Philosophische Facultät	1) Mineralogie nach eigenem Entwurf, wöchentl. 5mal von 8–9 Uhr, verbunden mit einem an jedem Samstag in derselben Stunde zu haltenden unentgeltlichen Repetitorium; 2) Pharmakognosie nach Wiggers' Grundriss der Pharmakognosie (1853), wöchentl. 5mal von 2–3 Uhr.
SS 1855	Rumpf	Philosophische Facultät	1) Geognosie nach eigenem Entwurfe, 5mal wöchentl. von 10–11 Uhr; 2) pharmaceutische Chemie mit Berücksichtigung der neuesten Pharmakopöen, 5mal wöchentl. von 2–3 Uhr.
WS 1855/56	Rumpf	Philosophische Facultät	1) Mineralogie mit Rücksicht auf Fuchs's Naturgeschichte des Mineralreichs, 5mal wöchentl. von 8–9 Uhr; 2) Pharmakognosie nach Wiggers's Handbuch der Pharmakognosie, wöchentl. 5mal von 2–3 Uhr.
SS 1856	Rumpf	Philosophische Facultät	1) Geognosie nach eigenem Entwurfe, 5mal wöchentl. von 10–11 Uhr; 2) pharmaceutische Chemie mit Berücksichtigung der neuesten Pharmakopöen, 5mal wöchentl. von 2–3 Uhr.
WS 1856/57	Rumpf	Philosophische Facultät	1) Mineralogie mit Rücksicht auf Fuchs's Naturgeschichte des Mineralreichs, wöchentlich 5mal von 8–9 Uhr; 2) Pharmakognosie nach Wiggers Handbuch der Pharmakognosie, wöchentlich 5mal von 2–3 Uhr.

SS 1857	Rumpf	Philosophische Facultät	1) Geognosie nach eigenem Entwurfe, wöchentlich 5mal in geeigneten Stunden; 2) pharmazeutische Chemie mit Berücksichtigung der neueren Pharmakopöen, wöchentlich 5mal von 4–5 Uhr. 3) Repetitorium über Pharmacie, wöchentlich 5mal von 2–3 Uhr.
WS 1857/58	Rumpf	Philosophische Facultät	1) Mineralogie mit Rücksicht auf Fuchs' Naturgeschichte des Mineralreichs, wöchentl. 5mal von 8–9 Uhr; 2) Pharmakognosie mit besonderer Rücksicht auf Schleiden's Handbuch der botanischen Pharmakognosie, wöchentl. 5mal von 2–3 Uhr.
SS 1858	Rumpf	Philosophische Facultät	1) Geognosie nach eigener Ausarbeitung, wöchentl. 5mal von 10–11uhr oder in anderen geeigneten Stunden; 2) pharmaceutische Chemie mit Rücksichtnahme auf die bayer. Pharmakopöe, wöchentl. 5mal von 4–5 Uhr; 3) Repetitorium über die gesamte Pharmacie und 4) Anleitung zur ärztlichen und pharmaceutischen Receptirkunst in geeigneten Stunden, (privatissime).
WS 1858/59	Rumpf	Philosophische Facultät	1) Mineralogie nach v. Kobell's Darstellung der Mineralogie (II. Auflage, 1838) [!; Druckfehler, da die 2. Auflage nachweislich 1858 erschienen war!], wöchentl. 5mal von 8–9 Uhr; 2) Pharmakognosie nach Wiggers' Grundriss der Pharmakognosie, wöchentl. 5mal von 2–3 Uhr.

SS 1859	Rumpf	Philosophische Facultät	1) Geognosie nach eigener Ausarbeitung, wöchentl. 5mal von 5–6 Uhr; 2) über Neptunismus und Vulcanismus (publice); 3) pharmaceutische Chemie mit Rücksichtnahme auf die bayerische Pharmakopoë, wöchentl. 5mal von 10–11 Uhr. 3) [sic gemeint „4)"] Repetitorium über pharmaceutische Droguen- und Praeparaten-Kunde, wöchentl. 5mal von 2–3 Uhr.
WS 1859/60	Rumpf	Philosophische Facultät	1) Mineralogie nach Kobells Lehrbuch, wöchentl. 5mal von 8–9 Uhr; 2) Pharmacie nach eigenem Plane, wöchentl. 5mal von 9–10 Uhr.
SS 1860	Rumpf	Philosophische Facultät	1) Geognosie nach eigenem Entwurf, wöchentl. 5mal von 5–6 Uhr Abends; 2) Pharmacie mit Berücksichtigung der neueren Pharmakopoeen, wöchentl. 5mal von 2–3 Uhr.
WS 1860/61	Rumpf	Philosophische Facultät	1) Mineralogie nach v. Kobell's leichtfasslicher Darstellung der Mineralogie (1858), wöchentl. 5mal von 8–9 Uhr, verbunden mit einem unentgeltlichen Repetitorium in geeigneten Stunden; 2) Pharmakognosie nach Wiggers' Grundriss der Pharmakognosie (1857), wöchentl. 5mal von 9–10 Uhr. 3) Repetitorium über pharmaceutische Droguen- und Präparatenkunde in passenden Stunden (privatissime).
SS 1861	Rumpf	Philosophische Facultät	1) Geognosie nach eigenem Entwurf, wöchentl. 5mal von 10–11 Uhr; 2) Pharmacie mit Berücksichtigung der neueren Pharmakopoeen, wöchentl. 5mal von 4–5 Uhr.

WS 1861/62	Rumpf	Philosophische Facultät	1) Mineralogie nach v. Kobell's leichtfasslicher Darstellung der Mineralogie (1858), wöchentlich 5mal von 8–9 Uhr; 2) Pharmakognosie (1857), wöchentl. 5mal von 9–10 Uhr.
SS 1862	Rumpf	Philosophische Facultät	Für die Vertretung der von dem verlebten [!] [gestorbenen] Prof. Dr. Rumpf bisher innegehabten Fächer wird Sorge getragen werden.

Anlage 20.3: Lehrveranstaltungen von Johann Joseph von Scherer 1842 bis 1869

WS 1842/43	Scherer	Medicinische Facultät	1) Anthropochemie mit Benützung der Lehrbücher von Liebig, Lehmann, Simon und nach eigenen Untersuchungen, wöchentlich viermal in noch zu bestimmenden Stunden; 2) analytische Untersuchungen gesunder und krankhafter thierischer Producte, privatissime.
SS 1843	Scherer	Medicinische Facultät	1) Die Veränderung des Blutes und der Se- und Excreta in Krankheiten, in chemischer und mikroskopischer Beziehung, wöchentlich 2mal; 2) leitet Derselbe die chemisch-analytischen Uebungen im klinisch-chemischen Laboratorium.
WS 1843/44	Scherer	Medicinische Facultät	[1)] Physiologische und pathologische Chemie, mit Benützung der klinischen Fälle, 3 Stunden wöchentlich; 2) analytische Chemie mit besonderer Rücksicht auf organische Körper, 2 Stunden; 3) chemisch-analytisches Practicum, privatissime.
SS 1844	Scherer	Medicinische Facultät	1) Analytische Chemie der anorganischen und organischen Körper, wöchentlich 3mal; 2) analytisch-chemisches Practicum, wöchentlich 3–6 Stunden, privatissime.
WS 1844/45	Scherer	Medicinische Facultät	1) Physiologische und pathologische Chemie, wöchentlich 3mal; 2) chemisch-analytisches Practicum, privatim.

SS 1845	Scherer	Medicinische Facultät	1) Analytische Chemie, wöchentlich 3mal; 2) analytisch-chemisches Practicum zur Untersuchung organischer und unorganischer Körper.
WS 1845/46	Scherer	Medicinische Facultät	1) Physiologische und pathologische Chemie, wöchentlich 3mal; 2) chemisch-analytisches Praktikum, privatim; 3) Stöchiometrie, wöchentlich 1mal.
SS 1846	Scherer	Medicinische Facultät	1) Analytische Chemie, wöchentlich 3mal; 2) analytisch-chemisches Prakticum zur Untersuchung organischer und unorganischer Körper.
WS 1846/47	Scherer	Medicinische Facultät	1) physiologische und pathologische Chemie, wöchentlich 3mal; 2) chemisch-analytisches Prakticum, privatissime; 3) Stöchiometrie, wöchentlich 1mal.
SS 1847	Scherer	Medicinische Facultät	1) Analytische Chemie, wöchentlich 3mal; 2) analytisch-chemisches Prakticum zur Untersuchung organischer und unorganischer Körper.
WS 1847/48	Scherer	Medicinische Facultät	1) Medicinische Chemie mit besonderer Rücksicht auf Physiologie und Pathologie, wöchentlich 3mal; 2) Stöchiometrie, wöchentlich 1 Stunde; 3) praktisch-chemische Uebungen in der Untersuchung organischer und unorganischer Stoffe, täglich von 10–1 Uhr (privatissime).
SS 1848	Scherer	Medicinische Facultät	1) Analytische Chemie, wöchentlich 3mal; 2) Analytisch-chemisches Practicum zur Untersuchung organischer und unorganischer Körper.
WS 1848/49	Scherer	Medicinische Facultät	1) Medicinische Chemie mit besonderer Rücksicht auf Physiologie und Pathologie, wöchentlich 3mal; 2) Stöchiometrie, wöchentlich 1 Stunde; 3) Praktisch-chemische Uebungen in der Untersuchung organischer und unorganischer Stoffe, täglich von 10–1 Uhr (privatissime).
SS 1849	Scherer	Medicinische Facultät	1) Analytische Chemie, wöchentlich 3mal; 2) Analytisch-chemisches Practicum zur Untersuchung organischer und anorganischer Körper.

WS 1849/50	Scherer	Medicinische Facultät	1) Medicinische Chemie mit besonderer Rücksicht auf Physiologie und Pathologie, wöchentlich 3mal; 2) Stöchiometrie, wöchentlich 1 Stunde; 3) Praktisch-chemische Uebungen in Untersuchung organischer und anorganischer Stoffe, täglich von 10–1 Uhr (privatissime).
SS 1850	Scherer	Medicinische Facultät	1) Allgemeine Chemie der organichen Körper, wöchentlich 2mal; 2) analytische Chemie der anorganischen und organischen Stoffe, wöchentlich 3mal; 3) Geschichte der Chemie (publice); 4) chemisches Practicum oder Anleitung zur Untersuchung anorganischer und organischer Körper, wöchentlich 4–10 Stunden (privatissime).
WS 1850/51	Scherer	Medicinische Facultät	1) Medicinische Chemie mit besonderer Rücksicht auf Physiologie und Pathologie, wöchentlich 3mal; 2) Stöchiometrie, wöchentlich 1 Stunde; 3) practisch-chemische Uebungen in Untersuchung organischer und anorganischer Stoffe, täglich von 10–1 Uhr, privatissime.
SS 1851	Scherer	Medicinische Facultät	1) allgemeine Chemie der organichen Körper, wöchentlich 2mal; 2) analytische Chemie der anorganischen und organischen Stoffe, wöchentlich 3mal; 3) Geschichte der Chemie (publice); 4) chemisches Practicum oder Anleitung zur Untersuchung anorganischer und organischer Körper, wöchentlich 4–10 Stunden (privatissime).
WS 1851/52	Scherer	Medicinische Facultät	1) Medicinische Chemie mit besonderer Rücksicht auf Physiologie und Pathologie, wöchentlich 3mal; 2) Stöchiometrie, wöchentlich eine Stunde; 3) practisch-chemische Uebungen in Untersuchung organischer und anorganischer Stoffe, täglich von 10–1 Uhr, privatissime.

SS 1852	Scherer	Medicinische Facultät	1) organische Chemie, wöchentlich 2mal von 3–4 Uhr; 2) analytische Chemie mit besonderer Rücksicht auf organische Stoffe, wöchentlich 3mal von 3–4 Uhr; 3) Stöchiometrie, wöchentlich 1mal von 11–12 Uhr; 4) chemische-analytisches Prakticum, in 4–10 Stunden wöchentlich (privatissime).
WS 1852/53	Scherer	Medicinische Facultät	1) allgemeine Chemie, wöchentlich 4mal; 2) medicinische Chemie mit besonderer Rücksicht auf Physiologie und Pathologie, wöchentlich 2mal; 3) Stöchiometrie, wöchentlich 1 Stunde; 4) practisch-chemische Uebungen in Untersuchung organischer und anorganischer Stoffe, täglich von 10–1 Uhr privatissime.
SS 1853	Scherer	Medicinische Facultät	1) organische Chemie, wöchentlich 2mal von 3–4 Uhr; 2) analytische Chemie mit besonderer Rücksicht auf organische Stoffe, wöchentlich 3mal von 3–4 Uhr; 3) chemische-analytisches Practicum in 4–10 Stunden, wöchentlich (privatissime).
WS 1853/54	Scherer	Medicinische Facultät	1) allgemeine Chemie, wöchentlich 4mal; 2) medicinische Chemie mit besonderer Rücksicht auf Physiologie und Pathologie, wöchentlich 2mal; 3) Stöchiometrie wöchentlich 1 Stunde; 4) practisch-chemische Uebungen in Untersuchung organischer und anorganischer Stoffe, täglich von 10–1 Uhr (privatissime).

SS 1854	Scherer	Medicinische Facultät	1) organische Chemie, wöchentlich 3mal von 3–4 Uhr; 2) analytische Chemie mit besonderer Rücksicht auf organische Körper, wöchentlich 3mal von 3–4 Uhr; 3) analytisch-chemisches Practicum, wöchentlich 4 bis 20 Stunden, privatissime.
WS 1854/55	Scherer	Medicinische Facultät	1) allgemeine Experimentalchemie, wöchentl. 4mal; 2) physiolog. und patholog. Chemie, wöchentlich 3mal; 3) praktischen Cursus im Laboratorium, 4–20 Stunden wöchentl. (privatissime); 4) Stoechiometrie wöchentl. 1mal.
SS 1855	Scherer	Medicinische Facultät	1) organische Chemie, wöchentl. 3mal von 3–4 Uhr; 2) analytische Chemie mit besonderer Rücksicht auf organische Körper, wöchentl. 3mal von 3–4 Uhr; 3) analytisch-chemisches Practicum, wöchentl. 4–20 Stunden (privatissime).
WS 1855/56	Scherer	Medicinische Facultät	1) allgemeine anorganische Experimentalchemie in Verbindung mit Analyse anorganischer Substanzen, wöchentl. 6mal; 2) physiologische und pathologische Chemie, wöchentl. 2mal; 3) Stöchiometrie wöchentl. 1mal. 4) praktischen Cursus im Laboratorium, wöchentl.4–20 Stunden (privatissime).
SS 1856	Scherer	Medicinische Facultät	1) organ. Chemie in Verbindung mit der analyt. Chemie organ. Körper, wöchentl. 5mal von 3–4 Uhr; 2) pract. Cursus im Laboratorium mit Uebungen in der Untersuchung anorganischer und organischer Körper, wöchentlich 4–20 Stunden, privatissime in beliebigen Stunden.

WS 1856/57	Scherer	Medicinische Facultät	1) allgemeine anorganische Experimentalchemie in Verbindung mit Analyse anorganischer Substanzen, wöchentlich 6mal; 2) physiologische und pathologische Chemie, wöchentlich 2mal; 3) Stöchiometrie, wöchentlich 1mal. 4) practischen Cursus im Laboratorium, wöchentlich 4–20 Stunden (privatiss.).
SS 1857	Scherer	Medicinische Facultät	1) organische Chemie in Verbindung mit der analytischen Chemie organischer Körper, wöchentlich 5mal von 3–4 Uhr; 2) practischen Cursus im Laboratorium mit Uebungen in der Untersuchung anorganischer und organischer Körper, wöchentlich 4–20 Stunden (privatissime) in beliebigen Stunden.
WS 1857/58	Scherer	Medicinische Facultät	1) allgemeine anorganische Experimentalchemie in Verbindung mit Analyse anorganischer Substanzen, wöchentl. 6mal; 2) physiologische und pathologische Chemie, wöchentl. 2mal; 3) Stöchiometrie, wöchentl. 1mal. 4) practischen Cursus im Laboratorium, wöchentl. 4–20 Stunden, privatissime.
SS 1858	Scherer	Medicinische Facultät	1) organische Chemie in Verbindung mit der analytischen Chemie organischer Körper, wöchentlich 5mal von 3–4 Uhr; 2) praktischen Cursus im Laboratorium mit Uebungen in der Untersuchung anorganischer und organischer Körper, wöchentl. 4–20 Stunden (privatissime) in beliebigen Stunden.
WS 1858/59	Scherer	Medicinische Facultät	1) allgemeine anorganische Experimentalchemie in Verbindung mit Analyse anorganischer Körper, wöchentl. 6mal; 2) physiologische und pathologische Chemie, wöchentl. 2mal; 3) practischen Cursus im Laboratorium, wöchentl. 4–20 Stunden (privatissime).

SS 1859	Scherer	Medicinische Facultät	1) organische Chemie in Verbindung mit der analytischen Chemie organischer Körper, wöchentl. 5mal von 3–4 Uhr; 2) praktischen Cursus im Laboratorium mit Uebungen in der Untersuchung anorganischer und organischer Körper, wöchentl. 4–20 Stunden in beliebigen Stunden (privatissime); 3) Balneologie, wöchentl. 1mal (publice).
WS 1859/60	Scherer	Medicinische Facultät	1) allgemeine anorganische Experimentalchemie in Verbindung mit Analyse anorganischer Körper, wöchentl. 6mal; 2) physiologische und pathologische Chemie, wöchentl. 2mal; 3) practischen Cursus im Laboratorium, wöchentl. 4–20 Stunden, privatissime.
SS 1860	Scherer	Medicinische Facultät	1) organische Chemie in Verbindung mit der analytischen Chemie organischer Körper, wöchentl. 5mal; 2) physiologische und pathologische Chemie, wöchentl. 2mal; 3) practischen Cursus im Laboratorium, wöchentl. 4–20 Stunden (privatissime).
WS 1860/61	Scherer	Medicinische Facultät	1) allgemeine anorganische Experimentalchemie in Verbindung mit Analyse anorganischer Körper, wöchentl. 6mal; 2) practischen Cursus im Laboratorium, wöchentl. 4–20 Stunden (privatissime); 3) Balneologie, wöchentl. 1mal (publice).
SS 1861	Scherer	Medicinische Facultät	1) organische Chemie in Verbindung mit der analytischen Chemie organischer Körper, wöchentl. 5mal; 2) physiologische und pathologische Chemie, wöchentl. 2mal; 3) practischen Cursus im Laboratorium, wöchentl. 4–20 Stunden (privatissime).

WS 1861/62	Scherer	Medicinische Facultät	1) allgemeine anorganische Experimentalchemie in Verbindung mit Analyse anorganischer Körper, wöchentl. 6mal; 2) practischen Cursus im Laboratorium, wöchentl. 4–20 Stunden (privatissime); 3) physiologische und pathologische Chemie, wöchentl. 2mal.
SS 1862	Scherer	Medicinische Facultät	1) Organische Chemie in Verbindung mit der analytischen Chemie organischer Körper, wöchentlich 5mal; 2) praktischen Cursus im Laboratorium, wöchentlich 4–20 Stunden (privatissime); 3) Balneologie, wöchentl[.] 1mal (publice).
WS 1862/63	Scherer	Medicinische Facultät	1) Allgemeine anorganische Experimentalchemie in Verbindung mit Analyse anorganischer Körper, wöchentl. 6mal; 2) practischen Cursus im Laboratorium, wöchentl. 4–20 Stunden (privatissime); 3) physiologische und pathologische Chemie, wöchentl. 2mal.
SS 1863	Scherer	Medicinische Facultät	1) organische Chemie, wöchentlich 5mal von 4–5 Uhr; 2) über die organischen [sic; handschriftlich ausgebessert zu „anorganischen"] Arzneimittel, wöchentlich 1mal (publice); 3) practischen Cursus im Laboratorium, wöchentlich 4–30 Stunden (privatissime).
WS 1863/64	Scherer	Medicinische Facultät	1) allgemeine anorganische Experimentalchemie in Verbindung mit Analyse anorganischer Körper, wöchentlich 6mal; 2) praktischen Cursus im Laboratorium, wöchentlich 4–20 Stunden (privatissime); 3) physiologische und pathologische Chemie, wöchentlich 2mal.
SS 1864	Scherer	Medicinische Facultät	1) organische Chemie, wöchentl. 5mal von 4–5 Uhr; 2) praktischen Cursus im Laboratorium, wöchentl. 4–30 Stunden (privatissime).

WS 1864/65	Scherer	Medicinische Facultät	1) allgemeine anorganische Experimentalchemie in Verbindung mit Analyse anorganischer Körper, wöchentl. 6mal; 2) practischen Cursus im Laboratorium, wöchentl. 4–30 Stunden (privatissime); 3) physiologische und pathologische Chemie, wöchentl. 2mal.
SS 1865	Scherer	Medicinische Facultät	1) organische Chemie, wöchentl. 5mal von 4–5 Uhr; 2) practischen Cursus im Laboratorium, wöchentl. 4–30 Stunden (privatiss.).
WS 1865/66	Scherer	Medicinische Facultät	1) allgemeine anorganische Experimentalchemie in Verbindung mit Analyse anorganischer Körper, wöchentlich 5mal; 2) practischen Cursus im Laboratorium, wöchentlich 4–30 Stunden (privatissime); 3) physiologische und pathologische Chemie, wöchentlich 2mal.
SS 1866	Scherer	Medicinische Facultät	1) organische Chemie, wöchentl. 5mal von 4–5 Uhr; 2) practischen Cursus im Laboratorium, wöchentl. 4–30 Stunden (privatissime); 3) Hygiene, wöchentl. 2mal.
WS 1866/67	von Scherer	Medicinische Facultät	1) allgemeine anorganische Experimentalchemie in Verbindung mit Analyse anorganischer Körper, wöchentlich 5mal; 2) practischen Cursus im Laboratorium, wöchentlich 4–30 Stunden (privatissime).
SS 1867	von Scherer	Medicinische Facultät	1) organische Chemie, wöchentl. 5mal von 4–5 Uhr; 2) praktischen Cursus im Laboratorium, wöchentl. 4–30 Stunden (privatissime); 3) Hygiene, wöchentl. 2mal.
WS 1867/68	von Scherer	Medicinische Facultät	1) allgemeine anorganische Experimentalchemie in Verbindung mit Analyse anorganischer Körper, wöchentl. 5mal; 2) practischen Cursus im Laboratorium, wöchentlich 4–30 Stunden, privatissime.

SS 1868	von Scherer	Medicinische Facultät	1) organische Chemie, wöchentl. 5mal von 4–5 Uhr; 2) praktischen Cursus im Laboratorium, wöchentl. 4–30 Stunden, privatissime; 3) Hygiene, wöchentl. 2mal.
WS 1868/69	von Scherer	Medicinische Facultät	1) allgemeine anorganische Experimentalchemie in Verbindung mit Analyse anorganischer Körper, wöchentl. 5mal; 2) praktischen Cursus im Laboratorium, wöchentl. 4–30 Stunden, privatissime.
SS 1869	von Scherer	Medicinische Facultät	1) organische Chemie, wöchentl. 5mal von 4–5 Uhr; 2) praktischen Cursus im Laboratorium, wöchentl. 4–30 Stunden, privatissime; 3) Hygiene, wöchentl. 2mal.

Anlage 20.4: Lehrveranstaltungen von Johann Rudolph von Wagner 1857 bis 1880:

SS 1857	Wagner	Staatswirthschaftliche Facultät	1) Technologie, wöchentlich 4mal von 3–4 Uhr; 2) Agriculturchemie, wöchentlich 3mal von 7–8 Uhr; 3) Forst-Encyklopädie mit Forststatistik, wöchentlich 2mal in noch zu bestimmenden Stunden.
WS 1857/58	Wagner	Staatswirthschaftliche Facultät	1) Technologie, wöchentl. 4mal von 2–3 Uhr; 2) Encyklopädie der Landwirthschaft, 2mal wöchentl. von 11–12 Uhr; 3) Stöchiometrie, wöchentl. 1mal von 5–6 Uhr; 4) Repetitorium über allgemeine und technische Chemie, wöchentl. 3mal in convenirenden Abendstunden.

SS 1858	Wagner	Staatswirthschaftliche Facultät	1) technische Chemie, wöchentl. 4mal von 3–4 Uhr; 2) Forstencyklopädie mit Forststatistik, wöchentl. 2mal von 10–11 Uhr; 3) Agriculturchemie, wöchentl. 2mal von 11–12 Uhr; 4) technologische Uebungen, wöchentl. 2–3mal in noch zu bestimmenden Stunden.
WS 1858/59	Wagner	Staatswirthschaftliche Facultät	1) Technologie, wöchentl. 4mal von 3–4 Uhr; 2) Stöchiometrie mit Zugrundelegung der bayerischen Pharmakopöe, wöchentl. 1mal (Samstag von 2–3 Uhr); 3) Encyklopädie der Landwirthschafts-lehre, wöchentl. 2mal von 10–11 Uhr; 4) Examinatorium über technische und pharmaceutische Chemie, wöchentl. 3mal in noch zu bestimmenden Stunden.
SS 1859	Wagner	Staatswirthschaftliche Facultät	1) technische Chemie, wöchentl. 4mal von 11–12 Uhr; 2) Chemie in ihrer Anwendung auf Land- und Forstwirthschaft, wöchentl. 2mal; 3) Forstencyklopädie, wöchentl. 2mal von 8–9 Uhr; 4) technisch-chemische Uebungen (publice); 5) die Titrirmethoden, wöchentl. 1mal.
WS 1859/60	Wagner	Staatswirthschaftliche Facultät	1) Technologie, wöchentl. 4mal von 3–4 Uhr; 2) Agriculturchemie, wöchentl. 2mal; 3) Stöchiometrie, wöchentl. 2mal von 2–3 Uhr.
SS 1860	Wagner	Staatswirthschaftliche Facultät	1) technische Chemie, wöchentl. 4mal von 11–12 Uhr; 2) die Titriranalyse in ihrer Anwendung auf Pharmacie und Technik, wöchentl. 2mal; 3) Forstencyklopädie, wöchentl. 2mal; 4) die naturgesetzl. Grundlagen des Ackerbaues, wöchentl. 1mal (publice).

WS 1860/61	Wagner	Staatswirthschaftliche Facultät	1) allgemeine Technologie, wöchentl. 4mal von 11–12 Uhr; 2) cameralistische Technologie (speciell für Cameralisten und Juristen), wöchentl. 2mal, Montags und Donnerstags von 3–4 Uhr; 3) land- und forstwirthschaftliche Chemie, wöchentl. 2mal, Dienstags und Freitags von 10–11 Uhr; 4) Stöchiometrie, wöchentl. 2mal, Mittwochs von 4–5 und Samsatgs von 11–12 Uhr.
SS 1861	Wagner	Staatswirthschaftliche Facultät	1) technische Chemie, wöchentl. 4mal von 11–12 Uhr; 2) Titriranalyse in ihrer Anwendung auf Technologie und Pharmacie, wöchentl. 2mal; 3) Forstencyklopädie, wöchentl. 2mal; 4) Conversatorium über technische Chemie, wöchentl. 3mal.
WS 1861/62	Wagner	Staatswirthschaftliche Facultät	1) Technologie, wöchentl. 4mal von 3–4 Uhr; 2) die Ernährung der Pflanze (speziell der Nutzpflanzen), wöchentl. 2mal von 11–12 Uhr; 3) Stöchiometrie, wöchentl. 2mal von 4–5 Uhr.
SS 1862	Wagner	Staatswirthschaftliche Facultät	1) Technische Chemie, wöchentl. 3mal von 11–12 Uhr; 2) Forstencyklopädie, wöchentl. 2mal von 10–11 Uhr; 3) Titriranalyse in ihrer Anwendung auf Technik und Pharmacie, wöchentl. 2mal; 4) Conversatorium über technische Chemie, wöchentl. 3mal.
WS 1862/63	Wagner	Staatswirthschaftliche Facultät	1) Technologie, 4mal wöchentl. von 3–4 Uhr; 2) Agriculturchemie, 2mal wöchentl.; 3) Stöchiometrie, 2mal wöchentl.; 4) Titriranalyse in ihrer Anwendung auf Pharmacie und Technik, 2mal wöchentl..

SS 1863	Wagner	Staatswirthschaftliche Facultät	1) technische Chemie, 3mal wöchentlich von 11–12 Uhr; 2) pharmaceutische Chemie, 3mal wöchentlich von 3–4 Uhr; 3) Ackerbau-Chemie, 2mal wöchentlich von 10–11 Uhr; 4) Conversatorium über technische Chemie, 2mal wöchentlich (privatissime).
WS 1863/64	Wagner	Staatswirthschaftliche Facultät	1) Technologie, 4mal wöchentlich von 11–12 Uhr; 2) Stöchiometrie, 2mal wöchentlich; 3) Titriranalyse, 2mal wöchentlich.
SS 1864	Wagner	Staatswirthschaftliche Facultät	1) technische Chemie, wöchentl. 3mal von 11–12 Uhr; 2) pharmaceutische Chemie, wöchentl. 3mal von 3–4 Uhr; 3) Pflanzenchemie, wöchentl. 2mal von 10–11 Uhr.
WS 1864/65	Wagner	Staatswirthschaftliche Facultät	1) Encyklopädie der mechanischen und chemischen Technologie, wöchentl. 3mal von 3–4 Uhr; 2) chemische Metallurgie, wöchentl. 2mal von 11–12 Uhr; 3) Stöchiometrie, wöchentl. 2mal von 4–5 Uhr; 4) Titriranalyse in ihrer Anwendung auf Technik, wöchentl. 1mal, Samstags von 10 bis 11 Uhr (privatissime).
SS 1865	Wagner	Staatswirthschaftliche Facultät	1) Agriculturchemie, wöchentl. 2mal von 10–11 Uhr; 2) technische Chemie, wöchentl. 3mal von 11 bis 12 Uhr; 3) pharmaceutische Chemie, wöchentl. 4mal von 3–4 Uhr.

WS 1865/66	Wagner	Staatswirthschaftliche Facultät	1) Encyklopädie der mechanischen und chemischen Technologie, wöchentlich 4mal von 3–4 Uhr; 2) Stoechiometrie, wöchentlich 2mal von 8–9 Uhr; 3) über die technologischen Ergebnisse der Londoner internationalen Industrie-Ausstellung des Jahres 1862, Mittwoch von 5–6 Uhr (publ.).
SS 1866	Wagner	Staatswirthschaftliche Facultät	1) technische Chemie, wöchentl. 3mal von 11–12 Uhr; 2) pharmaceutische Chemie, wöchentl. 4mal von 3–4 Uhr; 3) Agricultur- und Forstchemie, wöchentl. 2mal von 10–11 Uhr.
WS 1866/67	Wagner	Staatswirthschaftliche Facultät	1) Technologie, wöchentlich 3mal von 3 bis 4 Uhr; 2) pharmaceutische Chemie (I. Abtheilung) mit Einschluss der Stöchiometrie, wöchentlich 4mal, Dienstags und Donnerstags von 11–12 Uhr, Montags und Freitags von 8 bis 9 Uhr; 3) chemisch-technologische Untersuchungsmethoden, wöchentlich 2mal; 4) landwirthschaftliche Gewerbe, wöchentlich 1mal.
SS 1867	Wagner	Staatswirthschaftliche Facultät	1) Agriculturchemie, wöchentlich 2mal von 10–11 Uhr; 2) technische Chemie, wöchentl. 3mal von 11 bis 12 Uhr; 3) pharmaceutische Chemie (II. Abtheilung), wöchentl. 4mal von 3–4 Uhr.

WS 1867/68	Wagner	Staatswirthschaftliche Facultät	1) Technologie, wöchentl. 4mal von 5–6 Uhr; 2) pharmaceutische Chemie (I. Abtheilung mit Einschluss der Stöchiometrie) wöchentlich 4mal, von 8–9 Uhr Montags und Freitags, von 11–12 Uhr Dienstags und Donnerstags; 3) technische Ergebnisse der Pariser Industrie-Ausstellung 1867, wöchentl. 1mal, publice.
SS 1868	Wagner	Staatswirthschaftliche Facultät	1) technische Chemie (mit Zugrundelegung seiner chemischen Technologie, Leipzig 1858. 7. Aufl.), wöchentl. 3mal; [!; tatsächlich erschien die 7. Auflage 1868] 2) Agriculturchemie, wöchentl, 3mal von 10–11 Uhr; 3) pharmaceutische Chemie. II. Abthlg., wöchentl. 4mal von 3–4 Uhr.
WS 1868/69	Wagner	Staatswirthschaftliche Facultät	1) Technologie, 4stündig, Montag, Mittwoch und Freitag von 5–6 ⅓ [!] Uhr; 2) pharmaceutische Chemie (I. Abth. mit der Stöchiometrie) wöchentl. 4mal, Montag, Mittwoch, Donnerstag und Freitag von 10–11 Uhr; 3) die neuesten Fortschritte der Technologie, wöchentl. 1mal, Dienstag von 6–7 Uhr Abends, publice.
SS 1869	Wagner	Staatswirthschaftliche Facultät	1) technische Chemie, wöchentl. 3mal von 11–12 Uhr, Montag, Mittwoch und Freitag; 2) pharmaceutische Chemie (II. Abthlg.), wöchentl. 4mal von 3–4 Uhr; 3) Agriculturchemie, wöchentl. 2mal von 10–11 Uhr.

WS 1869/70	Wagner	Staatswirthschaftliche Facultät	1) Technologie, wöchentlich 4 Stunden (Montag, Mittwoch und Freitag) von 5–6 ⅓ [!] Uhr; 2) pharmaceutische Chemie (I. Abthlg.), wöchentlich 4mal, von 10–11 Uhr; 3) chemisch-technologische Untersuchungsmethoden, wöchentlich 2mal von 11–12 Uhr, privattissime [!].
SS 1870	Wagner	Staatswirthschaftliche Facultät	1) Technologie (2. Hälfte), wöchentl. 4mal von 10–11 Uhr; 2) pharmaceutische Chemie (II. Abth.) wöchentl. 4mal von 5–6 Uhr; 3) Agriculturchemie, wöchentl. 2mal von 5–6 Uhr. 4) chemisch-technologische Untersuchungen, wöchentlich 4–10 Stunden, privatissime.
WS 1870/71	Wagner	Staatswirthschaftliche Facultät	1. Technologie, wöchentl. 4mal von 5–6 Uhr; 2. pharmaceutische Chemie (I. Abth.), wöchentl. 4mal von 10–11 Uhr; 3. chemisch-technologische Untersuchungsmethoden, wöchentl. 2mal, Samstags von 10–12 Uhr privatissime.
SS 1871	Wagner	Staatswirthschaftliche Facultät	1) Technologie (II. Th.), wöchentlich 4mal von 3–4 Uhr; 2) pharmaceutische Chemie (II. Abthlg.) wöchentl. 4mal von 8–9 Uhr; 3) chemisch-technologische Untersuchungen, wöchentl. 2–8 Stunden, privatissime.
WS 1871/72	Wagner	Staatswirthschaftliche Facultät	1) Technologie (I. Hälfte), wöchentl. 4mal von 6–7 Uhr; 2) pharmazeutische Chemie (I. Hälfte), wöchentl. 4mal von 10–11 Uhr; 3) chemisch-technologische Uebungen, wöchentl. 4–8mal, zwischen 10 und 4 Uhr, privatissime.

SS 1872	Wagner	Staatswirthschaftliche Facultät	1) Technologie (II. Hälfte), wöchentl. 4mal von 5–6 Uhr; 2) pharmaceutische Chemie (II. Hälfte), wöchentl. 4mal von 11–12 Uhr; 3) chemisch-technologische Untersuchungen, wöchentl. 4–8 Stunden (privatissime); 4) die landwirthschaftlichen Gewerbe mit besonderer Berücksichtigung der Verzehrungssteuer, wöchentl. 1mal (publice).
WS 1872/73	Wagner	Staatswirthschaftliche Facultät	1) Technologie (I. Abtheil.), wöchentl. 4mal von 6–7 Uhr; 2) technische Chemie mit besonderer Berücksichtigung der pharmac. Präparate, wöchentl. 4mal von 11–12 Uhr.
SS 1873	Wagner	Staatswirthschaftliche Facultät	1) Technologie (II. Abtheil.), wöchentl. 4mal, Montag, Dienstag, Donnerstag, Freitag.
WS 1873/74	Wagner	Staatswirthschaftliche Facultät	1) Technologie (Metallurgie, chemische Fabrikindustrie, Glasfabrikation und Keramik) I. Abtheilung, 4mal wöchentl. von 5–6 Uhr; 2) technische Chemie (mit Einschluss der pharmaceutischen Präparate), I. und II. Abtheilung, 5mal wöchentl. von 11–12 Uhr.
SS 1874	Wagner	Staatswirthschaftliche Facultät	1) Technologie (II. Abtheilung), wöchentl. 4mal von 5–6 Uhr; 2) technische Chemie (II. Abthlg.), wöchentl. 4mal von 11–12 Uhr.
WS 1874/75	Wagner	Staatswirthschaftliche Facultät	1) chemische Technologie I. Abtheilung, (Metallurgie und chemische Fabrikindustrie), wöchentl. 4mal von 5–6 Uhr; 2) pharmazeutische Präparatenlehre mit Experimenten und Demonstrationen (1. anorgan. Theil), wöchentl. 5mal von 11 bis 12 Uhr.

SS 1875	Wagner	Staatswirthschaftliche Facultät	1) chemische Technologie II. Abtheilung, wöchentl. 3mal, Montag, Mittwoch und Freitag von 8–9 Uhr; 2) technisch-pharmazeutische Präparatenlehre (II. organ. Theil), wöchentl. 5mal von 10–11 Uhr; 3) die technologische Grundlage der Consumtionssteuern, 1mal wöchentl. publice.
WS 1875/76	v. Wagner	Staatswirthschaftliche Facultät	1) chemische Technologie (I. Abtheilung: chem. Metallurgie, die chem. Grossindustrie), wöchentl. 4mal, Montag, Dienstag, Donnerstag und Freitag von 5–6 Uhr; 2) technisch-pharmaceutische Präparatenlehre (I. Abtheilung: anorgan. Theil), wöchentl, 5mal, Montag bis Freitag von 10–11 Uhr: 3) Conversatorium der wichtigeren Processe aus dem Gebiete der chemischen Technologie, wöchentl. 1mal, Mittwoch von 4–5 Uhr publice).
SS 1876	v. Wagner	Staatswirthschaftliche Facultät	1) chemische Technologie, II. Abtheilung, wöchentl. 3mal, Montag, Dienstag, Donnerstag von 8–9 Uhr; 2) technisch-pharmceutische Präparatenlehre, II Abtheilung, organischer Theil, wöchentl. 5mal, Montag, Dienstag, Mittwoch, Donnerstag, Freitag von 10–11 Uhr;
WS 1876/77	v. Wagner	Staatswirthschaftliche Facultät	1) chemische Technologie, I. Abtheilung, wöchentl. 4mal (Montag, Dienstag, Donnerstag und Freitag) von 5–6 Uhr; 2) Pharmaceutisch-technische Präparatenlehre (I. Thl., die unorganischen Präparate) mit besonderer Berücksichtigung der Pharmacopaea Germanica, wöchentl. 5mal von 10–11 Uhr; 3) Neuere Entdeckungen auf dem Gebiete der Metallurgie und Technologie, wöchentl. 1mal (publice).

SS 1877	v. Wagner	Staatswirthschaftliche Facultät	1) chemische Technologie (II. Th.), wöchentl. 4mal von 8–9 Uhr; 2) chemisch-pharamceut. Präparatenlehre (I. und II. Th.), wöchentl. 5mal von 10–11 Uhr.
WS 1877/78	v. Wagner	Staatswirthschaftliche Facultät	1) chemische Technologie (I. Abth.) wöchentl. 4mal, Montag, Dienstag, Donnerstag, Freitag von 5–6 Uhr; 2) ausgewählte Abschnitte aus dem Gebiete der chemischen Grossindustrie, technologisch und wirthschaftlich, wöchentl. 2mal Dienstag und Freitag von 10–11 Uhr; 3) öffentliche Vorträge über die neueren Entdeckungen in der chemischen Technologie, Mittwoch von 6–7 Uhr (publice).
SS 1878	[v.] Wagner	Staatswirthschaftliche Facultät	1) chemische Technologie (II. Abth.), wöchentl. 4mal, Montag, Dienstag, Donnerstag, Freitag von 8–9 Uhr; 2) Präparatenlehre, wöchentl. 5mal, Montag mit Freitag von 10–11 Uhr.
WS 1878/79	v. Wagner	Staatswirthschaftliche Facultät	1) chemische Technologie (I. Abth.) 4mal wöchentlich, Montag, Dienstag, Donnerstag, Freitag von 5–6 Uhr; 2) die Gährungsgewerbe, wöchentlich 2mal von 11–12 Uhr; 3) wissenschaftlich-technologische Arbeiten (privatissime).
SS 1879	v. Wagner	Philosophische Facultät. Naturwissenschaftlich-mathematische Section.	1) chemische Technologie (II. Abth.) Montag, Dienstag, Donnerstag, Freitag von 8–9 Uhr; 2) chemisch-pharmaceutische Präparatenlehre, Montag mit Freitag von 10–11 Uhr; 3) chemisch-technolog. Arbeiten 4–16 Stunden nach Vereinbarung.

WS 1879/80	v. Wagner	Philosophische Facultät. Naturwissen-schaftlich-mathematische Section.	1) chemische Technologie (I. Abtheilung), Montag, Dienstag, Donnerstag und Freitag von 5–6 Uhr; 2) chemisch-technologische Untersu-chungsmethoden, wöchentl. 2–3mal in noch zu bestimmenden Stunden; 3) chemisch-technologische Arbeiten 3–12 Stunden.
SS 1880	v. Wagner	Philosophische Facultät. Naturwissen-schaftlich-mathematische Section.	1) chemische Technologie (II. Abtheilung) wöchentlich 4mal, Montag, Dienstag, Donnerstag, Freitag von 8–9 Uhr; 2) chemisch-pharmaceutische Präparatenlehre, wöchentl. 5mal, Montag mit Freitag von 10–11 Uhr; 3) chemisch-technologische Arbeiten, wöchentl. 4–15 Stunden, Montag mit Freitag (privatissime).
WS 1880/81	v. Wagner	Philosophische Facultät. Naturwissen-schaftlich-mathematische Section.	1) Chemische Technologie (II. Abtheilung), Montag, Dienstag, Donnerstag und Freitag von 4 bis 5 Uhr; 2) Anleitung zu chemisch-technologischen Untersuchungsmetho-den und selbstständigen Arbeiten, täglich 2 bis 4 Stunden (privatissime).

Anlage 20.5: Lehrveranstaltungen von Ludwig Medicus 1875 bis 1915:

SS 1875	Medicus	Philosophische Facultät. Naturwissenschaftlich-mathematische Section.	1) analytische Chemie II. Theil (Gewichtsanalyse), wöchentl. 2 Stunden; 2) Repetitorium der anorgani-schen Chemie, wöchentl. 3 Stunden, privatissime.
WS 1875/76	Medicus	Philosophische Facultät. Naturwissenschaftlich-mathematische Section.	1) analytische Chemie I. Theil (qualitative Analyse, Titrirmethode), experimentell, wöchentl. 2mal; 2) Repetitorium der organischen Chemie, wöchentl. 3mal (privatissime).

SS 1876	Medicus	Philosophische Facultät. Naturwissenschaftlich-mathematische Section.	1) analytische Chemie II. Theil (Gewichtsanalyse), wöchentl. 2mal, Dienstag und Donnerstag von 11–12 Uhr; 2) Repetitorium der anorganischen Chemie, wöchentl. 3mal, Montag, Mittwoch, Freitag von 6–7 Uhr.
WS 1876/77	Medicus	Philosophische Facultät. Naturwissenschaftlich-mathematische Section.	1) analytische Chemie I. Theil (qualitative und Titriranalyse), wöchentl. 2mal, Dienstag und Donnerstag von 2–3 Uhr; 2) Repetitorium der anorganischen Chemie, wöchentl. 3mal, Montag, Mittwoch, Freitag von 6–7 Uhr (privatissime).
SS 1877	Medicus	Philosophische Facultät. Naturwissenschaftlich-mathematische Section.	1) analytische Chemie II. Theil (Gewichtsanalyse), wöchentl. 2mal, Montag und Donnerstag von 11–12 Uhr; 2) Repetitorium der anorganischen Chemie, wöchentl. 3mal, Montag, Mittwoch und Freitag von 6–7 Uhr; 3) Untersuchung von Wasser, Luft, Lebensmitteln u. s. w., wöchentl. 2mal; in noch zu bestimmenden Stunden.
WS 1877/78	Medicus	Philosophische Facultät. Naturwissenschaftlich-mathematische Section.	1) Repetitorium der organischen Chemie, wöchentl. 3mal, Montag, Mittwoch, Freitag von 6–7 Uhr (privatissime); 2) analytische Chemie I. Theil (qualitative und Titriranalyse), wöchentl. 2mal, Montag und Donnerstag von 11–12 Uhr.

SS 1878	Medicus	Philosophische Facultät. Naturwissenschaftlich-mathematische Section:	1) analytische Chemie II. Th. (Gewichts-Analyse), wöchentl. 2mal, Montag, Donnerstag von 11–12 Uhr; 2) Repetitorium der anorganischen Chemie, Montag, Mittwoch und Freitag von 6–7 Uhr, privatissime; 3) Untersuchung von Wasser, Licht, Lebensmitteln, wöchentl. 2mal, Dienstag und Samstag von 12–1 Uhr.
WS 1878/79	Medicus	Philosophische Facultät. Naturwissenschaftlich-mathematische Section.	1) analytische Chemie I. Thl. (qualitative Analyse), Montag und Donnerstag von 11–12 Uhr; 2) Repetitorium der organischen Chemie, Montag, Mittwoch und Freitag von 6–7 Uhr.
SS 1879	Medicus	Philosophische Facultät. Naturwissenschaftlich-mathematische Section.	1) analytische Chemie II. Thl. (Gewichts-Analyse), wöchentl. 2mal; 2) Untersuchung von Wasser und Lebensmitteln, wöchentl. 2mal; 3) Repetitorium der anorganischen Chemie, wöchentl. 3mal.
WS 1879/80	Medicus	Philosophische Facultät. Naturwissenschaftlich-mathematische Section.	1) analytische Chemie I. Thl. (qualitative Analyse), wöchentl. 2mal; 2) gerichtliche Chemie, wöchentl. 2mal; 3) Repetitorium der organischen Chemie, wöchentl. 3mal, privatissime.
SS 1880	Medicus	Philosophische Facultät. Naturwissenschaftlich-mathematische Section.	1) analytische Chemie (quantitative Analyse), wöchentl. 2mal; 2) Untersuchung von Lebensmitteln, Wasser etc., wöchentl. 2mal; 3) Repetitorium der anorganischen Chemie wöchentl. 3mal (privatissime).

WS 1880/81	Medicus	Philosophische Facultät. Naturwissenschaftlich-mathematische Section.	1) analytische Chemie I. Teil (qualitative Analyse) wöchentl. 2mal; 2) gerichtliche Chemie, wöchentl. 2mal; 3) Repetitorium der organischen Chemie, wöchentl. 3mal (privatissime).
SS 1881	Medicus	Philosophische Facultät. naturwissenschaftlich-mathematische Section.	1) analytische Chemie II. Teil (Gewichtsanalyse) wöchentl. 2mal; 2) Untersuchung von Nahrungsmitteln, wöchentl. 2mal; 3) Repetitorium der anorganischen Chemie, (privatissime) wöchentl. 3mal.
WS 1881/82	Medicus	Philosophische Facultät. Naturwissenschaftlich-mathematische Section.	1) chemische Technologie (II. Teil) Montag mit Donnerstag von 4–5 Uhr; 2) gerichtliche Chemie mit Einschluss der Lebensmitteluntersuchungen etc. etc., Montag und Mittwoch 11–12 Uhr; 3) technisch-chemische Untersuchungsmethoden, Dienstag und Donnerstag von 11–12 Uhr; 4) Cursus und Practicum nach persönlicher Vereinbarung (privatissime).
SS 1882	Medicus	Philosophische Facultät. naturwissenschaftliche-mathematische Section.	1) chemische Technologie I. Theil, wöchentl. 4mal, Montag mit Donnerstag von 8–9 Uhr; 2) pharmazeutisch-chemische Präparatenkunde und Pharmacognosie, wöchentl. 5mal, Montag mit Freitag von 10–11 Uhr; 3) Praktikum nach persönlicher Verabredung.

WS 1882/83	Medicus	Philosophische Facultät. naturwissenschaftliche-mathematische Section.	1) chemische Technologie II., Montag mit Donnerstag von 5–6 Uhr; 2) gerichtliche Chemie (mit Einschluss der Analyse von Nahrungsmitteln, Wasser etc.), Montag und Mittwoch von 11–12 Uhr; 3) Cursus technisch-chemischer Analysen (privatissime in 6 noch zu verabredenden Stunden; 4) Praktikum nach persönlicher Uebereinkunft (privatissime); 5) Entwicklung der chem. Industrie in der neueren Zeit (mit Berücksichtigung der bayerischen Landesausstellung), Freitag von 6–7 Uhr (publice).
SS 1883	Medicus	Philosophische Facultät. naturwissenschaftlich-mathematische Section.	1) chemische Technologie I. Theil, wöchentl. 4mal, Montag mit Donnerstag von 7–8 Uhr; 2) pharmaceutische Präparatenkunde mit Pharmakognosie, wöchentl. 5mal, Montag mit Freitag von 10–11 Uhr; 3) Cursus für Pharmaceuten, wöchentl. 6 Stunden nach Wahl (2mal 3 Stunden Nachmittags) (privatiss.); 4) Praktikum nach Uebereinkunft (privatiss.).

WS 1883/84	Medicus	Philosophische Facultät. naturwissenschaftlich-mathematische Section.	1) chemische Technologie, II. Theil, wöchentl. 4mal, Montag mit Donnerstag von 5–6 Uhr; 2) gerichtliche Chemie mit Einschluss der Lebensmittel untersuchungen etc., wöchentl. 2mal, Montag und Mittwoch von 11–12 Uhr; 3) Cursus und Praktikum nach persönlicher Uebereinkunft (privatissime).
SS 1884	Medicus	Philosophische Fakultät. naturwissenschaftlich-mathematische Section.	1) Chemische Technologie I. Theil, wöchentl. 4mal, Montag, Dienstag, Mittwoch, Freitag von 7–8 Uhr; 2) pharmaceutische Chemie, wöchentl. 5mal, Montag mit Freitag von 10–11 Uhr; 3) Cursus für Pharmaceuten (gerichtl. und Nahrungsmittel-analyse, Untersuchung von Wasser etc.) in wöchentl. 6 noch zu verabredenden Stunden (privatissime); 4) Practicum in allen Richtungen der angewandten Chemie (technisch-chemische Analyse, Nahrungsmitteluntersuchungen etc.) nach Uebereinkunft (privatissime).

WS 1884/85	Medicus	Philosophische Fakultät. Naturwissenschaftlich-mathematische Section.	1) Chemische Technologie, wöchentl. 4mal, Montag mit Donnerstag von 5–6 Uhr; 2) gerichtliche Chemie (mit Einschluss der Untersuchung von Nahrungsmitteln, Wasser u. s. w.), wöchentl. 2mal, Montag und Mittwoch von 11 bis 12 Uhr; 3) Pharmakognosie, wöchentlich 2mal, Dienstag und Donnerstag von 11–12 Uhr; 4) Cursus technisch-chemischer Analysen in 6 noch zu verabredenden Stunden (privatissime); 5) Practicum in allen Richtungen der angewandten Chemie (Nahrungsmitteluntersuchung, technisch-chemische Analyse etc.) nach Uebereinkunft (privatissime); 6) die chemischen Industrien Bayerns, Freitag von 6–7 Uhr (publice).

SS 1885	Medicus	Philosophische Fakultät. Naturwissenschaftlich-mathematische Section.	1) Chemische Technologie I. Theil, wöchentl. 4mal, Montag, Dienstag, Mittwoch, Freitag von 7–8 Uhr; 2) Pharmaceutische Chemie, wöchentl. 5mal, Montag mit Freitag von 10–11 Uhr; 3) Cursus für Pharmaceuten (gerichtliche und Nahrungsmittelanalyse, Untersuchung von Wasser etc. etc.) in wöchentl. 6 noch zu verabredenden Stunden (privatissime); 4) Practicum in allen Richtungen der angewandten Chemie (technisch-chemische Analyse, Nahrungsmitteluntersuchungen etc.) nach Uebereinkunft (privatissime).
WS 1885/86	Medicus	Philosophische Fakultät. Mathematisch-naturwissenschaftliche Section.	1) Chemische Technologie II. Theil, wöchentl. 4mal, Montag mit Donnerstag von 5–6 Uhr; 2) Gerichtliche Chemie (mit Einschluss der Untersuchung von Nahrungsmitteln, Wasser u. s. w.), wöchentl. 2mal, Montag und Mittwoch von 11–12 Uhr; 3) Pharmakognosie, wöchentl. 2mal, Dienstag und Donnerstag von 11–12 Uhr; 4) Cursus technisch-chemischer Analysen in 6 noch zu vereinbarenden Stunden, privatissime; 5) Practicum in allen Richtungen der angewandten Chemie (nach Uebereinkunft), privatissime.

SS 1886	Medicus	Philosophische Fakultät. Mathematisch-naturwissenschaftliche-Section.	1) Chemische Technologie, I. Theil, wöchentl. 4mal, Montag, Dienstag, Mittwoch, Freitag von 7–8 Uhr; 2) pharmaceutische Chemie, wöchentl. 5mal, Montag mit Freitag von 10–11 Uhr; 3) Cursus für Pharmaceuten (gerichtl. und Nahrungsmittel-analyse, Wasseruntersuchung etc.), in wöchentl. 6 noch zu verabredenden Stunden (privatissime); 4) Practicum in allen Richtungen der angewandten Chemie, nach Uebereinkunft (privatissime).
WS 1886/87	Medicus	Philosophische Facultät. Mathematisch-naturwissenschaftliche Section.	1) Chemische Technologie, II. Theil, wöchentl. 4mal, Montag mit Donnerstag von 5–6 Uhr; 2) Gerichtliche Chemie (mit Einschluss der Untersuchung von Nahrungsmitteln, Wasser etc.), wöchentl. 2 Stunden, Mittwoch von 10–12 Uhr; 3) Pharmakognosie, wöchentl. 2 Stunden, Donnerstag von 10–12 Uhr; 4) Cursus für Pharmaceuten (gerichtl. und Nahrungsmittel-analyse etc.), 6 Wochenstunden nach Vereinbarung (priva-tissime); 5) Cursus technisch-chemischer Analysen, 6 Wochenstunden nach Vereinbarung (priva-tissime); 6) Practicum in allen Richtungen der angewandten Chemie (privatissime), nach Uebereinkunft.

SS 1887	Medicus	Philosophische Facultät. Mathematisch-naturwissenschaftliche Section.	1) Chemische Technologie, I. Teil, wöchentl. 4 Stunden, Montag, Dienstag, Mittwoch und Freitag von 7 bis 8 Uhr; 2) pharmazeutische Chemie, wöchentl. 5 Stunden, Montag mit Freitag von 10–11 Uhr; 3) Kursus für Pharmazeuten (gerichtl. und Nahrungsmittel-analyse, Untersuchung von Wasser etc.), in wöchentl. 6 Stunden nach Uebereinkunft (privatissime); 4) Praktikum in allen Richtungen der angewandten Chemie (technisch-chemische Analyse, Nahrungsmitteluntersuchung etc.), nach Vereinbarung.

WS 1887/88	Medicus	Philosophische Fakultät. Mathematisch-naturwissenschaftliche Sektion.	1) Chemische Technologie II. Teil, wöchentl. 4mal, Montag mit Donnerstag von 6–7 Uhr; 2) gerichtliche Chemie (mit Einschluss der Untersuchung von Nahrungsmitteln, Wasser etc.), wöchentl. 2 Stunden, Mittwoch von 10–12 Uhr; 3) Pharmakognosie, wöchentl. 2 Stunden, Donnerstag von 10 bis 12 Uhr; 4) Kursus für Pharmazeuten (gerichtliche und Nahrungsmittelanalyse etc.), wöchentl. 6 Stunden nach Vereinbarung (privatissime); 5) Kursus technisch-chemischer Analysen, wöchentl. 6 Stunden nach Vereinbarung (privatissime); 6) Praktikum in allen Richtungen der angewandten Chemie, Voll- und Halbpraktikum nach Vereinbarung (privatissime).
SS 1888	Medicus	Philosophische Fakultät. Naturwissenschaftlich-mathematische Sektion.	1) Chemische Technologie, wöchentl. 4mal, Montag, Dienstag, Mittwoch, Freitag von 7–8 Uhr; 2) pharmazeutische Chemie, wöchentl. 5mal, Montag mit Freitag von 10–11 Uhr; 3) Kursus für Pharmazeuten (gerichtliche und Nahrungsmittelanalyse, Untersuchung von Wasser etc.), wöchentl. 6 Stunden nach Uebereinkunft; 4) Praktikum in allen Richtungen der angewandten Chemie (technisch-chemische Analyse, Nahrungsmitteluntersuchung etc.), Voll- und Halbpraktikum.

WS 1888/89	Medicus	Philosophische Fakultät. Naturwissenschaftlich-mathematische Sektion.	1. Chemische Technologie, II. Teil, wöchentl. 4mal, Dienstag mit Freitag von 6–7 Uhr; 2. gerichtliche Chemie, (mit Einschluss d. Untersuchung von Nahrungsmitteln, Wasser etc.), wöchentl. 2 Stunden, Mittwoch von 10–12 Uhr; 3. Pharmakognosie, wöchentl. 2 Stunden, Donnerstag von 10–12 Uhr; 4. technisch-chemische Analysen (Gasanalysen, elektrolyt. Bestimmungen etc.), wöchentl. 1mal, Samstag von 11–12 Uhr, publice; 5. Kursus und Praktikum für Pharmazeuten, (gerichtl. und Nahrungsmittelanalyse etc.), nach Uebereinkunft, privatissime; 6. Kursus technisch-chemischer Analysen, nach Übereinkunft, privatissime; 7. Praktikum in allen Richtungen der angewandten Chemie, privatissime, nach Übereinkunft.

SS 1889	Medicus	Philosophische Fakultät. Naturwissenschaftlich-mathematische Sektion.	1) Chemische Technologie, I. Teil, wöchentl. 4mal, Dienstag mit Freitag von 7–8 Uhr; 2) pharmazeutische Chemie wöchentl. 5mal, Montag mit Freitag von 10–11 Uhr; 3) Praktikum für Pharmazeuten, (gerichtl. und Nahrungsmittel-analyse, Untersuchung von Wasser etc.) nach Uebereinkunft, privatissime; 4) Praktikum in allen Richtungen der angewandten Chemie, privatissime, nach Übereinkunft; 5) Kursus technisch-chemischer Analysen (Gasanalyse, elektrol. Bestimmungen etc.), wöchentl. 6 Stunden, nach Übereinkunft, privatissime.
WS 1889/90	Medicus	Philosophische Fakultät. Naturwissenschaftlich-mathematische Sektion.	1) Chemische Technologie, II. Teil, wöchentl. 4mal, Dienstag mit Freitag von 6–7 Uhr; 2) gerichtliche Chemie, wöchentl. 2 Stunden, Mittwoch von 10–12 Uhr; 3) Pharmakognosie, wöchentlich 2 Stunden, Donnerstag von 10–12 Uhr; 4) Praktikum für Pharmazeuten, nach Uebereinkunft, Voll- und Halb – privatissime; 5) Kursus technisch-chemischer Analysen, wöchentl. 6 Stunden, privatissime; 6) Praktikum in allen Richtungen der angewandten Chemie, privatissime nach Übereinkunft.

SS 1890	Medicus	Philosophische Fakultät. Naturwissenschaftlich-mathematische Sektion.	1) Chemische Technologie, I. Teil, wöchentl. 4mal, Dienstag mit Freitag von 7–8 Uhr; 2) Pharmaceutische Chemie, wöchentl. 5mal, Montag mit Freitag von 10–11 Uhr; 3) Praktikum für Pharmazeuten, Voll- und Halbpr. privatissime; 4) Kursus technisch-chemischer Analysen, 6stündig, privatissime; 5) Praktikum in allen Richtungen der angewandten Chemie, Voll- und Halbpr. privatissime.
WS 1890/91	Medicus	Philosophische Fakultät. Naturwissenschaftlich-mathematische Sektion.	1) Chemische Technologie, II. Teil, wöchentl. 4 Stunden, Dienstag mit Freitag von 6–7 Uhr; 2) gerichtliche Chemie, wöchentl. 2 Stunden, Mittwoch von 10–12 Uhr; 3) Pharmakognosie, wöchentlich 2 Stunden, Donnerstag von 10–12 Uhr; 4) Praktikum für Pharmazeuten, privatissime, Voll- und Halbpraktikum nach Übereinkunft, 5) Kursus technisch-chemischer Analysen, wöchentl. 6 Stunden nach Übereinkunft, privatissime; 6) Praktikum in allen Richtungen der angewandten Chemie, privatissime, Voll- und Halbpraktikum nach Übereinkunft.

SS 1891	Medicus	Philosophische Fakultät. Naturwissenschaftlich-mathematische Sektion.	1) Chemische Technologie, I. Teil, wöchentl. 4mal, Dienstag mit Freitag von 7–8 Uhr; 2) pharmazeutische Chemie, wöchentl. 5mal, Montag mit Freitag von 10–12 Uhr, privatim; 3) Praktikum für Pharmazeuten, Voll- und Halbpraktikum, privatissime; 4) Kursus technisch-chemischer Analysen, 6stündig, privatissime; 5) Praktikum in allen Richtungen der angewandten Chemie, Voll- und Halbpraktikum, privatissime; 6) technisch-chemische Analysen, Samstag von 12–1 Uhr, publice.
WS 1891/92	Medicus	Philosophische Fakultät. Naturwissenschaftlich-mathematische Sektion.	1) Chemische Technologie, II. Teil, wöchentl. 4 Stunden, Dienstag mit Freitag von 6–7 Uhr; 2) Pharmakognosie, wöchentlich 2 Stunden, Donnerstag von 10–12 Uhr; 3) Gerichtliche Chemie, wöchentl. 2 Stunden, Mittwoch von 10 bis 12 Uhr; 4) Praktikum für Pharmazeuten, Voll- und Halbpraktikum, privatissime; 5) Kursus technisch-chemischer Analysen, wöchentl. 6 Stunden, privatissime; 6) Praktikum in allen Richtungen der angewandten Chemie, Voll- und Halbpraktikum, privatissime,

SS 1892	Medicus	Philosophische Fakultät. Naturwissenschaftlich-mathematische Sektion.	1) Chemische Technologie, I. Teil, wöchentl. 4 Stunden, Dienstag mit Freitag von 7–8 Uhr; 2) Pharmazeutische Chemie, wöchentl. 5 Stunden, Montag mit Freitag von 10–11 Uhr; 3) Praktikum für Pharmazeuten, Voll- und Halbpraktikum nach Übereinkunft (privatissime); 4) Kursus technisch-chemischer Analysen, 6stündig nach Übereinkunft (privatissime); 5) Praktikum in allen Richtungen der angewandten Chemie, Voll- und Halbpraktikum nach Übereinkunft (privatissime).
WS 1892/93	Medicus	Philosophische Fakultät. Naturwissenschaftlich-mathematische Sektion.	1) Chemische Technologie, wöchentlich 4 Stunden, Dienstag mit Freitag von 6–7 Uhr; 2) Gerichtliche Chemie, wöchentlich 2 Stunden, Mittwoch von 10–12 Uhr; 3) Pharmakognosie, wöchentl. 2 Stunden, Donnerstag von 10–12 Uhr; 4) Praktikum für Pharmazeuten, Voll- und Halbpraktikum nach Übereinkunft (privatissime); 5) Kursus technisch-chemischer Analysen, wöchentlich 6 Stunden nach Übereinkunft (privatissime); 6) Praktikum in allen Richtungen der angewanden [!] Chemie (Voll- und Halbpraktikum), nach Übereinkunft (privatissime).

SS 1893	Medicus	Philosophische Fakultät. Naturwissenschaftlich-mathematische Sektion.	1) Chemische Technologie I. Teil, wöchentlich 4stündig, Dienstag mit Freitag von 7–8 Uhr; 2) Pharmazeutische Chemie, wöchentlich 5stündig, Montag mit Freitag von 8–9 Uhr; 3) Voll- und Halbpraktikum für Pharmazeuten nach Übereinkunft (privatissime); 4) Kursus technisch-chemischer Analysen, 6stündig wöchentlich nach Übereinkunft (privatissime); 5) Praktikum in allen Richtungen der angewandten Chemie. Voll- und Halbpraktikum nach Übereinkunft (privatissime); 6) Chemisch-technische Analysen in einer noch zu bestimmenden Stunde (publice).
WS 1893/94	Medicus	Philosophische Fakultät. Naturwissenschaftlich-mathematische Sektion.	1) Chemische Technologie wöchentlich 4stündig, Dienstag mit Freitag von 6–7 Uhr; 2) Gerichtliche Chemie, wöchentlich 2stündig, Mittwoch von 10–12 Uhr; 3) Pharmakognosie, wöchentlich 2stündig, Donnerstag von 10 bis 12 Uhr; 4) Praktikum für Pharmazeuten. Voll- und Halbpraktikum, nach Übereinkunft (privatissime); 5) Kursus chemisch-technischer Analysen, 6stündig nach Übereinkunft (privatissime); 6) Praktikum in allen Richtungen der angewandten Chemie. Voll- und Halbpraktikum, nach Übereinkunft (privatissime).

SS 1894	Medicus	Philosophische Fakultät. Naturwissenschaftlich-mathematische Sektion.	1) Chemische Technologie, I. Teil, wöchentlich 4stündig, Dienstag mit Freitag von 7–8 Uhr (privatim); 2) Pharmazeutische Chemie, wöchentlich 5stündig, Montag mit Freitag von 8–9 Uhr (privatim); 3) Praktikum für Pharmazeuten, halber Tag nach Übereinkunft (privatissime); 4) Kursus technisch-chemischer Analysen, wöchentlich 6stündig nach Übereinkunft (privatissime); 5) Praktikum in allen Richtungen der angewandten Chemie, Voll- und Halbpraktikum, nach Übereinkunft (privatissime).
WS 1894/95	Medicus	Philosophische Fakultät. Naturwissenschaftlich-mathematische Sektion.	1) Chemische Technologie, wöchentlich 4stündig, Dienstag mit Freitag von 6–7 Uhr (privatim); 2) Gerichtliche Chemie, wöchentlich 2stündig, Mittwoch von 10–12 Uhr (privatim); 3) Pharmakognosie, wöchentlich 2stündig, Donnerstag von 10–12 Uhr (privatim); 4) Praktikum für Pharmazeuten, halbtägig, nach Übereinkunft (privatissime); 5) Kursus technisch-chemischer Analysen, 6stündig nach Übereinkunft (privatissime); 6) Praktikum in allen Richtungen der angewandten Chemie, Voll- und Halbpraktikum, nach Übereinkunft (privatissime).

SS 1895	Medicus	Philosophische Fakultät. Mathematisch-naturwissenschaftliche Sektion.	1) Chemische Technologie, wöchentlich 4stündig, Dienstag mit Freitag von 7–8 Uhr (privatim); 2) Pharmazeutische Chemie, wöchentlich 5stündig, Montag mit Freitag von 8–9 Uhr (privatim); 3) Praktikum für Pharmazeuten, Halbpraktikum nach Übereinkunft (privatissime); 4) Kursus technisch-chemischer Analysen, wöchentlich 6stündig nach Übereinkunft (privatissime); 5) Praktikum in allen Richtungen der angewandten Chemie, Voll- und Halbpraktikum, nach Übereinkunft (privatissime); 6) Praktikum für Nahrungsmittelchemiker, Voll- und Halbpraktikum, nach Übereinkunft (privatissime).

WS 1895/96	Medicus	Philosophische Fakultät. Naturwissenschaftlich-mathematische Sektion.	1) Chemische Technologie, wöchentlich 4stündig, Dienstag bis Freitag von 6–7 Uhr (privatim); 2) Gerichtliche Chemie, wöchentlich 2stündig, Mittwoch von 10–12 Uhr (privatim); 3) Pharmakognosie, wöchentlich 2stündig, Donnerstag von 10–12 Uhr (privatim); 4) Praktikum für Pharmazeuten halbtägig nach Übereinkunft (privatissime); 5) Kursus technisch-chemischer Analysen, 2 halbe Tage nach Übereinkunft (privatissime); 6) Praktikum in allen Richtungen der angewandten Chemie und Nahrungsmittelanalyse, Voll- und Halbpraktikum, nach Übereinkunft (privatissime).
SS 1896	Medicus	Philosophische Fakultät. Naturwissenschaftlich-mathematische Sektion.	1) Chemische Technologie, wöchentlich 4stündig, Dienstag mit Freitag von 7–8 Uhr morgens (privatim); 2) Pharmazeutische Chemie, wöchentlich 5stündig, Montag mit Freitag von 11–12 Uhr (privatim); 3) Praktikum für Pharmazeuten, Halbpraktikum nach Übereinkunft (privatissime); 4) Kursus chemisch-technischer Analysen, wöchentlich 6stündig nach Übereinkunft (privatissime); 5) Praktikum in allen Richtungen der angewandten Chemie und Nahrungsmittelanalyse, Voll- und Halbpraktikum nach Übereinkunft (privatissime).

WS 1896/97	Medicus	Philosophische Fakultät. Naturwissenschaftlich-mathematische Sektion.	1) Chemische Technologie, wöchentlich 4stündig, Dienstag mit Freitag von 6–7 Uhr (privatim); 2) Gerichtliche Chemie, wöchentlich 2stündig, Mittwoch von 10 –12 Uhr (privatim); 3) Pharmakognosie, wöchentlich 2stündig, Donnerstag von 10–12 Uhr (privatim); 4) Praktikum für Pharmazeuten, halbtägig nach Übereinkunft (privatissime); 5) Kursus technisch-chemischer Analysen, 2 halbe Tage nach Übereinkunft (privatissime); 6) Praktikum in allen Richtungen der angewandten Chemie und Nahrungsmittelanalyse, ganz und halbtägig nach Übereinkunft (privatissime).
SS 1897	Medicus	Philosophische Fakultät. Naturwissenschaftlich-mathematische Sektion.	1) Chemische Technologie, wöchentlich 4stündig, Dienstag mit Freitag von 7–8 Uhr (privatim); 2) Pharmazeutische Chemie, wöchentlich 5stündig, Montag mit Freitag von 11–12 Uhr (privatim); 3) Praktikum für Pharmazeuten, Halbpraktikum nach Übereinkunft (privatissime); 4) Kursus technisch-chemischer Analysen, wöchentlich 2 halbe Tage nach Übereinkunft (privatissime); 5) Praktikum in allen Richtungen der angewandten Chemie und Nahrungsmittelanalyse, Voll- und Halbpraktikum nach Übereinkunft (privatissime).

WS 1897/98	Medicus	Philosophische Fakultät. Mathematisch-naturwissenschaftliche Sektion.	1) Chemische Technologie, wöchentlich 4stündig, Dienstag mit Freitag von 6–7 Uhr (privatim); 2) Gerichtliche Chemie, wöchentlich 2stündig, Mittwoch von 10–12 Uhr (privatim); 3) Pharmakognosie, wöchentlich 2stündig, Donnerstag von 10–12 Uhr (privatim); 4) Praktikum für Pharmazeuten, halbtägig nach Übereinkunft (privatissime); 5) Kursus technisch-chemischer Analysen, 2 halbe Tage nach Übereinkunft (privatissime); 6) Praktikum in allen Richtungen der angewandten Chemie und Nahrungsmittelanalyse, ganz- und halbtägig nach Übereinkunft (privatissime).
SS 1898	Medicus	Philosophische Fakultät. Naturwissenschaftlich-mathematische Sektion.	1) Chemische Technologie, wöchentlich 4stündig, Dienstag mit Freitag von 7–8 Uhr (privatim); 2) Pharmazeutische Chemie, wöchentlich 5stündig, Montag mit Freitag von 11–12 Uhr (privatim); 3) Praktikum für Pharmazeuten, halbtägig nach Übereinkunft (privatissime); 4) Kursus chemisch-technischer Analysen, 2 halbe Tage nach Übereinkunft (privatissime); 5) Praktikum in allen Richtungen der angewandten Chemie und Nahrungsmittelanalyse, ganztägig und halbtägig nach Übereinkunft (privatissime).

WS 1898/99	Medicus	Philosophische Fakultät. Naturwissenschaftlich-mathematische Sektion.	1) Chemische Technologie, wöchentlich 4stündig, im mediz. Kollegienhaus, Dienstag mit Freitag von 6–7 Uhr (privatim); 2) Gerichtliche Chemie, wöchentlich 2stündig, Mittwoch von 10–12 Uhr (privatim); 3) Pharmakognosie wöchentlich 2stündig, Donnerstag von 10–12 Uhr (privatim); 4) Praktikum für Pharmazeuten, halbtägig nach Übereinkunft (privatissime); 5) Kursus technisch-chemischer Analysen, 2 halbe Tage, nach Übereinkunft (privatissime); 6) Praktikum in allen Richtungen der angewandten Chemie und Nahrungsmittel-analyse, ganztägig oder halbtägig nach Übereinkunft (privatissime).
SS 1899	Medicus	Philosophische Fakultät. Naturwissenschaftlich-mathematische Sektion.	1) Chemische Technologie, wöchentlich 4stündig, Dienstag mit Freitag von 7–8 Uhr (privatim), im mediz. Kollegienhaus; 2) Pharmazeutische Chemie, wöchentlich 5stündig, Montag mit Freitag von 11–12 Uhr (privatim); 3) Praktikum für Pharmazeuten, halbtägig nach Übereinkunft (privatissime); 4) Kursus technisch-chemischer Analysen, 2 halbe Tage, nach Übereinkunft (privatissime); 5) Praktikum in allen Richtungen der angewandten Chemie, ganz- und halbtägig nach Übereinkunft (privatissime).

WS 1899/1900	Medicus	Philosophische Fakultät. Naturwissenschaftlich-mathematische Sektion.	1) Chemische Technologie, wöchentlich 4stündig, Dienstag mit Freitag von 6–7 Uhr (privatim); 2) Gerichtliche Chemie, wöchentlich 2stündig, Dienstag und Donnerstag von 11–12 Uhr (privatim); 3) Praktikum für Pharmazeuten, halbtägig nach Übereinkunft (privatissime); 4) Kursus technisch-chemischer Analysen, 2 halbe Tage, nach Übereinkunft (privatissime); 5) Praktikum in allen Richtungen der angewandten Chemie, ganz- oder halbtägig, nach Übereinkunft (privatissime).
SS 1900	Medicus	Philosophische Fakultät. Naturwissenschaftlich-mathematische Sektion.	1) Chemische Technologie, wöchentlich 4stündig, Dienstag mit Freitag von 7–8 Uhr, im medizinischen Kollegienhaus (privatim); 2) Pharmazeutische Chemie, wöchentlich 5stündig, Montag mit Freitag von 11–12 Uhr (privatim); 3) Praktikum für Pharmazeuten, halbtägig nach Übereinkunft (privatissime); 4) Kursus chemisch-technischer Analysen, 2 halbe Tage, nach Übereinkunft (privatissime); 5) Praktikum in allen Richtungen der angewandten Chemie, ganz- oder halbtägig, nach Übereinkunft (privatissime).

WS 1900/01	Medicus	Philosophische Fakultät. Naturwissenschaftlich-mathematische Sektion.	1) Chemische Technologie, wöchentlich 4stündig, Dienstag mit Freitag von 6–7 Uhr im technologischen Institut (privatim); 2) Gerichtliche Chemie, wöchentlich 2stündig Dienstag und Donnerstag von 11–12 Uhr (privatim); 3) Praktikum für Pharmazeuten, halbtägig nach Übereinkunft (privatissime); 4) Kursus technisch-chemischer Analysen, 2 halbe Tage, nach Übereinkunft (privatissime); 5) Praktikum in allen Richtungen der angewandten Chemie und Nahrungsmittelanalyse, ganz und halbtägig (privatissime).
SS 1901	Medicus	Philosophische Fakultät. Naturwissenschaftlich-mathematische Sektion.	1) Chemische Technologie, wöchentlich 4stündig, Dienstag mit Freitag von 7–8 Uhr (privatim); 2) Pharmazeutische Chemie, wöchentlich 5stündig, Montag mit Freitag von 11–12 Uhr (privatim); 3) Praktikum für Pharmazeuten, halbtägig nach Übereinkunft (privatissime); 4) Praktikum in allen Richtungen der angewandten Chemie, halb- und ganztägig nach Übereinkunft (privatissime).

WS 1901/02	Medicus	Philosophische Fakultät. Naturwissenschaftlich-mathematische Sektion.	1) Chemische Technologie, wöchentlich 4stündig, Dienstag mit Freitag von 6–7 Uhr (privatim) im technologischen Institut; 2) Gerichtliche Chemie, wöchentlich 2stündig, Dienstag, Donnerstag von 11–12 Uhr im technologischen Institut (privatim); 3) Praktikum für Pharmazeuten, halbtägig nach Übereinkunft im technologischen Institut (privatissime); 4) Kursus technisch-chemischer Analysen, 2 halbe Tage nach Übereinkunft (privatissime); 5) Praktikum in allen Richtungen der angewandten Chemie und Nahrungsmittel-analyse, ganz- und halbtägig nach Übereinkunft (privatissime).
SS 1902	Medicus	Philosophische Fakultät. Naturwissenschaftlich-mathematische Sektion.	1) Chemische Technologie, wöchentlich 4stündig, Dienstag mit Freitag von 7–8 Uhr im technologischen Institut (privatim); 2) Pharmazeutische Chemie, wöchentlich 5stündig, Montag mit Freitag von 11–12 Uhr im technologischen Institut (privatim); 3) Praktikum für Pharmazeuten, halbtägig nach Übereinkunft (privatissime); 4) Praktikum in allen Richtungen der angewandten Chemie und Nahrungsmittel-analyse, ganz- und halbtägig nach Übereinkunft (privatissime).

WS 1902/03	Medicus	Philosophische Fakultät. Naturwissenschaftlich-mathematische Sektion.	1) Chemische Technologie, wöchentlich 4stündig, Dienstag mit Freitag von 6–7 Uhr (privatim) im technologischen Institut; 2) Gerichtliche Chemie, wöchentlich 2stündig Dienstag und Donnerstag von 11–12 Uhr im technologischen Institut (privatim); 3) Praktikum für Pharmazeuten, halbtägig nach Übereinkunft (privatissime); 4) Kurs technisch-chemischer Analysen, zwei halbe Tage nach Übereinkunft (privatissime); 5) Praktikum in allen Richtungen der angewandten Chemie und Nahrungsmittel-analyse, halb- oder ganztägig nach Übereinkunft (privatissime).

SS 1903	Medicus	Philosophische Fakultät. Naturwissenschaftlich-mathematische Sektion.	1) Chemische Technologie, wöchentlich 4stündig, Dienstag mit Freitag von 7–8 Uhr im technologischen Institut (privatim); 2) Pharmazeutische Chemie, wöchentlich 5stündig, Montag, Mittwoch, Donnerstag, Freitag von 11–12, Samstag tag [!] von 8–9 Uhr im technolog. Institut (privatim); 3) Praktikum für Pharmazeuten, halbtägig nach Übereinkunft im technologischen Institut (privatissime); 4) Praktikum in allen Richtungen der angewandten Chemie und Nahrungsmittel-analyse, halb- oder ganztägig nach Übereinkunft, im technologischen Institut (privatissime).

WS 1903/04	Medicus	Philosophische Fakultät. Naturwissenschaftlich-mathematische Sektion.	1) Chemische Technologie, wöchentlich 4stündig, Dienstag mit Freitag von 6–7 Uhr im technologischen Institut (privatim); 2) Gerichtliche Chemie, wöchentlich 2stündig, Dienstag, Donnerstag von 11–12 Uhr im technologischen Institut (privatim); 3) Praktikum für Pharmazeuten, halbtägig nach Übereinkunft (privatissime); 4) Kurs technisch-chemischer Analysen, zwei halbe Tage nach Übereinkunft (privatissime); 5) Praktikum in allen Richtungen der angewandten Chemie und Nahrungsmittel-analyse, halb- oder ganztägig, nach Übereinkunft (privatissime).

SS 1904	Medicus	Philosophische Fakultät. Naturwissenschaftlich-mathematische Sektion.	1) Chemische Technologie, wöchentlich 4stündig, Dienstag mit Freitag von 7–8 Uhr im technologischen Institut (privatim); 2) Pharmazeutische Chemie, anorganischer Teil, wöchentlich 5stündig, Montag, Mittwoch, Donnerstag, Freitag von 11–12 Uhr, Samstag von 8–9 Uhr im technologischen Institut (privatim); 3) Praktikum für Pharmazeuten, halbtägig nach Übereinkunft im technolog. Institut (privatissime); 4) Praktikum in allen Richtungen der angewandten Chemie und Nahrungsmittelanalyse, halb- und ganztägig, nach Übereinkunft im technologischen Institut (privatissime).

WS 1904/05	Medicus	Philosophische Fakultät. Naturwissenschaftlich-mathematische Sektion.	1) Chemische Technologie, wöchentlich 4stündig, Dienstag mit Freitag von 6–7 Uhr im technologischen Institut (privatim); 2) Pharmazeutische Chemie, organischer Teil, wöchentlich 5stündig, Montag mit Freitag von 11–12 Uhr im technolog. Institut (privatim); 3) Praktikum für Pharmazeuten, halbtägig nach Übereinkunft (privatissime); 4) Kurs technisch-chemischer Analysen, 2 halbe Tage nach Übereinkunft (privatissime); 5) Praktikum in allen Richtungen der angewandten Chemie und Nahrungsmittel-analyse, ganz- oder halbtägig, nach Übereinkunft (privatissime).
SS 1905	Medicus	Philosophische Fakultät. Naturwissenschaftlich-mathematische Sektion.	1) Chemische Technologie, wöchentlich 4stündig, Dienstag mit Freitag von 7–8 Uhr im technologischen Institut (privatim); 2) Pharmazeutische Chemie, anorganischer Teil, wöchentlich 5stündig, Montag, Mittwoch, Donnerstag und Freitag von 11–12 Uhr, Samstag von 8–9 Uhr (privatim); 3) Praktikum für Pharmazeuten, halbtägig nach Übereinkunft (privatissime); 4) Praktikum in allen Richtungen der angewandten Chemie und Nahrungsmittel-analyse, halb- und ganztägig, nach Übereinkunft (privatissime).

WS 1905/06	Medicus	Philosophische Fakultät. Naturwissenschaftlich-mathematische Sektion.	1) Chemische Technologie, wöchentlich 4stündig, Dienstag mit Freitag von 6–7 Uhr im technologischen Institut Koellikerstr. 2 a (privatim); 2) Pharmazeutische Chemie, organ. Teil, wöchentlich 5stündig, Montag mit Freitag von 11–12 Uhr im techn. Institut (privatim); 3) Praktikum für Pharmazeuten, halbtägig, nach Übereinkunft im techn. Institut (privatissime); 4) Kurs technisch-chemischer Analysen, 2 halbe Tage nach Übereinkunft (privatissime); 5) Praktikum in allen Richtungen der angewandten Chemie und Nahrungsmittel-analyse, ganz- oder halbtägig, nach Übereinkunft (privatissime).
SS 1906	Medicus	Philosophische Fakultät. Naturwissenschaftlich-mathematische Sektion.	1) Chemische Technologie, wöchentlich 4stündig, Dienstag mit Freitag von 7–8 Uhr im technologischen Institut (privatim); 2) Pharmazeutische Chemie, anorganischer Teil, wöchentlich 5stündig, Montag, Mittwoch, Donnerstag, Freitag von 11–12 Uhr, Samstag von 8–9 Uhr (privatim); 3) Praktikum für Pharmazeuten, halb- und ganztägig, nach Übereinkunft (privatissime); 4) Praktikum in allen Richtungen der angewandten Chemie und Nahrungsmittel-analyse, halb- und ganztägig, nach Übereinkunft (privatissime).

WS 1906/07	Medicus	Philosophische Fakultät. Naturwissenschaftlich-mathematische Sektion.	1) Chemische Technologie, wöchentlich 4stündig, Dienstag mit Freitag von 6–7 Uhr im technologischen Institut im medizinischen Kollegienhaus, Botanischer Garten, Koellikerstrasse 2 a (privatim); 2) Pharmazeutische Chemie, anorganischer Teil, wöchentlich 5stündig, Montag mit Freitag von 11–12 Uhr (privatim); 3) Praktikum für Pharmazeuten, halb- und ganztägig, nach Übereinkunft (privatissime); 4) Kurs technisch-chemischer Analysen, zwei halbe Tage nach Übereinkunft (privatissime); 5) Praktikum in allen Richtungen der angewandten Chemie und Nahrungsmittelanalyse, halb- oder ganztägig nach Übereinkunft (privatissime).

SS 1907	Medicus	Philosophische Fakultät. Naturwissenschaftlich-mathematische Sektion.	1) Chemische Technologie, wöchentlich 4stündig, Dienstag mit Freitag von 7–8 Uhr im pharmazeutischen Institut (privatim); 2) Pharmazeutische Chemie, anorganischer Teil, wöchentlich 5stündig, Montag, Mittwoch, Donnerstag, Freitag von 11–12 Uhr, Samstags von 8–9 Uhr im pharmazeutischen Institut (privatim); 3) Praktikum für Pharmazeuten, halb- und ganztägig, nach Übereinkunft im pharmazeutischen Institut (privatissime); 4) Praktikum in allen Richtungen der angewandten Chemie und Nahrungsmittelanalyse, halb- und ganztägig, nach Übereinkunft im pharmazeutischen Institut (privatissime).

WS 1907/08	Medicus	Philosophische Fakultät. Naturwissenschaftlich-mathematische Sektion	1) Chemische Technologie, wöchentlich 4stündig, Dienstag mit Freitag von 6–7 Uhr im technologischen Institut, Koellikerstr. 2 a (privatim); 2) Pharmazeutische Chemie, organischer Teil, wöchentlich 5stündig, Montag mit Freitag von 11 bis 12 Uhr (privatim); 3) Praktikum für Pharmazeuten, halb- und ganztägig, nach Übereinkunft (privatissime); 4) Kursus technisch-chemischer Analysen, zwei halbe Tage nach Übereinkunft (privatissime); 5) Praktikum in allen Richtungen der angewandten Chemie und Nahrungsmittel-analyse, halb- oder ganztägig, nach Übereinkunft (privatissime).
SS 1908	Medicus	Philosophische Fakultät. Naturwissenschaftlich-mathematische Sektion.	1) Chemische Technologie, wöchentlich 4stündig, Dienstag mit Freitag von 7–8 Uhr im pharmazeutischen Institut (privatim); 2) Pharmazeutische Chemie, organischer Teil, wöchentlich 5stündig, Montag, Mittwoch, Donnerstag und Freitag von 11–12 Uhr, Samstag von 8–9 Uhr im pharmazeutischen Institut (privatim); 3) Praktikum für Pharmazeuten, halb- und ganztägig, nach Übereinkunft (privatissime); 4) Praktikum in allen Richtungen der angewandten Chemie und Nahrungsmittel-analyse, halb- oder ganztägig, nach Übereinkunft (privatissime).

WS 1908/09	Medicus	Philosophische Fakultät. Naturwissenschaftlich-mathematische Sektion.	1) Chemische Technologie, wöchentlich 4stündig, Dienstag mit Freitag von 6–7 Uhr im technologischen Institut, Koellikerstr. 2 a (privatim); 2) Pharmazeutische Chemie, organischer Teil, wöchentlich 5stündig, Montag mit Freitag von 11 bis 12 Uhr (privatim); 3) Praktikum für Pharmazeuten, halb- und ganztägig, nach Übereinkunft (privatissime); 4) Kursus technisch-chemischer Analysen, zwei halbe Tage nach Übereinkunft (privatissime); 5) Praktikum in allen Richtungen der angewandten Chemie und Nahrungsmittel-analyse, halb- oder ganztägig, nach Übereinkunft (privatissime).
SS 1909	Medicus	Philosophische Fakultät. Naturwissenschaftlich-mathematische Sektion.	1) Chemische Technologie, wöchentlich 4stündig, Dienstag mit Freitag von 7–8 Uhr im pharmazeutischen Institut (privatim); 2) Pharmazeutische Chemie, anorganischer Teil, wöchentlich 5stündig, Montag, Mittwoch, Donnerstag und Freitag von 11–12 Uhr, Samstag von 8–9 Uhr im pharmazeutischen Institut (privatim); 3) Praktikum für Pharmazeuten, halb- und ganztägig, nach Übereinkunft (privatissime); 4) Praktikum in allen Richtungen der angewandten Chemie und Nahrungsmittel-analyse, halb- oder ganztägig, nach Übereinkunft (privatissime).

WS 1909/10	Medicus	Philosophische Fakultät. Naturwissenschaftlich-mathematische Sektion.	1) Chemische Technologie, wöchentlich 4stündig, Dienstag mit Freitag von 6–7 Uhr im technologischen Institut, Koellikerstr. 2 a (privatim); 2) Pharmazeutische Chemie, organischer Teil, wöchentlich 5stündig, Montag mit Freitag von 11–12 Uhr (privatim); 3) Praktikum für Pharmazeuten, halb- und ganztägig, nach Übereinkunft (privatissime); 4) Kursus technisch-chemischer Analysen, zwei halbe Tage nach Übereinkunft (privatissime); 5) Praktikum in allen Richtungen der angewandten Chemie und Nahrungsmittel-analyse, halb- oder ganztägig, nach Übereinkunft (privatissime).
SS 1910	Medicus	Philosophische Fakultät. Naturwissenschaftlich-mathematische Sektion.	1) Chemische Technologie, wöchentlich 4stündig, Dienstag mit Freitag von 7–8 Uhr früh im pharmazeutischen Institut (privatim); 2) Pharmazeutische Chemie, anorganischer Teil, wöchentlich 5stündig, Montag, Mittwoch, Donnerstag, Freitag von 11–12 Uhr, Samstag von 8–9 Uhr im pharmazeutischen Institut (privatim); 3) Praktikum für Pharmazeuten, halb- und ganztägig, nach Übereinkunft (privatissime); 4) Praktikum in allen Richtungen der angewandten Chemie und Nahrungsmittel-analyse, halb- oder ganztägig, nach Übereinkunft (privatissime).

WS 1910/11	Medicus	Philosophische Fakultät. Naturwissenschaftlich-mathematische Sektion.	1) Chemische Technologie, wöchentlich 4stündig, Dienstag mit Freitag von 6–7 Uhr im technologischen Institut, Koellikerstrasse 2 a (privatim); 2) Pharmazeutische Chemie, organischer Teil, wöchentlich 5stündig, Montag mit Freitag von 11–12 Uhr (privatim); 3) Praktikum für Pharmazeuten, halb- und ganztägig, nach Übereinkunft (privatissime); 4) Kursus technisch-chemischer Analysen, 2 halbe Tage nach Übereinkunft (privatissime); 5) Praktikum in allen Richtungen der angewandten Chemie und Nahrungsmittelanalyse, halb- oder ganztägig, nach Übereinkunft (privatissime).
SS 1911	Medicus	Philosophische Fakultät. Naturwissenschaftlich-mathematische Sektion.	1) Chemische Technologie, wöchentlich 4stündig, Dienstag mit Freitag von 7–8 Uhr früh im pharmazeutischen Institut (privatim); 2) Pharmazeutische Chemie, anorganischer Teil, wöchentlich 5stündig, Montag, Mittwoch, Donnerstag, Freitag von 11–12 Uhr, Samstag von 8–9 Uhr im pharmazeutischen Institut (privatim); 3) Praktikum für Pharmazeuten, halb- und ganztägig, nach Übereinkunft (privatissime); 4) Praktikum in allen Richtungen der angewandten Chemie und Nahrungsmittelanalyse, halb- oder ganztägig, nach Übereinkunft (privatissime).

WS 1911/12	Medicus	Philosophische Fakultät. Naturwissenschaftlich-mathematische Sektion.	1) Chemische Technologie, wöchentlich 4stündig, Dienstag mit Freitag von 6–7 Uhr im pharmazeutischen Institut (privatim); 2) Pharmazeutische Chemie, organischer Teil, wöchentlich 5stündig, Montag mit Freitag von 11–12 Uhr (privatim); 3) Praktikum für Pharmazeuten, halb- und ganztägig, nach Übereinkunft (privatissime); 4) Kursus technisch-chemischer Analysen, 2 halbe Tage nach Übereinkunft (privatissime); 5) Praktikum in allen Richtungen der angewandten Chemie und Nahrungsmittel-analyse, halb- oder ganztägig, nach Übereinkunft (privatissime).

SS 1912	Medicus	Philosophische Fakultät. Naturwissenschaftlich-mathematische Sektion.	1) Chemische Technologie, wöchentlich 4stündig, Dienstag mit Freitag von 7–8 Uhr früh im pharmazeutischen Institut (privatim); 2) Pharmazeutische Chemie, anorganischer Teil, wöchentlich 5stündig, Montag, Mittwoch, Donnerstag, Freitag von 11–12, Samstag von 8–9 Uhr im pharmazeutischen Institut (privatim); 3) Praktikum für Pharmazeuten, halb- und ganztägig, nach Übereinstimmung (privatissime); 4) Praktikum in allen Richtungen der angewandten Chemie und Nahrungsmittelanalyse, halb- und ganztägig, nach Übereinkunft im technologischen Institut (privatissime).
WS 1912/13	Medicus	Philosophische Fakultät. Naturwissenschaftlich-mathematische Sektion.	1) Chemische Technologie, wöchentlich 4stündig, Dienstag mit Freitag von 6–7 Uhr im pharmazeutischen Institut (privatim); 2) Pharmazeutische Chemie, organischer Teil, wöchentlich 5stündig, Montag mit Freitag von 11–12 Uhr (privatim); 3) Praktikum für Pharmazeuten, halb- und ganztägig, nach Übereinkunft (privatissime); 4) Kursus chemisch-technischer Analysen 2 halbe Tage nach Übereinkunft (privatissime); 5) Praktikum der angewandten Chemie und Nahrungsmittelanalyse, halb- oder ganztägig, nach Übereinkunft (privatissime).

SS 1913	Medicus	Philosophische Fakultät. Naturwissenschaftlich-mathematische Sektion.	1) Chemische Technologie, wöchentlich 4stündig, Dienstag mit Freitag von 8–9 Uhr im pharmazeutischen Institut (privatim); 2) Pharmazeutische Chemie, anorganischer Teil, wöchentlich 5stündig, Montag, Mittwoch, Donnerstag, Freitag von 11–12 Uhr, Samstag von 8–9 Uhr im pharmazeutischen Institut (privatim); 3) Praktikum für Pharmazeuten, halb- und ganztägig, nach Übereinkunft (privatissime); 4) Praktikum in allen Richtungen der angewandten Chemie und Nahrungsmittelanalyse, halb- und ganztägig, nach Übereinkunft im technologischen Institut (privatissime).

WS 1913/14	Medicus	Philosophische Fakultät. Naturwissenschaftlich-mathematische Sektion.	1) Chemische Technologie, wöchentlich 4stündig, Dienstag mit Freitag von 5–6 Uhr im pharmazeutischen Institut (privatim); 2) Pharmazeutische Chemie, organischer Teil, wöchentlich 5stündig, Montag mit Freitag von 11–12 Uhr im pharmazeutischen Institut (privatim); 3) Praktikum für Pharmazeuten, halb- und ganztägig, nach Übereinkunft (privatissime); 4) Kurs technisch-chemischer Analysen, 2 halbe Tage nach Übereinkunft (privatissime); 5) Praktikum der angewandten Chemie und Nahrungsmittelanalyse, ganz- oder halbtägig, nach Übereinkunft im technologischen Institut (privatissime).
SS 1914	Medicus	Philosophische Fakultät. Naturwissenschaftlich-mathematische Sektion.	1) Chemische Technologie, wöchentlich 4stündig, Dienstag mit Freitag von 8–9 Uhr im pharmazeutischen Institut (privatim); 2) Pharmazeutische Chemie, anorganischer Teil, wöchentlich 5stündig, Montag, Mittwoch, Donnerstag, Freitag von 11–12 Uhr, Samstag von 8–9 Uhr im pharmazeutischen Institut (privatim); 3) Praktikum für Pharmazeuten, halb- und ganztägig, nach Übereinkunft (privatissime); 4) Praktikum in allen Richtungen der angewandten Chemie und Nahrungsmittelanalyse, halb- und ganztägig, nach Übereinkunft (privatissime).

WS 1914/15	Medicus	Philosophische Fakultät. Naturwissenschaftlich-mathematische Sektion.	1) Chemische Technologie, wöchentlich 4stündig, Dienstag mit Freitag von 5–6 Uhr im pharmazeutischen Institut (privatim); 2) Pharmazeutische Chemie, organischer Teil, wöchentlich 5stündig, Montag mit Freitag von 11–12 Uhr im pharmazeutischen Institut (privatim); 3) Praktikum für Pharmazeuten, halb- und ganztägig, nach Übereinkunft (privatissime); 4) Praktikum der angewandten Chemie und Nahrungsmittelanalyse, ganz- oder halbtägig, nach Übereinkunft im technologischen Institut (privatissime).
SS 1915	Medicus	Philosophische Fakultät. Naturwissenschaftlich-mathematische Sektion.	1) Chemische Technologie, wöchentlich 4stündig, Dienstag mit Freitag von 8–9 Uhr im pharmazeutischen Institut (privatim); 2) Pharmazeutische Chemie, anorganischer Teil, wöchentlich 5stündig, Montag, Mittwoch, Donnerstag, Freitag von 11–12 Uhr, Samstag von 8–9 Uhr, im pharmazeutischen Institut (privatim); 3) Praktikum für Pharmazeuten, halb- und ganztägig, nach Übereinkunft (privatissime); 4) Praktikum in allen Richtungen der angewandten Chemie und Nahrungsmittelanalyse, halb- und ganztägig, nach Übereinkunft (privatissime).

WS 1915/16	Medicus	Philosophische Fakultät. Naturwissenschaftlich-mathematische Sektion.	1) Chemische Technologie, wöchentlich 4stündig, Dienstag mit Freitag von 5–6 Uhr im pharmazeutischen Institut (privatim); 2) Pharmazeutische Chemie, organischer Teil, wöchentlich 5stündig, Montag mit Freitag von 11–12 Uhr im pharmazeutischen Institut (privatim); 3) Praktikum für Pharmazeuten, halb- und ganztägig, nach Übereinkunft (privatissime); 4) Praktikum der angewandten Chemie und Nahrungsmittelanalyse, ganz- oder halbtägig, nach Übereinkunft im technologischen Institut (privatissime).

Anlage 21: Tabelle der Publikationen von Johann Georg Pickel

Anlage 21.1: Monographien von Johann Georg Pickel

Pickel verfasste folgende 16 Monographien:

Experimenta Physico-Medica de Electricitate et calore animali. Quae una cum thesibus es universa medecina pro gradu doctoratus defendit. Würzburg 1778; ursprünglich Diss.med. Würzburg 1778.
Einladungsrede des Professor Pickel zu seinen chemischen Vorlesungen von dem Nutzen und Einflußе der Chemie auf das Wohl eines Staats und auf verschiedene Künste und Wissenschaften. Würzburg 1785.
An die Herrn Aerzte, Wundärzte, Apotheker und Materialisten. Zur Beförderung des Wohlstands und Ehre meines Vaterlands, mache ich folgende bey mir um den billigsten Preiß zu erhaltende Sachen bekannt. Würzburg 1785.[19]
Die dießjährigen Wetterbeobachtungen im Früh- und Spätjahre in Bezug auf die allenfalls nöthige Räucherung und Schützung der Weinberge gegen den verheerenden Frost. Nebst einer Entwicklung der Gründe, warum das Rauchfeuer die Weinreben schütze, wie dasselbe auf das zweckäßigste bewirkt, und der fränkische Weinbau mehr befördert und veredelt werden könne. Bamberg / Würzburg 1804.
Die Witterung des Jahres 1805 mit ihrem Einflusse auf die Pflanzen-Producte, besonders jenes des Weinbaues nebst manchen über den schlechten Most angestellten Versuchen. Bamberg / Würzburg 1806
Ueber Zucker und Zuckersurrogate besonders über Traubenzucker in Hinsicht auf Franken. Würzburg 1811.
Der Rettungsapparat zur Wiederbelebung der Scheintodten, Nebst kurzer Anleitung, wie man sich beym Wiederbelebungsgeschäfte und dem Gebrauche des Apparates zu verhalten habe. Würzburg 1812.[20]
Auf das Jahr 1813. 1te Strafe in Russland. Auf das Jahr 1814. 2te Strafe den 18ten October bey Leipzig. Auf das Jahr 1815. 3te Strafe den 18ten Iuni bey Waterloo. Auf das Jahr 1816 [Verbannung auf St. Helena]. Würzburg 1816.[21]
Schreiben des königl[ich] baier[ischen] Herrn Medizinalrathes und Professors Dr. Pickel in Würzburg über die Räucherungs-Anstalten zur Schützung der Weinberge gegen den Frost. o. O. 1816.[22]

19 Inhalt: Katheder, Thermometer, lackierte Goldschlägerhäutchen, vitriolisierter Weinstein, vitriolisierte Bittersalz-Erde, ungebrannte Bittersalz-Erde, Magnesia usta, Glauber Salz, verschiedene Farben, biegsame lackierte Röhren und andere Salze in Vorschau für nächste Publikation mit teilweise handschriftlichen Preisangaben

20 Titelblatt siehe Anlagenteil und aus dem StadtA Würzburg, Biographische Mappe Georg Pickel [ohne Paginierung]

21 Jubelschrift zum Untergang Napoleons I. (1769–1821).

Abhandlung über Blitzableiter nebst einem Vorschlage zu einer neuen Schutzanstalt gegen den Blitzschaden. Würzburg 1821 [laut Vorbericht: Autor Ludwig Mayer, Kapitular am Stift Haug; Herausgeber Georg Pickel][23]
Rettungsapparat zur Wiederbelebung der Scheintodten. Zweite Auflage [laut „Vorbericht"], Würzburg 1822.
Versuch zur genauen Bestimmung des inneren und wahren Gehaltes der Pflanzenfrüchte, insbesondere des Weines und des Getreides. Nebst angehängter Resolvirung über den Preis einer Maaße Weines nach Verhältniß des Fuderpreises. Würzburg 1825.
Rettungsapparat zur Wiederbelebung der Scheintodten. Dritte Auflage [laut „Vorbericht"], Würzburg 1829.
Geschichte des wunderbaren in seiner Art einzigen Salz- und Luft-Brunnens, welcher, mit einer regelmäßigen Ebbe und Fluth begabt, unter dem Namen des „Reichenbrunnens" zu Kissingen zu sehen ist. Würzburg 1837.
Geschichte der Eisenerden-Grube zu Oberebersbach. Würzburg 1837.
Die Witterung in dem verflossenen kalten Jahr 1837, dessen Einfluß auf das Pflanzenreich, vorzüglich auf die in Frankenland sehr vielfältig gebaute Weinstöcke mit ihren so allgemein erzeugten unreifen sehr sauren Früchten, auf welche Weise man aber dieses Uebel in folgenden ähnlichen kalten Jahren abwenden, dafür süße nützliche Trauben erlangen, und wie man überhaupt bei allen sonnenreichen Berglagen die möglichste Reifwerdung in unserem fränkischen Klima erhalten könne. Würzburg 1838.

Anlage 21.2: Aufsätze von Johann Georg Pickel

Pickel verfasste folgende elf Aufsätze:

H[er]r Prof. Pickel von neun andern Kackerlacken im Würzburgischen. In: [Johann Friedrich Blumenbachs] Medicinische Bibliothek 3 (1788), S. 167f.
Nachricht von einem, in einer Höhle im Homberge, bey Würzburg gefundenen, natürlichen Salpeter. In: [Crells] Chemische Annalen für die Freunde der Naturlehre, Arzneygelahrtheit, Haushaltungskunst und Manufacturen 1 (1791), S. 325–327.

22 Sonderdruck oder Teilfragment zu einem Aufsatz in mehreren Teilen aus dem Wochenblatt des landwirthschaftlichen Vereins in Baiern [ohne Paginierung]

23 Siehe hierzu UniAWürzburg, ARS 3093 [ohne Paginierung]. Schreiben des Prorektors und Akademischen Senats an Pickel vom 11. Januar 1822. Aufforderung an Pickel sich zu erklären, da der Druck auf Kosten der Universität in größerem Umfang als ein „gewöhnliches Programm" nur Universitätsprofessoren gestattet war; sowie Antwortschreiben Pickels an den „Prorector und Academischen Senat" vom 17. Januar 1822.

Schreiben des Herrn Professor Pickel in Würzburg [Salpeter zu Homburg]. In: [Bernhard Sebastian Raus] Neue Entdeckungen und Beobachtungen aus der Physik, Naturgeschichte und Oekonomie 1 (1791), S. 326f.
Auszug eine Briefes vom Herrn Prof. Pickel in Würzburg an den Herrn Bergrath D. Bucholtz in Weimar. Über das Bleichen mit dephlogistisirter Salzsäure. In: [Grens] Journal der Physik 4 (1791), S. 30–32.
Versuche über die Wärme, welche die dephlogistisirte salzsaure Luft mit verschiedenen Substanzen hervorbringt. In: [Crells] Chemische Annalen für die Freunde der Naturlehre, Arzneygelahrtheit, Haushaltungskunst und Manufacturen 2 (1791), S. 14–17.
Vermischte chemische Bemerkungen aus Briefen an den Herausgeber. Vom H[er]rn Prof. Pickel aus Würzburg. [Über den Salpeter aus Homburg]. In: [Crells] Chemische Annalen für die Freunde der Naturlehre, Arzneygelahrtheit, Haushaltungskunst und Manufacturen 1 (1792), S. 150f.
Nachricht von dem neugefaßten Bockleter Gesundheitsbrunnen. In: [Ernst Gottfried Baldingers] Neues Magazin für Aerzte 14 (1792), S. 67–71.
Ueber Sicherung der Weinberge vor Nachtfrösten durch Rauchfeuer, und das dabei nöthige Verfahren. In: Oekonomische Hefte 24 (1805), S. 337–358.[24]
Ueber die Räucherungs-Anstalten zur Schützung der Weinberge gegen den Frost. In: Wochenblatt des landwirthwirtschaftlichen Vereins in Baiern (1816), S. 691–698, S. 713–719 und S. 729–731.
[Im Weingebirge zu Würzburg in Franken. Räucherversuche Pickels 1809 und 1810. In: Neues Wochenblatt des landwirthschaftlichen Vereins in Bayern 12 (1831), Sp. 1079.][25]
Geschichte der Eisenerden-Grube zu Oberebersbach. In: Archiv des historischen Vereins von Unterfranken und Aschaffenburg 4 (1838), S. 156–161.

24 Nachfolgende Seiten die „Rauchordnung der Stadt Würzburg". In: Oekonomische Hefte 24 (1805), S. 358–360.

25 Nur Erwähnung über Pickels Räucherversuche und die Räucherordnung der Stadt Würzburg.

Anlage 22: Tabelle der Publikationen von Ludwig Rumpf

Anlage 22.1: Monographien von Ludwig Rumpf

Rumpf verfasste folgende zwei Monographien:

Ueber Naturwissenschaft und naturwissenschaftliche Systeme mit besonderer Anwendung auf Anorganognosie und anorganognostische Systeme. Ein Versuch. Bamberg 1820.[26]
De sanguinis mixtione chemica in statu sano et morboso. Würzburg 1824; ursprünglich Diss. med. Würzburg 1824.[27]

Anlage 22.2: Aufsätze von Ludwig Rumpf

Rumpf verfasste folgende sieben Aufsätze:

Bemerkungen zu des Herrn Dr. M[artin] B[alduin] Kittels Entwurf und Vorschlag zu einer Apotheker-Ordnung etc. Nürnberg bei J[ohann] L[eonhard] Schrag 1830. In: [Buchner's] Repertorium für die Pharmacie 37 (1831), S. 299–317.[28]
Fährten im Buntsandstein in der Saale-Gegend [bei Aura], und Hirsch-Geweih (Tafel VIII, A)[vom Steinberge bei Würzburg]; lebender Frosch im Muschelkalk [bei Höchberg], Trigonotreta fragilis [und Placodus gigas Agass] [aus dem hiesigen Muschelkalk]; Muschelkalk?-Dolomit [Dolomit als oberstes Glied der Muschelkalk-Formation dem Keuper-Gebilde, Glied der Letten-Kohle, angehörig] [Katalog des Heidelberger Mineralien-Comptoir]. In: Neues Jahrbuch für Mineralogie, Geognosie, Geologie und Petrefakten-Kunde (1842), S. 450f. [Tafel VIII im Anhang der Zeitschrift].[29]
Thier-Fährten im Bunt-Sandsteine bei Aura. [Hufeisen-ähnliche Abdrücke aus dem Buntsandstein in Elfershausen]. In: Neues Jahrbuch für Mineralogie, Geognosie, Geologie und Petrefakten-Kunde (1843), S. 705–707.

26 Siehe hierzu R. SCHMITZ (1969), S. 336. Schmitz gab versehentlich 1810 als Erscheinungsjahr der Monographie an.

27 Die Inauguraldissertation von Ludwig Rumpf konnten wir in der Staatsbibliothek Bamberg finden.

28 Bezugnahme auf den Aufsatz von Martin Balduin Kittel. In: Buchner's Repertorium für die Pharmacie 34 (1830), S. 207–213.

29 Siehe hierzu K.-P. KELBER / M. OKRUSCH (2006), S. 112. Klaus-Peter Kelber und Martin Okrusch zitieren diese Mitteilungen unter Briefen an K. C. von Leonhard, Würzburg, 21. April 1842. In: Neues Jahrbuch für Mineralogie, Geognosie, Geologie und Petrefakten-Kunde (1842), S. 450f.

Untersuchung des Trass von Monheim bei Neuburg an der Donau. In: Neues Jahrbuch für Mineralogie, Geognosie, Geologie und Petrefakten-Kunde (1844), S. 325.
Ueber bayerischen Schmirgel. In: [Buchners] Neues Repertorium für Pharmacie 4 (1855), S. 405f.
Bayerischer Schmirgel. In: Neues Jahrbuch für Pharmacie und verwandte Fächer. Eine Zeitschrift des allgemeinen deutschen Apotheker-Vereins, Abtheilung Süddeutschland 5 (1856), S. 186f.[30]
Sogenannter Bayerischer Schmirgel. In: Neues Jahrbuch für Mineralogie, Geognosie, Geologie und Petrefakten-Kunde (1856), S. 559.[31]

Anlage 23: Tabelle der Publikationen von Johann Joseph von Scherer

Anlage 23.1: Monographien von Johann Joseph von Scherer

Scherer verfasste folgende fünf Monographien:

Versuche über die Wirkung einiger Gifte auf verschiedene Thierclassen als Beitrag zu einer vergleichenden Pharmacodynamik. Würzburg 1838; ursprünglich Diss. med. Würzburg 1838.
Chemische und mikroskopische Untersuchungen zur Pathologie angestellt an den Kliniken des Julius-Hospitales zu Würzburg. Heidelberg 1843.
Chemische Untersuchung der Soole der Philippsquelle zu Orb im Reg[ierungs]-Bez[irke] Unterfranken und Aschaffenburg in Baiern. Würzburg 1855 [drei Seiten].
Lehrbuch der Chemie mit besonderer Berücksichtigung des ärztlichen und pharmaceutischen Bedürfnisses. 2 Bde. Wien 1859.
Tabellarische Übersicht des Verhaltens der gewöhnlichen bei analytischen Untersuchungen vorkommenden Stoffe gegen Reagentien. Nebst Anleitung zur methodischen Untersuchung derselben. Wien 1861.[32]

[30] Verweis auf Gemeinnützige Wochenschrift 1855, Nr. 23.
[31] Verweis auf [Buchner's] Neues Repertorium für Pharmacie 4 (1855), S. 405f.
[32] Separatdruck aus Scherer's Lehrbuch der Chemie.

Anlage 23.2: Schriftenreihen von Johann Joseph von Scherer

Scherer als Mitherausgeber einer Schriftenreihe:

Jahresbericht über die Fortschritte der Pharmacie in allen Ländern. 1842 bis 1849.[33]
C. Canstatt's Jahresbericht über die Fortschritte in der Pharmacie in allen Ländern im Jahre 1850.
Canstatt's Jahresbericht über die Fortschritte in der Pharmacie und verwandten Wissenschaften. 1851 bis 1852.
Canstatt's Jahresbericht über die Fortschritte in der Pharmacie und verwandten Wissenschaften in allen Ländern. 1853 bis 1865.
Canstatt's Jahresberichte über die Fortschritte der gesammten Medicin in allen Ländern. 1851 bis 1865

Anlage 23.3: Aufsätze von Johann Joseph von Scherer

Scherer verfasste folgende 100 Aufsätze:

Chemisch-physiologische Untersuchungen. In: Annalen der Chemie und Pharmacie 40 (1841), S. 1–64.[34]
Chemisch-physiologische Untersuchungen. In: [Haesers] Repertorium für die gesammte Medicin 3 (1841), S. 267.[35]
[J. Liebig's Untersuchungen über die stickstoffhaltigen Nahrungsmittel des Pflanzenreichs. In: [Buchners] Repertorium für die Pharmacie 74 (1841), S. 352–375.] [Autor ist Justus Liebig, unter Angabe der ersten wissenschaftlichen Untersuchungen und Ergebnisse von Scherer und anderen.]
Beiträge zur pathologischen Chemie. In: Annalen der Chemie und Pharmacie 42 (1842), S. 171–196.[36]
Über die kritischen Sedimente der Harnsäure. In: Pharmaceutisches Central-Blatt 13 (1842), S. 795f.[37]

33 „Separatdruck für Pharmaceuten aus Canstatt's Jahresbericht über die Fortschritte der gesammten Medicin in allen Ländern".

34 Untertitel: Zusammensetzung und Verhalten der stickstoffhaltigen Nahrungsmittel; Zusammensetzung des Albumins, Fibrins und Caseins; Leimgebenden Gewebe; Chondringebende Gebilde; Mittlere Haut der Arterien; Horngebilde; Pigmentum nigrum oculi. [Veröffentlichung Scherers zu seinen klinisch-chemischen, elementaranalytischen Untersuchungen in Liebig's Labor].

35 Mitteilung und Verweis auf Annalen der Chemie und Pharmacie 40 (1841), S. 1–64.

36 Untertitel: Ueber die Harnsedimente aus Harnsäure in der Krisis mancher Krankheiten; Chemische Analyse des Harns bei Morbus Brigthii.

Über den Harn im morbus Brightii. In: Pharmaceutisches Central-Blatt 13 (1842), S. 796f.[38]
Blutserum von einem 64jährigen, an Kopfcongestionen leidenden Manne. In: Beiträge zur physiologischen und pathologischen Chemie und Mikroskopie in ihrer Anwendung auf die praktische Medizin, unter Mitwirkung der Mitglieder des Vereins für physiologische und pathologische Chemie und anderer Gelehrten 1 (1844), S. 124–127.
Milch. In: Handwörterbuch der Physiologie mit Rücksicht auf die physiologische Pathologie 2 (1844), S. 449–475.
Ueber die Farbe des Blutes. In: Zeitschrift für rationelle Medicin 1 (1844), S. 288–292.
Chemische Untersuchung mehrerer fränkischen [!] Weinbergserden. In: Jahres-Bericht über den Stand und Fortgang der K[öniglichen] Kreis-Landwirthschafts- und Gewerbsschule zu Würzburg für das Schuljahr 1843/44 (1844), S. 1–11.
[Kommentar] zur Beleuchtung der Versuche von Prof. Scherer und Dr. Bruch über die Farbe des Blutes. In: Zeitschrift für rationelle Medicin 3 (1845), S. 173f.[39]
Ueber die Zusammensetzung und Eigenschaft des Gallenfarbstoffes. In: Annalen der Chemie und Pharmacie 53 (1845), S. 377–384.
Ueber die Extractivstoffe des Harns. In: Annalen der Chemie und Pharmacie 57 (1846), S. 180–195.
Ueber die Extractivstoffe des Harns. In: Pharmaceutische Central-Blatt 17 (1846), S. 305–310.[40]
Ueber die Extractivstoffe des Harns. In: [Hellers] Archiv für physiologische und pathologische Chemie und Mikroskopie in ihrer Anwendung auf die praktische Medizin 3 (1846), S. 558–562.
Ueber die Extractivstoffe des Harnes. In: [Haesers] Archiv für die gesammte Medicin 8 (1846), S. 165–175.
Ueber den flüssigen Schleimstoff des thierischen Körpers. In: Annalen der Chemie und Pharmacie 57 (1846), S. 196–201.
Ueber den flüssigen Schleimstoff des thierischen Körpers. In: Pharmaceutisches Central-Blatt 17 (1846), S. 441f.[41]

[37] Der Aufsatz bezieht sich auf Beiträge zur pathologischen Chemie. In: Annalen der Chemie und Pharmacie 42 (1842), S. 171–196.

[38] Der Aufsatz bezieht sich auf Beiträge zur pathologischen Chemie. In: Annalen der Chemie und Pharmacie 42 (1842), S. 171–196 [gemeint ist Johann Joseph Scherer und nicht wie falsch gedruckt: Scheerer].

[39] Autor des eigentlichen Aufsatzes ist C. Reuter. Beleuchtung der Versuche von Prof. Scherer und Dr. Bruch über die Farbe des Blutes. In: Zeitschrift für rationelle Medicin 3 (1845), S. 166–172. Durch einen Absatzstrich getrennt folgend und mit Unterschrift von Scherer ist sein erklärender Kommentar dazu eindeutig gekennzeichnet.

[40] Original: Ueber die Extractivstoffe des Harns. In: Annalen der Chemie und Pharmacie 57 (1846), S. 180–195.

Extractivstoffe des Harns. In: Archiv der Pharmacie, eine Zeitschrift des Apotheker-Vereins in Norddeutschland 99 (1847), S. 67–69 [Mitteilung].
Flüssiger Schleimstoff des thierischen Körpers. In: Archiv der Pharmacie, eine Zeitschrift des Apotheker-Vereins in Norddeutschland 99 (1847), S. 69f. [Mitteilung].
Chemische Untersuchung der Amniosflüssigkeit des Menschen in verschiedenen Perioden ihres Bestehens. In: Zeitschrift für wissenschaftliche Zoologie 1 (1849), S. 88–92.
Amniosflüssigkeit des Menschen. In: Archiv der Pharmacie, eine Zeitschrift des Apotheker-Vereins in Norddeutschland 108 (1849), S. 198.[42]
Vorläufige Mittheilung über das Vorkommen flüchtiger Säuren in der Fleischflüssigkeit. In: Annalen der Chemie und Pharmacie 69 (1849), S. 196–201.
Flüchtige Säuren in der Fleischflüssigkeit. In: Archiv der Pharmacie, eine Zeitschrift des Apotheker-Vereins in Norddeutschland 109 (1849), S. 321–323.[43]
Pathologisch-chemische Untersuchungen. In: [Haesers] Archiv für die gesammte Medicin 10 (1849), S. 121–136.[44]
Ueber das Hypoxanthin. In: Chemisch-Pharmaceutisches Central-Blatt 21 (1850), S. 424–426.[45]
Ueber eine neue, aus dem Muskelfleische gewonnene Zuckerart. In: Annalen der Chemie und Pharmacie 73 (1850), S. 322–328.
Ueber Inosit, eine neue aus dem Muskelfleische gewonnene Zuckerart. In: Chemisch-Pharmaceutisches Central-Blatt 21 (1850), S. 422–424.[46]
Vorkommen der Essigsäure und Ameisensäure in der Muskelflüssigkeit. In: Verhandlungen der Physikalisch-Medicinischen Gesellschaft in Würzburg 1 (1850), S. 5.
Eine neue im Fleische des Ochsen aufgefundene Zuckerart. In: Verhandlungen der Physikalisch-Medicinischen Gesellschaft in Würzburg 1 (1850), S. 51–55.
Ueber einen im thierischen Organismus vorkommenden, dem Xanthicoxyd verwandten Körper. In: Annalen der Chemie und Pharmacie 73 (1850), S. 328–334.
Verhältnisse der Formation zwischen Bamberg und Aschaffenburg. In: Verhandlungen der Physikalisch-Medicinischen Gesellschaft in Würzburg 1 (1850), S. 96, S. 160 und S. 175f.

41 Original: Ueber den flüssigen Schleimstoff des thierischen Körpers. In: Annalen der Chemie und Pharmacie 57 (1846), S. 196–201.

42 Kurze Mitteilung und Verweis auf Pharm. Centralblatt 1849, Nr. 2 und Zeitschrift für wissenschaftliche Zoologie

43 Mitteilung und Verweis auf Annalen der Chemie und Pharmacie 69 (1849), S. 196–201.

44 Untertitel: Blutuntersuchungen. Gang der Analyse; Blut in Krankheiten. Erysipelas; Blut-Analysen bei Metropertonitis puerperalis; Blut bei Morbus Brightii.

45 Original in: Annalen der Chemie und Pharmacie.

46 Original in: Annalen der Chemie und Pharmacie.

Inosit, eine neue aus dem Muskelfleische gewonnene Zuckerart. In: Archiv der Pharmacie. Eine Zeitschrift des allgemeinen deutschen Apotheker-Vereins. Abtheilung Norddeutschland 116 (1851), S. 70–72.[47]
Ueber die Entstehung der Amnios-Flüssigkeit. In: Verhandlungen der Physikalisch-Medicinischen Gesellschaft in Würzburg 2 (1852), S. 2–11.
Meteroreisen von Atakama. In: Verhandlungen der Physikalisch-Medicinischen Gesellschaft in Würzburg 2 (1852), S. 40–42.
Ueber den Inosit. In: Annalen der Chemie und Pharmacie 81 (1852), S. 375.
Einige Bemerkungen über den Inosit. In: Verhandlungen der Physikalisch-Medicinischen Gesellschaft in Würzburg 2 (1852), S. 212f.
Paralbumin, einen neuen Eiweisskörper. In: Verhandlungen der Physikalisch-Medicinischen Gesellschaft in Würzburg 2 (1852), S. 214 [114 als Druckfehler der Paginierung]–216.
Ueber Paralbumin, einen eiweissartigen Körper. In: Chemisch-Pharmaceutisches Central-Blatt 23 (1852), S. 216f.[48]
Ueber Metalbumin, einen weiteren zur Albumin-Familie gehörigen Stoff in der Flüssigkeit des Hydrops Ovarii. In: Verhandlungen der Physikalisch-Medicinischen Gesellschaft in Würzburg 2 (1852), S. 278–281.
Vorläufige Mittheilung über einige chemische Bestandtheile der Milzflüssigkeit. In: Verhandlungen der Physikalisch-Medicinischen Gesellschaft in Würzburg 2 (1852), S. 298–303.
Ueber Paralbumin und Metalbumin. In: Annalen der Chemie und Pharmacie 82 (1852), S. 135f.
Die Fabrication von Eiweißstoff (Albumin) aus Blut. In [Dingler's] Polytechnisches Journal 133 (1854), S. 315.[49]
[Resultate] einer Untersuchung des Blutes bei Leukämie. In: Verhandlungen der Physikalisch-Medicinischen Gesellschaft in Würzburg 2 (1852), S. 321–325.
Ueber das Blut bei Leukämie. In: Archiv der Pharmacie. Eine Zeitschrift des allgemeinen deutschen Apotheker-Vereins. Abtheilung Norddeutschland 121 (1852), S. 67.[50]
Untersuchung des Blutes bei Leukämie. In: Chemisch-Pharmaceutisches Central-Blatt 23 (1852), S. 75–77.[51]

47 Mitteilung und Verweis Ueber eine neue, aus dem Muskelfleische gewonnene Zuckerart. In: Annalen der Chemie und Pharmacie 73 (1850), S. 322–328.

48 Dort findet sich ein Verweis auf das Journal für Praktische Chemie.

49 Verweis auf die Würzburger gemeinnützige Wochenschrift 1854, Nr. 35.

50 Mitteilung und Verweis auf [Resultate] einer Untersuchung des Blutes bei Leukämie. In: Verhandlungen der Physikalisch-Medicinischen Gesellschaft in Würzburg 2 (1852), S. 321–325 und Chemisch-Pharmaceutisches Central-Blatt 23 (1852), S. 75–77.

51 Original in den Verhandlungen der Physikalisch-Medicinischen Gesellschaft in Würzburg.

Untersuchung des Blutes bei Leukämie. In: [Hellers] Archiv für physiologische und pathologische Chemie und Mikroskopie mit besonderer Rücksicht auf medizinische Diagnostik und Therapie 5 (1852), S. 224f.
Ueber die Enstehung der Amniosflüssigkeit. In: [Hellers] Archiv für physiologische und pathologische Chemie und Mikroskopie mit besonderer Rücksicht auf medizinische Diagnostik und Therapie 5 (1852), S. 225–229.
Einige chemische Bestandtheile der Milzflüssigkeit. In: [Hellers] Archiv für physiologische und pathologische Chemie und Mikroskopie mit besonderer Rücksicht auf medizinische Diagnostik und Therapie 5 (1852), S. 237.
Vergleichende Untersuchungen der in 24 Stunden durch den Harn austretenden Stoffe. In: Verhandlungen der Physicalisch-Medicinischen Gesellschaft in Würzburg 3 (1852), S. 180–190.
Abriss einer Geschichte der beiden ersten Jahrhunderte der Universität Würzburg, mit besonderer Hinsicht auf die Entwicklung der medicinischen Facultät. Auszug aus der Rectoratsrede des Professors Scherer am 2. Januar 1852, als dem 270. Jahrestage der Stiftung derselben durch Fürstbischof Julius. In: Akademische Monatsschrift. Centralorgan für die Gesamtinteressen deutscher Universitäten 4 (1852), S. 4–22.
Ueber den Inosit. In: Chemisch-Pharmaceutisches Central-Blatt 23 (1852), S. 192.[52]
Ueber die Nachweisung kleiner Mengen von Milchsäure in thierischen Stoffen. In: Verhandlungen der Physicalisch-Medicinischen Gesellschaft in Würzburg 4 (1854), S. 235–241.
Untersuchung des in der Soolbadanstalt in Orb verwendeten Wassers der Philipps-quelle daselbst. In: Verhandlungen der Physicalisch-Medicinischen Gesellschaft in Würzburg 5 (1855), S. 333–342.
Ueber das Würzburger Brunnenwasser mit Rücksicht auf die neue projectirte Wasserleitung. In: Gemeinnützige Wochenschrift. Organ für die Interessen der Technik, des Handels, der Landwirthschaft und der Armenpflege [des Würzburger Polytechnischen Vereins] 5 (1855), S. 65–73.
Das Orber Soolbad. In: Gemeinnützige Wochenschrift. Organ für die Interessen der Technik, des Handels, der Landwirthschaft und der Armenpflege [des Würzburger Polytechnischen Vereins] 5 (1855), S. 232.[53]
Chemische Untersuchung des Blutes. In: Chemisches Central-Blatt 1 N. F. (1856), S. 409–411.[54]
Die Mineralquellen zu Brückenau in Bayern, Buttersäure, Propionsäure, Essigsäure und Ameisensäure enthaltend. In: Annalen der Chemie und Pharmacie 99 (1856), S. 257–286.

[52] Dort findet sich ein Verweis auf das Journal für Praktische Chemie.
[53] Mitteilung über eine Wasseranalyse Scherers.
[54] Verweis auf Verhandlungen der Physikalisch-Medicinischen Gesellschaft in Würzburg.

Analyse der Mineralquellen zu Brückenau. In: Neues Jahrbuch für Pharmacie und verwandte Fächer. Eine Zeitschrift des allgemeinen deutschen Apotheker-Vereins, Abtheilung Süddeutschland 6 (1856), S. 213f.[55]
Ueber die Mineralquellen zu Brückenau in Bayern, welche flüchtige organische Säuren enthalten. In: Chemisches Central-Blatt 1 N. F. (1856), S. 810–813.[56]
Gedächtnisrede auf Herrn Dr. Johann Eduard Herberger. In: Verhandlungen der Physicalisch-Medicinischen Gesellschaft in Würzburg 6 (1856), S. XLVIII–LV.
Beiträge zur Geschichte der Leukämie. Chemische Untersuchung des Blutes. In: Verhandlungen der Physicalisch-Medicinischen Gesellschaft in Würzburg 7 (1857), S. 123–126.
Ueber eine einfache Reaction zur Erkennung von Tyrosin, Leucin, Hypoxanthin, Harnsäure und einem neuen Stoff der Leber (Xanthoglobulin). In: Verhandlungen der Physicalisch-Medicinischen Gesellschaft in Würzburg 7 (1857), S. 262–265.
Ueber eine einfache Reaction zur Erkennung von Tyrosin, Leucin, Hypoxanthin, Harnsäure und einem neuen Stoff der Leber (Xanthoglobulin). In: Neues Jahrbuch für Pharmacie und verwandte Fächer. Eine Zeitschrift des allgemeinen deutschen Apotheker-Vereins, Abtheilung Süddeutschland 7 (1857), S. 300–304.[57]
Ueber den Gehalt an Wasser und Mineralsubstanzen in ganzen Organismen. In: Verhandlungen der Physicalisch-Medicinischen Gesellschaft in Würzburg 7 (1857), S. 266f.
Ueber den Gehalt an Wasser und Mineralsubstanzen in ganzen Organismen. In: Neues Jahrbuch für Pharmacie und verwandte Fächer. Eine Zeitschrift des allgemeinen deutschen Apotheker-Vereins, Abtheilung Süddeutschland 7 (1857), S. 304–306.[58]
Chemische Untersuchung menschlicher Lymphe. In: Verhandlungen der Physicalisch-Medicinischen Gesellschaft in Würzburg 7 (1857), S. 268.
Cystin, Bestandtheil der menschlichen Leber im Typus. In: Neues Jahrbuch für Pharmacie und verwandte Fächer. Eine Zeitschrift des allgemeinen deutschen Apotheker-Vereins, Abtheilung Süddeutschland 7 (1857), S. 306–309.[59]
Chemische Untersuchungen der Soole der Phillipsquelle [!] zu Orb in Unterfranken. In: Neues Jahrbuch für Pharmacie und verwandte Fächer. Eine Zeitschrift des allgemeinen deutschen Apotheker-Vereins, Abtheilung Süddeutschland 7 (1857), S. 309–313.
Untersuchung der Galle eines Stöhres. In: Verhandlungen der Physicalisch-Medicinischen Gesellschaft in Würzburg 7 (1857), S. 269.

55 Verweis auf Annalen der Chemie und Pharmacie 99 (1856), S. 257–286.

56 Verweis auf Annalen der Chemie und Pharmacie 99 (1856), S. 257–286.

57 Mitteilung über Separatdruck.

58 Mitteilung über Separatdruck.

59 Verweis im Text auf Verhandlungen der Physicalisch-Medicinischen Gesellschaft in Würzburg.

Analyse der Mineralquellen zu Brückenau in Bayern. In: Journal für Praktische Chemie 70 (1857), S. 151–154.[60]
Ueber eine einfache Reaction zur Erkennung von Tyrosin, Leucin, Hypoxanthin, Harnsäure und einem neuen Stoff der Leber (Xanthoglobulin). In: Journal für Praktische Chemie 70 (1857), S. 406–411.[61]
Ueber eine einfache Reaction zur Erkennung von Tyrosin, Leucin, Hypoxanthin, Harnsäure und einem neuen Stoff der Leber (Xanthoglobulin). In: Chemisches Central-Blatt 2 N. F. (1857), S. 713–716.[62]
Ueber den Gehalt an Wasser und Mineralsubstanzen in ganzen Organismen. In: Journal für Praktische Chemie 70 (1857), S. 411–413.[63]
Ueber den Gehalt an Wasser und Mineralsubstanzen in ganzen Organismen. In: Chemisches Central-Blatt 2 N. F. (1857), S. 703f.[64]
Chemische Untersuchung menschlicher Lymphe. In: Journal für Praktische Chemie 70 (1857), S. 413f.[65]
Chemische Untersuchung menschlicher Lymphe. In: Chemisches Central-Blatt 2 N. F. (1857), S. 718.[66]
Chemische Untersuchung menschlicher Lymphe. In: Archiv der Pharmacie. Eine Zeitschrift des allgemeinen deutschen Apotheker-Vereins. Abtheilung Norddeutschland 143 (1858), S. 201f.[67]
Guanin, Bestandteil des Pancreas. Briefliche Mittheilung an den Herausgeber. In: Archiv für pathologische Anatomie und Physiologie und klinische Medizin 15 (1858). S. 388.[68]
Xanthicoxyd (Harnoxyd, harnige Säure), ein normaler Bestandtheil des thierischen Organismus. – Sarkin und Hypoxanthin identisch. In: Annalen der Chemie und Pharmacie 107 (1858), S. 314f.

60 Original aus den Annalen der Chemie und Pharmacie 99 (1856), S. 257–286.

61 Original aus den Verhandlungen der Physicalisch-Medicinischen Gesellschaft in Würzburg 7 (1857), S. 262–265.

62 Verweis auf Verhandlungen der Physikalisch-Medicinischen Gesellschaft in Würzburg und Journal für Praktische Chemie.

63 Original aus den Verhandlungen der Physicalisch-Medicinischen Gesellschaft in Würzburg 7 (1857), S. 266f.

64 Verweis auf Verhandlungen der Physikalisch-Medicinischen Gesellschaft in Würzburg und Journal für Praktische Chemie.

65 Original aus den Verhandlungen der Physicalisch-Medicinischen Gesellschaft in Würzburg 7 (1857), S. 268.

66 Verweis auf Verhandlungen der Physikalisch-Medicinischen Gesellschaft in Würzburg und Journal für Praktische Chemie.

67 Mitteilung und Verweis auf Verhandlungen der Physikalisch-Medicinischen Gesellschaft in Würzburg und Journal für Praktische Chemie.

68 C. R. Grund gibt falsch S. 399 an.

Xanthicoxyd (Harnoxyd, harnige Säure), ein normaler Bestandtheil des thierischen Organismus. – Sarkin und Hypoxanthin identisch. In: Chemisches Central-Blatt 3 N. F. (1858), S. 815.[69]
Chemische Untersuchung von Blut, Harn, Galle, Milz und Leber bei acuter gelber Atrophie der Leber. In: Verhandlungen der Physicalisch-Medicinischen Gesellschaft in Würzburg 8 (1858), S. 281–284.
Chemische Untersuchung von Blut, Harn, Galle, Milz und Leber bei acuter gelber Atrophie der Leber. In: Neues Jahrbuch für Pharmacie und verwandte Fächer. Eine Zeitschrift des allgemeinen deutschen Apotheker-Vereins, Abtheilung Süddeutschland 9 (1858), S. 286–289.[70]
Gerichtliche Fälle von Vergiftung durch Phosphor, Kreosot und Schierlingswurzel. In: Verhandlungen der Physicalisch-Medicinischen Gesellschaft in Würzburg 9 (1859), S. LXIXf.
Ueber die Erkennung und Bestimmung des Phosphors und der phosphorigen Säure bei Vergiftungen. In: Annalen der Chemie und Pharmacie 112 (1859), S. 214–220.
Ueber Hypoxanthin, Xanthin und Guanin im Thierkörper und den Reichthum der Pancreas-Drüse an Leucin. In: Annalen der Chemie und Pharmacie 112 (1859), S. 257–281.
Erkennung und Bestimmung des Phosphors und der phosphorigen Säure bei Vergiftungen. In: Archiv der Pharmacie. Eine Zeitschrift des allgemeinen deutschen Apotheker-Vereins. Abtheilung Norddeutschland 156 (1860), S. 185–187.[71]
Xanthicoxyd (Harnoxyd, harnige Säure). In: Neues Jahrbuch für Pharmacie und verwandte Fächer. Eine Zeitschrift des allgemeinen deutschen Apotheker-Vereins, Abtheilung Süddeutschland 11 (1859), S. 40f.[72]
Maßanalytische Bestimmung von Eisenoxyd durch unterschwefligsaures Natron und eine neue Methode zur quantitativen Bestimmung der Thonerde und Trennung derselben von Eisen, Mangan, Kalk, Magnesia u.s.w. In: Gelehrte Anzeigen [der königlichen Akademie der Wissenschaften in München] 49 (1859), Sp. 193–199.[73]
Ueber eine einfache Methode das specifische Gewicht von Flüssigkeiten zu bestimmen; über einige neue Titrirmethoden. In: Verhandlungen der Physicalisch-Medicinischen Gesellschaft in Würzburg 10 (1860), S. LII.

69 Kurze Mitteilung und Verweis auf Annalen der Chemie und Pharmacie 107 (1858), S. 314f.

70 Mitteilung über Separatdruck.

71 Verweis auf: Ueber die Erkennung und Bestimmung des Phosphors und der phosphorigen Säure bei Vergiftungen. In: Annalen der Chemie und Pharmacie 112 (1859), S. 214–220.

72 Verweis auf: Xanthicoxyd (Harnoxyd, harnige Säure), ein normaler Bestandtheil des thierischen Organismus. – Sarkin und Hypoxanthin identisch. In: Annalen der Chemie und Pharmacie 107 (1858), S. 314f.

73 C. R. Grund gibt hier Seitenzahlen an.

Ueber die Erkennung und Bestimmung des Phosphors und der phosphorigen Säure bei Vergiftungen. In: [Buchners] Neues Repertorium für Pharmacie 9 (1860), S. 201–206.
Ueber Nachweis des Phosphors bei Vergiftungen. In: [Dingler's] Polytechnisches Journal 157 (1860), S. 315.[74]
Ueber Erkennung und Bestimmung des Phosphors und der phosphorigen Säure bei Vergiftungen. In: Chemisches Central-Blatt N. F. 5 (1860), S. 122–124.[75]
Ueber Hypoxanthin, Xanthin und Guanin im Thierkörper und den Reichthum der Pankreas-Drüse an Leucin. In: Chemisches Central-Blatt N. F. 5 (1860), S. 124f.[76]
Ueber die Erkennung und Bestimmung des Phosphors bei Vergiftungen. In: Neues Jahrbuch für Pharmacie und verwandte Fächer. Eine Zeitschrift des allgemeinen deutschen Apotheker-Vereins, Abtheilung Süddeutschland 13 (1860), S. 96f.[77]
Ueber Hypoxanthin, Xanthin und Guanin aus Thierkörper und den Reichthum der Pancreas-Drüse an Leucin. In: Neues Jahrbuch für Pharmacie und verwandte Fächer. Eine Zeitschrift des allgemeinen deutschen Apotheker-Vereins, Abtheilung Süddeutschland 13 (1860), S. 188f.[78]
Hypoxanthin, Xanthin und Guanin im Thierkörper. In: Archiv der Pharmacie. Eine Zeitschrift des allgemeinen deutschen Apotheker-Vereins. Abtheilung Norddeutschland 157 (1861), S. 339–341.[79]
Über einen neuen stickstoffhaltigen Körper; über Glykogen. In: Würzburger Medicinische Zeitschrift 4 (1863), S. V.
Über Paralbumin, Metalbumin, Mucin und Colloidsubstanzen. In: Würzburger Naturwissenschaftliche Zeitschrift. Sitzungsberichte der physikalisch-medicinischen Gesellschaft in Würzburg für das Gesellschaftsjahr 1864/65 6 (1866/67), S. VIf.
Über Mostuntersuchung. In: Würzburger Naturwissenschaftliche Zeitschrift. Sitzungsberichte der physikalisch-medicinischen Gesellschaft in Würzburg für das Gesellschaftsjahr 1865/66 6 (1866/67), S. XIIf.
Vorläufige Mittheilung über einige Verhältnisse der Würzburger Brunnenwässer. In: Verhandlungen der Physikal[isch]-Medicin[ischen] Gesellschaft in Würzburg N. F. 1 (1869), S. 87–91.

74 Es handelt sich um eine kleine Mitteilung.

75 Verweis auf: Ueber die Erkennung und Bestimmung des Phosphors und der phosphorigen Säure bei Vergiftungen. In: Annalen der Chemie und Pharmacie 112 (1859), S. 214–220.

76 Verweis auf: Ueber Hypoxanthin, Xanthin und Guanin im Thierkörper und den Reichthum der Pancreas-Drüse an Leucin. In: Annalen der Chemie und Pharmacie 112 (1859), S. 257–281.

77 Verweis auf: Ueber die Erkennung und Bestimmung des Phosphors und der phosphorigen Säure bei Vergiftungen. In: Annalen der Chemie und Pharmacie 112 (1859), S. 214–220; „Bd. CYII" ist ein Druckfehler, gemeint ist CXII.

78 Ueber Hypoxanthin, Xanthin und Guanin im Thierkörper und den Reichthum der Pancreas-Drüse an Leucin. In: Annalen der Chemie und Pharmacie 112 (1859), S. 257–281.

79 Verweis auf: Ueber Hypoxanthin, Xanthin und Guanin im Thierkörper und den Reichthum der Pancreas-Drüse an Leucin. In: Annalen der Chemie und Pharmacie 112 (1859), S. 257–281.

Über zahlreiche chemische Untersuchungen des Wassers aus verschiedenen Brunnen Würzburgs. In: Verhandlungen der Physikal[isch]-Medicin[ischen] Gesellschaft in Würzburg. Sitzungsberichte der physikalisch-medicinischen Gesellschaft in Würzburg für das Gesellschaftsjahr 1868 N. F. 1 (1869), S. XXXI.

Anlage 24: Tabelle der Publikationen von Johann Rudolph von Wagner

Anlage 24.1: Monographien von Johann Rudolph von Wagner

Wagner verfasste folgende 14 Monographien:

Ergaenzungen zu dem Handwoerterbuch der Chemie und Physik. Berlin 1850.
Die Chemie faßlich dargestellt nach dem neuesten Standpuncte der Wissenschaft zum Schulgebrauche und Selbstunterrichte namentlich für Studirende der Naturwissenschaften. 2 Bde. Leipzig 1850 [1. Bd.: Anorganische und 2. Bd.: Organische Chemie].
Die chemische Technologie Faßlich dargestellt nach dem neuesten Standpunkte des Gewerbewesens und der Wissenschaft zum Schulgebrauche und Selbstunterrichte namentlich für Kameralisten, Gewerbe- und Realschüler. Leipzig 1850.
Bericht über die neuesten Fortschritte in der Chemie, Physik und Mineralogie. Berlin 1850.
Taschenbuch der Physik im ausführlichen und übersichtlichen Auszuge hauptsächlich für Studirende der Medicin. Leipzig 1851.
Die Chemie faßlich dargestellt nach dem neuesten Standpunkte der Wissenschaft für Studirende der Medicin, der Naturwissenschaften und der Pharmacie. Zweite vermehrte und verbesserte Auflage, Leipzig 1851.
Die chemische Technologie fasslich dargestellt nach dem jetzigen Standpuncte der Wissenschaft und des Gewerbewesens, als Leitfaden bei Vorlesungen an Universitäten, Gewerbschulen und polytechnischen Lehranstalten, sowie zum Selbstunterricht. Zweite umgearbeitete und vermehrte Auflage, Leipzig 1853.
Compendium der Technologie. Als Leitfaden zum Gebrauche bei Vorlesungen für Cameralisten, Juristen und Polytechniker von Sigismund Friedrich Hermbstädt. Neue durchaus umgearbeitete Ausgabe, Berlin 1855.[80]
Die chemische Technologie fasslich dargestellt nach dem jetzigen Standpuncte der Wissenschaft und des Gewerbwesens, als Leitfaden bei Vorlesungen an Universitäten und polytechnischen Lehranstalten, so wie zum Selbstunterricht. Dritte umgearbeitete und vermehrte Auflage, Leipzig 1857.

[80] Autor des Originals: Sigismund Friedrich Hermbstaedt (1760–1833).

Die Chemie faßlich dargestellt nach dem neuesten Standpunkte der Wissenschaft für Studirende und Freunde der Naturwissenschaften. Dritte umgearbeitete und vermehrte Auflage, Leipzig 1854.[81]
Die Geschichte der Chemie. Von der Kindheit des Menschengeschlechts bis auf unsere Tage. Leipzig 1854 [Auch unter dem Titel: Bildungshalle im Sinne und Geiste unserer Zeit. Für alle Stände. Achter Band. Die Geschichte der Chemie.][82]
Lehrbuch der Organischen Chemie. Deutsche Originalausgabe vom Verfasser besorgt unter Mitwirkung von Dr. Rudolf Wagner [in einer Annonce: „Nach dem französischen Original für deutsche Verhältnisse bearbeitet von Prof. Dr. Rudolf Wagner."] Leipzig 1854.[83]
Lehrbuch der Organischen Chemie. Deutsche Originalausgabe vom Verfasser besorgt unter Mitwirkung von Dr. Rudolf Wagner. Zweiter Band. Leipzig 1854.[84]
Lehrbuch der Organischen Chemie. Deutsche Originalausgabe vom Verfasser besorgt unter Mitwirkung von Dr. Rudolf Wagner. Dritter Band. Leipzig 1855.[85]
Ausführliche Volks-Gewerbslehre oder allgemeine und besondere Technologie zur Belehrung und zum Nutzen für alle Stände. Stuttgart 1856.[86]
Lehrbuch der Organischen Chemie. Deutsche Originalausgabe vom Verfasser besorgt unter Mitwirkung von Dr. Rudolf Wagner. Vierter Band. Leipzig 1857.[87]
Theorie und Praxis der Gewerbe. Hand- und Lehrbuch der Technologie. Für Geschäftsmänner zum Selbstunterricht und zum Gebrauche an Universitäten und technischen Lehranstalten. Leipzig 1858.
Die chemische Technologie fasslich dargestellt nach dem jetzigen Standpuncte der Wissenschaft und des Gewerbwesens, als Leitfaden bei Vorlesungen an Universitäten und polytechnischen Lehranstalten, so wie zum Selbstunterricht. Vierte umgearbeitete und vermehrte Auflage, Leipzig 1859.
Theorie und Praxis der Gewerbe. Hand- und Lehrbuch der Technologie. Für Geschäftsmänner zum Selbstunterricht und zum Gebrauche an Universitäten und technischen Lehranstalten. Zweiter Band. Leipzig 1859.
Theorie und Praxis der Gewerbe. Hand- und Lehrbuch der Technologie. Für Geschäftsmänner zum Selbstunterricht und zum Gebrauche an Universitäten und technischen Lehranstalten. Dritter Band. Leipzig 1860.

81 4. Auflage Leipzig 1858; laut Annonce.
82 Zweite vermehrte Auflage 1855; laut Annonce.
83 Autor des Originals: Charles Frédéric Gerhardt (1816–1856).
84 Autor des Originals: Charles Frédéric Gerhardt (1816–1856).
85 Autor des Originals: Charles Frédéric Gerhardt (1816–1856).
86 Nach dem Tod von J[ohann] H[einrich] M[oritz] von Poppe (1776–1854) von Rudolph Wagner herausgegeben.
87 Autor des Originals: Charles Frédéric Gerhardt (1816–1856).

Theorie und Praxis der Gewerbe. Hand- und Lehrbuch der Technologie. Für Geschäftsmänner zum Selbstunterricht und zum Gebrauche an Universitäten und technischen Lehranstalten. Vierter Band. Leipzig 1862.
Die chemische Technologie dargestellt nach dem gegenwärtigen Standpunkte der Theorie und Praxis der Gewerbe als Leitfaden bei Vorlesungen an Universitäten, technischen Lehranstalten sowie zum Selbstunterricht. Fünfte Auflage, Leipzig 1863.
Die Chemie fasslich dargestellt nach dem neuesten Standpunkte der Wissenschaft für Studirende der Naturwissenschaften, der Medicin und der Pharmacie, so wie zum Gebrauche für Gewerb- und Realschulen. 5., umgearbeitete Auflage, Leipzig 1864.
Theorie und Praxis der Gewerbe. Hand- und Lehrbuch der Technologie. Für Geschäftsmänner zum Selbstunterricht und zum Gebrauche an Universitäten und technischen Lehranstalten. Fünfter Band. Leipzig 1864.
Theorie und Praxis der Gewerbe. Hand- und Lehrbuch der Technologie. Für den Selbstunterricht und zum Gebrauche an Universitäten und technischen Lehranstalten. Register über alle fünf Bände. Leipzig 1864.
Die Metalle und ihre Verarbeitung. Brennmaterialien, Heizung und Feuerung. Für den Selbstunterricht und zum Gebrauche an Universitäten und technischen Lehranstalten. Zweite vermehrte und verbesserte Auflage. Leipzig 1866.
Die chemische Technologie nach dem gegenwärtigen Standpunkte der Theorie und Praxis der Gewerbe, als Leitfaden bei Vorlesungen an Universitäten, technischen Lehranstalten, sowie zum Selbstunterricht. Sechste abermals gänzlich vermehrte und verbesserte Auflage, Leipzig 1866.
Die chemische Technologie als Leitfaden bei Vorlesungen an Universitäten, technischen Lehranstalten, so wie zum Selbstunterricht, für Chemiker, Techniker, Verwaltungsbeamte, Apotheker und Gerichtsärzte. Siebente, unter Berücksichtigung der Ergebnisse der internationalen Industrieausstellung zu Paris des Jahres 1867 verbesserte und vermehrte Auflage. Leipzig 1868.
Technologische Studien auf der Allgemeinen Kunst und Industrieausstellung zu Paris im Jahre 1867. Leipzig 1868.
Theorie und Praxis der Gewerbe. Die chemische Fabrikindustrie. Für den Selbstunterricht für Chemiker und Techniker, sowie zum Gebrauche an Universitäten und technischen Lehranstalten. Zweite vermehrte und verbesserte Auflage, Leipzig 1869.
Grundriss der chemischen Technologie. Leipzig 1870.
Atomgewichte der Elemente. Für technische Lehranstalten, Apotheker etc. Würzburg um 1870 [Schautafel].
Handbuch der chemischen Technologie zum Gebrauche bei Vorlesungen an Universitäten, technischen Hoch- und Mittelschulen, sowie zum Selbstunterrichte für Chemiker, Techniker, Apotheker, Verwaltungsbeamte und Gerichtsärzte. Achte Auflage, Leipzig 1871.

Handbuch der chemischen Technologie mit besonderer Berücksichtigung der Gewerbestatistik zum Gebrauche bei Vorlesungen an Universitäten, technischen Hoch- und Mittelschulen, sowie zum Selbststudium für Chemiker, Ingenieure, Statistiker, Volkswirthe, Verwaltungsbeamte, Apotheker und Gerichtsärzte. Neunte Auflage, Leipzig 1873.
Handbuch der chemischen Technologie mit besonderer Berücksichtigung der Gewerbestatistik. Zehnte Auflage, Leipzig 1875.
Handbuch der chemischen Technologie. Eilfte Auflage [!], Leipzig 1880.

Anlage 24.2: Schriftenreihe von Johann Rudolph von Wagner

Wagner als Herausgeber oder Mitherausgeber einer Schriftenreihe:

Jahres-Bericht über die Fortschritte der chemischen Technologie für Fabrikanten, Chemiker, Pharmaceuten, Hütten- und Forstleute und Cameralisten. 1855 bis 1858.
Jahres-Bericht über die Fortschritte und Leistungen der chemischen Technologie und technischen Chemie. 1859 bis 1864.
Jahres-Bericht über die Leistungen der chemischen Technologie. 1865 bis 1880.

Anlage 24.3: Aufsätze von Johann Rudolph von Wagner

Wagner verfasste folgende 372 Aufsätze:

Löslichkeit des Chlornatriums in Alkohol. In: Journal für Praktische Chemie 40 (1847), S. 448.
Löslichkeit des Chlornatriums in Alkohol. In: Pharmaceutische Central-Blatt 18 (1847), S. 431.
Einige Bemerkungen über die Natur der Hefe. In: Journal für Praktische Chemie 45 (1848), S. 241–250.
Löslichkeit des Chlornatriums in Alkohol. In: Annalen der Chemie und Pharmacie 64 (1848), S. 293.[88]
Ueber die Bildung von künstlichem Rautenöle aus Leberthran. In: Journal für Praktische Chemie 46 (1849), S. 155–157.

88 Mitteilung und Verweis auf: Journal für Praktische Chemie 40 (1847), S. 448.

Ueber die Bestimmung der Phosphorsäure, der Talkerde und der Alkalien als Beitrag zur Bestimmung der unorganischen Bestandtheile der Vegetabilien. In: Journal für Praktische Chemie 46 (1849), S. 414–427.
Die Farbstoffe des Gelbholzes. In: Annalen der Chemie und Pharmacie 76 (1850), S. 347–353.[89]
Ueber die reducirende Wirkung der Soda bei Löthrohrversuchen. In: Journal für Praktische Chemie 49 (1850), S. 191f.
Ueber die reducirende Wirkung der Soda bei Löthrohrversuchen. In: Chemisch-Pharmaceutisches Central-Blatt 21 (1850), S. 302.
Ueber die Farbstoffe des Gelbholzes (Morus tinctoria). Erste Abtheilung. In: Journal für Praktische Chemie 51 (1850), S. 82–106.
Ueber die Constitution des Coniins. In: Journal für Praktische Chemie 51 (1850), S. 238f.
Ueber die Farbstoffe des Gelbholzes (Morus tinctoria). In: Chemisch-Pharmaceutisches Central-Blatt 22 (1851), S. 33–41.[90]
Ueber die Farbstoffe des Gelbholzes. In: Annalen der Chemie und Pharmacie 81 (1851), S. 315–321.[91]
Ueber die Einwirkung des Ammoniaks auf Rautenöl und über einige dadurch entstehende Verbindungen. In: Journal für Praktische Chemie 52 (1851), S. 48–52.
Ueber die Einwirkung des Ammoniaks auf Rautenöl und über einige dadurch entstehende Verbindungen. In: Chemisch-Pharmaceutisches Central-Blatt 22 (1851), S. 133–136.[92]
Ueber die Farbstoffe des Gelbholzes (Morus tinctoria). Zweite Abtheilung. In: Journal für Praktische Chemie 52 (1851), S. 449–473.
Ueber die Farbstoffe des Gelbholzes (Morus tinctoria). In: Chemisch Pharmaceutisches Central-Blatt 22 (1851), S. 386–391.[93]
Ueber die Constitution des Urethylans und Urethans. In: Journal für Praktische Chemie 53 (1851), S. 121–123.
Ueber den weissen Präcipitat. In: Journal für Praktische Chemie 53 (1851), S. 378–381.

[89] Verweis auf: Journal für Praktische Chemie 51 (1850), S. 82–106. Hier wurde fälschlich K. Wagner als Autor angegeben. Ein Vergleich mit dem Journal für Praktische Chemie ergab R. Wagner als Autor.

[90] Original: Ueber die Farbstoffe des Gelbholzes (Morus tinctoria). Erste Abtheilung. In: Journal für Praktische Chemie 51 (1850), S. 82–106.

[91] Verweis auf: Journal für Praktische Chemie 52 (1851), S. 449–473.

[92] Original: Ueber die Einwirkung des Ammoniaks auf Rautenöl und über einige dadurch entstehende Verbindungen. In: Journal für Praktische Chemie 52 (1851), S. 48–52.

[93] Original: Ueber die Farbstoffe des Gelbholzes (Morus tinctoria). Zweite Abtheilung. In: Journal für Praktische Chemie 52 (1851), S. 449–473.

Ueber den polymeren Isomorphismus in der organischen Chemie. In: Journal für Praktische Chemie 53 (1851), S. 449–459.
Ueber die Farbstoffe des Gelbholzes (Morus tinctoria). Dritte Abtheilung. In: Journal für Praktische Chemie 55 (1852), S. 65–76.
Ueber die Farbstoffe des Gelbholzes (Morus tinctoria). In: Chemisch-Pharmaceutisches Central-Blatt 22 (1851), S. 406–409.[94]
Ueber die Farbstoffe des Gelbholzes. In: Annalen der Chemie und Pharmacie 84 (1852), S. 285–289.[95]
Ueber die Veränderung thierischer Gewebe. In: Chemisch-Pharmaceutisches Central-Blatt 22 (1851), S. 467–470.
Ueber die Constitution des Urethans und Urethylans. In: Chemisch-Pharmaceutisches Central-Blatt 22 (1851), S. 570f.
Ueber den weissen Präcipitat. In: Chemisch-Pharmaceutisches Central-Blatt 22 (1851), S. 673–675.[96]
Ueber den polymeren Isomorphismus in der organischen Chemie. In: Chemisch-Pharmaceutisches Central-Blatt 22 (1851), S. 743–749.[97]
Zusatz zu meiner Abhandlung „Ueber den polymeren Isomorphismus in der organischen Chemie“. In: Journal für Praktische Chemie 55 (1852), S. 120.
Ueber eine Legirung des Kalium mit dem Natrium. In: Journal für Praktische Chemie 55 (1852), S. 489.
Ueber eine wahrscheinlich neue Bildungsweise der Fettsäure (Acidum sebacicum), und über die Constitution der Säuren der Gruppe (C_n H_{n-2})+8 O. In: Journal für Praktische Chemie 57 (1852), S. 435–439.
Ueber die Farbstoffe des Gelbholzes. In: Chemisch-Pharmaceutisches Central-Blatt 23 (1852), S. 170–175.[98]
Ueber die Darstellung von rohem pelargonsauren Aethyloxyd. In: Journal für Praktische Chemie 57 (1852), S. 440.
Verbindung der Pelargonsäure mit Stickstoffoxyd. In: Archiv der Pharmacie. Eine Zeitschrift des allgemeinen deutschen Apotheker-Vereins, Abtheilung Norddeutschland 124 (1853), S. 187f.[99]
Ueber die Formel der Moringerbsäure. In: Journal für Praktische Chemie 57 (1852), S. 441f.

94 Verweis auf: Journal für Praktische Chemie.
95 Verweis auf: Journal für Praktische Chemie 55 (1852), S. 65–76.
96 Verweis auf: Journal für Praktische Chemie 53 (1851), S. 378–381.
97 Verweis auf: Journal für Praktische Chemie 53 (1851), S. 449–459.
98 Verweis auf: Journal für Praktische Chemie.
99 Verweis auf: Ueber die Darstellung von rohem pelargonsauren Aethyloxyd. In: Chemisch-Pharmaceutisches Central-Blatt 24 (1853), S. 94.

Berichtigung eines sinnentstellenden Druckfehlers in Knapps Lehrb[uch] d[er] chemischen Technologie. [Verwechslung Ober- und Unterhefe Bd. II Seite 276]. In: Journal für Praktische Chemie 57 (1852), S. 476f.
Notiz über zweckmäßige Darstellung des zu technischen Zwecken dienenden Cyankaliums. In: [Dingler's] Polytechnisches Journal 124 (1852), S. 446f.
Ueber das Hopfenöl. In: Journal für Praktische Chemie 58 (1853), S. 351–358.
Ueber das Hopfenöl. In: [Dingler's] Polytechnisches Journal 128 (1853), S. 217–221.[100]
Ueber eine wahrscheinlich neue Bildungsweise der Fettsäure (Acidum sebacicum), und über die Constitution der Säuren der Gruppe (C_n H_{n-2})+O_8. In: Chemisch-Pharmaceutisches Central-Blatt 24 (1853), S. 89–92.
Ueber die Darstellung von rohem pelargonsauren Aethyloxyd. In: Chemisch-Pharmaceutisches Central-Blatt 24 (1853), S. 94.
Ueber die Formel der Moringerbsäure. In: Chemisch-Pharmaceutisches Central-Blatt 24 (1853), S. 132f.[101]
Ueber das Hopfenöl. In: Chemisch-Pharmaceutisches Central-Blatt 24 (1853), S. 249–252.[102]
Ueber das Schwarzbeizen des Hornes, namentlich der Kämme. In: [Dingler's] Polytechnisches Journal 130 (1853), S. 420–423.
Ueber das Läutern des Rüböles. In: [Dingler's] Polytechnisches Journal 130 (1853), S. 423f.
Ueber oxydirtes Rose'sches Metall. In: Journal für Praktische Chemie 61 (1854), S. 124.
Ueber oxydirtes Rose'sches Metall. . In: Chemisch-Pharmaceutisches Central-Blatt 25 (1854), S. 367f.[103]
Ueber Phycit und Erythromannit. In: Journal für Praktische Chemie 61 (1854), S. 125f.
Ueber Phycit und Erythromannit. In: Chemisch-Pharmaceutisches Central-Blatt 25 (1854), S. 352.[104]
Ueber Paramorphosen in der organischen Chemie. In: Journal für Praktische Chemie 61 (1854), S. 126.
Notiz über Maumené's Versuch, die Zusammensetzung complementärer Farben zu Weiss betreffend. In: Journal für Praktische Chemie 61 (1854), S. 129f.

[100] Verweis auf: Ueber das Hopfenöl. In: Journal für Praktische Chemie 58 (1853), S. 351–358.
[101] Verweis auf Journal für Praktische Chemie.
[102] Verweis auf Journal für Praktische Chemie.
[103] Kurze Mitteilung und Verweis auf Journal der Praktischen Chemie.
[104] Kurze Mitteilung und Verweis auf Journal der Praktischen Chemie.

Über Maumené's Versuch der Zusammensetzung der complementären Farben verschiedener Lösungen. In: Chemisch-Pharmaceutisches Central-Blatt 25 (1854), S. 368.[105]
Ueber Peucedanin und Imperatorin, Moringerbsäure u.s.w. (Aus einem Briefe des Prof. Dr. Wagner in Nürnberg an Erdmann). In: Journal für Praktische Chemie 61 (1854), S. 503–505.
Ueber die Identität des Peucedanins mit dem Imperatorin. In: Journal für Praktische Chemie 62 (1854), S. 275–282.
Ueber Peucedanin und Imperatorin. In: Chemisch-Pharmaceutisches Central-Blatt 25 (1854), S. 495.[106]
Ueber die Identität von Peucedanins mit dem Imperatorin. In: Chemisch-Pharmaceutisches Central-Blatt 25 (1854), S. 690–692.[107]
Ueber die Identität des Peucedanins mit dem Imperatorin. In: [Buchners] Neues Repertorium für Pharmacie 3 (1854), S. 342–348.
Ueber die Identität des Peucedanins mit dem Imperatorin. In: Neues Jahrbuch für Pharmacie und verwandte Fächer. Eine Zeitschrift des allgemeinen deutschen Apotheker-Vereins, Abtheilung Süddeutschland 2 (1854), S. 83–88.
Ueber das Läutern des Rüböles. In: Neues Jahrbuch für Pharmacie und verwandte Fächer. Eine Zeitschrift des allgemeinen deutschen Apotheker-Vereins, Abtheilung Süddeutschland 3 (1855), S. 25–27.
Beiträge zur Statistik des Hopfenbaues im Königreich Bayern. In: Neues Jahrbuch für Pharmacie und verwandte Fächer. Eine Zeitschrift des allgemeinen deutschen Apotheker-Vereins, Abtheilung Süddeutschland 3 (1855), S. 27–29.[108]
Beiträge zur Statistik des Hopfenbaues im Königreich Bayern. In: [Dingler's] Polytechnisches Journal 132 (1854), S. 151–153.
Ueber den Nachweis des Ricinusöles im Perubalsam. In: Neues Jahrbuch für Pharmacie und verwandte Fächer. Eine Zeitschrift des allgemeinen deutschen Apotheker-Vereins, Abtheilung Süddeutschland 3 (1855), S. 73f.
Zahnkitt zum Ausfüllen hohler Zähne. In: Neues Jahrbuch für Pharmacie und verwandte Fächer. Eine Zeitschrift des allgemeinen deutschen Apotheker-Vereins, Abtheilung Süddeutschland 3 (1855), S. 74f.
Notiz über Metallochromie oder Metallfärbung. In: [Dingler's] Polytechnisches Journal 136 (1855), S. 395.
Ueber das Bleichen der Rohseide. In: Neues Jahrbuch für Pharmacie und verwandte Fächer. Eine Zeitschrift des allgemeinen deutschen Apotheker-Vereins, Abtheilung Süddeutschland 3 (1855), S. 317f.

105 Kurze Mitteilung und Verweis auf Journal der Praktischen Chemie.
106 Kurze Mitteilung und Verweis auf Journal der Praktischen Chemie.
107 Verweis auf Journal der Praktischen Chemie.
108 Mitteilung als Separatdruck.

Ueber das Bleichen der Rohseide. In: [Dingler's] Polytechnisches Journal 136 (1855), S. 313.
Ueber ein Ersatzmittel der Pyrogallussäure in der Photographie. In: [Dingler's] Polytechnisches Journal 135 (1855), S. 375–377.
Ueber künstliches Bittermandelöl aus Steinöl. In: Neues Jahrbuch für Pharmacie und verwandte Fächer. Eine Zeitschrift des allgemeinen deutschen Apotheker-Vereins, Abtheilung Süddeutschland 3 (1855), S. 316f.
Ueber künstliches Bittermandelöl aus Steinöl. In: [Buchners] Neues Repertorium für Pharmacie 4 (1855), S. 275f.[109]
Ueber künstliches Bittermandelöl aus Steinöl. In: [Dingler's] Polytechnisches Journal 136 (1855), S. 311.
Auffinden der Verfälschung des Perubalsams mit Ricinusöl. In: Archiv der Pharmacie. Eine Zeitschrift des allgemeinen deutschen Apotheker-Vereins, Abtheilung Norddeutschland 134 (1855), S. 312.[110]
Ueber Verfälschung des Perubalsams mit Ricinusöl. In: [Dingler's] Polytechnisches Journal 135 (1855), S. 377f.
Neues Verfahren, geschwefelten Hopfen von nicht geschwefeltem zu unterscheiden. In: Neues Jahrbuch für Pharmacie und verwandte Fächer. Eine Zeitschrift des allgemeinen deutschen Apotheker-Vereins, Abtheilung Süddeutschland 4 (1855), S. 282–285.
Neues Verfahren, geschwefelten Hopfen von nicht geschwefeltem zu unterscheiden. In: [Dingler's] Polytechnisches Journal 140 (1856), S. 135–137.[111]
Ueber die vermeintliche Identität der Oxyphensäure mit dem farblosen Hydrochinon. In: Journal für Praktische Chemie 67 (1856), S. 490f.
Neues Verfahren, geschwefelten Hopfen von nicht geschwefeltem zu unterscheiden. In: Chemisches Central-Blatt N. F. 1 (1856); S. 105–107.[112]
Ueber Rinmanns Grün. In: Chemisches Central-Blatt N. F. 1 (1856); S. 430–432.[113]
Ueber Rinmanns Grün. In: [Dingler's] Polytechnisches Journal 140 (1856), S. 282–284.[114]
Kohlenwasserstoffe als Antichlor. In: Chemisches Central-Blatt N. F. 1 (1856), S. 464.[115]

[109] Der gleiche Aufsatz findet sich in: [Dingler's] Polytechnisches Journal 136 (1855), S. 311.

[110] Verweis auf: Neues Jahrbuch für Pharmacie und verwandte Fächer. Eine Zeitschrift des allgemeinen deutschen Apotheker-Vereins, Abtheilung Süddeutschland 3 (1855), S. 73f.

[111] Verweis auf das Kunst- und Gewerbeblatt für Bayern 1855, S. 699.

[112] Verweis auf das Kunst- und Gewerbeblatt des polytechnischen Vereins für das Königreich Bayern 1855, S. 699.

[113] Verweis auf das Kunst- und Gewerbeblatt des polytechnischen Vereins für das Königreich Bayern 1856, S. 83.

[114] Verweis auf: Bayerisches Kunst- und Gewerbeblatt 1856, S. 83.

[115] Verweis auf das Kunst- und Gewerbeblatt des polytechnischen Vereins für das Königreich Bayern 1856, S. 86.

Ueber Caseinkitt. In: Chemisches Central-Blatt N. F. 1 (1856), S. 670f.[116]
Ueber Caseïnkitt. In: Neues Jahrbuch für Pharmacie und verwandte Fächer. Eine Zeitschrift des allgemeinen deutschen Apotheker-Vereins, Abtheilung Süddeutschland 6 (1856), S. 102.[117]
Ueber Caseïn-Kitt. In: [Dingler's] Polytechnisches Journal 140 (1856), S. 301f.
Ueber die vermeintliche Identität der Oxyphensäure mit dem farblosen Hydrochinon. In: Chemisches Central-Blatt N. F. 1 (1856), S. 720.[118]
Beiträge zur Statistik des Hopfenbaues im Königreiche Bayern in den Jahren 1854 und 1855. In: [Dingler's] Polytechnisches Journal 139 (1856), S. 467f.[119]
Ueber Zündrequisiten. In: Chemisches Central-Blatt N. F. 1 (1856), S. 826–828.[120]
Ueber Zündrequisiten. In: [Dingler's] Polytechnisches Journal 141 (1856), S. 450–454.[121]
Ueber die Identität des Peucedanins mit dem Imperatorin. In: Archiv der Pharmacie. Eine Zeitschrift des allgemeinen deutschen Apotheker-Vereins, Abtheilung Norddeutschland 139 (1857), S. 196–199.[122]
Ueber Caseinkitt. In: Archiv der Pharmacie. Eine Zeitschrift des allgemeinen deutschen Apotheker-Vereins, Abtheilung Norddeutschland 141 (1857), S. 246.[123]
Abgeändertes Verfahren der Stearin- oder Palmitinsäurefabrikation. In: Journal für Praktische Chemie 70 (1857), S. 127f.[124]
Abgeändertes Verfahren der Stearin- oder Palmitinsäurefabrikation. In: Neues Jahrbuch für Pharmacie und verwandte Fächer. Eine Zeitschrift des allgemeinen deutschen Apotheker-Vereins, Abtheilung Süddeutschland 7 (1857), S. 176f.
Abgeändertes Verfahren der Stearin- oder Palmitinsäurefabrikation. In: [Dingler's] Polytechnisches Journal 143 (1857), S. 132f.
Ueber Bereitung von Kupferpulver. In: Neues Jahrbuch für Pharmacie und verwandte Fächer. Eine Zeitschrift des allgemeinen deutschen Apotheker-Vereins, Abtheilung Süddeutschland 7 (1857), S. 270–272.[125]

[116] Verweis auf: Polytechnisches Centralblatt 1856, S. 958f.

[117] Verweis auf: [Dingler's] Polytechnisches Journal 140 (1856), S. 301f.

[118] Kurze Mitteilung und Verweis auf: Journal für Praktische Chemie 67 (1856), S. 490f.

[119] Verweis auf: Kunst- und Gewerbeblatt für Bayern 1856, S. 82.

[120] Verweis auf den Jahresbericht über die Fortschritte der technischen Chemie für 1855. Leipzig 1856.

[121] Verweis auf: Wagner's Jahresbericht über die Fortschritte der chemischen Technologie für 1855, Leipzig 1856.

[122] Verweis auf: Neues Jahrbuch für Pharmacie und verwandte Fächer. Eine Zeitschrift des allgemeinen deutschen Apotheker-Vereins, Abtheilung Süddeutschland 2 (1854), S. 83–88.

[123] Verweis auf: Polytechnisches Centralblatt. 1856, S. 958f. und Chemisches Central-Blatt N. F. 1 (1856); S. 670f.

[124] Bericht über Wagners Veröffentlichung in [Dingler's] polytechnischem Journal.

[125] Mitteilung über Separatdruck.

Ueber die Veränderung, welche der Hopfen beim Aufbewahren erleidet, und über das Schwefeln desselben. In: Neues Jahrbuch für Pharmacie und verwandte Fächer. Eine Zeitschrift des allgemeinen deutschen Apotheker-Vereins, Abtheilung Süddeutschland 7 (1857), S. 316–321.[126]
Ueber die Veränderung, welche der Hopfen beim Aufbewahren erleidet, und über das Schwefeln desselben. In: [Dingler's] Polytechnisches Journal 143 (1857), S. 224–230.[127]
Ueber ein Ersatzmittel der Pyrogallussäure in der Photographie. In: Neues Jahrbuch für Pharmacie und verwandte Fächer. Eine Zeitschrift des allgemeinen deutschen Apotheker-Vereins, Abtheilung Süddeutschland 7 (1857), S. 377–379.
Ueber Kalium- und Natrium-Darstellung. In: Neues Jahrbuch für Pharmacie und verwandte Fächer. Eine Zeitschrift des allgemeinen deutschen Apotheker-Vereins, Abtheilung Süddeutschland 7 (1857), S. 375f.
Ueber Kalium- und Natrium-Darstellung. In: Chemisches Central-Blatt N. F. 2 (1857), S. 332.[128]
Ueber Kalium- und Natrium-Darstellung. In: [Dingler's] Polytechnisches Journal 143 (1857), S. 343f.
Ueber Kalium- und Natrium-Darstellung. In: Archiv der Pharmacie. Eine Zeitschrift des allgemeinen deutschen Apotheker-Vereins, Abtheilung Norddeutschland 142 (1857), S. 26f.
Ueber Verfälschung des Perubalsams mit Ricinusöl. In: Archiv der Pharmacie. Eine Zeitschrift des allgemeinen deutschen Apotheker-Vereins, Abtheilung Norddeutschland 142 (1857), S. 27f.
Ueber ein Ersatzmittel der Pyrogallussäure in der Photographie. In: Archiv der Pharmacie. Eine Zeitschrift des allgemeinen deutschen Apotheker-Vereins, Abtheilung Norddeutschland 142 (1857), S. 151–153.
Ueber das Läutern des Rüböls. In: Archiv der Pharmacie. Eine Zeitschrift des allgemeinen deutschen Apotheker-Vereins, Abtheilung Norddeutschland 142 (1857), S. 153–155.
Neues Verfahren, geschwefelten Hopfen von nicht geschwefeltem zu unterscheiden. In: Archiv der Pharmacie. Eine Zeitschrift des allgemeinen deutschen Apotheker-Vereins, Abtheilung Norddeutschland 142 (1857), S. 301–304.
Ueber das Glühwachs in der Feuervergoldung. In: Archiv der Pharmacie. Eine Zeitschrift des allgemeinen deutschen Apotheker-Vereins, Abtheilung Norddeutschland 142 (1857), S. 305f.

[126] Mitteilung über Separatdruck.

[127] Verweis auf: Wagner's Jahresbericht über die Fortschritte der chemischen Technologie für 1855, S. 201.

[128] Verweis auf: [Dingler's] Polytechnisches Journal 143 (1857), S. 343f.

Ueber das Glühwachs in der Feuervergoldung. In: Neues Jahrbuch für Pharmacie und verwandte Fächer. Eine Zeitschrift des allgemeinen deutschen Apotheker-Vereins, Abtheilung Süddeutschland 7 (1857), S. 376f.
Ueber das Glühwachs in der Feuervergoldung. In: [Dingler's] Polytechnisches Journal 144 (1857), S. 237f.[129]
Ueber das Erschweren und Färben der Seide. In: Verweis Neues Jahrbuch für Pharmacie und verwandte Fächer. Eine Zeitschrift des allgemeinen deutschen Apotheker-Vereins, Abtheilung Süddeutschland 8 (1857), S. 8–10.[130]
Ueber das Erschweren und Färben der Seide. In: [Dingler's] Polytechnisches Journal 144 (1857), S. 465–467.[131]
Ueber eine neue Bildungsweise des Ammoniaks und der Ammoniaksalze. In: Archiv der Pharmacie. Eine Zeitschrift des allgemeinen deutschen Apotheker-Vereins, Abtheilung Norddeutschland 142 (1857), S. 23–26.
Ueber eine neue Bildungsweise des Ammoniaks und der Ammoniaksalze. In: [Dingler's] Polytechnisches Journal 144 (1857), S. 236f.
Ueber Wasserglas als Ersatzmittel des Borax. In: [Dingler's] Polytechnisches Journal 145 (1857), S. 238.[132]
Ueber sogenannte Antiphosphorfeuerzeuge. In: [Dingler's] Polytechnisches Journal 145 (1857), S. 387–390.[133]
Bereitung von Kupferpulver. In: [Dingler's] Polytechnisches Journal 145 (1857), S. 313.[134]
Ueber Bereitung von Kupferpulver. In. Archiv der Pharmacie. Eine Zeitschrift des allgemeinen deutschen Apotheker-Vereins, Abtheilung Norddeutschland. Ergänzungsheft 1855, 1856 und 1857 (1858), S. 46.[135]
Kupferpulver. In: Archiv der Pharmacie. Eine Zeitschrift des allgemeinen deutschen Apotheker-Vereins, Abtheilung Norddeutschland 143 (1858), S. 71.[136]
Ueber das Läutern des Rüböls. In: Neues Jahrbuch für Pharmacie und verwandte Fächer. Eine Zeitschrift des allgemeinen deutschen Apotheker-Vereins, Abtheilung Süddeutschland 9 (1858), S. 111.[137]

129 Verweis auf: Würzburger gemeinnützige Wochenschrift 1857, Nr. 19.

130 Mitteilung über Separatdruck.

131 Verweis auf: Würzburger gemeinnützige Wochenschrift 1857, Nr. 22.

132 Verweis auf: Würzburger gemeinnützige Wochenschrift 1857, Nr. 25.

133 Verweis auf: Wagner's Jahresbericht der chemischen Technologie für 1856, S. 465.

134 Mitteilung und Verweis auf: Bayerisches Kunst- und Gewerbeblatt 1857, S. 31.

135 Mitteilung und Verweis auf: Neues Jahrbuch für Pharmacie und verwandte Fächer. Eine Zeitschrift des allgemeinen deutschen Apotheker-Vereins, Abtheilung Süddeutschland 7 (1857), S. 270–272.

136 Mitteilung und Verweis auf: Kunst- und Gewerbeblatt.

137 Verweis auf: Ueber das Läutern des Rüböls. In: Archiv der Pharmacie. Eine Zeitschrift des allgemeinen deutschen Apotheker-Vereins, Abtheilung Norddeutschland 142 (1857), S. 153–155.

Die Steinkohlen, ihre Entstehung und ihre technische Bedeutung. In: Neues Jahrbuch für Pharmacie und verwandte Fächer. Eine Zeitschrift des allgemeinen deutschen Apotheker-Vereins, Abtheilung Süddeutschland 9 (1858), S. 341–349.[138]
Ueber Ammoniakgewinnung aus Steinkohlen. In: [Dingler's] polytechnischem Journal 148 (1858), S. 355f.
Chemisch-technische Notizen. I. Glasversilberung. II. Anwendung der Zinkblende in der Glasfabrikation. III. Rothe Farbe aus Antimon. IV. Ueber das Faulen der Porzellanmasse. In: Neues Jahrbuch für Pharmacie und verwandte Fächer. Eine Zeitschrift des allgemeinen deutschen Apotheker-Vereins, Abtheilung Süddeutschland 10 (1858), S. 27–32.[139]
Chemisch-technische Notizen. V. Ueber Vergoldung des Porzellans. VI. Ueber die Verwendung des Specksteinpulvers. In: Neues Jahrbuch für Pharmacie und verwandte Fächer. Eine Zeitschrift des allgemeinen deutschen Apotheker-Vereins, Abtheilung Süddeutschland 10 (1858), S. 95–97 [Schluss].
Chemisch-technische Notizen. I. Glasversilberung. II. Anwendung der Zinkblende in der Glasfabrication. III. Rothe Farbe aus Antimon. IV. Ueber das Faulen der Porzellanmasse. V. Ueber Vergoldung des Porzellans. VI. Ueber die Verwendung des Specksteinpulvers. In: [Dingler's] polytechnisches Journal 148 (1858), S. 447–453.
Abgeändertes Verfahren der Stearin- oder Palmitinsäurefabrikation. In: Archiv der Pharmacie. Eine Zeitschrift des allgemeinen deutschen Apotheker-Vereins, Abtheilung Norddeutschland 144 (1858), S. 155f.
Künstliches Rosenwasser. In: Archiv der Pharmacie. Eine Zeitschrift des allgemeinen deutschen Apotheker-Vereins, Abtheilung Norddeutschland 144 (1858), S. 357.[140]
Künstliches Rosenwasser. In: [Dingler's] polytechnischem Journal 147 (1858), S. 395.[141]
Verfahren, geschwefelten Hopfen von nicht geschwefeltem zu unterscheiden. In: Chemisches Central-Blatt N. F. 3 (1858); S. 117.[142]
Ueber Verfälschung des Perubalsams mit Ricinusöl. In: [Buchner's] Neues Repertorium für Pharmacie 7 (1858), S. 279f.

---

[138] Inhalt u. a.: Vorkommen in den Deutschen Ländern, Österreich, Frankreich, Belgien und Großbritannien.

[139] Mitteilung über Separatdruck.

[140] Mitteilung und Verweis auf: Wagner's Jahresberichte über die Fortschritte der chemischen Technologie 1856, S. 260. und Polytechnisches Centralblatt 1858, S. 144.

[141] Kleine Mitteilung aus Wagner's Jahresbericht über die Fortschritte der chemischen Technologie für 1856, S. 260.

[142] Verweis auf Archiv der Pharmacie 92, S. 301–304.

Chemisch-technische Notizen. I. Glasversilberung. II. Anwendung der Zinkblende in der Glasfabrication. Verglasung der Zinkblende. III. Rothe Farben aus Antimon. IV. Ueber das Faulen der Porcellanmasse. V. Ueber Vergoldung des Porcellans. VI. Ueber die Verwendung des Specksteinpulvers. In: Chemisches Central-Blatt N. F. 3 (1858), S. 601–607.[143]
Statistisches über Hopfenproduction, namentlich im Königreich Bayern. In: [Dingler's] Polytechnisches Journal 149 (1858), S. 78f.
Ueber die Bestimmung des specifischen Gewichtes fester Körper zu technologischen Zwecken. In: Archiv der Pharmacie. Eine Zeitschrift des allgemeinen deutschen Apotheker-Vereins, Abtheilung Norddeutschland 149 (1859), S. 280–284.
Ueber Antimonzinnober. In: Verhandlungen der Physicalisch-Medicinischen Gesellschaft in Würzburg 9 (1859), S. 63–65.
Darstellung von Antimonzinnober, künstlichem Senföl aus Glycerin und Jodphosphor sowie ueber Phycit. In: Verhandlungen der Physicalisch-Medicinischen Gesellschaft in Würzburg 9 (1859), S. XXII.
Gewinnung von künstlichem Karmin aus der Moringerbsäure des Gelbholzes. In: Verhandlungen der Physicalisch-Medicinischen Gesellschaft in Würzburg 9 (1859), S. XLVI.
Ueber die Verwendung der Euxanthinsäure in der Färberei und Farbenbereitung. In: Chemisches Central-Blatt 4 N. F. (1859), S. 868–870.[144]
Ueber die Verwendung der Euxanthinsäure in der Färberei und Farbenbereitung. In: [Dingler's] Polytechnisches Journal 153 (1859), S. 210–212.[145]
Beiträge zur Chlorometrie. In: Chemisches Central-Blatt N. F. 4 (1859), S. 881–884.[146]
Beiträge zur Chlorometrie. In: [Dingler's] Polytechnisches Journal 154 (1859), S. 146–149.
Beiträge zur Technologie der Rübenzuckerfabrikation. In: Chemisches Central-Blatt N. F. 4 (1859), S. 889–892.[147]
Ueber einige Bestandtheile des Hopfens. In: Chemisches Central-Blatt N. F. 4 (1859), S. 892–895.[148]
Vorzeigung des Hydrometers von Alexander, des Vaporimeters von Geissler, Vorrichtung zur Bestimmung des Gewichtes der Kohlensäure. In: Verhandlungen der Physicalisch-Medicinischen Gesellschaft in Würzburg 9 (1859), S. LVI.

[143] Verweis auf [Dingler's] Polytechnisches Journal 148 (1858), S. 447–453.

[144] Verweis auf: Verhandlungen der Physikalisch-Medicinischen Gesellschaft in Würzburg, Bd. 10 und Polytechnisches Centralblatt 1859, S. 1376–1378.

[145] Verweis auf: Verhandlungen der Physikalisch-Medicinischen Gesellschaft in Würzburg, Bd. 10.

[146] Verweis auf: [Dingler's] Polytechnisches Journal 154 (1859), S. 146–149.

[147] Verweis auf: [Dingler's] Polytechnisches Journal 153 (1859), S. 377–379.

[148] Verweis auf: [Dingler's] Polytechnisches Journal Bd. 154, S. 65–69.

Schwarze Messingbronze. In: Neues Jahrbuch für Pharmacie und verwandte Fächer. Eine Zeitschrift des allgemeinen deutschen Apotheker-Vereins, Abtheilung Süddeutschland 11 (1859), S. 217.[149]
Ueber die Bestimmung des specifischen Gewichtes fester Körper zu technologischen Zwecken. In: Neues Jahrbuch für Pharmacie und verwandte Fächer. Eine Zeitschrift des allgemeinen deutschen Apotheker-Vereins, Abtheilung Süddeutschland 12 (1859), S. 78–82.[150]
Statistisches über Hopfenproduction des Jahres 1858, namentlich im Königreich Bayern. In: [Dingler's] Polytechnisches Journal 154 (1859), S. 77f.
Hopfenproduktion des Jahres 1858. In: Neues Jahrbuch für Pharmacie und verwandte Fächer. Eine Zeitschrift des allgemeinen deutschen Apotheker-Vereins, Abtheilung Süddeutschland 12 (1859), S. 254.
Ueber einige Bestandtheile des Hopfens. In: Neues Jahrbuch für Pharmacie und verwandte Fächer. Eine Zeitschrift des allgemeinen deutschen Apotheker-Vereins, Abtheilung Süddeutschland 12 (1859), S. 364–369.[151]
Beiträge zur Technologie der Rübenzuckerfabrikation. In: [Dingler's] Polytechnisches Journal 153 (1859), S. 377–379.[152]
Ueber einige Bestandtheile des Hopfens. In: [Dingler's] Polytechnisches Journal 154 (1859), S. 65–69.[153]
Die Pressrückstände der Zuckerrübe als Futtermaterial. In: Archiv der Pharmacie. Eine Zeitschrift des allgemeinen deutschen Apotheker-Vereins, Abtheilung Norddeutschland 151 (1860), S. 236–238.[154]
Ueber eine neue Methode des Ziegelbrennens. In: Archiv der Pharmacie. Eine Zeitschrift des allgemeinen deutschen Apotheker-Vereins, Abtheilung Norddeutschland 154 (1860), S. 240.[155]
Ueber einige Bestandtheile des Hopfens. In: Archiv der Pharmacie. Eine Zeitschrift des allgemeinen deutschen Apotheker-Vereins, Abtheilung Norddeutschland 154 (1860), S. 301f.[156]
Ueber einige Bestandtheile des Hopfens. In: Verhandlungen der Physicalisch-Medicinischen Gesellschaft in Würzburg 10 (1860), S. 82–86.[157]

149 Verweis auf: Würzburger Wochenschrift.

150 Mitteilung über Separatdruck.

151 Mitteilung über Separatdruck.

152 Verweis auf Verhandlungen der Physicalisch-Medicinischen Gesellschaft in Würzburg 10 (1860).

153 Verweis auf Verhandlungen der Physicalisch-Medicinischen Gesellschaft in Würzburg 10 (1860).

154 Mitteilung nach Rudolph Wagner gem. Wochenschrift 1859, Nr. 34.

155 Mitteilung nach Rudolph Wagner gem. Wochenschrift 1859, Nr. 28.

156 Verweis auf Neues Jahrbuch für Pharmacie und verwandte Fächer. Eine Zeitschrift des allgemeinen deutschen Apotheker-Vereins, Abtheilung Süddeutschland 12 (1859), S. 364–369.

Notizen aus dem Gebiete der organischen Chemie. Rothgallussäure; das Thialdin und Alanin der Caprinylreihe; die Synthese des Peucedanins und Athamantins; die Möglichkeit der Ueberführung organischer Basen in andere homologe Glieder; die zusammengesetzten Cyane; die Mandelsäurereihe, eine neue Reihe organischer Säuren; Ueber die Constitution der Benzilreihe. In: Verhandlungen der Physicalisch-Medicinischen Gesellschaft in Würzburg 10 (1860), S. 86–101.
Beiträge zur Technologie der Rübenzuckerfabrikation. In: Verhandlungen der Physicalisch-Medicinischen Gesellschaft in Würzburg 10 (1860), S. 102–105.
Ueber die Verwendung der Euxanthinsäure in der Färberei und Farbenbereitung. In: Verhandlungen der Physicalisch-Medicinischen Gesellschaft in Würzburg 10 (1860), S. 105–107.
Ueber eine neue chlorometrische Methode. In: Verhandlungen der Physicalisch-Medicinischen Gesellschaft in Würzburg 10 (1860), S. LI.
Über eine Methode der Zuckerbestimmung nach Maumené. über Anilindarstellung, über Methoden der Spiegelversielberung, Proben von Lüster. In: Würzburger Medicinische Zeitschrift. Sitzungs-Berichte der Physicalisch-Medicinischen Gesellschaft für das Jahr 1860 1 (1860), S. XIV.
Über Uebermangansäure; über Identität von Morin und Quercitrin. In: Würzburger Medicinische Zeitschrift. Sitzungs-Berichte der Physicalisch-Medicinischen Gesellschaft für das Jahr 1860 1 (1860), S. XVIII.
Die Prüfung des Chlorkalks. In: Würzburger Naturwissenschaftliche Zeitschrift 1 (1860), S. 81–83.
Ueber die Darstellung des kohlensauren Kalis bei der Weinsäuregewinnung. In: Würzburger Naturwissenschaftliche Zeitschrift 1 (1860), S. 83f.
Ueber den Oelgehalt einiger forstlicher Samen. In: Würzburger Naturwissenschaftliche Zeitschrift 1 (1860), S. 161f.
Chemisch-technische Untersuchung des Presstorfes aus dem Torfwerke Kolbermoor bei Rosenheim in Südbayern. In: Würzburger Naturwissenschaftliche Zeitschrift 1 (1860), S. 214–225.
Über Maumené's Zuckerbestimmung. In: Würzburger Naturwissenschaftliche Zeitschrift 1 (1860), S. 317–320.
Notizen aus dem Gebiete der organischen Chemie. I. Rothgallussäure. II. Das Thialdin und Alanin der Caprinylreihe. III. Die Synthese des Peucedanins und Athamantins. In: Neues Jahrbuch für Pharmacie und verwandte Fächer. Eine Zeitschrift des allgemeinen deutschen Apotheker-Vereins, Abtheilung Süddeutschland 13 (1860), S. 217–224.[158]
Ueber die Anwendbarkeit des Cyanbaryums in der pharmaceutischen Chemie. In: [Buchners] Neues Repertorium für Pharmacie 10 (1861), S. 131f.

[157] Siehe hierzu S. RUPPEN (2020). Nähere Angaben zur Geschichte des Bieres aus pharmazeutischer Sicht sind in der Dissertation von Ruppen zu finden.

[158] Mitteilung über Separatdruck.

Ueber Thialdin und Alani in der Caprinylreihe. In: Chemisches Central-Blatt N. F. 6 (1861), S. 32.[159]
Ueber die Rothgallussäure. In: Chemisches Central-Blatt N. F. 6 (1861), S. 47f.[160]
Synthese des Peucedanins und Athamantins. In: Chemisches Central-Blatt N. F. 6 (1861), S. 64.[161]
Chemisch-technische Untersuchung des Presstorfes aus dem Torfwerke Kolbermoor bei Rosenheim in Südbayern. In: Chemisches Central-Blatt N. F. 6 (1861), S. 87–91.[162]
Beiträge zur Alkaloimetrie. In: Chemisches Central-Blatt N. F. 6 (1861), S. 941–943.[163]
Beiträge zur Alkaloïmetrie. In: [Dingler's] Polytechnisches Journal 161 (1861), S. 40–42.
Oelgehalt einiger forstlichen [!] Samen. In: [Dingler's] Polytechnisches Journal 160 (1861), S. 466f.
Traubenkernöl und Traubenkerngerbsäure. In: [Dingler's] Polytechnisches Journal 160 (1861), S. 466.
Ueber die Zusammensetzung des Weines. In: Archiv der Pharmacie. Eine Zeitschrift des allgemeinen deutschen Apotheker-Vereins, Abtheilung Norddeutschland 157 (1861), S. 323f.[164]
Ueber einige Bestandtheile des Hopfens. In: Archiv der Pharmacie. Eine Zeitschrift des allgemeinen deutschen Apotheker-Vereins, Abtheilung Norddeutschland 158 (1861), S. 49.[165]
Neue Methode zur Gewinnung des Jods. In: [Dingler's] Polytechnisches Journal 162 (1861), S. 77.[166]

159 Verweis auf Neues Jahrbuch für Pharmacie und verwandte Fächer Bd. 13, S. 218–223; siehe auch Verhandlungen der Physicalisch-Medicinischen Gesellschaft in Würzburg 10 (1860), S. 86–101.

160 Verweis auf Neues Jahrbuch für Pharmacie und verwandte Fächer Bd. 13, S. 217–219; siehe auch Verhandlungen der Physicalisch-Medicinischen Gesellschaft in Würzburg 10 (1860), S. 86–101.

161 Verweis auf Neues Jahrbuch für Pharmacie und verwandte Fächer Bd. 13, S. 223f., siehe auch Verhandlungen der Physicalisch-Medicinischen Gesellschaft in Würzburg 10 (1860), S. 86–101.

162 Verweis auf das Kunst- und Gewerbeblatt des polytechnischen Vereins für das Königreich Bayern Oktoberheft 1860; siehe auch Würzburger Naturwissenschaftliche Zeitschrift 1 (1860), S. 214–225.

163 Verweis auf [Dingler's] Polytechnisches Journal Bd. 161, S. 40f.

164 Mitteilung und Verweis auf Würzburger Wochenschrift 1859, Nr. 44 und Polytechnisches Centralblatt 1860, S. 142.

165 Mittelung und Verweis auf: Ueber einige Bestandtheile des Hopfens. In: Verhandlungen der Physicalisch-Medicinischen Gesellschaft in Würzburg 10 (1860), S. 82–86 [!, S. 1, wie hier angegeben, ist falsch!] und Polytechnisches Centralblatt 1860, S. 272–276.

166 Mitteilung und Verweis auf Wagner's Jahresbericht der chemischen Technologie für 1860, S. 194.

Zur Technologie des Baryts. In: Archiv der Pharmacie. Eine Zeitschrift des allgemeinen deutschen Apotheker-Vereins, Abtheilung Norddeutschland 162 (1862), S. 229–243.
Darstellung von Jodcalcium. In: Archiv der Pharmacie. Eine Zeitschrift des allgemeinen deutschen Apotheker-Vereins, Abtheilung Norddeutschland 162 (1862), S. 243–246.
Darstellung von Jodcalcium. In: Neues Jahrbuch für Pharmacie und verwandte Fächer. Eine Zeitschrift des allgemeinen deutschen Apotheker-Vereins, Abtheilung Süddeutschland 18 (1862), S. 22–24.
Gehalt einiger forstlicher Samen an fettem Oel. In: Archiv der Pharmacie. Eine Zeitschrift des allgemeinen deutschen Apotheker-Vereins, Abtheilung Norddeutschland 161 (1862), S. 64f.[167]
Ueber Morin und Moringerbsäure. In: Chemisches Central-Blatt N. F. 7 (1862), S. 399.[168]
Ueber Morin und Moringerbsäure. In: Archiv der Pharmacie. Eine Zeitschrift des allgemeinen deutschen Apotheker-Vereins, Abtheilung Norddeutschland 165 (1863), S. 80.[169]
Darstellung von Zinkgrün. In: [Dingler's] Polytechnisches Journal 167 (1863), S. 235.[170]
Darstellung von Iodcalcium. In: Chemisches Central-Blatt N. F. 8 (1863), S. 143f.[171]
Das Kupferoxydul-Ammoniak als Reductionsmittel. In: Chemisches Central-Blatt N. F. 8 (1863), S. 239.[172]
Das Kupferoxydul-Ammoniak als Reductionsmittel. In: [Dingler's] Polytechnisches Journal 168 (1863), S. 158.[173]
Sodafabrication mittels Oxalsäure. In: Chemisches Central-Blatt N. F. 9 (1864), S. 904f.[174]
Sodafabrication mittelst Oxalsäure. In: [Dingler's] Polytechnisches Journal 172 (1864), S. 139f.
Zur Geschichte der Sodafabrication. In: [Dingler's] Polytechnisches Journal 173 (1864), S. 203–206.

[167] Mitteilung und Verweis auf: Ueber den Oelgehalt einiger forstlicher Samen. In: Würzburger Naturwissenschaftliche Zeitschrift 1 (1860), S. 161f.

[168] Verweis: Vom Verfasser mitgeteilt.

[169] Verweis auf: Ueber Morin und Moringerbsäure. In: Chemisches Central-Blatt N. F. 7 (1862), S. 399.

[170] Verweis auf Wagner's Jahresbericht für chemische Technologie, 1861; in Deutschland unter dem Namen Rinmann's Grün bekannt; eigentliche Autoren: Leclaire und Barruel.

[171] Verweis auf: Neues Jahrbuch für Pharmacie und verwandte Fächer Bd. 18, S. 22, Juli 1862.

[172] Verfasser vom 5. April 1863.

[173] Wagner hatte sich dieses Verfahren zur Silberspiegelherstellung und zur Herstellung von Anilin und Rosanilin für England patentieren lassen.

[174] Verweis auf [Dingler's] Polytechnisches Journal 172 (1864), S. 139f.

Chemisch-technische Notizen. Zur Alkoholbestimmung. Zur Verarbeitung des Kryoliths. In: [Dingler's] Polytechnisches Journal 172 (1864), S. 380f.
Zur Gewinnung der Borsäure in Toscana; von Dr. A. W. Hofmann. In: [Dingler's] Polytechnisches Journal 172 (1864), S. 458–460.[175]
Ueber die Rufimorinsäure. In: Chemisches Central-Blatt N. F. 9 (1864), S. 989.[176]
Ueber die Identität der Rufimorinsäure mit der Carminsäure. In: Chemisches Central-Blatt 9 N. F. (1864), S. 989.[177]
Ueber die Rufimorsäure [!]. In: [Dingler's] Polytechnisches Journal 171 (1864), S. 458f.
Vergleichende Zusammenstellung der Fabricationskosten des Glaubersalzes in England und in Frankreich; von Chandelon. In: [Dingler's] Polytechnisches Journal 172 (1864), S. 140–142.[178]
Rufimorinsäure. In: Journal für Praktische Chemie 91 (1864), S. 505–507.[179]
Über Ebullioskope zur Alkoholbestimmung. In: Würzburger Medicinische Zeitschrift 5 (1864), S. IV.
Die Käsefabrication zu Roquefort. In: [Dingler's] Polytechnisches Journal 172 (1864), S. 309–313.
Die neuen Patronen von Doremur. In: [Dingler's] Polytechnisches Journal 172 (1864), S. 317f.[180]
Über einige technisch-chemische Präparate der Londoner Ausstellung. In: Würzburger Medicinische Zeitschrift 5 (1864), S. V.
Über Anilinfarben; Kupferoxydul-Ammoniak zur Reduction. In: Würzburger Medicinische Zeitschrift 5 (1864), S. VIII.
Über Technologisches. In: Würzburger Medicinische Zeitschrift 5 (1864), S. XIII.
Zur Sodafabrikation. In: Polytechnisches Notizblatt 19 (1864), S. 185f.[181]
Zur Sodafabrication. In: [Dingler's] Polytechnisches Journal 172 (1864), S. 154f.

175 Nur Mitteilung von Wagner.

176 Verweis auf [Dingler's] Polytechnisches Journal 171 (1864), S. 458f., März 1864; inhaltlich wird auf die Verhandlungen der Physicalisch-Medicinischen Gesellschaft in Würzburg 10 (1860), S. 86–101 verwiesen.

177 Verweis auf das Journal für Praktische Chemie, Bd. 91, S. 242, April 1864. Autor dieses Aufsatzes ist Prof. Pompejus Alexander Bolley (1812–1870), Zürich.

178 Nur Mitteilung von Wagner.

179 Der dort angegebene Aufsatz Wagners in Band 10 ist der Jahrgang 1860 und nicht wie irrtümlich vom Verfasser angegeben 1859; siehe hierzu: Notizen aus dem Gebiete der organischen Chemie. Rothgallussäure; das Thialdin und Alanin der Caprinylreihe; die Synthese des Peucedanins und Athamantins; die Möglichkeit der Ueberführung organischer Basen in andere homologe Glieder; die zusammengesetzten Cyane; die Mandelsäurereihe, eine neue Reihe organischer Säuren; ueber die Constitution der Benzilreihe. In: Verhandlungen der Physicalisch-Medicinischen Gesellschaft in Würzburg 10 (1860), S. 86–101.

180 Inhalt: Munitionstechnik.

181 Verweis auf [Dingler's] Polytechnisches Journal 172 (1864), S. 154f.

Zur Sodafabrication. In: Neues Jahrbuch für Pharmacie und verwandte Fächer. Eine Zeitschrift des allgemeinen deutschen Apotheker-Vereins, Abtheilung Süddeutschland 21 (1864), S. 346.[182]
Ueber die Anwendbarkeit des Baryts in der Sodafabrication. In: Verweis [Dingler's] Polytechnisches Journal 173 (1864), S. 206–211.
Weiteres über den Fleischextrakt [von Liebig]. In: [Buchners] Neues Repertorium für Pharmacie 14 (1865), S. 84f.
Zur Darstellung von Quecksilberchlorid. In: Chemisches Central-Blatt N. F. 10 (1865), S. 639f.[183]
Ueber künstliche Darstellung der Benzoësäure. In: [Dingler's] Polytechnisches Journal 175 (1865), S. 455f.
Zur Darstellung von essigsaurer Thonerde aus Thonerde. In: Chemisches Central-Blatt N. F. 10 (1865), S. 640.[184]
Wagners Chlorkalkprobe. In: Chemisches Central-Blatt N. F. 10 (1865), S. 654.[185]
Künstliche Darstellung der Benzoësäure. In: Chemisches Central-Blatt N. F. 10 (1865), S. 686.[186]
Ueber Bereitung von Quecksilberchlorid. In: Polytechnisches Notizblatt 20 (1865), S. 161–164.[187]
Chlorometrie. In: Zeitschrift für analytische Chemie 4 (1865), S. 223f.[188]
Chemisch-technoloische Notizen. I. Chlorometrie. II. Kaligewinnung aus Feldspath und ähnlichen Gesteinen. III. Essigsaure Thonerde. IV. Arsensaures Natron. V. Quecksilberchlorid. In: [Dingler's] Polytechnisches Journal 176 (1865), S. 131–138.
Kaligewinnung aus Feldspath und ähnlichen Gesteinen. In: Polytechnisches Notizblatt 20 (1865), S. 184f.[189]
Ueber künstliche Darstellung der Benzoësäure. In: Archiv der Pharmacie. Eine Zeitschrift des allgemeinen deutschen Apotheker-Vereins, Abtheilung Norddeutschland 176 (1866), S. 239f.[190]
Über die Methoden des Probirens der Quecksilbererze. In: Würzburger Medicinische Zeitschrift. Sitzungsberichte der physicalisch-medicinischen Gesellschaft in Würzburg für das Gesellschaftsjahr 1865/66 7 (1866), S. III.

[182] Verweis auf: Zur Sodafabrication. In: [Dingler's] Polytechnisches Journal 172 (1864), S. 154f.
[183] Verweis auf Polytechnisches Journal 176, S. 139, April 1865.
[184] Verweis auf Polytechnisches Journal 176, S. 133, April 1864 [!].
[185] Verweis auf Polytechnisches Journal 176, S. 131, April 1865.
[186] Verweis auf [Dingler's] Polytechnisches Journal 175 (1865), S. 455f.
[187] Separat-Abdruck vom Verfasser.
[188] Mitteilung.
[189] Separat-Abdruck vom Verfasser.
[190] Verweis auf [Dingler's] Polytechnisches Journal 175 (1865), S. 455f.

Über Gerbstoffbestimmungen. In: Würzburger Medicinische Zeitschrift. Sitzungsberichte der physicalisch-medicinischen Gesellschaft in Würzburg für das Gesellschaftsjahr 1865/66 7 (1866), S. X.
Beitrag zum Nachweise der Alkaloide. In: [Buchners] Neues Repertorium für Pharmacie 15 (1866), S. 314f.
Beitrag zum Nachweise der Alkaloide. In: Journal für Praktische Chemie 97 (1866), S. 510f.
Beitrag zum Nachweise der Alkaloide. In: Zeitschrift für analytische Chemie 4 (1865), S. 387.
Ueber hydrometallurgische Quecksilbergewinnung. In: Journal für Praktische Chemie 98 (1866), S. 23–26.
Beiträge zur Kenntniss und zur quantitativen Bestimmung der Gerbsäuren. In: Journal für Praktische Chemie 99 (1866), S. 294–305.
Beiträge zur Kenntniss und zur quantitativen Bestimmung der Gerbsäuren. In: Zeitschrift für analytische Chemie 5 (1866), S. 1–10.
Ueber eine hydrostatische Prüfungsmethode des Bienenwachses auf Paraffin. In: Zeitschrift für analytische Chemie 5 (1866), S. 279–285.
Ueber quantitative Bestimmung des Mirbanöles (Nitrobenzols) im Bittermandelöle. In: Zeitschrift für analytische Chemie 5 (1866), S. 285–287.
Zur Nachweisung der Alkaloide. In: Chemisches Central-Blatt N. F. 11 (1866), S. 589f.[191]
Beitrag zum Nachweise der Alkaloide. In: Neues Jahrbuch für Pharmacie und verwandte Fächer. Eine Zeitschrift des allgemeinen deutschen Apotheker-Vereins, Abtheilung Süddeutschland 26 (1866), S. 82.[192]
Ueber die Darstellung des Quecksilbers auf nassem Wege. In: Chemisches Central-Blatt N. F. 11 (1866), S. 863f.[193]
Ueber Bereitung von Quecksilberchlorid. In: Archiv der Pharmacie. Eine Zeitschrift des allgemeinen deutschen Apotheker-Vereins, Abtheilung Norddeutschland 178 (1866), S. 248–250.[194]
Ueber künstliche Darstellung der Benzoesäure. In: [Dingler's] Polytechnisches Journal 185 (1867), S. 480f.
Entfernung des unangenehmen Geruches von Petroleum und Solaröl. In: [Dingler's] Polytechnisches Journal 185 (1867), S. 482.[195]

[191] Verweis auf: Beitrag zum Nachweise der Alkaloide. In: Journal für Praktische Chemie 97 (1866), S. 510f.

[192] Mitteilung über Separatdruck und Verweis auf Zeitschrift für analytische Chemie 4 (1865), S. 387.

[193] Verweis auf: Ueber hydrometallurgische Quecksilbergewinnung. In: Journal für Praktische Chemie 98 (1866), S. 23–26.

[194] Mitteilung und Verweis auf Polytechnisches Notizblatt 20 (1865), S. 161–164.

Vortheilhafteste Aufbewahrung von Natrium. In: Neues Jahrbuch für Pharmacie und verwandte Fächer. Eine Zeitschrift des allgemeinen deutschen Apotheker-Vereins, Abtheilung Süddeutschland 27 (1867), S. 223.[196]
Vortheilhafteste Aufbewahrung von Natrium. In: [Dingler's] Polytechnisches Journal 183 (1867), S. 413.
Ueber Bereitung von Salpetersäure. In: [Dingler's] Polytechnisches Journal 183 (1867), S. 76f.
Beiträge zur Kenntniß und zur quantitativen Bestimmung der Gerbsäuren. In: [Dingler's] Polytechnisches Journal 183 (1867), S. 227–237.
Zur Nachweisung von Nitrobenzol in Bittermandelöl. In: Neues Jahrbuch für Pharmacie und verwandte Fächer. Eine Zeitschrift des allgemeinen deutschen Apotheker-Vereins, Abtheilung Süddeutschland 27 (1867), S. 224.
Prüfung des Seidengarnes oder der Seidenzeuge auf Beimischung von Wolle. In: Neues Jahrbuch für Pharmacie und verwandte Fächer. Eine Zeitschrift des allgemeinen deutschen Apotheker-Vereins, Abtheilung Süddeutschland 28 (1867), S. 37f.[197]
Prüfung des Seidengarnes oder der Seidenzeuge auf Beimischung von Wolle. In: Zeitschrift für analytische Chemie 6 (1867), S. 23f.
Prüfung des Seidengarnes oder der Seidenzeuge auf Beimischung von Wolle. In: Journal für Praktische Chemie 101 (1867), S. 126f.
Prüfung des Seidengarnes oder der Seidenzeuge auf Beimischung von Wolle. In: [Dingler's] Polytechnisches Journal 184 (1867), S. 527f.
Ueber eine hydostatische Prüfungsmethode des Bienenwachses auf Paraffin. In: [Dingler's] Polytechnisches Journal 185 (1867), S. 72–77.
Ueber quantitative Bestimmung des Mirbanöles (Nitrobenzols) im Bittermandelöle. In: Journal für Praktische Chemie 101 (1867), S. 56–58.
Ueber quantitative Bestimmung des Mirbanöles (Nitrobenzols) im Bittermandelöle. In: [Dingler's] Polytechnisches Journal 185 (1867), S. 238–240.
Platinfabrikation. Magnesium etc. In: Journal für Praktische Chemie 102 (1867), S. 125–127.[198]
Ueber die Löslichkeit einiger Erd- und Metallcarbonate in kohlensäurehaltigem Wasser. In: Journal für Praktische Chemie 102 (1867), S. 233–238.
Ueber die Löslichkeit einiger Erd- und Metallcarbonate in kohlensäurehaltigem Wasser. In: Zeitschrift für analytische Chemie 6 (1867), S. 167–172.

[195] Kurze Mitteilung und Verweis auf Jahresbericht der chemischen Technologie für 1866, S. 676.

[196] Verweis auf [Dingler's] Polytechnisches Journal 183 (1867), S. 413.

[197] Verweis auf Zeitschrift für analytische Chemie 6 (1867), S. 23f.

[198] Notiz über Pariser Weltausstellung.

Bestimmung des Gerbstoffs. In: Neues Jahrbuch für Pharmacie und verwandte Fächer. Eine Zeitschrift des allgemeinen deutschen Apotheker-Vereins, Abtheilung Süddeutschland 28 (1867), S. 220.[199]
Die Bronzefarben, mit Bezug auf die internationale Ausstellung in Paris im Jahre 1867. In: Journal für Praktische Chemie 102 (1867), S. 298–310.
Die Darstellung der Bronzefarben. In: [Dingler's] Polytechnisches Journal 186 (1867), S. 463–473.
Neue Methode der Feuervergoldung. In: Journal für Praktische Chemie 102 (1867), S. 123–125.
Nachweisung von Nitrobenzol in Bittermandelöl. In: Chemisches Central-Blatt N. F. 12 (1867), S. 495f.[200]
Ueber die quantitative Bestimmung der Gerbsäuren. In: Chemisches Central-Blatt N. F. 12 (1867), S. 688.[201]
Das Hervorragende auf dem Gebiete der chemischen Technologie (Classe 44 und 51) in der allgemeinen Industrie-Ausstellung in Paris im Jahre 1867. In: [Buchners] Neues Repertorium für Pharmacie 16 (1867), S. 577–597.
Prüfung des Seidengarnes oder der Seidenzeuge auf eine Beimischung von Wolle. In: Chemisches Central-Blatt N. F. 13 (1868), S. 95f.[202]
Das Platin auf der Pariser Industrieausstellung. In: Chemisches Central-Blatt N. F. 13 (1868), S. 464.[203]
Entfernung des unangenehmen Geruches von Petroleum und Solaröl. In: Neues Jahrbuch für Pharmacie und verwandte Fächer. Eine Zeitschrift des allgemeinen deutschen Apotheker-Vereins, Abtheilung Süddeutschland 29 (1868), S. 122.[204]
Ueber das Hefenpulver (Yeast-powder) der Nordamerikaner. In: Neues Jahrbuch für Pharmacie und verwandte Fächer. Eine Zeitschrift des allgemeinen deutschen Apotheker-Vereins, Abtheilung Süddeutschland 30 (1868), S. 107f.[205]
Ueber das Hefenpulver der Nordamerikaner. In: [Dingler's] Polytechnisches Journal 188 (1868), S. 416f.

[199] Mitteilung und Verweis auf Polytechnisches Centralblatt.

[200] Verweis auf den Jahresbericht über die Leistungen der chemischen Technologie 1866, S. 307.

[201] Verweis auf: Beiträge zur Kenntniss und zur quantitativen Bestimmung der Gerbsäuren. In: Journal für Praktische Chemie 99 (1866), S. 294–305.

[202] Verweis auf: Polytechnisches Contralblatt [!] 1867, S. 939; vgl. Prüfung des Seidengarnes oder der Seidenzeuge auf Beimischung von Wolle. In: Journal für Praktische Chemie 101 (1867), S. 126f.

[203] Verweis auf Kunst- und Gewerbeblatt für Bayern 1867; sowie Polytechnisches Centralblatt 1867, S. 1282.

[204] Kurze Mitteilung und Verweis auf Jahresbericht der chemischen Technologie [im Register mit S. 120 angegeben].

[205] Verweis auf [Dingler's] Polytechnisches Journal 188 (1868), S. 416f.

Löslichkeit einiger Erd- und Metallcarbonate in kohlesäurehaltigem Wasser. In: Chemisches Central-Blatt N. F. 13 (1868), S. 749f.[206]
Ueber die Löslichkeit einiger Erd- und Metallcarbonate in kohlesäurehaltigem Wasser. In: [Dingler's] Polytechnisches Journal 187 (1868), S. 50–55.
Gallussäure und Pyrogallussäure aus dem Sumach. In: Chemisches Central-Blatt N. F. 13 (1868), S. 815.[207]
Detailhandel mit mechanischer Kraft. In: [Dingler's] Polytechnisches Journal 190 (1868), S. 248.
Kobaltbronze. In: [Dingler's] Polytechnisches Journal 190 (1868), S. 252.
Neue Methode der Feuervergoldung, nach H. Dufresne. In: Chemisches Central-Blatt N. F. 13 (1868), S. 447f.[208]
Fabrikmässige Darstellung und Anwendung der Kieselflusssäure nach Tessié du Molay [!] [Motay], berichtet nach der Pariser Industrieausstellung. In: Chemisches Central-Blatt N. F. 13 (1868), S. 432.[209]
Verfahren zur wohlfeilen Darstellung von Sauerstoff, Ozon und Wasserstoffsuperoxyd, von Tessié du Motay, nebst Bemerkungen dazu von Dr. F. Bothe, F. Moigno und Prof. Dr. R. Wagner. In: Chemisches Central-Blatt N. F. 13 (1868), S. 17–20.[210]
Bereitung zum Nachweise der Alkaloide. In: Archiv der Pharmacie. Eine Zeitschrift des allgemeinen deutschen Apotheker-Vereins, Abtheilung Norddeutschland 183 (1868), S. 264.[211]
Johann Joseph von Scherer, Professor der Chemie. Nekrolog. In: [Buchners] Neues Repertorium für Pharmacie 18 (1869), S. 318–320.[212]
Nekrolog. Johann Joseph von Scherer. In: Berichte der Deutschen Chemischen Gesellschaft zu Berlin (1869), S. 108–110.
Bericht über die neueren technologisch-chemischen Präparate auf der Pariser Ausstellung. In: Verhandlungen der Physikal[isch]-Medicinischen Gesellschaft in Würzburg. Sitzungsberichte der physikalisch-medicinischen Gesellschaft in Würzburg für das Gesellschaftsjahr 1868 N. F. 1 (1869), S. XI–XIX.

[206] Verweis auf: Ueber die Löslichkeit einiger Erd- und Metallcarbonate in kohlensäurehaltigem Wasser. In: Journal für Praktische Chemie 102 (1867), S. 233–238.

[207] Verweis auf Journal für Praktische Chemie, Bd. 103, S. 485. Autor dieses Aufsatzes ist Prof. Pompejus Alexander Bolley (1812–1870), Zürich.

[208] Verweis auf Journal für Praktische Chemie, Bd. 101, S. 129 [!]; vgl. Neue Methode der Feuervergoldung. In: Journal für Praktische Chemie 102 (1867), S. 123–125.

[209] Verweis auf Kunst- und Gewerbeblatt für Bayern 1867; sowie Polytechnisches Centralblatt 1867, S. 1271.

[210] Verweis auf Kunst- und Gewerbeblatt für Bayern 1867, S. 324; sowie Bull[etin] de la soc[iété] d'encour. Juli 1867.

[211] Verweis auf: Beitrag zum Nachweise der Alkaloide. In: Journal für Praktische Chemie 97 (1866), S. 510f.

[212] Original in Berichten der Deutschen Chemischen Gesellschaft zu Berlin.

Über Steinkohlentheer und seine Produkte, insbesondere die Theerfarben. In: Verhandlungen der Physikal[isch]-Medicinischen Gesellschaft in Würzburg. Sitzungsberichte der physikalisch-medicinischen Gesellschaft in Würzburg für das Gesellschaftsjahr 1868 N. F. 1 (1869), S. XXXIIf.
Aluminiumhaltiges Neusilber. In: [Dingler's] Polytechnisches Journal 193 (1869), S. 434.[213]
Ueber die Anwendung des Natriummitrats [!] in der Metallurgie des Nickels und Kupfers. In: Chemisches Central-Blatt D. F. [Dritte Folge] 1 (1870), S. 494f.[214]
Ueber die Anwendung des Natronsalpeters in der Metallurgie des Nickels. In: [Dingler's] Polytechnisches Journal 197 (1870), S. 430–434.[215]
Ueber die künstliche Bildung des Graphites. In: Chemisches Central-Blatt D. F. [Dritte Folge] 1 (1870), S. 606.[216]
Ueber die künstliche Bildung des Graphites. In: [Dingler's] Polytechnisches Journal 198 (1870), S. 176.[217]
Gewinnung von Jod aus Chilisalpeter. In: Chemisches Central-Blatt D. F. [Dritte Folge] 1 (1870), S. 738.[218]
Ueber die Gewinnung von Jod aus Chilesalpeter. In: [Dingler's] Polytechnisches Journal 198 (1870), S. 175.[219]
Rohsalpeter aus Peru. In: Chemisches Central-Blatt D. F. [Dritte Folge] 1 (1870), S. 277.[220]
Ueber die Kupfergewinnung in den Fabrikdistricten von Newcastle am Tyne. In: Journal für Praktische Chemie 112 (1871), S. 459–464.[221]
Roher Natronsalpeter. [Analysenergebnisse] In: Archiv der Pharmacie. Eine Zeitschrift des allgemeinen deutschen Apotheker-Vereins, Abtheilung Norddeutschland 195 (1871), S. 277.
Ueber die Kupfergewinnung in den Fabrikdistricten von Newcastle am Tyne. In: Chemisches Central-Blatt D. F. [Dritte Folge] 2 (1871), S. 249–251.[222]

213 Kurze Mitteilung aus Wagner's Jahresbericht über die Leistungen der chemischen Technologie für 1868, S. 113; ursprünglich von Cl. Winkler aus Pfannenstil bei Aue, Königreich Sachsen.

214 Verweis auf Berg- und Hüttenmännische Zeitung 29, S. 134 und 189.

215 Verweis auf Deutsche Industriezeitung 1870 Nr. 30.

216 Verweis auf Wagner's Jahresbericht 1869, S. 230; sowie Polytechnisches Centralblatt 24, S. 1221.

217 Verweis auf Wagner's Jahresbericht über die Leistungen der chemischen Technologie für 1869, S. 230.

218 Verweis auf: Jahresberichte 1869, S. 221; sowie Polytechnisches Journal 198, S. 175.

219 Verweis auf: Wagner's Jahresbericht über die Leistungen der chemischen Technologie für 1869, S. 221.

220 Verweis auf Berg- und Hüttenmännische Zeitung 29, S. 134.

221 Bearbeitung nach englischen Quellen.

222 Verweis auf Deutsche Industrie-Zeitung 1870, S. 102; Mitteilung vom Verfasser.

Ueber die gegenwärtige Nickel- und Kobaltproduktion. In: Chemisches Central-Blatt D. F. [Dritte Folge] 2 (1871), S. 828.[223]
Berthelot's Abhandlung über Kraft des Pulvers und anderer explosiver Stoffe. In: Chemisches Central-Blatt D. F. [Dritte Folge] 3 (1872), S. 122–128.[224]
Beiträge zur Technologie der Gerbstoffe. In: Deutsche Industrie-Zeitung (1872), S. 92–94 und S. 103–105.
Beiträge zur Technologie der Gerbstoffe. In: [Dingler's] Polytechnisches Journal 205 (1872), S. 137–142.
Ueber die Benutzung der Molybdänsäure zum Blaufärben der Seide. In: [Dingler's] Polytechnisches Journal 205 (1872), S. 386f.[225]
Ueber die Gewinnung des Chilisalpeters und die Jodgewinnung in Taracapa. In: Chemisches Central-Blatt D. F. [Dritte Folge] 3 (1872), S. 538f.[226]
Ueber die Gewinnung des Chilisalpeters und die Jodgewinnung in Taracapa. In: Deutsche Industrie-Zeitung (1872), S. 163f.
Ueber die Gewinnung des Chilesalpeters und die Jodgewinnung in Taracapa. In: [Dingler's] Polytechnisches Journal 205 (1872), S. 75f.[227]
Berthelot's Abhandlung über die Kraft explosiver Substanzen. In: Neues Jahrbuch für Pharmacie und verwandte Fächer. Eine Zeitschrift des allgemeinen deutschen Apotheker-Vereins, Abtheilung Süddeutschland 37 (1872), S. 74–85.[228]
Berthelots Abhandlung über Kraft des Pulvers und anderer explosiver Substanzen. In: [Dingler's] Polytechnisches Journal 203 (1872), S. 304–312.
Gedächtnissrede auf Johann Joseph von Scherer. In: Verhandlungen der Physikal[isch]-Medicin[ischen] Gesellschaft in Würzburg. Sitzungsberichte der physikalisch-medicinischen Gesellschaft in Würzburg für das Gesellschaftsjahr 1869 N. F. 2 (1872), S. XXXIV–XXXIX.
Gedächtnissrede auf Adolph Strecker. In: Verhandlungen der Physikal[isch]-Medicin[ischen] Gesellschaft in Würzburg Sitzungsberichte der physikalisch-medicinischen Gesellschaft in Würzburg für das Gesellschaftsjahr 1871 N. F. 2 (1872), S. XXIV–XXIX.
Adolph Strecker, Professor der Chemie in Würzburg. Nekrolog. In: Buchners] Neues Repertorium für Pharmacie 21 (1872), S. 313–320.[229]
Nekrolog. Adolph Strecker. In: Berichte der Deutschen Chemischen Gesellschaft zu Berlin (1872), S. 125–131.

223 Verweis auf Polytechnisches Centralblatt 25, S. 985.
224 Verweis auf Mitteilung des Verfassers; Deutsche Industrie-Zeitung.
225 Verweis auf Wagner's Jahresbericht der chemischen Technologie für 1871.
226 Verweis auf Deutsche Industrie-Zeitung (1872), S. 163f.
227 Verweis auf Deutsche Industrie-Zeitung (1872), Nr. 17, S. 163f.
228 Mitteilung als Separatdruck des Verfassers aus der Deutschen Industrie-Zeitung.
229 Original in Berichten der Deutschen Chemischen Gesellschaft zu Berlin.

Eine Umwälzung in dem Verfahren der Sodafabrikation. In: [Buchners] Neues Repertorium für Pharmacie 22 (1873), S. 712–717.
Eine Umwälzung in dem Verfahren der Sodafabrikation. In: Berichte der Deutschen Chemischen Gesellschaft 6 (1873), S. 1161–1164.
Eine Umwälzung in dem Verfahren der Sodafabrication. In: [Dingler's] Polytechnisches Journal 209 (1873), S. 282–285.
Ueber das Vorkommen des Quercitrins im Sumach. In: Chemisches Central-Blatt D. F. [Dritte Folge] 4 (1873), S. 586.[230]
Eine Umwälzung in dem Verfahren der Sodafabrication. In: Chemisches Central-Blatt D. F. [Dritte Folge] 4 (1873), S. 636f.[231]
Eine Umwälzung in dem Verfahren der Sodafabrication. In: Neues Jahrbuch für Pharmacie und verwandte Fächer. Eine Zeitschrift des Deutschen Apotheker-Vereins 40 (1873), S. 146–151.[232]
Ueber die Extraction der Wolle aus halbwollenen Stoffen. In: [Dingler's] Polytechnisches Journal 209 (1873), S. 316f.[233]
Ueber die Extraction der Seide aus halbseidenen Stoffen. In: [Dingler's] Polytechnisches Journal 209 (1873), S. 317.[234]
Berichtigung gegen v. Gorup-Besanez das Imperatorin betreffend. In: Chemisches Central-Blatt D. F. [Dritte Folge] 5 (1874), S. 405.[235]
Ein neues Klebemittel. In: Chemisches Central-Blatt D. F. [Dritte Folge] 5 (1874), S. 632.[236]
Ueber die Fabrication der Mennige. In: Chemisches Central-Blatt D. F. [Dritte Folge] 5 (1874), S. 55 [Coautor J. Percy][237]
Ueber die Fabrikation des Glaubersalzglases. In: Dingler's Polytechnisches Journal 215 (1875), S. 70f.
Ueber die Fabrikation des Glaubersalzglases. In: Chemisches Central-Blatt D. F. [Dritte Folge] 6 (1875), S. 137f.[238]

230 Mitteilung vom Verfasser selbst.

231 Verweis auf Deutsche Industrie-Zeitung 1873, S. 341; Mitteilung vom Verfasser.

232 Mitteilung als Separatdruck vom Verfasser und Verweis auf Deutsche Industrie-Zeitung 1873, S. 341.

233 Ursprünglich Ch. Heinzerling und Al. G. Baeyer in Lissabon.

234 Ursprünglich Ch. Heinzerling.

235 Verweis auf Berichte der Deutschen Chemischen Gesellschaft 7, S. 694.

236 Verweis auf Wagner's Jahresbericht 1856, S. 376; sowie Chemisches Central-Blatt 1874, S. 471. Autor hier J. J. Hess; laut Verfasser von ihm bereits 1856 in die Nürnberger Industrie als Leim eingeführt.

237 Verweis auf Wagner's Jahresbericht 1872, S. 325 und Polytechnisches Central-Blatt 27, S. 1475.

238 Verweis auf: Ueber die Fabrikation des Glaubersalzglases. In: Dingler's Polytechnisches Journal 215 (1875), S. 70f.

Die Salicylsäure in chemisch-technologischer Beziehung. In: Deutsche Industrie-Zeitung (1875), S. 253f.
Die Salicylsäure in chemisch-technologischer Beziehung. In: Dingler's Polytechnisches Journal 217 (1875), S. 136–138.[239]
Die Salicylsäure in chemisch-technologischer Beziehung. In: Chemisches Central-Blatt D. F. [Dritte Folge] 6 (1875), S. 544.[240]
Ueber die Verwendbarkeit des Broms in der Hydrometallurgie, der Probirkunst und der chemischen Technologie. In: Deutsche Industrie-Zeitung (1875), S. 402 und S. 433.
Ueber die Verwendbarkeit des Broms in der Hydrometallurgie, der Probirkunst und der chemischen Technologie. In: Chemisches Central-Blatt D. F. [Dritte Folge] 6 (1875), S. 711–714.[241]
Ueber die Verwendbarkeit des Broms in der Hydrometallurgie, der Probirkunst und der chemischen Technologie. In: Dingler's Polytechnisches Journal 218 (1875), S. 251–256 und S. 329–332.
Beseitigung des Arsens aus der Schwefelsäure. In: Deutsche Industrie-Zeitung (1875), S. 423.
Beseitigung des Arsens aus der Schwefelsäure. In: Chemisches Central-Blatt D. F. [Dritte Folge] 6 (1875), S. 722.[242]
Beseitigung des Arsens aus der Schwefelsäure. In: Dingler's Polytechnisches Journal 218 (1875), S. 321.
Die gefärbten Resorcinderivate. In: Deutsche Industrie-Zeitung (1875), S. 463–465.
Die gefärben [!] Resorcinderivate. In: Chemisches Central-Blatt D. F. [Dritte Folge] 6 (1875), S. 825–827.[243]
Die gefärbten Resorcinderivate. In: Dingler's Polytechnisches Journal 218 (1875), S. 517–521.
Ueber die Verwendbarkeit des Broms in der Hydrometallugie, der Probirkunst und der chemischen Technologie. Schluss. In: Chemisches Central-Blatt D. F. [Dritte Folge] 7 (1876), S. 88f.[244]
Ueber die Verwendbarkeit des Broms in der Hydrometallugie, der Probirkunst und der chemischen Technologie. Schluß. In: Deutsche Industrie-Zeitung (1876), S. 33.[245]

239 Verweis auf: Die Salicylsäure in chemisch-technologischer Beziehung. In: Deutsche Industrie-Zeitung (1875), S. 253f.

240 Verweis auf: Die Salicylsäure in chemisch-technologischer Beziehung. In: Deutsche Industrie-Zeitung (1875), S. 253f.

241 Mitteilung vom Verfasser.

242 Verweis auf: Beseitigung des Arsens aus der Schwefelsäure. In: Deutsche Industrie-Zeitung (1875), S. 423.

243 Verweis auf: Die gefärbten Resorcinderivate. In: Deutsche Industrie-Zeitung (1875), S. 463–465.

244 Verweis auf Deutsche Industrie-Zeitung (1876), S. 33; Mitteilung des Verfassers.

245 Schluss von zwei Aufsätzen in gleicher Zeitschrift 1875.

Ueber die Verwendbarkeit des Broms in der Hydrometallugie, der Probirkunst und der chemischen Technologie. In: Dingler's Polytechnisches Journal 219 (1876), S. 544–546.[246]
Ueber Resorcinschwarz. In: Chemisches Central-Blatt D. F. [Dritte Folge] 7 (1876), S. 103.[247]
Ueber Resorcinschwarz. In: Deutsche Industrie-Zeitung (1876), S. 4.
Ueber Resorcinschwarz. In: Dingler's Polytechnisches Journal 220 (1876), S. 96.[248]
Ueber den Nachweis des Eosins auf gefärbten Stoffen. In: Deutsche Industrie-Zeitung (1876), S. 4.
Ueber den Nachweis des Eosins auf gefärbten Stoffen. In: Chemisches Central-Blatt D. F. [Dritte Folge] 7 (1876), S. 151.[249]
Ueber den Nachweis des Eosins auf gefärbten Stoffen. In: Dingler's Polytechnisches Journal 220 (1876), S. 182.
Wichtigkeit der Condensation des Schwefeldioxydes bei der Fabrication des Glaubersalzglases. In: Chemisches Central-Blatt D. F. [Dritte Folge] 7 (1876), S. 271.[250]
Ueber die Ammoniaksoda auf der Centennial-Weltausstellung in Philadelphia 1876. In: Chemisches Central-Blatt D. F. [Dritte Folge] 7 (1876), S. 776.[251]
Die deutsche chemische Industrie auf der Centennialausstellung in Philadelphia 1876. In: [Buchners] Neues Repertorium für Pharmacie 25 (1876), S. 531–555.
Die deutsche chemische Industrie auf der Centennialausstellung in Philadelphia 1876. In: Chemisches Central-Blatt D. F. [Dritte Folge] 7 (1876), S. 745.[252]
Ueber die Ammoniak-Soda auf der Centennial-Weltausstellung in Philadelphia 1876. In: Dingler's Polytechnisches Journal 222 (1876), S. 77–82.
Die deutsche chemische Industrie auf der Centennialausstellung in Philadelphia 1876. In: Dingler's Polytechnisches Journal 222 (1876), S. 287f.
Zur Ammoniak-Soda-Frage. In: Dingler's Polytechnisches Journal 222 (1876), S. 370f.
Ueber die Verwendbarkeit des Broms in der Hydrometallugie, der Probirkunst und der chemischen Technologie. In: Dingler's Polytechnisches Journal 219 (1876), S. 544–546.[253]

246 Verweis auf Schluss von Bd. 218 (1875), S. 329–332.

247 Verweis auf Deutsche Industrie-Zeitung (1876), S. 4.

248 Verweis auf Deutsche Industrie-Zeitung (1876), S. 4.

249 Verweis auf: Ueber den Nachweis des Eosins auf gefärbten Stoffen. In: Deutsche Industrie-Zeitung (1876), S. 4.

250 Verweis auf Dingler's Polytechnisches Journal 215 (1875), S. 70f.

251 Verweis auf Dingler's Polytechnisches Journal 222 (1876), S. 77–82.

252 Verweis auf: Die deutsche chemische Industrie auf der Centennialausstellung in Philadelphia 1876. In: [Buchner's] Neues Repertorium für Pharmacie 25 (1876), S. 531–555.

Die deutsche chemische Industrie auf der Centennialausstellung in Philadelphia 1876. In: Chemisches Central-Blatt D. F. [Dritte Folge] 8 (1877), S. 105–110 und S. 121–124.
Zur Ammoniaksodafrage. In: Chemisches Central-Blatt D. F. [Dritte Folge] 8 (1877), S. 119.[254]
Zur technischen Verwendung des Ammonvanadates. In: Chemisches Central-Blatt D. F. [Dritte Folge] 8 (1877), S. 345.[255]
Zur technischen Verwendung des Ammonvanadates. In: Dingler's Polytechnisches Journal 223 (1877), S. 631–634.
Zur Geschichte der Rosolsäure und der Beziehung dieser Säure zum Rosanilin. In: Chemisches Central-Blatt D. F. [Dritte Folge] 8 (1877), S. 659.[256]
Zur Geschichte der Rosolsäure und der Beziehung dieser Säure zum Rosanilin. In: Dingler's Polytechnisches Journal 225 (1877), S. 190–196 [Teil I].
Das moderne unterschwefligsaure Natron. In: Chemisches Central-Blatt D. F. [Dritte Folge] 8 (1877), S. 673–675.[257]
Das moderne unterschwefligsaure Natron. In: Dingler's Polytechnisches Journal 225 (1877), S. 382–385.
Liebig's Liquid Extract of Beef. In: Dingler's Polytechnisches Journal 223 (1877), S. 225.[258]
Zur Beurteilung der wirthschaftlichen Lage der deutschen Sodaindustrie. In: Dingler's Polytechnisches Journal 223 (1877), S. 302–307.
Vaseline. In: Dingler's Polytechnisches Journal 223 (1877), S. 515–517.
Ueber das moderne unterschwefligsaure Natron. In: Archiv der Pharmacie. Zeitschrift des Deutschen Apotheker-Vereins 231 (1878), S. 89f.[259]
Ueber die Ueberführung des Chromoxydes in Chromsäue auf nassem Wege. In: Dingler's Polytechnisches Journal 227 (1878) S. 368f.
Ueber die Ueberführung des Chromoxydes in Chromsäue auf nassem Wege. In: Chemisches Central-Blatt D. F. [Dritte Folge] 9 (1878), S. 287.[260]
Ueber Plastilina. In: Chemisches Central-Blatt D. F. [Dritte Folge] 9 (1878), S. 496.[261]
Ueber Plastilina. In: Dingler's Polytechnisches Journal 228 (1878), S. 96.

253 Schluss des Aufsatzes in Bd. 218 (1875), ab S. 332.
254 Nur Titel und Verweis auf Dingler's Polytechnisches Journal 222 (1876), S. 370f.
255 Verweis auf Dingler's Polytechnisches Journal 223 (1877), S. 631–634.
256 Nur Titel und Verweis auf Dingler's Polytechnisches Journal 225 (1877), S. 190–196.
257 Verweis Dingler's Polytechnisches Journal 225 (1877), S. 382–385; Mitteilung vom Verfasser.
258 Warnung vor einer in England und Amerika vertriebenen Fälschung unter Wagners Namen.
259 Verweis auf Dingler's Polytechnisches Journal 225 (1877), S. 382–385.
260 Verweis auf Dingler's Polytechnisches Journal 227 (1878), S. 368f.
261 Verweis auf Dingler's Polytechnisches Journal 228 (1878), S. 96.

Der Numeït, ein neuer Schmuckstein. In: Chemisches Central-Blatt D. F. [Dritte Folge] 9 (1878), S. 727f.[262]
Der Numeït, ein neuer Schmuckstein. In: Dingler's Polytechnisches Journal 228 (1878), S. 541.
Zur Geschichte der Rosolsäure. In: Chemisches Central-Blatt D. F. [Dritte Folge] 9 (1878), S. 518.[263]
Zur Geschichte der Rosolsäure und der Beziehung dieser Säure zu Rosanilin. In: Dingler's Polytechnisches Journal 228 (1878), S. 174–179 [Schluss].
Ueber den Nachweis der Holzsubstanz durch Phloroglucin. In: Chemisches Central-Blatt D. F. [Dritte Folge] 9 (1878), S. 536f.[264]
Ueber den Nachweis der Holzsubstanz durch Phloroglucin. In: Dingler's Polytechnisches Journal 228 (1878), S. 173f.
Zur Abkühlung heißgelaufener Lager. In: Dingler's Polytechnisches Journal 228 (1878), S. 288.[265]
Verarbeitung von Rübenmelasse. In: Chemisches Central-Blatt D. F. [Dritte Folge] 10 (1879), S. 40.[266]
Die Verarbeitung von Rübenmelasse nach C. Vincent's Verfahren. Pariser Ausstellungsnotiz. In: Dingler's Polytechnisches Journal 230 (1878), S. 263–273.
Neue Wandtafeln für den technologischen Unterricht. In: Dingler's Polytechnisches Journal 230 (1878), S. 371f.[267]
Darstellung von Benzoësäure aus Benzoëharz. In: Polytechnisches Notizblatt für Chemiker, Gewerbtreibende, Fabrikanten und Künstler 34 (1879), S. 384.
Darstellung von Benzoësäure aus Benzoëharz. In: Chemisches Central-Blatt D. F. [Dritte Folge] 11 (1880), S. 94.[268]
Phosphorsaures Natron enthaltende Seifen. In: Archiv der Pharmacie. Zeitschrift des Deutschen Apotheker-Vereins 214 (1879), S. 166.[269]
Zur Entphosphorung des Roheisens. In: Chemisches Central-Blatt D. F. [Dritte Folge] 11 (1880), S. 399f.[270]
Darstellung von Benzoësäure aus Benzoëharz. In: Pharmaceutische Zeitung 25 (1880), S. 11.[271]

262 Verweis auf Dingler's Polytechnisches Journal 229, S. 541.

263 Verweis auf Dingler's Polytechnisches Journal 228 (1878), S. 174–179.

264 Verweis auf Dingler's Polytechnisches Journal 228 (1878), S. 173f.

265 Inhalt: Schmiermaterial.

266 Nur Titel und Verweis auf Dingler's Polytechnisches Journal 230 (1878), S. 263–273.

267 Wandtafeln nach Lenoir und Forster, Chemisch-Physikalisches Institut Wien.

268 Verweis auf Wagner's Jahresbericht Jahrgang 23, S. 144 und Polytechnisches Notizblatt für Chemiker, Gewerbtreibende, Fabrikanten und Künstler 34 (1879), S. 384.

269 Verweis auf Chemiker-Zeitung 1878, Nr. 52.

270 Verweis auf Dingler's Polytechnisches Journal 236 (1880), S. 147f.

Zur Entphosphorung des Roheisens. In: Dingler's Polytechnisches Journal 236 (1880), S. 147f.
Zur Entphosphorung des Roheisens. In: Chemiker Zeitung 4 (1880), S. 311f.[272]
Phlobaphene in der Braunkohle. In: Chemiker Zeitung 4 (1880), S. 503.
Anwendung der Vanadiumverbindungen in der Tintenfabrikation. In: Chemiker Zeitung 4 (1880), vierte Seite nach S. 420 [ohne Paginierung].[273]

Anlage 25: Tabelle der Publikationen von Ludwig Medicus

Anlage 25.1: Monographien von Ludwig Medicus

Medicus verfasste folgende sieben Monographien:

Kurze Anleitung zur qualitativen Analyse. Zum Gebrauch beim Unterricht in chemischen Laboratorien. Tübingen 1878.
Gerichtlich-Chemische Prüfung von Nahrungs- und Genussmitteln. Methoden und Daten zur Beurtheilung. Würzburg 1881.
Kurze Anleitung zur qualitativen Analyse. Zum Gebrauche beim Unterricht in chemischen Laboratorien. Zweite Auflage, Tübingen 1882.
Kurze Anleitung zur Maßanalyse. Tübingen 1883.
Kurze Anleitung zur Maßanalyse mit specieller Berücksichtigung der Pharmacopöe. Zweite Auflage, Tübingen 1884 [bereits ein Jahr später die zweite Auflage; richtig laut Annonce].
Kurze Anleitung zur qualitativen Analyse. Zum Gebrauche beim Unterricht in Chemischen Laboratorien. Dritte Auflage, Tübingen 1886.
Kurze Anleitung zur Gewichtsanalyse. Uebungsbeispiele zum Gebrauche beim Unterricht in chemischen Laboratorien. Tübingen 1887.
Kurze Anleitung zur Maßanalyse mit spezieller Berücksichtigung der Pharmakopöe. Dritte und vierte Auflage, Tübingen 1888.
Kurze Anleitung zur qualitativen Analyse. Zum Gebrauche beim Unterricht in Chemischen Laboratorien. Vierte und fünfte Auflage, Tübingen 1888.
Kurze Anleitung zur technisch-chemischen Analyse. Übungsbeispiele zum Gebrauche beim Unterricht in chemischen Laboratorien. Tübingen 1891.

[271] Mitteilung und Verweis auf Polytechnisches Notizblatt für Chemiker, Gewerbtreibende, Fabrikanten und Künstler 34 (1879), S. 384.

[272] Verweis auf: Zur Entphosphorung des Roheisens. In: Dingler's Polytechnisches Journal 236 (1880), S. 147f.

[273] Kurze Mitteilung und Verweis auf diesbezügliche Veröffentlichung Wagners aus dem Jahr 1860.

Kurze Anleitung zur Gewichtsanalyse. Uebungsbeispiele zum Gebrauche beim Unterricht in chemischen Laboratorien. Zweite Auflage, Tübingen 1892.
Kurze Anleitung zur qualitativen Analyse. Zum Gebrauche beim Unterricht in chemischen Laboratorien. Sechste und Siebente Auflage, Tübingen 1894.
Kurzes Lehrbuch der chemischen Technologie. Tübingen 1894. [zwei Lieferungen]
Kurze Anleitung zur Maßanalyse mit spezieller Berücksichtigung der Vorschriften des Arzneibuches. Fünfte und sechste Auflage, Tübingen 1895.
Kurze Anleitung zur Gewichtsanalyse. Uebungsbeispiele zum Gebrauche beim Unterricht in chemischen Laboratorien. 3. Auflage, Tübingen 1897.
Kurzes Lehrbuch der chemischen Technologie zum Gebrauche bei Vorlesungen auf Hochschulen und zum Selbststudium für Chemiker. Tübingen 1897.
Kurze Anleitung zur qualitativen Analyse. Achte und neunte Auflage, Tübingen 1898.
Practicum für Pharmaceuten. Analytische Uebungen und Präparate im Anschlusse an die 'Einleitung in die chemische Analyse'. Tübingen 1899.
Maßanalyse [Heft II], 8. Auflage, Tübingen 1902.
Practicum für Pharmaceuten. Analytische Uebungen und Präparate im Anschlusse an die 'Einleitung in die chemische Analyse' und das Arzneibuch zusammengestellt. Zweite verbesserte und vermehrte Auflage, Tübingen 1903.
Einleitung in der chemischen Analyse. Gewichtsanalyse [Heft III]. 5. Auflage, Tübingen 1906.
Einleitung in der chemischen Analyse. Technisch-chemische Analyse [Heft IV]. 2. Auflage, Tübingen 1906.
Practicum für Pharmaceuten. Analytische Uebungen und Präparate im Anschlusse an die 'Einleitung in die chemische Analyse' das Arzneibuch und das Ergänzungsbuch zusammengestellt. 3. verbesserte und vermehrte Auflage, Tübingen 1911.
Kurze Anleitung zur Gewichtsanalyse. Uebungsbeispiele zum Gebrauche beim Unterricht in chemischen Laboratorien. 6. Auflage, Tübingen 1913.
Kurze Anleitung zur qualitativen Analyse. Zum Gebrauche beim Unterricht in Chemischen Laboratorien. Sechszehnte und siebenzehnte, verbesserte Auflage, Tübingen 1915.

Anlage 25.2: Separatdrucke von Ludwig Medicus

Medicus verfasste drei Separatdrucke:

Zur Constitution der Harnsäuregruppe. Tübingen 1874 [laut Sitzungsberichten der Physikalisch-medicinischen Gesellschaft für das Gesellschaftsjahr 1876/77 als Separatdruck übergeben; Habilitation].
Spaltung des Glyoxalylharnstoffs. 1876 [laut Sitzungsberichten der Physikalisch-medicinischen Gesellschaft für das Gesellschaftsjahr 1876/77 als Separatdruck übergeben. Verweis auf Berichte der Deutschen Chemischen Gesellschaft 10 (1877), S. 544–546.]
Spaltung der Uroxansäure. 1877 [laut Sitzungsberichten der Phaysikalisch-medicinischen Gesellschaft für das Gesellschaftsjahr 1876/77 als Separatdruck übergeben].[274]

Anlage 25.3: Schriftenreihen von Ludwig Medicus

Medicus war Koautor und Mitherausgeber der Schriftenreihe:

Jahresbericht über die Fortschritte auf dem Gebiete der Reinen Chemie. 1873 bis 1877 [Koautor].
Jahresbericht über die Fortschritte auf dem Gebiete der Reinen Chemie. 1878 bis 1879 [Mitherausgeber].

274 Verweis auf Berichte der Deutschen Chemischen Gesellschaft 9 (1876), S. 1162–1164.

Anlage 25.4: Aufsätze von Ludwig Medicus

Medicus verfasste folgende 64 Aufsätze:

Verbindungen einiger Aldehyde mit Amiden. In: Annalen der Chemie und Pharmacie 157 (1871), S. 44–54.
Verbindungen einiger Aldehyde mit Amiden. In: Chemisches Central-Blatt D. F. [Dritte Folge] 2 (1871), S. 148 und S. 504f.[275]
Zur Constitution der Harnsäuregruppe. In: Justus Liebig's Annalen der Chemie 175 (1875), S. 230–251 [Druck der Habilitation].
Zur Constitution der Harnsäuregruppe. In: Chemisches Central-Blatt D. F. [Dritte Folge] 6 (1875), S. 152.[276]
Spaltung von Uroxansäure. In: Chemisches Central-Blatt D. F. [Dritte Folge] 7 (1876), S. 709.[277]
Spaltung von Uroxansäure. In: Berichte der Deutschen Chemischen Gesellschaft 9 (1876), S. 1162–1164.
Spaltung der Glyoxalylharnstoffe. In: Berichte der Deutschen Chemischen Gesellschaft 10 (1877), S. 544–546.
Spaltung der Glyoxalylharnstoffe. In: Chemisches Central-Blatt D. F. [Dritte Folge] 8 (1877), S. 341.[278]
Quantitative Bestimmung des Stärkemehls in Würsten. In: Chemisches Central-Blatt D. F. [Dritte Folge] 10 (1878), S. 555.[279]
Quantitative Bestimmung von Stärkemehl in Würsten. In: Archiv der Pharmacie. Zeitschrift des Deutschen Apotheker-Vereins 215 (1879), S. 455f.[280]
Quantitative Bestimmung von Stärkemehl in Würsten. In: Berichte der Deutschen Chemischen Gesellschaft 12 (1879), S. 1285f.[281]
Quantitative Bestimmung von Stärkemehl in Würsten. In: Dingler's Polytechnisches Journal 233 (1879), S. 430.[282]

[275] Verweis auf: Verbindungen einiger Aldehyde mit Amiden. In: Annalen der Chemie und Pharmacie 157 (1871), S. 44–54.

[276] Verweis auf: Zur Constitution der Harnsäuregruppe. In: Justus Liebig's Annalen der Chemie 175 (1875), S. 230–251.

[277] Verweis auf: Berichte der Deutschen Chemischen Gesellschaft 9 (1876), S. 1162–1164.

[278] Nur Titel und Verweis auf Berichte der Deutschen Chemischen Gesellschaft 10 (1877), S. 544–546.

[279] Verweis auf Berichte der Deutschen Chemischen Gesellschaft 12 (1879), S. 1285f.; Koautor E. Schwab.

[280] Verweis auf Berichte der Deutschen Chemischen Gesellschaft 12 (1879), S. 1285f.; Koautor E. Schwab.

[281] Koautor E. Schwab.

[282] Mitteilung und Verweis auf Berichte der Deutschen Chemischen Gesellschaft 12 (1879), S. 1285f.; Koautor E. Schwab.

Dauer der Nachweisbarkeit des Phosphors bei Vergiftungen. In: Chemisches Central-Blatt D. F. [Dritte Folge] 11 (1880), S. 373.[283]
Dauer der Nachweisbarkeit des Phosphors [bei Vergiftungen]. In: Archiv der Pharmacie. Zeitschrift des Deutschen Apotheker-Vereins 217 (1880), S. 295.[284]
Dauer der Nachweisbarkeit des Phosphors bei Vergiftungen. In: Dingler's Polytechnisches Journal 236 (1880), S. 350.[285]
Zur Butterprüfung. In: Chemisches Central-Blatt D. F. [Dritte Folge] 11 (1880), S. 397.[286]
Zur Butterprüfung. In: Zeitschrift für Analytische Chemie 19 (1880), S. 159–163.[287]
Einfacher Extractionsapparat. In: Zeitschrift für Analytische Chemie 19 (1880), S. 163f.
Einfacher Extractionsapparat. In: Dingler's Polytechnisches Journal 237 (1880), S. 145.[288]
Dauer der Nachweisbarkeit des Phosphors bei Vergiftungen. In: Zeitschrift für Analytische Chemie 19 (1880), S. 164f.
Einfacher Extractionsapparat. In: Chemisches Central-Blatt D. F. [Dritte Folge] 11 (1880), S. 447.[289]
Dauer der Nachweisbarkeit des Phosphors bei Vergiftungen. In: Berichte der Deutschen Chemischen Gesellschaft 13 (1880), S. 1040.[290]
Zur Butterprüfung. In: Berichte der Deutschen Chemischen Gesellschaft 13 (1880), S. 1041.[291]
Einfacher Extractionsapparat. In: Berichte der Deutschen Chemischen Gesellschaft 13 (1880), S. 1041.[292]
Zur Butteruntersuchung. In: Dingler's Polytechnisches Journal 239 (1881), S. 151f.[293]
Notiz zur Kenntniss des Acridins. In: Berichte der Deutschen Chemischen Gesellschaft 17 (1884), S. 196f.

283 Verweis auf Zeitschrift für Analytische Chemie 19 (1880), S. 164f.

284 Verweis auf Zeitschrift für Analytische Chemie 19 (1880), S. 164f.

285 Kurze Mitteilung und Verweis auf Zeitschrift für Analytische Chemie 19 (1880), S. 164f.; nachweisbar in Eingeweiden eines 23 Tage verwesenden Huhns.

286 Koautor S. Scherer; Verweis auf Zeitschrift für Analytische Chemie 79 [!, 19 ist hier richtig] (1880), S. 159–163.

287 Koautor S. Scherer.

288 Mitteilung und Verweis auf Zeitschrift für Analytische Chemie 19 (1880), S. 163f.; Plan zum Apparat befindet sich bei den Abbildungen nach S. 172; Tafel 12.

289 Verweis auf Zeitschrift für Analytische Chemie 19 (1880), S. 163f.

290 Mitteilung und Verweis auf Zeitschrift für Analytische Chemie 19 (1880), S. 164f.

291 Mitteilung und Verweis auf Zeitschrift für Analytische Chemie 19 (1880), S. 159–163; Koautor G. Scherer [!; in Zeitschrift für Analytische Chemie 'S. Scherer'].

292 Mitteilung und Verweis auf Zeitschrift für Analytische Chemie 19 (1880), S. 163f.

293 Verweis auf Zeitschrift für Analytische Chemie 19 (1880), S. 159–163; Koautor S. Scherer.

Prüfung der Weine auf Rohrzucker. In: Chemisches Central-Blatt D. F. [Dritte Folge] 15 (1884), S. 852.[294]
Ein Beitrag zur Geschichte der forensischen Önochemie. In: Repertorium der analytischen Chemie für Handel, Gewerbe und öffentliche Gesundheitspflege 4 (1884), S. 85f.
Zur Prüfung der Weine auf Rohrzucker. In: Repertorium der analytischen Chemie für Handel, Gewerbe und öffentliche Gesundheitspflege 4 (1884), S. 327–329.
Prüfung der Weine auf Rohrzucker. In: Archiv der Pharmacie. Zeitschrift des Deutschen Apotheker-Vereins 223 (1885), S. 65f.[295]
Kaliumgehalt der Weinasche. Mangangehalt in Heidelbeerwein und -liqueur. In: Archiv der Pharmacie. Zeitschrift des Deutschen Apotheker-Vereins 223 (1885), S. 278.[296]
[Über die schweflige Säure im Biere. In: Chemisches Central-Blatt D. F. [Dritte Folge] 16 (1885), S. 253. Verweis auf Mitteilungen aus dem Laboratorium der königlichen Versuchs-Anstalt für Nahrungs- und Genußmittel in Würzburg Nr. 2 und Repertorium der analytischen Chemie für Handel, Gewerbe und öffentliche Gesundheitspflege 5 (1885), S. 58–64 [!; hier nur S. 58–60. Autor Josef Herz und nicht Ludwig Medicus, wie falsch angegeben].
Notizen über Weinasche. In: Repertorium der analytischen Chemie für Handel, Gewerbe und öffentliche Gesundheitspflege 5 (1885), S. 60–64.
Zur Glycerinbestimmung. In: Chemisches Central-Blatt D. F. [Dritte Folge] 17 (1886), S. 441.[297]
Glycerinbestimmung im Weine. In: Archiv der Pharmacie. Zeitschrift des Deutschen Apotheker-Vereins 224 (1886), S. 136.[298]
Zur Glycerinbestimmung. In: Repertorium der analytischen Chemie für Handel, Gewerbe und öffentliche Gesundheitspflege 6 (1886), S. 5f.[299]
Über den Salicylsäurenachweis im Weine. In: Chemisches Central-Blatt V. F. [Vierte Folge] 2 (1890), S. 28f.[300]
Weinstatistik für Deutschland. Weinbaubezirk Unterfranken. In: Chemisches Central-Blatt V. F. [Vierte Folge] 2 (1890), S. 983.

[294] Verweis auf Correspondenz der freien Vereinigung bairischer Vertreter der angewandten Chemie 1884, Nr. 1, S. 5–8.

[295] Verweis auf Repertorium der analytischen Chemie 4 (1884), S. 327–329.

[296] Verweis auf Repertorium der analytischen Chemie 5 (1885), S. 60–64.

[297] Verweis auf Repertorium der analytischen Chemie für Handel, Gewerbe und öffentliche Gesundheitspflege 6 (1886), S. 5f.

[298] Verweis auf Repertorium der analytischen Chemie für Handel, Gewerbe und öffentliche Gesundheitspflege 6 (1886), S. 5f.

[299] Mitteilungen aus dem Laboratorium der königlichen Untersuchungsanstalt für Nahrungs- und Genußmittel zu Würzburg Nr. 6.

[300] Verweis auf Freie Vereinigung der bayerischen Vertreter der angewandten Chemie IX und Pharmaceutische Centralhalle 31 (1890), S. 322f.

Über den Salicylsäurenachweis im Weine. In: Pharmaceutische Centralhalle 31 (1890), S. 322f.
Über den Gehalt der Weine an schwefliger Säure. In: Chemisches Central-Blatt V. F. [Vierte Folge] 1 (1891), S. 44f.[301]
Zum Nachweise der Salicylsäure im Weine. In: Chemisches Central-Blatt V. F. [Vierte Folge] 1 (1891), S. 167.[302]
Die chemische Zusammensetzung des Wassers in Beziehung zu den einzelnen Industriezweigen. Brauwasser. Brennereiwasser. Likörfabrikation. Stärkefabrikation. Papierfabrikation, Cellulosefabrikation. Gerbereiwasser. Bleicherei, Druckerei und Färberei. Schmelzen von Wachs. Kalk- und Mörtelbereitung. In: Chemisches Central-Blatt V. F. [Vierte Folge] 2 (1891), S. 604f.[303]
Die chemische Zusammensetzung des Wassers in Beziehung zu den einzelnen Industriezweigen. Bierbrauen. Brennerei. Liqueurfabrikation. Stärkefabrikation. Zuckerindustrie. Papierfabrikation, Cellulosebereitung. Gerberei. Bleicherei, Druckerei und Färberei. Wachsindustrie. Kalk- und Mörtelbereitung. In: Pharmaceutische Centralhalle 32 (1891), S. 467f.
Zur Frage der Vergärbarkeit von Dextrinen. In: Chemisches Central-Blatt V. F. [Vierte Folge] 1 (1892), S. 722.[304]
Zur Frage der Vergährbarkeit [!] von Dextrinen. In: Zeitschrift für Analytische Chemie 30 (1891), S. 665–668.[305]
Weinstatistik für Deutschland. Weinbaubezirk Unterfranken 1891. In: Zeitschrift für Analytische Chemie 31 (1892), S. 641.
Die chemische Zusammensetzung in Beziehung zu den einzelnen Industriezweigen. Kesselspeisewasser. Kalk- und Mörtelbereitung. Brauerei. Spiritusbrennereien. Likörfabrikation. Essigfabrikation. Stärkefabrikation. Darstellung des Zuckers. Fabrikation von Papier. Cellulosedarstellung. Gerberei- u[nd] Leimfabrikation. Schafwollwäschereien. Bleicherei, Druckerei, Färberei. Rösten des Flachses. Rohseide. In: Chemisches Central-Blatt V. F. [Vierte Folge] 1 (1892), S. 797.[306]
Zur quantitativen Bestimmung des Bleies. In: Chemisches Central-Blatt V. F. [Vierte Folge] 2 (1892), S. 673.[307]

301 Verweis auf Freie Vereinigung der bayerischen Vertreter der angewandten Chemie 9, S. 46–48.

302 Verweis auf Freie Vereinigung der bayerischen Vertreter der angewandten Chemie 9, S. 42–46.

303 Verweis auf Freie Vereinigung der bayerischen Vertreter der angewandten Chemie 1891, Augsburg und Pharmaceutische Centralhalle 32 (1891), S. 467f.

304 Verweis auf Zeitschrift für Analytische Chemie 30 (1891), S. 665–669 [!, hier nur bis S. 668]; Koautor Carl Immerheiser.

305 Koautor Carl Immerheiser.

306 Verweis auf Freie Vereinigung der bayerischen Vertreter der angewandten Chemie 10, S. 93–100. Versammlung zu Augsburg, Wiesbaden 1892.

307 Verweis auf Berichte der Deutschen Chemischen Gesellschaft 25 (1892), S. 2490–2492.

Zur quantitativen Bestimmung des Bleies. In: Berichte der Deutschen Chemischen Gesellschaft 25 (1892), S. 2490–2492.
Bleibestimmung. In: Dingler's Polytechnisches Journal 289 (1893), S. 213f.[308]
Zur Frage der Vergährbarkeit [!] von Dextrinen. In: Berichte der Deutschen Chemischen Gesellschaft (Referatsband) 25 (1892), S. 577.[309]
Dextrinvergärung. In: Dingler's Polytechnisches Journal 287 (1893), S. 233f.[310]
Weinstatistik für Deutschland. Unterfranken. In: Chemisches Central-Blatt V. F. [Vierte Folge] 1 (1893), S. 677.[311]
Die künstliche Färbung der Liköre und der Zusatz von Zucker zu Spirituosen (Kognak). In: Chemisches Central-Blatt V. F. [Vierte Folge] 1 (1894), S. 833f.[312]
Die Methoden der Untersuchung der Kaffeesurrogate. In: Chemisches Central-Blatt V. F. [Vierte Folge] 2 (1894), S. 671f.[313]
Die Methoden der Untersuchung der Kaffeesurrogate. In: Pharmaceutische Centralhalle 35 (1894), S. 507f.[314]
Die Methoden der Untersuchung und die Beurteilung der Kaffeesurrogate. In: Chemisches Central-Blatt V. F. [Vierte Folge] 2 (1894), S. 900.[315]
Zur Bestimmung von Aldehyd im Weingeist. In: Chemisches Central-Blatt V. F. [Vierte Folge] 2 (1895), S. 1060f.[316]
Ueber Unkrautsamen besonders Kornrade im Mehl. In: Zeitschrift für Untersuchung der Nahrungs- und Genussmittel sowie der Gebrauchsgegenstände 5 (1902), S. 1077–1091.[317]
Bestimmung von Metallspuren in Nahrungs- und Genußmitteln durch Elektrolyse. In: Chemisches Central-Blatt F. F. [Fünfte Folge] 2 (1902), S. 912.
Ueber die Veränderung des Bienenwachses durch chemisch Bleiche. In: Zeitschrift für Untersuchung der Nahrungs- und Genussmittel sowie der Gebrauchsgegenstände 5 (1902), S. 1092–1099.[318]

308 Verweis auf Berichte der Deutschen Chemischen Gesellschaft 25 (1892), S. 2490–2492.

309 Mitteilung und Verweis auf Zeitschrift für Analytische Chemie 30 (1891), S. 665–668; Koautor Carl Immerheiser.

310 Beurteilung, Vergleich und Verweis auf Zeitschrift für Analytische Chemie 30 (1891), S. 665–668; Koautor Carl Immerheiser.

311 Koautoren Omeis und Tull; Moste 1890,Weine 1891.

312 Koautor [Theodor] W[ilhelm] Fresenius; Verweis Forschungsberichte über Lebensmittel und ihre Beziehungen zur Hygiene, über forense Chemie und Pharmacognosie 1, S. 99–103.

313 Verweis auf Pharmaceutische Centralhalle 35 (1894), S. 507f.; Koautor H. Trillich.

314 Koautor H. Trillich.

315 Verweis auf Freie Vereinigung der bayerischen Vertreter der angewandten Chemie Aschaffenburg und Forschungsberichte über Lebensmittel und ihre Beziehungen zur Hygiene, über forense Chemie und Pharmacognosie 1, S. 411–415.

316 Verweis auf Forschungsberichte über Lebensmittel und ihre Beziehungen zur Hygiene, über forense Chemie und Pharmacognosie 2, S. 299–302.

317 Koautor H. Kober.

318 Koautor Carl Adolf Wellenstein.

Analytische Chemie. Bericht über Fortschritte im 2. Halbjahr 1904. In: Chemisches Central-Blatt F. F. [Fünfte Folge] 2 (1905), S. 1463.[319]
Analytische Chemie. Bericht über Fortschritte im ersten Halbjahr 1905. In: Chemisches Central-Blatt F. F. [Fünfte Folge] 1 (1906), S. 79.[320]
Analytische Chemie. Bericht über Fortschritte im 2. Halbjahr 1905. In: Chemisches Central-Blatt F. F. [Fünfte Folge] 2 (1906), S. 1732.[321]
Analytische Chemie. Bericht über Fortschritte im Jahre 1906. In: Chemisches Zentralblatt F. F. [Fünfte Folge] 1 (1908), S. 1794.[322]
Analytische Chemie. Bericht über Fortschritte im Jahre 1907. In: Chemisches Zentralblatt F. F. [Fünfte Folge] 2 (1908), S. 1536.[323]

[319] Verweis auf Chemische Zeitschrift 4, S. 245–249.
[320] Verweis auf Chemische Zeitschrift 4, S. 532–534.
[321] Verweis auf Chemische Zeitschrift 5, S. 393–395 und S. 419–421.
[322] Verweis auf Chemische Zeitschrift 7, S. 53–57.
[323] Verweis auf Chemische Zeitschrift 7, S. 209–212.

12 Verzeichnisse

12.1 Abkürzungsverzeichnis

f.	[und die unmittelbar] folgende [Seite]
fl.	florenus [Gulden]
Kr.	Kreuzer
reg.	regierend
rh.	rheinisch
S.	Seite
Sp.	Spalte
StaatsAWürzburg	Staatsarchiv Würzburg
StadtAWürzburg	Stadtarchiv Würzburg
s. v.	sub verbum
UniAJena	Universitätsarchiv Jena
UniALeipzig	Universitätsarchiv Leipzig
UniAWürzburg	Universitätsarchiv Würzburg
UniBibWürzburg	Universitätsbibliothek Würzburg

12.2 Abbildungsverzeichnis

12.3 Tabellenverzeichnis

12.4 Quellen- und Literaturverzeichnis

12.4.1 Siglenverzeichnis

ADB	Allgemeine Deutsche Biographie. Herausgegeben durch die Historische Commission bei der Königlichen Akademie der Wissenschaften. 55 Bde. und 1 Generalregister. Bde. 1–55 Leipzig 1875–1910, Generalregister München / Leipzig 1912.
DApoBio	Deutsche Apotheker-Biographie. Herausgegeben von Wolfgang-Hagen Hein u. a. 2 Bde. und 3 Ergänzungsbde. Stuttgart 1975–2021 (Veröffentlichungen der Internationalen Gesellschaft für Geschichte der Pharmazie, N. F.; 43, 46, 55, 60 und Veröffentlichungen zur Pharmaziegeschichte / Deutsche Gesellschaft für Geschichte der Pharmazie e. V.; 17/18).
DBE	Deutsche Biographische Enzyklopädie. Herausgegeben von Walter Killy und Rudolf Vierhaus. 13 Bde. München / Leipzig 1995–2003.
DUDEN	Der Große Duden. Rechtschreibung der deutschen Sprache und der Fremdwörter. 15., erweiterte Auflage. Jubiläumsausgabe. Völlig neu bearbeitet, Mannheim 1961.
HERDER	Der Neue Herder. Von A bis Z. Mit vielen Abbildungen im Text, 64 Tafeln und einer Kartenbeilage. 3 Bde. Dritte Auflage, Freiburg im Breisgau 1950.
NDB	Neue Deutsche Biographie. Herausgegeben von der historischen Kommission bei der Bayerischen Akademie der Wissenschaften. 27 Bde. Berlin 1953–2020.
POG	Biographisch-literarisches Handwörterbuch zur Geschichte der exacten Wissenschaften. Herausgegeben von J[ohann] C[hristian] Poggendorff. 2 Bde. Leipzig 1863.

J[ohann] C[hristian] Poggendorffs Biographisch-literarisches Handwörterbuch zur Geschichte der exacten Wissenschaften. Herausgegeben von B[erend] W[ilhelm] Feddersen und A[rthur] J[oachim] von Oettingen. 3 Bde. Leipzig 1898.

J[ohann] C[hristian] Poggendorffs Biographisch-literarisches Handwörterbuch zur Geschichte der exacten Wissenschaften. Herausgegeben von A[rthur] J[oachim] von Oettingen. 4 Bde. Leipzig 1904.

J[ohann] C[hristian] Poggendorffs biographisch-literarisches Handwörterbuch für Mathematik, Astronomie, Physik, Chemie und verwandte Wissensgebiete. Herausgegeben von der Sächsischen Akademie der Wissenschaften zu Leipzig und P[aul] Weinmeister. 5 Bde. Leipzig / Berlin 1926.

PSCHYREMBEL — Pschyrembel, Willibald: Klinisches Wörterbuch. Mit klinischen Syndromen. 185.–250., neubearbeitete und erweiterte Auflage, Berlin 1969.

12.4.2 Ungedruckte Quellen

Staatsarchiv Würzburg (StaatsAWürzburg)

Akte der Regierung von Unterfranken 13700

Akte der Universitätskuratel 14

Stadtarchiv Würzburg (StadtAWürzburg)

Biographische Mappe Gottfried Wilhelm Osann [ohne Paginierung].

Biographische Mappe Johann Georg Pickel [ohne Paginierung].

Einwohnermeldebogen ältere Linie Johann Georg Pickel.

Einwohnermeldebogen jüngere Linie Gottfried Wilhelm Osann.

Universitätsarchiv Würzburg (UniAWürzburg)

PA 6 [ohne Paginierung]. Personalakt. Universität Würzburg.

ARS 453 [ohne Paginierung]. Act des Rectorats und Senats der königl. Universität Würzburg.

ARS 548 [ohne Paginierung]. Act des Rectorats und Senats der königl. Universität Würzburg.

ARS 656 [ohne Paginierung]. Act des Rectorats und Senats der königl. Universität Würzburg.

ARS 704 [ohne Paginierung]. Act des Rectorats und Senats der königl. Universität Würzburg.

ARS 746 [ohne Paginierung]. Act des Rectorats und Senats der königl. Universität Würzburg.

ARS 755 [ohne Paginierung]. Act des Rectorats und Senats der königl. Universität Würzburg.

ARS 795 [ohne Paginierung]. Act des Rectorats und Senats der königl. Universität Würzburg.

ARS 810 [ohne Paginierung]. Act des Rectorats und Senats der königl. Universität Würzburg.

ARS 880 [ohne Paginierung]. Act des Rectorats und Senats der königl. Universität Würzburg.

ARS 901 [ohne Paginierung]. Act des Rectorats und Senats der königl. Universität Würzburg.

ARS 1541 [ohne Paginierung]. Act des Rectorats und Senats der königl. Universität Würzburg.

ARS 1632 [ohne Paginierung]. Act des Rectorats und Senats der königl. Universität Würzburg.

ARS 1634 [ohne Paginierung]. Act des Rectorats und Senats der königl. Universität Würzburg.

ARS 1635 [ohne Paginierung]. Act des Rectorats und Senats der königl. Universität Würzburg.

ARS 2395 [ohne Paginierung]. Act des Rectorats und Senats der königl. Universität Würzburg.

ARS 2400 [ohne Paginierung]. Act des Rectorats und Senats der königl. Universität Würzburg.

ARS 2401 [ohne Paginierung]. Act des Rectorats und Senats der königl. Universität Würzburg.

ARS 2709 [ohne Paginierung]. Act des Rectorats und Senats der königl. Universität Würzburg.

ARS 3093 [ohne Paginierung]. Act des Rectorats und Senats der königl. Universität Würzburg.

ARS 3176 [ohne Paginierung]. Act des Rectorats und Senats der königl. Universität Würzburg.

ARS 3218 [ohne Paginierung]. Act des Rectorats und Senats der königl. Universität Würzburg.

ARS 3226 [ohne Paginierung]. Act des Rectorats und Senats der königl. Universität Würzburg.

ARS 3240 [ohne Paginierung]. Act des Rectorats und Senats der königl. Universität Würzburg.

ARS 3254 [ohne Paginierung]. Act des Rectorats und Senats der königl. Universität Würzburg.

Universitätsarchiv Jena (UniAJena)

Sig. U Abt. IX, Nr. 23,2417

Universitätsarchiv Leipzig (UniALeipzig)

Phil. Fak. Urkundliche Quellen, 128 a.

Rektor M 23 [Matrikelbuch].

Fotoarchive

GDCh (Gesellschaft Deutscher Chemiker e. V.), Frankfurt [Johann Joseph von Scherer; Ludwig Medicus].

UniAWürzburg, FS 198 [Johann Rudolph von Wagner].

Privatarchiv des Stadtrates Willy Dürrnagel [Bildkarte vom ersten Laboratorium Pickels].

Privatarchiv Matthias E. Rausch

Foto 'Pickelstraße' Würzburg vom 6. September 2022.

Foto der Grabstätte Onymus, Adam Joseph (1754–1936) [Lebensdaten], Friedhof Oberdürrbach vom 4. September 2022.

Foto der Ehrengrabstätte der Universität Würzburg auf dem Hauptfriedhof [Lebensdaten der Professoren Ludwig Joseph Gerstner (1830–1883), Julius Sachs (1832–1897), Joseph Grimm (1827–1896)] vom 10. August 2022.

Foto der Grabstätte der freiherrlichen Familie von Bibra, Friedhof Schwebheim [Lebensdaten von Josephine von Bibra, geb. Pickel (1807–1903)] vom 13. April 2022.

Foto des Grabs der Familie von Braun, Hauptfriedhof Würzburg [Lebensdaten von Kunigunde von Braun, geb. Rumpf (1835–1911)] vom 13. Juli 2020.

Foto des Grabsteins von Dr. Friedrich Körner (1778–1847) [Lebensdaten], Jenaer Johannisfriedhof vom 8. Juni 2022.

Foto der Grabstätte von Familie Medinger [Lebensdaten des Kaiserlichen Rates Dr. Emil Medinger (1852–1909)], Zentralfriedhof Wien vom 2. Januar 2023.

Foto des Grabs von Willy Jakob (1895–1967) [Lebensdaten], Friedhof Wenigumstadt, Großostheim vom 30. Januar 2024.

Persönliche Mitteilungen

Buschbom, Dr. Uwe, Würzburg, Mail vom 30. Juni 2022.

Dürrnagel, Willy, Stadtrat Würzburg, historisches Privatarchiv, Mailverkehr vom 25. und 26. Oktober 2022.

Ebel, Dr. Uda, Höchberg, Mailverkehr vom 30. Juni 2016, 3. Juli 2016 und 5. Juli 2016.

Friedlein, Marion, Universitätsbibliothek Würzburg, Mail vom 2. Februar 2023.

Holzgrabe, Prof. Dr. Ulrike, Direktorin des Pharmazeutischen Institutes der Universität Würzburg, Mail vom 7. November 2016.

Mettenleiter, Dr. Andreas, Medizinhistoriker Würzburg, Mailverkehr vom 4. Dezember 2019, 5. Dezember 2019 und 9. Dezember 2019.

Sakkas, Amalia-Sophia, Berlin, Mail (Dankschreiben) vom 5. Februar 2019.

12.4.3 Gedruckte Quellen und Literatur

ALTMANN, Hans-Werner: Pathologie und Pathologen in Würzburg. In: Baumgart, Peter (Hrsg.): Vierhundert Jahre Universität Würzburg. Eine Festschrift. Neustadt an der Aisch 1982 (Quellen und Beiträge zur Geschichte der Universität Würzburg; 6), S. 1011–1025.

ANAGNOSTOU, Sabine: Von der Pharmakognosie zur Pharmazeutischen Biologie. In: Friedrich, Christoph / Wolf-Dieter Müller-Jahncke (Hrsg.): Wissenschaftsdifferenzierung in der Pharmazie. Die Vorträge der Pharmaziehistorischen Biennale in Regensburg vom 20.–22. April 2012. Stuttgart 2013 (Veröffentlichungen zur Pharmaziegeschichte; 11), S. 41–69.

ARNHOLDT, Robert: Johann Lukas Schönlein als Tuberkulosearzt. In: Bayerisches Ärzteblatt 33 (1978), S. 702–707.

AUERBACH, Inge: Catalogus professorum academiae Marburgensis. Die akademischen Lehrer der Philipps-Universität Marburg. Bd. 2: Von 1911 bis 1971. Marburg 1979 (Veröffentlichungen der Historischen Kommission für Hessen in Verbindung mit der Philipps-Universität Marburg; 15.2).

BÄRMIG, Henning: Die Personalbibliographien der an der Medizinischen Fakultät der Alma mater Julia zu Würzburg von 1582 bis 1803 lehrenden Professoren mit biographischen Angaben. Erlangen 1969; ursprünglich Diss. med. Erlangen 1969.

BARTELS, Karlheinz / Werner Loibl: 350 Jahre Marien-Apotheke Lohr am Main. Beiträge zur Geschichte des Gesundheitswesens und zur Häusergeschichte in Lohr. Lohr am Main 2000 (Schriften des Geschichts- und Museumsverein Lohr am Main; 34).

BARTELS, Karlheinz (a): Das Apothekenwesen im östlichen Unterfranken, insbesondere im Hochstift Würzburg In: Dilg, Peter / Karlheinz Bartels (Hrsg.): Pharmazie in Würzburg. Historische und aktuelle Aspekte. Berlin 2004 (Stätten pharmazeutischer Praxis, Lehre und Forschung; 3), S. 18–53.

– (b): Das Apothekenwesen der Stadt Würzburg. In: Wagner, Ulrich (Hrsg.): Geschichte der Stadt Würzburg. Vom Bauernkrieg 1525 bis zum Übergang an das Königreich Bayern 1814. Bd. 2, Stuttgart 2004, S. 569–575.

– (a): Das Apothekenwesen der Stadt Würzburg. In: Wagner, Ulrich (Hrsg.): Geschichte der Stadt Würzburg. Vom Übergang an Bayern bis zum 21. Jahrhundert. Bd. 3/1, Stuttgart 2007, S. 790–799.

– (b): Ein fränkischer Pharmaziehistoriker: Heinrich Friede (1901–1990). In: Geschichte der Pharmazie 59 (2007), S. 37–43.

BAUM, Hans-Peter: Prinzregent Luitpold von Bayern (1821–1912) und die Stadt Würzburg. In: Wagner, Ulrich (Hrsg.): Geschichte der Stadt Würzburg. Vom Übergang an Bayern bis zum 21. Jahrhundert. Bd. 3/1, Stuttgart 2007, S. 173–176.

BAUMGART, Peter (Hrsg.): Vierhundert Jahre Universität Würzburg, Eine Festschrift. Neustadt an der Aisch 1982 (Quellen und Beiträge zur Geschichte der Universität Würzburg; 6).

BAUMGÄRTEL-FLEISCHMANN, Renate (Hrsg.): Franz Ludwig von Erthal – Fürstbischof von Bamberg und Würzburg 1779–1795. Bamberg 1995 (Veröffentlichungen des Diözesanmuseums Bamberg; 7).

BECKER, Helmut: Die Apotheke des Würzburger Juliusspitals. In: Pharmazeutische Zeitung 141 (1996), S. 186–190.

BEISSWANGER, Gabriele u. a.: Frauen in der Pharmazie. Die Geschichte eines Frauenberufes. Stuttgart 2001.

BERNSCHNEIDER-REIF, Sabine: „Er soll die Studiosi zum Apotheker begleiten …“: Die Apotheke des Juliusspitals in Würzburg als pharmazeutische Ausbildungsstätte. In: Dilg, Peter / Karlheinz Bartels (Hrsg.): Pharmazie in Würzburg. Historische und aktuelle Aspekte. Berlin 2004 (Stätten pharmazeutischer Praxis, Lehre und Forschung; 3), S. 54–75.

BERZELIUS, Jöns Jakob: Lehrbuch der Chemie. Aus der schwedischen Handschrift des Verfassers übersetzt von Friedrich Wöhler (Lärbok i Kemien. Stockholm 1808–1830). Bd. 3. Vierte verbesserte Original-Auflage, Dresden / Leipzig 1836.

BETTIN, Hartmut / Christoph FRIEDRICH / Wolfgang GÖTZ: Der Briefwechsel von Johann Bartholomäus Trommsdorff (1770–1837). Lfg. 8: Mettenheimer–Robiquet Halle (Saale) 2004 (Acta Historica Leopoldina; 18).

BEYERLEIN, Berthold: Die Entwicklung der Pharmazie zur Hochschuldisziplin (1750–1875). Ein Beitrag zur Universitäts- und Sozialgeschichte. Stuttgart 1991 (Quellen und Studien zur Geschichte der Pharmazie; 59), ursprünglich Diss. rer. nat. Marburg 1990.

–: Die Entwicklung des pharmazeutischen Universitätsstudiums im 19. Jahrhundert. In: Friedrich, Christoph / Wolf-Dieter Müller-Jahncke (Hrsg.): Apotheker und Universität. Die Vorträge der Pharmaziehistorischen Biennale in Leipzig vom 12. bis 14. Mai 2000 und der Gedenkveranstaltung 'Wiegleb 2000' zum 200. Todestag von Johann Christian Wiegleb (1732–1800) am 15. und 16. März 2000 in Bad Langensalza. Stuttgart 2002 (Veröffentlichungen zur Pharmaziegeschichte; 2), S. 15–29.

BRAUNGARDT, Heiko: Der Würzburger Goldschmied Georg Stephan Dörffer (1771–1824). Neustadt an der Aisch 2021 (Mainfränkische Studien; 91); ursprünglich Diss. phil. Würzburg 2013.

BRUNNER, Horst: Matthias von Lexer (1830–1892). Germanist. In: Baumgart, Peter (Hrsg.): Lebensbilder bedeutender Würzburger Professoren. Neustadt an der Aisch 1995 (Quellen und Beiträge zur Geschichte der Universität Würzburg; 8).

BUCHNER, Ludwig Andreas: Johann Eduard Herberger. In: Buchner, Ludwig Andreas (Hrsg.): Neues Repertorium für Pharmacie. Bd. 4. München 1855, S. 140–144.

BUSCHBOM, Uwe: Die Entwicklung des Würzburger Botanischen Gartens. In: Baumgart, Peter (Hrsg.): Vierhundert Jahre Universität Würzburg. Eine Festschrift. Neustadt an der Aisch 1982 (Quellen und Beiträge zur Geschichte der Universität Würzburg; 6), S. 567–600.

–: Der Botanische Garten. In: Kallfelz, Hatto / Ulrich Wagner (Hrsg.): Gärten und Grünanlagen in Würzburg. Ihre Entwicklung und Bedeutung. Eine Ausstellung des

Staatsarchivs Würzburg und des Stadtarchivs Würzburg. Würzburg 1990 (Ausstellungskataloge der Staatlichen Archive Bayerns, München; 26), S. 77–168.

CAESAR, Wolfgang: Zum Jahr der Chemie. Pharmazie und Fotografie. In: Deutsche Apotheker-Zeitung 143 (2003), S. 6455–6458.

CHRISTOPH, Norbert: Nachruf Dr. Konrad Hildenbrand (1930–2019). In: Verband der höheren Verwaltungsbeamtinnen und Verwaltungsbeamten in Bayern e. V. (Hrsg.): Mitteilungsblatt 2019. München 2019, S. 31.

CONRADI, Helmut Peter: Apothekengläser im Wandel der Zeit. Würzburg 1973 (Quellen und Studien zur Geschichte der Pharmazie; 10), ursprünglich Diss. rer. nat. Marburg 1973.

CZYGAN, Franz-Christian: Neuer Name: Julius-von-Sachs-Institut für Biowissenschaften der Universität Würzburg. In: Deutsche Apotheker-Zeitung 131 (1991), S. 2118–2120.

VON DEUSTER, Christian: Aus den Anfängen der Hals-Nasen-Ohren-Heilkunde in Würzburg. In: Baumgart, Peter (Hrsg.): Vierhundert Jahre Universität Würzburg. Eine Festschrift. Neustadt an der Aisch 1982 (Quellen und Beiträge zur Geschichte der Universität Würzburg; 6), S. 871–890.

DEUTSCHE NATIONALBIBLIOTHEK (Hrsg.): GND Kopp, Émile. Leipzig / Frankfurt am Main, Deutsche Nationalbibliothek, [2020], letzter Zugriff 21. November 2020, URL: http://d-nb.info/gnd/116338393

– : GND Riederer, Johann Baptist. Leipzig / Frankfurt am Main, Deutsche Nationalbibliothek, [2020], letzter Zugriff 21. November 2020, URL: http://d-nb.info/gnd/122478975

DILG, Peter / Karlheinz BARTELS (Hrsg.): Pharmazie in Würzburg. Historische und aktuelle Aspekte. Berlin 2004 (Stätten pharmazeutischer Praxis, Lehre und Forschung; 3).

DONAUKURIER: Das Ende einer 210-jährigen Geschichte. Marien-Apotheke schließt zum 31. Dezember – „Deutschlandweiter Trend", Donaukurier GmbH, Ingolstadt, 2018, letzter Zugriff 06. März 2022, URL: http://www.donaukurier.de/lokales/eichstaett/wochennl482018-Das-Ende-einer-210-jaehrigen-Geschichte;art575,3997351

DRESSENDÖRFER, Werner: Das Studium der Pharmazie an der Universität Würzburg seit 1836. In: Dilg, Peter / Karlheinz Bartels (Hrsg.): Pharmazie in Würzburg. Historische und aktuelle Aspekte. Berlin 2004 (Stätten pharmazeutischer Praxis, Lehre und Forschung; 3), S. 76–95.

DUBLER, Marion / Alexandra SCHMÖLDER: Ein schöner Seelengenuss. Der Kurpark in Bad Bocklet. Bamberg 2017.

DÜLFER, Kurt / Hans-Enno KORN: Gebräuchliche Abkürzungen des 16.–20. Jahrhunderts. 9., [von Karsten Uhde] überarbeitete Auflage, Marburg 2009 (Veröffentlichungen der Archivschule Marburg; 1); Nachdruck Marburg 2013.

EISENMANN, Joseph Anton / Carl Friedrich HOHN: Topo-geographisch-statistisches Lexicon vom Königreiche Bayern oder alphabetische Beschreibung aller im Königreiche Bayern enthaltenen Kreise, Städte, Märkte, Dörfer, Weiler, Höfe, Schlösser, Einöden, Gebirge, vorzügliche Berge und Waldungen, Gewässer u.s.w. Bd. 2: M–Z. Erlangen 1832.

ELWERT, Johann Kaspar Philipp (Hrsg.): Nachrichten von dem Leben und den Schriften jetztlebender teutscher Aerzte, Wundärzte, Thierärzte, Apotheker und Naturforscher. Hildesheim 1799.

ENGELHORN, Werner: Der bayerische Staat und die Universität Würzburg im frühen 19. Jahrhundert (1802–1848). In: Baumgart, Peter (Hrsg.): Vierhundert Jahre Universität Würzburg. Eine Festschrift. Neustadt an der Aisch 1982 (Quellen und Beiträge zur Geschichte der Universität Würzburg; 6), S. 129–178.

– : Die Universität Würzburg 1803–1848. Ein Beitrag zur Verfassungs- und Institutionengeschichte. Neustadt an der Aisch 1987 (Quellen und Beiträge zur Geschichte der Universität Würzburg; 7).

FISCHER, Annelore: Fresenius, Carl Remigius. In: Pötsch, Winfried R. (Hrsg.): Lexikon bedeutender Chemiker. Frankfurt am Main 1989, S. 155f.

FLURSCHÜTZ, Hildegunde: Die Verwaltung des Hochstifts Würzburg unter Franz Ludwig von Erthal (1779–1795). Würzburg 1965 (Veröffentlichungen der Gesellschaft für Fränkische Geschichte. Reihe IX. Darstellungen aus der fränkischen Geschichte; 19); ursprünglich Diss. phil. Würzburg 1945.

FRANKE, Hans: Medizin-Thomas, Biologie-Wunder und Hörsaalschlaf. Ausgewählte Kurzgeschichten und Anekdoten über die Julius-Maximilians-Universität Würzburg, ihre Professoren und Studenten im Spiegel der Jahrhunderte. Würzburg 1984.

FRIEDE, Heinrich (a): Zur Geschicht der Pharmazie an der Universität Würzburg. Johann Georg Pickel. In: Deusche Apotheker-Zeitung 25 (1927), S. 369f.

– (b): Würzburger Apotheken. In: Pharmazeutische Zeitung 72 (1927), S. 321–323.

FRIEDLÄNDER, R[aphael] / [Julius] [FRIEDLÄNDER] (Hrsg.): Naturae Novitates. Bibliographie neuer Erscheinungen aller Länder auf dem Gebiete der Naturgeschichte und der exacten Wissenschaften. Berlin 1894.

FRIEDRICH, Christoph: Zur Entwicklung der Pharmazeutischen Wissenschaft an der Ernst-Moritz-Arndt-Universität Greifswald von 1903 bis 1968 (Modellstudie). Diss. rer. nat. Greifswald 1982.

– : Zur Entwicklung der Pharmazeutischen Wissenschaft an den Universitäten der DDR zwischen 1949 und 1989. In: Pharmazie 44 (1989), S. 657–666.

– : Zur Entwicklung der Pharmazie an den deutschen Universitäten des 19. Jahrhunderts. In: Pharmazie 45 (1990), S. 367–369.

– : Der Einfluß von Apothekern auf die Disziplingenese von Pharmazie und Chemie. In: Pharmazie 47 (1992), S. 541–546.

– : Pharmazie und Pharmaziestudium an der Universität Halle bis zum Jahre 1938. In: Remane, Horst / Peter Nuhn (Hrsg.): Pharmazie in Halle (Saale). Historische und aktuelle Aspekte. Berlin 2002 (Stätten pharmazeutischer Praxis, Lehre und Forschung; 1), S. 15–30.

– : Zum 200. Geburtstag. Justus von Liebig und die Pharmazie. In: Pharmazeutische Zeitung 148 (2003), S. 1634–1638.

– : Die pharmazeutische Ausbildung in Preußen. In: Friedrich, Christoph / Wolf-Dieter Müller-Jahncke (Hrsg.): Preußen und die Pharmazie. Die Vorträge der Pharmaziehistorischen Biennale in Potsdam vom 23. bis 25. April 2004. Stuttgart 2005 (Veröffentlichungen zur Pharmaziegeschichte; 5), S. 35–52.

– : Carl Friedrich Mohr. Gelehrter mit Sinn für die Praxis. In: Pharmazeutische Zeitung 151 (2006), S. 4644–4646.

– : Vor 200 Jahren. Wissenschaftliche Apothekerausbildung in Bayern. In: Pharmazeutische Zeitung 153 (2008), S. 3926–3930.

– (a): Von der Galenik zur Pharmazeutischen Technologie. In: Friedrich, Christoph / Wolf-Dieter Müller-Jahncke (Hrsg.): Wissenschaftsdifferenzierung in der Pharmazie. Die Vorträge der Pharmaziehistorischen Biennale in Regensburg vom 20.–22. April 2012. Stuttgart 2013 (Veröffentlichungen zur Pharmaziegeschichte; 11), S. 71–94.

– (b): Forscher, Künstler, Unternehmer. Apothekerkarrieren aus vier Jahrhunderten. Eschborn 2013.

– (a): Vom Apothekenlaboratorium zum Universitätslabor. In: Friedrich, Christoph / Wolf-Dieter Müller-Jahncke (Hrsg.): Pharmazie: Vom Handwerk zur Wissenschaft. Die Vorträge der Pharmaziehistorischen Biennale in Lindau vom 6. bis 8. April 2018. Stuttgart 2019 (Veröffentlichungen zur Pharmaziegeschichte; 16), S. 95–119.

– (b): Nachruf. Zum Tod von Prof. Dr. rer. nat. habil. Horst Remane. In: Deutsche Apotheker-Zeitung 159 (2019), S. 302.

– : Franz Josef Herz. Pharmazie und Milchwirtschaft. In: Pharmazeutische Zeitung 165 (2020), S. 2622–2624.

– : Ein „Bestsellerautor“ der Pharmazie. Vor 100 Jahren verstarb Apotheker Max Emanuel Ludwig Emil Biechele. In: Deutsche Apotheker-Zeitung 162 (2022), S. 3644–3647.

– : Mehr als ein Chemiker. Die Bedeutung Justus [von] Liebigs für die Pharmazie. In: Deutsche Apotheker-Zeitung 163 (2023), S. 1256–1260.

FRIEDRICH, Christoph / Wolf-Dieter MÜLLER-JAHNCKE: Von der Frühen Neuzeit bis zur Gegenwart. Eschborn 2005 (Geschichte der Pharmazie / R. Schmitz; 2).

FRIEDRICH, Christoph / H[ans]-J[oachim] SEIDLEIN / H[erbert] LANGER (a): Zur Entwicklung der Pharmazie an der Universität Greifswald zwischen 1903 und 1968. Teil 1: Die wissenschaftsorganisatorische Entwicklung. In: Pharmazie 41 (1986), S. 272–276.

– / – / – (b): Zur Entwicklung der Pharmazie an der Universität Greifswald zwischen 1903 und 1968. Teil 2: Die Entwicklung der personellen Struktur. In: Pharmazie 41 (1986), S. 423–429.

– / – / – (c): Zur Entwicklung der Pharmazie an der Universität Greifswald zwischen 1903 und 1968. Teil 3: Die Entwicklung der materiell-technischen Bedingungen. In: Pharmazie 41 (1986), S. 730–732.

– / – / – (d): Zur Entwicklung der Pharmazie an der Universität Greifswald zwischen 1903 und 1968. Teil 4: Zur Entwicklung der Lehre – Lehrinhalte sowie Ziele, Formen und Methoden der Erziehung und Ausbildung. In: Pharmazie 41 (1986), S. 874–878.

– / – / – : Zur Entwicklung der Pharmazie an der Universität Greifswald zwischen 1903 und 1968. Teil 5: Das Forschungsprofil der Pharmazie in Greifswald. In: Pharmazie 42 (1987), S. 122–126.

FUSS, Konrad / Georg HENSOLD: Lehrbuch der Physik für den Schul- und Selbstunterrichte. Elfte und zwölfte, verbesserte Auflage, gekürzte Ausgabe, Freiburg im Breisgau usw. 1913.

GALLENKAMP, Karl Wilhelm: Jahresbericht über die Friedrichs-Werdersche Gewerbeschule in Berlin für das Schuljahr 1871/72. Berlin 1872.

GIMMLER, Hartmut: Julius von Sachs (1832–1897). Botaniker und Pflanzenphysiologe. In: Baumgart, Peter (Hrsg.): Lebensbilder bedeutender Würzburger Professoren. Neustadt an der Aisch 1995 (Quellen und Beiträge zur Geschichte der Universität Würzburg; 8).

GÖTSCHMANN, Dirk: Würzburg 1814–1869. In: Wagner, Ulrich (Hrsg.): Geschichte der Stadt Würzburg. Vom Übergang an Bayern bis zum 21. Jahrhundert. Bd. 3/1, Stuttgart 2007, S. 25–57.

GOTTWALD, Eduard (Hrsg.): Erinnerungsblätter an die vierte Säcularfeier der Erfindung der Buchdruckerkunst zu Dresden 1840. Dresden 1840.

GRUND, Christina Renata: Der Würzburger Chemiker Johann Joseph von Scherer und die Begründung der Klinischen Chemie im 19. Jahrhundert. Aachen 2002 (Berichte aus der Medizin); ursprünglich Diss. rer. nat. Würzburg 2001.

GUTENÄCKER, Joseph: Der Würzburger Gymnasialkursus vom 3. November 1815 bis 30. August 1820. Eine Erinnerungsgabe an den 23. September 1840. Würzburg 1841.

GUTTMANN, Walter (Hrsg.): Medizinische Terminologie. Ableitung und Erklärung der gebräuchlichsten Fachausdrücke aller Zweige der Medizin und ihrer Hilfswissenschaften. Dritte umgearbeitete und erweiterte Auflage, Berlin / Wien 1909.

HAEUSSERMANN, C.: Prof. Dr. C. von Hell †. In: Schwäbischer Merkur. Abendblatt – Schwäbische Kronik vom 13. Dezember 1926, S. 6.

HÄFLIGER, Josef Anton: Die Apotheker und Apotheken Basels. In: Baseler Zeitschrift für Geschichte und Altertumskunde 31 (1932), S. 427f.

HAGER, Hermann: Technik der Pharmaceutischen Receptur. Fünfte umgearbeitete und vermehrte Auflage, Berlin 1890.

HÄMEL, Adalbert: Die romanische Philologie in Würzburg. In: Buchner, Max (Hrsg.): Aus der Vergangenheit der Universität Würzburg. Festschrift zum 350jährigen Bestehen der Universität. Berlin / Heidelberg 1932, S. 255–267.

HANEMANN, Regina: Zum Bauwesen im Fürstbistum Bamberg unter Franz Ludwig von Erthal. In: Baumgärtel-Fleischmann, Renate (Hrsg.): Franz Ludwig von Erthal – Fürstbischof von Bamberg und Würzburg 1779–1795. Bamberg 1995 (Veröffentlichungen des Diözesanmuseums Bamberg; 7).

HEDRICH-TRIMBORN, Lisa: Zur Entwicklung der pharmazeutischen Zweigdisziplin Pharmazeutische Technologie bis 1980. Stuttgart 2018 (Quellen und Studien zur Geschichte der Pharmazie; 115); ursprünglich Diss. rer. nat. Marburg 2018.

HEFFNER, Carl (Hrsg.): Würzburg und seine Umgebungen – ein historisch-topographisches Handbuch, illustrirt durch Abbildungen in Lithographie und Holzschnitt. Zweite, gänzlich umgearbeitete, vermehrte und verbesserte Ausgabe, Würzburg 1871.

HELL, C[arl] / E[mil] MEDINGER: Ueber die Oxydation der im Rohpetroleum enhaltenen Säure $C_{11}H_{20}O_2$. In: Berichte der Deutschen Chemischen Gesellschaft 10 (1877), S. 451–456.

HELMSTÄDTER, Axel / Jutta HERMANN / Evemarie WOLF: Leitfaden der Pharmaziegeschichte. Eschborn 2001.

– / – / – : Leitfaden der Pharmaziegeschichte. 2., überarbeitete Auflage, Eschborn 2011.

HENSCHLER, Dietrich: Zur Entwicklung von Pharmakologie und Toxikologie. In: Baumgart, Peter (Hrsg.): Vierhundert Jahre Universität Würzburg. Eine Festschrift. Neustadt an der Aisch 1982 (Quellen und Beiträge zur Geschichte der Universität Würzburg; 6), S.1031–1046.

HERZOG, C[arl]: Allgemeiner deutscher Apotheker-Verein. General-Versammlung zu Ehren des Professors Dr. Herberger, Verhandlungen der General-Versammlung des allgemeinen deutschen Apotheker-Vereins zu Würzburg am 12., 13., 14. und 15. September 1858. In: Neues Jahrbuch für Pharmacie und verwandte Fächer. Eine Zeitschrift des allgemeinen deutschen Apotheker-Vereins, Abtheilung Süddeutschland 10 (1858), S. 346–362.

HESS, Günter: Literatur und literarisches Leben. In: Wagner, Ulrich (Hrsg.): Geschichte der Stadt Würzburg. Vom Übergang an Bayern bis zum 21. Jahrhundert. Bd. 3/1, Stuttgart 2007, S. 958–991.

HILDENBRAND, K[onrad]: 100 Jahre staatliche Lebensmitteluntersuchung in Würzburg unter besonderer Berücksichtigung des Weines. In: Deutsche Lebensmittel-Rundschau 80 (1984), S. 313–315.

HOFFMANN, Volker: Das Martin von Wagner Museum der Universität Würzburg. In: Baumgart, Peter (Hrsg.): Vierhundert Jahre Universität Würzburg. Eine Festschrift. Neustadt an der Aisch 1982 (Quellen und Beiträge zur Geschichte der Universität Würzburg; 6), S. 253–265.

HORN, Ph[ilipp] F[ranz]: Darstellung der vom 6ten bis den 12ten August 1832, sohin 6 Tage lang, täglich von 8 bis 12 Uhr früh, und von 2 bis 7 Uhr Nachmittags stattgefundenen Kunst-, Industrie- und Gewerbs-Producten-Ausstellung in dem ehemaligen Dominikaner-Kloster […] zu Würzburg. Würzburg 1832.

VON HORSTIG, R[udolf]: Die Universität und ihre Anstalten. In: Lehmann, K[arl] B[ernhard] / Julius Röder (Hrsg.): Würzburg, insbesondere seine Einrichtungen für Gesundheitspflege und Unterricht. Fest-Schrift gewidmet der 18. Versammlung des Deutschen Vereins für öffentliche Gesundheitspflege. Wiesbaden 1892, S. 223–310.

HÜNIG, Siegfried: Emil Fischer (1852–1919). Chemiker (Nobelpreisträger). In: Baumgart, Peter (Hrsg.): Lebensbilder bedeutender Würzburger Professoren. Neustadt an der Aisch 1995 (Quellen und Beiträge zur Geschichte der Universität Würzburg; 8).

INSTITUT FÜR GESCHICHTE DER MEDIZIN UND ETHIK IN DER MEDIZIN, CHARITÉ, BERLIN (Hrsg.): Ärztinnen im Kaiserreich. Elisabeth Medicus / AEIK00132. Berlin, Institut für Geschichte der Medizin und Ethik in der Medizin, Charité – Universitätsmedizin Berlin, 2015, letzter Zugriff 18. Februar 2022, URL: http://geschichte.charite.de/aeik/biografie.php?ID=AEIK00132

JANZ, Bernhard: Zur Musikgeschichte der Stadt Würzburg bis zum Ende der Ferdinandäischen Zeit. In: Wagner, Ulrich (Hrsg.): Geschichte der Stadt Würzburg. Vom Bauernkrieg 1525 bis zum Übergang an das Königreich Bayern 1814. Bd. 2, Stuttgart 2004, S. 750–761.

JUNKER, Thomas: Julius Schuster und das Berliner Institut für Geschichte der Medizin und der Naturwissenschaften (1930–1945). Eine vergessene Episode der Pharmaziegeschichtsschreibung. In: Geschichte der Pharmazie 48 (1996), S. 9–17.

KALLINICH, Günter: 200 Jahre Pharmazie an der Universität Ingolstadt–Landshut–München 1760–1960. Das Erbe von Georg Ludwig Claudius Rousseau. In: Kallinich, Günter (Hrsg.): 200 Jahre Pharmazie an der Universität Ingolstadt–Landshut–München 1760–1960. Festreden und Ansprachen gehalten am 14. Januar 1960. München 1960, S. 37–58.

KEIL, Gundolf: Franz von Rinecker (1811–1883). Mediziner. In: Baumgart, Peter (Hrsg.): Lebensbilder bedeutender Würzburger Professoren. Neustadt an der Aisch 1995 (Quellen und Beiträge zur Geschichte der Universität Würzburg; 8).

KELBER, Klaus-Peter / Martin OKRUSCH: Die geologische Forschung und Kartierung des Würzburger Stadtgebietes von den Anfängen bis 1925. In: Kelber, Klaus-Peter u. a.: Würzburger Steinbrüche. Historische Karten von Würzburg und seiner näheren Umgebung mit eingezeichneten Steinbrüchen. Würzburg 2006 (Mainfränkische Hefte; 105), S. 71–115.

KESSELMEIER, Manfred Rudolf: Friedrich Wilhelm Adam Sertürner (1783–1841) – Apotheker und Forscher. Stuttgart 2008 (Quellen und Studien zur Geschichte der Pharmazie; 89); ursprünglich Diss. rer. nat. Marburg 2007.

KIRCHHOFF, Gisela: Martin Münz. Professor der Anatomie in Würzburg (1829–1849). Zugleich ein Beitrag zur Geschichte des Theatrum anatomicum. Würzburg 1964 (Mainfränkische Hefte; 42).

KLOSA, Achim: Johann Christian Wiegleb (1732–1800). Eine Ergobiographie der Aufklärung. Stuttgart 2009 (Quellen und Studien zur Geschichte der Pharmazie; 88); ursprünglich Diss. rer. nat. Marburg 2006.

VON KOBELL, Franz: Oeffentliche Sitzung der k[öniglichen] Akademie der Wissenschaften zur Feier des 115. Stiftungstages am 28. März 1874. Nekrolog auf Dr. L[udwig] J[ohann] R[udolf] Agassiz. In: Sitzungsberichte der mathematisch-physikalischen Classe der k. b. Akademie der Wissenschaften zu München 4 (1874), S. 84–87.

– : Oeffentliche Sitzung der k. Akademie der Wissenschaften zur Feier des 120. Stiftungstages am 28. März 1879. Nekrolog Ernst Freiherr von Bibra. In: Sitzungsberichte der mathematisch-physikalischen Classe der k. b. Akademie der Wissenschaften zu München 9 (1879), S. 129–131.

KOLB, Peter: Das Spital- und Gesundheitswesen. In: Wagner, Ulrich (Hrsg.): Geschichte der Stadt Würzburg. Vom Bauernkrieg 1525 bis zum Übergang an das Königreich Bayern 1814. Bd. 2, Stuttgart 2004, S. 540–568.

KÖLLIKER, A[lbert] / P[eter] MÜLLER / R[udolf] WAGNER: Vorwort. In: Verhandlungen der Physikal[isch]-Medicin[ischen] Gesellschaft in Würzburg, N. F. 1 (1869).

KÖNIG, J[oseph] / A[dolf] JUCKENACK: Die Anstalten zur technischen Untersuchung von Nahrungs- und Genußmitteln sowie Gebrauchsgegenständen, die im Deutschen Reiche bei der Durchführung des Reichsgesetzes vom 14. Mai 1879 und seiner Ergänzungsgesetze von den Verwaltungsbehörden regelmäßig in Anspruch genommen werden. Berlin 1907.

KÖSSLER, Franz: Personenlexikon von Lehrern des 19. Jahrhunderts. Berufsbiographien aus Schul-Jahresberichten und Schulprogrammen 1825–1918 mit Veröffentlichungsverzeichnissen. Bd.: Kaak–Kysaeus. Gießen, Universitätsbibliothek Gießen / Gießener Elektronische Bibliothek, 2008, letzter Zugriff 18. November 2020, URL: http://geb.uni-giessen.de/geb/volltexte/2008/6116/pdf/Koessler-Kaak-Kysaeus.pdf

KOSCHEL, Klaus: Die Entwicklung und Differenzierung des Faches Chemie an der Universität Würzburg. In: Baumgart, Peter (Hrsg.): Vierhundert Jahre Universität Würzburg. Eine Festschrift. Neustadt an der Aisch 1982 (Quellen und Beiträge zur Geschichte der Universität Würzburg; 6), S. 703–749.

KOSCHEL, Klaus / Gerhard SAUER: Zur Geschichte des Chemischen Instituts der Universität Würzburg. Eine Materialsammlung. Würzburg 1968.

KRAMER, Georg Friedrich: Repertorium der ältern und neuesten Gesetze über die Medizinal-Verfassung im Königreiche Bayern und der auf die gerichtliche Arznei-Kunde, medizinische Polizey und das Veterinärwesen bezüglichen königlichen allerhöchsten und Provinzial-Verordnungen. Bd. 1: A–H. Augsburg 1832.

KRAUS, Winfried: Sommerach. Neue Chronik des romantischen Weinorts an der Mainschleife. Münsterschwarzach 2007.

KUMMER, Stefan: Bildende Kunst und Architektur vom Beginn der bayerischen Zeit bis zum Ende des Zweiten Weltkrieges. In: Wagner, Ulrich (Hrsg.): Geschichte der Stadt Würzburg. Vom Übergang an Bayern bis zum 21. Jahrhundert. Bd. 3/1, Stuttgart 2007, S. 830–868.

LANDWEHR, Gottfried: Wilhelm Wien (1864–1928). Physiker (Nobelpreisträger). In: Baumgart, Peter (Hrsg.): Lebensbilder bedeutender Würzburger Professoren. Neustadt an der Aisch 1995 (Quellen und Beiträge zur Geschichte der Universität Würzburg; 8), S. 266–294.

LAUTERBACH, Irene R.: Dingler's Polytechnisches Journal. Gestützt auf Briefe von J. G. Dingler (1778–1855). In: Geschichte der Pharmazie 65 (2013), S. 42–47.

LAUTERBACH, Irene R. (Hrsg.): Drei Generationen Wurzer im 18. und 19. Jahrhundert. Die Autobiographien von Joseph und Ferdinand Alexander Wurzer. Frankfurt am Main 2015.

LANGHANS, Peter Michael: Personalbibliographien der Professoren der Philosophischen Fakultät zu Würzburg von 1803–1852 mit biograhischen Angaben, gesichtet im Hinblick auf die Beziehungen zu Lehre und Forschung in der Medizinischen Fakultät. Erlangen 1971; ursprünglich Diss. med. Erlangen 1971.

LEHRSTUHL FÜR NEUERE UND NEUESTE GESCHICHTE, HISTORISCHES SEMINAR DER UNIVERSITÄT LEIPZIG (Hrsg.): Otto Linné Erdmann. Leipzig, Professorenkatalog der Universität Leipzig – Die Professoren-Datenbank für Leipzig, 2020, letzter Zugriff 17. November 2020, URL: http://research.uni-leipzig.de/catalogus-professorum-lipsiensium/leipzig/Erdmann_1218/

LEPSIUS, Bernhard: Max Conrad (1848–1920). In: Berichte der deutschen chemischen Gesellschaft 54 (1921), S. 92f.

LÖHNERT, Ariane Maria: Der Pharmaziehistoriker Rudolf Schmitz (1918–1992) und seine wissenschaftliche Schule in Marburg. Stuttgart 2021 (Quellen und Studien zur Geschichte der Pharmazie; 127); ursprünglich Diss. rer. nat. Marburg 2021.

LOTZE, Ruth Martha Sophie: Der Einfluß von Carl Friedrich Mohr auf die Entwicklung der Maßanalyse. Diss. rer. nat. Frankfurt am Main 1967.

MAHNKEN, Andreas H[orst] / Axel W[olf]-O[tto] SCHMIDT: Dr. med. Ernst Schmidt (1830–1900) – Revolutionär und Arzt. In: Würzburger medizinhistorische Mitteilungen 20 (2001), S. 311–318.

MATTHES, Siegfried: Zur historischen Entwicklung des Faches Mineralogie an der Universität Würzburg. In: Baumgart, Peter (Hrsg.): Vierhundert Jahre Universität Würzburg. Eine Festschrift. Neustadt an der Aisch 1982 (Quellen und Beiträge zur Geschichte der Universität Würzburg; 6), S. 683–702.

MEDICUS, Ludwig: Die Königliche Untersuchungs-Anstalt für Nahrungs- und Genussmittel. In: Lehmann, K[arl] B[ernhard] / Julius Röder (Hrsg.): Würzburg insbesondere seine Einrichtungen für Gesundheitspflege und Unterricht. Fest-Schrift gewidmet der 18. Versammlung des Deutschen Vereins für öffentliche Gesundheitspflege. Wiesbaden 1892, S. 130–133.

–: A brief Introduction to Qualitative Analysis for use in instruction in chemical laboratories. Philadelphia / London 1913.

–: Das Pharmazeutische Institut. In: Abert, Josef Friedrich / Jakob Beckenkamp / August Sperl (Hrsg.): Hundert Jahre bayerisch. Ein Festbuch. Würzburg 1914, S. 113–116.

MEINEL, Christoph: Die Chemie an der Universität Marburg seit Beginn des 19. Jahrhunderts. Ein Beitrag zu ihrerer Entwicklung als Hochschulfach. Marburg 1978 (Academia Marburgensis; 3); ursprünglich Diss. rer. nat. Marburg 1978.

MEMMINGER, Thomas: Würzburgs Straßen und Bauten. Ein Beitrag zur Heimatkunde. 2. verbesserte und vermehrte Auflage, Würzburg 1921.

MERKLE, Sebastian (Hrsg.): Die Matrikel der Universität Würzburg. München / Leipzig 1922 (Veröffentlichungen der Gesellschaft für fränkische Geschichte, Vierte Reihe; 5).

METTENLEITER, Andreas: Selbstzeugnisse, Erinnerungen, Tagebücher und Briefe deutschsprachiger Ärzte. Nachträge und Ergänzungen. In: Würzburger medizinhistorische Mitteilungen 19 (2000), S. 459–524.

– : Das Juliusspital in Würzburg. Medizingeschichte. In: Oberpflegamt der Stiftung Juliusspital Würzburg (Hrsg.): Das Juliusspital in Würzburg. Bd. 3. Würzburg 2001.

– : Vom Luitpoldkrankenhaus zum Luitpold-Campus 1921–2021. Bd. 1. Würzburg 2021.

MEYER, Ulrich: „Zwischen den Mühlsteinen" – die Entwicklung der Pharmakologie zu einer Pharmazeutischen Zweigdisziplin. In: Friedrich, Christoph / Wolf-Dieter Müller-Jahncke (Hrsg.): Wissenschaftsdifferenzierung in der Pharmazie. Die Vorträge der Pharmaziehistorischen Biennale in Regensburg vom 20.–22. April 2012. Stuttgart 2013 (Veröffentlichungen zur Pharmaziegeschichte; 11), S. 95–116.

MÜLLER, Chantal: Albert Huber. Bern, Historisches Lexikon der Schweiz (HLS), 17. November 2006, letzter Zugriff 8. März 2022, URL: http://hls-dhs-dss.ch/de/articles/014803/2006-11-17/

MÜLLER, Wolfgang (a): Wislicenus, Johannes. In: Pötsch, Winfried R. (Hrsg.): Lexikon bedeutender Chemiker. Frankfurt am Main 1989, S. 458f.

– (b): Gerhardt, Charles Frédéric. In: Pötsch, Winfried R. (Hrsg.): Lexikon bedeutender Chemiker. Frankfurt am Main 1989, S. 167.

– (c): Williamson, Alexander Williams. In: Pötsch, Winfried R. (Hrsg.): Lexikon bedeutender Chemiker. Frankfurt am Main 1989, S. 455f.

– (d): Hofmann, August Wilhelm. In: Pötsch, Winfried R. (Hrsg.): Lexikon bedeutender Chemiker. Frankfurt am Main 1989, S. 207f.

– (e): Kolbe, Adolf Wilhelm Hermann. In: Pötsch, Winfried R. (Hrsg.): Lexikon bedeutender Chemiker. Frankfurt am Main 1989, S. 244.

– (f): Gmelin, Johann Friedrich. In: Pötsch, Winfried R. (Hrsg.): Lexikon bedeutender Chemiker. Frankfurt am Main 1989, S. 172.

– (g): Erxleben, Johann Christian Polycarb. In: Pötsch, Winfried R. (Hrsg.): Lexikon bedeutender Chemiker. Frankfurt am Main 1989, S. 140.

– (h): Wiegleb, Johann Christian. In: Pötsch, Winfried R. (Hrsg.): Lexikon bedeutender Chemiker. Frankfurt am Main 1989, S. 452.

– (i): Berzelius, Jöns Jacob[,] Baron. In: Pötsch, Winfried R. (Hrsg.): Lexikon bedeutender Chemiker. Frankfurt am Main 1989, S. 45.

– (j): Robiquet, Pierre Jean. In: Pötsch, Winfried R. (Hrsg.): Lexikon bedeutender Chemiker. Frankfurt am Main 1989, S. 366.

– (k): Buchner, Johann Andreas. In: Pötsch, Winfried R. (Hrsg.): Lexikon bedeutender Chemiker. Frankfurt am Main 1989, S. 72.

MÜLLER-BENEDICT, Volker (Hrsg.): Der Prozess der fachlichen Differenzierung an Hochschulen. Die Entwicklung am Beispiel von Chemie, Pharmazie und Biologie 1890–2000. Wiesbaden 2014.

MUTSCHLER, Ernst / Christoph FRIEDRICH: Leuchttürme. Erfolgreiche Arzneimittelforscher im 20. Jahrhundert. Stuttgart 2020.

NEIGEBAUR, Johann Daniel Ferdinand: Geschichte der Kaiserlichen Leopoldino-Carolinischen Deutschen Akademie der Naturforscher während des zweiten Jahrhunderts ihres Bestehens. Jena 1860.

NEUFELD, Albert: Ueber Halogenderivate des Phenylhydrazins. In: Justus Liebig's Annalen der Chemie 248 (1888), Heft 1, S. 93–99.

NEUMANN, Franz Georg: Zwei Nachfolger Balthasar Neumanns. Joh[ann] Philipp Geigel 1731–1800. Heinr[ich] Alois Geigel 1765–1798. Fürstbischöflich Würzburger Hofarchitekten. Würzburg 1927; ursprünglich Diss. phil. Würzburg 1927.

N. N.: Nekrolog [auf Ernst Friedrich Felix Rumpf]. In: Pharmaceutisches Correspondenz-Blatt für Süddeutschland 10 (1852), S. 94–96.

N. N.: Personal-, Gewerbs-, Associations-, Corporations- und Staats-Angelegenheiten. Königlich Bayerische Allerhöchste Verordnung, die Vornahme der chemischen Untersuchungen in Vergiftungs- und anderen gerichtlichen Fällen betreffend. In: [Buchner's] Neues Repertorium für Pharmacie 6 (1857), S. 47f.

N. N.: Personal-, Gewerbs-, Associations-, Corporations- und Staats-Angelegenheiten. Erwählungen und Auszeichnungen. In: [Buchner's] Neues Repertorium für Pharmacie 7 (1858), S. 527f.

N. N.: Schenk zu Geyern. In: Pierer, Heinrich-August (Hrsg.): Pierer's Universal-Lexikon der Vergangenheit und Gegenwart oder Neuestes encyclopädisches Wörterbuch der Wissenschaften, Künste und Gewerbe. Bd. 15. Altenburg 1862, S. 133.

N. N.: Personal-, Gewerbs-, Associations-, Corporations- und Staats-Angelegenheiten. Personalnachrichten. In: [Buchner's] Neues Repertorium für Pharmacie 12 (1863), S. 288.

N. N.: Personal-, Gewerbs-, Associations-, Corporations- und Staats-Angelegenheiten. Personalnachrichten. In: [Buchner's] Neues Repertorium für Pharmacie 13 (1864), S. 144.

N. N.: Personal-, Gewerbs-, Associations-, Corporations- und Staats-Angelegenheiten. Personalnachrichten. Die bayerischen Commissäre zur Bearbeitung einer deutschen Pharmacopoe. In: [Buchner's] Neues Repertorium für Pharmacie 19 (1871), S. 384.

N. N.: Das Würzburger Gutachten über die Errichtung pharmaceutischer Professuren. I., II., III., IV. Teil. In: Pharmazeutische Zeitung 22 (1877), S. 747, S. 757, S. 763 und S. 771.

N. N.: Herzschlag. In: Bibliographisches Institut (Hrsg.): Mayers großes Konversationslexikon. Bd. 8. Leipzig / Wien 1888, S. 460f.

N. N.: Johann Zeman †. In: Dingler's Polytechnisches Journal 315 (1900), S. 517.

N. N.: † Landtagsabgeordneter Dr. Emil Medinger. In: Neue Freie Presse vom 13. April 1909, Nr. 16036, S. 12.

N. N.: Prüfungsordnung für Apotheker im Deutschen Reich vom 18. Mai 1904 nebst Ergänzungen und Formularen sowie den Aufgaben für die pharmazeutische Vorprüfung. Berlin 1914.

N. N.: Prof. William Buckland, 1784–1856. In: Nature 133 (1934), S. 353.

N. N.: Two Notable French Men of Science. In: Nature 148 (1941), S. 253.

NOWOTNY, Otto: Carl Cäsar von Leonhards „Taschenbuch für die gesammte Mineralogie" (1807–1826). In: Cartographica Helvetica 9 (1994), S. 32–38.

OBES, Dirk Jannes: Philipp Friedrich Wilhelm Vogt (1789–1861) Professor der Medizin in Gießen und Bern. Gießen 2008; ursprünglich Diss. med. Gießen 2008.

OELENHEINZ, Leopold: Von der Familie Medicus (Arzt) II. In: Heraldisch-Genealogische Blätter für adelige und bürgerliche Geschlechter. Monatsschrift zur Pflege der Heraldik, Genealogie, Sphragistik, Epitaphik, Diplomatik, Numismatik und Kulturgeschichte 2 (1905), S. 112–117.

ORLAND, Barbara: Zum Materialwesen von Pharmazie und Chemie im 18. Jahrhundert. In: Friedrich, Christoph / Wolf-Dieter Müller-Jahncke (Hrsg.): Pharmazie: Vom Handwerk zur Wissenschaft. Die Vorträge der Pharmaziehistorischen Biennale in Lindau vom 6. bis 8. April 2018. Stuttgart 2019 (Veröffentlichungen zur Pharmaziegeschichte; 16), S. 121–146.

OSANN, Christian: Die Nachkommen der Familie Osann. Stammbaum, Stammlinien, Stamm Weimar Hufeland-Osann. Verbindungen zu Johann Wolfgang von Goethe. Hamburg 2014.

PAPPE, Otmar: Zur Geschichte der Lebensmittelüberwachung im Königreich Bayern (1806–1918). Diss. rer. nat. Marburg 1975.

PAULUS, Stefan: Universität Würzburg und Lehrerbildung. In: Baumgart, Peter (Hrsg.): Vierhundert Jahre Universität Würzburg. Eine Festschrift. Neustadt an der Aisch 1982 (Quellen und Beiträge zur Geschichte der Universität Würzburg; 6), S. 539–564.

PICKEL, Georg: Experimenta Physico-Medica de Electricitate et Calore Animali. Würzburg 1778; ursprünglich Diss. med. Würzburg 1778.

– : Einladungsrede des Professors Pickel zu seinen chemischen Vorlesungen von dem Nutzen und Einfluße der Chemie auf das Wohl eines Staates und auf verschiedene Künste und Wissenschaften. Würzburg 1785.

– : Die diesjährigen Wetterbeobachtungen im Früh- und Spätjahre in Bezug auf die allenfalls nöthige Räucherung und Schützung der Weinberge gegen den verheerenden Frost. Nebst einer Entwicklung der Gründe [...]. Bamberg / Würzburg 1804.

POHL, Dieter: Zur Geschichte der pharmazeutischen Privatinstitute in Deutschland von 1779 bis 1873. Diss. rer. nat. Marburg 1972.

POLSTER, Gabriele: Schule und Universität im Hochstift Würzburg. In: Baumgärtel-Fleischmann, Renate (Hrsg.): Franz Ludwig von Erthal – Fürstbischof von Bamberg und Würzburg 1779–1795. Bamberg 1995 (Veröffentlichungen des Diözesanmuseums Bamberg; 7), S. 179–204.

PÖTSCH, Winfried R. (a): Strecker, Adolph. In: Pötsch, Winfried R. (Hrsg.): Lexikon bedeutender Chemiker. Frankfurt am Main 1989, S. 410f.

– (b): Kekulé von Stradonitz, August. In: Pötsch, Winfried R. (Hrsg.): Lexikon bedeutender Chemiker. Frankfurt am Main 1989, S. 231.

– (c): Staedel, Wilhelm. In: Pötsch, Winfried R. (Hrsg.): Lexikon bedeutender Chemiker. Frankfurt am Main 1989, S. 404.

– (d): Liebig, Justus Freiherr von. In: Pötsch, Winfried R. (Hrsg.): Lexikon bedeutender Chemiker. Frankfurt am Main 1989, S. 272f.

RANKENBURG, Heinz: Die Apothekerausbildung im Spiegel der deutschen Prüfungs- und Approbationsordnungen von 1875 bis 1989. Frankfurt am Main usw. 1996 (Pharmaziehistorische Forschungen; 1); ursprünglich Diss. rer. nat. Marburg 1993.

REINDL, Maria: Lehre und Forschung in Mathematik und Naturwissenschaften, insbesondere Astronomie, an der Universität Würzburg von der Gründung bis zum Beginn des 20. Jahrhunderts. Neustadt an der Aisch 1966 (Quellen und Beiträge zur Geschichte der Universität Würzburg; 1); ursprünglich Diss. rer. nat. Würzburg 1965.

REINWEIN, Helmuth: In memoriam Dankwart Ackermann. 11. November 1878–31. März 1965. Gedächtnisrede gehalten am 2. Dezember 1965 in Würzburg. In: Leopoldina. Mitteilungen der Deutschen Akademie der Naturforscher Leopoldina 11 (1965), S. 242–253.

REITZENSTEIN, Fritz: Ludwig Medicus. In: Berichte der Deutschen Chemischen Gesellschaft 48 (1915), S. 1744–1748.

REMANE, Horst / Peter NUHN: Pharmazeutische Chemie – Entstehung, Entwicklung und Wandel. In: Friedrich, Christoph / Wolf-Dieter Müller-Jahncke (Hrsg.): Wissenschaftsdifferenzierung in der Pharmazie. Die Vorträge der Pharmaziehistorischen Biennale in Regensburg vom 20.–22. April 2012. Stuttgart 2013 (Veröffentlichungen zur Pharmaziegeschichte; 11), S. 11–40.

REUSS, Carl J.: Über Gehirntuberkulose. Würzburg 1838; ursprünglich Diss. med. Würzburg 1838.

RHEIN, Annette: Zur Bedeutung der Pharmazeuten Albert Hilger (1839–1905) und Theodor Paul (1862–1928) als Lebensmittelchemiker. Diss. rer. nat. Marburg 1988.

RINGELMANN, [Anton] A[dam] F[riedrich]: Zum Jubel-Feste der treuen Bayern am 12ten October 1835 bringt die königliche Universität Würzburg ihre Huldigung dar. Würzburg 1835.

RÖCKL, Helmut: Die Dermatologie in Würzburg. In: Baumgart, Peter (Hrsg.): Vierhundert Jahre Universität Würzburg. Eine Festschrift. Neustadt an der Aisch 1982 (Quellen und Beiträge zur Geschichte der Universität Würzburg; 6), S. 891–895.

RUMPF, Ludwig: Ueber Naturwissenschaft und naturwissenschaftliche Systeme mit besonderer Anwendung auf Anorganognosie und anorganognostische Systeme. Ein Versuch. Bamberg 1820.

–: De sanguinis mixtione chemica in statu sano et morboso. Würzburg 1824; ursprünglich Diss. med. Würzburg 1824.

–: Bemerkungen zu des Herrn Dr. M[artin] B[alduin] Kittels Entwurf und Vorschlag zu einer Apotheker-Ordnung etc. Nürnberg bei J[ohann] L[eonhard] Schrag 1830. In: [Buchner's] Repertorium für die Pharmacie 37 (1831), S. 299–317.

RUPPEN, Sara: Brauer und Apotheker – eine seltsame Personalunion. Ein Beitrag zur pharmazeutischen Geschichte des Bieres. Stuttgart 2020 (Quellen und Studien zur Geschichte der Pharmazie; 124); ursprünglich Diss. rer. nat. Marburg 2019.

SAKKAS, Amalia-Sophia: Promotionen von Apothekern von der zweiten Hälfte des 18. Jahrhunderts bis zum Beginn des Deutschen Reichs. Ein Beitrag zur Wissenschaftsgenese der Pharmazie. Stuttgart 2021 (Quellen und Studien zur Geschichte der Pharmazie; 128); ursprünglich Diss. rer. nat. Marburg 2021.

SCHAAFF, Rosedore / Josef RIEDERER: Die Herstellung und Verarbeitung von Schweinfurter Grün. In: Berliner Beiträge zur Archäometrie 11 (1992), S. 197–205.

SCHADEWALDT, Hans: Die pharmazeutische Ausbildung aus der Sicht eines Medizinhistorikers. In: Deutsche Apotheker-Zeitung 121 (1981), S. 2338–2341.

SCHAROLD, Joh[ann] Bapt[ist]: Geschichte des gesammten Medizinalwesens im ehemaligen Fürstenthum Würzburg während des Mittelalters und des sechzehnten Jahrhunderts. Diss. med. Würzburg 1824.

SCHENK, August: Flora der Umgebung von Würzburg. Aufzählung der um Würzburg vorkommenden phanerogamen Gefässpflanzen. Ein Beitrag zur Flora von Bayern. Regensburg 1848.

–: Beiträge zur Flora des Keupers und der rhaetischen Formation. In: Bericht der naturforschenden Gesellschaft zu Bamberg 7 (1864), S. 51–142.

SCHERER, Johann Joseph: Versuche über die Wirkung einiger Gifte auf verschiedene Thierklassen als Beitrag zu einer vergleichenden Pharmacodynamik. Diss. med. Würzburg 1838.

–: Abriss einer Geschichte der beiden ersten Jahrhunderte der Universität Würzburg, mit besonderer Hinsicht auf die Entwicklung der medicinischen Facultät. Auszug aus der Rectoratsrede des Professors Scherer am 2. Januar 1852, als dem 270. Jahrestage der Stiftung derselben durch Fürstbischof Julius. In: Akademische Monatsschrift. Centralorgan für die Gesamtinteressen deutscher Universitäten 4 (1852), S. 4–22.

SCHMIDT, Axel W[olf]-O[tto]: Der rothe Doktor von Chicago – ein deutsch-amerikanisches Auswandererschicksal. Biographie des Dr. Ernst Schmidt 1830–1900. Arzt und Sozialrevolutionär. Frankfurt am Main 2003.

SCHMIDT, Rudolf: Deutsche Buchhändler. Deutsche Buchdrucker. Beiträge zu einer Firmengeschichte des deutschen Buchgewerbes. Bd. 1: Abel-Dyck. Berlin / Eberswalde 1902, S. 124f.

SCHMITZ, Rudolf: Die Deutschen Pharmazeutisch-Chemischen Hochschulinstitute. Ihre Entstehung und Entwicklung in Vergangenheit und Gegenwart. Ingelheim am Rhein / Stuttgart 1969.

– : Mörser, Kolben und Phiolen. Aus der Welt der Pharmazie. Zweite, unveränderte Auflage, Graz 1978.

– (a): Pharmazeutische Technik – Pharmazeutische Technologie. In: Apotheker Journal (1986), Heft 3, S. 34–43.

– (b): Pharmazeutische Technik – Pharmazeutische Technologie. Teil II. In: Apotheker-Journal 7 (1986), Heft 4, S. 58–61.

– : Von den Anfängen bis zum Ausgang des Mittelalters. Eschborn 1998 (Geschichte der Pharmazie / R. Schmitz; 1).

SCHMITZ, Rudolf / Berthold BEYERLEIN: Die Pharmazie an den Universitäten des 19. Jahrhunderts. In: Pharmazeutische Zeitung 135 (1990), S. 2307–2316.

SCHMITZ, Rudolf / Ulrike THOMAS: Philipp Lorenz Geiger (1785–1836) und der Standort der Hochschulpharmazie im 19. Jahrhundert. In: Pharmazeutische Zeitung 130 (1985), S. 2166–2172.

SCHNEIDER, Johann Joseph: Ueber die Gefährlichkeit bemalter Conditor- und Spielwaaren. In: Zeitschrift für die Staatsarzneikunde 22 (1831), S. 403–422.

SCHÖPF, Gregor: Historisch-statistische Beschreibung des Hochstifts Wirzburg [!]. Ein Versuch. Hildburghausen 1802.

SCHOTT, Heinz: Nikolaus Mani †. In: Würzburger medizinhistorische Mitteilungen 20 (2001), S. 547.

SCHOTT, Herbert: Fürstlicher Absolutismus und barocke Stadt. In: Wagner, Ulrich (Hrsg.): Geschichte der Stadt Würzburg. Bd. 2: Vom Bauernkrieg 1525 bis zum Übergang an das Königreich Bayern 1814. Stuttgart 2004, S. 130–202.

SCHRÖDER, Johann / Georg Daniel KOSCHWITZ: D. Johann Schröders vollständige und nutzreiche Apotheke / Oder: Trefflich versehener Medicin-Chymischer höchstkostbarer Artzney-Schatz. Zweyte Edition um ein merckliches vermehret und verbessert, Frankfurt am Main / Leipzig 1709.

SCHÜMANN, Christoph: Der Anteil deutscher Apotheker an der Entwicklung der technischen Chemie zwischen 1750 und 1850. Frankfurt am Main usw. 1997 (Europäische Hochschulschriften, Reihe 3, Geschichte und ihre Hilfswissenschaften; 631); ursprünglich Diss. rer. nat. Greifswald 1994.

SCHÜMANN, Ch[ristoph] / Christoph FRIEDRICH: Apotheker als Fabrikanten: Johann G. Dingler. In: Pharmazeutische Zeitung 139 (1994), S. 1690–1693.

SCHWARZ, Holm-Dietmar: 250. Geburtstag von Johann Georg Pickel. In: Deutsche Apotheker-Zeitung 141 (2001), S. 5602–5604.

– : Zur Erinnerung – 200. Geburtstag von Ignaz Paul Keller. In: Deutsche Apotheker-Zeitung 143 (2003), S. 4544f.

SIMONIS, Wilhelm: Zur Entwicklung der Würzburger Botanik. In: Baumgart, Peter (Hrsg.): Vierhundert Jahre Universität Würzburg. Eine Festschrift. Neustadt an der Aisch 1982 (Quellen und Beiträge zur Geschichte der Universität Würzburg; 6), S. 601–627.

SODER VON GÜLDENSTUBBE, Erik: Die Schwestern des Erlösers (Congregatio Sororum a Sancto Redemptore). Geschichte einer Schwesterngemeinschaft 1849–2016. Diss. theol. Vallendar 2017.

SPERLING, Martin: Die Entwicklung der medizinischen Fächer an der Julius-Maximilians-Universität Würzburg. In: Baumgart, Peter (Hrsg.): Vierhundert Jahre Universität Würzburg. Eine Festschrift. Neustadt an der Aisch 1982 (Quellen und Beiträge zur Geschichte der Universität Würzburg; 6), S. 811–826.

SPRINGER, Margarete: Johann Andreas Buchner. Sein Leben und Werk. Ein Beitrag zur Entwicklung der deutschen Hochschulpharmazie im 19. Jahrhundert. Diss. rer. nat. Marburg 1978.

STADTPLAN WÜRZBURG 1:12500. Mit Sonderteil Radwegenetz. 16. Auflage, Würzburg 1986.

STICKER, Georg: Die Entwicklung der Medizinischen Fakultät an der Alma Mater Julia. In: Buchner, Max (Hrsg.): Aus der Vergangenheit der Universität Würzburg. Festschrift zum 350jährigen Bestehen der Universität. Berlin / Heidelberg 1932, S. 383–790.

STOCKERT, Kurt (Hrsg.): Lehrbuch für Drogisten. Wien / Leipzig 1922.

STOLL, Clemens: Die Apotheken am bayerischen Untermain. Eine pharmaziehistorische Dokumentation vom Beginn der Neuzeit bis zum Ende der Personalkonzession 1949. Stuttgart 2000 (Quellen und Studien zur Geschichte der Pharmazie, 77).

SÜSS, Peter A.: Kleine Geschichte der Würzburger Julius-Maximilians-Universität. Würzburg 2002.

TAEGERT, Werner: Dr. Renate Baumgärtel-Fleischmann. 1937–2010. In: Bericht des Historischen Vereins Bamberg für die Pflege der Geschichte des Ehemaligen Fürstbistums 146 (2010), S. 18–22.

TEICHMANN, Horst: Die Entwicklung der „Physik" im 4. Saeculum der Universität Würzburg erläutert an der Geschichte eines Institutsgebäudes. In: Baumgart, Peter (Hrsg.): Vierhundert Jahre Universität Würzburg. Eine Festschrift. Neustadt an der Aisch 1982 (Quellen und Beiträge zur Geschichte der Universität Würzburg; 6), S. 787–807.

THOMAS, Ulrike: Die Pharmazie im Spannungsfeld der Neuorientierung – Philipp Lorenz Geiger (1785–1836). Leben, Werk und Wirken – eine Biographie. Stuttgart 1985 (Quellen und Studien zur Geschichte der Pharmazie; 36); ursprünglich Diss. rer. nat. Marburg 1985.

UHDE, Karsten: Von Accessisten, Probatoren und Zahlmeistern. Bezeichnungen für das Verwaltungspersonal in Hessen-Kassel um 1800. In: Archivnachrichten aus Hessen 21/1 (2021), S. 40–44.

UNIVERSITÄTSARCHIV WÜRZBURG (Hrsg.): Eine Vorreiterin für Frauen in der Medizin. Würzburg, Universitätsarchiv, 9. März 2021, letzter Zugriff 6. September 2022, URL: http://www.uni.wuerzburg.de/uniarchiv/startseite/neuigkeiten/single/news/eine-vorreiterin-fuer-frauen-in-der-medizin-1/

VISOSKY-ANTRACK, Iris Ch[arlotte]: Frühklassizismus im Fürstbistum Würzburg – die Stuckwerkstatt Materno und Augustin Bossi. In: Pursche, Jürgen (Hrsg.): Stuck des 17. und 18. Jahrhunderts. Geschichte – Technik – Erhaltung. Berlin 2010 (Hefte des Deutschen Nationalkomitees; 50), S. 21–29.

VOLK, Otto: Mathematik, Astronomie und Physik in der Vergangenheit der Universität Würzburg. In: Baumgart, Peter (Hrsg.): Vierhundert Jahre Universität Würzburg. Eine Festschrift. Neustadt an der Aisch 1982 (Quellen und Beiträge zur Geschichte der Universität Würzburg; 6), S. 751–785.

WAGNER, Margarete: Das Juliusspital in Würzburg als naturwissenschaftliche und pharmazeutische Bildungsstätte. In: Süddeutsche Apotheker-Zeitung 71 (1931), S. 509f.

WAGNER, Rudolph: Die Chemie faßlich dargestellt nach dem neuesten Standpunkte der Wissenschaft, zum Schulgebrauche und Selbstunterrichte, namentlich für Studirende der Naturwissenschaften. Leipzig 1850.

– : Handbuch der chemischen Technologie zum Gebrauche bei Vorlesungen an Universitäten, technischen Hoch- und Mittelschulen sowie zum Selbstunterrichte für Chemiker, Techniker, Apotheker, Verwaltungsbeamte und Gerichtsärzte. Achte Auflage, Leipzig 1871.

– : A Handbook of chemical Technology. New York 1872.

WAGNER, [Rudolph] / [Ferdinand] FISCHER / L[éopold] GAUTIER: Traité de Chimie Industrielle. Paris 1892.

WANKMÜLLER, Armin: Die Ausbildung der bayerischen Apotheker vor 150 Jahren. In: Pharmazeutische Zeitung 102 (1957), S. 1019–1022.

– : Die Anfänge des Apothekerstudiums in Würzburg. In: Deutsche Apotheker-Zeitung 102 (1962), S. 1533–1535.

– : Die Apotheker aus den Matrikeln der Universität Würzburg von 1821 bis 1840. In: Deutsche Apotheker-Zeitung 113 (1973), S. 1771–1775.

– : Studenten der Pharmazie und Chemie an der Universität Gießen von 1800–1852. In: Beiträge zur Württembergischen Apothekengeschichte 13 (1982), S. 148–152.

WEISS, Wolfgang: Übergang an Bayern (1795–1814). In: Wagner, Ulrich (Hrsg.): Geschichte der Stadt Würzburg. Bd. 2: Vom Bauernkrieg 1525 bis zum Übergang an das Königreich Bayern 1814. Stuttgart 2004, S. 206–228.

– : Die katholische Kirche im 19. Jahrhundert. In: Wagner, Ulrich (Hrsg.): Geschichte der Stadt Würzburg. Bd. 3/1: Vom Übergang an Bayern bis zum 21. Jahrhundert. Stuttgart 2007, S. 430–449.

WILBRAND, Johann Bernhard: Ueber Naturwissenschaft und naturwissenschaftliche Systeme mit besonderer Anwendung auf Anorganognosie und anorganognostische Systeme. Ein Versuch von Dr. Ludwig Rumpf [Rezension]. In: Isis 5 (1821), Sp. 453–457.

WITTSTADT, Klaus: Die Katholisch-Theologische Fakultät der Universität Würzburg während der Zeit des Dritten Reiches. In: Baumgart, Peter (Hrsg.): Vierhundert Jahre Universität Würzburg. Eine Festschrift. Neustadt an der Aisch 1982 (Quellen und Beiträge zur Geschichte der Universität Würzburg; 6), S. 399–435.

WOLLNER, Bernd: Münzen und Medaillen. Die Prägetätigkeit unter Franz Ludwig von Erthal in Würzburg und Bamberg. In: Baumgärtel-Fleischmann, Renate (Hrsg.): Franz Ludwig von Erthal – Fürstbischof von Bamberg und Würzburg 1779–1795. Bamberg 1995 (Veröffentlichungen des Diözesanmuseums Bamberg; 7), S. 305–317.

WULLE, Stefan: Zur Entwicklung der pharmazeutischen Fachbibliographie. In: Friedrich, Christoph / Wolf-Dieter Müller-Jahncke (Hrsg.): Pharmazie: Vom Handwerk zur Wissenschaft. Die Vorträge der Pharmaziehistorischen Biennale in Lindau vom 6. bis 8. April 2018. Stuttgart 2019 (Veröffentlichungen zur Pharmaziegeschichte; 16), S. 235–270.

VON WURZBACH, Constantin: Biographisches Lexikon des Kaiserthums Oesterreich. Bd. 8. Wien 1862.

WURZER, Ferdinand: Entdeckung einer neuen Luftquelle in Kissingen. Ueber die Enstehung der Mineralwasser. Erfindung eines neuen Kochapparats. In: [Trommsdorff's] Neues Journal der Pharmacie für Aerzte, Apotheker und Chemiker 2/1 (1818), S. 344–347.

ZADEMACH, Christiane: Personalbibliographien der Professoren, Privatdozenten und Honorarprofessoren der Medizinischen Fakultät der Universität Würzburg von 1803–1850. Mit kurzen biographischen Angaben und Überblick über die Hauptarbeitsgebiete. Diss. med. Erlangen 1972.

ZEKERT, Otto: Deutsche Apotheker. Eine historische Betrachtung über den deutschen Apotheker in Wissenschaft und Kunst. Berlin / Wien 1942.

12.5 Personenverzeichnis

Danksagung

Vorliegende Studie wäre ohne das Zutun und die Unterstützung vieler anderer Personen nicht möglich gewesen. Ihnen allen, den Genannten und Ungenannten, gebührt mein aufrichtiger Dank.

Mein besonderer Dank gilt meinem Doktorvater, Professor Dr. Christoph Friedrich, für die Überlassung des Themas, seine intensive Betreuung einschließlich seiner konstruktiven Kritik. Des Weiteren bedanke ich mich bei den Leiterinnen und Leitern sowie den Mitarbeiterinnen und Mitarbeitern folgender Institutionen: vom Universitätsarchiv Würzburg Herrn Dr. Marcus Holtz, Frau Mareile Mansky, Frau Edna Elisa Horst, Frau Natalie Pfeuffer und Frau Marie-Thérèse Reinhard; von der Universitätsbibliothek Würzburg Herrn Dr. Hans-Günter Schmidt und Frau Marion Friedlein; vom Bayerischen Staatsarchiv Würzburg Frau Dr. Ingrid Heeg-Engelhart; außerdem bei den Mitarbeiterinnen und Mitarbeitern der Bayerischen Staatsbibliothek Bamberg, des Universitätsarchivs Leipzig und des Stadtarchivs Würzburg.

Ich möchte an dieser Stelle ebenso dem Würzburger Medizinhistoriker Herrn Dr. Andreas Mettenleiter, Frau Gabriele Müller von der Galerie Müller, Würzburg, Herrn Dr. Maximilian Seitz vom Leibnitz-Institut für Bildungsverläufe, Bamberg, sowie Herrn Professor außer Dienst Dr. Manfred Christl vom Institut für Organische Chemie, Würzburg für manch freundlichen Hinweis, Hilfe und aufbauende Worte danken.

Für die Unterweisung in Paläographie, Archivkunde, Numismatik, Heraldik und Geschichte danke ich in ganz besonderer und herzlicher Weise Herrn Prof. Dr. Rainer Polley, Marburg.

Herr Dr. Johannes Müller, Berlin hat mit seiner erprobten Fachkompetenz zur Formatierung dieser Arbeit beigetragen. Ihm sei hierfür vielmals gedankt!

Darüber hinaus danke ich allen Mitarbeiterinnen und Mitarbeitern des Institutes für Geschichte der Pharmazie und des Dekanats des Fachbereiches Pharmazie der Philipps-Universität Marburg. Den Kommilitoninnen und Kommilitonen des Aufbaustudiums für Geschichte der Pharmazie in Marburg bin ich in dankbarer Erinnerung kollegial verbunden.

Meinen Eltern möchte ich für die Ermöglichung dieser Studie gleichfalls danken, indem Sie mir die dafür nötige Zeit und den Freiraum schenkten. In besonderer Weise danke ich zudem meiner Freundin, Frau Dr. Ariane Maria Löhnert, für ihre motivierende und aufmunternde Unterstützung in allen Phasen der Arbeit.

Würzburg, im Mai 2024 — Matthias E. Rausch

Quellen und Studien zur Geschichte der Pharmazie

Begründet von Prof. Dr. Rudolf Schmitz †, herausgegeben von Prof. Dr. Christoph Friedrich und Prof. Dr. Tanja Pommerening.

Die Bände 1–9 erschienen im Govi-Verlag, Frankfurt, die Bände 10–16 im jal-Verlag, Würzburg; diese Bände sind sämtlich vergriffen. Ab Nr. 17 erscheint die Reihe in Kommission beim Deutschen Apotheker Verlag bzw. (ab 1991) bei der Wissenschaftlichen Verlagsgesellschaft Stuttgart. Bände ohne Preisangabe sind verlagsseitig vergriffen, ab Band 26 sind einzelne jedoch noch über das Institut für Geschichte der Pharmazie und Medizin, Roter Graben 10, 35032 Marburg, zu beziehen.

1. Rudolf Schmitz: Das Apothekenwesen von Stadt- und Kurtrier. 1960.

2. Hans Dadder: Das Apothekenwesen von Stadt und Erzstift Mainz. 1961.

3. Egon Philipp: Das Medizinal- und Apothekenrecht in Nürnberg. 1962.

4. Sieglinde Lefrère: Die Entwicklung des Saarländischen Apothekenwesens von den Anfängen bis zu der im Wiener Kongreß getroffenen Regelung (1815). 1963.

5. Tjiang Beng Jap: Über indonesische Volksheilkunde an Hand der Pharmacopoeia Indica des Hermann Nikolaus Grim(m) (1684). 1965.

6. Günther Tollmann: Die Entwicklung des Apothekenwesens in den Territorien des späteren Herzogtums Nassau von den Anfängen bis zur Einverleibung Nassaus durch Preußen (1866). 1965.

7. Rudolf Schmitz / Sieglinde Lefrère: Geschichte der Hamburger Apotheken 1818–1965 nach C. A. Jungclaussen. 1966.

8. Karl-Heinz Bartels: Drogenhandel und apothekenrechtliche Beziehungen zwischen Venedig und Nürnberg. 1966.

9. Heinz Gossmann: Das Collegium pharmaceuticum Norimbergense und sein Einfluß auf das nürnbergische Medizinalwesen. 1966.

10. Helmut P. Conradi: Apothekengläser im Wandel der Zeit. 1973.

11. Heinz Zimmermann: Arzneimittelwerbung in Deutschland zu Beginn des 16. bis Ende des 18. Jahrhunderts. 1974.

12. Elmar Ernst: Das „industrielle" Geheimmittel und seine Werbung. 1975.

13. Ursula Schmitz: Hans Minners ‚Thesaurus medicaminum'. 1974.

14. Adelheid Overhamm: Zur Geschichte der Digitalis unter besonderer Berücksichtigung ihrer äußerlichen Anwendung. 1976.

15. Sian Nio Tan: Zur Geschichte der Pharmazie in Niederländisch-Indien (Indonesien) 1602–1945. 1976.

16. Wolfgang Götz: Zu Leben und Werk von Johann Bartholomäus Trommsdorff (1770–1837). Darstellung anhand bisher unveröffentlichten Archivmaterials. 1977.

17. Iris Renner: Zur Entwicklungsgeschichte der Pharmakognosie als selbständiges Hochschulfach an der Ludwig-Maximilians-Universität Ingolstadt-Landshut-München. 1982.

18. Cornelia D. Sonntag: Zur Geschichte der Apothekenprivilegien im Gebiet des Herzogtums Kleve vom Vertrag zu Xanthen (1614) bis zur Errichtung der Rheinprovinz (1822). 1982.

19. Franz-Josef Kuhlen: Zur Geschichte der Schmerz-, Schlaf- und Betäubungsmittel in Mittelalter und früher Neuzeit. 1983.

20. Ulrich Grass: Zu Leben und Werk von Jakob Reinbold Spielmann (1722–1783). 1983.

21. Renate Smollich: Der Bisamapfel in Kunst und Wissenschaft. 1983.

22. Jochen Keidel: Johann Heinrich Dierbach (1788–1845). Ein Beitrag zu Leben und Werk des Heidelberger Hochschullehrers. 1983.

23. Wolfgang Hömberg: Der norddeutsche Bronzemörser im Zeitalter von Gotik und Renaissance. 1983.

24. Mikulas Simon: Die soziale Stellung der Apotheker in der Zürcher Stadtgesellschaft in Mittelalter und früher Neuzeit. 1983.

25. Arndt Fleischer: Patentgesetzgebung und chemisch-pharmazeutische Industrie im deutschen Kaiserreich (1871–1918). 1984.

26. Hartmut Zimmermann: Simon Rudolph Brandes (1795–1842), ein bedeutender Apotheker des 19. Jahrhunderts.1985.

27. Michael Krafft: Die anthroposophische Heilmittellehre und ihre geistesgeschichtliche Beziehung zu Heilmittelkonzepten des 19. Jahrhunderts. 1984.

28. Wolfgang Engels: Zur Geschichte des Verstaatlichungsgedankens im deutschen Apothekenwesen unter besonderer Berücksichtigung der preußischen Verhältnisse und des Krankenkassenwesens im 19. Jahrhundert. 1984.

29. Cornelia Kohlhaas-Christ: Zur Geschichte des Apothekenwesens in Hamburg von den Anfängen bis zum Erlaß der Medizinalordnung von 1818. 1985.

30. Hans-Heino Ingendoh: Zur Geschichte des Apothekenwesens auf dem Gebiet des Herzogtums Berg von den Anfängen bis zur Einführung der Personalkonzession im Jahre 1894. 1985.

31. Marion Wühr: Die Apotheke im ehemaligen Oberen Erzstift Köln. 1985.

32. Thomas Haug: Friedrich August Flückiger (1828–1894). Leben und Werk. 1985.

33. Jürgen Müller: Die Konstitutionserforschung der Alkaloide. Die Pyridin-Piperidin-Gruppe. 1985.

34. Christine Schwarz: Genossenschaftliche Selbsthilfe von Apothekern am Beispiel der Stada. 1985.

35. Bettina Haupt: Deutschsprachige Chemielehrbücher 1775–1850. 1987.

36. Ulrike Thomas: Die Pharmazie im Spannungsfeld der Neuorientierung: Philipp Lorenz Geiger (1785–1836). Leben, Werk und Wirken – eine Biographie. 1985.

37. Marianne Engeser: Der „Liber Servitoris“ des Abulkasis (936–1013). Übersetzung, Kommentar und Nachdruck der Textfassung von 1471. 1986.

38. Kristin Landgraf-Brunner: Die Auseinandersetzungen zwischen Apothekern und den gesetzlichen Krankenkassen von Beginn der gesetzlichen Krankenversicherung an. 1986.

40. Ingrid Klimaschewski-Bock: Die „Distinctio sexta“ des Antidotarium Mesue in der Druckfassung Venedig

1561 (Sirupe und Robub). Übersetzung, Kommentar und Nachdruck der Textfassung von 1561. 1987.

41. Margit Kreutel: Die Opiumsucht. 1988.

42. Benno Kreutzer: Zur Geschichte der einheimischen Orchideen unter besonderer Berücksichtigung ihrer pharmazeutisch-medizinischen Anwendung. 1988.

43. Ute Stapel: Arzneimittelgesetze 1961 und 1976. 1988.

44. Joachim Schmitt-Fiebig: Einflüsse und Leistungen deutscher Pharmazeuten, Naturwissenschaftler und Ärzte seit dem 18. Jahrhundert in Chile. 1988.

45. Susanne Wüllrich: Die Geschichte der HAGEDA als standeseigener Großhandel der Apotheker. 1987.

46. Achim Keller: Die Abortiva in der Römischen Kaiserzeit. 1988.

47. Peter Jaroschinsky: Burkhard Reber (1848–1926). Ein Vorläufer der schweizerischen Pharmaziegeschichte. 1988.

48. Michaela Kollmann-Hess: Die „Erste Marburger Schule“ (1884–1928). Zur wissenschaftlichen Leistung von Ernst Schmidt, Johannes Gadamer und ihren Schülern am Pharmazeutisch-Chemischen Institut der Universität Marburg. 1988.

49. Brigitte Schwamm: Atropa Belladonna. Eine antike Heilpflanze im modernen Arzneischatz. Historische Betrachtung aus botanischer, chemischer, toxikologischer, pharmakologischer und medizinischer Sicht unter besonderer Berücksichtigung des synthetischen Atropins. 1988.

50. Ludger Mentrup: Die Apotheke in der Inflation, 1914–1923. 1988.

51. Gabriele Huhle-Kreutzer: Die Entwicklung arzneilicher Produktionsstätten aus Apothekenlaboratorien – dargestellt an ausgewählten Beispielen. 1989.

52. Silvana Schumacher: Entwicklungstendenzen der multidisziplinären deutschsprachigen pharmazeutischen Lehrbuchliteratur im Vorfeld der Hochschulpharmazie (1725–1875). 1988.

53. Rainer Bens: Einige 'Aussteiger aus der Pharmazie'. 1989.

54. Thomas Junker: Darwinismus und Botanik. Rezeption, Kritik und theoretische Alternativen im Deutschland des 19. Jahrhunderts. 1989.

55. Dietrich Redeker: Zur Entwicklungsgeschichte der Tuberkulostatika und Antituberkulotika. 1990. € 24,–

56. Ursula Lill: Die pharmazeutisch-industrielle Werbung in der ersten Hälfte des 20. Jahrhunderts. 1990. € 44,50

57. Christine Ahlheim: Pharmazie im Spiegel ihrer Presse: Die Apothekenreform von 1871 bis 1894. 1990. € 29,–

58. Ulrike Heuken: Der achte, neunte und zehnte Abschnitt des Antidotarium Mesue in der Druckfassung Venedig 1561 (Trochisci, Pulver, Suffus, Pillen). 1990.

59. Berthold Beyerlein: Die Entwicklung der Pharmazie zur Hochschuldisziplin. Ein Beitrag zur Universitäts- und Sozialgeschichte. 1991. € 29,–

60. Gunter Drum: Geschichte der Deutschen Pharmazeutischen Gesellschaft (1890–1986). 1990. € 29,50

61. Klaus Burkert: Die Deutsche „Pharmazeutische Interessengemeinschaft" (1906–1918). Ein Beitrag zur Firmenpolitik der Pharmazeutisch-Chemischen Industrie bis zum Ende des Ersten Weltkrieges. 1990. € 21,–

62. Klaus Biewer: Albertus Magnus, De vegetabilibus Buch VI, Traktat 2. Lateinisch-deutsch. Übersetzung und Kommentar. 1992.

63. Peter Laupheimer: Phlogiston oder Sauerstoff: Die Pharmazeutische Chemie in Deutschland zur Zeit des Übergangs von der Phlogiston- zur Oxidationstheorie. 1992. € 29,–

64. Annette Diekmann: Klassifikation – System – ‚scala naturae'. Das Ordnen der Objekte in Naturwissenschaft und Pharmazie zwischen 1700 und 1850. 1992.

65. Sabine Ernst: Lise Meitner an Otto Hahn. Briefe aus den Jahren 1912 bis 1924. Edition und Kommentierung. 1992. € 22,50

66. Holger Goetzendorff: Von der Selbsthilfe zur Selbstverwaltung. Entstehungsgeschichte der Apothekerkammer Nordrhein (1945–1953). 1992. € 38,–

67. Christine Billig: Pharmazie und Pharmaziestudium an der Universität Gießen. 1994. € 25,–

68. Bernhard Müller: Militärpharmazie in Deutschland bis 1945. 1993.

69. Ute Fischer-Mauch: Zum Verhältnis Apotheker / Arzt in Hessen. Bemühungen in Gießen um eine Novellierung der rechtlichen Grundlagen (um 1700). 1995. € 17,50

70. Martine Strobel: Asthma bronchiale. Die Geschichte seiner medikamentösen Therapie bis zum Beginn des 20. Jahrhunderts. 1994. € 25,–

71. Sieglinde Lieberknecht: Die ‚Canones' des Pseudo-Mesue: Eine mittelalterliche Purgantien-Lehre. Übersetzung und Kommentar. Im Anhang die Versio antiqua in der Druckfassung von 1561. 1995. € 25,–

72. Evemarie Wolf: Über die Anfänge der Pharmaziegeschichtsschreibung von Johannes Ruellius (1529) bis David Peter Hermann Schmidt (1835). 1996. € 14,–

73. Eva-Maria Henig: 200 Jahre Pockenimpfstoff in Deutschland. 1997. € 25,–

74. Annette Josephs: Der Kampf gegen die Unfruchtbarkeit. Zeugungstheorien und therapeutische Maßnahmen von den Anfängen bis zur Mitte des 17. Jahrhunderts. 1998. € 29,–

75. Günther Gleiche: Die Apotheke im Allgemeinen Krankenhaus St. Georg, Hamburg, 1823–1973. Eine Chronik vor dem Hintergrund des stadtgeschichtlichen, medizinischen und naturwissenschaftlichen Geschehens. Hrsg. von Fritz Krafft. 1998. € 39,–

76. Fritz Krafft: „Die Arznei kommt vom Herrn, und der Apotheker bereitet sie" – Biblische Rechtfertigung der Apothekerkunst im Protestantismus: Apotheken-Auslucht in Lemgo und Pharmako-Theologie. 1999. € 19,50

77. Clemens Stoll: Die Apotheken am bayerischen Untermain. Eine pharmaziehistorische Dokumentation vom Beginn der Neuzeit bis zum Ende der Personalkonzession 1949. Hrsg. von Ulrich Stoll. 2000. € 29,–

78. Sabine Anagnostou: Jesuiten in Spanisch-Amerika als Übermittler von heilkundlichem Wissen. 2000.

79. Carsten Gerd Dirks: Militärpharmazie in Deutschland nach 1945. Bundeswehr und Nationale Volksarmee im Vergleich. 2001. € 29,–

80. Katja Schmiederer (Hrsg.): Hamburg – Mainz – Marburg: Stationen eines Wissenschaftshistorikers. Festakt anläßlich der Pensionierung von Prof. Dr. Fritz Krafft. 2002. € 16,–

81. Fritz Krafft: Christus ruft in die Himmelsapotheke. Die Verbildlichung des Heilandsrufs durch Christus als Apotheker. Mit Beiträgen von Christa Habrich und Woty Gollwitzer-Voll. 2002. € 34,–

82. Antje Mannetstätter: Diethelm Lavater II (1781–1846). Ein Zürcher Arzt-Apotheker im Spiegel seiner Korrespondenz. 2004. € 28,–

83. Christine Stock: Robert Wilhelm Bunsens Korrespondenz vor dem Antritt der Heidelberger Professur (1852) – Kritische Edition. 2007. € 49,–

84. Gudrun Jost: Alfred Partheil (1861–1909) – ein Pharmazeutischer Chemiker aus der zweiten Reihe. 2007. € 26,–

85. Caroline Schlick: Apotheken im totalitären Staat – Apothekenalltag in Deutschland von 1937 bis 1945. 2008. € 45,–

86. Ansgar Schockmann: Der preußische Apothekerrat (1896–1921). Entwicklung des Beirats und sein Einfluss auf das Apotheken- und Arzneimittelwesen. 2008. € 34,–

87. Katja Schmiederer: Das Dictionnaire de Chymie von Pierre Joseph Macquer (1718–1784). Die Originale und Übersetzungen als Spiegelbild der Entwicklung der Chemie und Pharmazie im letzten Drittel des 18. Jahrhunderts. 2008. € 27,–

88. Achim Klosa: Johann Christian Wiegleb (1732–1800). Eine Ergobiographie der Aufklärung. 2006. € 34,–

89. Manfred Rudolf Kesselmeier: Friedrich Wilhelm Adam Sertürner (1783–1841) – Apotheker und Forscher. 2008. € 25,–

90. Holger Latsch: Bundesverband Deutscher Krankenhausapotheker (ADKA) e. V. – Entstehung und Entwicklung eines Berufsverbandes. 2008. € 39,–

91. Andrea Ludwig: Georg Urdang (1882–1960) – ein Pharmaziehistoriker als Mittler zwischen ‚alter' und ‚neuer' Welt. 2009. € 32,–

92. Nicole Klenke: Zum Alltag der Apothekergehilfen vom 18. bis Anfang des 19. Jahrhunderts 2009.

93. Florian Karl Öxler: Vom tragbaren Labor zum Chemiebaukasten. Zur Geschichte des Chemieexperimentierkastens unter besonderer Berücksichtigung des deutschsprachigen Raums. 2010.

94. Heike Gypser: Apparative Hochpotenzherstellung in der Homöopathie in den Vereinigten Staaten von Amerika im Zeitraum von 1860–1920. 2011. € 21,95

95. Sabine Anagnostou/Florike Egmond/Christoph Friedrich (Hrsg.): A Passion for Plants. Materia medica and botany in scientific networks from the 16th to 18th centuries. 2011. € 19,95

96. Thomas Rötz: Georg Edmund Dann (1898–1979): Leben und Werk eines Pharmaziehistorikers im 20. Jahrhundert. 2012. € 24,95

97. Nils Klämbt: Hans Paul Kaufmann (1889–1971) – Leben und Werk. 2013. € 38,–

98. Irene R. Lauterbach: Friedrich Christian Fikentscher (1799–1864). Ein früher Chemiefabrikant. Unter Berücksichtigung seiner Briefe aus 1823, 1824 und 1830. 2013. € 21,50

99. Tammo Funke: Das Apothekenwesen in der Bundesrepublik Deutschland von 1945 bis 1961 am Beispiel der Länder Niedersachsen und Bremen. 2013. € 24,95

100. Johannes Müller: Pflanzen zur Wundbehandlung der mittelalterlichen arabischen Heilkunde in der europäischen Tradition. 2013.

101. Andreas Martin Mendel: Die Arzneimitteltherapie im Hohen Hospital Haina zwischen 1732 und 1800. 2013. € 24,95

102. Ute Jutta Götz: Im Wettlauf gegen das Wechselfieber. Zur Geschichte der synthetischen Antimalariamittel. 2014. € 24,95

103. Frederik Vongehr: Geschichte der deutschen Marinepharmazie. 1871–1945. Die pharmazeutische Versorgung der Kaiserlichen Marine, der Reichsmarine und der Kriegsmarine. 2014. € 48,50

104. Stefanie Boman-Degen: Walther Zimmermann (1890–1945). Für Apothekerstand und Staat. Bio-Ergografie eines zu Unrecht vergessenen Apothekers. 2015. € 34,95

105. Karl Günther Zehnpfenning: Pharmazie und Hochschulstrukturen. Zur Etablierung des Pharmaziestudiums an der Université Impériale und der Humboldtschen Universität. 2015. € 26,80

106. Christiane Engel: Die Apothekengeschichte Nürnbergs im 19. und 20. Jahrhundert bis zur Niederlassungsfreiheit. 2016. € 29,90

107. Stefan Drosse: Der Bad Kreuznacher Apotheker Karl Aschoff (1867–1945) und sein Einfluss auf die Kurortmedizin. 2016. € 34,90

108. Ariane Retzar: Erfassung und Bewertung von unerwünschten Arzneimittelnebenwirkungen. Ein Beitrag zur Arzneimittelsicherheit in der DDR. 2016. € 34,90

109. Nicole Schuster: Gegen Fieber ist ein Kraut gewachsen. Traditionellen pflanzlichen Fiebermitteln auf der Spur. 2017. € 24,90

110. Karl Conrath: Lexika der Pharmazie. Zur pharmazeutischen Wissenskompilatorik des 19. Jahrhunderts als Spiegelbild eines Wandels von der ‚techne' zur ‚scientia'. Eine buchhistorische, bibliographische und metalexikographische Analyse. 2017. € 34,95

111. Rolf Dieter Horstmann: Zur Geschichte der Apothekenvisitationen von den Anfängen bis zum Ende des Zweiten Weltkrieges in Deutschland unter besonderer Berücksichtigung der

Rheinprovinz. 2017. € 29,95

112. Marina Bisping: Dinkel und Weizen. Zwei traditionelle Heilpflanzen. 2017. € 29,95

113. André Schön: Vom Pfeilgift zur Arznei. Untersuchungen von Arzneidrogen und Giften aus den ehemaligen deutschen Kolonien West- und Südwestafrikas, vornehmlich an Berliner Instituten (1884–1918). Ein Beitrag zur Kolonialpharmazie. 2017. € 34,95

114. Oliver Haupt: Dopingmittel. Geschichte, Nachweise, Entwicklungen unter besonderer Berücksichtigung der DDR. 2017. € 24,95

115. Lisa Hedrich-Trimborn: Zur Entwicklung der pharmazeutischen Zweigdisziplin Pharmazeutische Technologie bis 1980. 2018. € 24,95

116. Maximilian Haars: Die allgemeinen Wirkungspotenziale der einfachen Arzneimittel bei Galen. Oreibasios, Collectiones medicae XV. Einleitung, Übersetzung, pharmazeutischer Kommentar. 2018. € 38,00

117. Andreas Möckel: Steroide hinter dem Eisernen Vorhang. Zur Entstehung und Entwicklung des VEB Jenapharm unter besonderer Berücksichtigung der Steroidforschung bis Ende der 1960er-Jahre. 2018. € 29,00

118. Maren Zummersch: Heinrich Hörlein (1882–1954): Wissenschaftler, Manager und Netzwerker in der Pharmazeutischen Industrie. Eine pharmaziehistorische Analyse. 2018. € 32,00

119. Katja Moosmann: Tierische Drogen im 18. Jahrhundert im Spiegel offizineller und nicht-offizineller Literatur und ihre Bedeutung in der Gegenwart. 2019. € 24,95

120. Ilse Denninger: Das Apothekenwesen in Baden von 1945 bis 1960. 2019. € 29,90

121. Lucia Wolf-Krowatz: Der gerechte Arzneimittelpreis? Zur Geschichte der Arzneitaxen im 18. und 19. Jahrhundert am Beispiel Preußens. 2019. € 29,90

122. Maresca Köster: Ernst Urban (1874–1958). Apotheker, Redakteur und Kämpfer für die Neugestaltung des Apothekenwesens. 2019. € 29,90

123. Kerstin Grothusheitkamp: Pflanzen in der Krebstherapie des 18. bis 20. Jahrhunderts unter Berücksichtigung ihres Einsatzes in der Homöopathie. 2019. € 27,95

124. Sara Ruppen: Brauer und Apotheker – eine seltsame Personalunion. Ein Beitrag zur pharmazeutischen Geschichte des Bieres. 2020. € 37,50

125. Christian Redmann: Apotheker in Film und Fernsehen. Ein Beitrag zum medialen Fremdbild des Berufs. 2020. € 24,95

126. Uwe Stiftel: Wirtschaftsgeschichte des Apothekenwesens in der Bundesrepublik Deutschland von 1958 bis 1988 unter besonderer Berücksichtigung ordnungspolitischer Gesichtspunkte. 2021. € 29,–

127. Ariane Maria Löhnert: Der Pharmaziehistoriker Rudolf Schmitz (1918–1992) und seine wissenschaftliche Schule in Marburg. 2021. € 24,95

128. Amalia-Sophia Sakkas: Promotionen von Apothekern von der zweiten Hälfte des 18. Jahrhunderts bis zum Beginn des Deutschen Reiches. Ein Beitrag zur Wissenschaftsgenese der Pharmazie. 2021. € 38,50

129. Karoline Guba: Vom Feinwaschmittel zum Koronartherapeutikum. Die Pharma-Sparte des VEB Deutsches Hydrierwerk Rodleben. Entwicklung, Herstellung und Vertrieb von Arzneimitteln sowie Pharmazeutischen Hilfsstoffen. 2022. € 29,90

130. Marie-Krystin Borchers: Die Arzneimitteltherapie von Frauen im Hohen Hospital Merxhausen zwischen 1720 und 1800. 2023. € 34,90

131. Patrick Sutter: Der Arzneischatz des Schweizer Arztes Dr. med. Cäsar Adolf Blösch (1804–1863) aus Biel. 2024. € 24,90

132. Christina Linzbach: August Eberhard (1887–1960) – Entdecker der Ephedrin-Synthese. Pharmazeutischer Hochschullehrer, Regierungs- und Krankenhausapotheker, Pharmaziehistoriker. 2024. € 29,95

133. Melanie Köppe: Vom Anker Pain Expeller zum Panthenol-Spray. Zur Geschichte der chemischpharmazeutischen Fabrik F. Ad. Richter & Cie. und dem VEB Ankerwerk Rudolstadt. 2024. € 29,90

Rheinprovinz. 2017. € 29,95

112. Marina Bisping: Dinkel und Weizen. Zwei traditionelle Heilpflanzen. 2017. € 29,95

113. André Schön: Vom Pfeilgift zur Arznei. Untersuchungen von Arzneidrogen und Giften aus den ehemaligen deutschen Kolonien West- und Südwestafrikas, vornehmlich an Berliner Instituten (1884–1918). Ein Beitrag zur Kolonialpharmazie. 2017. € 34,95

114. Oliver Haupt: Dopingmittel. Geschichte, Nachweise, Entwicklungen unter besonderer Berücksichtigung der DDR. 2017. € 24,95

115. Lisa Hedrich-Trimborn: Zur Entwicklung der pharmazeutischen Zweigdisziplin Pharmazeutische Technologie bis 1980. 2018. € 24,95

116. Maximilian Haars: Die allgemeinen Wirkungspotenziale der einfachen Arzneimittel bei Galen. Oreibasios, Collectiones medicae XV. Einleitung, Übersetzung, pharmazeutischer Kommentar. 2018. € 38,00

117. Andreas Möckel: Steroide hinter dem Eisernen Vorhang. Zur Entstehung und Entwicklung des VEB Jenapharm unter besonderer Berücksichtigung der Steroidforschung bis Ende der 1960er-Jahre. 2018. € 29,00

118. Maren Zummersch: Heinrich Hörlein (1882–1954): Wissenschaftler, Manager und Netzwerker in der Pharmazeutischen Industrie. Eine pharmaziehistorische Analyse. 2018. € 32,00

119. Katja Moosmann: Tierische Drogen im 18. Jahrhundert im Spiegel offizineller und nichtoffizineller Literatur und ihre Bedeutung in der Gegenwart. 2019. € 24,95

120. Ilse Denninger: Das Apothekenwesen in Baden von 1945 bis 1960. 2019. € 29,90

121. Lucia Wolf-Krowatz: Der gerechte Arzneimittelpreis? Zur Geschichte der Arzneitaxen im 18. und 19. Jahrhundert am Beispiel Preußens. 2019. € 29,90

122. Maresca Köster: Ernst Urban (1874–1958). Apotheker, Redakteur und Kämpfer für die Neugestaltung des Apothekenwesens. 2019. € 29,90

123. Kerstin Grothusheitkamp: Pflanzen in der Krebstherapie des 18. bis 20. Jahrhunderts unter Berücksichtigung ihres Einsatzes in der Homöopathie. 2019. € 27,95

124. Sara Ruppen: Brauer und Apotheker – eine seltsame Personalunion. Ein Beitrag zur pharmazeutischen Geschichte des Bieres. 2020. € 37,50

125. Christian Redmann: Apotheker in Film und Fernsehen. Ein Beitrag zum medialen Fremdbild des Berufs. 2020. € 24,95

126. Uwe Stiftel: Wirtschaftsgeschichte des Apothekenwesens in der Bundesrepublik Deutschland von 1958 bis 1988 unter besonderer Berücksichtigung ordnungspolitischer Gesichtspunkte. 2021. € 29,–

127. Ariane Maria Löhnert: Der Pharmaziehistoriker Rudolf Schmitz (1918–1992) und seine wissenschaftliche Schule in Marburg. 2021. € 24,95

128. Amalie-Sophia Sakkas: Promotionen von Apothekern von der zweiten Hälfte des 18. Jahrhunderts bis zum Beginn des Deutschen Reiches. Ein Beitrag zur Wissenschaftsgenese der Pharmazie. 2021. € 38,50

129. Karoline Guba: Vom Feinwaschmittel zum Koronartherapeutikum. Die Pharma-Sparte des VEB Deutsches Hydrierwerk Rodleben. Entwicklung, Herstellung und Vertrieb von Arzneimitteln sowie Pharmazeutischen Hilfsstoffen. 2022. € 29,90

130. Marie-Krystin Borchers: Die Arzneimitteltherapie von Frauen im Hohen Hospital Merxhausen zwischen 1720 und 1800. 2023. € 34,90

131. Patrick Sutter: Der Arzneischatz des Schweizer Arztes Dr. med. Cäsar Adolf Blösch (1804–1863) aus Biel. 2024. € 24,90

132. Christina Linzbach: August Eberhard (1887–1960) – Entdecker der Ephedrin-Synthese. Pharmazeutischer Hochschullehrer, Regierungs- und Krankenhausapotheker, Pharmaziehistoriker. 2024. € 29,95

133. Melanie Köppe: Vom Anker Pain Expeller zum Panthenol-Spray. Zur Geschichte der chemischpharmazeutischen Fabrik F. Ad. Richter & Cie. und dem VEB Ankerwerk Rudolstadt. 2024. € 29,90